整形外科 研修ノート

改訂第2版

シリーズ総監修
永井良三 自治医科大学学長

編集
齋藤知行 横浜市立大学教授
大塚隆信 名古屋市立大学教授
久保俊一 京都府立医科大学教授

Orthopaedics

診断と治療社

口絵カラー

【筋肉】

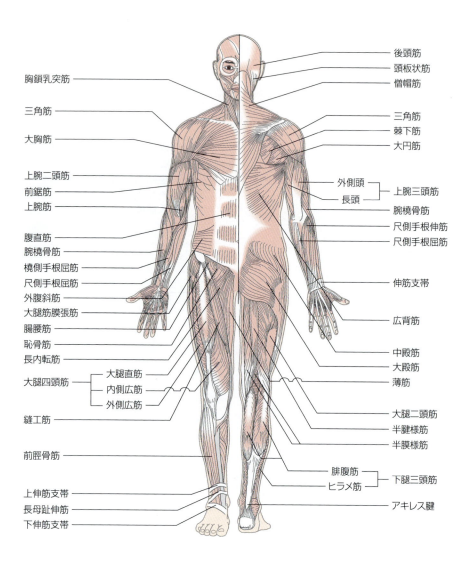

全身解剖図

【骨格】

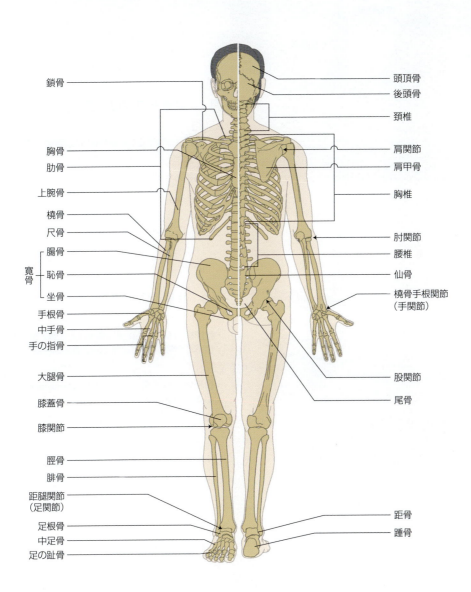

口絵カラー

【脊椎】

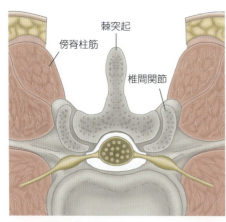

図1　従来式アプローチ

適応
・腰部脊柱管狭窄症など脊柱管内の両側性病変.

ポイント
・脊椎後方手術の基本.

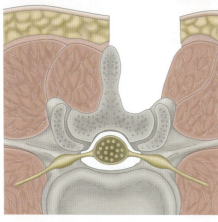

図2　片側進入アプローチ

適応
・椎間板ヘルニアや硬膜内腫瘍など片側の椎弓切除や開窓で対応可能な脊柱管内の病変.

ポイント
・腰部脊柱管狭窄症では対側は undercutting laminectomy.

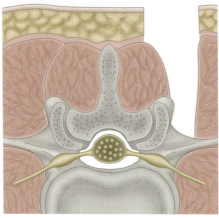

図3　Wiltze のアプローチ

適応
・椎間孔部の狭窄・椎間板ヘルニア・腫瘍など.

ポイント
・特に L5/S1 では術野はやや深い.

おもなサージカルアプローチ

図4　棘突起縦割式アプローチ
適応
・従来式アプローチ（図1）と同様.
ポイント
・傍脊柱筋に対して愛護的.

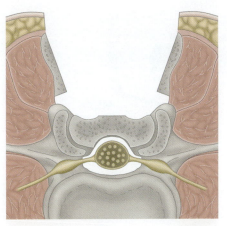

図5　片側進入棘突起縦割式アプローチ
適応
・片側進入アプローチ（図2）と同様.
ポイント
・傍脊柱筋に対して愛護的.

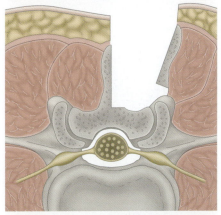

図6　内視鏡による筋肉内アプローチ
適応
・術野が深い椎間孔内ヘルニアもよい適応.
ポイント
・傍脊柱筋に対して愛護的. 熟練を要す.

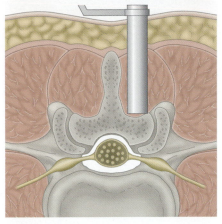

口絵カラー

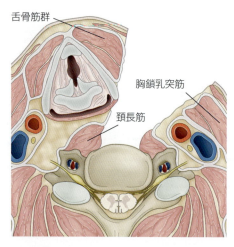

図7　頸椎前方アプローチ

適応
- 頸椎症，頸椎椎間板ヘルニア，頸椎後縦靱帯骨化症など．

ポイント
- 頸椎前方固定術は脊髄前方圧迫病変に対して有効であり，ぜひ習得すべき手技である．

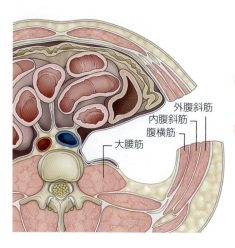

図8　腰椎前方アプローチ

適応
- 腰椎不安定性を伴う椎間板ヘルニア，後方法再手術例，脊椎炎．

ポイント
- 腹膜外路法を示す．腰椎前方固定術は3椎間以上の障害例や後方要素が主体の脊柱管狭窄症には適応がない．
- 近年は後方手術が広く行われるようになり前方法の適応は減少しつつあるが，後方再手術例，化膿性脊椎炎などはよい適応でありぜひ習得すべき手技である．

おもなサージカルアプローチ

【肩関節・上腕】

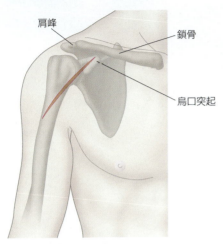

図1　肩前方アプローチ

適応
- 反復性肩関節脱臼に対する制動術.
- 人工骨頭・人工関節置換術など.

ポイント
- 三角筋大胸筋溝で橈側皮静脈を確認し展開.

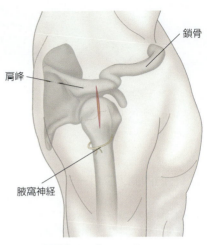

図2　肩側方アプローチ

適応
- 上腕骨大結節骨折の整復固定.
- 上腕骨骨幹部または近位部骨折に対する髄内釘挿入など.

ポイント
- 遠位へ拡大する時は腋窩神経の損傷に注意.

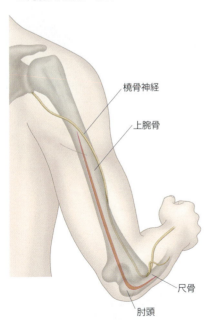

図3　上腕骨後方アプローチ

適応
- 上腕骨骨幹部または遠位部骨折の整復固定.
- 肘後面では肘頭骨折の整復固定.

ポイント
- 上腕骨遠位 1/3 より近位の展開時は橈骨神経損傷に注意.

口絵カラー

【肘・前腕】

図1 肘内側アプローチ

適応
・尺骨神経剥離術または移行術.
・上腕骨内顆または内上顆骨折の整復固定.

ポイント
・尺骨神経,前腕内側皮神経の損傷に注意.

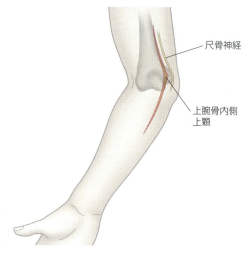

図2 橈骨前方アプローチ

適応
・橈骨骨幹部骨折の整復固定.

ポイント
・腕橈骨筋と橈側手根屈筋間を進入.
・橈骨神経浅枝および後骨間神経の損傷に注意.

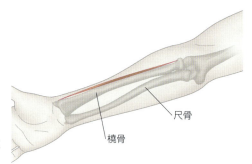

図3 尺骨背側アプローチ

適応
・尺骨骨幹部骨折の整復固定.

ポイント
・尺側手根屈筋と尺側手根伸筋間を進入.

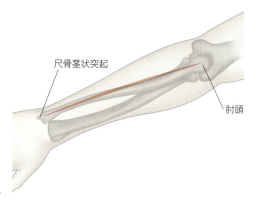

おもなサージカルアプローチ

【股関節・大腿】

図1 股関節前方アプローチ（Smith-Petersen法）

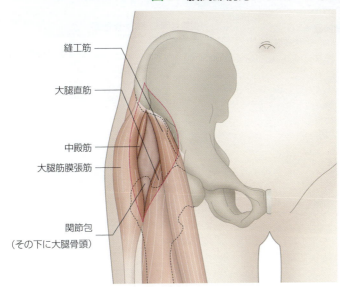

- 縫工筋
- 大腿直筋
- 中殿筋
- 大腿筋膜張筋
- 関節包（その下に大腿骨頭）

適応
- 人工骨頭・人工股関節置換術．
- 骨盤骨切り術（Chiari骨盤骨切り術，Spitzy棚形成術など）．
- 骨盤骨折手術（前方要素が主体なもの）など．

ポイント
- 外側大腿皮神経の損傷に注意．
- 低侵襲アプローチでは，大腿骨の展開に習熟が必要．

図2 股関節前側方アプローチ（Watson-Jones法，A）／股関節側方アプローチ（direct lateral法，B）

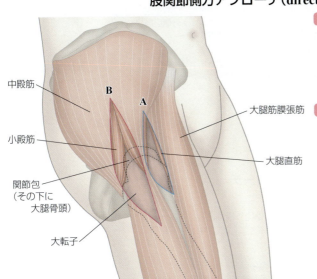

- 中殿筋
- 小殿筋
- 関節包（その下に大腿骨頭）
- 大転子
- 大腿筋膜張筋
- 大腿直筋

適応
- 人工骨頭・人工股関節置換術．
- 人工関節再置換術．
- 関節内遊離体や滑膜切除などの関節内操作など．

ポイント
- Aは筋間侵入法で，Bは中殿筋と外側広筋の部分切離を行う．
- 両者とも中枢側への切離延長による上殿神経の損傷に注意．

口絵カラー

図3 股関節後方アプローチ（Moore法，southern approach）

適応
- 人工骨頭・人工股関節置換術．
- 骨盤骨折手術（後方寛骨臼骨折）など．

ポイント
- 坐骨神経の損傷に注意．
- 術後脱臼の防止のため後方軟部組織の修復が大切．

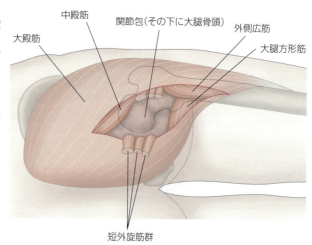

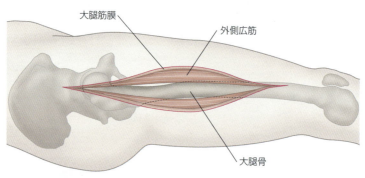

図4 大腿骨側方アプローチ

適応
- 大腿骨骨切り術（内反・外反骨切り術など）．
- 大腿骨骨折手術など．

ポイント
- 大腿骨に進入する最も一般的なアプローチ．
- 外側広筋を分ける際に，貫通血管を結紮か電気凝固する．

おもなサージカルアプローチ

【膝・下腿】

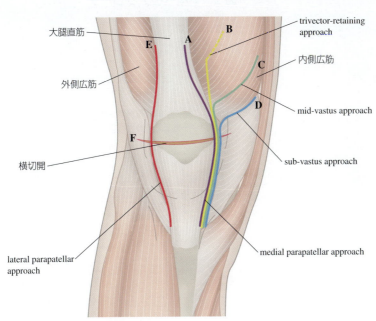

図1　膝関節へのアプローチ

A：medial parapatellar approach
B：trivector-retaining approach
C：mid-vastus approach
D：sub-vastus approach
E：lateral parapatellar approach
F：横切開

適応
- A～E：人工膝関節置換術，膝関節内骨折に対する観血的整復固定術．
- F：膝蓋骨への進入．

ポイント
- Aは展開が容易であるが，膝蓋骨への血流が阻害される恐れがある．
- Dは膝蓋骨への血流は保たれるが，展開が困難なことがある．
- BおよびCはAとDの間に位置するアプローチ法である．
- Eは外反膝に対する人工膝関節置換術の際に用いられる．
- Fは，皮節に平行であるので手術創が目立たなくなるが，皮切の延長はできないため膝蓋骨への進入などに限られる．

口絵カラー

図2 下腿へのアプローチ
a. 脛骨へのアプローチ
b. 腓骨へのアプローチ
c. 下腿の断面図（中央部）

適応
・脛腓骨骨折に対する観血的整復固定術.

ポイント
・断面図で解剖学的な位置関係を把握してアプローチすることが重要である.

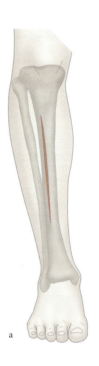
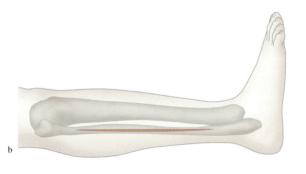
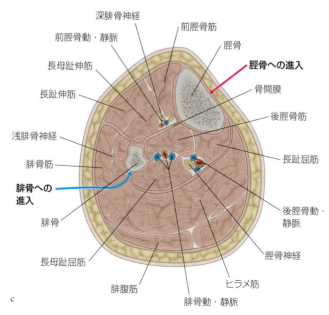

おもなサージカルアプローチ

【手関節・手】

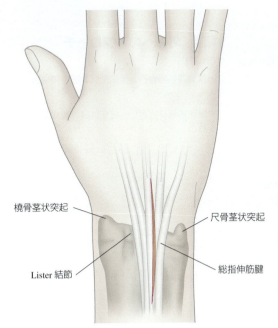

図1 橈骨遠位への背側アプローチ

適応
- 滑膜切除術.
- 関節固定術・骨接合術など.

ポイント
- 総指伸筋腱をよけて展開する.

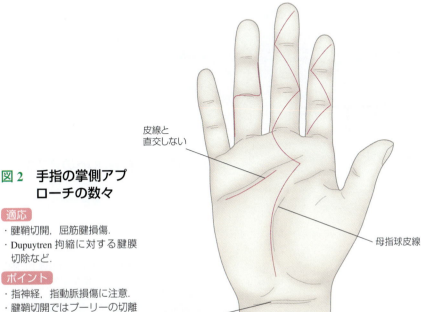

図2 手指の掌側アプローチの数々

適応
- 腱鞘切開,屈筋腱損傷.
- Dupuytren拘縮に対する腱膜切除など.

ポイント
- 指神経,指動脈損傷に注意.
- 腱鞘切開ではプーリーの切離範囲に注意.

口絵カラー

【足関節・足】

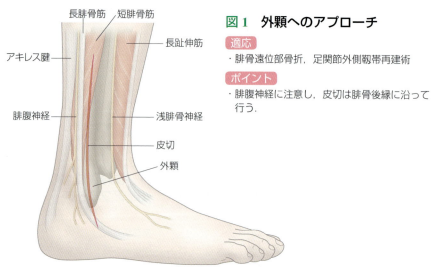

図1 外顆へのアプローチ

適応
・腓骨遠位部骨折，足関節外側靱帯再建術

ポイント
・腓腹神経に注意し，皮切は腓骨後縁に沿って行う．

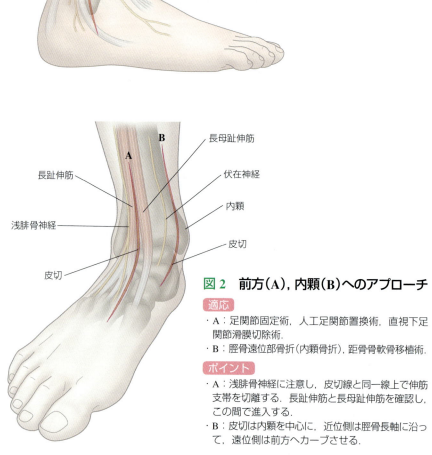

図2 前方(A)，内顆(B)へのアプローチ

適応
・A：足関節固定術，人工足関節置換術，直視下足関節滑膜切除術．
・B：脛骨遠位部骨折(内顆骨折)，距骨骨軟骨移植術．

ポイント
・A：浅腓骨神経に注意し，皮切線と同一線上で伸筋支帯を切離する．長趾伸筋と長母趾伸筋を確認し，この間で進入する．
・B：皮切は内顆を中心に，近位側は脛骨長軸に沿って，遠位側は前方へカーブさせる．

シリーズ総監修の序

「研修ノート」は，かつての「研修医ノート」シリーズを全面的に刷新し，新シリーズとして刊行するものである．

旧シリーズ「研修医ノート」は内科研修医のためのテキストとして1993年に出版された．その後，循環器，産婦人科，小児科，呼吸器，消化器，皮膚科など，診療科別に「研修医ノート」が相次いで刊行された．いずれも一般のマニュアルとは異なり，「基礎的な手技」だけではなく「医師としての心得」や「患者とのコミュニケーション」などの基本，あるいは「書類の書き方」，「保険制度」など，重要ながら平素は学ぶ機会の少ない事項を取り上げ，卒後間もない若手医師のための指導書として好評を博してきた．

しかしながら，時代の変化により研修医に要求される内容は大きく変化した．地域医療の確保が社会問題化するなかで，研修教育の充実はますます重要となった．さらに医療への信頼回復や医療安全のためには，患者やスタッフとのコミュニケーションの改善も必須である．

このような状況に鑑み，「研修医ノート」シリーズのあり方を再検討し，「研修ノート」の名のもとに，新シリーズとして刊行することとした．読者対象は後期研修医とし，専門分野の決定後に直面するさまざまな問題に対する考え方と対応を示すことにより，医師として歩んでいくうえでの"道標"となることを目的としている．

本シリーズでは，全人的教育に必要な「医の基本」を記述すること，最新の知見を十分に反映し，若い読者向けに視覚的情報を増やしながらも分量はコンパクトとすることに留意した．編集・執筆に当たっては，後期研修医の実態に即して，必要かつ不可欠な内容を盛り込んでいただくようお願いした．"全国の若手医師の必読書"として，本シリーズが，長く読み継がれることを願っている．

終わりにご執筆頂いた諸先生に心より感謝を申し上げます．

2016年3月吉日
自治医科大学学長
永井良三

編集の序

　この度，診断と治療社「研修ノート」のシリーズとして発刊した「整形外科研修ノート」を改訂することとなりました．基本的には，これまでのシリーズの基本理念である「医の基本」の記述を踏襲して研修の現場で直接指導を受けるような，実践的な書籍となるというコンセプトに変更はありません．実践書となるように，実際に研修医の指導を行っている先生方に編集および執筆をしていただき，整形外科診療や治療方針の決定におけるコツやテクニックを余すところなく盛り込むことはもちろんですが，最新の知見や研究倫理指針も含むようにお願いし，執筆していただきました．初期研修ばかりでなく後期研修の現場でも役に立つ内容であることを確信いたしております．

　絶えず携帯して利用していただけるように，可能な限り，コンパクトにしようと心がけましたが，運動器の神経，筋組織，骨，関節の各領域における疾患を小児から高齢者まですべてを網羅し，さらに視覚的に内容を理解できるように図やコラムを多用し，新たに手術のための基本的な進入法も追加したために，前版以上にページ数が増えました．座右に置き，知識の確認や調べたいことがあれば，本書を繙いてぜひ活用していただきたいと考えております．一読されれば執筆担当の先生方の一字一句に込められた情熱が伝わるものと信じております．

　日本専門医機構による新たな専門医制度による専門医試験は2017年の医学部卒業生から受験対象となります．整形外科の専門医のプログラムは特定機能病院や基幹病院を中心として複数の病院の協力の下に，指導医の下で4年の期間で整形外科学の基本領域を研鑽することとされています．国民に信頼される専門医になるには，知識と経験の集積が必要となり，多くの経験を通じて診療技術や手術技量を高めることが求められます．そのためには絶えず知的好奇心とリサーチマインドを持ち続け，疾患の病態を診る視座を早期に確立することが大切で，知識の整理が必要になり，医師としての出発点である研修医の時期をどのように過ごすかが大変重要となります．

　本書がそのために役立つことを期待しております．本書を繙いた研修医の方たちが整形外科に興味を抱き，一人でも多くの方が整形外科専門医を志していただければ幸いです．

2016年3月吉日
編集者を代表して
横浜市立大学医学部整形外科教授
齋藤知行

Contents 整形外科研修ノート 改訂第2版

【口絵カラー】

* **全身解剖図**

  筋肉　　　　　ii　　　　　骨格　　　　　iii

* **おもなサージカルアプローチ**

  脊椎　　　　　iv　　　　　肩関節・上腕　　vii

  肘・前腕　　　viii　　　　股関節・大腿　　ix

  膝・下腿　　　xi　　　　　手関節・手　　　xiii

  足関節・足　　xiv

第1章　整形外科研修でのアドバイス

A これから整形外科医を目指す君たちへ
1. 整形外科医を志す諸君へ　　　　　　　　　　　　齋藤知行　　2

B 整形外科研修の概要
1. 新専門医制度の概要　　　　　　　　寺井秀富／中村博亮　　4
2. 後期研修医のライフスタイル　　　　寺井秀富／中村博亮　　8
3. きたるべき専門医試験の概要　　　　星野雅俊／中村博亮　　11

C 勉強のしかた
1. 研修医の到達目標　　　　　　　　　星野雅俊／中村博亮　　13
2. 教科書，参考書の選び方　　　　　　鈴木亨暢／中村博亮　　16
3. 文献検索のしかた　　　　　　　　　豊田宏光／中村博亮　　19
4. 医学論文の読み方　　　　　　　　　豊田宏光／中村博亮　　21
5. 医学論文の書き方　　　　　　　　　鈴木亨暢／中村博亮　　23
6. 学会に行こう　　　　　　　　　　　豊田宏光／中村博亮　　26
7. 発表の聞き方，しかた　　　　　　　橋爪　洋／吉田宗人　　29
8. 臨床研究と倫理　　　　　　　　　　星野雅俊／中村博亮　　32
9. 大学院および医学博士について　　　橋爪　洋／吉田宗人　　34

10. 留学のすすめ .... 橋爪　洋／吉田宗人　36
11. 家庭との両立─子どもを育てながら働くための工夫
　　.. 橋爪　洋／吉田宗人　38

D 現場でのコミュニケーション
1. インフォームド・コンセント .... 小笠博義　40
2. 地域連携 .... 小笠博義　42
3. チーム医療 .... 小笠博義　44
4. MRとの関係 .... 小笠博義　48

第2章　研修で学ぶべき診療・検査手技

A 診療の進め方
1. 問診・診察の進め方 .... 齋藤知行　52
2. 救急外来の心構え .... 倉田佳明　57

B 検査の基礎知識
1. 神経学的検査 .... 楢松昌彦／井尻幸成　60
2. 単純X線撮影・ストレス撮影・荷重位撮影　前原博樹／金谷文則　63
3. 造影 .... 前原博樹／金谷文則　65
4. 超音波断層撮影 .... 前原博樹／金谷文則　68
5. CT .... 前原博樹／金谷文則　71
6. MRI .... 前原博樹／金谷文則　73
7. 核医学診断 .... 前原博樹／金谷文則　75
8. 血液・尿／関節液・髄液 .... 橋爪　洋／吉田宗人　77
9. 電気生理学的検査 .... 楢松昌彦／井尻幸成　80
10. 病理検査と病理診断の基礎 .... 稲垣　宏　82
11. 細菌検査と微生物学の基礎 .... 山際浩史　85

C 診療手技
1. 穿刺手技 .... 河村一郎／井尻幸成　87
2. 神経ブロックの手技と実際 .... 河村一郎／井尻幸成　89
3. 牽引 .... 鈴木浩之　93
4. 固定 .... 木村慎二　99

D リハビリテーション

1. 歩行訓練・免荷 ……………………………… 和田郁雄／堀場充哉 102
2. 筋力訓練 ……………………………………… 和田郁雄／堀場充哉 104
3. 可動域訓練 …………………………………… 和田郁雄／堀場充哉 106
4. 作業療法 ……………………………………… 和田郁雄／堀場充哉 108
5. 物理療法 ……………………………………… 和田郁雄／堀場充哉 112
6. 装具療法 ……………………………………… 和田郁雄／堀場充哉 115
7. リハビリテーション処方 …………………… 和田郁雄／堀場充哉 120

第3章 研修で学ぶべき手術治療

A 麻酔

1. 局所麻酔の基礎と実際 ………………………………… 渡部達範 126
2. 伝達麻酔の基礎と実際 ………………………………… 渡部達範 129
3. 腰椎麻酔の基礎と実際 ……………………………… 髙松美砂子 141
4. 硬膜外麻酔の基礎と実際 …………………………… 髙松美砂子 145
5. 全身麻酔の基礎 ………………………………………… 大西 毅 149

B 周術期管理

1. 術前準備 ………………………………………………… 南出晃人 153
2. 術後管理 ……………………………………… 橋爪 洋／吉田宗人 158
3. 術後創処置 ……………………………………………… 中川幸洋 161
4. 疼痛対策 ………………………………………………… 德重厚典 165
5. 抗菌薬の使用 …………………………………………… 德重厚典 168
6. 術後合併症と対策 ……………………………………… 德重厚典 171
7. 輸血・自己血輸血 ……………………………………… 德重厚典 175
8. 合併症のある患者の管理 ……………………………… 德重厚典 178
9. ショックへの対応 ……………………………………… 上田泰久 184
10. DICの処置 ……………………………………………… 田邉 康 189

C 手術の基礎

1. 手術器具の基本 ………………………………………… 小田 良 193
2. 縫合・止血の基礎と実際 ……………………………… 小橋裕明 195
3. 皮膚移植の基礎 ………………………………………… 藤原浩芳 204

- 4）骨接合の基礎と固定材料の種類 ……………………………… 山際浩史 207
- 5）骨移植・人工骨の基礎と採骨の実際 ………………………… 山際浩史 212
- 6）関節鏡検査と鏡視下手術の基礎 ……………………………… 熊谷　研 215
- 7）人工関節の基礎
  - 1）総論 …………………………………………………………… 井手淳二 219
  - 2）人工股関節置換術 …………………………………………… 井手淳二 221
  - 3）人工膝関節置換術 …………………………………………… 中村英一 224
- 8）創外固定・骨延長の基礎 ……………………………………… 山際浩史 229
- 9）組織生検 ……………………………………………… 大塚隆信／下崎真吾 232
- 10）マイクロサージャリーの基礎と基本的手技 …… 金城政樹／金谷文則 234

第4章　主要な疾患・外傷

A 運動器疾患

1. 関節疾患
   - 1）変形性関節症 ………………………………………………… 草山喜洋 242
   - 2）痛風 …………………………………………………………… 草山喜洋 248
   - 3）関節リウマチと類縁疾患 …………………… 瀬戸口啓夫／善明美千久 252
2. 四肢循環障害と阻血壊死性疾患
   - 1）四肢に循環障害をきたす疾患 ………………… 橋爪　洋／吉田宗人 268
   - 2）骨壊死性疾患 …………………………………… 仲宗根　哲／金谷文則 271
3. 感染症
   - 1）骨髄炎・化膿性関節炎 ……………………………………… 薬師寺俊剛 275
   - 2）人工関節置換術後感染 ……………………………………… 中村英一 280
   - 3）化膿性脊椎炎 …………………………………… 橋爪　洋／吉田宗人 284
   - 4）軟部組織感染症 ……………………………………………… 薬師寺俊剛 287
   - 5）特殊な感染症 ………………………………………………… 薬師寺俊剛 290
4. 骨軟部腫瘍
   - 1）良性骨腫瘍・骨腫瘍類似疾患 ………………… 大塚隆信／下崎真吾 292
   - 2）悪性骨腫瘍 ……………………………………… 大塚隆信／下崎真吾 302
   - 3）良性軟部腫瘍・軟部腫瘍類似疾患 …………… 大塚隆信／下崎真吾 311
   - 4）悪性軟部腫瘍 …………………………………… 大塚隆信／下崎真吾 319

5. 脊椎疾患
  1）脊柱側弯症 .... 山元拓哉　327
  2）脊椎・脊髄腫瘍 .... 山元拓哉　332
  3）頚椎疾患 .... 寒竹　司　337
  4）胸椎・腰椎疾患 .... 南出晃人　346
6. 肩・上腕
  1）反復性肩関節脱臼 .... 廣瀬聰明　360
  2）腱板断裂 .... 廣瀬聰明　364
7. 肘・前腕
  1）変形性肘関節症 .... 和田卓郎　369
8. 手関節・手
  1）腱鞘炎と腱炎 .... 小田　良　371
  2）手の関節リウマチ .... 小田　良　373
  3）母指手根中手関節症 .... 小田　良　376
  4）手の骨壊死 .... 小田　良　378
  5）上肢の末梢神経障害 .... 小橋裕明　380
9. 股関節・大腿
  1）変形性股関節症 .... 久保俊一／堀井基行　389
  2）大腿骨頭壊死症 .... 久保俊一／上島圭一郎　394
  3）Perthes 病 .... 稲葉　裕　399
  4）大腿骨頭すべり症 .... 稲葉　裕　402
  5）発育性股関節形成不全 .... 稲葉　裕　405
10. 膝関節
  1）変形性膝関節症 .... 水田博志　409
  2）離断性骨軟骨炎 .... 水田博志　413
  3）膝蓋大腿関節障害 .... 水田博志　416
  4）膝関節靱帯損傷 .... 赤松　泰　419
  5）半月（板）損傷 .... 赤松　泰　424
  6）膝伸展機構障害 .... 赤松　泰　427
11. 足関節・足
  1）アキレス腱断裂 .... 生駒和也　430
  2）変形性足関節症 .... 生駒和也　432

3）扁平足 .... 生駒和也　435
　　4）後足部有痛性疾患 .... 生駒和也　438
　　5）前足部・足趾の有痛性疾患 .... 生駒和也　443
12. 小児
　　1）筋性斜頚 .... 神谷武志／金谷文則　447
　　2）先天性内反足 .... 神谷武志／金谷文則　449
　　3）Blount病 .... 神谷武志／金谷文則　452
13. 先天異常症候群
　　1）脊椎・肩甲部の先天異常 .... 六角高祥／金谷文則　454
　　2）手・足の先天異常 .... 金城政樹／金谷文則　456
　　3）先天異常症候群 .... 金城政樹／金谷文則　459
14. 骨系統疾患 .... 神谷武志／金谷文則　461
15. 代謝性骨疾患
　　1）骨粗鬆症 .... 木村慎二　465
16. 神経・筋疾患 .... 横内雅博　469
17. スポーツ障害
　　1）肩のスポーツ障害 .... 廣瀬聰明　472
　　2）野球肘（離断性骨軟骨炎） .... 和田卓郎　476
　　3）テニス肘（上腕骨外側上顆炎） .... 和田卓郎　478
　　4）疲労骨折 .... 渡邉耕太　480
　　5）シンスプリント，前脛骨区画症候群 ..... 渡邉耕太　483

B 救急医療

1. 救急医療に関する法律 .... 斉藤丈太　485
2. 外傷蘇生・救命処置 .... 佐藤和生　489
3. 多発外傷における重要臓器損傷とその症状 ..... 田邉　康　493
4. 多発外傷の評価と検査・治療の優先度判定 ..... 倉田佳明　495
5. 軟部組織損傷の診断と治療 .... 藤原浩芳　498
6. 脊椎脊髄の外傷
　　1）脊椎損傷 .... 田口敏彦　504
　　2）脊髄損傷 .... 田口敏彦　508
7. 切断 .... 金城政樹／金谷文則　510

8. 骨折・脱臼
  1) 骨折総論 .... 辻　英樹　512
  2) 肩・上腕の骨折・脱臼 .... 辻　英樹　516
  3) 肘・前腕の骨折・脱臼 .... 松井裕帝　519
  4) 橈骨遠位 .... 金城政樹／金谷文則　529
  5) 手根骨の骨折・脱臼 .... 金城政樹／金谷文則　532
  6) 中手骨・指骨の骨折・脱臼 .... 金城政樹／金谷文則　537
  7) 骨盤の骨折・脱臼 .... 伊藤雅之　541
  8) 股関節の骨折・脱臼 .... 伊藤雅之　544
  9) 大腿骨近位部・骨幹部骨折 .... 伊藤雅之　547
  10) 膝関節周辺の骨折・脱臼 .... 鈴木浩之　552
  11) 下腿骨の骨折 .... 鈴木浩之　557
  12) 足関節の骨折・脱臼 .... 鈴木浩之　559
  13) 足部の骨折・脱臼 .... 鈴木浩之　563
9. スポーツ外傷総論 .... 渡邉耕太　567
10. 外傷の合併症
  1) 区画症候群 .... 渡邊　要／普久原朝海　570
  2) 複合性局所疼痛症候群 .... 伊藤雅之　574
  3) 遷延治癒・偽関節 .... 普久原朝海　577
  4) 肺血栓塞栓症／深部静脈血栓症 .... 普久原朝海　581
  5) 異所性骨化 .... 普久原朝海　587

第5章　整形外科医が知っておくべき知識と制度

A 整形外科医に必要な医学的知識

1. 最小侵襲手術 .... 射場浩介　592
2. 組織延長 .... 射場浩介　596
3. 骨癒合促進 .... 射場浩介　599
4. スポーツ医学 .... 渡邉耕太　601
5. 運動器リハビリテーション .... 三上靖夫　603
6. ロコモティブシンドローム .... 山下敏彦　606
7. 慢性痛の考え方 .... 山下敏彦　610

8. 移植医療 .... 熊谷　研　613
  9. 再生医療 .... 熊谷　研　616
  10. 遺伝子医療 .... 熊谷　研　618
  11. コンピューター支援・ロボット医療 .... 小林直実　620
  12. 運動器のバイオメカニクスとは何か .... 小林直実　623

B 整形外科医に必要な社会的知識と制度
  1. 法律全般 .... 廣瀬　隼　626
  2. インフォームド・コンセント .... 廣瀬　隼　632
  3. 医療事故 .... 廣瀬　隼　635
  4. 医療保険制度，公費負担制度 .... 山田　宏　639
  5. 医薬品副作用被害救済制度 .... 山田　宏　642
  6. 障害者認定 .... 山田　宏　644
  7. 感染症届出基準 .... 山田　宏　647

C 文書の書き方
  1. カルテ .... 目　昭仁　649
  2. 診断書 .... 目　昭仁　653
  3. 死亡診断書 .... 目　昭仁　656
  4. 手術記録 .... 目　昭仁　660
  5. 紹介状 .... 東　千夏／金谷文則　663
  6. 処方箋 .... 東　千夏／金谷文則　667
  7. 入院診療計画書，説明書・同意書 .... 東　千夏／金谷文則　669
  8. 英文診断書，紹介状，返事 .... 東　千夏／金谷文則　671
  9. 身体障害者手帳 .... 東　千夏／金谷文則　673

第6章　付録

A 身体計測と神経学的診断法 680
B 診断基準・病期分類等 690
C 治療判定基準・機能判定基準等 696
D 日常生活判定基準 722
E クリニカルパス .... 木村慎二　724

F おもな薬剤

1. 非ステロイド性抗炎症薬 　瀬戸口啓夫／善明美千久　730
2. ステロイド（内服・注射）　瀬戸口啓夫／善明美千久　732
3. ヒアルロン酸　大田陽一／中村博亮　734
4. 抗菌薬　橋爪　洋／吉田宗人　736
5. 骨粗鬆症薬　木村慎二　738
6. 疾患修飾性抗リウマチ薬・生物学的製剤　瀬戸口啓夫／善明美千久　741
7. 運動器慢性痛に用いられる薬剤　山下敏彦　743
8. 麻酔薬　大西　毅　746
9. 術後や救急救命に用いられるその他の薬剤　井畑朝紀　750
10. 幼小児に必要な薬剤とその投与量　射場浩介　752

G おもな整形外科関連のガイドライン一覧　755

H 略語一覧　757

索　引　765

◆ Column

重要な仕事	寺井秀富／中村博亮	10
大学院入学のタイミングとその後の進路	橋爪　洋／吉田宗人	35
ある女性医師（44歳，既婚，二児の母）の体験談	橋爪　洋／吉田宗人	39
チーム医療を知らない医師がつくる廃用症候群！	小笠博義	46
信頼できるMR	小笠博義	49
POSを使おう	齋藤知行	53
JATEC™とJPTEC™, JNTEC™	倉田佳明	57
災害時のトリアージ	倉田佳明	58
preventable disability	倉田佳明	59
造影剤注入時の注意	前原博樹／金谷文則	67
培養は何ヶ所提出？	山際浩史	85
蜂窩織炎は時に厄介	山際浩史	86
感染に気をつけろ（その1）	鈴木浩之	95

感染に気をつけろ（その2）	鈴木浩之	96
スポーツ障害に対する装具	和田郁雄／堀場充哉	119
局所麻酔が効きづらい状況とは？	渡部達範	126
7%重炭酸ナトリウム(メイロン®)の添加	渡部達範	128
局所麻酔の長所と短所	渡部達範	129
神経障害発生後の対応	渡部達範	140
上手な体位が成功の秘訣	髙松美砂子	141
超音波ガイド下の脊椎麻酔	髙松美砂子	142
思春期の患者に注意！	髙松美砂子	144
菌血症と敗血症	橋爪 洋／吉田宗人	159
創部のドレッシング材の選択	中川幸洋	161
創部の洗浄には水道水でもOK	中川幸洋	162
ドレーンチューブ先端での針刺し事故に注意	中川幸洋	163
ドレーンチューブの閉塞に注意	中川幸洋	164
添付文書を読もう	德重厚典	166
抗菌薬皮内テスト	德重厚典	170
術後合併症と医療紛争	德重厚典	174
輸血拒否	德重厚典	177
総合的な判断を	上田泰久	188
細分類されるDIC	田邉 康	189
DIC治療におけるコンサルテーション体制の重要性	田邉 康	191
技術向上のために	小田 良	193
腱鞘の処置	小橋裕明	199
遊離植皮の歴史	藤原浩芳	204
遊離植皮はなぜ成功しなかったか？	藤原浩芳	205
「抜釘」には要注意！	山際浩史	210
locking plateの背景・理論と使用上のコツ	山際浩史	211
落とした！ あなたならどうする？	山際浩史	214
自分の骨折に創外固定を？	山際浩史	229
生検時の皮切	大塚隆信／下崎真吾	232
肺性肥厚性関節症	草山喜洋	247
痛風による関節症	草山喜洋	251
マクロファージ活性化症候群	瀬戸口啓夫／善明美千久	260
血清反応陰性脊椎関節症	瀬戸口啓夫／善明美千久	262
SAPHO症候群	瀬戸口啓夫／善明美千久	264
骨関節梅毒の症候	薬師寺俊剛	278
閉鎖式局所持続洗浄療法	中村英一	283
わが国における結核の動向	橋爪 洋／吉田宗人	285
Pott麻痺	橋爪 洋／吉田宗人	286
病的骨折の落とし穴	大塚隆信／下崎真吾	295
二次性ABC	大塚隆信／下崎真吾	296

項目	著者	頁
病的骨折	大塚隆信／下崎真吾	298
二次変化	大塚隆信／下崎真吾	299
線維性骨異形成症はすべての骨に発生する	大塚隆信／下崎真吾	300
病的骨折に気をつけろ	大塚隆信／下崎真吾	303
二次性に気をつけろ	大塚隆信／下崎真吾	304
多発性骨髄腫	大塚隆信／下崎真吾	305
軟部肉腫	大塚隆信／下崎真吾	326
非構築性側弯と構築性側弯	山元拓哉	329
側弯と民間療法	山元拓哉	331
神経鞘腫と髄膜腫の画像診断	山元拓哉	333
腰椎椎間板ヘルニア患者への説明のポイント	南出晃人	349
腰部脊柱管狭窄症のポイント	南出晃人	351
腰椎分離症のポイント	南出晃人	356
非外傷性肩関節不安定症	廣瀬聰明	361
昭和の大横綱	廣瀬聰明	363
腱板の役割	廣瀬聰明	364
MP 関節と MCP 関節	小田 良	372
関節リウマチの画像診断	小田 良	373
手の変形性関節症	小田 良	376
手の骨壊死の全鑑別について	小田 良	379
急速破壊型股関節症	久保俊一／堀井基行	390
hip-spine syndrome	久保俊一／堀井基行	391
大腿骨寛骨臼インピンジメント（FAI）と一次性股関節症	久保俊一／堀井基行	392
一過性大腿骨頭骨萎縮症と混同してはならない	久保俊一／上島圭一郎	394
ステロイド性大腿骨頭壊死症の予防の開発が試みられている	久保俊一／上島圭一郎	396
Catterall 分類と Herring 分類	稲葉 裕	399
保存療法	稲葉 裕	401
後方すべり角	稲葉 裕	402
FAI（femoro-acetabular impingement）	稲葉 裕	403
超音波検査によるスクリーニング	稲葉 裕	406
Perthes 様変形	稲葉 裕	407
遺残性亜脱臼	稲葉 裕	408
特発性膝骨壊死	水田博志	409
ステロイド性関節症	水田博志	410
特発性膝関節出血	水田博志	411
ICRS Classification of OCD-Lesions	水田博志	413
O'Donoghue の the unhappy triad	赤松 泰	419
Pellegrini-Stieda 病	赤松 泰	420
後外側支持機構（posterolateral corner；PLC）損傷（後外側関節包損傷）	赤松 泰	423
膝内障	赤松 泰	424
関節造影	赤松 泰	426

アキレス腱周囲炎・アキレス腱症・アキレス腱滑液包炎	生駒和也	431
外脛骨障害	生駒和也	437
Sever病（踵骨骨端症）	生駒和也	439
第1 Köhler病	生駒和也	441
内反小趾	生駒和也	446
向き癖	神谷武志／金谷文則	447
小児整形の三大疾患	神谷武志／金谷文則	449
麻痺性足部変形	神谷武志／金谷文則	451
先天性下腿弯曲症と先天性下腿偽関節症（congenital pseodarthrosis of the leg）	神谷武志／金谷文則	453
上腕骨近位骨端離開	廣瀬聰明	474
少年野球における投球基準	和田卓郎	477
疲労骨折：がんばり屋のまじめな選手に注意	渡邊耕太	480
疲労骨折と脆弱性骨折	渡邊耕太	482
シンスプリントという用語 1	渡邊耕太	484
シンスプリントという用語 2	渡邊耕太	484
覚せい剤中毒患者の取り扱い	斉藤丈太	487
術中電気診断が不可欠	藤原浩芳	500
皮下断裂の原因は？	藤原浩芳	501
一目でわかる？	藤原浩芳	501
"no man's land"の歴史	藤原浩芳	503
準備に準備を重ねても…	伊藤雅之	546
高齢化社会が進むと…	伊藤雅之	549
慢性区画症候群（chronic exertional compartment syndrome）	渡邊 要／普久原朝海	573
思いがけないアプローチで医学は進歩する	伊藤雅之	576
スポーツ基本法・スポーツ庁	渡邊耕太	601
アスレチックトレーナー	渡邊耕太	602
健康寿命	渡邊耕太	602
チーム内の意思統一	三上靖夫	605
ロコモーションチェック	山下敏彦	609
自家培養軟骨移植	熊谷 研	614
iPS細胞	熊谷 研	615
医学と工学の架け橋	小林直実	625
インフォームド・コンセント（IC）に必要な時間は？	廣瀬 隼	634
レポートをチェックしよう！	目 昭仁	651
電子カルテではコピー／ペーストを活用しよう！	目 昭仁	652
診断書作成は大変！	目 昭仁	655
脳死した者の死亡時刻	目 昭仁	658
デジタルカメラを活用しよう	目 昭仁	662
前医の誹謗中傷は禁止	東 千夏／金谷文則	664
「3×」と「×3」の違い	東 千夏／金谷文則	667

改訂第2版 執筆者一覧

[シリーズ総監修者]

永井良三　自治医科大学学長

[編集者]

齋藤知行　横浜市立大学医学部整形外科教授
大塚隆信　名古屋市立大学医学部整形外科教授
久保俊一　京都府立医科大学整形外科教授

[編集協力者]（五十音順）

遠藤直人　新潟大学医学部整形外科教授
金谷文則　琉球大学医学部整形外科教授
小宮節郎　鹿児島大学医学部整形外科教授
田口敏彦　山口大学医学部整形外科教授
中村博亮　大阪市立大学医学部整形外科教授
水田博志　熊本大学医学部整形外科教授
山下敏彦　札幌医科大学整形外科教授
吉田宗人　和歌山県立医科大学整形外科教授

[執筆者]（執筆順，肩書略）

齋藤知行　横浜市立大学医学部整形外科
寺井秀富　大阪市立大学医学部整形外科
中村博亮　大阪市立大学医学部整形外科
星野雅俊　大阪市立大学医学部整形外科
鈴木亨暢　大阪市立大学医学部整形外科
豊田宏光　大阪市立大学医学部整形外科
橋爪　洋　和歌山県立医科大学整形外科
吉田宗人　和歌山県立医科大学整形外科
小笠博義　山口大学医学部整形外科

倉田佳明　札幌徳洲会病院整形外科外傷センター
精松昌彦　鹿児島大学医学部整形外科
井尻幸成　霧島整形外科
前原博樹　琉球大学医学部整形外科
金谷文則　琉球大学医学部整形外科
稲垣　宏　名古屋市立大学医学部臨床病態病理学
山際浩史　済生会新潟第二病院整形外科
河村一郎　鹿児島大学医学部整形外科
鈴木浩之　春日井市民病院整形外科
木村慎二　新潟大学医歯学総合病院総合リハビリテーションセンター
和田郁雄　名古屋市立大学大学院リハビリテーション医学分野
堀場充哉　名古屋市立大学病院リハビリテーション部
渡部達範　新潟大学医歯学総合病院麻酔科
髙松美砂子　新潟大学医歯学総合病院麻酔科
大西　毅　新潟大学医歯学総合病院麻酔科
南出晃人　和歌山県立医科大学整形外科
中川幸洋　和歌山県立医科大学整形外科
徳重厚典　山口大学医学部整形外科
上田泰久　札幌徳洲会病院整形外科外傷センター
田邉　康　札幌徳洲会病院救急総合診療科
小田　良　京都府立医科大学整形外科
小橋裕明　大津市民病院整形外科
藤原浩芳　京都府立医科大学整形外科
熊谷　研　横浜市立大学医学部整形外科
井手淳二　熊本大学医学部整形外科
中村英一　熊本大学医学部整形外科
大塚隆信　名古屋市立大学医学部整形外科

下崎真吾	名古屋市立大学医学部整形外科	田口敏彦	山口大学医学部整形外科
金城政樹	琉球大学医学部整形外科	辻　英樹	札幌徳洲会病院整形外科外傷センター
草山喜洋	横浜市立大学医学部整形外科	松井裕帝	札幌徳洲会病院整形外科外傷センター
瀬戸口啓夫	鹿児島大学大学院近未来運動器医療創生学	伊藤雅之	会津中央病院外傷再建センター
善明美千久	成田整形外科病院	渡邊　要	新潟大学医歯学総合病院高次救命災害治療センター
仲宗根　哲	琉球大学医学部整形外科	普久原朝海	新潟大学医歯学総合病院高次救命災害治療センター
薬師寺俊剛	人吉医療センター整形外科	射場浩介	札幌医科大学整形外科
山元拓哉	鹿児島大学医学部整形外科	三上靖夫	京都府立医科大学リハビリテーション医学
寒竹　司	山口大学医学部整形外科	山下敏彦	札幌医科大学整形外科
廣瀬聰明	札幌医科大学整形外科	小林直実	横浜市立大学医学部整形外科
和田卓郎	北海道済生会小樽病院整形外科	廣瀬　隼	熊本大学医学部附属病院医療情報経営企画部
久保俊一	京都府立医科大学整形外科	山田　宏	和歌山県立医科大学整形外科
堀井基行	京都府立医科大学整形外科	目　昭仁	山口大学医学部整形外科
上島圭一郎	京都府立医科大学整形外科	東　千夏	琉球大学医学部整形外科
稲葉　裕	横浜市立大学医学部整形外科	大田陽一	大阪市立大学医学部整形外科
水田博志	熊本大学医学部整形外科	井畑朝紀	札幌徳洲会病院整形外科外傷センター
赤松　泰	横浜市立大学医学部整形外科		
生駒和也	京都府立医科大学整形外科	[付録]	
神谷武志	琉球大学医学部整形外科	石堂康弘	鹿児島大学医学部整形外科　　（A,B）
六角高祥	琉球大学医学部整形外科	當銘保則	琉球大学医学部整形外科　　　（C）
横内雅博	鹿児島大学医学部整形外科	金谷文則	琉球大学医学部整形外科　　　（C）
渡邉耕太	札幌医科大学保健医療学部理学療法学第二講座	木村慎二	新潟大学医歯学総合病院総合リハビリテーションセンター　　　　（D）
斉藤丈太	札幌徳洲会病院整形外科外傷センター	[略語一覧]	
佐藤和生	札幌徳洲会病院整形外科外傷センター	中川幸洋	和歌山県立医科大学整形外科

[口絵カラー]

横浜市立大学医学部整形外科
　稲葉　裕，上石貴之，草山喜洋
　小林直実，山田勝崇

初版 執筆者一覧

[シリーズ総監修者]

永井良三	東京大学大学院医学系研究科内科学（循環器内科学）教授

[編集者]

齋藤知行	横浜市立大学医学部整形外科教授
大塚隆信	名古屋市立大学医学部整形外科教授
久保俊一	京都府立医科大学整形外科教授

[編集協力者]（五十音順）

遠藤直人	新潟大学医学部整形外科教授
金谷文則	琉球大学医学部整形外科教授
小宮節郎	鹿児島大学医学部整形外科教授
田口敏彦	山口大学医学部整形外科教授
水田博志	熊本大学医学部整形外科教授
山下敏彦	札幌医科大学整形外科教授
吉田宗人	和歌山県立医科大学整形外科教授

[執筆者]（執筆順，肩書略）

齋藤知行	横浜市立大学医学部整形外科
髙橋　晃	横浜市立大学医学部整形外科
瀬井　章	熊本大学医学部整形外科
谷口泰徳	和歌山県立医科大学整形外科
橋爪　洋	和歌山県立医科大学整形外科
吉田宗人	和歌山県立医科大学整形外科
村松慶一	山口大学医学部整形外科
倉田佳明	札幌徳洲会病院整形外科外傷部
井尻幸成	鹿児島大学医学部整形外科
野原博和	琉球大学医学部整形外科
金谷文則	琉球大学医学部整形外科
多田豊曠	名古屋市立大学看護学部病理学研究室
山際浩史	新潟大学医学部整形外科
鈴木浩之	小牧市民病院整形外科
木村慎二	新潟大学医歯学総合病院総合リハビリテーションセンター
和田郁雄	名古屋市立大学病院リハビリテーション部
堀場充哉	名古屋市立大学病院リハビリテーション部
岡本　学	新潟大学医歯学総合病院麻酔科
渋江智栄子	新潟大学医歯学総合病院麻酔科
遠藤　裕	新潟大学医学部救急医学講座
南出晃人	和歌山県立医科大学整形外科
中川幸洋	和歌山県立医科大学整形外科
重冨充則	山口大学医学部整形外科
名和正行	札幌東徳洲会病院外傷部
田邉　康	札幌東徳洲会病院外傷部
小田　良	京都府立医科大学整形外科
小橋裕明	京都府立医科大学整形外科
藤原浩芳	京都府立医科大学整形外科
熊谷　研	横浜市立大学医学部整形外科
井手淳二	熊本大学医学部整形外科
中村英一	熊本大学医学部整形外科
大塚隆信	名古屋市立大学医学部整形外科
斎藤　泉	横浜市立大学医学部整形外科
善明美千久	鹿児島大学医学部整形外科
横内雅博	鹿児島大学医学部整形外科
新城宏隆	琉球大学医学部整形外科

薬師寺俊剛	熊本大学医学部整形外科	伊藤雅之	新潟市民病院整形外科
山元拓哉	鹿児島大学医学部整形外科	普久原朝海	新潟市民病院整形外科
加藤圭彦	山口大学医学部整形外科	射場浩介	札幌医科大学整形外科
廣瀬聰明	札幌医科大学整形外科	山下敏彦	札幌医科大学整形外科
和田卓郎	札幌医科大学整形外科	廣瀬　隼	熊本大学医学部附属病院医療情報経営企画部
久保俊一	京都府立医科大学整形外科	山田　宏	和歌山県立医科大学整形外科
堀井基行	京都府立医科大学整形外科	田中　浩	山口大学医学部整形外科
稲葉　裕	横浜市立大学医学部整形外科	池間康成	琉球大学医学部整形外科
水田博志	熊本大学医学部整形外科		
石川博之	横浜市立大学医学部整形外科		

［付録］

生駒和也	京都府立医科大学整形外科	
大湾一郎	琉球大学医学部整形外科	石堂康弘　鹿児島大学医学部整形外科　（A，B）
金城政樹	琉球大学医学部整形外科	新城宏隆　琉球大学医学部整形外科　（C）
渡邉耕太	札幌医科大学整形外科	金谷文則　琉球大学医学部整形外科　（C）
土田芳彦	札幌東徳洲会病院外傷部	木村慎二　新潟大学医歯学総合病院総合リハビリテーションセンター　（D）
田口敏彦	山口大学医学部整形外科	
辻　英樹	札幌東徳洲会病院外傷部	［略語一覧］
磯貝　哲	札幌徳洲会病院整形外科外傷部	中川幸洋　和歌山県立医科大学整形外科

［口絵カラー］

横浜市立大学医学部整形外科
　齋藤知行，青田洋一，髙橋　晃，
　稲葉　裕，斎藤　泉，石川博之，
　熊谷　研

（所属は初版執筆当時）

第1章

整形外科研修でのアドバイス

A　これから整形外科医を目指す君たちへ

1　整形外科医を志す諸君へ

1　整形外科医への道を歩みはじめた皆さんへ

　整形外科は運動器の諸問題を取り扱う診療科である．運動器は骨・関節，筋組織，末梢神経や脊髄を含めた神経組織からなる複合器官で，人間が人間らしく活動を行うのになくてはならない器官である．二足で歩く，走るなどの移動動作，日常生活で最も重要な手を様々な空間的位置に保持するなどの基本動作以外に，感情を体で表現するなど，喜びや悲しみを表現する手段として運動器がかかわる．一言で運動器といっても部位的には頚部から足先まであり，また乳幼児から高齢者では形態および質が異なることから，整形外科の対象領域は広範囲に及ぶ．

　人間の体は約200の骨から構成されている．それぞれの骨は関節で連結され，人間の進化の過程で関節は目的に応じた形態と構造を有している．関節の形態はその機能を表し，関節の動きを規定している．大きな動きを必要とする関節は，靱帯などの軟部組織でゆるい結合をし，それを許容する形態があり，体重をしっかり受ける関節では骨性支持が強固で，動きは制限されるが，その隣接部位で他の動きを代償する構造がある．一度関節の中を観察すると，関節面の形状や関節表面を被覆する関節軟骨の精緻な構造に驚かされることだろう．

　関節を動かす動力源は筋肉であるが，靱帯付着部をみると靱帯線維，軟骨などにより特殊な構造をもつ．人間の体重の倍以上の重量物を運搬したり，またスポーツ活動ができたりするのはその構造に依存している．骨格標本を改めて観察してみると人間の骨格構造の素晴らしさに気づくことだろう．

　運動器を対象疾患とする整形外科における治療目標として体の機能を維持あるいは向上させることが求められる．治療を受ける側と治療を行う側が一体となって，目標に向かう治療学なのである．その目的が達成されたときの喜びは整形外科医冥利に尽きるものである．どの分野を選択しても，整形外科医選択の諸君の期待を裏切ることはないだろう．

2　整形外科医の必要性の高まり

　わが国では2005年頃より65歳以上の高齢者の全人口に占める割合が20%を超え，超高齢社会となり，2009年の人口統計では年少人口の減少と高齢人口の増加によってピラミッドの形態をなさなくなった．2025年には国民の3人に1人が65歳以上の高齢者となり，全人口における高齢者の割合は30%以上に，2060年には約40%に達すると予測されている．医療従事者はこれまでに経験したことのない高齢者の健康を管理する役割を果たすことになる．

　一口に高齢者といっても，暦年齢は同じでも日常生活や社会生活での活動や身体能力には個人差が大きく，退職後も地域での福祉活動に参画したり，職場に復帰したりする人たちも多い．したがって，治療目標には各個人に応じた対応が求められることになる．もう1つの高齢化に伴う問題点は，家族構成がかつての大家族制度から核家族化が進み，単身で生活する高齢者の割合が増加の一途を辿っていることだ．歩いたり，椅子に座ったりなど，身の周りの動作を行う上で基盤をなす運動器を健全に保つことは，高齢者の生活の質の維持あるいは向上，さらには精神的や内科的併発症を

予防するのに重要となる．このような医療情勢で整形外科医の果たす役割はますます高まることは間違いなく，多くの病院で整形外科診療が求められている．

3 整形外科医としての達成感

整形外科治療は保存療法と外科的治療からなる．消化器内科と消化器外科，脳外科と神経内科のように競合する科がないことも整形外科の大きな特徴である．したがって，運動器を総合的に管理するのが整形外科医である．骨折などの外傷，スポーツ障害，脊椎疾患，関節リウマチなどの炎症性関節疾患，変形性関節症などの加齢に伴う退行性変性疾患などを対象とする疾患は様々である．運動器疾患の治療では保存的治療は重要な位置を占め，薬物療法，運動療法，リハビリテーション，装具療法，理学療法は，病期に応じて整形外科医の判断の下に実施される．

整形外科の手術治療は生体材料の進歩と密接に関連し，発展してきた歴史がある．骨折の内固定材は素材や形状の改善により術後の後療法を短期化したし，人工関節もデザインが改良され，バイオメカニクスの研究により可動域が増大し，日常生活ではほぼ不満がない程度まで機能改善が期待できるようになった．治療材料や概念は刻々と進化し，この整形外科のダイナミックな動きもぜひ体感していただきたい．

整形外科の醍醐味は，歩行が困難な患者さんが手術により疼痛が消失して，自由に歩行が可能となったり，変形が矯正され外見が改善されたり，患者さんの喜びを一緒に共有できることだ．手術は医師の創意工夫により，さらなる治療成績の改善が得られることも大きな魅力である．外科医としての技術習得には時間が必要だが，様々なレベルの手術があり，これらの手術経験を基盤にして，より高度な手術を習得することが肝要である．自分の手で患者さんを治し，生活の質を向上させることができるのが整形外科医の喜びなのである．

4 目標を高く

整形外科は国際交流の最も盛んな診療科の1つである．アジア，ヨーロッパそしてアメリカなどで臨床あるいは基礎学会が開催され，外国の医師と交流が行われている．今後ますます世界との距離が短縮し，外国人医師と接触する機会が増えるであろう．大きな視点で整形外科学を習得していただきたいと考えている．また，日本の整形外科医の特筆すべき点としては基礎研究を自ら行う機会があることだ．是非基礎研究に従事して，広い視野で病気を考えていただきたい．

5 ヘルシンキ宣言の遵守

基礎研究と臨床研究ではヒトを対象とする医学研究の倫理的原則であるヘルシンキ宣言を遵守する必要がある．特に実験計画書には利益相反（COI）を明記し，インフォームド・コンセントは文書で取得して所属する施設の倫理委員会などの審査委員会による審議を受けることが求められている．

6 整形外科専門医を目指して

これまで日本整形外科学会には専門医制度があり，毎年400～600名の医師が整形外科専門医資格を目指して受験してきた．今後，専門医認定機構により認定されるが，整形外科は基本領域の1つであり，基本領域の専門研修プログラムが整備基準に則り，国民に信頼される専門医の育成を目指し，研修プログラムが策定されている．これを1つのステップとして，真に実力のある整形外科医となることを心から期待している．

横浜市立大学医学部整形外科　**齋藤知行**

B　整形外科研修の概要

1　新専門医制度の概要

DOs

- 2017年4月より新専門医制度による専門研修プログラムが開始される．
- 専門医取得のためには専門研修プログラムへ参加しなければならない．
- 各プログラムには定員が定められており，応募できるプログラムは1つのみである．
- 専門医取得後はさらにサブスペシャリティ（脊椎・脊髄外科，リウマチ，手外科）領域の研修へと進む道がある．

1　新専門医制度による専門研修プログラムの開始

2011年10月に「専門医の在り方に関する検討会」が発足し，今まで各領域の学会が独自に認定していた専門医資格を，中立的第三者機関である「日本専門医機構」が認定することとなり，2017年4月1日から新専門医制度が開始される（2017年3月末初期臨床研修修了見込者から対象となる）．19の基本領域の1つに整形外科も含まれている．新専門医制度では，中核となる専門研修基幹施設（Ⅰ型もしくはⅡ型）と複数の専門研修施設群で構成された専門研修プログラムに参加し，最終的に日本専門医機構から整形外科専門医として認定される．今までのように，自ら研修病院を選択して就職するということはなくなり，研修したい病院が含まれている研修プログラムを選択してプログラムに参加するということになる．その場合でも1つの病院で研修できる期間は各プログラムによって規定されており，必然的に専門医取得までの4年間の専門研修プログラムの間に複数の病院で研修しなければならない．専攻医募集は2016年秋から開始されるが，その概要は日本専門医機構と日本整形外科学会ホームページにて春頃に公示される予定である．2016年現在，初期臨床研修の2年目で，これから後期研修を開始する人は応募に関してこまめに最新情報をチェックするようにしてほしい．注意しなければならないのは，応募可能な研修プログラムは1つのみであり，同時に複数のプログラムへは応募できないということである．初期臨床研修のようにマッチングを行うことはない．もし応募したプログラムに採用されなかった場合には，定員に達していない他のプログラムへ再度応募をし直すこととなる．

2　専門研修プログラムに参加する施設の構成と施設認定基準

整形外科の専門研修プログラムは4年間となっている．4年間で年平均500例以上の新患と40例以上の執刀を経験することと定められており，どのプログラムにおいても十分な経験が積めるように配慮されている．研修プログラムにおいてローテートする施設は，専門研修基幹施設とよばれるプログラムの核となる施設と複数の専門研修連携施設から構成されており，専攻医はプログラムで定められた期間，順序で各病院をローテーションして研修していくことになる．専門研修基幹施設は種類によって大きくⅠ型研修プログラム群（リサーチマインド研修基幹施設中心群）とⅡ型研修プロ

グラム群(高度診療実績保有基幹施設群)に分けられる．これらの厳格な基準により，どのプログラムに参加した場合でも整形外科専門医として最低限必要な知識と経験が習得できるようになっている．整形外科の専門研修はプログラムを選択し応募することからはじまるが，各プログラムには指導医数と経験できる症例数から算出された定員が定められている．Ⅰ型，Ⅱ型の基幹施設と専門研修連携施設の認定基準(プログ

表1 Ⅰ型，Ⅱ型の基幹施設と専門研修連携施設の認定基準

①Ⅰ型専門研修プログラム群の基幹施設認定基準
(1)特定機能病院または大学病院か医学部付属病院本院であること．
(2)専門研修プログラム全体の指導体制，内容，評価に関し監督責任を持つプログラム統括責任者を有し，研修内容に関する監査・調査に対応できる体制を有する医療機関であること．
(3)施設実地調査(サイトビジット)による評価を受けること．
(4)筆頭著者の所属が当該医療機関である年間の英文論文数が施設全体として 30 編以上あること．
(5)日本整形外科学会雑誌と Journal of Orthopaedic Science(JOS)を施設として購入し，図書司書を置いた図書室に備えていること．
(6)専門医資格を 1 回以上更新している指導医が 5 名以上常勤していること．このうち 1 名は，整形外科専門研修プログラム統括責任者の任にあたる．
(7)日本整形外科学会が指定する調査研究に協力すること．

②Ⅱ型専門研修基幹施設の認定基準
(1)初期臨床研修の基幹型臨床研修病院の指定基準を満たすこと．
(2)専門研修プログラム全体の指導体制，内容，評価に関し監督責任を持つプログラム統括責任者を有し，研修内容に関する監査・調査に対応できる体制を有する医療機関であること．
(3)施設実地調査(サイトビジット)による評価を受けること．
(4)日本整形外科学会雑誌と Journal of Orthopaedic Science(JOS)を施設として購入し，図書室に備えていること．
(5)整形外科専門医が 8 名以上，専門医資格を 1 回以上更新している指導医が 5 名以上常勤していること．このうち 1 名は，医学博士号またはピアレビューを受けた英語による筆頭原著論文 3 編を有する者が整形外科専門研修プログラム統括責任者の任にあたること．
(6)施設が担当する研修領域として，脊椎・脊髄，上肢・手，下肢，外傷を必ず含むこと(それぞれの領域の指導医及び専攻医の経験症例数を確保していること)．
(7)整形外科の手術件数が年間 800 例以上あること．
(8)整形外科入院患者が常時 30 名以上いること．
(9)日本整形外科学会が指定する調査研究に協力すること．
(10)地域性のバランス，当該医療圏における地域医療への配慮がなされたプログラム群を構成できる施設であること．

③専門研修連携施設の認定基準*
(1) 1 名以上の指導医が常勤していること．このうち，1 名は研修指導責任者の任にあたる．
(2)整形外科研修記録に掲げる術式の手術件数が年間 100 例以上あること．
(3)日本整形外科学会が指定する調査研究に協力すること．
(4)整形外科を標榜科目に含む医療機関であること．
(5)整形外科入院患者が 20 名以上いること．
(6)整形外科診療を適切に行い得るに十分な設備を有すること．
(7)検査室および図書室ならびに病歴の記録管理が整備されていること．
(8)日本整形外科学会雑誌と Journal of Orthopaedic Science(JOS)を施設として購入し，図書室に備えていること．

*小児整形外科，骨・軟部腫瘍，リハビリテーションの専門病院，障害児(者)専門医療施設等にあっては，(2)，(5)の要件を除外する．また地域研修の施設は(1)，(2)，(5)の要件を除外し，専門研修指導責任者は整形外科専門研修プログラム管理委員会が指定した指導医とする．

ラム上の施設は全てこれらのうち1つの基準を満たしている必要がある）を**表1**に示す．

3 専門研修プログラムの内容

整形外科の研修では全カリキュラムを脊椎・脊髄，上肢・手，下肢，外傷，リウマチ，リハビリテーション，スポーツ，地域医療，小児，腫瘍の10の研修領域に分割し，基幹施設および連携施設をローテーションすることで，それぞれの領域で定められた単位数以上を修得し，4年間で45単位を修得するプロセスで研修を行う（**表2**）．

流動単位として必須単位取得後に，さらなる経験が必要と考えられる分野や，将来希望するサブスペシャリティ分野を重点的に研修することが可能である．

研修プログラムの修了要件には，各修得すべき領域分野に求められている必要単位を全て満たしていることの他に，研修期間中に日本整形外科学会が主催または認定する教育研修会を受講し，所定の手続により30単位を修得していること，1回以上の学会発表，筆頭著者として1編以上の論文があることなどがある．

4 専門研修プログラムの選択にあたって

以上のように後期研修病院の選択は今までと全く違った形式となる．各病院に直接応募することはできなくなるので，研修したい病院が参加しているプログラムや研修したい地域を考慮してプログラムを選択する．施設によっては複数の（地域の）プログラムにまたがって参加している場合があり，研修を希望する病院が決まっている場合には，応募する前にどのプログラムに参加すればよいかを各施設に事前に相談する必要がある．また，マッチングは行わないので働きたい地域でプログラムを選択する場合にはプログラムの定員や応募状況，選抜方

表2 修得すべき領域と単位

a：脊椎・脊髄	6単位
b：上肢・手	6単位
c：下肢	6単位
d：外傷	6単位
e：リウマチ	3単位
f：リハビリテーション	3単位
g：スポーツ	3単位
h：地域医療	3単位
i：小児	2単位
j：腫瘍	2単位
k：流動単位	5単位
計45単位	

1単位：1ヶ月

法などの情報を積極的に収集しておく必要がある．

5 整形外科専門医取得後の生涯研修

専門研修終了後は引き続き本人の希望によって①大学院研究（医学博士号取得），②サブスペシャリティ専門研修（脊椎外科，関節外科，スポーツ整形外科などの専門性の高い領域での研修），③地域医療への従事（関連病院，開業など一般整形外科診療の継続）などの選択肢が考えられる．

a 大学院で研究

後期研修中に生じた疑問を解決するために大学院へ入って研究するという選択がある．整形外科では伝統的に「臨床研究」と「基礎研究」のどちらも盛んに行われており，世界的にもトップクラスの研究が行われてきた．「臨床研究」と「基礎研究」はどちらも整形外科発展のために欠かすことのできない要素であり，それら研究を中心とした生活をおくることができるのが大学院ということとなる．大学院を卒業してからは，臨床医に戻る場合と，基礎研究を続ける場合がある．臨床に戻った場合でも，大学院で培った体系化された論理的思考法

や論文執筆，学会発表など学術活動のノウハウはおおいに役立つだろう．大学院に進学する者は博士号の取得はもちろんのこと，後進の指導の責務を負うことになる自覚を持つ必要がある．基礎研究を続けて成果をあげ，基礎系の教授になられた整形外科医の先生も数多くいる．みなさん御存知のiPS細胞でノーベル賞を授与された山中教授も整形外科医から研修を開始して大学院に進学した一人である．

b　サブスペシャリティを極める

専門研修プログラムは基本的な知識と診断および治療技術の習得が目標であり，修了でほとんどの疾患に対応できるようになるはずである．しかし，脊椎・脊髄外科，関節外科，手の外科，足の外科，骨軟部腫瘍，関節リウマチ，スポーツ，外傷，骨代謝・骨粗鬆症，マイクロサージャリー，小児，運動器リハビリテーションなど整形外科内で細分化された専門分野の治療を一人で行うことはできない．修了後にはそれらの専門分野をさらに深く追求していくこととなる．他診療科と競合する脊椎・脊髄外科，リウマチ，手の外科では整形外科専門医取得後の2階建て部分としての専門医制度が用意されている．

c　地域医療への従事

後期研修終了後に地域の病院で勤務医として働いたり，開業して一般診療を行う．産業医なども含まれる．

大阪市立大学医学部整形外科　**寺井秀富／中村博亮**

B 整形外科研修の概要

2 後期研修医のライフスタイル

DOs

- [ ] 後期研修は一生歩む整形外科という道の第一歩である．
- [ ] 整形外科医としての基礎体力をつけよう．
- [ ] 後期研修中に身につけた習慣は一生続く．
- [ ] 整形外科のおもしろさを見つけよう．

1 後期研修をはじめる上での心構え

 後期研修（専門研修）はその後生涯にわたり整形外科医として歩いていく長い道のりのはじめの一歩であるといえる．専門医を取得する，さらにサブスペシャリティ領域の専門医を目指すなどのマイルストーンはあるが，最終的な到達目標は自分自身で見つけなければならない．それゆえ終わりのない長い道程を整形外科医としてしっかりと歩むことができる基礎体力をつける時期が後期研修であるといってよい．整形外科医を志す医師は学生時代にスポーツを経験してきた人も多いと思うが，基礎体力が必要で競技に対しておもしろく感じる気持ちがないと続けられない点は，スポーツも整形外科医としての仕事も同じである．後期研修中に身につけた習慣や考え方がその人の整形外科医としての一生を左右するといっても過言ではない．整形外科医としての基礎体力をつけること，整形外科医を続けていく上で整形外科の中に自分なりのおもしろさを見つけることを念頭に置いて後期研修をスタートしてほしい．

2 初期研修医から後期研修医へ

 売り手市場である初期研修医の立場と違い，後期研修医は遠慮なく仕事をまわされるようになるしミスに対して強く叱責されることもあろう．これは真の整形外科チームの一員として認識されているからであり，急に待遇が変わったからといって悔悟することはないのである．また，新専門医制度における専門研修プログラムは必ず複数の病院をローテーションしなければならず，忙しいこともつらいことも必ず思い出にできる日が必ず来るので頑張ってもらいたい．

3 後期研修医の仕事

 病院によりスケジュールが異なるので一概に述べることはできないが，おおむね後期研修医の仕事は病棟・外来・検査・手術などの医療業務と研究会・学会への出席や論文作成など学術的な仕事に分けられる．どちらも専門医取得のために必須であり，所属する病院の性格によってもかわってくるが，後期研修の初期には必然的に医療業務の割合が多くなる．

a 病棟診療

 入院患者の回診・処置・指示出し，新規入院患者の診察や診療計画の策定，退院患者の指示や各種書類の作成など最も時間を割かれる業務である．整形外科の1日は外来，手術，検査と多忙であり病棟に1日中滞在できることはほとんどない．入院患者の回診は必ず朝一番，手術や外来の前と1日の終わりの最低2回行う．この習慣は後期研修医のうちにしか身につけることがで

きない．そうすることで患者容態の変化に対してスタッフの充足している日中に迅速に対応でき，問題点が小さなうちに対処できるので結果的には病棟での拘束時間の節減にもなるのである．

b　外来診療

外来診療は整形外科の仕事の中でも最も奥が深く，必要とされる勉強量は他科と一線を画す．頭部・腹部以外のあらゆる愁訴に対応する必要があり，豊富な知識と経験が必要である．後期研修医も外来診療を行う場面がでてくるが，全ての症例に対して最初から正しい判断を下せることはないと認識しておく．その場では頼りなく思われるかもしれないが，わからないので上級医に相談しますと正直に話すほうが誠意ある対応として患者からは信頼されるものである．逆に上級医は後期研修医が上級医にアクセスしやすい環境を整備しておかなければならず，そのような環境がない病院での研修は行うべきではない．経験を少しでも補完するためには外来診療について種々の書籍が出版されているのでそれらを参考に独習しなければいけない．

c　手術

整形外科は"外科"である．もちろん手術療法が全てではないが後期研修医は外科的治療の必要性や効果，限界について知る必要がある．はじめはインプラントの抜釘など一般的な外傷を経験していくようになる．研修病院によっては研修後期に頚椎椎弓形成術や人工関節手術などの専門的な手術を執刀するようになる．手術に際し手技や解剖について勉強することは当然である．第一助手は執刀医に，第二助手はいつでも第一助手にとってかわれる心構えと準備が必要である．助手の仕事はクーパーを持っての結紮糸の切断→結紮→縫合→切開→展開→執刀と許可される仕事が段階的に進んでいき，決してこれらのステップを飛び越えることはない．整形外科を一生の仕事と決めたからには縫合までのステップでまごついていてはいけない．結紮や縫合を執刀医の前で鮮やかにこなして認めてもらい，早く次のステップを任せてもらえるよう信頼を得なければならない．

d　カンファレンス

研修病院では必ずカンファレンス(症例検討会)の開催が義務づけられている．毎週の症例プレゼンテーションは，忙しいさなかに準備に追われるので，たいへん苦痛ではあるが，聞く立場になると効果的なプレゼンテーションの必要性を実感できるようになる．最初は余裕がないかもしれないが，是非他の医師が行っているプレゼンテーションのよいところ，悪いところを評価しながら聴いてほしい．効果的なプレゼンテーションの技能は学会発表や他国の医師とコミュニケーションをとる際に必ず役立つようになる．

e　研究会・学会

整形外科専門医取得のためには学会への出席と教育研修講演の単位取得が細かく義務づけられている．その他にも講演や研究会は頻回に開催されており，目まぐるしく変化する知見についていくために積極的に参加してもらいたい．後期研修のはじめには理解できないことも多いであろうが，研修が終了する頃にはわかるようになる．発表や論文作成も後期研修プログラムの中で規定されており専門医になるには避けて通れない．多忙な業務の合間をぬっての研究会や学会での発表はたいへんであるが，1つの症例や病態について自分でまとめる，過去の文献を調べる，考察を加える，プレゼンテーションをする，他者から批評される，という一連の作業を行うことによって，その分野では他の後期研修医よりも絶対的な自信をもてるようになることが実感できる．その積み重ねが医師としての自信にもつながっていくので，機会があれば積極的に発表をしていただきたい．

f その他

「鉄は熱いうちに打て」とのことわざがあるが，整形外科医にとっての熱いうちというのはまぎれもなく後期研修の期間であろう．そのため早ければ30歳ぐらいまでは仕事中心の生活になり，ワークライフバランスという観点では明らかに仕事の占めるウェイトが大きくなる期間となる．そのような多忙な日々においても仕事をきっちりこなしたうえで趣味に没頭したりレクリエーションに参加して仲間と交流をもったりする時間を作ってもらいたい．多様な時間をもつことが医師としての滋味を涵養すると思われるからである．女性医師の出産や育児に関しては上司やプログラム責任者に遠慮なく相談し配慮してもらえばよい．後期研修を選択する際に心配であれば，そのような先輩医師がいるのかどうか確認し，直接話をきいてみればよい．時間が許すのであれば，学会発表や論文執筆，留学だけでなく日常診療においても英語を使わなければならない機会が増えてくると思われるので是非若いうちに英語・英会話の習得にチャレンジしてもらいたい．

大阪市立大学医学部整形外科　**寺井秀富／中村博亮**

☑ **重要な仕事**

整形外科は病棟だけでなく，外来，手術室スタッフ，リハビリテーションスタッフ，放射線技師などコメディカルとの協調なくしては仕事が成り立たない．そのため日頃から円滑に仕事を進めるためにコミュニケーションが重要となってくる．後期研修医にとってコメディカルとの飲み会も重要な仕事（？）の1つであることはいうまでもない．かくして年末は若手整形外科医にとって一番忙しい時期になるのである．

B　整形外科研修の概要

3　きたるべき専門医試験の概要

DOs
- [ ] 専門医を後期研修の目標ととらえて最短期間で取得しよう．
- [ ] 専門医取得のために，直ちに日本整形外科学会の会員になろう．
- [ ] 新しい専門医制度を熟知しておこう．

1　日本整形外科学会専門医制度

現行の専門医制度は各科の学会ごとに決められ運用されており，整形外科においては社団法人日本整形外科学会（日整会）が認定する専門医制度が存在する．この制度は2016年までに後期研修を開始した医師に適応されるが，2017年以降に後期研修を開始する医師は専攻医とよばれ日本専門医機構に承認を受けた専門研修プログラムが義務づけされた新専門医制度が適応される．整形外科を専門科目として選択した医師は，当然のことながらできるだけ早期に専門医を取得してその自覚をもって以後の診療に従事するべきである．整形外科専門医の取得のためには，一定の申請資格と専門医試験での合格が必要となる．

2　現行制度（2016年までに後期研修を開始した医師）

a　専門医取得の条件

整形外科専門医を取得するために必要な申請資格としては以下のことがある．

①卒後臨床研修（2年間）も含めて6年以上の研修期間があること．

②申請時において4年以上引き続き日整会正会員であること．すなわち最短で専門医を取得するためには初期研修中または後期研修開始時に日整会正会員になるよう申し込むことが必要である．

③卒後臨床研修を除く研修期間のうち3年間は複数の日整会認定研修施設で研修すること．

④研修期間中に教育研修講演を受講し30単位を取得すること．受講内容には14の必須分野があり，それぞれ取得単位数が決められている．骨・軟部腫瘍と医療倫理・医療安全・医療制度等が各3単位，整形外科基礎科学，外傷性疾患，小児整形外科疾患，代謝性骨疾患，リウマチ性疾患・感染症，脊椎・脊髄疾患，神経・筋疾患，肩甲帯・肩・肘関節疾患，手関節・手疾患，骨盤・股関節疾患，膝・足関節・足疾患，リハビリテーションが各2単位である．

⑤全研修期間中に主発表者として1編以上の論文を学術雑誌に掲載するとともに，主発表者として1回以上の学術集会での発表を行うこと．

⑥研修期間中に主治医または主治療（手術）医として診療した10症例の診療記録を作成し提出すること．なお各診療記録の疾患分野として外傷一般（救急・災害），スポーツ外傷・障害，小児整形疾患，関節・リウマチ疾患，脊椎・脊髄疾患，手・足の外科（神経・筋・血管），腫瘍・炎症性疾患，骨代謝・骨系統疾患の8分野が含まれることが必要である．

⑦全研修期間中の研修内容等を所定の整形外科研修記録および研修医手帳に記載すること．

申請の際には，これらとともに，専門医認定申請書，履歴書，研修施設研修証明書ならびに非認定施設勤務証明書の提出が必要となる．専門医申請資格の審査は毎年1回行われる．通常，申請書類の提出期限は7月末，申請資格の審査結果の通知は12月である．申請資格が適格と判定されれば専門医試験の受験資格が得られる．

b　試験内容，実施日

専門医試験は年1回，通常1月に行われる．筆記試験と口頭試験があり，いずれも整形外科医としての基本的な資格適正を判定することを前提としている．筆記試験は，本試験のために新しく作られた問題のほか，『整形外科卒後研修Q＆A』（日本整形外科学会Q＆A委員会編），各分野の「日本整形外科学会診療ガイドライン」などから出題される．また口頭試験は，受験者の提出した申請症例（診療記録）や『整形外科卒後研修Q＆A』の症例問題などをもとに行われる．専門医試験の合否は毎年3月に通知される．合格者には認定証が交付され，整形外科専門医として認定される．

3　専門研修プログラム（2017年以降に後期研修を開始する医師に義務づけ）

医師として必要な臨床能力および運動器疾患全般に関して，基本的・応用的・実践能力を備えた医師を育成し，国民の運動器の健全な発育と健康維持に貢献することを理念として開始される．研修期間は4年間であり，大学や基幹研修施設が中核となって研修プログラム群を形成する．Scientific Surgeonの育成を目的に大学病院または特定機能病院での研修は必須となる．それぞれの研修病院での研修期間は，研修修了時に修得すべき領域の単位を全て修得していれば専攻医ごとに自由に設定することが可能である．

修得すべき領域と単位の詳細は，「第1章B．1．新専門医制度の概要」表2，p.6を参照．

整形外科専門研修カリキュラムに明示された術者として経験すべき症例は，「第1章C．1．研修医の到達目標」p.13を参照．

4　サブスペシャリティ

日整会専門医の取得は後期研修医にとっては最終目標の1つとなる．しかし，整形外科医としては，専門医の取得は診療を行う上であくまで基本であり，その後に進むべきいくつかの道のスタートラインに過ぎない．専門性をさらに追求する道を歩む場合，自らのサブスペシャリティを確立する必要がある．

整形外科の分野は幅広く，数多く専門領域がある．脊椎・脊髄外科，関節外科，手の外科，足の外科，骨軟部腫瘍，関節リウマチ，スポーツ，外傷，骨代謝・骨粗鬆症，マイクロサージャリー，小児，運動器リハビリテーションなど様々である．特に日本整形外科学会が認定しているサブスペシャリティの専門医としては，認定リウマチ医，認定スポーツ医，認定脊椎脊髄病医，脊椎内視鏡下手術・技術認定医，認定運動器リハビリテーション医がある．それぞれ取得のためには日整会専門医と同様に講習や試験制度があり，取得後も継続，更新のための条件がある．これらの認定医を取得した場合は，日常診療において十分に専門領域での力を発揮することが期待される．

大阪市立大学医学部整形外科　**星野雅俊／中村博亮**

C 勉強のしかた

1 研修医の到達目標

> **DOs**
> - ☐ 多様化する新専門医制度にあたって整形外科専門研修カリキュラムは早めに理解しておこう．
> - ☐ 自分なりの医師としての理想像も早く具体的にもとう．
> - ☐ その実現のためにも質の高い整形外科専門医を目指そう．

　初期研修を終えた後期研修医の短期的な目標はいうまでもなく整形外科専門医取得である．新専門医制度が開始されるにあたって，2017年以降に後期研修を開始する医師は専攻医とよばれ日本専門医機構に承認を受けた専門研修プログラム整備基準に則って専門医修得を目指すこととなる．国と国民はわれわれ整形外科医に何を求めているのか．本項では日本整形外科学会が作成した専門研修プログラム整備基準にある到達目標を中心に詳述したい．

1 整形外科専門医とは

①整形外科専門医は，あらゆる運動器に関する科学的知識と高い社会的倫理観を備え，さらに，進歩する医学の新しい知識と技術の修得に日々邁進し，運動器に関わる疾患の病態を正しく把握し，高い診療実践能力を有する医師でなければならない．
②整形外科専門医は，生活習慣や災害，スポーツ活動によって発生する運動器疾患と障害の発生予防と診療に関する能力を備え，社会が求める最新の医療を提供し，国民の運動器の健全な発育と健康維持に貢献する使命がある．
③整形外科専門医は，運動器疾患全般に関して，早期診断，保存的および手術的治療ならびにリハビリテーション治療などを実行できる能力を備え，運動器疾患に関する良質かつ安全で心のこもった医療を提供する使命がある．

2 専門研修の到達目標

a 専門知識

　専攻医は，整形外科研修カリキュラムに沿って研修し，整形外科専門医として，あらゆる運動器に関する科学的知識と高い社会的倫理観を涵養する．さらに，進歩する医学の新しい知識を修得できるように，幅広く基本的，専門的知識を修得する．

b 専門技能（診察，検査，診断，処置，手術など）

　専攻医は，整形外科研修カリキュラムに沿って研修し，整形外科専門医として，あらゆる運動器に関する幅広い基本的な専門技能（診察，検査，診断，処置，手術など）を身につける．

c 学問的姿勢

1) 一般目標

　臨床的な疑問点を見出して解明しようとする意欲をもち，その解答を科学的に導き出し，論理的に正しくまとめる能力を修得する．

2) 行動目標

1. 経験症例から研究テーマを立案しプロトコールを作成できる.
2. 研究に参考となる文献を検索し,適切に引用することができる.
3. 結果を科学的かつ論理的にまとめ,口頭ならびに論文として報告できる.
4. 研究・発表媒体には個人情報を含めないように留意できる.
5. 研究・発表に用いた個人情報を厳重に管理できる.
6. 統計学的検定手法を選択し,解析できる.

d 医師としての倫理性,社会性など

一般目標として「医師が守るべき法律と医師に求められる倫理規範を理解し,遵守できる」を行動目標として以下を掲げる.

1. 医師法等で定められた医師の義務を知っている.
2. 医療法の概略,特に療養担当規則を理解している.
3. 医療行為に関する上記以外の法律(健康保険法・薬事法など)を十分に理解し,遵守できる.
4. 医療倫理,医療安全の重要性を理解し実践できる.
5. DOH (Declaration of Helsinki),日本医師会の「医の職業倫理綱領」を知っている.
6. 患者やその家族と良好な信頼関係を確立することができる.

また,患者およびその家族と良好な信頼関係を築くことができるようコミュニケーション能力と協調による連携能力を身につける.さらに,医療職スタッフとのコミュニケーション能力を身につけ,関連する医療従事者と協調・協力してチーム医療を実践することができる.

3 専門研修の経験目標

具体的な疾患や手術,年次目標については日本整形外科学会ホームページ (https://www.joa.or.jp/jp/edu/files/main.html) にある,「資料2:専門技能習得の年次毎の到達目標」「資料3:整形外科専門研修カリキュラム」を参照されたい.

a 経験すべき疾患・病態

整形外科の研修で経験すべき疾患・病態は,骨,軟骨,筋,靱帯,神経などの運動器官を形成する全ての組織の疾病・外傷・加齢変性である.また新生児,小児,学童から成人,高齢者まで全ての年齢層が対象となり,その内容は多様である.この多様な疾患・病態を整形外科専門研修カリキュラムに沿って研修する.経験すべき疾患数と病態数については,整形外科専門研修カリキュラムを参照されたい.

b 経験すべき診察・検査等

整形外科専門研修カリキュラムに明示した経験すべき診察・検査等の行動目標に沿って研修する.なお,年次毎の到達目標は「専門技能習得の年次毎の到達目標」に明示されている.「Ⅲ 診断基本手技」「Ⅳ 治療基本手技」については4年間で5例以上経験すること.

c 経験すべき手術・処置等

整形外科専門研修カリキュラムに明示した経験すべき手術・処置等の行動目標に沿って研修すること.160例以上の手術手技を経験すること,そのうち術者としては80例以上を経験すること.なお,術者として経験すべき症例については,整形外科専門研修カリキュラムに明示された「A:それぞれについて最低5例以上経験すべき疾患」「B:それぞれについて最低1例以上経験すべき疾患.」の中のものとすること.

4 整形外科医としての最終目標

　これまでは各学会単位でまちまちの専門医育成認定基準を設けていたが，質の高い専門医育成を最重要課題にあげ，医学・医療界全体で専門医制度改革が行われた．全ては国民のための質の高い医療の提供が目標であり，整形外科研修医である諸君は運動器疾患のプロとしてこの目標にあたらなければならない．一方，整形外科医として専門医取得は1つの通過点に過ぎない．将来の自分の到達点を設定することは最も重要であり，日々の多忙の中，専門医に向けての研修を行いながら，自分の理想とする医師像をできるだけ具体的に思い描くべきである．身近な尊敬できる先輩，報道番組でみた医師，以前に読んだ小説の主人公など，どのようなものでもかまわない．何歳までにどのような医師となるか，できるだけ具体的に思い描くことである．そこから逆算することによって，研修医の期間に到達すべき自分の個人目標がみえてくるであろう．理想とする医師像に近づくためには今何をすればいいか，どのような研修生活を送ればよいかが見えてくる．これにより先輩医師の命ずるがままに院内を走り回るのではなく，能動的な研修生活を送ることができ，医師として必要とされる様々な能力を身につけることが可能になる．もちろん，医師として生きていく上で自分の理想も変化するであろう．軌道修正はかまわない．要はその時の自分の最終目標が何であるか，自分がどこに向かおうとしているのかを常に意識しておくことが最も重要である．

大阪市立大学医学部整形外科　**星野雅俊／中村博亮**

C 勉強のしかた

2 教科書，参考書の選び方

DOs

- 整形外科全般を記す書籍を1冊通読しよう．
- 特定の項目に関して調べるときは数冊の本で調べよう．
- 時には洋書も手に取ってみよう．

　実際に患者を診療するには国家試験対策の知識レベルではとても足りない．もちろん経験によって得られる知識も多いが，まずは教科書や参考書を読んで基礎知識をつける必要がある．初期研修や後期研修の際に必要となる書籍は，①要点をまとめたハンドブック・マニュアル，②体系的な知識をつけるための教科書，③専門書の3つのカテゴリーに分けられる．これらを十分かつうまく利用することが知識を効率的に得るには重要である．

1 要点をまとめたハンドブック・マニュアル

　忙しい診療の中で十分机に座る時間がない場合や，当直中，救急対応などといった場合にはハンドブックやマニュアルなどの持ち運びやすい小さな書籍が役に立つ．ぱっとみて調べやすいものを選ぶのがよい．しかし通常，要点のみが書かれているため，十分な内容が記されているわけではない．すなわちこれらの本を読むだけで勉強した気になってはいけない．忙しくても時間を見つけて，後述する教科書や専門書を読むことが重要である．これらから得た知識を書き込むと，自分なりのパワーアップしたハンドブックができ上がるであろう．

2 体系的な知識をつけるための教科書

　整形外科全般に関する知識を得るにはきちんとした教科書を選ぶのがよい．教科書は各分野の専門家が執筆していることが多く，うまくまとまっている．代表的な教科書を表1にあげる．将来，整形外科全般を広く診ることができることを目指す若い医師だけでなく，各分野の専門家を目指す若い医師も一度通読することをお勧めする．基礎的な部分から各論まで通読することで広い視野をもって診療にあたることができるようになるであろう．また是非解剖の教科書やアトラスも一緒にみながら整形外科に関する教科書を読むことをお勧めする．注射や手術には解剖学的な知識が必須とな

表1　主な教科書，解剖書

「標準整形外科学　第12版」総編集：松野丈夫，他，医学書院，2014
「整形外科クルズス　改訂第4版」監修：中村耕三，南江堂，2003
「神中整形外科学　改訂第23版」編集：岩本幸英，南山堂，2013
「今日の整形外科治療指針　第6版」編集：国分正一，他，医学書院，2010
「Grant's Atlas of Anatomy, 13th edition」Anne M. Agur, et al. Lippincott Williams & Wilkins. 2012
「分冊解剖学アトラス1 運動器　第6巻」Werner Platzer，訳：平田幸男，文光堂，2011

る，骨，筋肉，神経，血管，靱帯などの位置関係をイメージしながら勉強することが重要である．

3 専門書

整形外科がカバーする分野は広く，疾患も多いため前述の教科書では十分な情報が

表2　主な参考書

「脊椎脊髄病学」岩崎幹季，金原出版，2010

「Rothman-Simeone The Spine, 6th edition」Harry N. Herkowitz, et al, Saunders，2011

「Rothman-Simeone The Spine　脊椎脊髄外科(原著第5版)」総監訳：小宮節郎，金芳堂，2009

「新版スポーツ整形外科学」監修：中嶋寛之，南江堂．2011

「股関節外科の要点と盲点（整形外科 Knack & Pitfalls）」編集：久保俊一，文光堂，2005

「股関節学」久保俊一，金芳堂．2014

「人工膝関節置換術［TKA］のすべて―安全・確実な手術のために―」編纂：勝呂徹，他，メジカルビュー社，2007

「Insall & Scott Surgery of the Knee, 5th edition」W. Norman Scott，Churchill Livingstone，2011

「手の外科の実際　改訂第7版」津下健哉，南江堂，2011

「私の手の外科 - 手術アトラス　改訂第4版」津下健哉，南江堂，2006

「手外科診療ハンドブック　改訂第2版」編集：斎藤英彦，他，南江堂，2014

「Green's Operative Hand Surgery, 6th edition」Scott W. Wolfe, et al , Churchill Livingstone, 2010

「肩 第4版：その機能と臨床」信原克哉，医学書院，2012

「見逃さない！骨・軟部腫瘍外科画像アトラス」大幸俊三，全日本病院出版会，2014

「骨・軟部腫瘍―臨床・画像・病理 改訂第2版」大塚隆信，他，診断と治療社，2015

「Campbell's Operative Orthopaedics, 12th edition」S. Terry Canale, et al , Elsevier, 2012

「骨折・脱臼　改訂第3版」冨士川恭輔，他，南山堂，2012

「Rockwood and Green's Fractures in Adults, 8th edition」Paul Tornetta III，et al, Lippincott Williams & Wilkins, 2014

「Rockwood and Green's Fractures in Children, 8th edition」John M. Flynn，et al, Lippincott Williams & Wilkins, 2014

「小児整形外科テキスト」編集：日本小児整形外科学会教育研修委員会．メジカルビュー社，2004

「小児整形外科の実際」編集：藤井敏男，南山堂，2008

「画像とチャートでわかる 小児の整形外科診療エッセンス」責任編集：久保俊一，診断と治療社．2013

「Tachdjian's Pediatric Orthopaedics, 4th edition」John A. Herring，Saunders，2007

「Kelley's Textbook of Rheumatology, 9th edition」Gary S. Firestein，et al, Saunders，2007

「実践入門！一目でわかるリハビリテーションチーム医療」久保俊一，他，診断と治療社，2014

「整形外科医が知っておくべき境界領域のポイント　皮膚・神経・循環器・痛み・法医学」編集：久保俊一，他，診断と治療社，2014

得られないことも多い．そのようなときに役に立つのが専門書であるが，その数は多く，選ぶのも難しい．まずは身近な先輩や周囲の専門家に調べたい内容を伝えてみるとよい．そうすればいくつかの専門書を教えてもらえるはずである．専門書は一般的な教科書よりも内容に偏りがあるため，ある特定の項目を調べたい場合には数冊の本で調べるほうがよい．場合によっては洋書となるかもしれないが，決して英語だからといって毛嫌いしてはいけない．洋書の通読は難しくても，各項目だけならばそれほど時間はかからず目を通すことができる．"洋書も少し読んでみる"ということを続けることで，英語力のみならず知識の幅も格段に広がるであろう．表2に主だった参考書をあげているので参考にしていただきたい．各専門書には通常，引用した論文が掲載されている．専門書を熟読した上で，さらに深く内容を知りたい場合には引用された論文を読むとよいであろう．

大阪市立大学医学部整形外科　**鈴木亨暢／中村博亮**

3 文献検索のしかた

> **DOs**
> - ☐ 文献検索の前に,リサーチクエスチョンをはっきりさせよう.
> - ☐ 検索の基本は PubMed. レビュー・総説論文の引用文献から見つけていくことも有効.
> - ☐ 報告形式,エビデンスレベル,インパクトファクターを参考に良質な文献を探そう.

文献検索を行うと実に多くの論文が世に発表されていることが実感できる.このため,現在直面している問題に対してどの論文の信頼性が高く参考となるのかを見極める眼を養う必要がある.

1 文献の種類

専門雑誌に掲載されている論文は,会議録・レター論文,原著論文およびレビュー・総説に分けることができる.論文が学術雑誌に掲載される前には,必ず同分野の専門家や各学会の評議員による検証が行われ,査読とよばれる.各文献の信頼度は査読の厳しさによって評価される.

a 会議録

学会発表の要旨をまとめたものである.学会発表に採択されるには査読を受ける必要があるが,学術雑誌ほど厳しくはないため会議録の信頼度はそれほど高くないといえる.しかし,速報性が高く最新の動向を知るには有益な文献である.

b 原著論文

一般に論文とよばれるものであり,研究分野の学術雑誌に掲載される.原著論文は著者のオリジナリティーを盛り込むとともに,他の研究者が追試できるように対象や方法,結果,考察が詳細に記載されている.学術雑誌に論文が掲載されるまでには,その分野のスペシャリスト数名による査読に合格する必要があり,情報のクオリティが担保されている.原著論文には和文と英文があり,いうまでもなく英文のほうが査読のハードルは高く,英文で掲載されれば国際的にも認知されたこととなる.

c レビュー・総説

ある分野やテーマに関わる原著論文を漏れなく収集し総括的に論評した論文である.現在研究している分野の最新情報をまとめて読みたい場合にお勧めする.レビュー・総説に引用された原著論文は,その分野でもとりわけ高い評価を得た論文とされ注目される.

2 エビデンスレベルとインパクトファクター

多くの文献の中から信頼度の高い論文を選別するにはエビデンスレベルとインパクトファクターが役立つ.エビデンスとは,情報の裏づけとなる科学的根拠のことであり,エビデンスレベルとは,その研究の結果がどれだけ不変的な内容であるかどうかを段階的に示したものである(表1).エビデンスレベルは行われた研究デザインの影響を強く受け,エビデンスレベルの高い論文のほうが信頼度は高いとされている.インパクトファクターとは,学術雑誌の影響度を測る指標であり,対象の雑誌がある一年間に引用された延べ回数を,その雑誌が

前年と前々年に掲載した論文数で除したものである．インパクトファクターの高い雑誌に載る論文はその分野では注目度も高く，その他の論文にも引用されやすい．

研究デザイン，エビデンスレベル，掲載された雑誌のインパクトファクターは論文の信頼度のバロメータとなるが，あくまでも目安であり論文の価値を決めるのは読者の判断である．

3 文献検索の前に

文献検索とは，どの論文がどの雑誌のどの部分(巻・号・頁)に記載されているかを調べる作業であるが，図書や教科書を読み，上級医に尋ねることから始めるのもよい．上級医に尋ねると，すぐに目的とする文献を提示してもらえるであろうが，自分のわかっていること，わかっていないことを整理し疑問点を簡潔にまとめてから尋ねることがマナーである．文献検索の前に臨床上の疑問(リサーチクエスチョン)を文章化することが重要である．疑問が明確でなければ，検索の際のキーワードにも目的とする文献にもたどりつけない．①patient(どのような患者に)，②intervention/exposure(何をすると，何によって)，③comparison(何と比較して)，④outcome(どうなるのか)の4要素(PICO/PECO)を意識すると検索しやすい．

4 文献検索の実際

図書や雑誌は図書館の電子ジャーナルリストや蔵書検索(online public access catalog；OPAC)を活用し，雑誌論文はオンライン文献データサービスを活用する．GoogleやYahoo!などのwed上の情報は玉石混交であり，役立つ情報から怪しげな情報まで含まれるため使用は控える．医中

表1 エビデンスレベルの分類例

(高いエビデンスレベル)
- 1a：ランダム化比較試験のメタ解析
- 1b：少なくとも1つのランダム化比較試験
- 2a：ランダム割付を伴わない同時コントロールを伴うコホート研究
- 2b：ランダム割付を伴わない過去のコントロールを伴うコホート研究
- 3：症例対照研究
- 4：処置前後の比較など，前後比較や対照群を伴わない研究
- 5：症例報告
- 6：専門家個人の意見，専門家委員会報告

(低いエビデンスレベル)

誌WebやCiNii(NII学術情報ナビゲータ)は日本語で発表された論文，口演，ポスター発表の抄録の検索に活用される．海外の原著論文を検索する場合は米国立医学図書館が提供するPubMedが最もよく使われる．BMJ clinical evidenceやChochrane libraryには診療に際して遭遇する疑問に対するエビデンスの要約が収録されている．

基本の検索方法は，①キーワード入力，②結果の絞り込み，③結果の表示，並び替え，④論文の入手である．1つのキーワードでは検索結果が多くなるため，キーワードを複数入力する，最近5年間の論文に絞る，使用言語を英語に絞る，掲載雑誌を絞るなどの工夫が必要である．これらのサーチエンジンでは抄録まで読むことが可能である．所属する医療機関が掲載されている雑誌と電子ジャーナルの契約を結んでいれば病院内のサーバから論文をダウンロード可能であるが，契約がなければ購入するか，所属医療機関の図書館に頼んで取り寄せてもらう必要がある．

大阪市立大学医学部整形外科　豊田宏光／中村博亮

C 勉強のしかた

4 医学論文の読み方

DOs

- ☐ 医学論文の型を知ろう．
- ☐ 著者のリサーチクエスチョンが何で，どのような手法で解決したかを読み解こう．
- ☐ 疫学に強くなろう．

1 論文の基本構成

論文は一定の型に従って書かれている．ここでいう型とは抄録や論文の基本構成のことであり，これを知ることで論文の趣旨を短時間で理解することができる．もちろん，型を知ることで，自分が研究や論文を作成する際にも読者が安心して読める論文にすることもできる．従来の抄録や論文の基本構成は introduction（導入），methods（方法），results（結果），discussion（考察）からなる．この型は決して間違いではないが，近年は研究デザインや研究内容の科学的な妥当性を検証する観点から，objectives（目的），design（研究デザイン），intervention / exposure（介入や要因），setting（研究施設），subjects（標的集団，対象・患者），main outcome measure and analysis（主要なアウトカム変数と統計手法），results（結果），conclusion（結論）から構成される構造化抄録という型が重視されてきている．この型を意識して論文を読むと，検証方法の誤りや結論に飛躍があることが見えてくるようになり，良質な論文を早く見つけることができるようになる．

a objectives（目的）

論文を作成した背景には著者のリサーチクエスチョンが存在するはずであり，それが何であるかを具体的に知ることが論文を理解する最初の一歩となる．題名から目的を類推することができるが，abstract（要約）もしくは本文の introduction の中から著者のリサーチクエスチョンを整理してから論文を読むことをお勧めする．整理する際には，「どのような患者に（patient），何をすると / 何によって（intervention/exposure），何と比較して（comparison），どうなるのか？（outcome）」といった型（PICO/PECO）にあてはめるのがよい．また，著者の意図を理解するためにも，研究がなぜはじめられたかについて introduction の中から情報収集する．

b design（研究デザイン），intervention/exposure（介入や要因）

著者のリサーチクエスチョンが理解できた後は，「何を使って疑問を解決したのか？」が重要となるため，論文の研究デザインをチェックする．つまり，疑問を解決するのに適した研究デザインがとられているかどうかのチェックである．各種研究デザインとエビデンスレベルの関係は前項「C. 3. 文献検索のしかた」表1，p.20 を参照されたい．研究デザインが前向きコホート研究なのか，横断研究なのか，介入研究なのか，ランダム化比較試験（randomized controlled trial：RCT）なのか，二重盲検試験なのかというように研究デザインを正確に把握し，その研究目的に対して適したデザインを選んでいるのかを判断する眼を養うことが重要である．

1）観察研究

すでに行われている治療の効果やその予

後を観察する研究デザインであり，横断研究，症例対照研究，前向きコホート研究に分かれる．横断研究を用いることで要因と結果との関連性を調査することができるが，因果関係まで証明しようとする場合には，症例対照研究やコホート研究のように，要因と結果との関連の時間性を測定する研究デザインをとる必要がある．

2）介入研究

　実験的に治療などの介入を行い，治療効果を直接調査する研究デザインである．介入研究においては，個体差や背景因子の差異に左右されない結果が得られることが求められ，集団をランダムに複数の群に割り付け，一方には実験的介入を，他方には偽薬（もしくは既存の治療法）を行ってから一定期間観察し，治療効果や有害作用の有無を観察するRCTが，最も有効性が広く認められている．

　疑問解決に不適切な研究デザインがとられていれば，結果の信憑性は低くなるため，リサーチクエスチョンと研究デザインの関係性に注目すべきである．

c　setting（研究施設），subjects（標的集団，対象・患者）

　1つの施設よりも多施設で行ったほうが，100名を対象にした研究よりも10,000名を対象にした研究の結論のほうが質が高いことは自明であるが，入院患者を対象にした研究なのか外来患者を対象にした研究なのか，第一次医療機関からのデータなのか第三次医療機関からのデータなのかによっても結論の適応範囲が変わってくる．標的集団のサイズや特性は論文の重要な要素であり，対象のサイズが小さいばかりに本来は臨床的な意義があるのに統計的に有意差が得られていない場合もあることにも留意する必要がある（統計学的パワー不足）．

d　main outcome measure and analysis（主要なアウトカム変数と統計手法）

　「何を使って疑問を解決するのか？」については，研究デザインもさることながら，何を指標にして効果判定を行ったかは重要である．アウトカム変数（従属変数，結果変数）とは，その研究において結果とみなした項目のことであり，説明変数（独立変数，目的変数）とは原因となる項目を指す．生活習慣と骨折の関係を例にとれば，生活習慣を示すような変数が説明変数で，骨折の有無を示す変数がアウトカム変数である．ほとんどの分析的な研究の目的は，統計学的な有意差を出すことにあるため，アウトカム変数や説明変数は測定可能な項目が選択されるが，研究者だけではなく，患者や医療，社会にとって切実で意義のある変数（clinical relevant）が選択されているかどうか，意義のある差異なのかどうかは，しっかりと吟味する必要がある．

e　results（結果），conclusion（結論）

　前述の論文の基本構造を理解した上で，結果の検証を行う．追跡期間が不十分であったり，期間中に脱落する症例が多い研究であれば，追試されると別の結果が出てくる可能性もあり信頼性は低くなる．また，アウトカム変数の評価者の独立性（評価が甘くなっていないかどうか）や比較した2群の病型，性別，年齢，既往歴などの背景因子にばらつきがないか（交絡因子），あるいは背景の調整を行った上での結果であるのか（多変量解析による調整）は結果に影響を与えるため，確認してから結果を読む必要がある．

 Pitfall

医学論文は吟味的に読み，盲目的に信じない

大阪市立大学医学部整形外科　**豊田宏光／中村博亮**

C 勉強のしかた

5 医学論文の書き方

DOs
- [ ] 過去の論文報告が現在の医療を作っていることを覚えておこう．
- [ ] いつも「症例報告を書く」ということを心がけ，診療にあたろう．
- [ ] 採用されるまであきらめずに投稿しよう．

1 なぜ論文を書く必要があるのか

まずはじめに現在行われている医療は全て過去に行われた先人の治療の結果成り立っているということを覚えておいていただきたい．症例や治療成績の報告の積み上げがあるから，目の前の患者の診断や治療法の選択ができるのである．研究会や学会での発表ももちろん重要であるが，最終的には文章にしておかなければ後世に伝えることは難しい．逆にいえば後世に伝えるべきものを残せば医師として，また一人の人間としての功績となる．これがキャリアアップの際にその医師の業績の一部として発表論文をみられる理由である．しかしいい格好をして，論文の内容を捏造したり歪曲したりしてはいけない．これは功績どころか犯罪である．これらの点を頭に入れ，時間的・空間的に離れた医師や患者を助けるという思いをもって若い医師たちも積極的に論文を書いていただきたいと思う．

2 論文の種類──症例報告と研究報告

医学論文は大きく分けて症例報告と研究報告がある．

症例報告は疾患自体が稀な症例や，何か変わった方法や新しい手法が診断や治療に結びついた症例，経過が特異な症例などに関する論文である．1例報告の場合もあれば数例で報告する場合もある．その疾患，経過，診断・治療法に関する過去の報告を調べてその数が少なければ報告する価値があると考えてよい．日常行われているケースカンファレンスの延長ともいえるが，いつも症例報告を書こうと意識することは重要である．病歴を詳細に聴取し検査に漏れがないように注意を払うようになるし，治療法に関しても深く知ろうとするようになり，患者さんのためにもなるからである．

研究報告は単一症例ではなく複数の症例に関して行われた治療成績の報告や，診断技術の精度などをまとめた報告である．統計学的な解析を要するため少しハードルは上がるが，それだけ多くの人にとって役立つともいえる．まずは症例報告を書くことからはじめるのがよいが，その次には是非研究報告にもチャレンジしてほしい．

3 和文論文か英語論文か

日本人であれば英語で書くよりも日本語で書くほうが通常書きやすいであろう．しかし日本語であれば海外の人々に読んでもらえる機会はほとんどない．したがって極めてまれな症例報告や重要と思われる研究報告はできるだけ英語で書くのがよい．

英語で書く場合には，書き終えた後どんなに自信があっても英語を母国語とするプロに校正を依頼すべきである（native check）．日本国内にも医学論文の校正をしてくれる会社はいくつもある．はじめから

海外の校正を行う会社や個人に依頼することもでき，そのほうが校正の仕方がうまい場合もある．しかし校正のプロたちも，チェックする論文の内容に精通しているわけではないので校正後も再度自分の目で確かめる必要がある．少々割高になるが和文論文をそのまま英語にしてくれるサービスを提供している会社もある．若いうちから英語にチャレンジすることなくこういうサービスを利用することはお勧めしないが，早く投稿する必要がありどうしても時間がない場合などには有効である．しかし近年論文の二重投稿（同じ内容の論文を違う雑誌に投稿すること）が問題となっており，たとえ和文論文でもすでに accept されている論文は，英語にしたからといって全く同じ内容のまま投稿することは原則としてやってはいけない（ただし，まれではあるが，一部の雑誌では提携する雑誌に対してのみ secondary publication と明記することによって許される場合もある）．

4 論文の構成と書き方

医学論文は**表1**の内容によって構成される．どの順番に書くかは自由だが，material and methods と results から始めるほうが書きやすいと思われる．以下に実際に書く際の注意点をあげていく．

a 投稿する雑誌と投稿規定

論文は雑誌に投稿し，査読者（reviewer）によって査読され必要な修正を加えられる．それぞれの雑誌には投稿規定が定められており，その規定に沿って書く必要がある．特に著者の人数や図表の枚数，本文の文字数／単語数や引用文献リストの作成方法などは雑誌によって様々なので，書きはじめる前にまず投稿規定を熟読する必要がある．雑誌によっては査読の前に投稿規定に沿っているかどうかをチェックされ，投稿を受け付けてもらえない場合があるので注意が必要である．

表1 医学論文の構成要素

・本文
 1. 表題（title）
 2. 要旨／要約（abstract/summary）
 3. 緒言／序文／はじめに（introduction）
 4. 対象（患者）と方法（materials（patients）and methods）
 5. 結果（results）
 6. 考察（discussion）
 7. 結論（conclusion）
・緒言や考察などで使用した引用論文（references）のリスト
・図表

b 本文

1）表題（title）と要旨／要約（abstract/summary）

論文の読者は必ず表題をみて要旨を読むことになるので，表題と要旨は重要である．この段階で興味が湧かなければ読者は本文を読まないかもしれない．表題は論文の内容を短い言葉で的確に表す必要があり，可能であれば読者や査読者に読んでみたいと思わせるインパクトが与えられるとよい．要旨は以下の緒言，方法，結果，結論を短文でまとめ，最も伝えたい内容を取捨選択して作成する必要がある．表題と要旨ははじめに書きはじめたとしても必ず何度も見直す必要がある．

2）緒言／序文／はじめに（introduction）

この部分ではこの論文を作成するに至った経緯を書く．すなわち過去の報告ではどのようにいわれているのかといった背景を書き，次いで報告の目的を書く．背景を書く際に考察に書く内容とかぶってしまうことが多いが，1つの論文で同じ内容を何回も繰り返して書いてはいけない．じっくりと考察で述べる部分に関しては緒言から外すか簡単に触れる程度にとどめておく．

3）対象（患者）と方法（materials（patients）and methods）

この部分では簡潔に重要な事項を漏らさず書く必要がある．症例報告の場合はここで case report となるが，経過をだらだらと記載するのではなく重要なポイントを記載するように心がける．また研究論文の場合は読者が追試できるよう記載しなければならない．薬剤や機器，コンピュータソフトなどに関しても記載する必要があり，その場合には必ず会社名，本社のある都市，国名を（ ）内に記載しておく．

4）結果（results）

研究報告の場合，この部分が最も重要である．特に重要な事項については図や表を用いてわかりやすくしておく必要がある．またあくまでも客観的な結果を記すべきであり，著者の意見を合わせて書いてはいけない．

5）考察（discussion）と結論（conclusion）

考察は書くのに最も時間を要する部分である．自分の中の思考過程を，文献を引用しながら矛盾なく理論的に記載する．ときどき考察の部分で過去の文献の内容だけを列記する論文を目にするが，考察はあくまで今回の症例もしくは研究結果を軸として行うものであり，他の論文の紹介ではないことを留意してほしい．研究結果の一部や症例の要点を簡単に書きつつ，同じ主張をしている論文や反対意見をもった論文を引用し，反対の結果を示す論文に関してはなぜ今回の報告と異なるのかを論理的に説明する．また今回の報告の長所や短所に関しても同時に記すべきである．短所に関しては研究の限界（limitation）という形で記し，どのような点を改善すべきかを述べる．同時に自分の研究結果がどのように発展する可能性があるかも述べておくことが望ましい．

結論は短い文章でしっかりと自分の主張したいことを書く．症例報告の場合には"めずらしい"ということだけではなく，その症例を通して何を学んだかを記載すべきである．

5 論文の査読（revision）とそれに対する返答・修正

論文を投稿して，全く修正を要求されることもなく受理（accept）されるのは稀である．何らかの修正を要求されること（revision）や掲載不可（reject）とされることも多い．revision の場合，査読者（reviewer）からの質問や修正の要求が極めて厳しい場合やあまりに多くの指摘をされるとがっかりすることもあるだろう．しかし revision というのは修正すれば掲載されるということであり，「reviewer も論文をしっかり読んでよりよいものにしようとしてくれている」と考えよう．どうしても論文の根幹にかかわる内容の修正を要求された場合には反論することもできる．とはいえ査読者も人間であり，何でもかんでも反論するだけでは心証も悪くなる．なるべく論理的に，また丁寧に返答することを心がける必要がある．reject されても雑誌を変えればあっさり accept されることもある．読む人によって論文の評価が異なることも多いのである．通常 reject されても査読者のコメントが送られてくるのでそれに沿って修正を加え，決して諦めずに何度も投稿すべきである．

論文を作成することは非常に労力を要する作業である．しかし論文が accept されたときの喜びは何ともいえないものがある．診療に忙しいとは思うが，自分が作成する論文が医学を発展させるのだという思いで是非論文を書いていただきたい．

大阪市立大学医学部整形外科　**鈴木亨暢**／**中村博亮**

C 勉強のしかた

6 学会に行こう

DOs

- 学会に参加して論理的な考え方を身につけよう．
- プレゼンテーションは，メッセージを明確にし，わかりやすく，見やすく，聞きやすく．
- プレゼンテーションも大事だが，堂々とした質疑応答を行う．

1 学会参加の意義

　学会参加の目的として，研究成果を論文より簡単に発表できる，多くの最新の情報を知ることができる，他の研究者と情報交換ができる等があげられる．また，学会が認定している「専門医」や「指導医」などの資格取得や更新に学会参加が必要な場合もある．

　学会で発表するためには，前項で述べたように，テーマの選択，仮説／リサーチクエスチョンを立てる，研究計画の立案，データの収集，解析，仮説の検証，検証結果の位置づけの考察といったプロセスが必要となる．これらのプロセスは，それまで日常経験知に基づいた行為に科学的検証が加えることであり，論理的な物事の捉え方を身につけることが，学会参加，発表の一番の意義だと思う．医師はだいたい複数の学会に入っており，出張費や参加費は，各施設の内規で規定されることが多い．学会参加中は病院を留守にするため，担当患者の状態を同僚医師にしっかりと申し送る必要がある．表1に主な整形外科関連学会を示す．

2 学会発表のしかた

　ほとんどの聴衆は発表内容の詳細な結果を知っているわけではないので，プレゼンテーションは，聞き手を意識してわかりやすく，見やすく，聞きやすく作ることが原則である．

　わかりやすい発表の条件は，話の流れ，ストーリー展開があることである．短い時間内に研究で得た全ての結果を示しても，ストーリー展開が見えなければ話はわかりにくく，印象にも残らない．むしろ，重要な点だけに絞った簡潔なスライドを用いて発表することのほうが大切である．より詳細なデータは，論文にするときに示せばよい．説得力のある発表のためには，objectives, design, intervention / exposure, setting, subjects, main outcome measure and analysis, results, conclusion といった要素を示す必要がある（「第1章 C. 4. 医学論文の読み方」p.21 参照）．基本の型は，研究の背景や目的を明確に説明した後に，要点を絞った結果を示し，得られた結果のその分野での位置づけを考察することである．

　見やすい発表にするためには工夫が必要である．1つのスライドが聴衆の目に触れる時間は，せいぜい数十秒であるため，情報量を絞り，ポイントとなる部分の視認性を上げることが重要である．

a 文字スライド

　文字スライドに書き込む行数は8行以内，1行あたりの文字数は20字以内，文字の大きさは28ポイント以上が推奨される．配色に関しては，過度の配色は見づらく不快感を与える場合があり，背景のカラーと文

表1 主な日本整形外科学会関連学会

日本整形外科学会	日本低侵襲脊椎外科学会	日本小児股関節研究会
日本整形外科学会(基礎)	日本脊髄障害医学会	日本整形外科超音波学会
日本整形外科学会(骨・軟部腫瘍)	日本人工関節学会	日本創外固定・骨延長学会
北海道整形災害外科学会	日本股関節学会	日本リウマチ学会
東北整形災害外科学会	日本関節病学会	日本臨床リウマチ学会
東日本整形災害外科学会	日本骨・関節感染症学会	日本リハビリテーション医学会
関東整形災害外科学会	日本関節鏡・膝・スポーツ整形外科学会	日本運動器科学会
中部日本整形外科災害外科学会		日本義肢装具学会
中国・四国整形外科学会	日本整形外科スポーツ医学会	日本骨折治療学会
西日本整形・災害外科学会	日本臨床スポーツ医学会	日本最小侵襲整形外科学会
日独整形災害外科学会	日本足の外科学会	日本職業・災害医学会
日仏整形外科学会	日本靴医学会	日本臨床整形外科学会
日本脊椎脊髄病学会	日本フットケア学会	日本骨粗鬆症学会
日本腰痛学会	日本手外科学会	日本骨代謝学会
日本側弯症学会	日本肩関節学会	日本骨形態計測学会
日本脊椎インストゥルメンテーション学会	日本肘関節学会	日本軟骨代謝学会
	日本末梢神経学会	日本結合組織学会
日本脊椎・脊髄神経手術手技学会	日本小児整形外科学会	日本運動器移植・再生医学研究会

字のカラーの明度差が低ければ(黒の背景に赤の文字など)視認性が悪くなるため気を配る必要がある.

b 図表スライド

1枚のスライドにはできるだけ1枚の図表を大きく描く,横軸と縦軸が何を示すのかをはっきり記載する,複数の曲線(プロットなど)を含むグラフでは,それぞれの曲線が何を示すのかが一目瞭然にわかるようにする,文字スライドと同様に強調したい曲線の色使いに気をつける,複雑な表は避けるなどが挙げられる.

 コツ

聴衆の理解を助けるために,結果のまとめをチャート化した概念図で表現することも有効である.

聞きやすい発表は,原稿を読むよりも堂々と前を向いた口述であることはいうまでもない.発表内容の要点をあらかじめスライドの中に盛り込んでおけば,原稿がな

表2 質疑応答の型

1) お礼を述べる
2) 受けた質問を簡潔にまとめる(「先生のご質問は○○に関する方法についてかと思いますが」など)
3) 質問には端的に答える
4) お礼を述べる.

くても重要な内容を言い忘れることはないので,スライド作りの段階で準備しておく.早口にならず,ゆっくりと大きな声で話すようにする必要がある.しかし,経験が浅く壇上に上がると緊張し立ち往生することが心配であれば,読み原稿は持参する必要がある.その際は,聴衆にも目を配りながら,堂々と読み上げてもらいたい.

3 質疑応答

「いいね」という印象の発表は,プレゼンテーションの内容もさることながら,後の質疑応答のよさで評価される.質疑応答は表2の型に沿って回答することをお勧め

する．

　質問の形式は大きく，closed question（「はい」「いいえ」で答えられるような質問）とopen question（具体的に答える必要がある質問）に分けられる．質疑応答では，質問者の意図をつかみ，簡単に答えることが重要となる．前者なら，「はい」，「いいえ」で回答することから始める．どちらか判別がつかないときは，最初に「それはケースによって変わります」と伝え，その後に簡単な説明をするのがよい．後者の場合で簡潔に答えることを意識する．回答が困難なことを質問された場合は，「個人的な意見ですが」，と前置きして個人の見解を述べ，「今後の課題としたい」と締めくくるのも一手である．

　発表自体は一人で練習できるが，質疑応答はそうはいかない．このため，対策としては事前の発表練習を何回か行う．想定質問を準備しておくことが必要となる．発表練習は同僚よりも指導医や先輩にお願いするほうが効率的であり，想定質問は5〜10個程度考えておく必要がある．

大阪市立大学医学部整形外科　**豊田宏光／中村博亮**

C 勉強のしかた

7 発表の聞き方，しかた

DOs

カンファレンス
- □ カンファレンスは診断，治療における問題点を整理した上で解決の方法を学び，新たな知識を身につける場である．
- □ 最前列に座り議論に集中するようにする．
- □ 聞き手にわかりやすく話をするため，病歴・現症・画像・検査結果を整理して，的確に説明する．

学会
- □ スライド作成にあたっては聴衆に見やすく，理解しやすくするため，内容をシンプルにする．
- □ 発表にあたっては原稿を棒読みしないで，重要な点では声を強めるなどメリハリをつける．上手に発表するには入念な下準備を行い，繰り返し練習することが大切である．

カンファレンスでの発表

1 カンファレンスとは

　カンファレンス（医局症例検討会）は，医療の質を高め，臨床教育・研修の場として大切な時間であることを認識する．患者の問題点を整理し，診断，治療の方針を決定する場である．患者に関する客観的な情報を共有できる場でもある．

2 カンファレンス参加の心構え

　まず大切なことはカンファレンスの開始時間に遅れないことである．そして最前列に座り議論に集中するようにする．提示された症例の情報を聞き取り，診断，治療方針，問題点を整理，把握する．提示された症例について，疑問点があれば，必ず質問するように心がける．質問を行うときは，質問の内容を整理してから明確に質問する．そうしないと回答者が質問の意図を勘違いし，不的確な回答となり議論がかみ合わない．

　症例検討会に受け身で参加せず，診療，診断，治療における考え方，問題点の解決方法を学び，新たな知識を身につける場と考え，症例検討会の時間を自身にとって実りあるものにする．

3 カンファレンスでの発表のしかた

　カンファレンスで他の医師が理解できるように症例提示することは，医師としての基本的な能力の1つである．後述する学会での症例報告にも通じるものなので，発表のしかたを身につける必要がある．以下，手順とコツを示す．

①まずカンファレンスの準備のためにはカルテ，X線写真，CT，MRI，検査所見，その他の提示資料，そして参考文献などを用意する．

②カルテをよく見直し，患者の主訴，現症，現病歴，既往歴を手際よく説明できるように要点をまとめておく．

③画像データが多い症例では，診断のために必要と思われる画像を取捨選択し，提示する順番を決めて整理しておく．自分が診断上必要でないと思った画像についても求められればすぐに提示できるように準備しておく．重要なデータは前もってメモを作り，暗記して症例提示をする．そうすることにより，自分にとっても，症例の問題点が確実に理解でき，聞き手にもわかりやすくなる．症例の提示を行うときは，大きな声で明瞭に話す．

④症例提示したデータをもとに診断名，その治療法，手術適応と術式，手術における問題点など論理的に述べる．また症例検討項目の目的やその場の状況に応じて，形式や長さを調整する．

⑤必要に応じガイドラインや参考文献を読んでおき，現在におけるその疾患の問題点の解決方法や治療成績，新たな知見などを調べて提示する．今回の提示症例との関連についても述べる．

以上の発表内容について，あらかじめ指導医に相談し，内容をよく吟味し練習をしておく．症例提示がうまくなるためには，繰り返しの練習が必要である．

 Pitfall

関係のない所見を長々と説明しない．
議論されている症例以外の雑談をしない．

学会での発表

過去に報告例がないまれな症例，あるいは病態，合併症などで新たな知見が得られた症例が研究会での症例報告としての対象となる．そのためには，診療で病棟や診療で受けもった患者の中で診断，治療法など臨床的意義のある症例について指導医とよく相談し準備することが大事である．

表1 スライドの作成内容

- タイトル
- 目的
- 症例提示
    年齢，性別，主訴，
    家族歴，既往歴，現病歴
- 現症
- 検査成績
- 画像所見
    X線写真，CT，MRI
- 治療経過
- 考察
- まとめ

1 症例報告の準備

a スライドの作成

症例報告の場合は，作成するスライドは，表1のようになる．スライド作成の要領は，聴衆に見やすく，理解しやすくするために，内容をシンプルにし，行数は少なく，太い，大きな文字を使用する．1枚のスライドに表示する内容は10行以内が聴衆に見やすくてよい．

発表演題の「タイトル」は短く，発表内容を的確に示す表題とする．「目的」，「まとめ」は簡潔な文章とし発表の趣旨が十分に理解されるように心がける．また1分間に提示するスライドは3～4枚見当にする．提示するスライドの背景と文字の色に注意し，薄暗い会場で見えやすい色を選択する．

学会・研究会から事前に通知される発表形式の内容をよく読みスライド作成する．指定されたデータ形式で作成しないと研究会の当日，会場で発表データを受け付けてもらえないことがあるので注意が必要である．

症例報告のスライド作成において，患者の個人情報の保護に十分に注意を払う．様々な配慮をしても個人が特定化される可能性のある場合は，発表に関する同意を患者自身（または遺族か代理人，小児では保

護者)から得るか,倫理委員会の承認を得る.具体的には外科関連学会協議会において採択された「臨床報告を含む医学論文及び学会研究発表における患者プライバシー保護に関する指針」を遵守することが大切である.

b 口演原稿の作成

症例報告の口演発表時間については,事前にプログラムで確認しておく.一般には4〜5分の発表時間と2〜3分の討論時間である.時間を超過して発表を続ける演者もいるが,それは研究会の進行に支障をきたすため,決められた発表時間を厳守することが大切である.

口演原稿は必ず書くこと.300字は1分の発表時間に相当するので,発表時間に合わせて字数を決め原稿を書く.聴衆が発表内容を理解しやすいように,提示スライドの文章と発表原稿の文章は同じようにする.

2 症例報告の学会発表

Xのある行為がYの利益となり,一方でZの不利益となることを利益相反(conflict of interest;COI)という.多くは医学研究者が,企業や営利団体から研究費をはじめとする多額の経済的・物理的・人的な援助を受けている場合に発生する.症例報告においても,ある治療法が大変有効であったというような内容であれば,発表者と当該治療を提供する企業との間にCOIが存在する可能性がある.したがって,学会によっては,発表にあたって筆頭発表者(または共同発表者を含めた全員)のCOI開示を求められることがある.その基準については,学会からの案内に従う.

発表当日は,指定された時間までにプレビューコーナーでスライドの試写を行い問題ないことを確認し,発表データを提出する.発表の進行は,座長に任されているので,発表・討論は座長の指示に従い行う.発表にあたっては原稿を棒読みしないで,重要な点では声を強めるなどメリハリを付ける.発表内容を十分に理解して,発表の主旨が聴衆にわかるように発表する.医局会など,質疑応答の訓練も含め人前で十分に予行練習を行い,口演に慣れるようにする.

発表終了後に数分間の討論の時間が与えられるが,質問の内容をよく聞き理解したうえで,回答は短く明瞭に行い,意味不明の回答はしない.質問の内容が聞き取れないときや理解できないときは,質問者に明確に再度質問をお願いする.

 Pitfall

新たな知見がない内容は発表しない.
与えられた時間を超過して発表しない.
「結語はスライドのごとくです」のような終わり方をしない.最後のスライドまでしっかり口演する.

和歌山県立医科大学整形外科 **橋爪 洋／吉田宗人**

C 勉強のしかた

8 臨床研究と倫理

> **DOs**
> - 医学の進歩に臨床研究は欠かせないことは明白であるがゆえに，高い倫理性をもって研究を遂行しよう．
> - 研究をはじめる前には，「ヘルシンキ宣言」や「人を対象とする医学系研究に関する倫理指針」を理解しておこう．

臨床研究とは，通常，研究対象患者に利益を及ぼさず，しばしば不利益を及ぼすことや世のためでなく研究者個人の知的好奇心を満たすために行われることがあるため，倫理性が大きく問われる．研究倫理のルーツは，ナチスの戦争犯罪の1つである反人道的臨床研究などの歴史的事実に対する反省から生まれたニュルンベルグ綱領とされている．医学的研究における倫理の一般原則として，①人格の尊重(respect for persons)，②善行(beneficence)，③正義(justice)はこうして作成され，現在まで引き継がれている．現在，国際的に最も取り上げられているのは，世界医師会(World Medical Association；WMA)によって1964年に採択され，以降修正を重ねて発展を続けているヘルシンキ宣言(Declaration of Helsinki；DOH)である．整形外科専門研修カリキュラムでもその熟知が求められており，特にヒトを対象とする医学研究についての基本的な章典が書かれており重要である．また日本でも文科省と厚労省から「人を対象とする医学系研究に関する倫理指針」が策定発表されており，これから臨床研究を行うであろう研修医諸君は抄読されたい．

1 医療倫理の3大原則

a 人格の尊重(respect for persons)

研究者は，対象者からインフォームド・コンセント(informed consent；IC)を得ておくこと，判断能力が損なわれた人を守ること，個人の秘密を守ること(守秘)が求められる．そして，対象者は，単なる研究材料ではなく，権利が尊重されるべき一人の人間として扱われなければならない．ヘルシンキ宣言では，対象者個人の利益が科学や社会の利益より優先されることが明記されている．

b 善行(beneficence)

研究デザインには高い科学性が求められ，かつ対象者のリスクに見合うだけの価値ある成果が得られるよう最大の努力を払う必要がある．対象者がこうむるリスクには，検査や治療による身体的なものばかりではなく，秘密の漏洩，偏見・差別など心理社会的なものも含まれる．研究によって患者が受ける不利益は最小限にすることが優先である．

c 正義(justice)

研究に伴う利益とリスクは対象者間に不公平が生じないようにしなければならない．また公平な対象者選択を行わなければならない．貧困などのために医療を受ける機会の少ない人々，判断能力の損なわれた人々，介護施設の入所者のように，不利な立場にある人々は，事前に研究についての十分な情報を得たり，自由意志による選択ができないおそれがあり，そうした人々は，アクセスや経過観察が容易で，研究にとって魅力的な存在にみえることもあるが，どうしても他に適切な対象がない場合を除き，そうした不利な立場にある人々を研究に用いることは避けなければならない．

2 研究者の責任

昨今の医学系研究者による違反行為についての報道は枚挙にいとまがない．研究データの捏造や改ざん，他人の研究結果や言葉を適切な断りもなく用いる剽窃は誤った研究結論を導き臨床研究に対する社会の信頼を損なうこととなる．違反行為が明らかになった場合には，研究費支給の差し止め，将来にわたる研究費申請の禁止や，その他の行政的，刑法的，民事的な処分や処罰が科せられることになる．また，良質な研究を計画・遂行するにあたっては，研究者が知っておくべき倫理的事項として利害の対立(conflict of interest；COI)や著者(authorship)がある．研究者が同時に研究対象者の主治医でもある場合，研究にとってのベストと治療におけるベストが相違するとき，医師は患者にとって最善のものを選択しなければならないし，研究者が製薬会社と経済的に関係があれば，バイアスが持ち込まれたり望ましい結果を誇張して解釈したり，逆に望ましくない結果の出版を控えたりといった問題が生じる可能性があり，利害関係には十分注意しなくてはならない．

authorshipの基準として，著者とは，①研究の概念やデザイン，あるいはデータの分析や解釈，かつ②論文の執筆や修正に重要な貢献があった者と定義されている．単に研究費の獲得やデータの収集，研究の監督をしただけでは，「謝辞」に記載される資格はあっても，著者たる資格はないとされる．研究開始時点で，どこまで著者に含めるか，その順番も含めて，相談しておくべきである．

大阪市立大学医学部整形外科　**星野雅俊／中村博亮**

C 勉強のしかた

9 大学院および医学博士について

DOs

- 博士(医学)を取得するには大学院博士課程に進学する方法と，大学の定める公聴会に博士論文を提出(通常は大学の研究生としての研究歴が必要)して合格する方法の二通りある．
- 大学院進学は将来的に臨床活動を行うにあたっても多くのメリットがある．
- 大学院進学について不安がある場合は，指導教授や医局の先輩によく話を聞こう．

1 概要

わが国においては，1991年(平成3年)に学位規則(昭和28年文部省令第9号)が改正される前には「医学博士」という名称で学位が授与されていた．改正後にはこの名称が変更され「博士(医学)」が授与されている．大学院の医学系研究科で博士課程を修了し博士論文の審査に合格するか(課程博士)，もしくは博士論文を大学の定める公聴会に提出して合格する(論文博士)と「博士(医学)」が授与される．

この日本の大学院医学研究科における「博士(医学)」は，英文の修了証明書では，Ph. D.(Doctor of Philosophy)と表記する慣例となっている．類似する名称として後述するM. D.(Doctor of Medicine，いわゆる医師)があるが，これはいわゆる専門職博士の称号であり，学術的には修士号相当かそれ以下の称号(日本の場合学士相当)とされ，博士(医学)とはまったく別物の称号であることに注意を要する．日本の大学で医学を履修する課程は，6年制であり，医学を履修する課程を卒業した者には「学士(医学)」の学位が授与される．この「学士(医学)」を取得した者が，アメリカ合衆国におけるM. D.(Doctor of Medicine，いわゆる医師)相当とされる．これとは別に，医学分野で，学術的に新規性のある研究成果を博士論文にまとめ，大学の定める公聴会もしくは審査会で合格した者がPh. D.とされる．

2 大学院進学および博士(医学)取得の意義について

a 博士号より専門医？

伝統的に日本の大規模公立病院では博士号を取得していることが部長職以上になるための条件とされてきた．つまり医局から博士号をもらえなければ臨床医としてのキャリアに支障をきたしたわけである．そのため多くの医師が医局から離脱できない弊害をもたらすといわれてきた．近年この条件は撤廃されつつある．また，博士(医学)になるためには，学術上の業績のみが要件となっており，医師免許の取得自体は必ずしも必要ではない．そこで，臨床医の中では，2004年4月にはじまった新卒後臨床研修制度の影響もあって，学術的に認められる博士より臨床技術的に認められる学会専門医などを取得することが重要視されるようになりつつあり，医師があまり積極的に博士(医学)を取得しようとしない傾向にあるといわれる．若手医師の間には大学院進学あるいは研究者として基礎研究に従事することにより臨床経験が不足し，十分な臨

床手技の向上が困難となるのではないかという危惧があるからである．

b 基礎研究に携わることの意義

それでは，整形外科医がそのキャリアの中で基礎研究に携わることの意義とは何なのだろうか？　筆者も大学院で研究に従事した一人であるが，当時の指導教授は常々「基礎研究で培われた research mind が後々の臨床に活かされてくるのだ」と仰っていた．つまり，基礎研究を行い論文執筆に至るまでの一連の過程，新しい知見やエビデンスを探求する姿勢や論理的思考，プレゼンテーション技術などが，ものごとの本質を見極めることにつながり，臨床にも活かされるのである．大学院に進学する場合は基礎医学の教室に籍をおいて研究に没頭することも可能であろう．なかには基礎医学の面白さや重要性を再認識して，そのまま研究者の道を歩む医師もいるが，医学全体の発展を考えれば歓迎すべきことであろう．iPS 細胞の研究でノーベル医学・生理学賞を受賞した山中伸弥教授も，はじめは整形外科医を志していたことは，よく知られた話である．基礎研究に従事することによる臨床経験の不足については，医師としての長いキャリアの中で取り戻すことが十分に可能である．大学によっては大学院在籍中にも積極的に手術に参加できたり，大学院卒業後に手術症例の多い関連施設に就職することで，研究生活による臨床経験の不足を補う体制をとっている場合もある．指導教授，医局との話し合いの中で不安を解消しておくことが望ましい．

参考文献

1) 大鳥精司，他：基礎研究・臨床の両立の苦悩から学んだこと．日整会誌 82，2008：404-407
2) 吉井俊貴，他：基礎研究に従事する大学院生の現況―基礎と臨床のはざまで―．日整会誌 82，2008：408-416

和歌山県立医科大学整形外科　**橋爪　洋／吉田宗人**

✓ 大学院入学のタイミングとその後の進路

後輩医師から「大学院に進学する場合，医学部卒業後のどの時点で入学するのが最良なのか？」という質問をよく受ける．施設によって事情が異なるので，最終的な回答は「ケース・バイ・ケース」といわざるを得ない．参考までに 1 つの考え方を述べると，基礎研究を行うにあたって臨床との関連性を重視するのであれば，整形外科医としての臨床経験があったほうがよいかもしれない．筆者(1988 年医学部卒業)の場合，卒後臨床研修(2 年間)修了と同時に大学院に進学した．当時は筆者を含めて臨床研修期間の大半を入局予定の診療科で過ごす医師が多かったので，大学院入学時点である程度の整形外科診療経験を有していたわけである．基本研修科目と必修科目の研修が義務化された現制度(2004 年以後)の下では当然事情が異なる．現在，当科では初期臨床研修(2 年間)終了後の 4 年間を後期研修と位置づけ，大学院進学希望者はその期間内に入学するシステムをとっている．

もう 1 つよく受ける質問は「大学院卒業後の進路はどうなるのか？」というものである．こちらも最終的な回答は「ケース・バイ・ケース」である．臨床に従事しながら基礎研究も続けていくことの困難さは想像にかたくない．しかしながら，大学院卒業後に臨床経験を重ねることで，以前よりも優れた研究のアイデアが浮かぶことは多々あることと思われる．当科の現況を述べると，中堅スタッフ(講師・助教)10 名のうち 8 名が大学院卒業生であり，それぞれが後輩医師の研究指導を行っている．筆者の知る限り各スタッフの仕事に対する満足度は極めて高い水準に維持されている．参考にされたい．

10 留学のすすめ

DOs

- [ ] 整形外科医の場合，研究を目的とする海外留学は医局との繋がりの中で実現することが多い．相手施設との良好な関係を維持することが重要である．
- [ ] 研究目的の留学であっても，受け入れ施設の事情によっては臨床見学が可能な場合もある．
- [ ] 海外留学するためには，研究業績も含めて事前の準備が必要である．

1 概要

整形外科医にとっての留学には海外留学と国内留学の二通りがあり，さらに海外留学には臨床研修を目的とする場合と研究を目的とする場合の二通りある（表1）．ここでは研究を目的とする海外留学について述べる．

a 海外留学のすすめ

日本の整形外科医の海外留学先はこれまで，アメリカ合衆国，カナダ，イギリスが多く，続いてドイツ，フランス，スウェーデン，オーストラリア，ニュージーランド，香港などであった．いずれの国においても現地スタッフとのコミュニケーションは英語で行われることがほとんどであるが，中学から英語教育を受けてきた日本の医師にとってはヒアリングさえ慣れてしまえば，それほどハードルは高くないと思われる．流暢に話せないとしてもラボ内でのコミュニケーションは十分に可能である．「自分は英会話が苦手だから留学なんてとてもできない」などという心配はせずに，機会があれば積極的に参加してほしい．海外への留学経験は単に学問や技術を習得するにとどまらず，異文化に触れることで視野を拡大することができ，時には生涯の友人と出会うこともある．留学先施設の事情が許せば外来・手術の見学や，カンファレンスへの参加が可能なこともある．

b 留学先の決定

留学先は医局と何らかの繋がりのある施設から選ぶ場合が多いと思われるが，希望する大学や研究所に手紙を送り，面接などの過程を経て決まることもある．留学中の給与については本当に様々で，留学先の施設から支払われる場合や日本の所属施設から保証されることもあるし，完全に自費で留学する場合もあろう．留学先施設から自分が給与を支払うに値すると認めてもらうためには，日本での英語論文業績があるほうがよい．いずれにしても，留学中の生活費を担保することが，ビザを取得する際には要求される．

2 筆者の留学経験

筆者は大学院卒業後，公的病院で2年間の臨床研修を行った後に1997年から2年間アメリカ合衆国ニューハンプシャー州のDartmouth大学に留学した（図1）．筆者の先輩医師がDartmouth大学整形外科のJames N. Weinstein教授と懇意であったため，受け入れはスムーズに決定された．Weinstein教授は当時Iowa州立大学からDartmouth大学に移籍して間もない頃であり，後に世界で賞賛されることになるSPORT研究に着手しようとしているところであった．筆者はWeinstein教授からの

表1 留学の種類と内容

	海外留学	国内留学
目的	1. 研究 2. 臨床研修	1. 臨床技術の習得 2. 研究
内容	1. 基礎研究あるいは臨床研究を行う．手術，外来の見学やカンファレンスへの参加が可能な場合あり． 2. 臨床研修を行う場合は現地の医師免許が必要．	1. 臨床を目的とする場合は診療活動に参加する． 2. 研究を目的とする場合は，基礎研究を行う．

紹介で麻酔科研究室の Joyce A. DeLeo 教授のラボに籍を置き，腰部神経根性疼痛のモデル動物を用いて脊髄内サイトカインの発現などの基礎研究を行った．研究スケジュールに余裕があるときは Spine Center での外来や手術見学も経験させていただいた．余暇にはニューハンプシャーの自然やアメリカ国内旅行を満喫した．当直業務や雑務がないぶん，家族や友人と多くの時間を過ごすことができた．留学期間中が人生最良の時であったという回想をしばしば耳にするが，それもまんざら大げさな表現ではないだろう．

3 帰国後の注意事項

さて，留学生活が終わりに近づき，研究成果が上がると当然のことながら学会発表や論文執筆を行うことになる．ここで注意しなければならないのは，舞台が海外であるか日本であるかにかかわらず，成果を公表する前には必ず留学先の指導者に内容についての了解を得なければならないということである．過去には海外の施設で行った研究成果を国内において単著で発表したこ

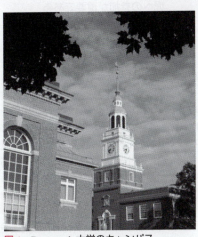

図1 Dartmouth 大学のキャンパス

とにより，留学先と日本の所属医局との信頼関係に重大な問題が発生した例もあるので特に注意されたい．

 Pitfall

留学中の研究成果は日本の所属ではなく，留学先施設に属することを肝に銘じよう．

和歌山県立医科大学整形外科　橋爪　洋／吉田宗人

C 勉強のしかた

11 家庭との両立―子どもを育てながら働くための工夫

DOs

- 整形外科は女性スタッフにとっても魅力的かつ継続可能な診療科でなければならない．
- 女性医師も育児をしながら仕事を続けることができ，一度育児のため離職した後もスムーズに職場復帰ができる環境を整える必要がある．
- 一番大切なのは同僚ならびに家族の協力で，特に父親である男性の理解と育児への参加が重要である．

医師国家試験合格者の約 1/3 を女性が占めるなか，女性医師が仕事と家庭を両立させることは大きな課題となっている．医療現場では，結婚や出産をきっかけに職場を離れてしまう女性医師が多く，昨今問題になっている小児科医や産婦人科の医師不足も，これらの分野では女性医師の比率が高いことが背景にあるといわれている．

1 女性整形外科医の概況

2012 年に日本外科学会女性外科医支援委員会が行った調査では，日本整形外科学会の会員 23,306 人中，女性医師の割合は 1,113 名（約 5%）であった．また，この年の新入会員 590 名中女性医師は 20 名（約 3%）であった．整形外科学会会員全体における専門医取得率が 76% であるのに対し，女性会員における専門医取得率は 56% と低くなっていた．この原因の 1 つは専門医取得に達しない若い世代に女性医師の割合が増えていることであろうが，もう 1 つの原因は女性医師にとって仕事と家庭を両立することの難しさを端的に示していると思われる．大学病院に限らず，医療現場の労働条件は男性医師にとっても，長時間勤務など過酷である．そのような中で育児をしながら仕事をするのは簡単ではない．医師が資格を取得するためには，長年の勉強が必要であり，そのための費用もかかっているので，十分な能力があり働きたいという意欲をもつ女性医師が病院勤務できない現実は残念なことである．理想は，そういった女性医師も育児をしながら仕事を続けることができ，一度育児のため離職した後もスムーズに職場復帰ができる環境を整えることが大切である．具体的には，保育所の完備，フレックス制の導入，復帰後の仕事内容の検討，当直免除などがあげられる．

2 家庭と仕事を両立させるための具体策

一般的に整形外科医師の業務内容は大まかに手術，外来，病棟業務，当直，論文・研究の 5 つに分けられる．これらの中で出産と子育てに影響するものは手術と当直業務であろう．出産前後は手術と当直を免除希望の対象とする施設が多いようである．また，大学医局に属する医師であれば，この時期に手術と当直の仕事の少ない病院に転勤し，学位論文作成に従事する，あるいはリハビリテーション医学の勉強をする，さらに臨床業務についてはフレックス制，あるいはパート勤務をしながら，学術活動を維持するために大学病院でのカンファレンスや学会活動に参加するなどの選択肢をもつことが可能かもしれない．理想的には

職場や学会において託児所が完備されていることが望ましい．最近は日本整形外科学会総会をはじめ，会期中に託児所を設置する学会が増加している．また，整形外科医の仕事上で女性医師が特に気になるのは放射線取扱業務であろう．放射線による胎児の催奇形性について問題となるのは妊娠初期であり，妊娠が判明する時期とも一致している．この点も含めて妊娠期間中は放射線取扱業務について考慮されることが望ましい．

過去に女性医師数が少なかった時代には，妊娠・出産前後の取扱いについては，個々の職場においてケース・バイ・ケースに対応してきたと思われるが，今後は成功しているモデルケースなどを参考に各職場において明確な指針を立てることが早急に必要と思われる．最近では，大学病院や地方病院でも様々なプロジェクト（女性医師キャリア形成支援研修プログラムなど）が試行錯誤ではじまっている．また一番大切なのは同僚ならびに家族の協力で，特に父親である男性の理解と育児への参加が重要である．これから整形外科専門医を目指す諸君は男女にかかわらず以上の点を考慮して，入局あるいは就職先を選択する際の参考とされたい．

文献

1) 奥山訓子：整形外科医の働き方―女性医師の視点から―．日整会誌 82, 2008：431-435
2) 日本外科学会女性外科医支援委員会：日本医学会分科会における女性医師支援の現況に関する調査報告書 2009, (www.jssoc.or.jp/other/info/info20090515.pdf)

和歌山県立医科大学整形外科　**橋爪　洋／吉田宗人**

☑ ある女性医師（44歳，既婚，二児の母）の体験談

「仕事と子育てを両立する上で一番大切なのは，自分が仕事をしている間に安心して子どもを預けられる場所があるかどうかということです．私の場合，夫の理解を得て実家の近くに住むことができましたので，両親が何かと助けてくれました．アメリカ留学中は大学の構内に保育所があり，朝7時～夕方6時まで子どもを預かってくれましたし，保育士さんたちも信頼できる方ばかりで，とても働きやすい環境だと感じました．次に大切なのは夫の協力です．現在は子どもたちが成長して昔ほど手がかからなくなりましたが，塾への送迎が大変なので，できる限り夫に手伝ってもらいます．家事についても全て自分がやるのではなく，夫にも参加してもらうこと．これは結婚当初からよく話し合っておくべきだと思います」

D 現場でのコミュニケーション

1 インフォームド・コンセント

DOs

- 患者と家族に対してのICを手術と同じように重要視しよう．
- 医療訴訟を避けるために，ICの内容をカルテに正確に記載しよう．

　手術を行うのと同じくらいエネルギーを注がなければならないのがインフォームド・コンセント（informed consent：IC）である．しかし，研修医時代では医学知識の習熟や手術経験に目をとらわれ，ICに対する重要性が軽視されがちであることは否めない．これは大きな間違いである．

　20年以上前にはICに対する社会的認知が低く，医師はその重要性に重きを置いていなかった．近年，ICの問題が脚光を浴びるようになった背景には，医療技術の飛躍的な進歩，医療過誤，価値観の多様化など医療を取り巻く環境の変化がある．日本では1995年，医療法改正で「医療を提供するにあたり，適切な説明を行い，医療を受けるものの理解を得るように勤めなければならない」，すなわち医療従事者に対してICの遵守が法制化された．ICは「説明と同意」と訳され科学的根拠に基づく客観的な事実，患者の健康に責任をもつ専門家としての医師の判断を説明し，患者の自由な意思により治療方針を決定する．つまり，ICの目的は，「患者の知る権利と治療に対する自己決定権を尊重して，医師と患者がともに疾病と戦う姿勢を確認すること」である．

1 患者と医師の信頼関係

　患者と医師の信頼関係がなければICもうまくいかない．はじめて患者と接し，問診，診察のときからすでにICははじまっている．身だしなみや言葉遣い，医師が自分の名前を先に名乗るなど医師としてのマナーはもちろんのこと，まず患者の話をよく聞くことである．信頼関係はここからはじまり，医師は患者とともに疾病との戦い方を模索していく．

2 ICのポイント

　ICにおける具体的な説明とは，①病名・病状，②治療（手術）内容，③予想される結果，④危険性，合併症，⑤他の治療選択，⑥治療しないときの経過などである（表1）．これらICの内容は必ず書面で残すことを忘れてはいけない．患者は医学用語に慣れていないため，説明してもわからないことが多い．たとえば，骨折手術のICを行って，脂肪塞栓や深部静脈血栓症を発症すると命にかかわることがある旨を説明しても，それぞれの医学用語の意味がわからなければICが得られたとはいえない．理解できないことを患者や家族にわかりやすく説明することは大変な技術，経験が必要であるし，患者本人に理解していただけるような努力を惜しんではいけない．説明して，そのときに患者が理解しているものと思い込むことは危険で，患者が一度説明を聞いただけでわかるほうが不思議なくらいである（図1）．「先生に全てお任せします」という患者の弁は深い理解が得られていないと判断したほうがよさそうである．あくまでも，理想的なICの最終目的は患者自身に治療法を決定してもらうことである．そのためには相手から質問されるような雰囲気をも

表1 インフォームド・コンセント（IC）における具体的説明例

① 病名・病状
② 治療（手術）内容
③ 予想される結果
④ 危険性，合併症
⑤ 他の治療選択
⑥ 治療しないときの経過

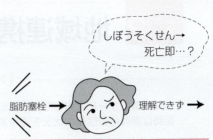

図1 わかりやすく説明を！

つことも必要であり，日ごろから患者さんの言葉に耳を傾ける習慣を身につけることが大切である．患者とともに親族が多く来院した場合，全員に説明を同時に行い，次回からはキーパーソン中心に治療説明を行う．別々に同じ内容のICを別の時間に説明するのは避けるべきである．処置中に急変した場合は医師の裁量権を施行し，同意なしに救命処置を行い，できる限りのことをするのを理解してもらう．

 コツ

高齢者へのICは，家族の中で誰がキーパーソンなのかを探ることが重要である．人生の大先輩と敬って話し，あせらず時間をかけて話を聞く態度が必要であるが，認知機能の低下が認められれば，家族に確認してもらいながら，話を進めていく．

医事紛争の大部分は医師の説明不足から発生することを心すべきである．原則的にはICの場に担当看護師の同席を求め，患者やその家族が理解できたか，説明不足があったかどうかを確認してもらうことが望ましい．多くの患者はICの内容を一回の説明では十分に理解できず，自分にとって都合のよい情報のみを記憶してしまうことがある．これは人間の心理防衛反応であり自分の不安になる説明は無意識に抑制作用が働き記憶から消去するのである．裁判時にはカルテの記載のみが患者に十分説明したという証拠になり，患者，医師側ともに記憶は当てにならないとされるので，ICの内容をカルテに正確に記載しなければならない．

3 ICと輸血拒否

整形外科で特別なICが必要な状況として，宗教的輸血拒否がある．この場合は，必ず信仰の自由を尊重せねばならない．輸血が必要になっても輸血しないという免責証明書を病院と患者で結ぶ場合が多い．生命の危険があっても輸血すれば裁判で敗訴すると考えたほうがよい．体内から出た血液の輸血は拒否するものの，アルブミンや貯血式，回収式の血液を受け入れるかは個々の患者によって異なるので注意深いICのもとに診療せねばならない．

 Pitfall

・患者が理解しにくい医学用語を頻用してはならない．
・「先生にすべてお任せします」の言葉に惑わされてはならない．

山口大学医学部整形外科　**小笠博義**

D　現場でのコミュニケーション

2　地域連携

DOs

- 地域連携のサービス内容を十分に知り，有効に活用しよう．
- 医師は患者の退院後の状況を理解するように努めよう．

　ここの最近医療改革の一環として，地域における機能分担が急速に推進されつつあり，いわゆるかかりつけ医と病院との診療的すみわけが明確になってきている．地域連携は，研修医に対する教育では不足している分野かもしれないが，知っていれば非常に患者側にも医師側にも有用となるシステムである．地域連携とは，患者と地域の医療機関や大学病院をつなぐ窓口として重要な任務を果たしている．具体的な業務内容は，①外来紹介患者の予約システム管理，②退院支援と引き受け医療機関への引き継ぎ，の2つである．この中で研修医に密接にかかわってくるのは，患者の退院後の支援ではないだろうか．

1　整形外科における地域連携

　地域連携には医療ソーシャルワーカーが重要な存在となる．整形外科の患者は運動器の疾患をもち，治療後に退院となっても，ある程度の障害が残存することが多いので，以下の事案が特に重要なポイントとなるであろう．

①**退院後の療養や転院**：退院にあたって自宅で生活可能か心配であるため，もう少しリハビリで歩行練習を希望するが，どうしたらよいか．
②**介護製品**：ベッドやポータブルトイレなどの介護製品について知りたい，あるいは介護保険施設について知りたい．
③**在宅介護**：大腿骨頚部骨折後などで退院となっても，高齢者が在宅で介護を受けるにはどうしたらよいか．在宅での不安を解消するにはどうしたらよいか相談したい．
④**経済的支援**：病気で仕事ができないため医療費や生活費に困っており，高額療養費や障害年金など社会的な経済支援について知りたい．
⑤**費用補助制度**：介護保険や，身体障害者手帳の申請方法や車椅子，杖などを購入する際の費用補助があるのかどうか知りたい．また，どのような公的な補助制度があるのか知りたい．

　患者からこのような申し出があれば，医師は躊躇することなく地域連携を紹介，利用して患者を最良の方向に向けるべきである．
　医療は確かに知識や技能を提供し病気や怪我を治療するが，それだけでは完結とはいえない．骨折の患者を手術して，抜糸して，リハビリの指示をして，歩行可能となれば医師の使命は達成できたと勘違いしてはいけない．入院中に患者の考えを深く理解して，本当に患者の人生に意味のある貢献をしているかを常に考えるべきである．整形外科医は患者のQOL（quality of life ＝生命，生活の質）を大切に考えるべきで，退院後のケアも大きなウエイトをもっていることを忘れてはならない．
　地域連携という利用価値の高い部門を十分に理解し活用することで，患者に最大限のフィードバックをもたらすことが可能となり，医師の使命が達成できたといえるであろう．

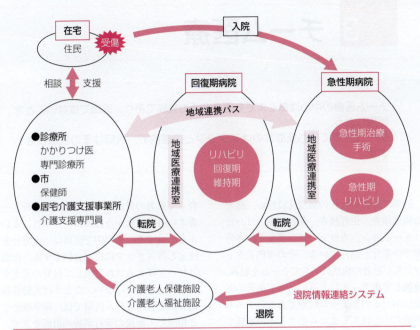

図1 地域連携パスの一例

2 大腿骨頸部骨折地域連携パスの実施

　地域連携パスは，地域連携クリティカルパスの略である．本来，チーム医療を行う際に，スタッフ間での行き違いやミスを防ぐために治療の行程を時間軸に沿ってまとめたクリティカルパスを，地域診療連携に使用するものである．地域の医療機関が同一様式の連携パスを活用することで様々な情報の集約と実態の把握による効果的なサービス提供体制を構築し，継続的・標準的な医療・福祉ケアの実施と質の向上を可能とし，「地域で支える医療・福祉」の推進を図ることを目的としている（図1）．

　整形外科診療における地域連携パスの代表例は，大腿骨近位部骨折の地域連携パスであろう．増加の一途をたどる大腿骨近位部骨折は，研修医生活の多くを過ごす急性期病院では手術と術後早期のリハビリが治療の主体であり，退院後の状況をわかっていないことも多い．急性期後の回復期や維持期でのリハビリ，さらに自宅退院や施設入所までの治療経過を地域連携パスで確認できることは意義深く，地域全体で再骨折を予防する診療体制を構築することが重要であると再認識させられる．

 Pitfall

・患者の退院を治療終了と考えてはいけない．
・運動器障害の残存を無視してはならない．

山口大学医学部整形外科　**小笠博義**

D　現場でのコミュニケーション

3 チーム医療

DOs

- チーム医療の中心はあくまでも患者とその家族であり，医師ではないことを認識しよう．
- チーム医療に最も重要なのはスタッフとの連携で，医師はその舵取りをしよう．

近年では医療技術の高度化に伴い，様々な画像検査，生理検査，薬物治療，リハビリテーション，カウンセリングなど，各分野で分業化が進んでいる．その専門スタッフたちが患者の病状に応じてチームを組み，連携して患者一人ひとりにとって最善の医療にあたるのがチーム医療である．チーム医療の中心はあくまでも患者とその家族であるが，医師はその舵取り役としてそれぞれの立場からの意見をフィードバックしながら，一人ひとりにとって最善の治療法を探り実践していく．

医師が果たす役割

整形外科は患者の心身を運動機能の面から総合的にケアし，QOLを高めていく診療科である．そのため，高度な知識と技術，高い職業倫理をもったスタッフの養成が課題であり，研修医にも，期待される医師の役割を十分に理解していただきたい．

1 チーム医療の中で医師が果たす役割

作業療法士・理学療法士や薬剤師，放射線技師，検査技師，栄養士，地域連携室など，チームを構成するコメディカル・スタッフのメンバーの知識や意見をうまく引き出していくことである．コメディカル・スタッフは各分野の専門家として医師にはない知識や技能をもっており，それらを出し合って患者の置かれている状況を分析し一番よい方向に向かうためにどうすればよいかを議論する．その中で医師は治療方針を決定し各スタッフに役割分担をする．医師はリードはするけれど決して自分の考えを押しつけてはいけない．たとえば大腿骨頚部骨折患者のチーム医療では，理学療法士と相談して術後の歩行訓練の計画を立て，X線で評価し，投薬内容について薬剤師と討論する．この討論会は比較的小さな病院では可能であるが，大学など大きな病院ではこの議論の場をもつことは実際難しいと思われる．しかし，指導医からの指導や症例検討会での討論がイコールチーム医療ではなく，コメディカル・スタッフとの連携が最も重要なチーム医療であることを認識していただきたい．

チーム医療の最終責任は医師にあることも忘れてはならない．たとえば，手術が法的に許されているのは医師だけであるし，薬剤治療においても使う薬の種類や投薬量を最終的に判断して処方するのは医師である．他の職種と比べて認められた医療行為の領域が広い分，責任も非常に重いことは認識しておかねばならない．

2 チーム全員でサポートを！

これからの医療人に求められる人格は，「患者中心に協力して」というチーム医療の考えに立って，周囲と積極的にコミュニ

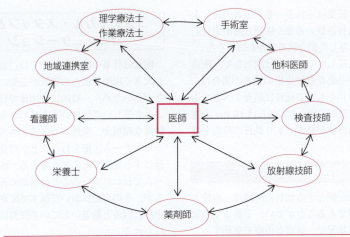

図1 チーム全員で「患者中心に協力して」

D 現場でのコミュニケーション

ケーションをとりながら良好な人間関係を築き，常に自分の能力を引き出す努力をしながら患者の人生に貢献するために働く姿勢である（図1）．研修医時代は知識を蓄え技能を磨いていくわけであるが，さらに「治癒が難しい病気を背負った患者たちが，最期まで希望をもって生きられるようお手伝いする」ということも，もう1つの大きな医師の使命である．そのようなときこそコメディカル・スタッフとのチーム医療が必要であり，患者自身や家族をチーム全員でサポートしていくことが重要なのである．

他科の医師との関係

整形外科の患者は高齢者が多く，全身合併症をもつ患者も少なくないので他科の医師の診察を依頼することが多い．大腿骨頸部骨折患者の術前には，心機能の評価，糖尿病があれば血糖値のコントロール，せん妄の治療，麻酔術前診察，など一人の患者ですら多岐にわたる他科の協力が必要となってくる．そこで重要なのは，他科の医師といかに良好な関係を構築するかにあり，治療を成功させるための大きな因子となってくる．

1 紹介状が重要！

他科の医師と関係を良好にするのに最も重要なことは，紹介状の書き方ではないだろうか．そして，紹介状を書く上で一番明確にしなければならないのは依頼目的である．研修医の紹介状には経過や既往歴，家族歴が書いてあっても，紹介目的がはっきりしないことが多い．手術に向けて，何を評価してほしいのか，また，それに対する治療をお願いするのかどうか，をはっきり記載すべきである．依頼された医師側が診断だけを求められているのか，治療も求められているのか，と迷う紹介状ではいけない．

2 略語に注意！

整形外科のみで通用するが，他科の医師にはなじみの少ない略語は極力避けるべきである．たとえば，DM（糖尿病），RA（関節リウマチ），などは全科で通用すると思われるが，OPLL（後縦靱帯骨化症），THA（人工股関節置換術），OS（骨肉腫）などは整形外科にのみ通用する略語である．なかには看護師の報告のみを聞き，紹介状を書く

研修医も見受けられる．必ず患者の訴えを聞き，他科診察の希望を確認した上で目的がはっきりした紹介状を書かねばならない．救急で入院してくる患者は別として，術前に評価が必要な慢性疾患の患者の場合は，時間の余裕をもって他科に紹介すべきである．不整脈の治療などの場合はHolter心電図による評価が必要であり数日の時間を要する．

3 謙虚さを忘れずに！

研修医が紹介する他科の医師は，自分よりも先輩であることが多い．手術までの余裕がない状況で，診察と治療を依頼することも多いため，普段から他科の医師とコミュニケーションをとり，学ぶ姿勢も大切である．わからないことを何でも聞けるのが研修医の特権であり，わからないことは後になるほど聞きづらいものである．謙虚さを忘れた医師は大成しないと心すべきである．

 コツ

他科医師との良好な関係のポイント
- 他科の医師と関係を良好にする最も重要なものは，目的のはっきりした紹介状である！
- 先輩医師には，目上に対する尊敬や指導に対する感謝の念をもって接する！

コメディカル・スタッフとのコミュニケーション

医師は仕事の内容について自己裁量の幅が大きく現場で個々の判断が必要になることが多いため，一般的には団体で仕事することが難しい環境にいると思われる．この特殊な環境が，医師がコメディカル・スタッフとチーム医療を行うことへの意識を希薄にする要因であるとも考える．医療がチームで行われていることは周知の通りであるが，その実践においてはすべてが医師を中心に回ると勘違いしている研修医も見受けられる．

確かに現在の医療環境は医師と看護師の役割が大きい．しかし，コメディカル・スタッフの協力なしには潤滑な医療は成り立たない．コメディカル・スタッフとは，以前はパラメディカルとよばれていたが，現在はその範囲は拡大し，薬剤師，放射線技師，臨床検査技師，理学療法士，作業療法士，などの医療関係職種，また食事を準備する栄養士やレセプトなどを処理する事務の方たちを指す．

1 医師優位は勘違い

医師とコメディカル・スタッフの関係は決して主と従ではなく，医師のほうが優位な立場に立っているという勘違いはすぐさま捨てるべきである．研修医はチーム医療の中では人生経験が未熟な面もあり，ベテランのコメディカル・スタッフの方たちからは教えを請うという謙虚な態度が必要で

☑ **チーム医療を知らない医師がつくる廃用症候群！**

筆者は大学病院のリハビリテーション部にも所属しているが，リハビリテーションはチーム医療そのものだ．廃用を起こした入院患者に多職種の療法士が多方面から治療介入することで，症状が急速に改善することも多い．一方で，リハビリの依頼医は研修医であってもリハビリ現場に足を運ぶ医師はほとんどいない．リハビリを実践する療法士たちの治療内容も知らない．悲しいことであるが，そのような研修医が実は担当患者の廃用症候群をつくっている．是非，時間をつくって担当患者のリハビリをみてほしいものである．

ある．親しみのある態度で接すると同時に，礼儀をわきまえた相手を尊敬する態度が大切である．一番簡単なコミュニケーションのとり方は，間違いなく挨拶である．医師から必ずコメディカル・スタッフに対して笑顔で声をかけるようにすれば，初対面のときから良好な人間関係の構築ができる．

2 チーム医療は患者さんのため

チーム医療を成功させるには，①共通の目標，②協働意識，③十分な意思疎通という条件が満たされる必要がある．

①**共通の目標**：患者，家族に安心して最善の医療を受けられるようにすることである．

②**協働意識**：各々の分野のコメディカル・スタッフから十分に意見を出してもらい，コンセンサスが得られればプラスアルファの結果を生む．医師が，コメディカル・スタッフは自分の方針通り指示を守ればよいと考えたり，他のメンバーをプロとして認めない，話し合う時間をもたない，ということは避けねばならない．コメディカル・スタッフへの思いやりや一言がチーム医療全体の機能を高めてくれることは間違いない．

③**コメディカル・スタッフとのコミュニケーション**：医療事故，患者とのトラブル防止ならびに医療を効率よく進めていく上でも重要である．研修医には，決して医師ひとりでは医療は成り立たないことを知ってもらいたい．

 コツ

コメディカル・スタッフとのコミュニケーションに求められるポイント
- 研修医である自分から挨拶する．
- 患者中心の意識をもち，協力する．
- ベテランのコメディカル・スタッフの方たちから教えを請う．

 Pitfall

- 自分の考え方を一方的に周囲のスタッフに押し付けない．
- 他科の医師にはなじみの薄い略語を使用しない．
- コメディカル・スタッフとの関係で，親しさと馴れ馴れしさを混同しない．

山口大学医学部整形外科　**小笠博義**

D 現場でのコミュニケーション

4 MR との関係

DOs

- ☐ MR に求めてよいことと悪いことを理解しよう．
- ☐ MR に対して礼儀を忘れず接しよう．

　医学生から医師になり最もコミュニケーションに戸惑うのが MR ではないだろうか．ネクタイを締めきっちり正装した方々が医局前に並び，声をかけてくれるのが MR である．以前はプロパーとよばれていたが，平成3年から MR（medical representative，医薬情報担当者）とよばれるようになり，平成10年から認定証の交付が開始された．プロパー当時とは職務内容が大きく変わってきている．

　MR とは，製薬企業と医療現場とのコミュニケーターとして適切かつ公正な医療情報の提供・収集を行い，チーム医療を担う高度な専門職である．その具体的な役割を表1に示す．

　医師が MR に薬剤や医療器械の情報を望むことは当然であり，それに対する率直な意見はその製品の改良にフィードバックされる．医薬品情報や医薬品副作用などの最新情報は，MR を通じて積極的に得るべきである．また，学会の開催状況等の情報も得ることは可能である．整形外科に関する研究会のサポートも制度的には可能であるが，製品と全く関係のない文献コピーを要求することなどは慎むべきであろう．過去に医師への過剰な接待や不透明な関係が問題となったケースがあることも事実である．

　MR は医師にとってパートナーの一員と考えるべきであるが，研修医はある程度の距離をもって接することをお勧めしたい（図1）．MR は最新の情報を供給してくれる

表1　MR の役割

① 医薬品についてのより正確な情報を医療担当者に提供する
② 医薬品の臨床結果，医療担当者のニーズなどの情報を収集し，自社の開発・研究部門にフィードバックする
③ 科学的データに基づいた，自社製品のプロモーション活動を行う

が，あくまでも製薬会社の一員であることは間違いないので，自社製品のシェア拡大が目標の1つになっていることも忘れてはならない．MR が供給する種々の情報を的確に選択する能力が医師に問われる．MR との接触時間を制限し，医局ごとの対応を統一するべきであろうし，もし製品の最新情報を得るのならば，正式にその時間を作って対応すべきであろう．

Pitfall

- ・MR とはある程度の距離をもって接することが大切で，情報を取捨選択しながら，患者への還元を第一に考えよう．
- ・MR の情報をうのみにして直接患者に施さない．

Pitfall

- ・MR に個人的利益に関する要求をしてはならない．
- ・医師からの"上から目線"で接するべきではない．

第1章　整形外科研修でのアドバイス

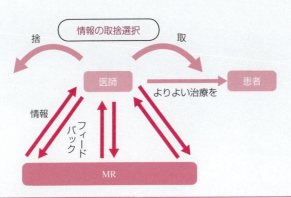

図1　医師とMRの関係

　MRの方々が研修医よりも年齢は上だからといって遠慮する必要はない．もちろん，一社会人として"礼儀を忘れず"，医師からの"上から目線"で見ることは絶対してはならない．必要な情報を効率よく吸収していく態度が肝要である．

山口大学医学部整形外科　小笠博義

D　現場でのコミュニケーション

✓ **信頼できるMR**

私が医師になった当時はMRがまだプロパーと呼ばれている時代だった．ネット環境も整ってなく，MRから提供される医薬品情報は，現在よりもさらに貴重な情報であった．振り返ってみると，若手の頃は訪問回数の多いMRの会社の薬剤使用頻度が高かったような気がする．基礎研究で生化学を深く学ぶようになってから薬理作用が気になるようになり，時間があればMRに基本的な作用機序を質問することが多くなった．今は，営業担当MRでも自社製品の薬理作用が説明できるかどうかを，信頼できるMRの基準の1つに考えている．

# 第2章

研修で学ぶべき診療・検査手技

A 診療の進め方

1 問診・診察の進め方

DOs

問診
- 現病歴の聴取の際,以下に留意すること.
- 疼痛:部位と性質,動作時か安静時か,体位や関節の肢位との関連,日常生活動作の制限の種類と程度.
- 可動域:制限の有無,不安定感,異常音の有無.
- 神経障害:知覚障害の範囲と経過中の広がりおよびその程度,筋力の低下あるいは日常生活動作における障害の程度,運動麻痺の有無.
- 全身の身体的変化:肥満あるいは痩身の最近の傾向,食事摂取の状況.

診察
- 診察は視診,触診,聴診,神経学的診察,計測の順で進めていく.
- X線やMRIなどの画像検査を行う前に必ず診察を行う.
- 体幹,四肢の診察では左右を比較することも大切である.

問診の進め方

1 診療録の記載

　医師法により医師は患者を診療する際に,遅滞なく診療録に経過を記録することが義務づけられている.医療の専門性の高度化により,複数の疾患を合併する患者では複数の診療科で担当する例が増え,適切かつ正確に記載された診療録は情報を共有する上で重要である.従来,診療録は医師あるいは疾患を中心とした記載がなされてきたが,様々な状況で診療録の開示が求められるようになり,診療録が単なる医師のメモではなく標準化が必要となり,その目的を達成するために,Problem Oriented Systemに沿って記載する問題指向型医療記録(Problem Oriented Medical Record;POMR)が多くの病院で用いられるようになった.形式ばかりでなく,その内容には第三者が理解できるよう平易な日本語を用いること,患者の情報の正確な伝達,さらに診断や治療過程における医療従事者の思考過程が的確に把握できることなども求められる.

　外来診療録に記載される内容には,患者基本情報(氏名,年齢,住所,保険証番号など),主訴,現病歴,既往歴,家族歴,社会歴,アレルギーの有無,現症・身体所見,検査,さらに入院カルテには治療方針,入院後経過,看護記録が含まれる(表1).症例から主観的情報を収集し,問題点を列挙し,身体所見を基盤にして,画像や血液検査などの計画を立案し,これらの情報を分析し,診断および今後の治療方針を決定していく意識をもって診療録を記載する必要がある(Subject, Object, Assessment and Plan;SOAP).問診は主観的患者情報を収集するために,最も重要な初期作業といえる.

2 問診の要点

　問診は適切な診断を下す上で,最も重要な過程である.問診は現病歴,既往歴,家族歴,職歴からなる.患者は何らかの愁訴をもって,病院を受診する.複数の愁訴を訴える例では整理して,主訴を明らかとし

A 診療の進め方

表1 診療録に記載される内容

外来診療録
1. 患者基本情報(氏名,年齢,性別,住所,保険証番号など),2. 主訴,3. 現病歴,4. 既往歴,5. 家族歴,6. 社会歴,7. アレルギーの有無,8. 現症・身体所見,9. 検査

入院カルテ
1. 治療方針,2. 入院後経過,3. 看護記録

て,問診を進める必要がある.問診は患者との初対面で行うため,話を聴取する雰囲気作りが重要となる.したがって,医学用語を多用せず,同じ目線でできるだけ平易な言葉で丁寧に尋ね,また患者の話す言葉に耳を傾けることが大切である.このような姿勢により人間関係が構築され,以後の診療が円滑化する.しかし,外来の限られた時間内で要領よく,的確に情報を得るには,聞く一方ではなく,病態を考慮しながら,要点を上手に引き出していくことも必要である.誘導しすぎると診断を決めつけることになり,誤った判断をきたすことになるのでバランスのとれた問答に留意する.経験豊富な診療医は自ずとしてこのような問診の技術をもっており,一緒に診療する際には見学することも重要である.

a 現病歴の聴取

主訴を確認し,いつ,どのような状況で症状が発生したのか,その持続期間を聴取する.発生機転が不明確で,長期間継続する例では慢性疾患を,また短期間で症状が成立する例では急性疾患を考える.整形外科疾患の愁訴の多くは疼痛であり,その発現様式や増悪因子を聞きとることは大切である.夜間,安静時に自覚するのか,ある特定の動作時に増強するのか確認する必要がある.下肢荷重関節疾患では関節に負荷の加わった際に疼痛が増強する.高齢者の夜間,就眠時の背部痛は転移性脊椎腫瘍や化膿性脊椎炎などを想起する必要があり,膝関節では特発性膝骨壊死も夜間痛を特徴とする疾患である.乳児の化膿性股関節炎ではオムツ交換時に号泣することから,母親からの聴取が診断上の決定因子となる.

日常生活や社会生活でどのような動作に障害があるかを聴取することも重要である.聴取により障害の重症度を把握することができる.また,歩行距離や階段昇降能などの移動能力,洗顔や整容動作における困難さを聞くことにより,四肢関節の機能障害の程度を認識できる.

b 既往歴の聴取

小児では分娩様式,分娩時体重,発育経過,熱性疾患の既往,外傷の有無を記録する.一般成人では過去の外傷の既往,手術歴,妊娠歴,さらに運動器以外の,他科の疾患の既往についても聴取する.特に高齢者では心血管疾患,高血圧,糖尿病などの治療歴や現病歴の聴取は重要である.

c 家族歴の聴取

運動器疾患では家族内で集積する遺伝疾患もあり,家族構成,兄弟や両親における疾病の有無など家族歴の聴取は重要である.家族構成を聞くことにより,患者の生活環境や習慣を予測することができる.

☑ POSを使おう

POS(Problem Oriented System)は患者の抱える問題点を中心に,その問題を的確に捉え,解決を目指して診療する作業システムであり,この方法に沿って記載された診療録がPOMR (Problem Oriented Medical Record)である.POMRは基本データ,問題リスト,初期計画,経過記録からなる.この方法を用いることにより,問題点が整理され,論理的な診療録の記載が可能となる.基本データの主な項目は主訴,現病歴,現症,既往歴,生活歴,家族歴であり,診療の基盤となる情報を収集する最初の作業が問診である.

d　職歴・運動歴の聴取

比較的緩徐に進行する運動器疾患の中には，日常生活習慣や職業歴に関連して発症するものある．職業の種類ばかりでなく，肉体労働，座業，重労働などの仕事内容，さらに社会的地位，社会的環境について聴取する必要がある．また，学生時代あるいは現在行っているスポーツの有無，頻度などについても聴取する．

3 注意点

問診は，短時間で患者の性格や医学的知識のレベルを把握して，必要かつ十分な患者情報を抽出する診療技術である．感情的にならず，真摯に患者の言葉に耳を傾け，丁寧な聴取を心がけることが肝要である．診療録は，あくまで科学的かつ論理的に記載して，思考過程が明確となるようにすべきである．

診察の進め方

1 基本的な考え方

問診によりある程度の障害部位は類推できるが，運動器は骨，関節，筋肉と神経からなり，それぞれが協調して機能することから，局所的障害であっても他の部位に影響を及ぼすことになり，診察では全身の状態の把握が重要である．また前もって画像検査や血液検査結果などの予備知識があると，正確な現症の把握に悪影響を与える可能性があるので留意する必要がある．診察は視診による姿勢，歩容などの全身所見と局所の状態の観察と触診による局所的な身体所見の把握からなる．局所の詳細な観察と，触診では触れて，動かしてみることが大切で，徒手筋力検査など整形外科特有の診察法もあるので，それらの手技を通じて病変部位を推定する．

2 視診のポイント

視診は診察室への入室時からはじまる．入室の様子，体型，歩容を観察することで多くの情報を得ることができる．

1) 体型

肥満（変形性膝関節症，痛風），やせ形（骨粗鬆症），低身長（骨系統疾患）

2) 姿勢，生理的弯曲異常（図 1）

円背（骨粗鬆症による老年性脊柱後弯，若年性亀背；Scheuermann 病，脊椎カリエス），側弯（思春期側弯症，腰椎椎間板ヘルニアによる疼痛性側弯症）

3) 歩容異常（表 2）

疼痛回避歩行，硬性墜下性歩行（下肢長不等による），麻痺性歩行，失調性歩行など

4) 動作の観察

杖や車椅子の使用の有無，椅子への着座，立ち上がり，診察台への乗り移り，衣服の着脱を観察することにより日常生活動作における障害の程度を把握できる．

5) 四肢の変形（図 2）

外反肘（上腕骨顆上骨折，外顆骨折後後遺症），内反膝（高齢者では内側型変形性膝関節症，小児では O 脚，Blount 病），外反膝（X 脚），骨折治癒後の下肢短縮変形，疾患特異的変形（関節リウマチによる手指変

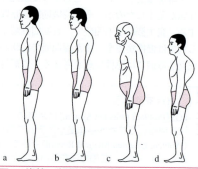

図1　姿勢，生理的弯曲異常
a：健常人．b：Scheuermann 病．c：老人性円背．
d：脊椎カリエスによる突背．

第2章 研修で学ぶべき診療・検査手技

表2 跛行の種類と疾患

跛行の種類	所見	考えられる疾患？
疼痛回避跛行	痛みのために荷重が十分でない歩行	関節炎，外傷，変性疾患
随意性跛行	無意識のうちには跛行をしているが，気をつければ跛行がみられないもの	結核，Perthes 病
硬性墜下性跛行	脚長差によるもの	骨折，奇形，成長障害
軟性墜下性跛行	股関節周囲筋力低下により，骨盤が挙上できないため，殿部の揺れがみられるもの	発育性股関節形成不全，脳性麻痺，ポリオ
麻痺性跛行	弛緩性麻痺による支持性の低下，神経麻痺に応じた歩行	腓骨神経麻痺，ポリオ，Charcot-Marie-Tooth 病
痙性歩行	両脚を交差しはさみの形態をとる，はさみ脚歩行が典型的である	脳性麻痺，脳血管障害
失調性歩行	歩行時に上体が前後，左右に揺れる	小脳疾患，前庭迷路系障害
内旋歩行	足先をうちに入れながら歩行する，うちわ歩行	大腿骨前捻角増強，下腿内捻，内転足，内反足

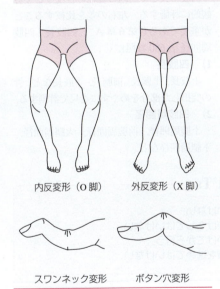

図2 四肢の変形

形，前足部変形，手指の変形性関節症の Heberden 結節など）

6) 皮膚の異常

色素沈着，カフェオレ斑（神経線維腫症），血管腫（Maffucci 症候群），瘢痕，手術創，瘻孔，腫隆など

7) 腫脹

関節炎，出血，軟部腫瘍など

3 触診のポイント

触診は障害を訴える局所に直接手で触れ，動かして，所見をとる診察法である．体表に近い部位では圧迫することにより，また疼痛誘発手技により疼痛部位を確認することができる．

1) 皮膚温

感染などにより炎症部位は皮膚温が上昇する．

2) 圧痛，叩打痛

炎症部位では疼痛閾値が低下するため，局所を圧迫すると疼痛が誘発される．新鮮骨折では骨折線に一致した圧痛を認める（Malgaigne 圧痛）．化膿性脊椎炎では棘突起に著明な叩打痛を認める．

3) 関節可動域

自動と他動で関節可動域をみる．脊柱やそれぞれの関節の正常の可動域ならびに表示法は日本整形外科学会や日本リハビリテ

ーション学会により制定されている．筋力低下例では自動運動で完全伸展が不能である．関節内に異常がある例では可動域制限をきたす．正常域を超える例では関節の弛緩性を考慮する．関節外の軟部組織が原因で関節運動が制限される場合(関節拘縮)，関節内に生じた病変で関節運動が著しく制限される場合(関節強直)，正常では存在しない異常な関節運動が生じている場合(動揺関節)がある．

4) 筋力評価

簡便な方法として徒手筋力テスト(manual muscle testing；MMT)がある．6段階の筋力評価であるが，その内容を十分に把握して行う必要がある(「第6章 A. 3. a)徒手筋力テスト」p. 685 参照)．

4 聴診のポイント

異常音を聴取する．関節内・外の病変により click を生じることがある．関節軟骨が消失して軟骨下骨の摩擦音が生じることがある．骨折で骨片同士が接触して異常音が生じる．

5 神経学的診察のポイント

体幹や四肢の神経麻痺はしびれなどの知覚異常から四肢麻痺があり，障害部位は末梢神経，神経根，馬尾神経，脊髄など様々な解剖学的部位の障害で神経学的障害をきたす．神経学的診察は知覚，筋力，反射を詳細に調査し，障害部位を推定する(「第6章 A. 4. 反射」p. 687, 「同 5. 知覚検査」p. 689 参照)．

1) 知覚
・表在知覚：触覚，温度覚，痛覚
・深部知覚：位置覚，深部痛覚，振動覚

2) 反射
・腱反射
・表在反射
・病的反射

6 計測のポイント

四肢の長さや筋肉の萎縮の程度などを客観的に評価する．左右の差を比較することが重要である(「第6章 A. 1. 四肢長・四肢周囲径」p. 680 参照)．

1) 四肢長

上肢長，上腕長，前腕長，下肢長など，骨の突出した部分をめやすに巻尺で計測する．

2) 四肢周囲径

上腕周囲径，前腕周囲径，大腿周囲径，下腿周囲径など．

DON'Ts

- ☐ 粗暴な言葉遣い，横柄な態度をしてはいけない．
- ☐ 専門用語を多用したり，誘導的な問いかけをしてはいけない．
- ☐ 診察台上で触診を行う時は，必ず声をかけてから行う．
- ☐ 診察を十分に行わないうちに検査や治療を進めてはいけない．

横浜市立大学医学部整形外科　**齋藤知行**

A 診療の進め方

2 救急外来の心構え

DOs

- ☐ 「備えあれば憂いなし」常日頃から ACLS，JATEC™ などの標準的な初期診療の手順を勉強し，習得しておこう．
- ☐ 救急外来の薬剤，物品，機材を理解・把握しよう．
- ☐ 慌ただしい現場だからこそ，平常心を保とう．そのための日頃のトレーニングを欠かさないように．

1 日頃の準備

救急外来が他の診療と最も異なるのは，その場での適切な判断と行動が求められる点である．特に緊急を要するような患者の場合，わからないことなどを調べる余裕はなく，つまり知らなければ何もできないのである．常日頃から救急患者への対応をトレーニングしておかなければならない．

a 標準的な初期診療手順の学習

どんな場合でも「救命」が最も優先されることはいうまでもない．初期診療における呼吸・循環管理，脳保護をはじめとする全身管理の指針として，「二次救命処置（Advanced Cardiovascular Life Support；ACLS）」がある．これを習得することは，専門領域とは関係なくもはや医師として必須である．また外傷患者においては，「外傷初期診療ガイドライン（Japan Advanced Trauma Evaluation and Care；JATEC™）」が，標準化された初期診療手順として展開されているので，ぜひ学んでおこう（「第4章 B. 4. 多発外傷の評価と検査・治療の優先度判定」(p. 497)参考文献参照）．日頃から繰り返し勉強し，実際の救急患者に対しても落ち着いて対応できるよう，体得しておきたいものである．

b 薬剤・物品・機材の把握

慌ただしい救急外来では，医師が薬剤や物品を所定の場所に取りに行かなくてはならないことも多い．救急外来に置かれている薬剤や物品の種類と場所を把握しておきたい．また，心電図，除細動器，エコー，モニター類といった機材の操作方法も，習熟しておくべきである．

c 救急カート

外来だけでなく，院内の要所に救急カートが配置されているはずである．ACLSで

☑ JATEC™ と JPTEC™，JNTEC™

外傷患者の診療指針として，医師向けの JATEC™ のほか，救急隊向けの「病院前外傷教育プログラム（Japan Prehospital Trauma Evaluation and Care；JPTEC™）」と，看護師向けの「外傷初期看護セミナー（Japan Nursing for Trauma Evaluation and Care；JNTEC™）」がある．また最近では，JATEC の上級クラスとしてエキスパート向けの JETEC が確立された．これらは互いに整合性がとられており，一貫した外傷診療が行えるようになっている．医師だけでなく看護師，場合によっては放射線技師なども，これらのコースに参加したり勉強会を開くなどして理解を深めれば，よりよい外傷初期診療ができるであろう．教育に興味があれば，コースのインストラクターという道も拓かれているので，チャレンジしてはどうだろう．

用いられる薬剤を中心に，各病院の特性や採用薬剤などを考慮し，適切な内容を決定する．時間のあるときにでもカートの中を覗いて，内容を把握しておくとよい．

2 搬送直前（救急受け入れ要請があったら）

a 救急隊からの情報収集

氏名，年齢，性別に加え，内因性であれば，いつからどういった症状があるのか，外因性（外傷）であればどういった受傷機転なのか，現在の状態とバイタルサインはどうで，処置は何をしたのか，といった必要最小限の情報を迅速に伝えてもらい，搬送までに準備を整える．外傷患者の場合の必要伝達事項は，MISTと覚えるとよい（表1）．内因性もこれに準ずると考えてよい．

b 物品・機材の最終チェック

救急隊からの前情報をもとに，補液・薬剤，気道確保道具，除細動器，モニター類，エコー，ポータブルX線，保温器具など，必要と思われるものを準備，確認しておく．たとえば，喉頭鏡のライトが十分明るく点灯するかなど，細かいことであっても，確認を怠ると救急現場では致命的になりかねない．万全の体制で患者を受け入れるように心がける．

c 感染・汚染予防

医療従事者は常に自分自身の身を守らなくてはならない．各種ウイルスをはじめとして，患者の血液・体液や分泌排泄される全ての湿性物質（唾液・痰・尿・便・膿）は感染症の恐れがあるとみなし，直接接触は避ける．また毒性物質などによる中毒が疑われる症例でも，二次汚染を防ぐ必要があ

表1 救急隊からの情報収集：MIST

Mechanism	：	受傷機転
Injury	：	損傷部位・形態
Sign	：	バイタルサインなどの生理学的評価
Treatment	：	行った処置

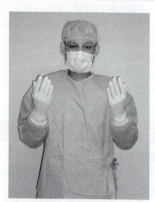

図1 感染・汚染予防策の一例
帽子，ゴーグル，マスク，ガウン，手袋を着用．X線撮影時には放射線防護服も着用する

る．図1のような予防策を講じる．別の患者を診察する際には，患者間の感染を媒介しないように，ガウンや手袋は交換する．

3 搬送されたら

a 患者受け入れ

救急隊が患者を運び入れるのを待っているのではなく，可能な限り搬入口まで出向き，受け入れるように心がける．改めて患者情報を確認し，搬送途中に変化がなかったか，最終バイタルサインなどを伝達してもらう．

b 病歴の聴取

primary surveyが終わり，状態が落ち着

☑ **災害時のトリアージ**

多数傷病者が発生した災害医療において，全体として最善の治療効果を得るために，重傷度と緊急性から患者を分別すること．4段階からなり（表3），現場では4色のトリアージタグが用いられる．治療優先順位は，赤→黄→緑→黒である．混雑した救急外来での優先度決定も，ある意味トリアージであろう．

いていたら，secondary survey と同時に病歴などを聴取する．その項目は AMPLE と覚えるとよい（表2）．経過とともに意識レベルが低下し，聴取できなくなることもあるので，なるべく早期に行う．患者本人から聴取できない場合は，家族などの付き添い人から情報を得る．

c 防ぎ得た外傷死（preventable trauma death；PTD）

病院前救護あるいは医療機関において適切な処置・治療が行われていれば，救うことのできた外傷死のことである．わが国の全外傷死のうち実に 40％ が PTD との報告もある．これら PTD を減らす上で，的確な初期診療を行うことは非常に重要である．JATEC™ などガイドラインをよく理解し実践されたい．

d 自分の力量を知る

どんなに優秀な医師でも一人で全てのことができるわけではない．他の医師の知識や経験，技術，あるいは単純にマンパワーが必要になることは多い．自分の力量を見極め，必要なときには上級医や専門医にコンサルトする．

e 家族への心配り

患者の家族は強い不安を感じながら救急処置室の外で待っている．簡単でも構わないので，適宜，途中経過を説明するとよい．説明する際には専門用語などの難しい言葉は避け，わかりやすく説明することを心がける．

表2 聴取すべき患者情報：AMPLE

Allergy	：アレルギー
Medication	：服用中の薬
Past medical history & Pregnancy	：既往歴，妊娠
Last meal	：最終経口摂取
Events & Environment	：発症・受傷機転や現場の状況

表3 トリアージの区分

		優先順位
黒	明らかな死亡あるいは生存の見込みがないもの	4
赤	生命を救うため，直ちに処置が必要なもの（救命可能なもの）	1
黄	多少治療の時間が遅れても，生命に危険がないもの	2
緑	上記以外の軽微な傷病で，専門医の治療が必要ないもの	3

DON'Ts

- ☐ 感染予防策を面倒くさがらない．「1 処置 1 手袋」を合言葉に徹底して行おう．
- ☐ 無理はしない．自分の力量を超えていると判断したら，迷わずコンサルトしよう．

札幌徳洲会病院整形外科外傷センター **倉田佳明**

☑ preventable disability

治療において「救命」を第一に考えることは当然であるが，同時に「機能」を温存すべく治療にあたることを，整形外科医としては肝に銘じるべきである．「救命」の名のもと，本来であれば障害が残らない程度の四肢外傷の治療がおろそかにされ，気づけばどうにもならない障害が残っている症例がいまだにみられる．この「preventable disability」を防ぐため，当初から治療方針の決定に積極的に関与したい．各科と協力し，機能温存を意識した治療を行っていこう．

B 検査の基礎知識

1 神経学的検査

DOs

- いかなる神経学的検査を行うときも，あらかじめ聴取してある現病歴が大切である．
- 患者が診察室に入ってくるときの歩行の様子，問診中の姿勢などをよく観察する．
- 日常診療では一定の順序で検査を行う．

1 運動機能のみかた

静止時の姿勢・筋萎縮・筋不随意運動などの観察，随意運動・歩行・起立姿勢などの視診を行い，次に筋力テストを行い，障害の部位・程度をみる．

a 歩行の異常

整形外科では脊髄疾患に接することが多いので特に痙性歩行，間欠跛行の鑑別に習熟する．

1) 痙性歩行(spastic gait)

膝を伸ばしたまま床からあまり足を上げずにつま先で歩幅を狭く歩く．頚髄症，胸髄症でみられる．

2) 間欠跛行(intermittent claudication)

歩行を続けると腓腹筋の痛みと疲労感が強くなり休息をとる．休息をとると再び歩行が可能となる．腰部脊柱管狭窄症や下肢動脈の慢性閉塞性疾患でみられる．

b 随意運動

1) 巧緻運動障害

頚髄症などでよくみられる，書字やボタンかけなどの日常生活動作の低下．10秒間で何回グーパーができるかを評価する10秒テスト(20回以下だと異常)，両手を回内位で全指をそろえて伸展すると小指が離れる現象(finger escape sign)が評価法としてよく用いられる．

2 反射のみかた

反射の検査は補助診断のなかでも重要である．刺激の加え方，患者の心理的な状態を加味して行う．その解釈には経験が重要であり，日常診療のなかで常に慎重に行い，慎重に観察する(「第6章 A. 4. 反射」p.687参照)．

a 深部反射(deep tendou reflex)

同じ反射が上下肢・左右で差があるか否かに注意を払う．中枢の反射メカニズムを考え，頭側から順に検査を行い，責任病巣を考察していく．ここでは整形外科の日常診療で多用する代表的深部反射を解説する．

1) 肩甲上腕反射(C1, 2)

肩甲骨棘，肩峰部を下方に打つ．肩甲骨の異常運動，上腕骨の外転がみられたらC1～C3椎体上縁レベルの運動ニューロン機能異常を疑う．

2) 上腕二頭筋反射(C5, 6)

手のひらを上にむけて肘をまげ，検者の母指を二頭筋腱上において，その母指を打つ(「第4章 A. 5. 3)頚椎疾患」図2a, p.338参照)．

3) 橈骨反射(C5, 6)

手のひらを上にむけて肘をまげ，橈骨の遠位1/3を垂直に軽く叩く．

4) 上腕三頭筋反射(C6～8)

肘関節を半屈させ，肘頭近くの三頭筋腱を直接打つ(「第4章 A. 5. 3)頚椎疾患」

第 2 章　研修で学ぶべき診療・検査手技

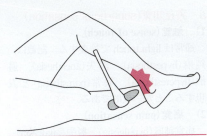

図1　アキレス腱反射
膝関節，足関節の緊張を解き，反対側の下腿前面にのせて足関節を背屈させアキレス腱を軽く叩く．

図 2b, p. 338 参照).

5) **膝蓋腱反射（L2～4）**
膝蓋腱を軽く叩く．亢進しているときは膝蓋上部を叩いても反射を惹起できる．

6) **アキレス腱反射（S1, 2）**
アキレス腱を軽度伸展，すなわち足関節を90°に保ちながら患者に力を抜かせることが必要．反対側の下腿前面にのせて足関節を背屈させて行うのもよい（図1）．

7) **深部反射の記録法**
通常用いられる記載法を図2に示す．

b　**表在反射（superficial reflex）**
皮膚粘膜などを針などで刺激して起こる反射で，皮膚の表在反射の消失は錐体路障害の重要な徴候である．刺激の加重が可能で，何度も行うと出やすくなる特徴がある．

1) **腹壁反射（T5～12）**
仰臥位で両下肢膝関節を軽く曲げ，腹壁を弛緩させる．腹壁を上・中・下に分けて刺激を与えると臍または白線が刺激側に迅速に動く（図3）．

c　**病的反射（pathological reflex）**
正常では認められないもので出現意義は高い．

1) **手指屈筋反射（C6～T1）**
これは正常な反射であるが，健常者では出にくいので一般に病的反射として扱う．片側のみの陽性であれば錐体路障害と考える．Hoffmann reflex，Trömner reflex，

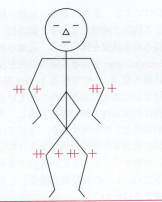

図2　深部反射の記録法
消失……………（－）
低下……………（±）
正常……………（＋）
やや亢進………（＋＋）
亢進……………（＋＋＋）
著明な亢進……（＋＋＋＋）

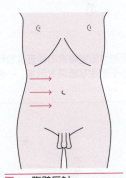

図3　腹壁反射

Wartenberg finger flexor reflex などがある．

2) **Babinski 反射（求心路 L5, S1, 遠心路 L4, 5）**
最も有名な錐体路徴候．仰臥位で下肢を伸ばし，緊張をとる．足底外縁を踵から指先に向かってこすり，先端で母趾のほうに曲げる．母趾の背屈がみられたら陽性．

3　感覚検査のみかた

感覚障害は患者の主観によって表現されるので，検査のなかでは最も難しいもの

1つである．患者の意識・知能・精神状態を客観的に確認しておくと同時に，協力を得られる状況を確保する．皮膚の神経分布(dermatome)を参考に障害髄節を検討する(「第6章A.5.知覚検査」p.689参照)．神経分布は諸家により報告されている．神経根は椎間孔外で神経叢を形成し，多くの末梢神経として分布するが，末梢では同一の神経根由来の線維は再度集まり特定の分節に分布する．ただし広い範囲で重複しているため，1本の神経根が脱落しても脱失することはない．

 Pitfall

温痛覚の分布は触覚より重複が狭いため，障害高位同定には有用とされている．

a 表在知覚(superficial sensation)

1) 触覚(sense of touch)

通常はlight touchで検査する．記載は，鈍麻(hypesthesia)，消失(anesthesia)，過敏(hyperesthesia)，異常(parestheisa)と表現することが一般的である．

2) 痛覚(pain sensation)

痛覚鈍麻(hypalgesia)，脱失(analgesia)，過敏(hyperalgesia)と記載する．

3) 温度覚(thermesthesia)

冷水と温水をフラスコに入れて検査する．温度覚鈍麻(thermohypesthesia)，脱失(thermoanesthesia)，過敏(thermohyperesthesia)と記載する．

4) 振動覚(pallesthesia)

音叉を用いて骨の突出部に当て，振動を知覚するか否かを検査する．振動覚の鈍麻は脊髄後索障害を示すものと考えられる．

DON'Ts

☐ 反射や知覚障害の検査は教科書どおりでないことが多い．疼痛があるときはMMTも不安定な結果を示す．一度の検査で評価を終えるな．

鹿児島大学医学部整形外科　**䊵松昌彦**
霧島整形外科　**井尻幸成**

2 単純X線撮影・ストレス撮影・荷重位撮影

DOs
- ☐ 正常な単純X線像の知識を身につけることが重要.
- ☐ 正常部位との比較という観点から左右の対比も重要.
- ☐ 病変部を立体的に把握するためには複数方向の撮影が必要.

1 単純X線撮影

単純X線撮影は整形外科画像検査の中核をなす検査であり，骨の輪郭や内部構造，関節の形態，軟部組織陰影より，局所の解剖学的異常の有無を確認することがこの検査の目的である．そのためには正常な単純X線像の知識を身につけることが重要である．種子骨(図1)，余剰骨を骨折と誤診しないよう注意を要する．また，2方向撮影が原則であるが病変部を立体的に把握するために必要に応じ複数方向の撮影が必要である．また左右の対比も重要である．特に幼少期の単純X線像はその軟骨成分の多さのため，単純X線像では描出されない部位が多く，片側撮影のみでは異常所見を見逃しやすい．

a 正常な単純X線像
1) 成人の単純X線像

皮質骨，海綿骨の構造が確認できる．成長軟骨板は閉鎖しており，骨の辺縁は明瞭で連続している．軟骨は単純X線像には撮像されないため，関節は一定の間隔を保ったスペースとして確認できる．また皮質骨，海綿骨の違いによる濃淡の違いはあるが，それぞれ一定の陰影でムラがない．

2) 成長期の単純X線像

成人の単純X線像に比較し，軟骨成分が多く，特に関節付近では描出されない部位が多い．骨端と骨幹端の間に成長軟骨板が帯状の透亮像として映し出される．出生時にすでに存在している一次骨化核と二次骨化核の出現時期と癒合時期は骨成熟度を示し，それぞれの骨端核で異なるためその正常な時期を知る必要がある(図2, 3).

b 単純X線像の判読法
①骨陰影の辺縁が鮮明であるか．
②骨陰影の辺縁は連続しているか．
③陰影の強弱が一様でムラがないか．
④関節裂隙の幅は保たれているか．
⑤関節の変形はないか．
⑥関節腔に石灰化などの異常所見はないか．

同じ手順で輪郭と内部構造の観察を繰り返し観察する．

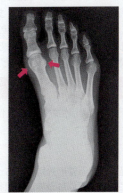

図1 種子骨
種子骨は腱あるいは腱と癒着している関節包に出現する骨片であり，人体の最大の種子骨は膝蓋骨である．頻繁に移動する部位に生じ，摩擦を防ぐ働きをしている．第1中足骨頭の底面に2個確認できることがほとんどである．

手部	1	2	3	4	5	6	7	8	9	10	11	12 歳
有頭骨, 有鉤骨	▨											
橈骨, 指骨, 中手骨		▨										
三角骨				▨								
尺骨							▨					
豆状骨										▨		

図2 手部の骨端核・骨格の出現年齢
(村上寶久:アトラス小児整形外科 I, 金原出版, 1988;6)

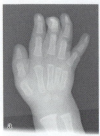
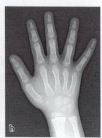

図3 年齢別の右手単純X線像
a:1歳, 骨端核が確認できるのは有頭骨, 有鉤骨のみである. b:5歳, 橈骨, 指骨, 小菱形骨, 月状骨, 三角骨の骨端核が確認できる.

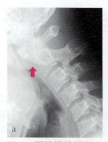
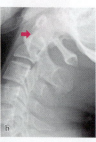

図4 頚椎機能撮影
25歳男性, 前屈位で環軸椎の亜脱臼(a)を認め, 後屈位(b)で整復されている

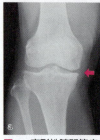
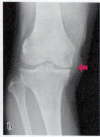

図5 変形性膝関節症の臥位撮影と荷重位撮影
69歳, 男性. 臥位撮影(a)では関節裂隙の狭小化は軽度だが, 荷重位撮影(b)では関節裂隙はほぼ消失している.

2 ストレス撮影, 機能撮影

靱帯損傷や偽関節などでは外反, 内反, 前後方向のストレスをかけて撮影すると不安定性が証明できることがある. また, 頚椎(図4), 腰椎においては前後屈の機能撮影で椎間不安定性が証明できることがある(環軸椎亜脱臼, 腰椎すべり症など).

3 荷重位撮影

立位荷重時の関節裂隙は関節軟骨の厚さを示す. 股関節や膝関節などでは通常, 臥位で撮影されるため, 関節軟骨が消失していても関節裂隙が開いて軟骨が保たれているようにみえる. 立位荷重時撮影により, 変形性関節症では軟骨変性による関節裂隙の狭小化が観察できる(図5). またCharcot関節では関節動揺性が明らかになる.

DON'Ts

- 経験のある整形外科医であっても単純X線像だけでは判別できない病変があることを忘れてはならない. 患者・家族へ読影結果を説明する際には軽々しく病変がないと断言してはならない. 症状が軽快せず, MRIなどで後から病変が明らかになることも決してまれではない.

琉球大学医学部整形外科 **前原博樹/金谷文則**

B 検査の基礎知識

3 造影

DOs

- 造影検査は患者の苦痛を伴い，感染の危険性があるため適応症例を絞りこんで行おう．
- 検査に伴う患者の苦痛を最小限にし，合併症を回避するため十分に検査手技について理解して臨もう．

単純X線像では関節腔，脊髄腔，椎間板，血管などはX線透過度の差が少なく病態を把握するのに十分な情報を得ることができない場合が多い．これらの部位の形態をX線像で明瞭に描出するために，各部位に造影剤を注入してX線撮影を行う．関節や脊椎などは局所を動かしながら透視下に動的変化を観察できる利点がある．

しかし，これら造影法は感染の危険性があり，多かれ少なかれ被検者に苦痛を及ぼすため，他の非侵襲的な画像検査では十分な情報が得られない場合に適応を絞って施行することが必要である．

1 関節造影法（arthrography）

主に膝・股・肩・肘・足・手関節などに対して行われる．MRIの進歩と関節鏡の発達により，関節造影を行う症例は減少したが，肩関節における肩板損傷や寛骨臼縁の骨欠損の証明，発育性股関節形成不全の整復障害因子の検索などにはなお広く用いられている．

a 関節造影で得られる情報

① 関節半月，関節円板，寛骨臼唇などの関節構成体の状態
② 関節軟骨の厚さ，形態および関節の適合状態
③ 関節腔の大きさと形態
④ 滑液膜の状態
⑤ 関節包や関節周囲靱帯の断裂の状態

b 関節造影法

使用する造影剤により以下の3つの方法がある．

1) 空気関節造影（pneumoarthrography）
一定量の空気または窒素を関節腔内に注入してX線撮影を行うもの．

2) 陽性関節造影（positive-contrast arthrography）
血管造影剤などヨード造影剤を関節腔内に注入してX線撮影を行うもの（図1, 2）．

3) 二重造影（double contrast arthrography）
少量のヨード造影剤に加え，空気を注入し，関節腔を膨らませてX線撮影を行う．膝では通常この方法を用い，水溶性ヨード造影剤3〜5mLを注入後，直ちに空気を30〜40mL注入する．

2 脊髄造影法（myelography）

脊髄腔の圧迫・狭窄などにより脊髄液の通過障害が推定されるような脊椎・脊髄疾患において，圧迫因子の高位および横位，狭窄状態の評価のために行われる検査である．CTもあわせて行うことにより，より詳細な解剖学的情報を提供することが得られる（CTミエログラフィ）．

通常腰椎穿刺などにより脊髄腔を穿刺し脊髄液を採取した後，造影剤を緩徐に注入する（図3〜5）．造影剤は非イオン性の水溶液性造影剤（イオヘキソールまたはイオ

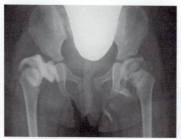

図1 右発育性股関節形成不全関節造影像
骨頭変形，関節唇の内反，肥厚した円靱帯が認められる

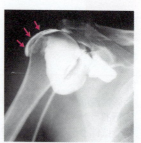

図2 肩関節造影像
棘上筋断裂部から肩峰下滑液包への造影剤の流出が認められている（矢印）

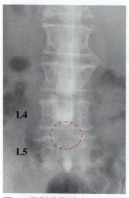

図3 脊髄造影検査
（腰部脊柱管狭窄症）第4/5腰椎レベルで造影剤の途絶が認められる

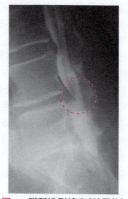

図4 脊髄造影検査（前屈位）
第4/5腰椎レベルで造影剤の通過像が認められる

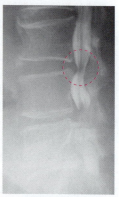

図5 脊髄造影検査（後屈位）
第4/5腰椎レベルで造影剤の途絶像が認められる

トロラン）などを用いる．感染などの合併症が生じると致死的になる場合があるため，十分な清潔操作と正確な手技が必要である．

3 椎間板造影法（discography）

主に頚椎と腰椎に対して行われる．頚椎椎間板造影では前側方より，腰椎椎間板造影では後側方あるいは後方より針を刺入し造影剤を注入する．椎間板造影（図6）で得られる情報として，①椎間板変性度の評価，②椎間板ヘルニアの局在と形態，③造影剤注入時の椎間板内圧上昇に伴う疼痛再現性による椎間板性疼痛の高位診断がある．検査に伴う合併症として椎間板炎や穿刺針に

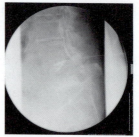

図6 椎間板造影像
変性した椎間板から造影剤の漏出が認められる

よる神経組織の損傷などがあるため十分な清潔操作と正確な手技が必要である．

第2章　研修で学ぶべき診療・検査手技

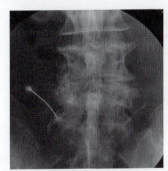

図7　L5神経根造影像
脊髄造影検査に引き続き施行

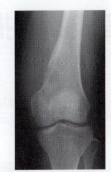

図8　大腿骨遠位部骨肉腫
骨破壊像が認められる

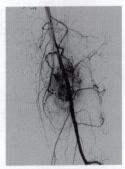

図9　大腿骨遠位部骨肉腫血管造影像
腫瘍血管が造影されている

4　神経根造影法（radiculography）

特定の神経根の周囲に造影剤を注入することにより，選択的にその形態を描出する方法である（図7）．さらに，造影後に局所麻酔薬を注入することにより，選択的に神経根をブロックすることが可能であり，当該神経根が症状に関与しているか否かを判定する高位診断としての価値と治療としての価値を有している．主に頚椎と腰仙椎に対して行われている．

5　血管造影法（angiography）

動脈造影（arteriography）は四肢や骨盤の外傷における動脈損傷の証明，腫瘍の広がりと悪性度の診断や治療効果の判定に有用である（図8，9）．動脈カテーテルを選択的に挿入して造影剤を注入すればより優れた造影が得られるほか，悪性腫瘍ではそれと同時に抗腫瘍薬の選択的注入や，術中の出血量を少なくするために，新生した腫瘍血管（栄養動脈，feeding artery）にあらかじめ塞栓形成術（embolization）を行うなど，治療目的にも使われる．

DON'Ts

- 発疹（特に膿痂疹）の存在，関節の急性炎症がある場合は関節造影の比較的禁忌にあたるので注意！
- 脊髄造影法の造影剤に絶対に血管造影剤（ウログラフィン®など）を使用してはいけない．致死的である！

琉球大学医学部整形外科　**前原博樹／金谷文則**

✓ 造影剤注入時の注意

特に胸椎領域で脊髄圧迫の高度な症例（後縦靱帯骨化症，黄色靱帯骨化症など）に造影剤を注入した場合，検査後に下肢麻痺が増悪することがある．注入する造影剤と同量程度の髄液をあらかじめ採取してから注入したほうが安全である．

B 検査の基礎知識

4 超音波断層撮影

DOs
- ☐ 超音波機器の基本構造,操作法を理解し正確な画像を描出できるようにしよう.
- ☐ 超音波検査を行う部位に適したプローブを正しく選択しよう.

超音波検査法は,手軽で非侵襲的に軟部組織の診断が行える方法として,整形外科領域における補助診断法として用いられるようになってきた.肩関節(図1)や乳幼児の股関節をはじめ,軟部組織の損傷や異物,さらに腫瘍(図2)などに対して広く日常の外来診療に使用されている.

超音波とは人間の可聴域(約20〜20,000Hz)よりも周波数の高い音波で,生体を媒質として伝播でき,弱いパワーであれば生体に対して無害である.日常の検査業務では2〜15MHzの周波数が使用され

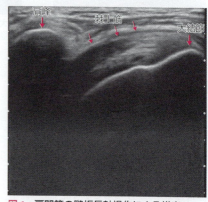

図1 肩関節の腱板長軸操作による描出

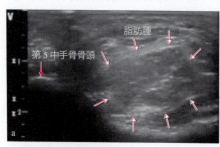
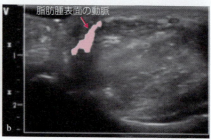

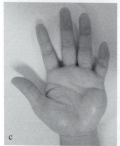
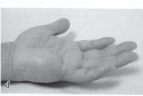
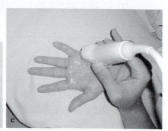

図2 手掌の脂肪腫
a:長軸操作による描出. b:長軸操作による動脈描出. c:外観. d:外観. e:長軸操作.

第2章　研修で学ぶべき診療・検査手技

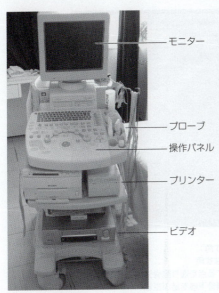

図3　超音波機器

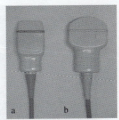

図4　プローブ
a：高周波リニアプローブ．
b：低周波コンベックスプローブ．

ている．
　音響インピーダンスとは音の通りにくさを示す指標で，音響インピーダンスの異なる物質の異なる境界面で反射する特性をもち，その反射は音響インピーダンスが大きければ大きいほど強いものとして現れる．音響インピーダンスが異なる境界面で反射した超音波の強さを輝度変調し画像に白黒表示したものが超音波画像で，白い部分（骨，ガス，筋膜など）は反射が強く，黒い部分（水腫，血管，軟骨など）は反射が弱いことを表している．

1　超音波検査の基礎

a　超音波診断装置の基本構造（図3）
　体表に当てる「プローブ」によって超音波が送受信され，「モニター」へ画像が映し出される．映し出された画像の画質調整，データ保存などは操作パネルを使って行う．

b　プローブの選択（図4）
　検査対象となる運動器のほとんどが体表3cm 以内に存在するため，一般には周波数10MHz 以上の「高周波リニアプローブ」を使用する．皮下脂肪が厚い場合や，坐骨神経など深部の観察では10MHz 以下のリニアプローブを使用することがある．運動器の観察には腹部で用いられる「低周波コンベックスプローブ」を用いることはほとんどなく，皮膚との接触面が平坦な高周波リニアプローブを用いる．

c　画質調整：フォーカスとゲイン
　より鮮明な画像を描出するため，最も見たい部分に焦点を合わせるのがフォーカス，室内の明るさに応じて画面全体の明るさを変えるのがゲインである．

2　発育性股関節形成不全に対する超音波検査法（図5）

　整形外科領域における超音波検査のなかで最も確立された疾患の1つである．発育性股関節形成不全は臨床的には開排制限にて発見されることが多いものの，開排制限の有無などの身体所見で脱臼を的確に診断するのが困難な症例も存在するため，非侵襲的な超音波検査は有益となっている．

a　Graf 法（図6）
　発育性股関節形成不全を①骨性寛骨臼の被覆状態，②骨性寛骨臼嘴の形態，③軟骨性寛骨臼の形態とその位置，④関節唇の位置と補助線から得た角度（α, β）を組み合わせることにより分類している．

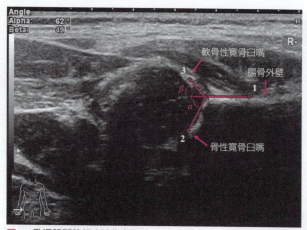

図5 乳児股関節超音波像(正常)
∠α：基準線と骨性寛骨臼嘴とでなす角
∠β：基準線と軟骨性寛骨臼嘴とでなす角
1. 基準線：軟骨膜と腸骨外壁が接する点を通り腸骨外壁と平行な線
2. 骨性寛骨臼線：骨性寛骨臼嘴と腸骨下端を結ぶ直線
3. 軟骨性寛骨臼線：骨性寛骨臼嘴と関節唇の中心を結ぶ直線

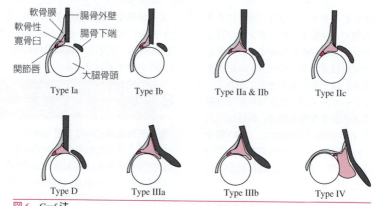

図6 Graf 法

DON'Ts

☐ 初心者が描出した静止画像のみから正確な診断を行うのは専門医でも困難である．

琉球大学医学部整形外科　**前原博樹／金谷文則**

B 検査の基礎知識

5 CT

DOs

- □ 複雑な形態の骨折や病変をヘリカル CT で得られた画像の再構成像（2D, 3D）で立体的に評価しよう.
- □ 横断像と 3D-CT だけでは転位の少ない骨折の描出には適さないので, 冠状断や矢状断で骨折線を確認しよう.
- □ MRI 撮影と比較し, 放射線被曝は避けられないが, 撮像時間が短いため小児や重症患者の撮影に適している.

1 骨関節外傷（図1, 2）

横断像だけでなく再構成の 3D-CT や冠状断, 矢状断像は複雑な骨折を立体的に描出することができる.

2 関節変性疾患

人工関節や骨切り術などを行う場合に術前に骨欠損や骨嚢胞などを確認する. 再構成像が役立つ.

3 脊椎疾患（図3, 4）

単純 X 線像では診断が困難な歯突起骨折や関節突起骨折, 片側椎間関節脱臼などが再構成像の 3D-CT や冠状断, 矢状断によって診断が可能となる.

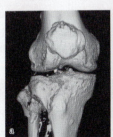
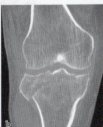
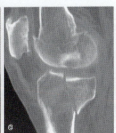

図1 脛骨プラトー骨折
a：3D-CT. b：冠状断：3D-CT で明らかでない外側顆骨折が描出される. c：矢状断.

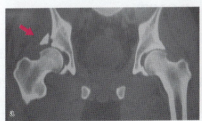
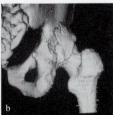

図2 寛骨臼骨折
a：冠状断. b：3D-CT.

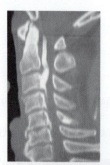
図3 頚椎後縦靱帯骨化症(矢状断)

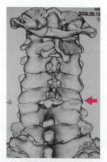
図4 片側椎間関節脱臼(3D-CT)

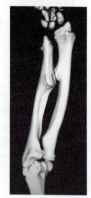
図5 骨軟骨腫(3D-CT)

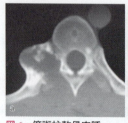
図6 傍脊柱軟骨肉腫
a：右第7肋骨より発生した骨腫瘍．
b：3D．腫瘍の形態，大きさを把握できる．

後縦靱帯骨化症や黄色靱帯骨化症の範囲や形態を評価できる．脊髄造影後のCTで硬膜管や神経根の圧迫が確認できる．

 コツ

複雑な骨折や解剖がイメージしがたい部位の手術では，2D・3D-CTを必ず撮影し，術前計画を立てることが重要である．

4 骨・軟部腫瘍(図5, 6)

腫瘍の立体構造や周囲の血管や組織などとの関係を把握できる．造影される腫瘍であればさらに有用である．

5 手術支援

CTのデータを利用したナビゲーションシステムが脊椎の椎弓根スクリューの刺入や，人工関節の設置に利用されている．

DON'Ts

- 転位のない骨折ではCTで不顕性のこともある．MRIも活用しよう．
- 造影剤の副作用発現の危険因子として造影剤副作用歴，アレルギー，気管支喘息などがある．
- 造影剤使用で甲状腺機能亢進症や腎臓病の場合には病状が悪化する可能性がある．

琉球大学医学部整形外科　**前原博樹／金谷文則**

B 検査の基礎知識

6 MRI

> **DOs**
> - 脊髄，筋，腱，靱帯などの軟部組織や骨髄，軟骨などの観察に有用である．
> - T1 強調像，T2 強調像に加え，脂肪抑制像が外傷性変化，炎症や腫瘍などの診断に有用である．
> - 骨の内固定金属や人工関節の周囲は評価困難である．

放射線被曝がなく，非侵襲的で骨・関節，脊椎・脊髄など，特に軟部組織の描出に優れる．整形外科のほとんどの領域でMRI は重要である．正常組織の信号強度を表1に示す．

1 脊椎・脊髄疾患(図1)

脊椎・脊髄疾患の確定診断のためには必須の検査である．

脊椎の変性(椎間板症，椎間板ヘルニア，靱帯肥厚，脊柱管狭窄など)，外傷，炎症，腫瘍，血管病変や脊髄の圧迫，萎縮，脊髄内信号変化，腫瘍，炎症，空洞症などが描出される．正常髄核はT2 強調像で高信号であるが変性すると水分が減少し低信号となる．ただし，脊椎変性や脊髄髄内信号変化には無症候性も多いので臨床症状や身体所見を含めて総合的に診断しなければならない．

2 骨・軟部腫瘍

骨・軟部腫瘍の信号強度を表2に示す．

3 炎症性疾患(図1)

蜂窩織炎や骨髄炎ではT1 強調像では低

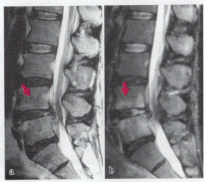

図1 第4/5 腰椎化膿性椎間板炎
a：T2 強調像．b：STIR 像．脂肪抑制で炎症像が強調される．

表1 正常組織の信号強度

	T1 低信号	T1 中等度	T1 高信号
T2 低信号	水分含量の少ない組織 骨皮質，腱・靱帯，椎間板(線維輪)，半月板，石灰化組織		
T2 中等度	脊髄	筋肉，骨髄(赤色髄)	脂肪，骨髄(黄色髄)
T2 高信号	水，脳脊髄液，関節液，椎間板(髄核)	関節軟骨	

〜等信号，T2強調像では高信号で，ガドリニウムで造影される．膿瘍はガドリニウムで周辺部が造影される．

4 骨挫傷（bone bruise，図2）

外傷後に単純X線像で異常がなくても骨髄浮腫や出血と考えられるT1強調像で低信号，T2強調像では高信号となる骨挫傷が描出される．

5 股関節

大腿骨頭壊死症では骨頭内にT1強調像で低信号の領域が描出される（「第4章 A. 9. 2) 大腿骨頭壊死症」p. 394参照）．

6 膝関節（図3）

前十字靱帯，後十字靱帯損傷では靱帯の消失や連続性の途絶，半月板損傷では輝度変化を認め，診断に有用である．

7 肩関節（図4）

腱板断裂ではT2強調像で連続性の途絶や腱内の高信号変化を認める．

表2 骨・軟部腫瘍の信号強度

	T1強調像	T2強調像
多くの腫瘍性病変	低信号	高信号
線維性腫瘍	低信号	低信号
脂肪性腫瘍	高信号	高信号

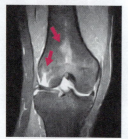

図2 前十字靱帯損傷に伴う骨挫傷

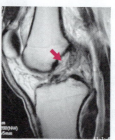

図3 前十字靱帯損傷

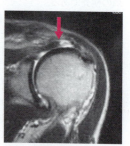

図4 肩腱板損傷

DON'Ts

- 閉所恐怖症，体内金属の有無を必ず確認する．心臓のペースメーカーやステンレス製人工関節・金属は禁忌．血管クリップ，コイルなどはMRI撮像が可能か確認が必要である．
- 腎障害患者にガドリニウム造影を行うと腎性全身性線維症（nephrogenic systemic fibrosis；NSF）を発症する可能性がある．推定糸球体濾過量（eGFR）が 30mL/min/1.73m^2 未満（透析患者含む）の場合は禁忌，$30 \leq eGFR < 60$ の場合は慎重投与．

琉球大学医学部整形外科 **前原博樹／金谷文則**

7 核医学診断

B 検査の基礎知識

DOs

- 骨シンチは骨芽細胞に集積するため，骨腫瘍だけではなく炎症や変形性関節症，骨折でも異常集積がみられる．
- タリウムシンチは悪性軟部腫瘍の治療効果判定や再発の評価に有用性が高く，最近ではガリウムシンチに代わる検査となった．
- 悪性腫瘍や転移巣の検索に PET が有用である．

　核医学検査とは，ごく微量のβ線やγ線を発生する放射性物質（ラジオアイソトープ，RI）を含む薬を体内に投与しその集積を調べる検査である．放射性物質からの放射線を体外からガンマカメラ測定し，その分布を画像情報にすることがシンチグラフィである．放射性物質が臓器に集積する代謝情報が画像やデータとして得られ，病態の診断，治療方針の決定，治療効果の判定や予後の推定にも有効である．放射性物質は半減期が短く，短期間のうちに体内から消失する．核医学検査の種類はいくつかあるが，整形外科領域では，骨シンチ，ガリウムシンチ，タリウムシンチ，PET（positron emission tomography）がよく利用される．このような核医学検査を用いて病気を診断することが核医学診断である．

1 骨シンチ

　RIとして ^{99}Tc-MDP（テクネシウム）を用いる．注射した薬剤は骨代謝が盛んな部位に集積するため，骨腫瘍，炎症，骨折の有無を調べる時に用いる．特に，骨転移のスクリーニングに有効である（図1，2a）．径5mm以下の転移性脊椎腫瘍は単純X線像では診断不能であるが，骨シンチでは描出可能である．骨代謝が軽度亢進していても集積するため，転移巣検索において感度は優れているが特異度は低いといえる．

⚠ Pitfall

骨シンチは腫瘍自体を描出しているのではなく，骨芽細胞の活動を反映していることを理解すべきである．

2 ガリウムシンチ

　RIとして ^{67}Ga citrate（クエン酸ガリウム）を用いる．骨シンチ製剤として開発されたが，血中のトランスフェリンと結合し腫瘍や炎症部に運ばれ集積するとされている．強い集積は悪性度の高い腫瘍を示唆するため主に軟部腫瘍シンチグラフィとして

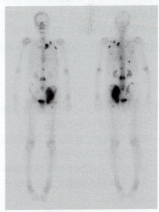

図1　多発性骨転移（前立腺癌）の骨シンチグラム

用いられるが，炎症性疾患にも応用される．腫瘍特異性が低いため最近では用いられることが少なくなった．

3 タリウムシンチ

RIとして^{201}Tl（タリウム）を用いる．もともとは心筋シンチとして用いられたが腫瘍の治療効果判定や再発の評価に有用性が高く最近ではガリウムシンチに代わる検査となった（図2b）．15分後の早期像と3時間後の後期像で良性と悪性の判定を行うこともある．

4 PET

ブドウ糖（^{19}F-FDG）を注射し，その体内分布を画像描写する方法である．特に悪性細胞は正常細胞より多くのブドウ糖を必要とするため，注射したブドウ糖が悪性腫瘍組織に多く集積する．ブドウ糖代謝を反映するため，検査前4～6時間は絶食を指示して撮影する．集積したブドウ糖を画像描写することで，悪性腫瘍や転移巣の検索が可能となる（図3）．しかし，すべての腫瘍を描出できるわけではない．特に消化器粘膜上の早期癌，糖を必要としない癌では描出困難である．また，正常でもブドウ糖が集積する器官（脳，心臓，泌尿器系）や糖尿病患者，炎症のある器官では有用性が劣る．

集積が高度（SUVmax＞2.5）だからといってすぐに悪性と判断してはいけない．一部の良性腫瘍（腱鞘巨細胞腫など），感染症

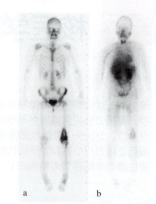

図2　骨肉腫（左大腿骨遠位部）の骨シンチ（a）とタリウムシンチ（b）

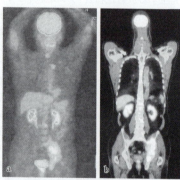

図3　左腸骨，胸腰椎多発転移（前立腺癌）PET（a）とPETCT（b）

（骨結核など）でも高度の集積を示すことがある．

DON'Ts

- ☐ シンチグラフィでの異常集積像を腫瘍と決めつけてはいけない．他の疾患の可能性も考慮すべきである．
- ☐ 単純X線像で骨組織に異常所見がなくても腫瘍がないとはいえない．骨シンチで描出可能なこともある．
- ☐ 骨シンチで描出不能な悪性腫瘍もある．
- ☐ PETで集積が高度だからといってすぐに悪性と判断してはいけない．

琉球大学医学部整形外科　**前原博樹／金谷文則**

B 検査の基礎知識

8 血液・尿／関節液・髄液

DOs

血液・尿
- ☐ 手術前スクリーニング血液検査では，赤血球数，Hb，Ht，白血球数，白血球分画，血小板数，PT，APTT，出血時間さらに必要に応じ，生化学検査を実施する．
- ☐ 出血傾向を認める場合は凝固因子，血小板機能，フィブリノゲンなどの検査を行う．
- ☐ 尿検査では試験紙法により，蛋白，糖，潜血，ケトン体，pH，ビリルビンを検査する．
- ☐ 尿沈渣の検査は腎，尿路疾患の診断に重要な検査である．

関節液・髄液
- ☐ 関節液の性状や特徴により疾患の鑑別ができる．
- ☐ 髄液検査は脳炎，髄膜炎，多発性硬化症，Guillain-Barré症候群，癌性髄膜炎が疑われるときに行う．

血液・尿

1 血液検査

a 血球検査

一般に静脈血を用い，赤血球数，ヘモグロビン(Hb)，ヘマトクリット(Ht)，白血球数，白血球分画，血小板数を検査する．

赤血球数の正常値は男 400〜550万/mm^3，女 380〜500万/mm^3 である．

Hbの正常値は男 14〜18g/dL，女 12〜16g/dL である．貧血の判定は Hb 値で行い，男 12g/dL，女 11g/dL 以下は異常と判定する．

Htの正常値は男 40〜50%，女 35〜45% である．手術時などの急性出血の指標となり，Htの5%の低下は約500mLの出血量に相当する．

白血球数の正常値は 3,400〜8,200/mm^3 である．好中球で桿状球が増加し分節球が減少する核の左方移動(shift to the left)がみられることがある．感染症，癌，造血抑制の初期や回復期に認められる．逆に分節球が増加する核の右方移動(shift to the right)は，巨赤芽球性貧血でみられる．

血小板数の正常値は 15万〜35万/mm^3 である．EDTA採血では血小板が凝集して，まれに偽血小板減少症と判定されることがある．

b 生化学検査

血液生化学検査の項目は極めて多岐にわたるが，整形外科の日常臨床で参照する頻度が高いのは，アスパラギン酸アミノトランスフェラーゼ(ALT)，アラニンアミノトランスフェラーゼ(AST)，γグルタミルトランスペプチダーゼ(γ-GTP)，血清クレアチニン(Cr)，C反応性蛋白(CRP)などである．ALT・ASTは肝機能障害時に異常値を示し，γ-GTPは胆道系酵素である．そのため各種鎮痛薬や抗菌薬をはじめとする薬物投与時にはその数値の動向に注意する必要がある．Crの増加は腎糸球体の濾過機能が低下していることを示しているので，特に非ステロイド系消炎鎮痛薬(NSAIDs)

の投与にあたっては注視する．またCRPは白血球数，赤血球沈降速度（血沈）とともに感染症をはじめとする炎症状態の指標となる．その他，関節リウマチ，痛風，四肢循環障害，骨代謝性疾患，内分泌疾患，腫瘍や静脈血栓塞栓症において病態に応じた各種生化学検査項目が補助診断として測定される．詳細については各病態の項を参照されたい．

c 凝固・線溶系検査

手術前のスクリーニング検査では血小板数，PT（プロトロンビン時間），APTT（活性化部分トロンボプラスチン時間），出血時間のチェックを行う．出血傾向を認め，スクリーニング検査で異常があれば，凝固因子，血小板機能，フィブリノゲンなどのDICマーカーを追加検査する．

2 尿検査

原則として早朝起床後に採尿する．健常人の尿比重は1.002～1.030で高比重尿は糖尿病でみられる．

尿検査試験紙により，蛋白，糖，潜血，ケトン体，pH，ビリルビンを検出できる．尿蛋白は，常に病的なものではない．病的でない良性尿蛋白がみられる原因を**表1**に示す．紙試験ではアルブミンを検出する．高度のアルカリ尿では試験紙検査で尿蛋白偽陽性となる．

尿中に出現する糖は主にブドウ糖であるが，乳糖，果糖もみられる．試験紙検査ではブドウ糖に特異的な酸化酵素を用いて判定する．

ケトン体が存在するとブドウ糖に対する感度が低下する．アスコルビン酸には強力な還元作用があるため，大量服用により尿糖偽陰性を示すことがある．

尿潜血の反応は試験紙法では，ヘモグロビンのペルオキシダーゼ様反応を検出している．ヘモグロビン尿では潜血反応陽性であるが，沈渣には，赤血球がみられない現象が起きる．また，尿潜血はアスコルビン酸の大量服用により偽陰性となることがある．尿の正常pHは5.1～7.4である．酸性尿はアシドーシス，アルカリ性尿は糖尿病，細菌尿でみられる．

尿沈渣の検査は，新鮮尿を遠心し，沈渣を検鏡する．腎，尿路疾患の診断に重要な検査である．

尿路感染の検査は，排尿途中の中間尿を無菌的に採取し細菌検査する．

表1 良性尿蛋白の原因

1. 生理的蛋白尿：過度の運動，寒冷曝露，精神的興奮
2. 熱性蛋白尿：高熱
3. 起立性蛋白尿：若年者で前弯のある人

表2 関節液の分類

	正常	非炎症性	炎症性	化膿性
量	4mL以下	しばしば4mL以上	4mL以上	4mL以上
色調	無色～淡黄色	淡黄色	黄色	黄白色
透明度	透明	透明	半透明	不透明
粘稠度	高度	高度	不定	低
白血球数(/mm^3)	＜200	200～2,000	2,000～10万	＞10万
多核球(%)	＜25	＜25	＞70	＞90
培養	陰性	陰性	陰性	陽性

関節液・髄液

1 関節液

　四肢関節の穿刺手技は，整形外科医にとって必須基本的手技の1つである．操作は常に無菌的に，そして局所解剖を十分に熟知し非侵襲的に行う．その関節液の性状や特徴により疾患の鑑別ができる（表2）．

　痛風，偽痛風における結晶の検鏡による証明，関節液培養による化膿性関節炎の起炎菌の同定，関節内骨折時の油滴の確認など，関節液は診断に有用である．しかし，関節穿刺部周辺に感染巣が疑われるとき，出血傾向があるときの穿刺は禁忌である．

2 髄液

a 髄液検査の適応

　髄液検査は，意識障害，脳炎，髄膜炎，多発性硬化症，Guillain-Barré症候群，癌性髄膜炎が疑われる場合に行う．また，くも膜下出血が疑われるが，CTで出血が認められない場合に行う．

b 髄液検査の禁忌

　以下のときは髄液検査を行ってはならない．①頭蓋内圧亢進時は，髄液圧の変化により小脳ヘルニアを起こし急死の危険がある．②頭蓋内占拠性病変があるときは小脳ヘルニアを起こしやすい．③出血傾向がある患者では硬膜外血腫の恐れがある．④穿刺部位に感染巣や褥瘡などがあると髄膜の感染を起こしやすい．患者の協力が得られない場合には，安静を保てず危険である．

c 術式と穿刺時の検査

　穿刺は第3～4，または第4～5腰椎間にて行う．まず最初の髄液圧測定，Queckenstedt test，髄液採取，そして終圧の測定を行う．正常圧は5～20cmH$_2$Oで色調は水様透明である．Queckenstedt testでは正常時に髄液圧の上昇がみられるが，脊髄腔の通過障害を示すときはこの現象はみられない．

　検査後の最も多い合併症は頭痛である．髄液の漏れや大量の髄液採取による髄液圧低下が原因となる．頭痛防止のため，穿刺後は枕を外し仰臥位で2時間安静を保つ．

d 髄液所見

　出血はくも膜下出血の所見である．黄色調（キサントクロミー）は陳旧性出血，髄膜炎，慢性閉塞，脳脊髄腫瘍のときにみられる．白濁は細胞数の増加を示し，化膿性髄膜炎でみられる．髄液凝固は髄膜炎などによる蛋白量上昇により発生する．

　細胞数の正常値は0～5/mm^{3}である．多核球増加は，細菌性髄膜炎でみられ，単核球増加は，結核性髄膜炎，ウイルス性髄膜炎，脳炎などで確認される．

　蛋白の正常値は15～45mg/dLで，感染，炎症，腫瘍，出血，変性疾患で上昇する．糖の正常値は45～75mg/dLで，細菌性髄膜炎では低下する．ウイルス性髄膜炎，脳炎などで正常または軽度増加する．

DON'Ts

- 関節穿刺部周辺に感染巣があるとき，出血傾向があるときの関節穿刺は禁忌．
- 頭蓋内圧亢進時，そして頭蓋内占拠性病変，出血傾向，穿刺部位に感染巣がある患者では髄液検査は禁忌．

和歌山県立医科大学整形外科　橋爪　洋／吉田宗人

B 検査の基礎知識

9 電気生理学的検査

> **DOs**
> - いかなる電気生理学的検査を行うときも，あらかじめ考察してある鑑別診断が大切である．
> - 患者に苦痛を伴わせる検査であり，手技の熟達に努力する．

　筋電図検査（図1）・神経伝導速度測定検査は神経筋疾患の鑑別や拘扼性神経障害の診断・手術適応を決定する際，重要な検査となる．

1 筋電図検査

a　刺入時電位
　針が筋膜を破り筋線維内に入るとき発生する電位．

b　自発電位
　随時性の収縮しないときに生じる電位．正常ではみられない．筋の脱神経があれば短時間で減衰する陽性鋭波がみられることがある．

c　収縮時電位
　神経筋単位（neuromuscular unit；NMU）とよばれる一単位の電気放電を基本と考える．1つの脊髄前角細胞と，これから伸びている1本の運動神経線維，それに支配される筋線維が最小随意運動時に比較的単純な波状のスパイクを放電する．これがnormal NMU voltage である．通常は1〜5相性で伝導速度が2〜10m/sec，振幅は2mVである．脊髄症や神経根症などで前角神経

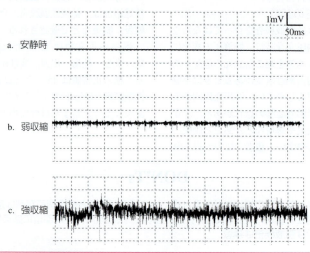

図1　正常筋電図
a：安静時：無収縮．
b：弱収縮時：4相以下の単純な運動単位電位．
c：強収縮時：多くの運動単位電位が重なる干渉波．

や神経根が障害されると多相性のfasciculation voltageがみられる．このとき最大収縮では干渉波が出現する．神経原性疾患では放電するNMUの数の減少がみられるため，干渉波は減少するものの振幅の低下はない．一方，筋原性疾患では振幅の低下（low amplitude potential）が特徴的である．

神経の断絶があると，波形はみられず（electrical silence），また末梢神経再生時には振幅4mV以上のhigh amplitude potentialが生じる．

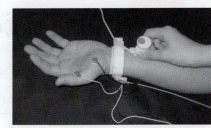

図2　手根管症候群における神経伝導速度検査

2　神経伝導速度検査

運動神経伝導検査（motor nerve conduction velocity；MCV）は運動神経を異なる部位で刺激し，筋収縮により得られる電位の時間の差を刺激した部位の距離で除して，神経の伝導速度を測定する検査である．この，末梢神経を刺激してその支配筋から導出した筋電位をM波（Magladery）とよぶ．神経線維の大きさによって多少異なるが，45～60m/secが正常値である．

 コツ

障害のある場合は伝導速度が遅延する．健側と比較することが重要である

本検査は肘部管症候群の術前検査として必須である．一方，手根管症候群（図2）などの，障害部位を挟んだ検査が困難な部位では，M波を導出し終末潜時が計算される．これが5m/sec以上のときは異常とみなす．

DON'Ts

☐ 筋電図や神経伝導速度は臨床症状，特に時間的経過を十分把握して行うべき．一時的な計測は，経時的変化をとらえることができず，臨床的価値は低い．やはりまず反射・感覚・筋力検査を会得するべきである．

鹿児島大学医学部整形外科　**稲松昌彦**
霧島整形外科　**井尻幸成**

B 検査の基礎知識

10 病理検査と病理診断の基礎

DOs

- ☐ Jaffe のトライアングルを忘れるな！
- ☐ 骨病変の病理診断には病理医への十分な画像・臨床情報の提供が不可欠！

整形外科の分野で「病理診断」の対象になるのは主に「炎症・反応性疾患」「変性疾患」「腫瘍性・腫瘍様増殖性疾患」および「腫瘍の悪性度判定」「腫瘍切除縁評価」「腫瘍の治療効果判定」と広範囲である．本項は「腫瘍性・腫瘍様増殖性疾患」を中心に記述した．

1 病理診断の方法

病理診断には種々の先端的な方法が取り入れられているが，日常的な病理診断は以下の過程で行われる：①病理医により病変肉眼的観察が行われる，②病理診断に必要な部分が病変から切り出される，③切り出された部位がホルマリン固定・パラフィン包埋され，その後にヘマトキシリン・エオシン（HE）標本が作製される，④病理医がHE標本を顕微鏡的観察し，病理診断に至る．標本の作製過程を図1にまとめた．術中迅速標本作製では，生の組織を迅速凍結して10数分という短時間でHE標本が作製される．しかし，標本の質は低く，作製できる標本の大きさに技術的に限界があり，しばしば正確な病理診断が困難である．

2 病理診断の基本はHE染色にある

病理組織診断の基本はHE標本から得られる所見に依存している．HE染色の他に多数の特殊染色があるが，これらは特定の目的に対して使われる染色である．免疫組織化学的染色（免疫染色）は抗体を利用して種々の物質を特異的に検出する染色法であり，今日の病理診断にはしばしば不可欠である．しかし特殊染色・免疫染色のみで病理診断が行われることはなく，病理診断は基本的に肉眼的観察とHE標本所見によってなされる．多くの疾患の概念・診断根拠・分類基準がHE標本で観察される組織所見の上に構築されているためである．

3 Jaffe のトライアングル（臨床，画像，病理の協同）

病理診断の結果は最終診断としてしばしば決定的な要素となる．しかし，正確な病理診断には臨床情報が不可欠である．たとえば，骨腫瘍の病理診断には画像所見，部位・年齢などの臨床情報は必須である．臨床-画像-病理の相補的関係の実践と確認は，Jaffeのトライアングル（図1）として有名であり，互いの間に矛盾を残さぬよう三者間の対話を常に心掛ける必要がある．

4 腫瘍の病理診断名

病理診断名は，腫瘍形態が組織学的に正常組織・細胞の何に類似を示すかによって命名される（腫瘍発生起源細胞の特定はしばしば不可能であり，病理診断名はその発生母地や由来細胞により命名されるのではない）．平滑筋に類似すれば，平滑筋腫であり平滑筋肉腫である．本来，骨組織の存在しない軟部組織にも骨肉腫が発生し得る．正常組織・細胞への類似性は形態学的に判断される場合もあれば，それが示す表現型

第2章　研修で学ぶべき診療・検査手技

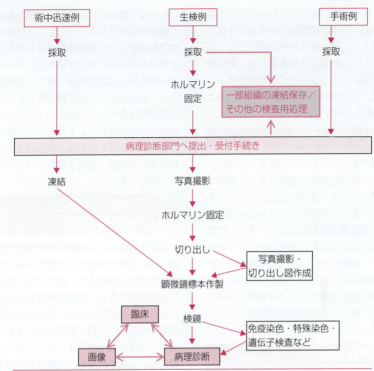

図1　病理組織標本作製過程の流れ
左下の臨床—画像—病理診断の三角形は Jaffe のトライアングルを示す．

（免疫組織染色によって示される）によることもある．例外もいくつかあり，滑膜肉腫では腫瘍の分化方向が滑膜ではなく不明であるが，伝統的に「滑膜」という語が冠せられている．骨・軟部腫瘍には既存の診断・分類に適合できない症例も少なくない．これらは「分類不能腫瘍」あるいは疑問例として所見記述的な診断がなされ，将来の課題としている．

5　腫瘍遺伝子診断

多くの軟部腫瘍で認められるキメラ型遺伝子異常は腫瘍特異性が高いため，その検出（RT-PCR 法や FISH 法が用いられる）は，しばしば腫瘍病理診断に直結する．しかし，その検出は技術的に難易度が高く，パラフィン組織標本を用いた場合はさらに難しい．そのため，これらの腫瘍遺伝子診断は研究室レベルにとどまっていることが多い．今後，さらに腫瘍遺伝子診断が普及することが望まれる．

6　悪性腫瘍の組織悪性度評価（grading）

腫瘍組織像のみから評価される grade は主に腫瘍遠隔転移や患者全生存率を予測する評価因子である．統一された grading system はないが，よく用いられている FNCLCC grading system では，組織学的分化度，核分裂像数，壊死の有無によって grade が決定される．しかし grading は全ての腫瘍にあてはめることはできない．非

常にまれな腫瘍，疾患単位の独立性が不確かな腫瘍，分類不能腫瘍での意義は今後の課題である．サンプリング部位によって悪性度が左右されることがあるため，針生検標本を用いてのgradingには疑問が残る．放射線・化学療法後の腫瘍標本ではgradingは避けるべきである．

7 針生検の限界

侵襲の少ない針生検が実施される傾向があるが，腫瘍病変部の組織所見は一般的に均質でないことを念頭におかなければならない．つまり，検体が小さければ病理診断に適する組織が採取されない，あるいは腫瘍の代表的な所見が含まれていない可能性が増す．病理医から「正確な診断が困難」との連絡があった場合，整形外科医はより大きな生検を考慮することが重要である．針生検の臨床上の長所は病理診断の面からは短所となる．

8 術前治療の病理診断への影響

治療として最初に外科的切除術が実施される場合には，術前針生検で悪性が確定的であれば，術後に切除標本で正確な組織型の確定がされてもよい．しかし化学療法や放射線照射などの術前療法が行われる場合は事情が異なる．化学療法や放射線照射などの術前療法は腫瘍組織に様々な修飾を与える．前述のように針生検で得られる組織学的情報は必ずしも正確とはいえないので，術前治療が施されてしまうと，その腫瘍の本来の病理診断を得られる機会は永遠に失われる．染色体・遺伝子解析についても事情は同じである．

9 切除断端評価と治療効果判定

切除手術において病理学的な切除断端評価・根治度判定は極めて重要である．手術検体は適切に固定され，適切に切り出されなければならない．切除断端は術者が熟知していることが多いため，切り出し作業は術者と病理医が共同で行われることが望ましい．組織学的治療効果判定は肉眼的，顕微鏡的に判断されるが，治療後に治療前の腫瘍量を推定するには限界がある．

DON'Ts

- ☐ 生検・摘出検体の乾燥は厳禁！無残な組織標本になる．
- ☐ 生組織を生理的食塩水の中に入れることは厳禁！無残な組織標本になる．湿ガーゼに包むか，生組織の保存が不要ならすぐにホルマリン液に入れる．

名古屋市立大学医学部臨床病態病理学　稲垣　宏

B　検査の基礎知識

11　細菌検査と微生物学の基礎

DOs

- [ ] なるべく抗菌薬投与の前に，必要十分な量の検体を入手しよう．
- [ ] どのような微生物による感染かを推定して，適切な培養を依頼しよう．
- [ ] グラム陽性球菌による感染症が多いが，一般細菌以外の可能性も常に念頭におこう．

1　一般細菌の検査

a　検体の採取時期

抗菌薬投与開始前が原則．すでに投与を開始した場合には，24時間以上中止して採取するか，中止できない場合には抗菌薬の血中濃度が最も低いレベルにあるとき（次回投与直前）とする．

b　検体の採取容器

1) 嫌気ポータ（図1a）

カテーテル・ドレーン先端，膿や胸水，腹水，その他嫌気性菌の検出を目的とする場合に用いられる．特に，病巣部・膿・穿刺液に悪臭がありガスが産生されているとき，膿瘍を形成していたり骨盤内感染があるときなどは嫌気性菌を考えて検体採取を行う．容器底部の寒天層には指示薬が添加されており，嫌気条件下では無色だが，酸素が混入するとピンク〜赤色に発色する．使用前に発色しているものは，使用しないこと．

2) 滅菌スピッツ（図1b）

上記で嫌気性菌の検出を目的としない場合に用いられる．

3) スワブ（図1c）

少量の膿や分泌物の採取・咽頭・鼻腔粘液等の採取に用いられる．

 Pitfall

嫌気ポータ内部は炭酸ガスが充満しており，倒すとガスが漏れる．立てた状態で開閉を速やかに行うこと．

c　検体の保存

一般的に血液・髄液以外は冷蔵とされるが，室温でも可能である（保存中に菌が増殖するため，結果が変わる可能性があることに注意）．

 Pitfall

嫌気性菌を考える際は，採取後なるべく早く培養を開始する．やむを得ない場合は，空気との接触を避ける工夫をした上で4℃で保存．

✓ **培養は何ヶ所提出？**

人工関節の感染を疑った手術の際に，5ヶ所程度の組織を培養へ提出して確認することは英文論文にも記載されているが，検査部の方から「どうしてこんなに多く提出するのですか？」と確認されたことが以前あった．特に抗菌薬入りのセメントビーズやスペーサーで待機した後の再置換の際には，術後の抗菌薬の使用期間の目安にもなること，コンタミネーションの有無の判断材料として必要となることから，やはり複数個所の採取で判断するほうが望ましい．

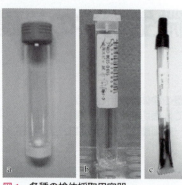

図1　各種の検体採取用容器
a：嫌気ポータ．b：滅菌スピッツ．c：スワブ．
目的・部位で使い分けること

d　塗抹および培養結果の解釈

塗抹検査は迅速性に優れ，陽性であった場合には何らかの感染を考え，治療を開始する．培養結果の待機中（少なくとも24時間は必要）は，通常何らかの抗菌薬の治療を開始していることが多いが，培養結果が陰性の場合には常に偽陰性の可能性を考えるべきであり，結果が陽性であった場合には起炎菌として矛盾がないか（コンタミネーションの可能性はないか）を考えた上で，以下に述べる薬剤感受性と，抗菌薬の投与経路／組織への移行性／体内での薬物動態を考え，抗菌薬の続行／変更を考慮する．

e　薬剤感受性の解釈

S：susceptible（感受性）：推奨される抗菌薬の投与量で臨床的有効性が期待できる．
I：intermediate（中間）：大量投与が必要，または抗菌薬移行性の良好な部位の感染症には効果が期待される．
R：resistant（耐性）：臨床的有効性は期待できない．

> ⚠ **Pitfall**
>
> 抗菌薬の感受性があるからといって必ず効くわけではない．投与された薬剤が局所の状況により有効濃度に達しない場合がある．

2　一般細菌以外の検査

a　抗酸菌

結核菌などの抗酸菌は，培養結果が出るまで数週間を要する．そのため，治療開始を早めるにはPCR検査が必須である．血液や骨髄液は検体として不適である．

b　真菌

抗酸菌と同様に培養結果に時間がかかるため，血漿中のβ-D-グルカンや各種の真菌抗原を測定することで，深在性真菌症を早期に確認可能である．必要に応じて，組織標本を採取して感染の有無を確認することも重要である．

DON'Ts

☐ 抗菌薬の感受性を過信しすぎない．

済生会新潟第二病院整形外科　**山際浩史**

✅ **蜂窩織炎は時に厄介**
蜂窩織炎と考えたときは，通常は創部の培養を行う必要はない．皮膚の常在菌が培養されるだけである．グラム陽性球菌による感染症がほとんどであるため，β-ラクタム系の抗菌薬を使用する．ただし，壊死性筋膜炎やガス壊疽には十分注意しよう．また，基礎疾患のある患者や入院中などではMRSA感染も考慮する必要がある．実際に頻度が高く苦戦するのはコントロール不良の糖尿病患者であり，広域の抗菌薬を用いる必要がある．

C 診療手技

1 穿刺手技

> **DOs**
>
> - [ ] 関節内病変に対し極めて有用な情報を得ることができる（整形外科の特殊検査）．関節内容物の性状に異常が疑われる場合は検査に提出すること（細菌培養，関節結晶）．
> - [ ] 最も重大な合併症は無菌関節の感染である．医原性の化膿性関節炎を起こさないために，適切な無菌的操作・穿刺手技を習得することが必須である．

1 関節穿刺

　無菌的操作で行うことが最も大切である．無菌関節の感染は 10,000 回に 1 回以下の頻度で極めてまれとされているが，いったん発症すると重篤な合併症となることを常に念頭におく．適切な消毒薬を使用し，広い範囲を十分消毒する．針の刺入部位については図1〜6を参照．関節液採取後，診断目的に局所麻酔薬や，ヒアルロン製剤，ステロイド製剤を注入することがある．

2 腱鞘穿刺

　腱鞘穿刺は通常，狭窄性腱鞘炎の保存的治療として行う．狭窄性腱鞘炎で最も頻度が高いのは弾発指と de Quervain 病である．弾発指は指屈筋腱，特に浅指屈筋腱が A1 プーリーでの滑走障害をきたす腱鞘の炎症性肥厚・変性が原因と考えられている．少量の局所麻酔薬（1% カルボカイン 0.5mL など）を 24G 針で注入する．ステロイド（リンデロン® 2mg など）を混入することもある．実際の手技を図7に示す．一時的に効

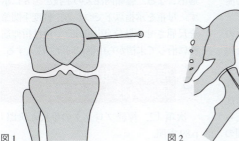
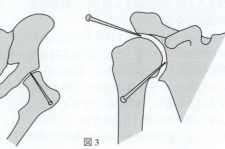

図1　　　　　　　　　　図2　　　　　　　　　図3

図1　膝関節
外側から大腿骨と膝蓋骨の間を滑らすように，膝蓋骨上 1/3 の高位で刺入する．通常 18G の針を使用する．関節包の抵抗を確認する．

図2　股関節
Scarpa 三角で大腿骨頭を触知し，大腿を内旋させ，大腿動脈を触知しその外側 2 横指から，22G のカテラン針を刺入する．股関節の形状を思い浮かべて頭側に向けて傾けて穿刺することが大切．透視を使うことも有用．仰臥位で関節液採取するときは，頚部に穿刺することもある．

図3　肩関節
前方穿刺は上腕骨頭の内側で烏口突起下縁を目安にする．肩峰下滑液包内穿刺は肩峰を触れて確認し，軽度頭側に向けて穿刺する．

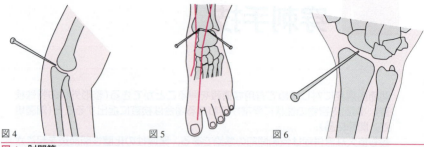

図4　　　　　　　　　　図5　　　　　　　　　　図6

図4　肘関節
肘頭を触れて確認し，軽度外側，上腕骨外側上顆の遠位部を刺入部とする．
図5　足関節
足関節．内果から1cm近位内側で長母趾伸筋腱内側から刺入する．外側から刺入することもできる．
図6　手関節
手関節は橈骨茎状突起背側で関節裂隙を触知し，長母指伸筋腱と短母指伸筋腱の間隙から刺入する．

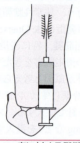　　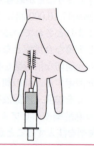

図7　de Quervain病に対する腱鞘内注入の手技　　図8　弾発指に対する腱鞘内注入の手技

果あるも症状が持続する場合は，腱鞘切開の適応となる．

de Quervain病は第1背側伸筋腱区画の狭窄性腱鞘炎である．長母指外転筋腱と短母指伸筋腱が含まれているが，破格が多く，この区画内に7，8本に分かれた腱が存在することもある．腱鞘内にステロイドを注入する保存的治療は有効性が高いと考えられている．治療抵抗性の時は，腱鞘切開の適応となる．腱鞘内注入の手技を図8に示す．母指を示指以下でつかみ，軽度手関節を尺屈させる肢位（Eichhoff）で短母指伸筋腱に沿って末梢から中枢に向けて注入する．

3　神経根・椎間板・硬膜外腔・硬膜下腔

次項「2．神経ブロックの手技と実際」p.89参照．

DON'Ts

□　弾発指では穿刺部周囲に指神経が，de Quervain病では橈骨神経浅枝が通過しており，損傷しないように，刺入時に疼痛がある時は刺入し直す．

鹿児島大学医学部整形外科　**河村一郎**
霧島整形外科　**井尻幸成**

C 診療手技

2 神経ブロックの手技と実際

DOs

- ☐ 神経原性疼痛に対して極めて有用な保存的治療法である．
- ☐ 適切な無菌操作・穿刺手技を習得することが必須である．
- ☐ 責任病巣の同定に有用な検査の1つである．
- ☐ 手技を十分イメージし，刺入点にこだわること．
- ☐ ブロックは麻酔の技術でもあり，ブロック後の患者容態の変化には十分対応できること．

神経ブロックは整形外科，脊椎疾患領域の保存的治療の主体となる治療法である．神経根以遠の末梢神経がその対象となり，様々なブロックがある．

1 仙骨部硬膜外ブロック

本ブロックが下肢神経症状に劇的な効果を有することがある．日常外来にて施行しやすいブロックの1つであり，本法をマスターすることは整形外科医において必須である．

a 方法と手技

腹部の下に枕を入れて，股関節を軽度屈曲した腹臥位をとる．腰痛が強い場合は股関節屈曲の側臥位をとる．仙骨裂孔を触知することが重要である（図1）．通常は殿裂より上位にあるが，肥満患者ではやや触れにくい．指先で十分触知した後（必要であればマーカー等でマーキング），十分な消毒を行う．

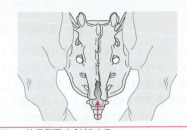

図1　仙骨裂孔を触知する

 コツ

刺入部感染や硬膜外膿瘍の可能性もあるため，消毒は十分広く，清潔操作により感染を予防することが最も大切である．

約7cm径の穴あきシーツをかけ，滅菌手袋をして清潔操作で行う．20mLシリンジに0.5%カルボカイン®（もしくはキシロカイン®）を20mL用意する（1%カルボカイン®10mL＋生理食塩水10mLでもよい）．ただし小柄な高齢者では，効きすぎて血圧低下や尿失禁を起こす場合があり，適宜減量する．23Gもしくは22Gの注射針を用い皮膚に垂直に穿刺したのち頭側方向に傾け，仙尾靱帯を貫通させ，仙骨裂孔内に針先を進める．抵抗がなく，容易に注入できるところが硬膜外腔である．

注入前に逆流を確かめ，血管内注入にならないことを確認する．同部位には大血管はないので致死性のショックに陥ることは少ないが，間違ってもカテラン針などの長い針は用いない．いかに肥満の患者でも通常の注射針で十分である．血液の逆流がある場合は針先を動かし，逆流がないところでの硬膜外注入を緩徐に行う．悪心，嘔吐，けいれん，血圧低下，呼吸困難，心停

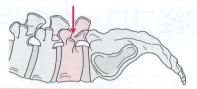

図2　神経根ブロックの刺入方向

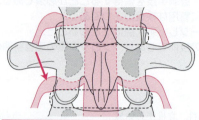

図3　腰神経根ブロックの刺入方向

止などのショック状態に陥る可能性もあるため，既往歴等の問診，ブロック前のバイタルの確認を行っておく．また急変に備え，点滴や酸素吸入器，救急カートは常備しておく（この点については以下のすべてのブロックに共通）．

術後は仰臥位や側臥位などの自由な姿勢で約30分安静を指示する．血圧測定は直後，10分後，30分後に行う．まれに高齢者で下肢の運動麻痺が出現し，恐怖心を感じる患者も存在するので，術前の十分な説明は肝要である．

2　神経根ブロック

頸椎椎間板ヘルニア，頸椎症性神経根症，腰椎椎間板ヘルニア，腰部脊柱管狭窄症などによる神経根症状に対する保存的治療として，また術前の責任病巣の同定のため，広く行われる手技である．また，腰椎椎間板の外側ヘルニアなどの手術時に神経根の走行を直視し解剖を理解することで，困難な症例でもスムーズに根ブロックを施行することが可能となる．

a　神経根選択的ブロック

単純X線正面でlumbarization, sacralizationの有無を確認する．MRIの所見から目標とする神経根がどの椎間孔を走行するか確認する．まれに，分岐神経や神経根の異常がある場合もあるので，施行前に十分MRIで検討する．神経根造影を行う場合は，脊髄造影用の水溶性造影剤を用いる．問診を十分行うとともに，アレルギーやショック時の対応準備に万全を尽くす．

施行前にSLRテスト等疼痛を誘発する動作や姿勢を確認し，ブロック後に同様の動作を行い疼痛の変化を十分評価する．

患者の股関節を軽度屈曲させる腹臥位をとらせる．股関節を屈曲させることにより腰椎の前弯を減少させ，該当椎体を椎間板に並行の方向から透視にて観察することが最も重要である（図2）．清潔操作を行うことは前項「1. 穿刺手技」p. 87に準じる．

針は22Gのスパイナル針を用いる．十分な局所麻酔を皮膚，皮下に行う．横突起の中央部に垂直に穿刺し深さを測定する．体型や性別などにより極端に異なるので，必ず各症例で計測する．いったん，針先を皮下まで後退させ，内下方に方向を変え，横突起下縁を通り椎間孔出口へ向かうように注射針を進める（図3）．先ほど測定した横突起への深さより1～2cm深部に神経根は走行している．内側に向けすぎると椎間関

節にあたるので注意する．下肢に放散する疼痛が誘発されたら，造影剤を1mLほど注入する．疼痛が再現されることが通常である．ゆっくりと注入し，神経根の陰影を確認するが，外側障害などで椎間孔が狭窄している場合は，椎間孔は造影されない場合もある．また，神経根の走行も横走化する例が多い．必ずX線撮影を行い評価する．その後，1%カルボカインを1cc注入する．ステロイド併用の有用性に関してはいまだ議論が分かれているが，筆者は神経根の抗炎症作用目的にステロイドを併用している．

施行後，即座にSLRテスト，歩行負荷等ブロック前の疼痛誘発動作を行い，ブロックの効果を確かめる．ブロック前後にこの動作を患者本人にも自覚させることで，患者サイドへの病態の理解へつながる．神経根ブロックが行われ，後の再診で"ブロックが効かなかった"と述べる症例もあるが，その原因として①責任高位が異なる，②直後は効果があったが持続しなかった（責任高位は合っている），③神経根にhitしていない（ブロックが成立していない），といったことがあげられる．いずれも患者は"ブロックが効かなかった"と述べるわけだが，高位診断に重要な問題であるため，ブロック前後の症状の変化を十分記載し，他医師がみても所見を理解できるようにすべきである．

3 椎間板・硬膜外腔・硬膜下腔穿刺

a 椎間板穿刺

椎間板穿刺は透視もしくはCTガイド下に行う．椎間板ヘルニアの局在や再現痛の診断のために行い，腰椎に行うことが多い．

腰椎椎間板穿刺は，患者は基本的に側臥位をとる．股関節屈曲，膝関節屈曲位をとり，頸椎も軽度前屈させる．透視にて腰椎の側面像をモニタリングし，目標とする椎間板に並行で，棘突起上から約7cm側方から45°の角度で穿刺する．術前にCTで刺入線を想定しておくことが肝要である．椎間関節の外縁に沿うように針を進める．上位の椎体下縁に近づくと神経根に当たることがあり，注意を要する．刺入側の下肢放散痛を訴える場合は，神経根に接しているため，慌てずいったん針を戻し方向を変更する．椎間板の線維輪に穿刺した感触を感じ，透視正面像を確認し，刺入方向を再確認する．その後，針先を椎間板中央部にまで進める．

解剖に十分熟知し（椎体前方には大血管が存在），針の先端がどの位置にあるかを確認しつつ針を進めることが肝要である．

b 硬膜外腔穿刺

硬膜外腔の穿刺はトッフィー針を用いて行うことが多い．腰椎穿刺と同様に側臥位，股関節・膝関節屈曲で棘突起を触れ，棘突起間から刺入する．刺入部に十分局所麻酔薬を浸潤させることで患者の苦痛を緩和する．針は棘上靱帯，棘間靱帯，黄色靱帯を穿孔し，硬膜外腔に至る．

黄色靱帯を穿孔すると陰圧になるので，トッフィー針に5ccのガラス注射器（一度生理食塩水で濡らす）を約3ccの空気を入れて接続し，硬膜外腔に刺入したときに陰圧により，空気が容易に注入されることを確認する．

c 硬膜下腔穿刺

硬膜下腔は通常，くも膜下腔注入となり，腰椎麻酔，髄液検査のとき用いる．前述の硬膜外腔から，さらに針を進め，硬膜を穿破した感触とともに，髄液の逆流を確認する．スパイナル針を用いる．硬膜外腔・硬膜下腔の穿刺は棘突起間の正中から施行できることが多いが，脊柱管狭窄などがある場合は，斜めから刺入することもできる．

4 その他の神経ブロック

　星状神経節ブロック，椎間関節ブロック，後頭神経ブロック，腕神経叢ブロック等，整形外科領域で汎用するブロックがあり，これらの手技に精通することが必要である．

 コツ

刺入点が手技の成否を握るといっても過言ではない．脊柱の変形の程度，患者体型を確認し，刺入点にはこだわること．

DON'Ts

- ☐ 麻酔と同様の手技であり，迷走神経反射や局所麻酔中毒，薬剤アレルギー，ショックの可能性があることを念頭におき，対応できるようにすること．"安全第一"
- ☐ 造影を行う場合は，必ず適切な造影剤であるかを自分の目で確認すること．過去の歴史で不適切な造影剤の使用により，不幸な転帰をたどった事例が存在する．確信が持てない場合は必ず上級医に相談する．"聞くは一時の恥"
- ☐ 数回行いうまくいかないときは，手を変える(術者交代)か，日を変えて再挑戦．患者とのコミュニケーションも十分とっておく．"謙虚であること"

鹿児島大学医学部整形外科　**河村一郎**
霧島整形外科　**井尻幸成**

C 診療手技

3 牽引

DOs

- 牽引後の肢位を考えてワイヤーを刺入しよう．
- ワイヤーは確実に骨をとらえて刺入しよう．
- ワイヤー刺入部は必ず毎日チェックしよう．特に疼痛・皮膚の状態などに注意しよう．

牽引（traction）とは，安静加療や骨折治療の目的で，患部（四肢，脊椎，骨盤など）に牽引力を持続的もしくは間欠的に加えることをいう．

骨に直接刺入したワイヤーやピンなどの鋼線を牽引し，長期的・大きな牽引力が得られる直達牽引法と，皮膚を介して行う介達牽引法がある．

現在成人の骨折に対し牽引のみで加療する症例はほとんどない．手術待機時に行うこともあるが，超早期の手術が多くなっていることや，ベッド上安静になることなどからあまり推奨されない．また，体位変換も大変で患者への負担も大きい．

たとえば下腿や足関節近傍骨折への直達牽引も，腓腹部への圧迫の軽減・ADL の向上・大きな牽引力・骨折部の安定性などの面から，最近では手術待機期間中に創外固定を用いることが多い．

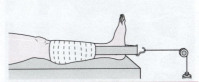

図1 代表的な介達牽引法（下肢）
比較的弱い力で牽引する場合の牽引法で，高齢者の大腿骨頸部骨折などが適応．

四肢（介達・直達）

1 介達牽引

2～3kgくらいまでの軽い牽引や，一時的な場合は介達で牽引を行う（図1）．専用のテープやスポンジゴムをU字状に当て，弾性包帯で固定して牽引する（図2, 3）．皮膚がかぶれたり，ズレによる水疱などができるため，頻回のチェックが必要である．牽引肢の長軸に沿い，骨突出部に圧迫が加わらないよう気をつける．

スポンジで挟み込むような専用の道具もある（図4, 5）．

介達牽引の目的は牽引力というより安静の意味合いが強い．

a 乳幼児（1～3歳）の大腿骨骨折

上記に対し，仰臥位・股関節90°屈曲位・軽度外転位，2～3kgで牽引するBryant牽引を用いることがある（図6）．骨盤ごと持ち上がることが多いので，体幹への抑制が必要になる．

b 年長児

大腿骨骨折に対する90°-90°牽引法などではX線を頻回にチェックし，回旋や全長などを含め，注意深く経過をみる（図7）．

2 直達牽引

下肢の直達牽引の重錘は体重の1/9をめやすとする．通常脛骨近位から行うが，寛骨臼骨折など大きな牽引力を必要とする場合は（10kg以上をめやすに）大腿骨遠位から

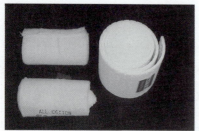

図2　皮膚牽引セット
弾力包帯2本，スキントラック帯1本

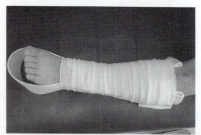

図3　皮膚牽引
アキレス腱を避けて弾力包帯を巻きはじめる

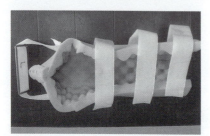

図4　ジムトラップ牽引用フプリント

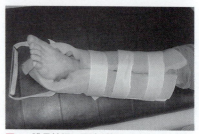

図5　腓骨神経に圧迫が加わらないように注意する

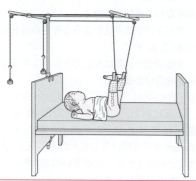

図6　乳幼児の大腿骨骨折に対するBryant(ブライアント)牽引法

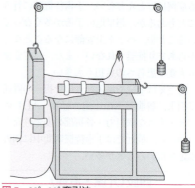

図7　90°-90°牽引法
弾力包帯や鋼線も使用される

行う(図8).

　最初にやや重めから牽引し，X線を見ながら軽くしていく場合や，はじめは軽めにし，X線を見ながら徐々に重くしていく方法があるが，いずれの場合も頻回のX線チェックで適正な重さを早めに見つけることが重要である.

　刺入部や対側の皮膚に外傷創や皮膚疾患がないことを確認し，十分な麻酔と消毒を行う．麻酔，消毒とも刺入部位よりも対側を広範囲に行う．

　小児には局所麻酔より静脈麻酔が有効なことが多い．

　神経や血管，腱などに刺入しないよう気

をつける．ワイヤー刺入時には刺入側と対側の2回皮質を破る感覚が重要であり，しっかりと骨をとらえて刺入するように気をつける．

刺入場所によって 2.0〜3.0 mm のワイヤーやスタインマンピンを用いるが，年齢や骨粗鬆症の程度を考慮しワイヤーの太さを選択する．

刺入後馬蹄でワイヤー緊張させ，牽引を行う（図9）．牽引の角度や重錘の選択は重要である．

a 鋼線刺入部位

1） 中手骨（図10）

前腕骨〜手根骨の骨折，脱臼などに用いる．第2，3中手骨に刺入するが，第2中手骨橈側から第3中手骨背側へ刺入するのは困難なため，第3中手骨背側から第2中手骨橈側へ刺入すると容易である．特に伸筋腱を巻き込まないよう注意が必要である．

2） 肘頭

上腕骨骨折や，小児の上腕骨顆上骨折などが適応になる．尺骨神経損傷を避けるため，肘関節屈曲位で内側から刺入する．

3） 大腿骨遠位（図11，13）

大腿骨近位部骨折や寛骨臼骨折，小児の大腿骨骨折に対する 90°-90° 法などに用いる．膝蓋骨上端レベルで，大腿骨軸に垂直に刺入する．安静時下肢は外旋するため，刺入時，助手に膝蓋骨正面になるよう介助してもらう．

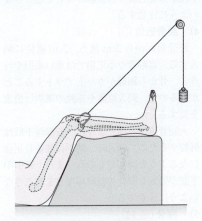

図8　代表的な直達牽引法（下肢）
強力な牽引力を必要とする場合の牽引法で，青壮年者の大腿骨骨折などが適応．

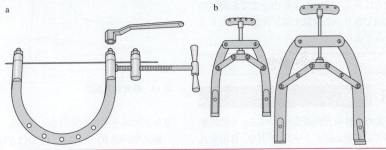

図9　a：鋼線緊張弓および付属器．b：ボルシャルト鋼線緊張弓．

☑ **感染に気をつけろ（その1）**

ワイヤー刺入部は必ず毎日チェックする必要がある．以前はワイヤー刺入部を消毒し，イソジンゲルなどを塗布していたが，最近はワイヤー刺入部を消毒せず，洗浄などできれいな状態に保つのがよいとされている．ワイヤー刺入部周囲に滲出液や出血などで痂皮化することがあるが，痂皮は感染の原因となり得るため，きれいに除去するのがよいであろう．

あまり近位に刺入しすぎると，馬蹄が膝蓋骨に当たり牽引できないので，行う前に馬蹄の大きさと，刺入位置を確認する．また，関節内刺入とならないようにやや前方に刺入する．また，脛骨近位の場合，腓骨神経損傷を予防するため，外側より刺入する．

刺入後は馬蹄の外側に包帯などを挟み，下肢が外旋し腓骨神経麻痺などを起こさないように注意する．

4）脛骨近位（図11，14）

脛骨粗面から2cm後方，2cm遠位に刺入する．高齢者や小児例では重い牽引を行うと，骨から鋼線がカットアウトすることがあるので，刺入位置や重錘の選択は慎重を要する．

大腿骨遠位と同じように，安静時下肢は外旋するため，刺入時，助手に膝蓋骨正面になるよう介助してもらう．また，牽引中下肢が外旋し腓骨神経麻痺などを起こさないように注意する．

5）踵骨（図12）

内側，外側それぞれの刺入法があるが，外側より刺入する方法が位置を覚えやすい．

腓骨外顆再遠位から2.5cm遠位，2.5cm後方に刺入する．およそ3kgまでが重錘の上限であり，これ以上は足関節が開大するのみである．

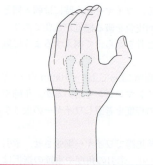

図10　中手骨牽引の刺入部位

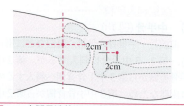

図11　大腿骨遠位および脛骨近位のKirschner鋼線刺入部位

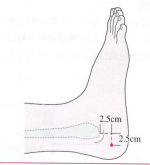

図12　踵骨刺入部位

体幹・骨盤

1　頚椎

頚椎を体軸方向頭側へ2～3kgで持続牽引するGlisson（グリソン）牽引や，専用金具を頭蓋骨に刺入して行うCrutchfield（クラッチフィールド）牽引（図15），ハローベストのリングのみを用いた牽引などがある．

間欠牽引は10～15kg，15分ほど行うことが多い．

☑ **感染に気をつけろ（その2）**

ワイヤー刺入後，ワイヤーが骨内で内外側に動いてしまうことがある．不潔になってしまうことや，皮膚状態が悪くなることが考えられる．ワイヤー刺入後は馬蹄を皮膚観察ができる程度の隙間をあけ，なるべく皮膚に近くなるようにする．

第 2 章　研修で学ぶべき診療・検査手技

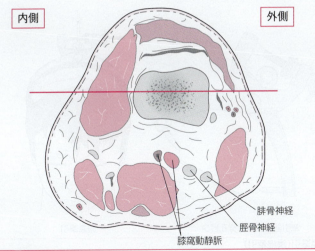

図 13　大腿断面

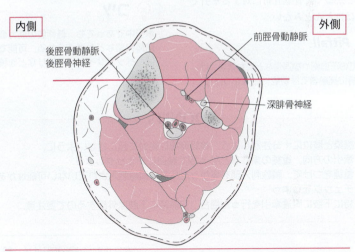

図 14　下腿断面

2 腰椎

持続牽引は 4 〜 6kg で行う．間欠牽引は骨盤帯などを用い，15 〜 20kg，15 分ほど行うことが多い．

3 骨盤

以前は骨盤のオープンブック型骨折や恥骨結合離開に対し，骨盤腔の体積を減らす目的で，四方からスリングで吊り下げるキャンバス牽引などを行っていた．
現在は創外固定やサムスリングなどを用

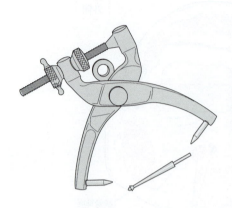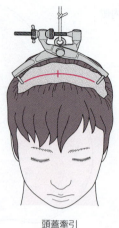

牽引器と頭蓋骨穿孔ピン　　　　頭蓋牽引　　　Crutch field
頭蓋牽引器

図15　直達牽引（鋼線牽引）

いることが多く，骨盤骨折に対する牽引での加療はほとんどみない．

 Pitfall

牽引での圧迫創や擦過傷などにも気をつける．特に高齢者では褥瘡にも気をつける．

 コツ

牽引中であっても，健側肢の筋力低下・関節拘縮などが考えられる．可能であれば，ベッドサイドリハビリなどを積極的に行う．

DON'Ts

- 感染と肢位に十分注意しよう．神経麻痺は絶対に起こさないように．
- 牽引の方向，重錘の重さなどを X 線で頻回にチェックしよう．
- 重錘をつけて，鋼線刺入部を痛がったら骨に鋼線刺入されていない可能性がある．チェックをしよう．
- 特に下肢に直達牽引を行った場合，安静時に下肢は外旋するので要注意．

春日井市民病院整形外科　**鈴木浩之**

C 診療手技

4 固定

DOs

- ☐ 骨折を含めた外傷の場合，急性期に徐々に腫脹が起こることを考え，固定方法，次回受診日，入院治療の必要性について注意し検討する．
- ☐ Volkmann拘縮の発症を含めたギプス障害の説明は看護師任せにせず，医師自ら行う．
- ☐ 硬性コルセットの固定性には過信せず，こまめにX線撮影等で画像確認する．

1 ギプス・シーネ・三角巾など

　四肢の骨折，靱帯損傷，筋挫傷，腱鞘炎や関節炎等に対して，局所の安静のための固定は重要である．特に骨折に対するギプス作成に関しては，骨折の部位，骨折のタイプ，軟部組織の腫脹の程度，入院治療か外来治療か（言い換えれば，医師が随時観察可能か）の違い等，細心の注意を払うべきである．骨折後のギプス障害の1つであるVolkmann拘縮（図1，外傷，特に骨折によって血管が直接損傷を受けたり，圧迫を受けると筋肉への血液供給が障害され，筋肉が阻血性の無腐性壊死に陥り，伸縮性が消失してしまう状態）は四肢機能を喪失し，患者の一生の生活の質の低下をきたしかねず，最初に肝に銘じるべきである．整形外科の診療経験の豊富な看護師からの説明も欠かせないが，ギプス障害に関しては医師自らが説明し，かつ，ギプス障害（ギプス装着部から末梢の痛み，しびれ，冷感等）の説明をメモにして渡すことはさらに効果的である．

コツ

ギプス障害の説明と緊急の連絡先をメモにして患者，および家族に渡す．内容はギプス装着部から末梢の痛み，しびれ，冷感等の症状など．

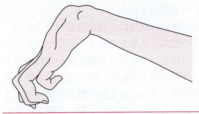

図1　手指のVolkmann拘縮

a 合併症ほか注意点

　上肢ギプス固定の合併症には，Volkmann拘縮以外に手指の関節拘縮やcomplex regional pain syndrome（CRPS）などがある．予防として，①良肢位でのギプス固定，②MCP関節にかかるギプス固定や極端な屈曲尺屈位での固定は避けること，③非固定関節を積極的に動かす関節可動域訓練の指導も重要である．また下肢ギプスについては，下肢の区画症候群や腓骨神経麻痺の予防が重要である．前者の予防策は急速に腫脹がみられることが予想される場合，最初からギプスシーネを装着すること，心臓よりも患肢を挙上することが重要である．もし発症した場合は緊急に減張切開が必要になる．後者の予防には膝下ギプスを巻く際に腓骨頭から遠位数cmまではギプスを巻かないことが重要である．他の注意事項として，足関節は尖足位固定禁忌（ただし，アキレス腱断裂時は例外），皮膚障害を回

避するため中敷きを均一に巻くことなどがある．

b 適応の基準

ギプスかシーネを固定方法に選択する基準は以下の3点による．①骨折部の転位が少ないものの保存療法で治療を行いたい場合は強固な固定が可能なギプスを選択する，②軟部組織の腫脹が激しく，Volkmann拘縮をきたすリスクがある例では，ギプスではなくシーネを数日間行う，③夜間および休日等，足持ちをうまく行う助手がおらず，よいギプスを作成できない場合は一時的にシーネ固定を行う．

三角巾は簡便に上肢を固定できるため，その使用方法等を会得する必要がある．三角巾装着は前腕から手指にかかる外傷で主に使用される（図2）．例えば，中手骨から前腕骨，さらには上腕骨顆上骨折のギプスを装着した際，また，上腕，前腕から手にかけての創処置後の筋および靱帯等の安静を必要とする際に装着する．さらに肩関節脱臼整復後（前方脱臼の際は外旋位で固定する専用の装具あり）一時的に，上腕骨頚部骨折などでバストバンドと併用した固定を行う場合がある．しかし，三角巾の懸垂力が直接首にかかるため，頚椎病変がある場合には適応を慎重に判断するべきである．

2 拘束器具（腰椎ベルト，コルセット，アンクルサポーターなど）

腰椎ベルトは，高齢者の骨折等が原因ではない腰痛および，急性腰痛の発症初期など，利用期間を限定する等の配慮が必要である．

コツ

どのタイプのコルセットでも装着のコツは坐位もしくは立位で両腸骨翼を覆うように装着し，下方のベルクロ付きストラップを強めに締める．

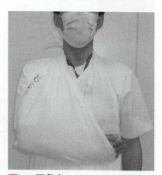

図2　三角巾

a コルセット

コルセットには大きく，軟性（ダーメンコルセット等）と硬性コルセットに大別される（図3）．軟性コルセットは主に固定術以外の腰椎術後や腰椎椎間板ヘルニアの保存療法，および急性腰痛の初期治療，脊椎圧迫骨折（破裂骨折以外）の際に使用される．作用機序はコルセット装着により，腹圧を亢進させることで，腰椎の前屈，後屈および側屈運動の際の腰椎椎間板や椎間関節，および靱帯・骨・筋組織への負担軽減である．通常，患者の体型に合わせる目的に義肢装具士による型どりを行ってから作成し，比較的患者のコンプライアンスは高い．また，硬性コルセットの装着適応は脊椎圧迫骨折（特に破裂骨折）や腰椎固定術後などである．これも軟性コルセットと同様に型取りを行ってから作成する．外枠をプラスチックで作成することから，腰椎の運動を制限することが可能である．そのため，患者にとっては通気性が悪く蒸れて汗をかきやすいことや，腰椎の運動を制限され，日常生活動作が不自由になるため，コンプライアンスが低いことが欠点である．外来で硬性コルセットを処方した際には患者にこのコルセットの必要性を十分に説明することでコンプライアンスを上げる必要がある．しかしながら，説明しても装着していない場合も少なくない．そこで外来等では通院

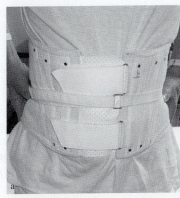 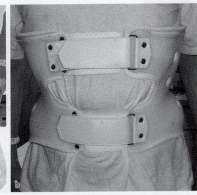

図3 各種コルセット
a：軟性(ダーメン)コルセット．b：硬性コルセット．

頻度を多くし，圧迫骨折等の進行がないか，または腰椎固定術後の癒合不全の傾向がないか等をX線像・MRIで確認する必要がある．

b アンクルサポーター

アンクルサポーターは足関節捻挫の際に使用できる有効な装具である(図4)．内反しやすいということで捻挫は外側に起こることが多い．好発部位としては前距腓靱帯，踵腓靱帯，第5中足骨基部，二部靱帯が多い．外側側副靱帯損傷のDe Palmaの重症度分類でIII度(重症)の際には腫れや不安定性が強く，強固な固定ができないため，本装具は不適である．強固な固定が必要の際は，ギプス固定の適応である．

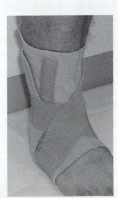

図4 アンクルサポーター
写真のように外側(内側にも)に金属支柱がある．さらにストラップが足関節に対して交差して巻けるため，内外反ストレスに対して固定性がよい．

DON'Ts

☐ 小児上腕骨顆上骨折や前腕両骨骨折や打撲を含めて前腕の筋内圧が高くなった状態ではVolkmann拘縮が起きやすい．ギプス固定後の末梢手指のしびれ・皮膚色・痛み等の観察を怠らない．

新潟大学医歯学総合病院総合リハビリテーションセンター　**木村慎二**

D リハビリテーション

1 歩行訓練・免荷

DOs

[杖の長さ調節について]
- ☐ T字杖の長さの調節は，直立した状態で足先から15cmほど前外方に杖先を置いて肘関節を30°程屈曲した高さとする．この高さはおよそ大転子の位置に一致する．
- ☐ 松葉杖の握り部の位置はT字杖と同様であるが，脇当ては腋窩から2横指程低くするのが適当である．全長は背面に立てた時の肩甲骨下角の高さ，身長－41cm，身長の77%など様々な設定方法がある．

骨折などの外傷，手術後，関節炎などにより，臥床時間が長くなれば，呼吸・循環系，消化器系など種々の身体機能に悪影響を及ぼし，廃用症候群をきたす可能性が高くなる．そのため，早期離床，早期歩行が重要となる．早期歩行を進めていく上で荷重制限や姿勢不安定などがある場合には杖，松葉杖，歩行器などの歩行補助具が必要になってくる．歩行練習は平行棒内歩行(図1)，歩行器歩行，T字杖歩行の順にステップアップしていくケースが多く見受けられる．

1 T字杖(図2)

最もポピュラーな杖であり，握り手がT字をしていることからそうよばれている．体重の支持，安定性を得ることにより，歩行能力を向上させることが使用目的である．現在は色や模様も様々で，折りたたみ式杖，伸縮型杖などもあり，ファッション性や機能性が向上したことにより，杖を持つことに抵抗があった方にも使用されている．杖の長さは，直立した状態で足先から15cmほど前外方に杖先を置いて肘関節を30°程屈曲した高さとする．この高さはおよそ大転子の位置に一致する．

2 多脚杖(図3)

支持基底面が広いことから安定性が高く，

T字杖ではバランスが不安定であったり，パーキンソン病や失調症状を呈する場合に適応がある．しかし，真上から垂直に力を加えないと安定しないことから，階段や不整地では非常に不安定であり，実生活で使用されるケースは少ない．

3 ロフストランド杖(図4)

前腕部と手部による二点支持であるため高い安定性が得られる．免荷能力も高い．手関節の機能障害，関節リウマチ，下肢不全麻痺などに適応がある．しかし，前腕部をカフで固定しているため，転倒などの際には上肢の外傷などのリスクを伴う．

4 松葉杖(図5)

腋窩部と手部の2点支持によって上肢を固定して，体重を支持できるため，安定性

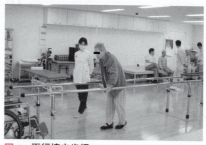

図1　平行棒内歩行

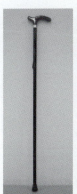 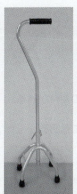 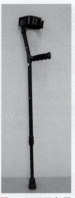 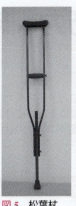 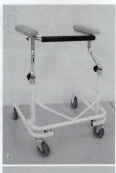

図2　T字杖　　図3　多脚杖　　図4　ロフストランド杖　　図5　松葉杖

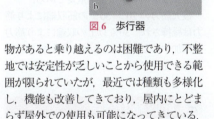

図6　歩行器

と免荷能力が高い．しかし，腋窩で直接支持してしまうと腋窩神経麻痺を合併してしまう可能性もある．安定性が高い点歩行と，速度が速い振り出し歩行に大きく分けられ，細かく分類すると2点，3点，4点歩行，小振り歩行，大振り歩行など荷重制限の違いにより様々な歩行方法がある．杖の長さは，背面に立てた時の肩甲骨下角の高さ，身長−41cm，身長の77％など様々な設定方法がある．最終的には歩行時の歩容や使用者の使用感なども考慮して決定する．

5　歩行器（図6）

大きく歩行能力が障害されている場合，骨折や関節炎のため体重免荷が必要な場合に使用される．平行棒歩行と杖歩行の間に位置するレベルが対象となる．種類は車輪付き歩行器（図6a）と固定型ないしは交互型歩行器（図6b）がある．歩行器は段差や障害物があると乗り越えるのは困難であり，不整地では安定性が乏しいことから使用できる範囲が限られていたが，最近では種類も多様化し，機能も改善してきており，屋内にとどまらず屋外での使用も可能になってきている．

 Pitfall

高齢者や心肺機能障害を有する患者がT字杖など不安定な歩行補助具を初めて使用する場合，柄を強く握ることによる急激な血圧（拡張期血圧）上昇に注意．

DON'Ts

☐　歩行訓練は段階的に進めるが，患者の立位・動的安定性や関節機能あるいは筋力，認知機能，心肺系機能などを考慮して歩行補助具の要否や種類を決定する．

名古屋市立大学大学院リハビリテーション医学分野　**和田郁雄**
名古屋市立大学病院リハビリテーション部　**堀場充哉**

2 筋力訓練

DOs
- 筋運動には最大筋力，筋持久力，協調性の3つの要素がある．
- 筋力を効果的に高めるためには過負荷が原則．
- 筋力強化訓練や種類は個々の状況ごとに段階的に進める．

1 筋力強化訓練の原則

筋力は筋の断面積と収縮に際して動員される神経筋単位の数に規定される．最大筋力を強化するためには頻度よりも負荷量を大きくすることが，筋持久力を強化するには中等度の負荷量で頻度を増やすことが重要である．協調性を改善するには負荷量よりも頻度を増やすことが重要である．

最大筋力の20〜30%の筋収縮により筋力は維持され，30%以上の収縮により筋力は増加するとされる．反面，絶対安静状態では1週間に10〜15%の筋力低下が起こるとされる．

2 筋収縮の種類

筋収縮の種類はその運動方向から求心性収縮(concentric contraction)，遠心性収縮(eccentric contraction)，等尺性収縮(isometric contraction)に分類できる．ここでいう求心性，遠心性，等尺性とは見た目の関節運動で捉えた表現である．

a 求心性(等張性)収縮

膝関節運動時の大腿四頭筋の働きを例にあげると，端座位で膝屈曲位から進展するような運動は，大腿四頭筋の収縮方向と下腿の運動方向が一致することから求心性とよぶことができる(図1)．求心性収縮では筋の張力が一定であることから等張性収縮ともよばれ，臨床では求心性収縮よりも等張性収縮と表現されることが多い．リハビリテーションの臨床においてしばしば導入されている運動方法である．

b 遠心性収縮

階段を降りる際の支持脚では大腿四頭筋は収縮しているが膝関節は伸展位から徐々に屈曲していく．このように筋の収縮方向に対して作用点が遠ざかっていくような運動を遠心性収縮とよぶ．遠心性収縮は立位で屈伸を繰り返すスクワット運動(図2)や特殊な機器を用いて行われる(図3)．

c 等尺性収縮

関節運動を伴わない運動を等尺性収縮とよぶ(図4)．術後早期で関節を動かしてはいけない状態でも適応できる．また機器を用いて強い収縮を得ることができることから臨床ではしばしば用いられる．

d その他の筋収縮

その他に機器を用いた運動として，一定の角速度で関節運動を行うこともできる．このときの筋収縮を等速性(等運動性)収縮(isokinetic contraction)という．この運動方法のメリットは機器に加わった抵抗値から筋力を測定できることである．

3 開放運動連鎖と閉鎖運動連鎖

四肢の運動をする際に，関節運動の中心(軸心)に対して遠位を自由にした状態で関節を動かすような運動(図1)を開放運動連鎖(OKC)，立位における下肢や腕を組んだときの上肢のように運動する際に遠位部が

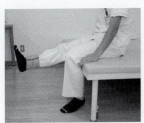

図1 大腿四頭筋の求心性（等張性）収縮による筋力強化訓練

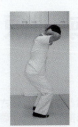

図2 スクワットによる大腿四頭筋の遠心性収縮下での筋力強化訓練

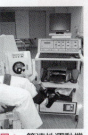

図3 等速性運動機器による筋収縮訓練

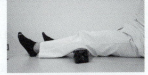

図4 大腿四頭筋の等尺性収縮（セッティング）による筋力強化訓練

固定されたような状態（図2）を閉鎖運動連鎖（CKC）という．OKCでは運動負荷や方向などに自由度が高いことが特徴で，臥位や坐位での運動が行いやすいことや負荷量の設定が容易などの利点がある．CKCでは運動の自由度は制限されるが，実際の動作に近い状態での運動ができることや面に接している部位から固有感覚情報の入力が得られ，運動と感覚の協調性を重視したトレーニングが行えるという利点がある．

4 筋力強化訓練の実際

臨床における運動は個々の状態に応じて段階的に進めることが大切である．

a 筋力0～3

徒手筋力テストで0～3の場合には負荷をかけることは難しいため，等張性収縮を用いた自動介助運動や自動運動が中心となる．筋やその支配神経への低周波通電を用いた機能的電気刺激療法（FES）を用いることが効果的な場合もある．

b 筋力4，5

徒手筋力テストで4，5の場合には抗重力位で，かつ負荷をかけた状態での運動が可能である．負荷方法には徒手による方法，重錘バンドやゴムを用いた方法，特殊な機器を用いた方法がある．

c ギプス包帯など関節固定中や関節運動時に疼痛を伴う場合

等尺性収縮運動を主体に行う．また協同筋を利用し，疼痛のない部位を運動することで目的とする筋の収縮を得ることもできる．

DON'Ts

- 遠心性収縮訓練は最も高い収縮力が得られるが，筋損傷を引き起こしやすい．
- 等尺性収縮は拡張期血圧の上昇が起こりやすい．また，上肢の運動時には心拍数の増加に比べて一回拍出量の増加は少なく，心筋の虚血性変化が発生しやすくなる．

名古屋市立大学大学院リハビリテーション医学分野　**和田郁雄**
名古屋市立大学病院リハビリテーション部　**堀場充哉**

D リハビリテーション

3 可動域訓練

DOs

- 関節の可動域制限は，拘縮と強直に分類される．
- 可動域制限の起こりやすい部位は頚部，肩関節，肘関節，前腕，股関節，膝関節，足関節など．
- 関節可動域訓練は，運動療法のうち最も基本的な手技である．可動域制限の発生を未然に防止する予防的手技から，すでに生じたものに対して可動域の改善を図る矯正的手技までの広い範囲の全ての手技を総称している．

関節可動域（range of motion; ROM）制限をきたす病態には拘縮と強直があり，このうちリハビリテーションでの可動域訓練（ROM exercise）の対象となるのは，関節周囲結合織の器質的変化によって発生する関節拘縮である．関節が長期にわたって固定されたり周囲組織の浮腫が放置されると，軟部組織にフィブリンの析出，結合織の増殖性変化が起こり，拘縮が発生する．

1 拘縮と強直

a 拘縮（contracture）

皮膚や皮下組織，骨格筋，腱，靱帯，関節包などといった関節周囲に存在する軟部組織が器質的に変化することに由来した関節可動域制限．リハビリの治療対象となり，完全にまたはある程度の改善余地があるものが適応となる．

b 強直（ankylosis）

関節軟骨や骨といった関節構成体そのものが原因で生じた関節可動域制限．リハビリの手技ではほとんど治療困難であり，観血治療に頼らざるを得なくなった状態．

2 関節可動域の維持

完成した拘縮を治療するより，拘縮を予防するほうがはるかに容易である．意識障害や麻痺のある患者，長期臥床が予想されるものに対しては，良肢位を保持しつつ，拘縮を予防するための可動域訓練を行うことが重要である．

拘縮の発生しやすい部位，筋群として，頚部屈筋群，肩関節内転筋群，肘関節屈筋群，前腕回内筋群，股関節屈筋群，大腿四頭筋，膝関節屈筋群，下腿三頭筋などがあげられる．

⚠ Pitfall

肩関節は1週間の固定に対して回復に2ヶ月，3週間の固定では回復に10ヶ月を要するとされる．

3 関節可動域訓練の実際
（図1〜4）

関節可動域訓練では軟部組織に伸張力を付加することにより可動域増大を図る．使用する伸張力源により，徒手的訓練，機械的訓練（持続的他動運動，continuous passive motion；CPM，図2），自重訓練などに分けられる．実際の場面では，温熱を加え，より効果的に訓練が行われる．

a 訓練の種類

1）他動運動訓練（passive exercise）

随意的筋収縮を伴わない関節運動訓練．療法士の徒手や自己の健常側の力，器具などの外力によって行う．自身で関節を動かすことのできない場合や，自分で行う気力

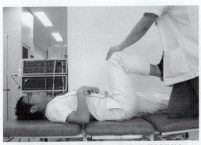

図1 徒手による股関節の関節可動域訓練

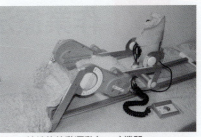

図2 持続的他動運動(CPM)機器
持続的に他動運動を行うことができ，時間，速度，運動範囲を任意に設定可能

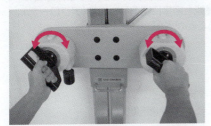

図3 前腕回内外運動機器

や意欲がない場合に用いられる．

2) **自動運動訓練**（active exercise）
　自身の随意的筋収縮によって行う関節運動訓練．

3) **自動介助運動訓練**（active assistive exercise）
　筋力低下や疼痛により十分な関節運動が困難な場合に，自己の力や機器などの助力により行う関節運動訓練．

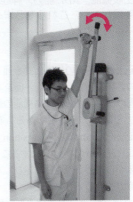

図4 肩関節回旋機器

 Pitfall

意識障害のある患者や，深部知覚障害の存在が予想される患者に対し，他動運動訓練を行う場合には，組織の過伸張による損傷が起こらぬように注意．

DON'Ts

- 以下の場合は，可動域訓練は行わない．
  - 関節および関節周囲の炎症急性期（結核，関節リウマチ，感染など）
  - 外傷直後
  - 出血傾向，縫合部離開のおそれのある術後急性期など
- 肘関節周辺骨折後など，小児に対し他動運動による可動域訓練を行う場合は，軟部組織の出血などによる異所性骨化を生ずることがあり，愛護的に行うこと．

名古屋市立大学大学院リハビリテーション医学分野　**和田郁雄**
名古屋市立大学病院リハビリテーション部　**堀場充哉**

4 作業療法

D リハビリテーション

DOs

- ☐ 作業療法は，訓練そのものに患者の障害や残存機能，心理的状態，興味などを反映させて，工芸や木工，陶芸，ゲーム，スポーツ活動，遊戯活動などの作業を取り入れるなど，理学療法とは違った特徴がある．
- ☐ 機能的作業療法，心理的（支持的）作業療法，日常生活動作訓練，自助具や装具の作製と装着訓練，職業前作業療法，義手の装着，操作訓練など，患者の上肢機能，ADL 能力，神経心理学的機能と密接に関連した治療（アプローチ）手段があり，これらをうまく活用することが重要．

作業療法とは特定の作業活動を通して機能障害の評価を行い（図1），評価をもとに機能障害の回復，さらには諸機能の維持および向上を図る訓練手段である．英語名 occupational therapy の「occupation」とは「従事すること，あるいは専念すること」という意味から「仕事や運動，遊び」などを含む治療方法と考えられる．

本治療法には，表1にあげるものがある．

表1　作業療法の種類

1. 機能的作業療法
2. 心理的（支持的）作業療法
3. 日常生活動作訓練
4. 自助具や装具の作製と装着訓練
5. 職業前作業療法
6. 義手の装着，操作訓練　など

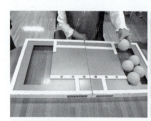
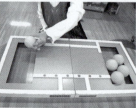
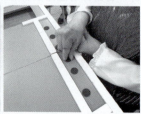

簡易上肢機能検査（STEF）：上肢の動作能力，特に動きの速さを客観的に，しかも簡単に短時間に把握するのが目的．

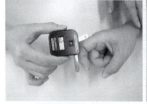
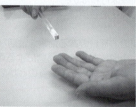

指節関節可動域計測　　　　　　触圧覚検査

図1　機能障害評価のための検査

1 機能的作業療法（図2，3）

身体機能障害の改善あるいは予防を目的に行う．個々の障害に応じて，関節可動域訓練，巧緻性訓練，筋力増強・耐性訓練，協調性改善訓練などを行う．この際に，理学療法との違いは，患者の障害や残存機能，心理的状態，興味などをもとに，訓練に工芸や木工，陶芸，ゲーム，スポーツ活動，遊戯活動などの作業活動を取り入れることにある．こうした作業活動の中には前記の関節可動域訓練や巧緻性訓練，筋力増強・耐性訓練が同時に取り入れられる．たとえば，関節リウマチ患者では上肢機能改善を目的として，ペグボードや紐結びなどによる巧緻性訓練や協調性改善訓練が行われる．

2 心理的（支持的）作業療法

身体障害によって二次的に生じた心理的問題に対応するアプローチ．外傷や急性疾患により障害をもった患者では，障害に対する不安や悲嘆，抑うつ，否認などの心理的葛藤が起こり，障害を容易には受け入れることができない場合が少なくない．こうした患者に対してパズルやゲーム，遊戯，刺繍など，患者の興味に沿った作業に取り組むことを通じて，訓練へのモチベーションを高める．作業療法士の患者への言葉あるいはジェスチャーによる励ましが重要なことはいうまでもない．

3 日常生活動作訓練（図4）

日常生活動作（ADL）の障害は機能障害（impairment）に伴って生ずる活動や動作の遂行能力の不全状態（能力障害：disability）で，作業療法における重要な訓練対象となる．その内容としては，歩行，ベッド上動作，車椅子操作，食事，更衣，整容，入浴，トイレ動作訓練など，生活全般にわたる．筋力低下が主因である場合，各種自助具も障害改善に有用となる（図5）．

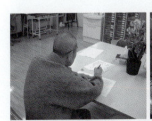

書字訓練

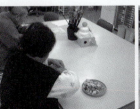

小さく，多様な形態の物体をつまむことによる手指巧緻性訓練

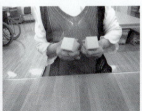

スポンジを利用した握力強化

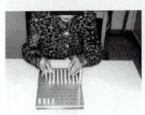

ペグボード

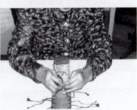

紐結びによる両手動作訓練

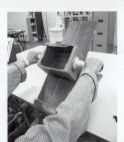

サンディング：上肢の筋力強化および随意性向上のための運動器具

図2　機能的作業療法の実際

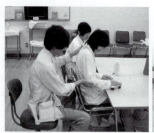 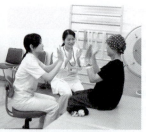

| 手用のローラーボードを利用した上肢筋力強化・筋再教育 | 遊びによる協調性やスピードの強化訓練 |

図3 機能的作業療法の実際

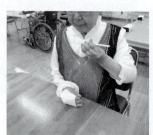 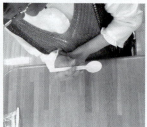

図4 関節リウマチ患者の食事動作練習

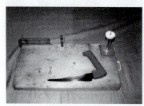 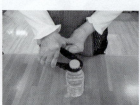 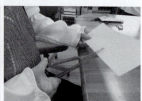

| 調理用自助具 | ふたを開ける自助具 | 握力が少ない，手の変形により鋏が持てない人用の鋏 |

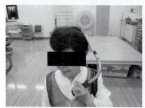 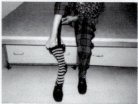 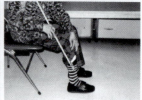

| 肩の挙上が困難な人のための長い柄付きのブラシ | 靴下を履くための自助具 | リーチャー |

図5 各種の自助具

4 自助具や装具の作製と装着訓練(図5, 6)

主に上肢の筋力低下や関節障害によるADL障害がある場合,自助具の使用によって,ADL障害が克服できることが少なくない.特に関節リウマチなど上肢の各関節の不安定性や痛み,筋力低下がある場合,調理用器具,整容・更衣動作用の自助具が極めて有用となる.自助具は作業療法士自身が患者の障害をみながら作製していたが,最近は見栄えのよい市販のものもある.装具も関節リウマチや中枢・末梢神経障害における手指の不安定性や変形の予防,矯正の目的で作製,使用されることがある.

その他,職業前作業療法,義手の装着,操作訓練も行われる.作業療法の現場で使用される器具を表2に示す.

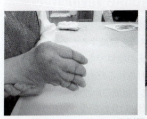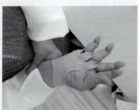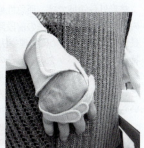

図6 関節リウマチ患者の尺側偏位と尺側偏位防止用スプリント

表2 作業療法に際して用いられる器具

1.	治療用器具	サンディング・ボード,輪入れ台,紐結び訓練器,他
2.	遊具	トレーニングバルーンなど
3.	スポーツゲーム	ボール類,ダーツなど
4.	手指訓練用具	ペグボードなど
5.	装具,他	訓練用スプリント,EMGバイオフィードバック,自助具
6.	創作用器具	皮革細工用具,マクラメ用具,籐工芸用具,銅板レリーフ,陶芸用具,ミシン,卓上織器,他
7.	日常生活動作,家事動作用具	便座や浴槽,調理器具,掃除用具,他

DON'Ts

□ 作業活動自体が医学的に禁忌事項とならぬよう,患者に精神的ストレスを増加させぬような配慮,観察が重要.

名古屋市立大学大学院リハビリテーション医学分野　**和田郁雄**
名古屋市立大学病院リハビリテーション部　**堀場充哉**

D リハビリテーション

5 物理療法

DOs

- 物理療法の種類と特徴を理解し適切な選択が必要.
- 極超短波や超音波を利用した深部温熱治療（ジアテルミー，diathermy）は非常に効果的で広く使用されているが，照射禁忌部位に注意.

整形外科領域では，亜急性期や慢性期での疼痛緩和や運動療法の前段階に組織の伸長性を改善するために物理療法が行われる．特に，ホットパックによる熱の伝導や極超短波や超音波による熱へのエネルギー転換といった温熱効果を利用する方法が多く用いられている．

1 ホットパック

簡便に使用できることから，日常の臨床場面で広く利用されている．80℃前後に温めたホットパックを乾いたタオルで包み患部に当てる．15〜20分程度で皮膚の局所的な血流増加を引き起こし，痛みや筋スパズムを鎮静する．適応は，亜急性期や慢性期の関節リウマチ（RA），変形性関節症，亜急性期の外傷など（図1）．

2 水治療法

ハバードタンクは，臥位のまま入浴可能であり重症例にも適応となる．浴槽内での四肢運動や療法士による介助が行いやすいよう瓢箪型に作られている．変形性関節症やリウマチなどの人工関節置換術，骨切り術後など坐位姿勢がとれない時期から，温熱効果による疼痛緩和と水の浮力，粘性を利用した様々な運動が行える．運動を主体に行う場合の水温は，36〜38℃が適温である．同様に，歩行浴も様々な運動が可能であり，浮力による荷重量の調整や早期の歩行訓練に適している．

3 極超短波ジアテルミー（microwave diathermy）

生体への効果は主に温熱作用であり，痛みと筋スパズムを軽減するために照射する．皮下脂肪と筋の境界で多くのエネルギーが脂肪層に反射されるため，脂肪層が過熱されやすい．皮下組織の血流増加に比べ，深部組織の血流増加は比較的少ないとされる．適応は炎症性疾患の慢性期，亜急性期から慢性期の外傷やその後の関節拘縮など（図2）．

⚠ Pitfall

骨折や変形性関節症例など，皮膚表面から0.5〜2cmの範囲にプレートや人工関節などの金属が挿入されていると，熱集中が起き深部で火傷を引き起こす．

4 超音波ジアテルミー（ultrasonic wave）

超音波は，有効透過深度は極超短波よりも深く，1MHzの出力で体表面から2〜5cmといわれている．超音波は深部組織の温熱作用と細胞の揺動による機械的作用（マッサージ効果）を引き起こす．肩関節周囲炎や腰部椎間板ヘルニア，関節拘縮の周辺組織に対し，$0.5〜1.5W/cm^2$の強度で亜急性期には3〜5分，慢性期には5〜10分間照射される（図3）．

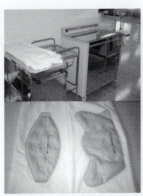
図1　ホットパック

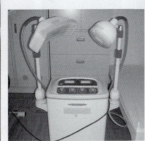
図2　極超短波ジアテルミー

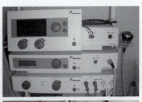
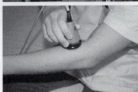
図3　超音波ジアテルミー

5　寒冷療法

　広く用いられている方法は，氷や冷水によるアイスパックやアイスマッサージである．一次的な血管収縮後に血管拡張が生じ，鎮痛作用や浮腫の軽減を引き起こす．外傷による疼痛や筋スパズムの除去や外傷性浮腫に対する炎症物質の吸収促進に有効である．また関節リウマチの疼痛や筋スパズムの軽減には温熱療法よりも効果的であるが，炎症の強い症例には効果がない，あるいは悪化する場合もあり避けたほうがよい．凍傷に注意し，氷塊（キューブ状）をタオルで包み，疼痛部位を循環方向に向かって5〜10分程度マッサージする．同様に，アイスパックの使用時間も5〜10分程度にとどめる．

6　電気刺激療法

　50〜200Hz程度のパルス波による低周波療法，1,000Hz以上のパルス波を用いた中周波療法，2種類の中周波を同時に流す干渉波療法などがある．肩関節周囲炎や変形性関節症，椎間板ヘルニア，筋筋膜性疼痛などへの筋，末梢神経の経皮的電気刺激（TENS）による鎮痛，脊髄損傷，脳卒中などの上位運動ニューロン障害に対する末梢神経の機能的電気刺激（FES）による機能再建，経皮的な骨折部位刺激による骨芽細胞の増殖が目的となる（図4）．

7　レーザー療法

　医用レーザーは，熱作用による組織の凝固や焼灼と光作用による鎮痛効果があり，整形外科領域では鎮痛を目的に熱作用の少ない低出力レーザーが使用される．鎮痛作用の機序は，知覚神経線維（Aδやc線維）の伝導抑制，血管拡張による血流改善，抗炎症作用が報告されている．適応は，肩関節周囲炎（特に上腕二頭筋長頭筋腱炎，肩峰下滑液包炎），腰痛（筋筋膜性疼痛，変形性脊椎症，椎間板ヘルニア），膝関節痛（変形性膝関節症）などの整形外科疾患．肩関節痛や腰痛疾患に比べ，膝関節痛への効果は低く，また神経症状が明らかな椎間板ヘルニアにも効果が乏しいとされている．レーザー療法は，短期的に効果が得られにくく治療期間が長期化する場合がある．5〜10回程度で治療効果を判定し，20回程度実施しても効果が得られない場合は他の治療を検討する（図5）．

8　牽引療法

　牽引療法の対象や方法，効果が十分に議

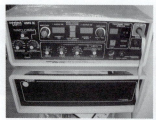 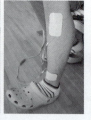 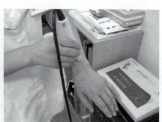

図4　電気刺激療法　　　　　　　　　図5　レーザー療法

論される間もなく多くの医療機関に間欠的牽引装置が導入されている．間欠的牽引療法は，膝関節を90°の屈曲位で上半身には腋下帯を，下半身には骨盤帯を装着し，体重の1/3〜1/2の牽引力を目安に20〜30°の角度で腰椎部を頭尾方向へと間欠的に牽引する．牽引療法の生体に対する作用は，機械的刺激による脊柱の制動効果，椎間板や椎間関節に対する減圧効果，脊柱周囲の靱帯や筋肉といった軟部組織に対するストレッチ効果，さらに神経生理学的効果として神経根の圧迫減少が報告されている．適応や具体的方法は明確にされてない．

前記は，主に外来患者を対象としたリハビリ部門での牽引療法であるが，腰部椎間板ヘルニアなどの急性腰痛疾患，頚椎の脱臼（骨折）や頚髄損傷，頚椎症など頚椎，頚髄の外傷，障害等に対してはベッド上での牽引療法が行われる．また，骨折の整復や安静，先天性股関節脱臼など小児関節疾患に対しても治療の一環として各種の入院牽引治療が行われる．

DON'Ts

- ☐ 治療法別禁忌項目
- ☐ ホットパック：温痛覚障害，皮膚疾患，循環障害がある場合（火傷の危険があるため）．
- ☐ 極超短波ジアテルミー：悪性腫瘍や金属，補聴器，ペースメーカー，性腺や骨端線部，阻血性変化のある部位，出血性部位など．
- ☐ 超音波ジアテルミー：眼への照射，循環障害部位，血友病，骨・軟部組織の感染症，腫瘍などの他に，椎弓切除術後の脊髄の周辺組織への照射も禁忌．
- ☐ 寒冷療法：心臓病や呼吸器疾患，高齢者，末梢循環障害，皮膚知覚の障害など．
- ☐ 電気刺激療法：心疾患，感染症，悪性腫瘍，循環障害など．

名古屋市立大学大学院リハビリテーション医学分野　**和田郁雄**
名古屋市立大学病院リハビリテーション部　**堀場充哉**

D リハビリテーション

6 装具療法

DOs

- 装具は整形外科疾患治療の一環として使用される「治療用装具」と，機能障害や能力障害を補完する目的で使用される「更正用装具」に分けられる．
- 様々な材質や機能，固定やコントロール範囲をもった装具があり，使用目的に応じて適切な装具を選択する．
- 装具の適応決定や処方にあたっては，疾患あるいは外傷，障害の状況を正確に評価できること，装具に関する知識，機能解剖学や生体力学，運動学的知識を持ち合わせていることが必要である．

1 装具（orthosis）

装具（orthosis）とは，「四肢，体幹の機能障害の軽減を目的として使用する補助器具」と定義され，古くから整形外科保存治療の重要な手段であった．その後，リハビリテーション領域においても主に機能障害や能力障害を補完する上で有用な手段として使用されてきた（表1）．装具の素材には，様々なプラスチック材やアルミニウム，チタン，形状記憶合金などが使用可能となり，ますます汎用性の高い治療法となっている．

a. 治療用装具と更正用装具，補装具

装具は，治療手段あるいは医学的治療が完了する前に使用する「治療用装具」と，医学的治療が終わり，変形または機能障害が固定した後に，機能障害や能力障害を補完する目的で使用される「更正用装具」に分けられる．また，身体障害者福祉法では装具に加えて，義肢，車椅子，歩行補助具，その他のものも含まれ，「補装具」といわれている．装具の分類を表2に示す．

b. 装具の呼称

装具の呼称として，従来わが国では装着部位による分類がよく使用されていた（たとえば「短下肢装具」など）．しかし，最近ではアメリカ整形外科学会（american academy of orthopaedic surgeons：AAOS）

表1 装具の使用目的

① 関節運動制限あるいは免荷による疼痛の軽減
② 弱化，疼痛性あるいは治癒過程にある筋骨格系の固定と保護
③ 軸方向での負荷の軽減（免荷）
④ 変形の予防，矯正
⑤ 機能改善　など

（Orthotics etcetera. 2nd ed. edited by John B Redford, Williams & Wilkins, 1980 より改変）

表2 装具の分類

1) 装着部位の違いによる分類
   a) 上肢装具
   b) 下肢装具
   c) 体幹装具

2) 使用目的，状況による分類
   a) 固定用装具
   b) 支持装具
   c) 矯正用装具
   d) 免荷装具
   e) 歩行用装具
   f) 夜間装具
   g) 牽引装具
   h) 立位保持用装具

3) 適応疾患や障害による分類
   a) 麻痺用装具
   b) 骨折治療用装具
   c) 小児整形外科疾患治療用装具（発育性股関節形成不全，Perthes病，先天性内反足，脊柱側弯症など）
   d) その他

による呼称が普及しつつある．すなわち，装具が関与する関節の頭文字を上から順番に並べ，最後に装具(orthosis)の頭文字を付ける呼称方法である．たとえば，長対立装具は WHO(wrist-hand orthosis)，長下肢装具(long leg brace；LLB)は KAFO(knee-ankle-foot orthosis)，短下肢装具(short leg brace；SLB)→ AFO(ankle-foot orthosis)，胸腰椎装具→ TLSO(thoraco-lumbar-sacral orthosis)，腰椎装具→ LSO(lumbo-sacral orthosis)など．

c 装具の適応と処方

疾患あるいは外傷，機能障害や能力障害に対し，装具の適応があるのか，あればいかなる装具が適応となるか，などについて担当医は十分吟味する必要がある．そのためには，疾患や外傷，障害そのものを十分に評価できることが重要だが，加えて装具に関する知識と機能解剖学や生体力学，運動学的知識を持ちあわせることが必要となる．以下，部位別に装具について概説する．

1) 上肢装具

処方の目的は①機能の代償・補助，②運動の力や方向のコントロール，③固定・保持，④矯正があげられる．

麻痺による肩関節亜脱臼に対しては亜脱臼防止用装具(SO)として，アームスリングなどが処方される(図1)．上肢近位筋不全には，書字など手指機能を補完する目的で，バネや重錘を利用したスプリングバランサーが有用(図2)．手関節，手指の麻痺がある場合，麻痺の程度や範囲に応じて手関節，手指の良肢位保持，運動の補助を目的に様々な手関節装具(wrist hand orthosis；WHO)が処方される(図3)．

2) 下肢装具

主に①体重の支持，②変形の予防，③変

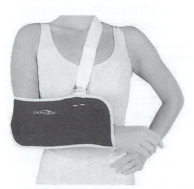

図1 肩関節亜脱臼防止用装具(arm sling あるいは strap sling)

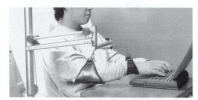

図2 上肢装具・把持用装具(スプリングバランサー)

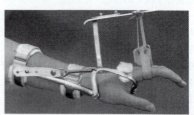

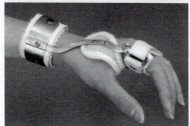

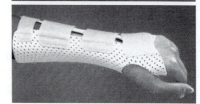

図3 各種手関節装具(wrist hand orthosis；WHO)

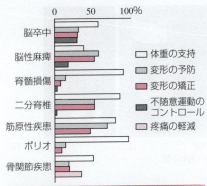
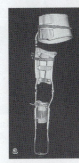
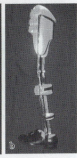

図4 障害別にみた下肢装具の使用目的
(日本リハビリテーション医学会:昭和54年度福祉関連機器(義肢・装具)の標準化推進のための調査研究報告書.1980より改変)

図5 長下肢装具
a:骨盤帯付長下肢装具(HKAFO). b:長下肢装具(KAFO, long leg brace;LLB).

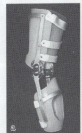
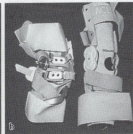
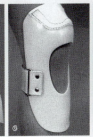
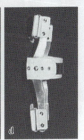

図6 膝装具(KO)
a:多軸継手,両側支柱付き膝装具. b:ACL損傷用,反張膝防止用(c:HRC式, d:Sweden式).

形の矯正,④不随運動のコントロールを目的に処方される.このうち,①体重の支持はほとんど全ての疾患,障害において処方目的となり得る.痙性麻痺では変形の予防や矯正,不随意運動のコントロールを目的とする場合も少なくない.これに対して骨関節疾患では疼痛軽減を目的とする場合が多い(図4).障害の範囲や程度に応じて骨盤,股関節から足部までを種々の範囲で固定する装具が処方される(図5～10).このうち,AFOは,痙性麻痺や弛緩性麻痺に対して,変形の矯正・予防,体重の支持などを目的によく処方される.金属支柱付き短下肢装具は重度痙性麻痺や体格の大きな患者などに使用するが,最近では軽量かつ

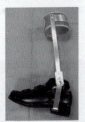

図7 両側金属支柱付き短下肢装具(AFO)と足継手

簡便な点で,のプラスチック式短下肢装具が処方される機会が多い(図7～9).足部疾患や変形に対しては,疼痛の軽減,変形の矯正・予防,立位や歩行時の動的安定性の獲得等を目的に,足底挿板などが用いられる(図10).

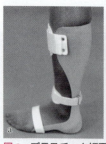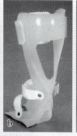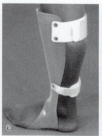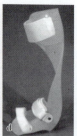

図8 プラスチック短下肢装具（moulded AFO）
a：shoe horn 型．b：TIRR 型．c：湯之児型．d：Spiral 型．

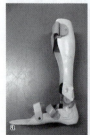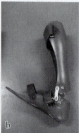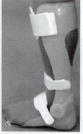

図9 足継ぎ手付プラスチック短下肢装具

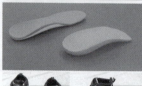
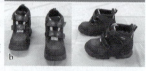

図10 足部装具（FO）
a：アインラーゲ型．b：アーチサポート（ふまず支え）付き足底挿板（shoe insert）と半長靴．

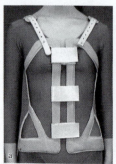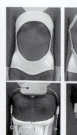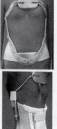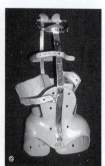

図11 胸腰椎型装具（TLSO）
a：Steindler 型．b：胸腰椎圧迫骨折用（上：Jewett 型，下：MacNab 型）．
c：側弯症治療用 Milwaukee 型．

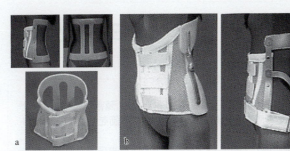
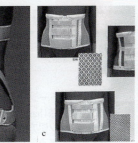

図12　腰椎装具（LSO）
a：Knight型．b：Williams型．c：ダーメンコルセット．

3）体幹装具

体幹装具処方の目的は，①疼痛の軽減，②障害の悪化防止，③筋力低下による不安定性の補助，④変形の矯正と予防，など．

胸腰椎での圧迫骨折後，炎症性・腫瘍性脊椎疾患などに対しては，構成体の破壊や変形の増悪を抑え，麻痺の拡大防止，疼痛の軽減などを目的にTLSOが処方される（図11）．腰椎疾患に対しては，腹筋機能を補完し腹圧を高めることによって脊柱の支持固定を得るため，LSOが処方される．腰部脊柱管狭窄症に対しては脊柱の伸展あるいは腰椎の前弯増強を抑制する目的でWilliams装具が処方される（図12）．

DON'Ts

□ 装具処方上の注意点として，以下のような点を検討する
 1. 患者の疾患，障害はどの程度か？　その状況は固定しているか？
 2. 装具が患者にどういった利益をもたらすか？
 3. 装具装着に対するコンプライアンスは？
 4. 経済的負担は？

名古屋市立大学大学院リハビリテーション医学分野　**和田郁雄**
名古屋市立大学病院リハビリテーション部　**堀場充哉**

☑ スポーツ傷害に対する装具

スポーツ傷害，特にスポーツ外傷は膝や足関節に生ずることが多い．膝関節では前十字靱帯や内側側副靱帯など靱帯損傷あるいは半月板損傷，足関節には外側靱帯損傷をみることが多い．膝関節で大きな問題となる靱帯損傷に対しては，症状や損傷の程度，合併損傷，スポーツ活動レベルなどに応じて保存治療あるいは靱帯再建術が選択され，いずれの場合も治療の一環として装具は極めて重要である．膝関節の生理的運動軸に近似した継手を備え，内外反動揺や前後方向の動揺性を抑制する装具が使用される（図6b）．足関節外側靱帯損傷では初期固定後の機能的運動療法とあわせて，固定用装具が使用される．

D　リハビリテーション

7 リハビリテーション処方

DOs

- リハビリテーション診療では機能障害（impairment），能力障害（disability），社会的不利益（handicap）など障害を階層ごとに評価し，評価をもとにリハビリテーション処方を行う．
- 処方作成あるいは訓練に際しては，リスク管理上の注意事項をスタッフ間で共有する．
- 処方内容，訓練中の合併症，予想されるゴールなどについて，患者，家族に説明する．

従来の治療医学が疾病あるいは外傷そのものを対象とするのに対し，リハビリテーション医学では疾病や外傷を基盤として生じた「障害」を治療の対象としている点に特徴がある（図1）．ここでいう障害とは，疾病，外傷により生じた個々の器官の「機能障害（impairment）」，機能障害によって生ずる日常生活上の基本動作（activity of daily living; ADL）障害，あるいは買い物や洗濯など家事や金銭管理，外出して乗り物に乗るなどといった手段的日常生活動作（instrumental activity of daily living; IADL）障害などを含む「能力障害（disability）」といわれる状況，こうした能力障害が原因で，社会あるいは家庭へのスムーズな復帰ができない状態，または社会や家庭そのものに復帰を阻むバリアーが存在するといった「社会的不利益（handicap）」などをいう．

リハビリテーション診療では，こうした機能障害，能力障害，社会的不利益という各階層での障害の分析・評価を行い，障害の内容や程度に基づいてリハビリテーション処方がなされる．障害の分析，評価に関しては，疾患あるいは障害内容に応じた各種評価法がある（表1）．

以下に処方を含めたリハビリテーション診療手順を示す．

Pitfall

障害の階層別分類は，WHOが1980年に制定した国際障害分類（International Classification of Impairments, Disabilities and Handicaps; ICIDH）による（図1）．この分類は，「障害」を構造的に理解しやすいものの，「障害」という言葉は人間の生活上，マイナスのイメージを与えるものであった．これに対し，2001年には人間の生活機能の低下を，環境も含めた広い視野でとらえるように視点を転換し，さらに環境因子等の視点を加えた国際生活機能分類（International Classification of Functioning, Disability and Health; ICF）が改訂版として制定された（図2）．

診療内容には，以下のような事項が含まれる．

1. 障害の内容，程度に応じた訓練処方
2. 訓練中，後の合併症を予防すべきリスク管理
3. 障害状況によっては，各種補装具の処方や調整，身体障害者手帳診断
4. 患者，家族への説明

1 診療手順（図3）

① 診療科担当医よりリハビリテーション（リハ）医にリハ依頼が発生する．

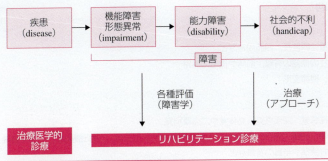

図1 障害の4つの側面の相互関係
（WHO, 国際障害分類(ICIDH), 1980より改変）

② リハ医は，患者を診察し，障害評価を行うとともに，リハ治療の適応を吟味し，理学療法，作業療法，言語治療，嚥下訓練などの処方（療法士による詳細な障害評価やリスク管理上必要な指示を含む）を行う．また，障害の状況によっては補装具の処方や身体障害者手帳診断を行う．

患者や家族に，障害の状況，訓練の必要性や期間および内容，訓練に際して発生しうる合併症，到達目標（ゴール）などについて説明する．

ゴールは患者の機能回復状況に応じて再設定する必要があり，継続的に診察を行う．また，訓練経過や担当医あるいは看護師などからの情報，ゴール再設定や訓練内容の変更などを含め，総合的な討議・検討を行う場として，「リハ会議」を開催する．

③ 機能回復訓練は，理学療法士（PT）によるベッドサイドでの訓練から介入することが多く，担当医およびリハ医の指示に沿って開始する．

作業療法士（OT）は，ベッド上坐位が可能となった時点で日常生活動作，上肢機能，高次脳機能の評価をもとに訓練を行う．

言語聴覚療法士（ST）は，訓練を阻害する意識障害等の問題がなければ，坐位が許可されない時期から療法を開始する．嚥下訓練は，担当医およびリハ医が嚥下機能に問題があると判断した症例に対して嚥下機能

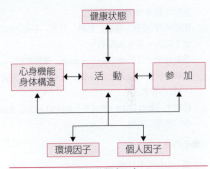

図2 国際生活機能分類（ICF）
人間の生活機能の低下を環境も含めた広い視野でとらえるように視点を転換し，さらに環境因子等の観点を加えた国際障害分類の改訂版．

評価を実施し，その結果に基づき，適応があれば間接的，直接的嚥下訓練を選択，実施する．

④ 離床が完了した時点で訓練場面をリハ訓練室に移し，訓練を継続する．機能回復状況はリハ会議にて検討し，ゴール設定や訓練内容について再検討する．

機能の回復とともに訓練中の運動負荷が強くなることから，訓練前，中，後には心肺系を中心としたバイタルサインのチェックを行う．

⑤ 退院に向けたリハ会議では，疾病や機能の回復，心理面での変化などについて検討するとともに，今後の方向性や各種福祉サービスの必要性などについて検討する．

表1　評価項目

●形態

身長，体重，四肢長，四肢周径など
姿勢：脊柱の側弯の有無，前弯や後弯の異常
四肢変形，関節変形

●生理機能

感覚：表在感覚，深部感覚，立体覚や二点識別覚
高次脳機能：失語，失行，失認（特に半側空間無視や病態失認），遂行機能など前頭葉機能，他
視野：視野狭窄や半盲の有無など
心肺機能：肺機能検査所見，心電図所見，脈拍や血圧，他

●運動機能

関節可動域（ROM）テスト
関節所見（圧痛，腫脹，熱感，発赤，不安定性の有無など）
徒手筋力テスト（MMT）
運動機能テスト Brunnstrom stage，運動年齢（motor age）テスト
協調性検査：協調性（coordination）テスト，失調や不随意運動（アテトーゼ運動，ディスキネジア，振戦）の有無，他
日常生活動作（ADL）テスト：Barthel index，FIM，他
歩行異常の有無

●その他

痛みの部位や程度
心理評価
　・知能検査法：Binet 検査，Wechsler 検査（WAIS，WISC）
　・性格検査：谷田部・Guilford 性格検査など
社会背景：家族，教育，職業，経済状態，家屋状況，他
生活の質（QOL）：SF-36 など

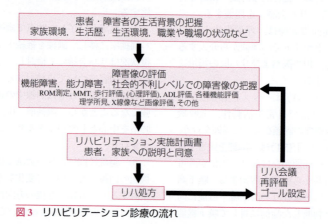

図3　リハビリテーション診療の流れ

表2　リハビリテーションの中止基準

1) 積極的なリハを実施しない場合

   [1] 安静時脈拍 40/min 以下または 120/min 以上
   [2] 安静時収縮期血圧 70mmHg 以下または 200mmHg 以上
   [3] 安静時拡張期血圧 120mmHg 以上
   [4] 労作性狭心症の方
   [5] 心房細動のある方で著しい徐脈または頻脈がある場合
   [6] 心筋梗塞発症直後で循環動態が不良な場合
   [7] 著しい不整脈がある場合
   [8] 安静時胸痛がある場合
   [9] リハ実施前にすでに動悸・息切れ・胸痛のある場合
   [10] 座位でめまい，冷や汗，嘔気などがある場合
   [11] 安静時体温が 38 度以上
   [12] 安静時酸素飽和度（SpO_2）90% 以下

2) 途中でリハを中止する場合

   [1] 中等度以上の呼吸困難，めまい，悪心，狭心痛，頭痛，強い疲労感などが出現した場合
   [2] 脈拍が 140/min を超えた場合
   [3] 運動時収縮期血圧が 40mmHg 以上，または拡張期血圧が 20mmHg 以上上昇した場合
   [4] 頻呼吸（30 回/min 以上），息切れが出現した場合
   [5] 運動により不整脈が増加した場合
   [6] 徐脈が出現した場合
   [7] 意識状態の悪化

3) いったんリハを中止し，回復を待って再開

   [1] 脈拍数が運動前の 30% を超えた場合．ただし，2 分間の安静で 10% 以下に戻らないときは以後のリハを中止するか，または極めて軽労作のものに切り替える
   [2] 脈拍が 120/min を越えた場合
   [3] 1 分間 10 回以上の期外収縮が出現した場合
   [4] 軽い動悸，息切れが出現した場合

4) その他の注意が必要な場合

   [1] 血尿の出現
   [2] 喀痰量が増加している場合
   [3] 体重増加している場合
   [4] 倦怠感がある場合
   [5] 食欲不振時・空腹時
   [6] 下肢の浮腫が増加している場合

（日本リハビリテーション医学会診療ガイドライン委員会：リハビリテーション医療における安全管理・推進のためのガイドライン．医歯薬出版，2006 より）

リハ会議での結果をもとに患者あるいは家族と相談の上, 退院後の方向性を決定する. 退院時は, 必要に応じてホームエクササイズや家族への指導, 通院先あるいは転院先の病院, 施設へのサマリー作成, 在宅介護サービスの導入に向けたケアマネージャーとの連携を進める.

2 リハ診療における包括的リスク管理

リハ診療における対象者は心肺系の障害あるいは血管障害をはじめとした全身性合併症を有するものが少なくない. したがって処方では, 個々のリスクを考慮した運動負荷の限界も記載する. また, 訓練に際しては, 運動負荷の増大につれて心筋虚血や重症不整脈, 心不全など突発かつ重篤な合併症の発生が懸念される. このため, 訓練前, 中の心肺系のリスク管理は「リハビリテーションの中止基準」(表2)に従う.

 Pitfall

- リスク管理として, 上記心肺系を中心とした項目が特に重要で, 既往に心肺系疾患がある場合には注意が必要.
- 訓練中の「転倒」も起こり得る事例であり, 担当療法士への指示が重要.

DON'Ts

訓練中の運動負荷のモニターとしては, 心拍数が簡便で予測最大心拍数を基に訓練中の負荷上限(目標心拍数)を設定するのがよい.
●設定方法
　予測最大心拍数：220 −年齢 (Blackburn)
　目標心拍数　　：(予測最大心拍数 - 安静時心拍数)× 0.7~0.85+ 安静時心拍数

名古屋市立大学大学院リハビリテーション医学分野　**和田郁雄**
名古屋市立大学病院リハビリテーション部　**堀場充哉**

第3章

研修で学ぶべき手術治療

1 局所麻酔の基礎と実際

A 麻酔

DOs

- [ ] 初の局所麻酔薬の注入が一番痛いので,ゆっくり丁寧な操作を心がける.
- [ ] 局所麻酔薬中毒のサインを見逃さず対処する.
- [ ] 局所麻酔薬中毒にはリピッドレスキューが有効である

局所麻酔薬の作用機序

　局所麻酔薬(局麻薬)は,電位依存性ナトリウム(Na^+)チャネルを細胞内から遮断することで活動電位の発生を阻害し伝導を抑制する.作用部位が細胞内であることから局所麻酔薬が効果を発揮するためには,細胞膜を通過して細胞内に侵入しなければならない.局所麻酔溶液中では遊離塩基型(B)と陽イオン型(BH^+)として存在している.脂溶性の高いBの状態で細胞膜を通過し,細胞内でBH^+となり効果を発揮する(図1).

　BH^+とBの割合は投与した組織のpHに左右される.それぞれの局麻薬には,固有のpKa(解離定数Kaの負の常用対数)値

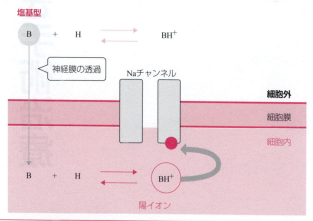

図1　局所麻酔薬の作用機序
塩基型(B)の状態で細胞膜を通過し細胞内で陽イオン型(BH^+)となることで電位依存性Na^+チャネルを阻害し,その効果を発揮する.

> ✓ 局所麻酔が効きづらい状況とは?
>
> 酸性環境下では塩基型(B)の濃度が減少するため細胞内へ局麻薬が入り込めず作用を発揮しにくくなる.したがって炎症組織など嫌気性代謝が亢進して乳酸が蓄積され組織pHが低下している部位への局所浸潤麻酔は期待した効果を得ることができない可能性があるため注意が必要である.

があり，pKa と等しい pH であるとき，等量の BH⁺ と B が存在する．pKa の低い局麻薬ほど，pH7.4 のときの B の割合が多くなり，局麻薬の作用発現時間が短くなる．その他，脂溶性やタンパク結合率も局麻薬の特徴に影響しており，力価や作用持続時間と相関関係を示す．

局所浸潤麻酔の基礎

局所浸潤麻酔は，特定の神経を標的にするのではなく，皮下にある神経自由終末に浸潤させて効果を発現させる．必要な場所に直接，局麻薬を注入して無痛を得る方法である．痛覚以外の知覚も遮断される．局所浸潤麻酔の利点は，①簡便である，②多くの場合運動遮断は起こらない，③全身への影響は少ないことがあげられる．一方，欠点として，①骨の痛みは十分にはとれないため，骨操作が加わる手術では十分な鎮痛が得られない，②術野が広い場合には総投与量が多くなり，局麻薬中毒を引き起こすことがあげられる．

局所浸潤麻酔の実際

1 薬剤選択

全ての局麻薬が使用可能である．次の利点から，血管収縮薬添加の局麻薬を使用する場合がある．

① 局麻薬の血管移行が抑制されるため中毒の発現を予防できる．
② 局麻薬の血管移行が抑制され局所に停留するため，作用時間が延長する．
③ 術野からの出血が減少する．

2 手技

局所浸潤麻酔には，注射針を体に刺して薬液を注入することが必須である．したがって，手技そのものが患者にとって最大の痛みとなるため，できるだけ細い注射針を使用したり，薬液注入をゆっくり行ったりするように配慮する．

① 皮膚表面をアルコール等で擦過・消毒する．
② 27G などなるべく細い注射針を皮下まで刺入する．吸引テストを行って血液の逆流がないことを確認した後に局麻薬を注入する．
③ さらに深く針を刺入して腱，靱帯，骨膜などの深部組織に局麻薬を注入する．
④ 局麻薬の総投与量は患者ごとに決め，安全域を超えないように注意する．

局麻薬中毒の症状と治療

局麻薬の過量投与は局麻薬中毒を引き起こす．前駆症状として舌のしびれや多弁・不安などが出現し，その後，痙攣，意識消失，呼吸抑制などの中枢神経系の抑制が出

表1 局所麻酔薬中毒に対する推奨治療法

1. 助けを呼ぶ
2. 気道確保，100% 酸素での換気
   けいれんの治療─ベンゾジアピン系薬物が適当 BLS（Basic Life Support：一次救命措置）/ ACLS（Advanced Cardiovascular Life Support：二次肺蘇生法）の施行
3. 脂肪乳剤による治療
   20% 脂肪乳剤 100 mL（1.5 mL / kg）をボーラス静注 0.25 mL / kg / min（400 mL / 20 min）で持続静注 5 分毎にボーラス静注を繰り返す（2 回まで）持続投与速度を 2 倍（400 mL / 10 min）に
4. 循環回復後も，10 分間は脂肪乳剤の投与を持続
5. 投与量上限の目安は，最初の 30 分間で 10 mL / kg

(Neal JM, et al.: ASRA practice advisory on local anesthetic systemic toxicity. Reg Anesth Pain Med 2010；35：152-161 より改変)

現する．さらに濃度が上昇すると刺激伝導系の障害や心収縮力低下，心停止など循環抑制が出現する．血中濃度の上昇が早い場合は，前駆症状が現れないまま痙攣や呼吸抑制，循環抑制が出現する．

局麻薬中毒に対する対策を表1に示す．痙攣や呼吸抑制，循環抑制に対しての対症療法を行う．その他近年では，脂肪製剤の投与（リピッドレスキュー）が症状の緩和や蘇生率の向上に有効であるという報告が増加している．その機序には，脂溶性の高い局麻薬は脂肪製剤に取り込まれ，循環血液中から消失する"lipid sink"が提唱されている．局麻薬中毒の症状を認めた際には，できる限り早期の脂肪乳剤の投与を行うことが重要である．

Pitfall

指や陰茎など終末動脈支配部位に血管収縮薬入りの局所麻酔薬を使用すると，壊死を起こすことがある．

DON'Ts

☐ ブピバカインを本法に用いた際の心血管虚脱が報告されており，使用は推奨されない．

新潟大学医歯学総合病院麻酔科　**渡部達範**

☑ **7% 重炭酸ナトリウム（メイロン®）の添加**

局麻薬注入時はしばしば注入時痛を経験する．注入時痛の原因としては，薬剤のpHが影響していると考えられ，投与薬剤のpHが生理的pHである7.4に近いほど注入時痛が少ない．市販の局麻薬は溶解性・安定性の問題から酸性に保たれているため注入時痛を生じる．7%重炭酸ナトリウムを添加しアルカリ化することで注入時痛を軽減することができる．ただしアルカリ化は局所麻酔薬を析出させてしまうため，これを防ぐため，7%重炭酸ナトリウムの混合量はメピバカインやリドカインでは10 mLあたり0.25〜0.5 mL程度の添加が推奨されている．また，時間経過によっても析出が増加するため，混合は使用の直前に行うことが推奨される．

2 伝達麻酔の基礎と実際

DOs

- 目標とする神経周囲の局所解剖を確認し，神経の走行を頭の中でイメージできるようにする．
- 超音波を使用する場合は超音波解剖をよく理解し，必ず針先が見えた状態で運針を行う．
- 使用局所麻酔薬の極量を超えないように注意する．

伝達麻酔の基礎

　伝達麻酔とは，対象となる単一あるいは複数の異なった末梢神経を標的とするものであり，末梢神経ブロックおよび神経叢ブロックと同義である．目標とする神経の近傍に局所麻酔薬（局麻薬）を投与し，その神経の支配領域の感覚を遮断する．患者の同意や協力が得られない時や，刺入部に感染巣がある時はブロック自体が禁忌となる．全てのブロックに共通した合併症として，局麻薬中毒，アレルギー反応，神経損傷，血腫形成などがある．穿刺の方法には次の3種類がある．

①**ランドマーク法**：体表からの解剖を参考に針を刺入し，放散痛（パレステジア）が出現した部位で薬液を注入する．

②**神経刺激法**：電気刺激を付加できるブロック針を使用し，目標とする神経の支配筋の収縮を得られる部位で薬液を注入する．

③**超音波ガイド法**：超音波画像化装置（エコー）で神経や血管を可視化し，リアルタイムに針を目標物のすぐ近くに誘導し薬液を注入する．

　特に③では神経や血管損傷のリスクを少なくし，ブロックの確実性を向上することができる．

伝達麻酔の実際

1 使用薬剤

　大多数の局麻薬の効果は速やかに発現するため，必要とされる持続時間によって薬物を選択する．多くの局麻薬は血管拡張作用を持つため，局麻薬にアドレナリンを添加すると，鎮痛と運動遮断の持続時間を延長できる（表1）．ただし，ロピバカイン（アナペイン®）はそれ自体が血管収縮作用を持つため，血管収縮薬の添加の効果は他の局

☑ **局所麻酔の長所と短所**

局所麻酔の長所は，患者の意識を保ったまま手術を行える，全身麻酔に比較して心肺機能に及ぼす影響が少なく，全身状態の回復も速やかである，術野からの侵害刺激が脳内ストレス中枢に上行するのを防げる，大掛かりな装置を必要とせず比較的手軽に行うことができる点である．しかし，理解すべき短所もある．すなわち，幼小児や不安の強い患者など協力を得られない患者では実施できない，局所麻酔の効果が不確実な場合がある，局所麻酔薬中毒を引き起こす可能性がある，時に呼吸・循環系に重篤な影響を及ぼすことがある，などである．

麻薬に比べて少ない．運動神経遮断には高濃度を使用し，知覚のみの遮断にはより低濃度を使用する（表1）．局麻薬中毒の発症を考慮し，基準最高用量を超過しないように注意する．

2 手技

患者の状態観察のため血圧計，心電図，パルスオキシメーターなどのモニターを常に使用する．皮膚表面をアルコール等で消毒する．適度に擦過することが重要である．神経損傷の危険性を減らすため，22～23Gで短ベベル（鈍針）のブロック針を用いる．ブロック針に点滴用延長チューブを接続し，助手に吸引や薬液注入を行ってもらうと針先動揺が少なくてすむ．

a　ランドマーク法

患者は放散痛を伝えることができる状態である必要がある．患者の苦痛と麻酔後の神経障害のリスクがあるため，過度の放散痛の誘発は慎む．患者や術者のストレスを軽減するため，前投薬を使用し，軽度（放散痛を伝えられる程度）の鎮静状態にしてもよい．

b　神経刺激法

穿刺方法はランドマーク法と同様であるが，他覚的な所見である筋収縮を指標とするため，全身麻酔下や放散痛の返事が不明瞭な患者にも利用できる．ブロックの妨げにならない部位に心電図用パッチを貼付しプラス極とする．神経刺激針をマイナス極とする．刺激頻度を1～2Hz，刺激電流を1mAで刺激を開始する．標的とする筋収縮が得られたら0.5mA以下にして，最も収縮が強い部位を探し，その部位を最適位置とし局麻薬を注入する．0.2mA以下でも筋収縮が得られる場合は，針先が神経内にある可能性があるため針先の位置を変更する．

c　超音波ガイド法

神経やその周囲の血管などの構造物を可視化することができる．さらに刺入した針，薬液の広がりをリアルタイムに観察することができるため，確実性・安全性を向上させることができる．針の刺入法にはプローブのビームに直角に刺入する交差法と，平行に刺入する平行法がある（図1）．交差法は，ランドマーク法と同様の刺入経路となることが多いが，針を視認しにくい欠点がある．一方，平行法はランドマーク法と刺入点が異なり刺入経路も長くなりやすいが，針を視認しやすいため推奨される．平行法で針を描出するコツは針の穿刺角度を小さくすることである．穿刺角度が小さいほど超音波の跳ね返りが多くなり，針が描出されやすくなる（図2）．目標物を穿刺針の入ってくる部位の反対側画面ぎりぎりに置くようにすると針の刺入角度は小さくなる．薬液は神経を取り囲むように注入すること（ドーナツサインの形成）が推奨される．

3 上肢の伝達麻酔

a　腕神経叢ブロック

腕神経叢はC5神経～C8神経とT1神経前枝からなり，時にC4神経およびT2神経の分枝も加わる．その周囲の結合組織はトンネル状（血管周囲鞘）で，そこにブロック針を位置させ局麻薬を注入し，上肢を麻酔する方法が腕神経叢ブロックである．その走行に沿った各部位でブロックが可能であり，斜角筋間法，鎖骨上法，鎖骨下法，腋窩法の4つのアプローチ法がある（図3）．

1）　斜角筋間法

理論上では上肢全体の手術で適応となるが，そのためには多量（40mL程度）の局麻薬が必要である．20mL程度ではC5,C6領域に限局して効果が出ることが多く，肩や上腕の麻酔で適応となる（図4）．横隔神経麻痺や気胸などの合併症が起こり得るため重症呼吸不全患者の麻酔には適さない．カテーテルを挿入することで術後鎮痛にも

第 3 章　研修で学ぶべき手術治療

表1　局所麻酔に使用される主な局所麻酔薬

一般名	塩酸プロカイン	塩酸リドカイン		塩酸メピバカイン	塩酸ブピバカイン	塩酸ロピバカイン
商品名	塩酸プロカイン オムニカイン ロカイン	キシロカイン リドカイン	キシロカイン エピレナミン含有	カルボカイン	マーカイン	アナペイン
濃度	0.5% 1% 2%	0.5% 1% 2%	0.5%E, 1%E：(10万倍エピネフリン含有) 2%E：(8万倍エピネフリン含有)	0.5% 1% 2%	0.25% 0.5%	0.75%
作用発現時間	速い	速い	速い	速い	遅い	やや遅い
作用持続時間	短い	中等度	長い	中等度	長い	長い
基準最高用量	400mg	200mg	500mg	500mg	2mg/kg	300mg

（寺井岳三：下肢のブロック．浅田　章（編著）：局所麻酔——その基礎と臨床——．克誠堂出版，2004：174 より）

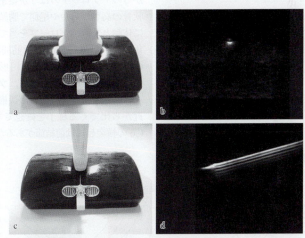

図1　穿刺方法
　a：交差法の穿刺．b：超音波画像．c：平行法の穿刺．d：超音波画像．

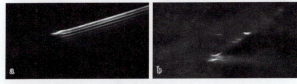

図2　穿刺角度による針視認性の違い
　a：穿刺角度が小さいとき．針の全長を視認しやすい．
　b：穿刺角度が大きいとき．針の全長を視認しにくい．

利用することができる．
局麻使用量：20 ～ 40 mL

ランドマーク法（図5）：仰臥位をとり，頭部を健側にやや回旋させる．鎖骨が下がるように健側の手を大腿に沿わせる．刺入点は輪状軟骨の外側，C6のレベルの斜角筋溝である．胸鎖乳突筋後縁と外頚静脈後縁にて，示指で斜角筋の溝を探し，そこから針を皮膚に垂直になるように，内側，やや背側，やや尾側の方向に刺入する．放散痛が得られるか，あるいは横突起に当たるまで針を慎重に進め，上腕より末梢部への放散痛を探す．肩への放散は，神経血管鞘外の肩甲上神経や鎖骨上神経への放散痛であるため，そこで局麻薬を注入してはならない．鎖骨の上に放散痛がある場合，血管周囲鞘外の鎖骨上神経に当たっている．放散痛がなく骨に当たる場合は，少し引き抜き，横突起外側に沿って放散痛があるまで針を下向きに動かす．

神経刺激法：ランドマーク法と同様の手技で穿刺を行い，刺激頻度を1Hz，刺激電流を1.0 mAに設定し，三角筋，大胸筋，上腕二頭筋，前腕以下の筋のいずれかの収縮反応を探す．電流量が0.5 mA以下でも収縮反応があれば，血液が逆流しないことを確認して局麻薬を注入する．

超音波ガイド法（図6）：リニアプローブを使用する．仰臥位で内側からアプローチする方法と半側臥位～側臥位で外側からアプローチする方法がある．ただし，内側からのアプローチは総頚動脈や内頚静脈などを誤穿刺してしまう可能性があるため，外側からのアプローチのほうが望ましい．甲状軟骨の高さからやや尾側で胸鎖乳突筋外縁に体軸と垂直にプローブを当てると，前斜角筋と中斜角筋の間（斜角筋間溝）にC5とC6の神経根が円形から楕円形の低エコー性の陰影として確認できる．プローブを上下に動かすことで神経根が頚椎の横突起付近から出てくる様子を確認できる．C5やC6の横突起には前結節があるがC7の横突

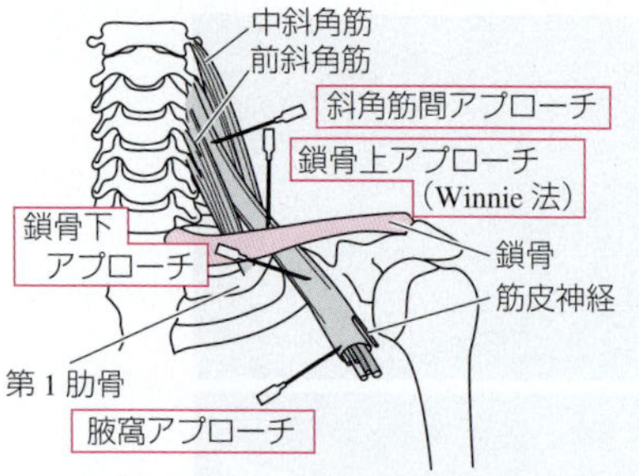

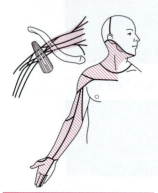

図3 腕神経叢ブロックの4つのアプローチ

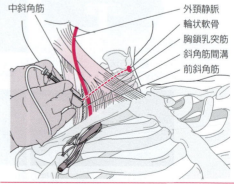

図4 斜角筋法でのブロック領域
斜線はブロックされる主な領域を示す．

図5 斜角筋法の模式図

起にはないため，この所見を利用することで神経根のレベルを同定できる．穿刺目標はC5とC6神経根の間である．

2) 鎖骨上法

ブロック領域は図7に示す通りであり肘，前腕，手の手術に適する．鎖骨上窩は腕神経叢が最も収束するため効果発現は確実であるが，下神経幹が第1肋骨上面と鎖骨下動脈の間と深いところに位置するため，その支配領域である尺側の効果発現は遅い傾向がある．そのため大量に局麻薬を投与する．または後述する腋窩法などで尺骨神経ブロックの追加が必要となる場合がある．以下に述べる鎖骨下法，腋窩法と同様の手術で適応となるが，同法はタニケットペインの予防に重要と考えられる腋窩神経がブロックされる可能性が高いため，手術時間が長くなることが予想される場合には同法を選択することが望ましい．

局麻薬使用量：20～40 mL

ランドマーク法(図8)：斜角筋法と同様に，横隔神経麻痺や気胸などの合併症が起こりうるため注意する．22～25Gで3～4 cmの注射針に細い延長チューブを装着して使用する．斜角筋法のランドマーク法と同じ体位をとる．斜角筋法と同様に斜角筋間溝を探し，溝に沿って鎖骨下動脈拍動が触れる所まで指を尾側に進める．針を指のすぐ頭側から刺入し，体軸に平行にまっすぐ尾側に進め，上腕より末梢部への放散痛を探す．針を内側や背側に向けないように注意する．この刺入点の位置は，鎖骨の中点か

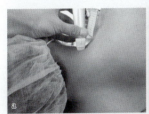
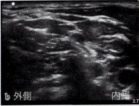
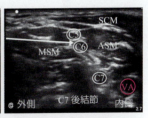

図6 超音波ガイド下斜角筋間アプローチ
a：プローブの当て方．b, c：超音波画像．
SCM：胸鎖乳突筋，VA：椎骨動脈，ASM：前斜角筋，MSM：中斜角筋．
→：穿刺経路．

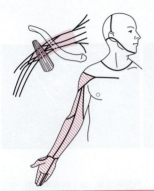
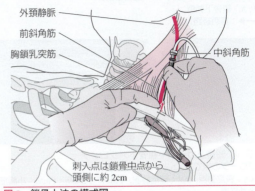

図7 鎖骨上法でのブロック領域
斜線はブロックされる主な領域を示す．

図8 鎖骨上法の模式図

ら頭側に約2 cm の位置である．針が第1肋骨に当たったときは，針を引き戻し，針先を少し背側に向けて再度進める．鎖骨下動脈に当たる場合は針が前斜角筋に寄りすぎているため，針を皮下まで引き戻し，中斜角筋に近づけて刺し直す．

神経刺激法：ランドマーク法と同様の手技で穿刺を行い，上腕より末梢部の筋収縮反応を探す．電流量が 0.5 mA 以下でも収縮反応があれば，局麻薬を投与する．

超音波ガイド法（図9）：リニアプローブを使用する．体位は仰臥位で，顔をブロック施行側と反対側に向けてもらう．ブロック施行側の肩を下げ，上肢をなるべく体幹につけてもらう．鎖骨の上縁に沿って置き，胸郭を覗き込むようにプローブを尾側に傾けると，第一肋骨の上縁に鎖骨下動脈とその外側に葡萄の房のようにみえる腕神経叢が描出できる．斜角筋間法と同様，神経は丸い低エコー性の陰影として確認できる．プローブの外縁より針を刺入し，鎖骨下動脈と第一肋骨の間隙に先端を進め，薬液を注入する．この部位は胸膜が近く，針の先端を見失うと胸膜を穿刺し，気胸を引き起こす危険性があるため注意が必要である．その後，針の先端の位置を移動させ，より表層の神経の周囲に局麻薬を投与する．

3）鎖骨下法

気胸の危険性の高い手技であったためあまり施行されてこなかった．しかし，近年超音波ガイドの手技が普及し，施行頻度が増加している．鎖骨上法と同様のブロック領域であり，肘以下の手術で適応となる．特に術後鎮痛用に局麻薬の持続投与を行うカテーテルを挿入する部位として最も適している．

局麻使用量：20 〜 40 mL

超音波ガイド法（図10）：リニアプローブを

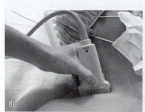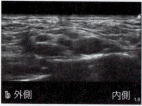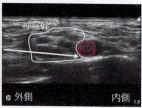

図9 超音波ガイド下鎖骨上アプローチ
a：プローブの当て方．b, c：超音波画像．
ICA：鎖骨下動脈．
→：穿刺経路．

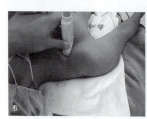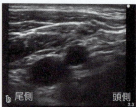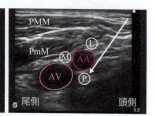

図10 超音波ガイド下鎖骨下アプローチ
プローブの当て方．b, c：超音波画像．
AA：腋窩動脈，AV：腋窩静脈，PMM：大胸筋，PmM：小胸筋，L：外側神経束，M：内側神経束，P：後神経束．
→：穿刺経路

使用する．体位は仰臥位とする．ブロック施行後の上肢は体幹につけたままでも施行できるが，外転すると神経叢が体表から近くなるため穿刺しやすくなる．烏口突起の内側かつ鎖骨の下側に，体の長軸と平行に当て，腋窩動静脈を同定する．腋窩動脈周囲に内側神経束，外側神経束，後神経束の3つの神経束が確認できる．斜角筋間や鎖骨上と異なり，神経はほぼ高エコー性の構造物として認識される．針をプローブの頭側端よりプローブと平行に刺入する．各神経束に対してそれぞれ局麻薬を投与してもよいが，動脈の裏にある後神経束の部位に1ヶ所にだけ投与しても，外側・内側神経束に十分広がるため，効果・発現時間は各神経にそれぞれ穿刺した場合と同等であると報告されている．同部位にカテーテルを留置し局麻薬の持続投与を行うことにより，術後鎮痛に応用できる．ただし，この部位の神経は他の部位に比べてかなり深い位置に存在するため，刺入角度が大きくなり針の描出が難しい．そのため，他の部位の超音波ガイド下穿刺に慣れてからの施行としたほうがよい．

4) 腋窩法

ブロック領域は図11に示した通りであり，肘，前腕，手の手術に適する．刺入部が肺尖や横隔神経から遠いため，横隔神経麻痺や気胸のリスクがない．神経血管鞘は皮膚から浅い位置にあり手技が容易である．上肢が肩関節で外転できることが条件で，肩関節の拘縮や腋窩部に瘢痕形成のある患者では施行が困難である．

局麻使用量：30～40 mL

ランドマーク法(図12)：仰臥位をとり，患側の上腕を90°外転，前腕を90°屈曲外旋

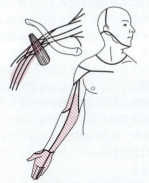

図11　腋窩法でのブロック領域
　　　斜線はブロックされる主な領域を示す．

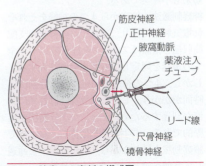

図12　腋窩での穿刺の模式図

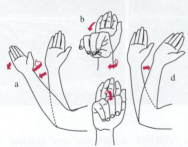

図13　神経刺激による筋収縮反応
a：橈骨神経刺激．手首の伸展，MP関節の伸展，母指の外転．
b：正中神経刺激．手首の屈曲，指の屈曲，母指の対立．
c：尺骨神経刺激．手首の尺側への偏位，MP関節の屈曲，母指の内転．
d：筋皮神経刺激．肘関節の屈曲．

させる．肘と前腕の下に枕を入れて大胸筋の緊張を弛め，腋窩動脈拍動を触れやすくする．上腕の過度な外転で動脈拍動が触れにくくなるので注意する．22G，32 mm の短ベベルのブロック針を用いる．示指で腋窩動脈を触れながら，それが大胸筋外縁で触れなくなる直前で，動脈と平行に皮膚と20〜30°の角度で中枢側に向かって刺入する．針を進めて放散痛が得られた所で薬液を注入する．放散痛が得られた領域の支配神経は，他の神経領域に比べブロック効果が高いため，正中神経，橈骨神経，尺骨神経，筋皮神経それぞれ放散痛を得た場所に薬液を分注するとよい（4ヶ所注入法）．正中神経，尺骨神経，橈骨神経は腋窩動脈を中心に，順に上，下，奥に位置していると考えると狙いやすい．筋皮神経はより頭側で分枝し腋窩部では神経血管鞘外にあり，放散痛を得るのは困難となり，ブロックの効果も不確実である．

神経刺激法：腋窩から4つの神経をそれぞれ電気刺激で探り，それぞれの神経の支配筋収縮を指標にブロックを行う（図13）．全ての神経を同定し局麻薬を分割注入する．しかし，4つの神経を同定する4分割法は時間がかかり，しかも尺骨神経は容易に薬液が到達するため，2分割か3分割法が実際的である．右手で針を把持し，左示指で腋窩動脈を触れながら，針が動脈下を通過して背側へ達し，なるべく橈骨神経の近くへ差し入れる．電気刺激は1 Hz，1.0 mAから開始し，電流量が 0.5 mA 以下でも目的の神経刺激反応があれば最適位置としてよい．筋皮神経は神経血管鞘外にあるためブロックしにくく，薬液量を多くするか，十分な時間を待つ必要がある．不十分な場合は，肘関節部で外側前腕皮神経ブロックを行うとよい．

超音波ガイド法（図14）：リニアプローブを使用する．体位は仰臥位とし，ランドマーク法と同様の肢位をとる．プローブを腋窩のなるべく近位で上腕の長軸と垂直に当て，まず腋窩動脈を同定する．その周囲に円形から楕円形の高エコー性の陰影に囲まれた，低エコー性の陰影のからなる神経が観察される．腋窩動脈の頭側に正中神経，尾側に尺骨神経，背側に橈骨神経が確認されるが，個人差も大きい．また上腕二頭筋と烏口腕筋の間に筋皮神経を認める．プローブの上肢外側端（頭側）より針を平行法で刺入し，それぞれの神経近傍に針先を進め薬液を注入する．筋皮神経のブロック効果をコントロールすることができるため，術後の肘の屈曲機能を温存することも可能である．また，動脈の背側にある橈骨神経を狙う場合も動脈を貫通させる必要がないので，特に抗血小板・抗凝固療法を施行されている患者では血腫形成のリスクを減少させることができる．

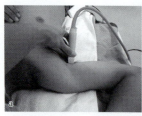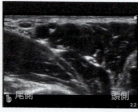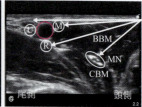

図14 超音波ガイド下腋窩アプローチ
a：プローブの当て方．b, c：超音波画像．
BBM：上腕二頭筋，CBM：烏口腕筋，M：正中神経，U：尺骨神経，R：橈骨神経，MN：筋皮神経．
→：穿刺経路

コツ

腕神経叢ブロック成功の秘訣は，効果発現まで十分待って手術を開始すること．腕神経叢ブロックの場合20〜30分は必要，待ち時間に補助的ブロックを施行してもよい．

b　肘関節部での上肢伝達麻酔

筋皮神経ブロック，正中神経ブロック，橈骨神経ブロック，尺骨神経ブロックなどがある．

c　指(間)ブロック

I〜V指はそれぞれ掌側，背側の4本の固有指神経によって支配される．掌側指神経は背側枝を出しており基節背側や爪床・指尖背側を支配している（図15）．方法としてはOberst法，経腱鞘法，指節皮線上法がある．

Oberst法（図16）：背側の指(趾)根部2ヶ所に針を刺入し，背側および腹側の神経に対してそれぞれ1〜2mLずつ薬液を注入する．

経腱鞘法（図17）：中手骨上で屈筋腱を触知し屈筋腱鞘内に薬液を注入する．同部位はMP関節の近位A1線維性腱鞘レベルとなる．ブロック後は薬液が遠位部に流れるように2〜3分は近位部を圧迫しておく．3〜5分で指全体の麻酔が得られる．腱鞘内に注入された薬液がその基部で指神経本幹へ直接浸潤することで効果を発揮すると考えられている．手掌指節線上中央より腱鞘内に注入した場合も同様の効果が得られると報告されており，穿刺点がより明確なため再現性が高い．

指節皮線上1回注入法（図18）：手掌側から指節皮線上の1ヶ所に針を刺入し，腱鞘内または皮下に局麻薬2mL程度を投与する．指節皮線上は痛覚が少ない，直接神経に針を近づけないことから，Oberst法に比べ施行時の痛みや合併症が少ないといった利点がある．ただし，この方法は背側の麻酔が不十分となりやすい．母子では末節骨レベル，それ以外の指ではDIP関節レベルまでが主な効果範囲であり，基節骨レベルでは

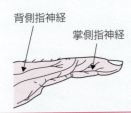

図15　掌側および背側指神経の支配
（釜野雅行：指神経ブロック．浅田章（編）：局所麻酔—その基礎と臨床．克誠堂出版，2004：162-165より）

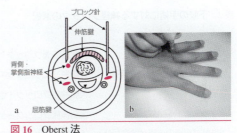

図16　Oberst法
a：指の解剖．b：穿刺点
（aは釜野雅行：指神経ブロック．浅田　章（編），局所麻酔—その基礎と臨床．克誠堂出版，2004：162-165より）

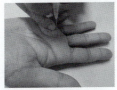

図17　経腱鞘法の穿刺点

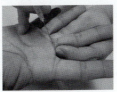

図18　指節皮線上1回注入法の穿刺点

有効になりにくい．これは主に掌側指神経がブロックされることに関係していると考えられている．背側が不十分であった場合は背側枝へのブロックを追加する必要があるが，麻酔がかかっている掌側より刺入することで，痛みをほとんど感じさせず患者のストレスを軽減できる．

4 下肢の伝達麻酔

下肢の神経支配は，腰部神経叢（大腿神経，外側大腿皮神経，閉鎖神経）と仙骨神経叢（後大腿皮神経，坐骨神経）に由来する．下肢全体を麻酔するにはその両神経叢をブロックする必要がある．それぞれの神経をブロックして手術を行うことは可能である（表2）が，上肢に比して，下肢全体をブロックするのは煩雑であり多くは脊髄くも膜下麻酔または硬膜外麻酔の適応と考えられる．膝窩の坐骨神経ブロックと足関節部での神経ブロック（アンクルブロック）は比較的容易で，下腿の手術や骨折の整復に対して施行できる．特に整復のみの場合，

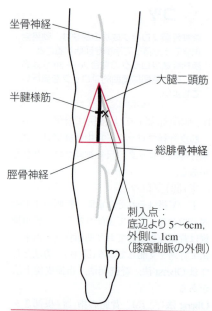

図19 膝窩での坐骨神経の解剖とランドマーク法の刺入点
(寺井岳三：下肢のブロック．浅田 章（編）局所麻酔—その基礎と臨床，克誠堂出版．2004：171-180 より)

表2 下肢の手術に対する神経ブロックの選択

手術	神経ブロック
大腿骨頸部骨折	大腰筋筋溝ブロック*＋坐骨神経ブロック
膝関節形成，膝十字靱帯再建	大腰筋筋溝ブロック*＋坐骨神経ブロック
膝関節鏡	大腿神経ブロック＋坐骨神経ブロック
アキレス腱断裂	大腿神経ブロック＋坐骨神経ブロック
下肢軟部組織の手術（生検など）	手術部位により，外側大腿皮神経，大腿神経ブロック，または坐骨神経ブロック
膝上での下肢切断	大腰筋筋溝ブロック*＋坐骨神経ブロック
膝下での下肢切断	大腿神経ブロック＋坐骨神経ブロック
足関節の骨折	大腿神経ブロック＋坐骨神経ブロック
趾の切断	坐骨神経ブロック（前方到達法），第1趾は伏在神経ブロックを併用．または足関節でのブロック

*大腰筋筋溝ブロックの代わりに，大腿神経，外側大腿皮神経，閉鎖神経の3本をそれぞれブロックしてもよい．
(寺井岳三：下肢のブロック．浅田　章（編著），局所麻酔——その基礎と臨床——．克誠堂出版，2004；175より)

第3章 研修で学ぶべき手術治療

A 麻酔

必ずしも入院を必要としないためブロックはよい適応と考えられる．

a 膝窩坐骨神経ブロック

下腿〜足の骨折の整復及び手術に有効である．下腿内側は大腿神経の分枝である伏在神経支配であるため，坐骨神経ブロックでは十分な効果範囲を得られないが，局所浸潤麻酔を併用することで十分な範囲が得られる．ただし，大腿に装着したタニケットの痛みをとることはできないため，他の麻酔法を併用しタニケットペインに対する対策を講じておく必要がある．ランドマーク法，神経刺激法，超音波ガイド下法がある．

ランドマーク法および神経刺激法
1） 後方到達法（図19）
　膝上7〜10cmの膝窩上部で坐骨神経が脛骨神経と総腓骨神経とに分かれる付近でブロックする．腹臥位で，膝窩の屈曲によりできる線を底辺とし，半腱様筋と大腿二頭筋を辺とする三角形を作図し，底辺の中点から頂点に向かって5〜6cm，外側1cmの点を刺入点とする．膝窩動脈よりは外側である．ブロック針は45〜60°頭側に傾けて穿刺する．下腿への放散痛を認めたところで局麻薬を注入する．神経刺激装置を使用した場合は，下腿後面の筋収縮，足底の屈曲，足の背屈など指標とし，局麻薬を20〜30mLを注入する．
2） 側方到達法
　腹臥位がとれない場合に施行する．大腿二頭筋腱と外側広筋の間の溝で，大腿骨外側顆から頭側7cmの点を刺入点とし，針を水平に進める．その他は1）と同様である．

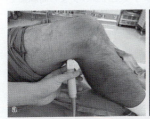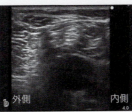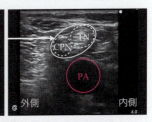

図20　超音波ガイド下坐骨神経ブロック膝窩アプローチ
a：プローブの当て方．b, c：超音波画像．
PA：膝窩動脈．SN：坐骨神経．CPN：総腓骨神経．TN：脛骨神経．
画像はCPNとTNが分岐する位置であり，より近位で合流する．

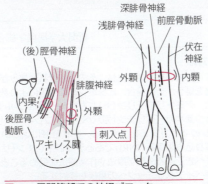

図21　足関節部での神経ブロック

超音波ガイド下法(図20):リニアプローブを使用する.腹臥位・側臥位・仰臥位のいずれの体位でも施行可能である.仰臥位の場合は膝を立てた状態でプローブを当てる必要がある.膝窩の屈曲によりできる線と平行にプローブを当てると,膝窩動脈とその外側表層に脛骨神経を高エコーの楕円形の構造物として認める.近位部へプローブを移動させていくとさらに外側に総腓骨神経を認め,両神経は徐々に近づき次第に合流する.合流部でプローブの外側より平行法で穿刺を行い,薬液を注入する.神経刺激を併用した場合は下腿後面の筋収縮,足底の屈曲,足の背屈などを確認する.

b 足関節ブロック(図21)

外反母趾,足趾切断など足関節以下の手術に有用である.足関節部には5本の神経が走っている.(後)脛骨神経,腓腹神経,深腓骨神経,浅腓骨神経の4本は坐骨神経の終末枝であり,伏在神経は大腿神経の終末枝である.全てブロックすることで足首から先は完全な無痛となるが,手術部位に応じてブロックする神経を選択してもよい.

ランドマーク法:25Gの注射針を使用し,局麻薬5mLを,アキレス腱と内顆の間で,後脛骨動脈の後方に注入すると後脛骨神経ブロックとなる.同様にアキレス腱の外側で,外顆と踵骨の間のくぼみに注入すれば腓腹神経ブロックとなる.内顆と外顆を結ぶ高さで,前脛骨筋腱と長母趾伸筋腱の間の,前脛骨動脈が触れるすぐ外側を刺入点とし,皮下で針の方向を変えることで3本の神経を同時にブロックすることができる.深腓骨神経は,針を垂直に,浅腓骨神経は針を外側に向けて前脛骨動脈と外果の間に,伏在神経は,針を内側に向けて伏在静脈が内顆前方を通る点に局麻薬をそれぞれ5mL注入する(図21).超音波ガイド下に行う方法もあり,より安全により少ない局麻薬で効果を得られることが期待されている.

DON'Ts

- ☐ 起こり得る副作用・合併症や,使用できる種類に関する知識も重要である.
- ☐ 解剖を熟知せずブロックを行えば,ブロックの成功不成功は,技術ではなく運試しとなる.
- ☐ 局麻薬注入の前には,血管内注入を予防するため必ず吸引テストを行う.神経の位置確認するための放散痛誘発は,神経障害防止のため最小限にとどめる.
- ☐ 超音波ガイドで行う時は,常に針先の描出を行う.超音波ガイド法は合併症の軽減が期待されるが,刺入した針を描出できないまま行うと逆に合併症を増やす可能性がある.

新潟大学医歯学総合病院麻酔科 **渡部達範**

✓ 神経障害発生後の対応

神経ブロックの際に非常に強い放散痛が生じ,その後しびれや痛みが残存している場合,ブロックによる神経損傷を疑う.その場合,ビタミン剤の内服により数週間経過観察する.症状が遷延している場合,アミトリプチリン(トリプタノール®)やノルトリプチリン(ノリトレン®)などの三環系抗うつ薬やガバペンチン(ガバペン®),プレギャバリン(リリカ®)といったカルシウムチャンネル α2-δ リガンドを使用する.症状軽減に乏しい場合は,セロトニン・ノルアドレナリン再取り込み阻害薬(SNRI)であるデュロキセチン(サインバルタ®)や,オピオイドの併用も検討すべきである.理学療法や作業療法を勧めることも重要である.疼痛が激しければ神経科医やペインクリニックへの相談も検討する.

A 麻酔

3 腰椎麻酔の基礎と実際

DOs

- [ ] 術前の内服薬（抗血小板薬など）を把握し，休薬期間を確認しよう．
- [ ] 上手な腰麻姿勢が穿刺成功のポイントである．
- [ ] 脊髄損傷を防ぐため，穿刺部位は第2〜3腰椎以下とする．
- [ ] 薬液注入後の急激な血圧の低下に注意し，昇圧薬はすぐ使えるように準備しておこう．
- [ ] 手術室退室時にも麻酔レベルの評価をしよう．

腰椎麻酔（脊髄くも膜下麻酔）とは，くも膜下腔に局所麻酔薬を注入して脊髄神経根と脊髄を可逆的に遮断し，速やかに無痛と筋弛緩を得る麻酔方法である．手技は比較的容易で，下肢を対象とする整形外科疾患では頻用される．麻酔効果の調節性は乏しく，手術中に麻酔効果や麻酔域を変えることはできない．主に手術時間が短い手術に用いられるが，硬膜外麻酔を併用すると時間延長に対応することが可能になり，術後鎮痛にも利用できる．硬膜外麻酔と比べて，使用する局所麻酔薬の投与量が少ないため局所麻酔薬中毒の危険性は少ないが，効果発現は速く，末梢血管拡張による血圧低下などの循環変動が早く発現する．

腰椎麻酔の基礎

1 脊柱，脊椎

脊椎骨と椎間板よりなる脊柱は生理的弯曲を有し，仰臥位では第3腰椎が一番高くなる．脊椎は椎体と椎弓よりなり，その間に脊柱管があり，その中に脊髄がある．高齢者では，棘上・棘間靱帯が硬化し，時に石灰化がみられる．黄色靱帯を穿刺するときには独特の抵抗を感じる．左右の腸骨稜を結ぶ線はJacoby線とよばれ，第4腰椎の棘突起を通る．

2 脊髄

脊髄は頭側では大後頭孔を介して脳幹に続き，遠位は円錐部で終わる．脊髄の終末部である脊髄円錐の位置は，成人では第1〜2腰椎，乳幼児では第3腰椎レベルとなる．くも膜下腔は第2仙椎レベルまで続いている．

3 脳脊髄液

総量は120〜150mLであるが，脊柱管内にはそのうちの20%があり，比重は1.007である．37℃で髄液と同じ密度の局所麻酔薬溶液をisobaric溶液，便宜的に等比重液とよび，これより密度の大きいものをhyperbaric溶液，高比重液とよぶ．

☑ **上手な体位が成功の秘訣**
膝を抱えて，顎を引いて自分のおへそを覗くように（エビのように）丸くなってもらう．穿刺部位を触って押し返すようにしてもらうとよい．体が手術台に対して垂直となるようにする．患者の頭のほうから見ると前傾や後傾しているのがよくわかるので修正する．

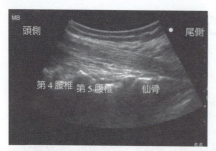

図1 椎間レベルの確認
・探触子を仙骨部の正中部より外側に当てる
・仙椎は連なっているため，仙骨と第5腰椎を同定できる
・探触子を頭側へ移動させて刺入する椎間の皮膚にマーキングする

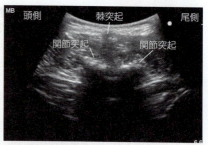

図2 正中の確認
・目標とする穿刺予定の棘間で探触子を脊柱に対して垂直に当てる
・棘突起と関節突起（または横突起）が見える像で正中を同定し，皮膚にマーキングする

4 生理

a 神経系
細い神経線維や無髄神経線維ほど早く遮断される．
①交感神経，②感覚神経（温度覚，痛覚，触覚，圧覚の順），③運動神経の順に遮断される．

b 呼吸系
T2〜3の麻酔レベルでは換気量の低下は少ない．さらに上位レベルに広がると，呼吸運動を自覚できなくなるため，呼吸困難や声が出しにくいとの訴えがある．C3〜5レベルでは呼吸抑制・停止の可能性がある．

c 循環系
交感神経遮断により血管拡張，静脈還流低下，心拍出量減少などにより血圧が低下する．麻酔レベルがT10より頭側で顕著となり，心臓の交感神経（T1〜4）レベルに広がると徐脈をきたし，著明な低血圧となる．

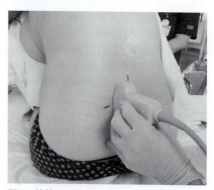

図3 体位とマーキング

 Pitfall

著明な低血圧の初発症状としてあくびが生じることが多い．患者があくびをしたら，血圧をすぐに測定し，昇圧薬の投与を行おう．治療が遅れると血圧の低下とともに悪心を訴え出す．

☑ **超音波ガイド下の脊椎麻酔**
肥満患者では棘突起が触れず正中が判断できないときがある．その場合，患者に座位の体勢をとってもらい超音波装置で腰椎を観察して穿刺位置を決定するとよい（図1〜3）．

第3章 研修で学ぶべき手術治療

A 麻酔

表1 腰椎麻酔に用いる局所麻酔薬

局所麻酔薬(%)	投与量(mL)			作用時間(分)	穿刺体位(側臥位)
	T4	T10	S(サドルブロック)		
高比重 0.5% ブピバカイン	2.0～3.0	1.0～2.0	1.0～1.5	120～150	患側が下
等比重 0.5% ブピバカイン	(3.0～5.0)[*1]	2.5～3.0	−	180～300	患側が上
高比重 3% リドカイン[*2]	2.0～2.5	1.0～2.0	1.0～1.5	45～60	患側が下

*1 T4レベルまで必要なときは，高比重液のほうがよい．
*2 リドカインによる一過性神経症状(TNS)の頻度は比較的高い．

腰椎麻酔の実際

禁忌事項，抗血小板薬，抗凝固薬の休薬期間は次項「4. 硬膜外麻酔の基礎と実際」p.145を参照．

1 穿刺法

穿刺体位は側臥位をとる．サドルブロックの場合は坐位をとる．側臥位では，棘突起間が広がるように背中を可能な限り丸くしてもらう．頭の下には高めの枕を入れて脊柱が水平となるようにする．穿刺部位は第3～4腰椎棘突起間(または第2～3，第4～5)の正中線上とする．穿刺部位はブロックの高さに影響する．高齢者や牽引により上手に体位がとれない患者では傍正中法が有効である．穿刺部位の消毒，局所浸潤麻酔を施行後，ブロック針を皮膚に垂直に刺入する．成人では皮膚より3～5cmで黄色靱帯に達する．慎重に進めていくと鈍い抵抗感の消失があり，針の内筒を抜くと，髄液の流出が得られる．抵抗感の消失がわからない場合は3mm進めるごとに内筒を抜き，髄液の逆流がないか確認する．針を90°ずつ回転させ，どこからも髄液の流出があることを確認したのち，シリンジを接続して薬液を注入する．この際，針を支える左手の甲を患者の背中に密着させて，針の位置が変わらないように注意する．穿刺中に下肢に放散痛やしびれを訴える場合は，ブロック針を引き抜いて方向を修正してから再穿刺する．

2 使用薬物

手術術式，必要な麻酔域，患者の状態を考慮して，薬剤，投与量を決定する．
疼痛のため患側を上にした側臥位しかできない場合は，等比重0.5%ブピバカインを3mL程度使用し5～10分固定する．腰椎麻酔に用いる局所麻酔薬を表1にあげる．

3 効果判定

アルコール綿や冷所保存してある生理食塩水のバイアルを用いて冷覚の消失範囲を確認する．温冷覚の消失範囲と交感神経の遮断範囲はほぼ一致する．穿刺後数分で効果発現し始めるので，適宜麻酔域の確認を行う．効果発現してから20分以上経つと麻酔域の変動は少なくなるが，その後も麻酔域の観察は必要である．

> 💡 **コツ**
>
> 認知症の高齢者でのレベル確認は困難なことがある．痛覚の有無は痛み刺激時の表情や体動で確認する．T10レベルの麻酔域が得られると下腹部の体表血管が拡張する．

4 副作用と合併症

a 血圧低下

交感神経遮断による末梢血管拡張による低血圧が多くの場合に生じる．麻酔域が高位および心臓交感神経が遮断されると低血圧も顕著となり，徐脈を伴う．輸液によ

る循環血液量の増加や昇圧薬投与，アトロピン投与などで対処する．等比重ブピバカインを使用すると麻酔レベルは Th10 レベルでとどまり，血圧の変動は比較的少ない．穿刺直後は血圧を 1〜2.5 分おきに測定する．

b　呼吸抑制
　麻酔域が高位に及ぶと呼吸筋麻痺による換気能力の抑制が生じる．

c　悪心・嘔吐
　麻酔レベルが高位に及ぶと発生しやすい．

d　硬膜穿刺後頭痛
　穿刺後に髄液が硬膜外腔へ漏れ，髄液圧が低下することが原因となる．細い穿刺針にて発生頻度は減少する．安静と輸液や鎮痛薬で対処するが，症状が強い場合は硬膜外自己血パッチを施行することもある．

e　尿閉
　排尿にかかわる交感神経と副交感神経の両方がブロックされるため生じる．

f　神経障害
　多くは一過性で軽快する．

g　全脊髄くも膜下麻酔
　横隔神経の麻痺により呼吸が停止するため，気道確保し全身麻酔に切り替える．

h　不十分なブロック
　放散痛を訴えない状況での再穿刺は神経損傷のリスクを高めかねない．再穿刺するかどうかは慎重に検討し，全身麻酔に変更できる場合は変更を考慮する．

DON'Ts

- [ ] 腰椎麻酔中の安易な鎮静薬投与は危険．舌根沈下・呼吸停止を招くことがあるので，すぐに補助呼吸ができるように準備と観察を怠るな！
- [ ] 全身麻酔の準備をせずに腰椎麻酔をしてはいけない．

新潟大学医歯学総合病院麻酔科　**髙松美砂子**

☑ **思春期の患者に注意！**
思春期(12〜16 歳くらい)の患者では，胸椎から頚椎の立ち上がりがなく平坦気味で，高比重液薬を注入後，急速に頭側に広がり徐脈・血圧低下，場合によっては心停止をきたすことがある．アトロピン 1A(0.5mg)やエフェドリン(8〜10 倍に希釈し，1〜2mL ずつ静注)などをすぐに静注できるよう準備しておくこと．

A 麻酔

4 硬膜外麻酔の基礎と実際

DOs

- 高齢者では，抗血小板薬や抗凝固薬を内服している可能性が高い．術前の休薬期間の確認を！
- 禁忌・合併症を熟知し蘇生技術のある医師が行うべき麻酔法である．無理はせず麻酔科医に任せるか，麻酔科医の指導のもとに行おう．
- 硬膜外穿刺はどのアプローチ法でも，針先が正中に向かうように意識する．
- 気道確保の準備を忘れずに．いつでも全身麻酔のできる態勢で望もう．
- 薬液注入のたびに吸引テストをしよう．いつ，血液や髄液が引けるかわからない．

硬膜外麻酔とは，局所麻酔薬を硬膜外腔に注入して，脊髄神経を遮断して無痛とmotor blockを得る麻酔方法である．硬膜外腔にカテーテルを留置して，術中・術後鎮痛に使用することが多い．効果発現には多少時間がかかり，全身麻酔との併用または脊髄くも膜下麻酔併用（脊硬麻）で行うことが多い．

硬膜外麻酔の基礎

1 硬膜外腔の解剖

硬膜外腔は脂肪と血管に富んだ粗な組織である．後方には黄色靱帯，側方には椎弓根と椎間孔，前方には硬膜が存在する．硬膜外腔は陰圧で，上胸髄部で強く，頸髄部，仙髄部では弱い．

2 硬膜外麻酔の特徴

作用部位は脊髄神経が中心となる．麻酔・筋弛緩作用は腰椎麻酔より弱いが，高濃度の局所麻酔薬を使用すると十分な筋弛緩を得ることができる．麻酔作用が高位脊髄に及んでも呼吸抑制や循環抑制は軽度であり安全性も高い．持続投与法では，長時間手術や術後鎮痛，慢性疼痛管理に利用できる．

硬膜外麻酔の術前評価（主治医として知っておきたいこと）

1 禁忌

a 絶対的禁忌

①同意や協力が得られない場合
②頭蓋内圧亢進（硬膜穿刺による脳幹ヘルニアの危険あり）
③血栓溶解療法を受けている場合（血管損傷の場合血腫をつくる）
④穿刺部位に炎症がある場合（髄膜炎を起こす危険性あり）

b 相対的禁忌

①全身性感染症，菌血症がある場合
②出血や脱水で極度に循環血液量が減少している場合
③出血性素因
④抗血小板薬や抗凝固薬の投与継続中
⑤脊椎または脊髄疾患がある場合，脊椎への癌の転移
⑥神経疾患がある場合

2 抗血小板薬・抗凝固薬と休薬期間（表1）

最近はPTやAPTTでモニタリングでき

表1 抗血小板薬・抗凝固薬と休薬期間

一般名	商品名	備考	休薬期間
アスピリン	バイアスピリン	血小板の寿命(7〜10日)とともに効果は消失	7〜10日 [*1]
塩酸チクロピジン	パナルジン,チクロピン	血小板の寿命とともに効果消失	7〜10日
イコサペント酸エチル	エパデール,ソルミラン	血小板の寿命とともに効果消失	7日
クロピドグレル	プラビックス	血小板の寿命とともに効果消失	10〜14日
シロスタゾール	プレタール	凝固能は48時間後に正常化	2日
塩酸サルポグレラート	アンプラーグ	凝固能は24時間で正常化	1日
ベラプロストナトリウム	ドルナー,プロサイクリン	半減期は1時間	1日
オザグレルナトリウム	カタクロット,キサンボン	半減期は1時間	1日
リマプロストアルファデクス	オパルモン,プロレナール	半減期は7時間	1日
トラピジル	ロコルナール,エステリノール	半減期は6時間	1日
非ステロイド系抗炎症薬		効果の持続は短い	なし
ヘパリンナトリウム	ヘパリン	半減期は40分.硫酸プロタミンで拮抗	4〜6時間
エノキサパンナトリウム	クレキサン	半減期は4時間.低分子ヘパリン	12時間
フォンダパリヌクスナトリウム	アリクストラ	半減期は16時間.Ⅹa阻害	36時間
リバーロキサバン	イグザレルト	半減期は5〜13時間.Ⅹa阻害	24時間
エドキサバン	リクシアナ	半減期は10〜14時間.Ⅹa阻害	24時間
ワルファリンカルシウム	ワーファリン	半減期は40時間.緊急時はビタミンK,FFPで拮抗 [*2]	4日
ダビガトラン	プラザキサ	半減期は12〜14時間.抗トロンビン	24時間

[*1] アスピリンのみで他の抗凝固薬を併用していない場合は休薬は必要ないともいわれている.
[*2] ビタミンKの作用発現までは時間がかかる(静注後4〜6時間後,内服後24時間後).迅速な拮抗が必要なときはFFP(新鮮凍結血漿)を用いる.

第3章　研修で学ぶべき手術治療

ない抗凝固薬（non-vitamin K antagonist oral anticoagulants；NOAC）を内服している患者が増えたため，内服薬剤の確認はしっかり行う．休薬することにより基礎疾患の悪化や梗塞が生じるリスクがあるため休薬可能か否か内科医にコンサルトが必要である．

硬膜外麻酔の実際

穿刺部位は，手術に必要な無痛域を考慮し，カバーすべき麻酔範囲の中心が選択される．Jacoby線（両側腸骨稜を結ぶ線，第4腰椎を通る）を基準として，棘突起をたどって目的とする椎体レベルを確認する．下肢の手術では第2，3腰椎間，第3，4腰椎間などより穿刺する．

1 硬膜外腔へのアプローチ：正中法・傍正中法

a 正中法

棘間の中心部を刺入点とする．硬膜外針は，棘上靱帯→棘間靱帯→黄色靱帯を通過し，抵抗が消失する感触があり，生理食塩水がスムーズに注入される．腰部では正中法が基本となる．

b 傍正中法

目的とする椎間の下部棘突起の1cm側方を刺入点とする．黄色靱帯のみが刺入される．正中部を目指して針を進めていく．椎骨の変形の強い高齢者や穿刺体位が十分にとれない患者の場合は，傍正中法でアプローチすると成功率が高くなる．

2 硬膜外腔の確認法

硬膜外腔が陰圧であることを利用する．抵抗消失法（loss of resistance）が一般的である．抵抗が変わったときに針先をそこで停止する技術が必要．硬膜外針が硬膜外腔に達したら，血液や髄液の逆流がないことを確認して薬液の注入または硬膜外カテーテルの挿入を行う．

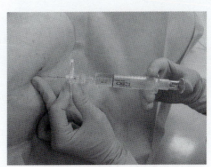

図1　抵抗消失法の手技

a 抵抗消失法（図1）

注射器に生理食塩水を入れ，加圧しながら進めていく．黄色靱帯内から硬膜外腔に入ると抵抗が消失しスムーズに生理食塩水が注入される．

b 懸滴法（hanging drop）

自然の陰圧を利用した方法で，ハブに水滴をつけて進めると，水滴が硬膜外腔の陰圧によって吸い込まれる．

> **Pitfall**
>
> カテーテル挿入直後に血液や髄液の逆流がなくても，血管内や硬膜下腔に迷入する場合がある．局所麻酔薬を注入するたびに吸引テストを行うことが大切である．

3 使用する局所麻酔薬

リドカイン，メピバカイン：効果発現が早い．持続時間が短い．

ロピバカイン，ブピバカイン，レボブピバカイン：持続時間が長い．ブピバカインには心毒性があるため，最近はロピバカインが頻用されている．

1脊髄神経分節あたりの局所麻酔薬の必要量は，胸部1.5mL，腰部2mL程度である．高齢者や妊婦では濃度，投与量を少なめにする．神経遮断作用の発現は注入後15〜20分である．術後には硬膜外麻酔によるmotor blockからの速やかな回復が望ま

れる．術後鎮痛には，motor block を避けるため濃度の薄い局所麻酔薬（0.1～0.2%ロピバカインなど）を使用するとよい．悪心・嘔吐のリスクはあるが，麻薬を併用すると鎮痛効果は高まる．

4 硬膜外カテーテルの抜去時期と術後抗凝固療法

a 術後抗凝固療法開始後に硬膜外カテーテルを抜去する際の注意点

① 2～4 時間前に低容量未分画ヘパリン（ヘパリンナトリウム）の投与を中止する．
② 高濃度未分画ヘパリン（ヘパリンカルシウム）は 1 回投与が多いので 10 時間前に中止する．
③ 抜去前に凝固能（PT-INR < 1.5）を確認する．
④ 抜去後 12 時間は，下肢の神経症状に注意する．
⑤ 低分子ヘパリンであるエノキサパリンナトリウムを使用する場合は，投与を中止してから 10～12 時間後に抜去する．投与の再開は抜去後 2 時間たってから行う．
⑥ フォンダパリヌクスナトリウムの半減期は 16 時間前後とされており，VTE 予防に使う場合はカテーテル留置を行わないことが推奨されている．

b 術後抗凝固療法開始前に硬膜外カテーテルを抜去する場合

術翌日に硬膜外カテーテルを抜去し，1 時間以上経過後に抗凝固療法を開始することもある．

c 代替の鎮痛法（無理をしないのもひとつの選択）

人工股関節全置換術（THA）や人工膝関節全置換術（TKA），股関節骨折手術（HFS）では周術期静脈血栓塞栓症をおこすリスクが高く，術後抗凝固療法が施行される場合が多い．

事故抜去による血腫発生のリスクもあるので硬膜外麻酔を施行せずに，最近では超音波ガイド下末梢神経ブロックや患者自己調節静脈内鎮痛法（iv-PCA）など他の鎮痛法を代替として行う場合がある．

DON'Ts

- 速やかに救急蘇生ができない（人手がない・器具や薬品の準備不足・蘇生技術がない）場合は行うな．
- 硬膜外カテーテル抜去時にも血腫をつくる危険性があることを忘れるな（術後抗凝固療法を行う場合は厳重に注意）．

新潟大学医歯学総合病院麻酔科　**髙松美砂子**

A 麻酔

5 全身麻酔の基礎

DOs

- ☐ 患者の術前の状態（既往歴・内服薬・最終飲食など）をしっかり把握しよう．
- ☐ 全身麻酔の3要素を確認，特に鎮痛・鎮静が達成されているか意識しよう．
- ☐ 手術中だけでなく周術期管理を想定した麻酔管理をしよう．

1 麻酔計画の策定

　全身麻酔を行うことで，患者に苦痛を与えることなく長時間の手術や侵襲性の高い手術が可能となる．反面，全身麻酔によって生じる様々な侵襲や危険因子に対して対策を講じなければ，安全に手術を行うことはできない．特に，気道確保困難や循環動態の急激な変動は生命にかかわる重篤な合併症をもたらすこともあるため，入念な術前評価が必要である．以下に代表的なリスク因子をあげる．

a　気道系に影響を及ぼすリスク因子

　肥満，小顎，短頚，開口制限（2横指以下），関節リウマチや頚椎術後などの頚部後屈制限がある場合，気管支喘息，直近の上気道感染症（特に小児），睡眠時無呼吸症候群，末端肥大症など．

b　循環動態に影響を及ぼすリスク因子

　日常生活に支障を及ぼすほどの心不全，30日以内の心筋梗塞，重度な心臓弁膜症，重症不整脈，使用薬剤や器材に対するアレルギー，悪性高熱症の既往・家族歴など．

　その他，内服薬の評価や最終飲食時間の確認も安全な全身麻酔管理に必要である．

c　手術当日の内服薬

　内服薬には手術当日も内服すべきもの，逆に内服を中止すべきものがある．重要な薬剤について表1にまとめる．

d　最終飲食時間

　麻酔導入時の嘔吐および誤嚥防止のため，固形食やミルクは6時間以上，清澄水は飲水後2時間以上最終飲食から時間を空ける．ただし，外傷などの場合は飲食後6時間以上経過した場合でもフルストマックとして対応する．

2 全身麻酔の実際

　全身麻酔を行うためには，鎮静，鎮痛，不動化の3要素の成立が必要である．単一の薬剤で3要素全てを補完することは不可能であり，各種の鎮静薬や鎮痛薬をバランスよく使用しながら麻酔を維持する．なお，各薬剤についての詳細な投与量や注意事項に関しては「第6章 F. 8. 麻酔薬」p.746参照．

a　麻酔導入

　あらかじめモニター類（心電図，血圧計，パルスオキシメーター）を装着，正常に作動することを確認する．患者の全身状態が悪い場合や大手術では，必要に応じて観血的動脈圧ラインや太い末梢静脈ライン，中心静脈ラインなどを確保する．

1）急速導入

　一般的な導入法．麻酔薬の静注により入眠させ，気道確保をする．使用する麻酔薬はプロポフォールが一般的だが，患者の状態やアレルギーの既往などに応じて他の静脈麻酔薬（チアミラール，ミダゾラム，ケタミンなど）で導入することもある．

2) 緩徐導入

小児等で事前の静脈確保が難しい場合の導入法．マスク下に吸入麻酔薬（亜酸化窒素＋セボフルラン）で入眠させ，静脈ラインを挿入後，気道確保を行う．

3) 迅速導入

フルストマックが予想される場合，誤嚥防止のために迅速導入を行う．100％ 酸素を十分に与えた後（少なくとも 5 分以上）静脈麻酔薬を投与，入眠と同時に輪状軟骨を圧迫し，直ちに筋弛緩薬を投与する．筋弛緩を得た後，気管挿管を行い，正しく挿管されたことを確認後，輪状軟骨圧迫を解除する．

b 気道確保

静脈麻酔薬によって入眠を得た後，マスク換気ができることを確認したら麻酔深度を深めて気道確保を行う．気管挿管を行う際は筋弛緩薬を投与する．ラリンジアルマスクをはじめとした声門上器具は気管挿管困難症例においても気道確保が比較的容易であることや，自発呼吸を維持しながらの麻酔管理が可能であるなどの利点を有する．また，この数年でビデオ喉頭鏡などの新たな挿管補助器具や多様な声門上器具が販売され，より安全な気道確保が可能となっている．気道確保困難時の対処法も整備されつつあり，ここでは 2014 年に発表された麻酔導入時の日本麻酔科学会気道管理アルゴリズム（JSA-AMA）を紹介する（図 1）．

> ⚠️ **Pitfall**
>
> 麻酔管理によって生じる危機的偶発症の中で，気道確保困難は重篤な病態（死亡・植物状態）への移行が最も多く，細心の注意が必要である．重要なことは，適切なマスク換気が行えていること．マスク換気が継続できればある程度の余裕をもってその後の対応を考えられる．

表1　手術前の薬剤投与について

当日も投与を継続する薬剤	投与を中止すべき薬剤
▶降圧薬 　・β 遮断薬 　・Ca 拮抗薬 　・α 遮断薬 　・利尿薬（ただし電解質の数値に注意し，場合によっては中止） ▶抗不整脈薬，冠血管拡張薬 　・ジギタリス製剤は血中濃度を測定し，内服を判断する ▶スタチン系高脂血症治療薬 　・周術期心血管合併症を減少 ▶気管支拡張薬・喘息治療薬 　・テオフィリンは血中濃度を測定し，場合によっては中止 ▶ステロイド ▶甲状腺疾患治療薬 ▶抗てんかん薬 ▶Parkinson 病治療薬 ▶オピオイド	▶降圧薬（手術当日） 　・ACE 阻害薬 　・ARB 　・ただし，心不全治療目的に使用されている場合は継続 ▶経口糖尿病薬（禁食日より） ▶非スタチン系高脂血症治療薬（手術当日） ▶抗精神病薬（2 週間前より） 　・三環系抗うつ薬 　・炭酸リチウム 　・MAO 阻害薬 ▶サプリメント（2 週間前より） 　・甘草，麻黄，朝鮮人参など ▶抗血栓・抗凝固薬（各薬剤の休薬期間を確認）

第3章 研修で学ぶべき手術治療

A 麻酔

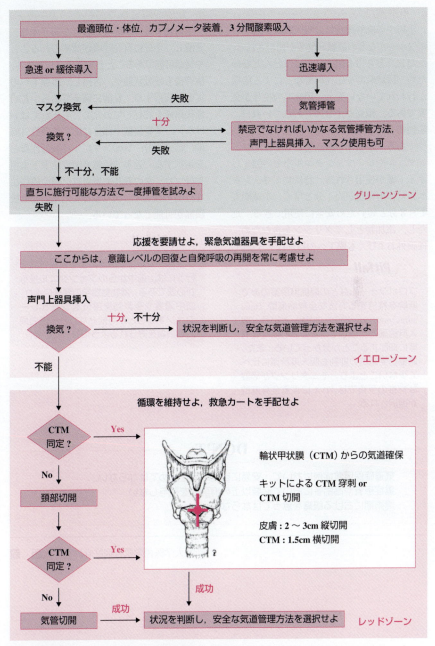

図1 麻酔導入時の日本麻酔科学会気道管理アルゴリズム(JSA-AMA)
(日本麻酔科学会：日本麻酔科学会気道管理ガイドライン 2014(日本語訳)より安全な麻酔導入のために
http://www.anesth.or.jp/guide/pdf/20150427-2guidelin.pdf)

c 麻酔維持

手術中の麻酔維持には吸入麻酔薬かプロポフォールなどの静脈麻酔薬が使用される．ただし，どちらも鎮痛作用はほとんどないため，区域麻酔や伝達麻酔などによる除痛が行われていない場合，鎮痛薬の投与が必要である．鎮痛が十分に行われていれば，筋弛緩薬投与などによる不動化の処置は不要である．手術中の鎮痛薬としては，フェンタニルやレミフェンタニルなどの強オピオイド薬が使用される．特にレミフェンタニルは作用発現が約1分と早く，半減期も4〜8分と短いため安全に使用できる．ただし，添加物としてグリシンを含むため，硬膜外およびくも膜下への投与はできない．

Pitfall

プロポフォールなどの静脈麻酔薬のみで麻酔を維持する方法を全静脈麻酔（total intravenous anesthesia：TIVA）という．吸入麻酔薬と比較して術後の悪心嘔吐を有意に抑制することが分かっている．また，運動誘発電位の抑制も吸入麻酔薬に比べて少ないことより，モニタリングが必要な脊椎の手術ではTIVAによる全身麻酔が選択される．

d 覚醒〜帰室まで

手術終了後，麻酔薬の投与を終了する．覚醒し，十分に自発呼吸が認められることや従命可能であることを確認後，抜管する．抜管後も呼吸状態や，舌出し，離握手への従命を観察する．覚醒に備えてあらかじめ術後鎮痛を施行しておくことも忘れてはいけない．手術侵襲や部位に応じて硬膜外麻酔，伝達麻酔，フェンタニル持続静注などを選択する．近年では超音波ガイド下末梢神経ブロックの普及や患者自己調節鎮痛法（PCA）の浸透で，より多様で効果的な術後鎮痛が可能となっている．

Pitfall

フェンタニル持続静注による術後鎮痛を行うには，術中からのフェンタニル投与が必要である．薬物動態学の発達により，血中濃度や予測効果部位をシミュレーションすることが可能となり，一層効果的な鎮痛を得られるようになっている．

DON'Ts

- ☐ 気道確保困難症例において，安易に自発呼吸を止めてはならない．
- ☐ 重症患者や高齢者において必要以上の麻酔薬を投与しない．
- ☐ 周術期における鎮痛を怠ってはならない．

新潟大学医歯学総合病院麻酔科　**大西　毅**

B　周術期管理

1　術前準備

DOs

- 基礎疾患，既往症，内服中の薬剤の有無を確認する．
- 糖尿病，心疾患，肺疾患の既往について注意を払う．
- 手術の緊急度にもよるが，内科的にコントロールしてから手術を計画する．

　手術や麻酔という大きな侵襲が加わる周術期には，生体のホメオスタシスが破綻しやすい．麻酔状態では，麻酔薬により生態防御機構が抑制され，生命維持の基本システムも直接・間接に作用して気道閉塞，呼吸抑制，停止，循環抑制を引き起こす．さらに手術による出血，ストレスなどによりこれらの生態反応抑制を加速させる．このような周術期の状態をどのように管理していくかにおいては，術前から患者の病態を把握しておくことが重要である．そのためには，基礎疾患，既往症，常用薬剤について確認するとともに，専門医との協力が必須である．

 コツ

患者の術前チェックは，基礎疾患，既往症，常用薬剤，アレルギー過敏反応（抗菌薬，消毒薬，絆創膏）の有無について行う．

1 糖尿病患者

　手術の緊急度にもよるが，内科的にコントロールしてから手術を計画する．高血糖は，二酸化炭素産生量を増加させる，胃内容排泄時間を延長させ誤嚥のリスクを高める，高尿酸血症の原因となる，虚血状態を招く，易感染状態であるといったリスクがある．一般的には空腹時血糖値≦150mg/dL，1日尿糖≦10g，尿中ケトン体陰性が術前管理の目標である．HbA1C値（NGSP）は長期にわたる血糖コントロールを反映するが，≦6.8%で良好，≦8.3%で不十分，≧8.4%では不可と判断される．

 コツ

手術の緊急度にもよるが，内科的に血糖値のコントロールを行ってから手術を計画する．

　糖尿病に伴う慢性合併症に注意が必要である．細小血管症として網膜症，腎症，神経障害など，糖尿病性血管障害として冠動脈硬化症，高血圧，脳血管障害，下肢閉塞性動脈硬化症などがあげられる．虚血性心疾患は手術において発生する心停止をはじめとする危険的偶発症の主要原因の1つであり，冠動脈硬化の合併の有無は慎重な判断を要する．関節・脊椎疾患などのために日常生活において十分な運動負荷がかかっていないので，狭心痛既往の有無だけの判断は危険であり，特に糖尿病患者では無症候性の虚血が多い．また，糖尿病はラクナ梗塞，アテローム血栓性脳梗塞の危険因子である．虚血性心疾患合併例においては脳動脈硬化症を合併する危険性が高く，逆に脳血管障害を有する症例では，虚血性心疾患を合併する危険性が高いので注意を要する．

表1　心合併症率からみた非心臓手術のリスク分類

低リスク＜1%	中等度リスク 1～5%	高リスク＞5%
乳腺手術	腹腔内手術	大動脈・主幹血管手術
歯科手術	頸動脈手術	末梢血管手術
内分泌手術	末梢動脈形成術	
眼科手術	動脈瘤血管内修復術	
婦人科手術	頭頸部手術	
再建手術（形成外科）	神経外科/整形外科大手術	
整形外科小手術（膝）	（股関節，脊髄）	
泌尿器科小手術	肺・腎・肝移植	
	泌尿器大手術	

（Fleisher LA, et al. 2007 および European Society of Cardiology, et al. 2009, 循環器病ガイドシリーズ. 非心臓手術における合併心疾患の評価と管理に関するガイドライン（2014年改訂版）http://www.j-circ.or.jp/guideline/pdf/JCS2014_kyo_h.pdf.［2016年3月閲覧］より）

2　循環器疾患患者

患者が何らかの心疾患を有している場合には，追加の検査（心エコー，負荷心電図，冠動脈造影など）の必要性などを含め専門医の意見を聞く．

心疾患を有する患者においては，術前にそのリスクを把握することが重要である．心機能評価とともに，予定手術の侵襲度，全身麻酔による影響などを考慮し，手術の決定をしなければならない．非心臓手術における合併心疾患の評価と管理に関するガイドライン（2014年改訂版）をもとに，周術期の心合併症予測を示す（表1）．

①非心臓手術はその内容に応じて心合併症率に基づき低リスク，中等度リスク，高リスクに分類される．

②患者の全身状態に基づく周術期合併症（心合併症を含む）の発症予測に役立つ評価方法の1つとして，米国麻酔医学会（American Society of Anesthesiologists；ASA）の身体状態分類が古くから用いられている（表2）．Class Ⅰ～Ⅴまでに分類され，Classが上がるほど手術の合併症や死亡率が高くなるとされている．死亡率はClass Ⅰで0.08%，Class Ⅲで1.8%，Class Ⅳで7.8%，Class Ⅴで9.8%

表2　米国麻酔医学会（ASA）の身体状態分類

Class I	健常患者
Class II	軽度の全身疾患をもつ 中等度肥満，高齢，食事制限の糖尿病，軽症高血圧，慢性肺疾患
Class III	活動を妨げる高度の全身疾患をもつ 病的肥満，高度に制限される心疾患，狭心症，陳旧性心筋梗塞，インスリン依存性糖尿病，中等度～高度の肺疾患
Class IV	ほとんど寝たきりの，生命を脅かす全身疾患をもつ 心不全を伴う器質的心疾患，不安定狭心症，難治性不整脈，高度の肺・腎・肝・内分泌疾患
Class V	手術なしでは24時間も生存しない瀕死の状態 ショックを伴う大動脈瘤破裂，高度の肺梗塞，脳圧亢進を伴う頭部外傷

と報告されている．Class Ⅲ と Ⅳ の患者は合併症を引き起こしやすく，とくに注意して術前評価を行う必要がある．

表3　active cardiac condition

状態	例
不安定な冠動脈疾患	不安定, 高度の狭心症 （CCS Class III ～ IV） 最近発症の心筋梗塞 （発症後 7 ～ 30 日）
非代償性心不全 （NYHA Class IV, 心不全の悪化あるいは新たな心不全）	
重篤な不整脈	高度房室ブロック Mobitz II 型 3 度房室ブロック 有症状の心室性不整脈 心拍数の高い（＞ 100bpm）上室性不整脈（心房細動を含む） 有症状の徐脈 新たに認めた心室頻拍
高度の弁膜疾患	高度の大動脈弁狭窄症 （平均圧較差＞ 40 mmHg, AVA ＜ 1.0 cm^2 または有症状） 症状のある僧帽弁狭窄症 （進行性の労作時呼吸困難や労作時失神, 心不全）

CCS：Canadian Cardiovascular Society, NYHA：New York Heart Association, AVA：大動脈弁口面積

③重症度の高い心臓の状態である active cardiac condition（表3）とは, 不安定狭心症や最近発症した急性心筋梗塞, 急性心不全, 高度房室ブロックやコントロールできていない心室頻拍などの重篤な不整脈, 高度の弁膜疾患の存在である. これらのリスク因子があれば, 術前に心血管系評価を行い, 治療をして安定させてから手術を実施しなくてはならない. active cardiac condition がなく, 低リスクの手術が計画されている場合には, それ以上の心血管系評価の必要はないとされる.

 コツ

心疾患を有している場合には, 追加検査を含め専門医と協力して術前評価を行う.

3 肺疾患患者

肺疾患合併患者においては, まず患者の状態を正確に評価し, 患者の状態が手術に適し, どの程度安全であるかを明らかにしなければならない. 患者の背景因子（喫煙など）, 既往症, 臨床症状, 治療状況, 胸部 X 線像, CT 像, 呼吸機能検査, 血液ガス所見, 心機能などにより手術の危険度を判定する. その上で, 専門医と相談し手術への対策を考慮する. 患者の状態が許す限り呼吸理学療法の導入も考慮する.

4 関節リウマチ患者

関節リウマチ（RA）は全身性の炎症性結合組織疾患であり, 全身的な合併症を含めて潜在的なリスク因子が多数存在し, 適切な周術期管理が要求される.

a 神経機能

末梢神経障害，圧迫性神経障害（手根管症候群，環軸椎亜脱臼など）の合併を確認しておく．

b 心機能

日常生活が障害されており，予備力の評価は困難である．弁膜症，心筋炎，冠動脈病変に注意し，胸部X線像，心電図，必要に応じて負荷心電図，心筋シンチグラフィ，心エコー検査を行う．

c 肺機能

関節リウマチ患者の肺病変として，間質性肺炎，肺線維症，胸膜炎，リウマチ結節，Caplan症候群，抗リウマチ薬・抗菌薬による薬剤性肺炎などがあげられる．

d 腎機能

関節リウマチに伴う腎病変として，二次性アミロイドーシスがあげられる．他に薬剤（D-ペニシラミン，NSAIDsなど）の副作用による腎機能障害をきたすことがある．

e ステロイド

ステロイドの急激な離脱は副腎クリーゼを惹起する可能性がある．手術前からステロイド療法を受けている患者では，副腎皮質抑制が起こり副腎からヒドロコルチゾン分泌が抑制されている場合がある．通常，手術侵襲やストレスによりヒドロコルチゾンの分泌が増加するが，分泌が抑制されている場合でも手術侵襲，年齢などによる個人差が大きく，ステロイドカバーに関して，一定の見解はなされていない．

コツ

全身的な合併症を含め，潜在的なリスク因子が多数存在していることに注意が必要である．

5 静脈血栓塞栓症

肺血栓塞栓症の多くは下肢および骨盤の深部静脈血栓症に伴って形成された血栓が遊離したもので，症候性肺血栓塞栓症患者の約50〜80％に深部静脈血栓症が認められる．一方，深部静脈血栓症患者の50〜60％に肺血栓塞栓症が検出され，肺血栓塞栓症と深部静脈血栓症は一連の病態であり，静脈血栓塞栓症と呼称される．静脈血栓塞栓症の予防法は，そのリスクによって異なる．その発生率，整形外科手術と推奨される予防法などを表4に示す．

深部静脈血栓症には，Virchowの三主徴として知られる3つの主な要因がかかわっており，静脈内層の傷害，血液の凝固傾向の亢進，血流速度の低下である．特に下肢麻痺，下肢運動機能障害，下肢関節手術後などの場合，高齢者では脱水と喫煙が凝固傾向を促進し，深部静脈血栓症が起こりやすくなる．一般的には，静脈の血流が遮断されるため腫脹，疼痛，圧痛，熱感などの症状が現れるとされているが，患者の約半数は無症状であり，肺塞栓症による胸の痛みが最初の症状となることがある．

深部静脈血栓症が疑われる場合は，まず血液検査からのD-ダイマーの検査，下肢超音波検査，骨盤内MR venographyを行う．D-ダイマー検査は，基準値では深部静脈血栓症を否定できるが，高値でも診断ができない．確定診断には静脈造影が有用である．

コツ

深部静脈血栓症が疑われる場合は，D-ダイマーの検査，下肢超音波検査，骨盤内MR venographyを行う．

表4 静脈血栓塞栓症の予防法

リスク レベル	静脈血栓症の発生率（%）				整形外科手術	予防法
	下腿 DVT	中枢型 DVT	症候性 PE	致死性 PE		
低リスク	2	0.4	0.2	0.002	上肢の手術	早期離床，積極的な運動，弾性ストッキング間欠的空気圧迫法
中リスク	10〜20	2〜4	1〜2	0.1〜0.4	脊椎手術 骨盤・下肢手術	
高リスク	20〜40	4〜8	2〜4	0.4〜1.0	THR，TKR 股関節骨折手術 高度下肢麻痺	間欠的空気圧迫，低用量未分画ヘパリン
最高リスク	40〜80	10〜20	4〜10	0.2〜5	"高リスク"の手術を受ける患者に，静脈血栓塞栓症の既往，血栓性素因が存在する場合	低用量未分画ヘパリン＋（弾性ストッキング間欠的空気圧迫法），用量調節未分画ヘパリン，単独用量調節ワルファリン単独

DVT：深部静脈血栓症，PE：肺血栓塞栓症，THR：人工股関節全置換術，TKR：人工膝関節全置換術

DON'Ts

- ☐ 心疾患を合併している患者では，心エコー，負荷心電図，冠動脈造影などの検査での評価を怠るな．
- ☐ 関節リウマチ患者では，全身的な合併症を含め潜在的なリスク因子が多数存在していることに注意する．

和歌山県立医科大学整形外科　**南出晃人**

B 周術期管理

2 術後管理

> **DOs**
> - 整形外科術後管理は全身と局所，双方に注意を払う．術後感染は合併症として重要．
> - コンプロマイズド・ホストには特に注意が必要．
> - 整形外科領域における手術部位感染(SSI)の起炎菌として頻度の高いのは黄色ブドウ球菌や表皮ブドウ球菌である．
> - 感染予防策は術前からはじめる．

整形外科の術後管理は全身管理と手術部位局所の管理に大別される．感染予防と早期発見は特に大切である．

1 全身感染(非手術部位感染)

a 肺炎
咳，膿性痰，呼吸困難，呼吸音の異常，低酸素血症，胸部X線像での浸潤陰影は肺炎を疑うべき所見である．

b 尿路感染
高熱，炎症反応高値の場合は膀胱炎ではなく腎盂腎炎を疑う．

c カテーテル感染
特に留置が長期に及ぶ中心静脈カテーテルに注意．カテーテル刺入部位の疼痛，発赤，腫脹があれば刺入部感染であるが，カテーテル先端の感染は表面からは判別しがたく，しばしば不明熱の原因となる．

d 菌血症(血流感染)
血液培養から菌が検出される状態．以前は敗血症とよばれていた(コラム参照)．培養検体を採血する場合は常在菌によるコンタミネーションを回避するために皮膚を十分に消毒した上で，滅菌手袋を着用して経皮的に穿刺する．

2 手術部位感染(SSI)

手術部位感染はその深度によって，浅在性(皮膚，皮下組織に限局)，深達性(筋・筋膜に達する)，臓器・体腔性(骨髄炎など)の3つに分類される．整形外科で大きな問題となるのは骨髄内に挿入されるインプラントに伴う臓器・体腔性感染症である．

SSIの危険因子は糖尿病，肝硬変，栄養不良，喫煙，ステロイド使用，免疫抑制薬使用，各種免疫抑制性疾患，長期入院臥床である．こうした患者(コンプロマイズド・ホスト)では健常者では感染源とならないような常在菌や弱毒菌が感染源になることがある．長時間に及ぶ手術，外傷などに伴う汚染創も感染の危険因子となり得る．

3 感染予防

アメリカCDC(Centers for Disease Control and Prevention)の感染対策ガイドラインが最もよく利用されている．

a 標準予防策(standard precaution)
全ての患者，全ての処置に共通する．
個々の患者の診察や処置の前後には必ず手洗いを行う．患者の体液(血液，尿，大便，滲出液など)に接触する可能性がある場合は手袋を着用する．必要に応じてマスク，ガウン，ゴーグルも着用する．

b SSI予防
手術で切開を受けた皮膚は細菌侵入に対するバリアーが破綻する．術野の皮膚を消

毒しても，手術が長時間に及ぶと汗腺や皮脂腺に潜んでいた細菌が表出してくる．整形外科の手術で最も注意すべき細菌は黄色ブドウ球菌である．

1）術前

既に感染症が存在している場合は，可能な限りその治療を終えてから手術を行う．鼻腔にメチシリン耐性黄色ブドウ球菌（MRSA）を保菌している場合にムピロシン軟膏で除菌しておくべきかどうかは意見が一致していない．糖尿病患者は術前から血糖コントロールを行う．

手術前日に術野を剃毛することは過去には通例であったが，剃毛によって生じる微細な切創が感染の機会を増加させるとして，現在は行われなくなってきている．脱毛クリームによる除毛または手術直前の剃毛が推奨される．

2）手術

術野の消毒，手洗い・消毒，ガウンテクニックが重要である．

3）予防的抗菌薬投与

感染の治療目的でなく，皮膚の切開中に宿主の防御機転を支援できるよう，殺菌的濃度を維持しようとするものである．感染源になると予想される菌に対して手術開始直前に予防的抗菌薬投与を行う．手術が長時間に及ぶ場合は3～4時間ごとに追加投与し，血中濃度を維持する．整形外科領域におけるSSIの起炎菌として頻度の高いのは黄色ブドウ球菌や表皮ブドウ球菌である．日本整形外科学会の骨・関節術後感染予防ガイドライン（2015）では，術後SSIの予防のために適した抗菌薬として第一および第二世代セフェム系薬を推奨している．これらのうちいずれの薬剤を用いるかは，各施設において，SSIの起炎菌として頻度の高い細菌に対する薬剤感受性を把握した上で選択すべきであろう．

表1　全身性炎症反応症候群（SIRS）の診断基準

侵襲に対する全身性の炎症反応で，以下の2項目を満たすときにSIRSと診断．
① 体温＞ 38℃，または＜ 36℃
② 心拍数＞ 90/m
③ 呼吸数＞ 20/m または $PaCO_2$ ＜ 32 Torr
④ 白血球数＞ 12,000/mm^3 または＜ 4,000/mm^3
　あるいは未熟顆粒球＞ 10%

4　SSIに関する術後の観察ポイント

手術部位の疼痛，熱感，腫脹，発赤と全身所見（体温，脈拍数，呼吸数）を繰り返しとることが重要である．血液検査上，白血球数，CRP，赤沈値の上昇は感染に特異的ではないが，炎症反応の強さや治療に対する反応性，経過をみる上で有用である．患者が全身性炎症反応症候群（systemic inflammatory response syndrome：SIRS，表1）を呈した場合は，それがSSIによるものか他の要因によるものかを同定する必要がある．SSIが明らかでない場合は，血液，喀痰，尿，膿汁，体内貯留液，分泌物など，予想される部位から検体を採取し細菌培養検査を行う．血液を培養検査に提出する場合は好気性と嫌気性の2つのボトルに検体を分けて提出する必要がある．カテー

☑ 菌血症と敗血症

以前は菌血症＝敗血症であったが，1992年にAmerican College of Chest Physicians（ACCP）とSociety of Critical Care Medicine（SCCM）が合同で「感染が原因で生じる全身性炎症反応症候群（systemic inflammatory response syndrome；SIRS）」を敗血症と定義することを提案した．ここでは血液培養からの菌の検出は求められていない．

テル感染が疑われる場合はカテーテルを抜去し，先端を切断して培養検査に提出する．インプラント周囲の感染が疑われる場合はMRIが補助診断に有効なことがある．

5 SSIの治療

SSIの治療は抗菌薬とドレナージ，外科的な感染創の除去である．敗血症に進行している場合には循環管理，呼吸管理を含む全身的な管理が必要である．

6 その他術後管理の一般的注意事項

a バイタルチェック

術後早期(24時間以内)は麻酔や出血の影響により循環動態，呼吸状態が変動する可能性がある．特に長時間の手術後や出血が多量となった手術の後はバイタルチェック(呼吸状態，血圧，脈拍)を怠ってはならない．特に高齢者や人工透析患者，狭心症や糖尿病などの内科疾患を合併した患者には注意を要する．必要に応じて心電計モニター，パルスオキシメーターなどを使用し，問題が発生した場合は速やかに対応する．

b 疼痛対策

術後疼痛は患者の循環動態や心理状態にも影響を与える．十分量の鎮痛薬を使用し，疼痛の軽減に努める．

c 静脈血栓塞栓症の予防

リスクレベルに応じた血栓予防と観察を行う．

d 肢位と体位の管理

四肢の術後や肩関節，股関節の術後は手術の種類に応じた肢位を保持する．体位変換は褥瘡予防のために重要である．

e 術後せん妄

せん妄とは意識混濁に加えて幻覚や錯覚などがみられる状態である．急激な精神運動興奮により留置カテーテルやドレーンを引き抜くことがあるので注意を要する．高齢者は発症リスクが高い．治療は対症療法でハロペリドールなどを投与する．離床が進むと通常は回復する．

f 手術部位局所の管理

脊椎手術後の硬膜外血腫・髄液漏，下腿骨折術後のコンパートメント(区画)症候群，下肢外旋位による腓骨神経麻痺の発生などに注意する．

DON'Ts

- [ ] 術後合併症はまず疑うことが重要である．少しでも疑ったらそのまま放置せず速やかに対応すること．
- [ ] 想定される合併症については必ず術前に本人と家族に説明しておくこと．

和歌山県立医科大学整形外科　橋爪　洋／吉田宗人

3 術後創処置

DOs

- 手術創のような正しく一次縫合された創部に関しては，毎日消毒してガーゼを交換する必要はない．
- 創傷治癒の概念を理解する．
- 閉鎖式ドレーンではチューブ閉塞など，ドレナージ不良に注意する．
- 吸引式の閉鎖式ドレーンでは陰圧のかけ方にも工夫をする．

術後創処置

創部の処置やその管理に関しては，1999年に発表された米国CDC(米疾病予防管理センター)による「手術部位感染防止ガイドライン」の報告以来，わが国においてもこれまでの慣習的な創部管理からエビデンスに基づいた管理へと変化している(表1)．以前は創部の感染予防という点から，術後は毎日のように創部をポピドンヨード(イソジン®)で消毒を行い，ガーゼをあてるといった処置が常識的に行われてきた．しかし創傷治癒の理論からいえば，正常創は閉鎖縫合後48時間で皮膚の上皮化が完成されるので，創閉鎖から48時間後は創の消毒やドレッシング材は基本的には不要となる．また感染創部の創処置に関しても，従来は創部を消毒してガーゼをあてるといった処理が行われてきたが，最近では創面を洗浄し，創傷被覆材で創部を閉鎖して湿潤環境を保つことで創部の治癒を促進させるという，いわゆる moist wound healing という考え方が主流になってきている．

1 一次縫合された創の管理

a 消毒

基本的に一次縫合された創部についてはポピドンヨードやクロルヘキシジン(ヒビテン®)で消毒を行ってはならない．創の滲出液には上皮化を促す細胞および物質が含まれているため，化学的な細胞障害性により創傷治癒が阻害される．また好中球やマクロファージも傷害されるために，感染に対する防御機構も低下させると考えられる．

b ドレッシング

正常に治癒する切開創においては，一次

表1 創傷および創傷治癒の分類

一次治癒	手術創あるいは汚染がなく正しく一次縫合された創の治癒形態
二次治癒	縫合されず開放創のまま治癒に至る場合．血腫，壊死物質，感染，異物などにより治癒が遷延し，瘢痕形成により治癒する．
三次治癒	開放されていたものの創を清浄化したあとに創傷辺縁を縫合した場合．

> ☑ 創部のドレッシング材の選択
> 術後一次閉鎖創に対するドレッシング材については多くの比較試験が行われているが，ハイドロコロイドドレッシング材などの高価なものを使用せずとも，吸水パッド付きのドレッシング材で十分であることが証明されている．

治癒創の上皮化再表皮形成は24～48時間以内に完成する．したがって，再上皮化が起こり，層からの滲出液がなくなるまでの24～48時間は被覆が必要であるが，それ以降は外部からの微生物が侵入し感染が起こることはないため，創感染予防の観点からは創被覆剤は必要ないとされている．

ドレッシングの実際を以下に記す．

1） ガーゼドレッシング

縫合部を直接ガーゼで被覆し保護する方法．創部圧迫が可能．創縁からの血液など滲出液の吸収も行える．創縁が脆弱である場合には軟膏を外用して湿潤環境下で創傷治癒を促す．

2） サージカルテープドレッシング

縫合部にサージカルテープを貼付する方法．安息香酸チンキを塗ってからテープを貼付すると皮膚との接着がよくなる．創痕の緊張を緩和する作用もあるが，滲出液の多い創面には不向きである．

3） 創傷被覆剤によるドレッシング

各種創傷被覆剤が開発されているが，ポリウレタン膜の透明なフィルム材（オプサイトウンド［スミス・アンド・ネフュー］，テガダーム™ トランスペアレントドレッシング［3M™］，パーミエイドS［東レ・メディカル］）は創面の観察もできて有用．ポリウレタンフィルムは通気性があるが，細菌や水は通過しない半透明性のフィルム材である．吸水性がないので滲出液が多い創面では適宜交換を要する．

c　シャワー開始時期

創は上皮化が完成すれば，創部に細菌が侵入することにより創感染が発生することはないと考えられる．抜糸を待たずにシャワー浴を行うことは可能である．ただし，ドレーンが挿入されている場合は，逆行性感染を予防する意味でシャワー浴は禁止とする．

2　感染創の管理

一次縫合創とは取り扱いが異なる．壊死物質や膿を除去するためデブリドマンを行い，創表面に良好な肉芽が露出したら，湿潤環境を保持できるドレッシング材での創の治癒を促す．線維芽細胞やケラチノサイトに毒性を示す消毒薬や酸性水は使用すべきでないことが報告されている．

a　ドレナージと洗浄

感染創は閉鎖せず解放創とし，ドレッシング材の交換時に水道水あるいは生理食塩水で洗浄を行う．ドレナージが不完全な場合，治癒過程は遷延する．

b　デブリドマン

血流のない壊死組織は感染源となるため，徹底的なデブリドマンが望ましい．ただし，神経血管などの重要組織などの解剖に熟知した上で，不必要に正常組織まで取り除かないように注意が必要である．

c　創の湿潤環境

感染がコントロールされたあとの創面の乾燥は創傷治癒を遷延させる原因となるため，ガーゼではなく，創傷被覆材を用いて湿潤環境を保つ．湿潤環境保持の理由としては，上皮化が進みやすいように痂皮形成を抑制すること，細菌や壊死物質を除去しようとする自己融解デブリドマンの促進，治癒過程に働く細胞の活動や遊走を支持，治癒を促進する細胞増殖因子などの有益な物質を含む滲出液の保持，ドレッシング材除去時の損傷の回避などがあげられる．ただし，感染の再燃には十分注意を払い，少しでも感染の再燃が疑われる場合には閉鎖療法は中止する．

> ☑ **創部の洗浄には水道水でもOK**
> 褥創で水道水と生理食塩水の治癒過程を比較した研究では，統計学的に差はないとされている．

表2　ドレナージの原理

重力による排液（gravity drainage）	重力を利用して貯留液を体外に排出するもので，ドレナージの基本である．このためにはドレーンは出来るだけ低い位置に置くことが理想である．
毛細管現象による排液	ガーゼドレーンやペンローズドレーンのように毛細管現象を利用して液体を体外に誘導するもので，粘稠度の低い滲出液の排除に有効である．
吸引による排液	間欠的または持続的に陰圧をかけて積極的に排液を行うもので，貯留液の量が多い場合や粘稠度が高い場合に用いられる．

表3　ドレナージの目的

治療的ドレナージ	膿などの貯留液によって引き起こされた種々の病態（発熱，疼痛，敗血症など）に対して排膿することにより直接的に治癒を促すもの．
予防的ドレナージ	現時点では貯留液は存在しないが，近い将来生じうることを予測して行われるドレナージ．手術時に行われるドレナージの多くはこれに属する．

表4　ドレナージの方式：開放式ドレナージと閉鎖式ドレナージに大別される．

開放式ドレナージ	ドレーンの体外部分は開放のままで，その上に滅菌ガーゼなどの吸収性の布がおかれる．
閉鎖式ドレナージ	ドレーン挿入部に気密性を保ち，ドレーンをバッグや吸引器に接続してドレナージ腔が外界から隔離されている方式をいう．管理が煩雑で患者の行動にやや制限が加わるなどの欠点がある反面，排液量の正確な測定が可能となる他，逆行性感染が起こりにくいなどの利点がある．

d　抗菌薬投与

経静脈あるいは経口による全身投与，感染巣への直接投与（抗菌薬含有軟膏の塗布，抗菌薬含有セメントの留置，ドレナージ液への混注など）で投与を行う．起炎菌同定のため，抗菌薬使用開始前に創部培養のための検体採取，全身症状が明らかな場合には血液培養検査も施行することが望ましい．起炎菌が同定され，感受性が判明すれば，速やかに対応する抗菌薬へ変更する．

e　遷延一次縫合

いったん汚染あるいは感染した創が改善すれば，遷延一次縫合による三次治癒が期待できる．二次治癒としての瘢痕形成による治癒よりも整容の点からも望ましい．

ドレーン

体内に貯留したものを人為的に体外へ誘導・排出することをドレナージ（表2）といい，ドレナージを行うための排出用チューブをドレーンという．ガーゼやフィルムドレーンのようにチューブの形をとらないものもあるが，多くは中空のチューブ形状を有し，先端付近に側孔を有している．種々の材質・形状・太さのものがあり，状況に応じて選択される（図1）．一般的なドレナ

☑ **ドレーンチューブ先端での針刺し事故に注意**

ドレーンチューブを創部から体外に穿刺する場合，皮膚・皮下組織が硬くて思わず力が入り，チューブ先の針で針刺し事故を起こした事例がある．また針先端をつまんで引き抜く場合にも，針刺し事故は起こり得る．針先端が皮膚から出てきたら，付属のカバーなどを被せて保護しながら引き抜くようにする．

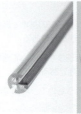 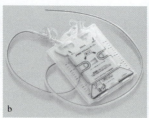 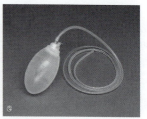

図1　閉鎖式ドレーンと各種リザーバー
BRAKEドレーンとJVACシステム［ジョンソン・エンド・ジョンソン］．
a：ドレーンチューブ先端．b：リザーバー．c：バルブ型リザーバー．

ージの対象は滲出液，膿，血腫，空気などであるが，手術創におけるドレナージの目的としては，主として血腫貯留の予防である．血腫貯留によって，神経・血管の圧迫などの有害事象の発生，また血腫が感染源となり得る．（**表3，4**）．

 コツ

脊椎固定術など骨移植などを行っている場合，特にdecorticationが行われている場合はその部分を止血する訳にはいかないので，どうしてもある程度の術後出血が生じる．この場合，強い吸引圧で引き続けるといくらでも血液が吸引される．状況に応じて吸引圧を弱める加減をしたり，時には圧をかけずに体内からの圧で出てくる分のみドレナージしたほうがよい場合もある．吸引圧もほどほどに．

 Pitfall

最近は手術の低侵襲化に伴い，術後患者の臥床期間が短縮傾向にある．術翌日から歩行が許可された場合など，閉鎖式吸引ドレーンを留置している場合は，ドレナージバッグを引っかけたりしてチューブとの接続部位が外れてしまうことがある．接続部は縫合糸などで外から締結し，その上からテープなどで補強しておくほうがよい．ドレーンの接続部には要注意．

DON'Ts

- 治癒しつつある創面はむやみに消毒しない．
- ドレナージバッグの血液を廃棄する場合などは逆行性感染に注意する．
- チューブ先端の針で針刺し事故を起こさないように．

和歌山県立医科大学整形外科　**中川幸洋**

☑ ドレーンチューブの閉塞に注意

ドレーンチューブが軟部組織片などにより閉塞してしまい，効果的なドレナージが行えなくなる場合がある．筆者らはドレーンチューブを留置したら，コネクタを介して手術中使用するサクションに連結し，効果的にドレナージができているか確認しつつ，縫合操作を行っている．ときどき上記のような閉塞が生じるので，その際は原因を取り除く必要がある．

B　周術期管理

4　疼痛対策

> **DOs**
> - 術後疼痛に対しては真摯に対応しよう．
> - 合併症に応じて術前から計画をたて麻酔科医に相談するなど準備しておこう．
> - 下肢の手術では，持続硬膜外麻酔を積極的に考慮しよう．
> - 喘息患者では，非麻薬性鎮痛薬で対応しよう．

　一般的に術後疼痛は，術後12時間をピークとし術後72時間までには著明に改善する．また疼痛には，不安や心配，恐れなどの感情で修飾され増強するという特徴がある．よって術後疼痛に対して適切な対応を怠ると，そのことで疼痛の加重が起こるので術後疼痛対策は重要である．

1　術前・術中からの疼痛対策

　近年では先取り鎮痛の概念から，全身麻酔の手術であっても術前から局所麻酔や伝達麻酔，硬膜外麻酔を併用して積極的に術後の疼痛対策を行う傾向にある．特に硬膜外麻酔は硬膜外チューブを留置することにより術後も持続的に除痛を図る手段ともなる．麻酔科医の協力が得られるのであれば，積極的に導入することが望ましい．
　また，「インターベンショナル痛み治療ガイドライン」(2014)では，各種ブロックに対するエビデンスに加え，合併症についても言及されており，参照されたい．

a　局所麻酔

　術直前に皮膚切開部にリドカインなどの局所麻酔薬を注入し局所浸潤させる．アドレナリン混合局所麻酔薬は手関節より末梢には用いるべきではないが，出血予防効果も同時に期待できる．

b　伝達麻酔

　肩関節を含めて上肢の手術であれば，全身麻酔の前にアナペイン®などの長時間作用する局所麻酔薬を用いて腕神経叢ブロックを行う．下肢の手術であれば下記の硬膜外麻酔が第一選択となるが，抗凝固療法などで硬膜外血腫のリスクが高い場合には大腿神経ブロックなど，手術領域を支配する神経ブロックを行うことがある．チューブを留置しておけば，持続的に薬液を注入することにより術後の疼痛対策も可能である．

c　硬膜外麻酔

　下肢の手術であれば，全身麻酔の前に硬膜外にチューブを挿入留置する．執刀前から硬膜外チューブを介して局所麻酔薬を注入し硬膜外麻酔を行う．術中出血のコントロールの面から，使用する局所麻酔薬はリドカインやメピバカインなどの短時間作用型が主となる．術中は手術時間に応じて追加投与する．術後も硬膜外チューブを残し，**表1**に示したような方法などで持続的に薬液を注入することにより術後の疼痛対策にもなる．脊椎手術では，術後の急性硬膜外血腫の症状をマスクしてしまう危険性から行わない．

2　術後の疼痛対策

　四肢の手術であれば，患肢挙上や外固定による局所の安静は基本の疼痛対策である．また，血管吻合術などの冷却が禁忌の状態でなければ，患部の冷却も有効な手段である．
　鎮痛薬には消炎鎮痛薬，非麻薬性鎮痛薬，麻薬性鎮痛薬がある．これらの特徴と副作用

表1　使い捨てバルーンインフューザーを使用した麻薬性鎮痛薬の使用法

	投与量	用法
70歳未満	0.2％塩酸ロピバカイン水和物（アナペイン®）200mL＋モルヒネ塩酸塩 6mg（4mL/hr）	手術中に硬膜外腔にモルヒネ塩酸塩 2mg 注入した場合は，インフューザー内のモルヒネ塩酸塩を 4mg とする．モルヒネ塩酸塩は 2 日で総量 6mg とする．
70歳以上	0.2％塩酸ロピバカイン水和物（アナペイン®）100mL＋生理食塩水 100mL＋モルヒネ塩酸塩 4mg（4mL/hr）	手術中に硬膜外腔にモルヒネ塩酸塩 1mg 注入した場合は，インフューザー内のモルヒネ塩酸塩を 3mg とする．モルヒネ塩酸塩は 2 日で総量 4mg とする．

を理解して，合理的に使用する必要がある．

a　アセトアミノフェン

アセトアミノフェンの鎮痛機序はいまだ完全には解明されていないが，脳や脊髄などの中枢神経系において鎮痛・解熱作用を示し，またセロトニン神経系にも作用して下行性抑制系を賦活化することで鎮痛作用を発揮している可能性が示唆されている．小児の術後鎮痛目的に用いる場合には坐剤として1回 10～15 mg/kg，投与間隔は4～6時間とし，1日総量が 60 mg/kg を限度とする．成人では十分量を坐剤で用いることは難しいため注射剤（アセリオ®）を1回 300～1,000 mg を 15 分かけて静注，投与間隔は4～6時間以上，1日総量 4,000 mg までとしている．消炎鎮痛薬と違い，消炎作用はなく，また鎮痛作用を示すには血中濃度の上昇が必要なため，覚醒前からの投与と，定時的な投与が望ましいと考えられる．腎機能障害の可能性が低く，腎機能障害のため消炎鎮痛薬の使用が困難な患者にも使用できる．

b　消炎鎮痛薬

消炎鎮痛薬の特徴は，抗炎症効果もあわせもち依存性や耐性がないことである．副作用として重要なものは胃腸障害である．また喘息発作誘発や心毒性もあり，喘息の既往のある患者や重度の心不全患者では消化性潰瘍と同様に禁忌である．局所麻酔での手術であれば内服剤も選択できるが，全身麻酔の手術では術当日は絶飲食が基本なので坐剤または注射剤となる．坐剤としてはジクロフェナクナトリウム（ボルタレン®坐薬），注射剤としてはフルルビプロフェンアキセチル（ロピオン®）静注がよく用いられる．

c　非麻薬性鎮痛薬

非麻薬性鎮痛薬の特徴は，強力な鎮痛効果をもつだけでなく不安を取り除くこと，筋注で4～5時間の効果が期待でき消炎鎮痛薬の禁忌患者でも使用可能なことである．また非麻薬扱いとされるので使用手続きが簡便であり使用しやすい．副作用として重

☑ 添付文書を読もう

医療の実施にあたって，ほとんどの医療行為には医薬品の使用を伴う．医薬品には，必ず添付文書が同封されているが，これをいつも読んで使用している医師はいったいどれほどいるであろうか？　添付文書には，禁忌事項，用法用量などが記載され，これに反した使用方法で患者に問題が生じれば，医師の責任が問われることとなる．医薬品などを使用する際は，添付文書に記載された内容が，原則としてその時点の医療水準と判断される．実はこの添付文書は，医師の知らない間に更新されている．必ず一製剤には一枚の添付文書が同封されているので，製薬会社にはわれわれ医師にいちいち変更につき広報する義務はないのである．使い慣れた医薬品であっても，禁忌事項や用法用量が変わっている可能性があるので気をつけるべきである．よく使用する薬剤は，定期的に添付文書を取り寄せて禁忌事項など大切な部分を確認するようにしよう．

要なものは呼吸抑制である．また心拍数の増加と血圧上昇，平滑筋収縮や蠕動抑制などの消化管への作用と同時に，連用により依存性をきたすので注意が必要である．注射剤として，塩酸ペンタゾシン（ペンタジン®，ソセゴン®）筋注・皮下注，塩酸ブプレノルフィン（レペタン®）筋注，酒石酸ブトルファノール（スタドール®）筋注，坐剤として塩酸ブプレノルフィン（レペタン®）坐剤，錠剤として塩酸ペンタゾシン（ペンタジン®，ソセゴン®）がある．

d 麻薬性鎮痛薬

麻薬性鎮痛薬の特徴と副作用は非麻薬性鎮痛薬とほぼ同様であるが，喘息患者では原則禁忌である．麻薬であるので使用手続きの面で煩雑であり，筋注や坐剤としては一般には選択されない．

麻薬性鎮痛薬の使用法としては，硬膜外投与が一般的である．麻薬性鎮痛薬の硬膜外投与の利点は，意識状態に影響を及ぼさず，局所麻酔薬の硬膜外投与の場合に認められる血圧低下や運動神経の麻痺をきたさず，鎮痛作用が長時間（12〜36時間）にわたり持続することである．副作用として皮膚掻痒感と尿閉がある．単独での鎮痛効果には限度があるので，局所麻酔薬との併用で用いることが多い．

患者自己調節鎮痛（PCA）機能を備えた使い捨てバルーンインフューザーを使用した，当院の具体的使用法を表1に紹介する．

3　術後疼痛対策の実際

術後疼痛管理に関しては，合併症に応じて術前からの予測・準備が大切である．持続硬膜外麻酔等，術後鎮痛についても麻酔科医と相談しておくことが肝要である．

局所の安静・固定，冷却といった基本的な対策を行った上で，患者の状態と合併症を勘案し薬剤による疼痛コントロールを行う．

筆者の薬剤による疼痛管理方法は，下肢の手術では，PCA機能を備えた使い捨てバルーンインフューザーを使用した持続硬膜外麻酔（前述）を第一選択としている．抗凝固療法等で持続硬膜外麻酔が使えない場合や，上肢手術の際は，強い術後疼痛が予想される場合，麻酔科医の協力のもと，呼吸抑制に注意しつつフェンタニルクエン酸の持続静注を行う．

それ以外の場合は，覚醒前からのアセトアミノフェン（アセリオ®）の点滴投与やフルルビプロフェンアキセチル（ロピオン®）の投与を行い，先行鎮痛を心がける．これらを行っても疼痛の訴えがあれば，ジクロフェナクナトリウム（ボルタレン®坐剤）や非麻薬性鎮痛薬の注射剤を用いることとしている．内服可能となった時点で，消炎鎮痛薬の内服へ変更するが，胃腸障害，腎障害に十分注意を要する．これらにより消炎鎮痛薬の内服が難しい場合は，十分量のアセトアミノフェンの内服薬を用いる．

 コツ

大切なのは，患者に対して医師が疼痛に共感し，何とか除痛に努力している姿勢を見せることである．

DON'Ts

- 薬剤を用いる場合は，禁忌患者に用いないこと．
- 薬剤を用いる場合は，副作用には十分注意する．特に非麻薬性鎮痛薬投与時は呼吸状態の監視を怠らないこと．

山口大学医学部整形外科　**徳重厚典**

B 周術期管理

5 抗菌薬の使用

DOs

- 第一世代・第二世代のセフェム系薬とペニシリン系薬を第一選択としよう.
- 待機手術では,手術の執刀30分前を目標に抗菌薬を静脈内投与しよう.
- 開放創においては,受傷後5～6時間までに,創の洗浄,デブリドマンとともに抗菌薬の静脈内投与を行おう.
- 長時間手術では,選択抗菌薬の血中半減期の2倍の時間をめやすに術中再投与しよう.
- 抗菌薬にはMIC以上の濃度の時間依存性に殺菌効果を示すものと,濃度依存性に殺菌効果を発揮するものがあるので,有効な投与法を選択しよう.

1 清潔創への投与

ほとんどの整形外科待機手術が相当する.

a 抗菌薬選択

手術部位感染(SSI)に対する予防的抗菌薬投与は,術後SSIの発生率を低下させることが判明している.

予防的抗菌薬を選択するにあたり考慮すべきことは,術中汚染予測菌に対する抗菌活性,殺菌性,組織移行性,安全性,経済性である.術中汚染予測菌に関しては,整形外科領域における手術部位感染症の原因菌として最も頻度の高いのは黄色ブドウ球菌や表皮ブドウ球菌であるので,これらの菌を想定して殺菌性の抗菌薬を選択することとなる.抗菌薬使用のガイドラインでは第一世代・第二世代のセフェム系薬とペニシリン系薬が推奨されている(表1).

b 抗菌薬の投与方法

SSIに対する予防的抗菌薬投与は,その投与開始時期が創感染発症率に影響を及ぼすことが判明している.執刀時に血清および組織中の抗菌薬が殺菌性濃度に達していることが重要である.そのためには予防的抗菌薬は執刀前2時間以内に初回静脈内投与を行うべきであり,駆血帯の使用も考慮すると,理想は執刀30分前の静脈内投与である.

また組織中の抗菌薬の治療域濃度を手術中および創閉鎖後3時間程度維持することも大切である.長時間手術では,選択抗菌薬の血中半減期の2倍の時間をめやすに術中再投与を行う必要がある.

人工関節置換術などのインプラントの固定において,抗菌薬含有骨セメントの使用は有意に感染率を減少させることから,骨セメントに抗菌薬を混合して用いることがある.骨セメントに抗菌薬を混合して使用する場合は,いくつかの注意点がある.1つめは,骨セメントは硬化時に76℃前後の重合熱が出るので,熱変性する抗菌薬は使用しづらいことである.2つめは,セメント強度の面で液体抗菌薬よりも粉末抗菌薬が望ましいことである.液体抗菌薬を用いると早期の骨セメント重合反応が阻害され強度低下が起こるが,粉末抗菌薬0.5gをポリメチルメタクリレート(PMMA)40gに混ぜても強度低下はない.

一般的には,生体内に留置後の抗菌薬徐放は8～12週持続する.

予防的抗菌薬投与においては,術後の投与期間を延長しても創感染発症率に影響を

及ぼさないことが判明しているので，安全性や経済性の面からも不必要な長期投与は避けるべきである．現時点では，予防的抗菌薬投与は術後48時間程度までとする考えが一般的である．

Pitfall

粉末抗菌薬1gをPMMA 40gに混ぜた場合，ひっぱり強度の低下はないが疲労強度は低下するのでインプラントの固定には望ましくない．

2 汚染創への投与

開放創が相当する．

a 抗菌薬選択

汚染予測菌に関しては，頻度の高いのは黄色ブドウ球菌や表皮ブドウ球菌である．一方，水辺の受傷では *Plesiomonas* や *Aeromonas* などのグラム陰性桿菌も多くなり，土壌などで受傷した場合は *Clostridium* などのグラム陽性桿菌(嫌気性)による汚染も考えられるので，これらの菌を想定して殺菌性の抗菌薬を選択することとなる．実際には，当初から全てをカバーするような抗菌薬の選択は不要であり，第一世代・第二世代のセフェム系薬またはペニシリン系薬を選択するのが一般的である(表1)．

b 抗菌薬の投与方法

開放創においては，細菌の増殖とコロニー形成により感染が成立してしまう受傷後5～6時間までに，創の洗浄，デブリドマンとともに抗菌薬の投与が行われるべきである．よって実際の臨床では，搬入後直ちに抗菌薬の初回静脈内投与を行うこととなる．

長時間手術では，選択抗菌薬の血中半減期の2倍の時間をめやすに術中再投与を行う必要がある．

抗菌薬投与期間は，創の感染状態を評価しながら判断する．開放骨折の場合は，創周囲の発赤や感染を疑わせる滲出液がなければ，Gustilo分類type I, IIでは3日間，type IIIでは5日間がめやすとなる．

3 感染創への投与

感染症手術が相当する．

a 抗菌薬選択

骨髄炎や化膿性関節炎の手術では，原因菌と薬剤感受性が判明していることが一般的である．抗菌薬は，最も最小発育阻止濃度(minimum inhibitory concentration)が少なく骨への組織移行性のよいものを選択する．

b 抗菌薬の投与方法

抗菌薬は，ペニシリン系，セフェム系，カルバペネム系，マクロライド系のようにMIC以上の濃度である時間に依存性に殺菌効果を示すものと，アミノグリコシド系

表1 整形外科領域で頻用される主な抗菌薬

ペニシリン系	ピペラシリン(PIPC)，アンピシリン(ABPC) 他
第一世代セフェム系	セファゾリン(CEZ*) 他
第二世代セフェム系	セフメタゾール(CMZ)，セフォチアム(CTM*)，フルモキセフ(FMOX) 他
カルバペネム系	イミペネム/シラスタチン(IPM/CS*)，メロペネム(MEPM*)，ドリペネム(DRPM*)他
アミノグリコシド系	ゲンタマイシン(GM)，アルベカシン(ABK) 他
グリコペプチド系	バンコマイシン(VCM*)，テイコプラニン(TEIC) 他
その他	クリンダマイシン(CLDM)，ミノサイクリン(MINO)，リネゾリド(LZD)，ダプトマイシン(DAP) 他

＊：骨髄炎・関節炎の適応あり

のように濃度依存性に殺菌効果を発揮するものがある．前者では，1回の用量を不必要に増やすより，頻回に投与してMIC以上の濃度を長く維持するほうが有効であり，後者では1回用量を増量するほうが有効であるので，静脈内投与にあたっては投与方法に注意する．

広範な病巣掻爬や，インプラントの除去により骨内の死腔が形成される場合は，抗菌薬をハイドロキシアパタイトに充填・含浸したり，骨セメントに混合して死腔を充填し局所で抗菌薬を徐放させるドラッグデリバリーシステムとしての用い方もある．

既製のハイドロキシアパタイトに抗菌薬を充填または含浸して使用する場合，抗菌薬の種類に制限は無いが，形状の自由度が低くコストが高いといった欠点がある．抗菌薬を充填する場合は，専用の製品を用いれば簡単である．中心に作成された空洞に粉末抗菌薬を入れ専用の蓋をすれば完成である．一方，抗菌薬をハイドロキシアパタイトの気孔内に含浸させる場合は，抗菌薬を液状として骨セメントミキサーなどを用いて15分間程度減圧下におき含浸させる．

一方，骨セメントに抗菌薬を混合して使用する場合は，形状の自由度が高いが，熱変性する抗菌薬は使用しづらいという欠点がある．熱変性に強いアミノグリコシド系抗菌薬が用いやすい．しかし起炎菌の関係で，バンコマイシンなど熱変性しやすい抗菌薬を用いたい場合には，重合熱が約60℃と，他の骨セメントと比較して低温であるセメックス®を選択するという手段もある．ドラッグデリバリーシステムとしての用い方であれば，力学的強度は必要ない．骨セメント40gが硬化可能な混合抗菌薬の最大量は8gとされている．

抗菌薬をハイドロキシアパタイトに充填・含浸したり，骨セメントに混合するドラッグデリバリーシステムとしての用い方では，生体内に留置後の抗菌薬徐放は8～12週持続し，90日間で70％が溶出するとされる．

DON'Ts

☐ 予防的抗菌薬投与に，理由もなく第三世代セフェム系薬やカルバペネム系薬などを選択しない．
☐ 理由もなく不必要に長期間の予防的抗菌薬投与をしない．

山口大学医学部整形外科　**徳重厚典**

☑ **抗菌薬皮内テスト**

抗菌薬皮内テストを前もって行っても，それ以降の使用におけるショック等の発現を予見し得ない．つまり，抗菌薬の静脈内投与においてショック，アナフィラキシー様症状の発生を確実に予知できる方法がないということである．添付文書上も，安全対策として「事前に皮膚反応を実施することが望ましい」旨の記載は削除され，現在は「事前の抗生物質等によるアレルギー歴を含めた既往歴の十分な問診，投与に際しての救急処置の準備，投与中の十分な観察」に改訂されている．特に投与開始直後は注意深い観察が求められている．

B 周術期管理

6 術後合併症と対策

> **DOs**
> - ☐ 手術の説明と承諾において，予測され得る術後合併症とその対策について患者とその家族に説明しカルテに記載しよう．
> - ☐ 周術期のDVTは臨床症状に乏しいが，整形外科手術で高頻度に起こる．
> - ☐ 手術部位感染は予防が最も大切である．抗菌薬の適正な使用と周術期の創管理を厳格に行おう．
> - ☐ 急性区画(コンパートメント)症候群を疑えば，圧トランスデューサーを用いて内圧を測定しよう．
> - ☐ 術後せん妄に関するインフォームド・コンセントを行い，身体拘束に関する同意を取っておくように．

1 静脈血栓塞栓症(VTE)

静脈血栓塞栓症(VTE)は整形外科領域においても決してまれではない．その発生要因等は「第3章 B.1. 術前準備 5)静脈血栓塞栓症」(p.156)を参照．

肺血栓塞栓症(PE[PTE])は予見が難しく急激に発症し，生命にもかかわる重篤な病態となるので術後合併症として近年注目されている．周術期に生じる深部静脈血栓症(DVT)は臨床症状に乏しいが，整形外科手術においても高頻度に起こり得ることが判明しており(「第3章 B.1. 術前準備」表4 (p.157参照)，かつ一定の確率でPTEを引き起こすのでその予防が重要である．

a 術前の対策

下肢の外傷などでは，受傷後経過期間が長い場合など，来院時既に血栓を生じている場合がある．Homans徴候など基本的な診察とともに，スクリーニングとしてD-ダイマーを測定する．

D-ダイマーの正常値は0〜1.0μg/mLであり，この範囲であればDVTは否定される．D-ダイマーが正常値を超えていれば，DVTを発症している可能性があるが，外傷や手術侵襲でも高値となるので，どの程度の異常高値を有意とするか(カットオフ値)が問題となる．カットオフ値は報告者により10〜20μg/mLと幅が広いが，筆者は医療安全の観点からは10μg/mLとしている．

 コツ

> DVTを疑う場合は，下肢静脈エコーまたは造影CTにて精査する．
> DVTが存在する場合は，下大静脈フィルターを留置する．

b 術中の対策

清潔野でない下肢は，弾性ストッキングの装用あるいは間欠的空気圧迫法によるDVT予防を行う．

駆血時間の短縮を心がける．

c 術後の対策

「日本整形外科学会静脈血栓塞栓症予防ガイドライン」(2008)を参照のこと．

①低リスク手術では，早期離床を図るとともに臥床中も積極的な下肢運動を奨励する．

②中リスク手術では，創管理や術後の固定に問題がない範囲で，下肢の弾性ストッキングの装用あるいは間欠的空気圧迫法に

てDVT予防を行う．

③高リスク手術では，間欠的空気圧迫法あるいは抗凝固療法にてDVT予防を行うことが推奨されている．ただし間欠的空気圧迫法には既に形成された血栓を遊離させてPTEを惹起する可能性や区画症候群をきたす可能性が存在し，抗凝固療法には出血リスクが存在するので，症例に応じて予防法を選択する，あるいはこれらの予防法を行わないという選択も存在する．必ず術前に，患者および家族の意思を確認しておく必要がある．創管理や術後の固定に問題がない範囲で，下肢の弾性ストッキングの装用も行う．

④最高リスク手術では，間欠的空気圧迫法あるいは弾性ストッキング装用とともに抗凝固療法を行う．

予防を行ってもDVTは生じ得る．Dダイマー測定は術後7日でも行い，その発生には注意をはらう．

突然の呼吸困難や胸痛，失神など急性のPTEを疑う場合は，未分画ヘパリンの持続静脈内投与（APTTがコントロール値の1.5〜2.5倍を目標）を行いながら造影CTなどで精査する．診断が確定すれば，血栓溶解薬としてモンテプラーゼを使用する．

d　抗凝固療法の実際

抗凝固薬を使用するので出血副作用は存在する．下記の薬剤の使用に際しては，必ずインフォームド・コンセントを得た上で使用すること．

1）エノキサパリン（低分子ヘパリン）

適応は高・最高リスク手術．術後24〜36時間後かつ硬膜外カテーテル抜去後2時間以上経過して創出血のないことを確認してから使用する．容量は1回20mgを原則として1日2回皮下注投与．投与期間は10〜14日．抗凝固作用を急速に中和する必要のある場合，プロタミン硫酸塩を投与し必要に応じて新鮮凍結血漿を投与する．

2）フォンダパリヌクス

適応は高・最高リスク手術に加え「骨盤・下肢手術にVTEの付加的危険因子が合併する場合」．術後24時間後かつ硬膜外カテーテル抜去後2時間以上経過して創出血の無いことを確認してから使用する．容量は1回2.5mgを原則として1日1回皮下注投与．投与期間は10〜14日．抗凝固作用を急速に中和する薬剤は知られていない．異常がみられた場合には，新鮮凍結血漿など適切な処置で対応する．

3）エドキサバン

適応は下肢整形外科手術（膝関節・股関節全置換術，股関節骨折手術）における静脈血栓症の発生予防，静脈血栓症の治療および発生抑制である．発生予防には1日1回30 mg内服，服用期間は14日間であるが，腎機能不良，高齢等のリスクのある患者は減量を考慮する．中和薬は知られていない．静脈血栓症の治療については適時循環器科等と連携すべきである．

2　手術部位感染（SSI）

生命にかかわる重篤な病態となることは少ないが，手術そのものの意義を失う結果につながり得るという意味で重要な合併症である．

清潔術野におけるSSI発生率は0.1〜17.3％の報告がある．日本整形外科学会学術研究プロジェクト調査の結果では，人工関節置換術で1.36％，脊椎インストゥルメンテーションで3.73％の発生率であり，各種の対策を講じても一定の確率で起こり得るのが現実である．

a　術前・術中の対策

SSIに対しては予防が最も重要であり，前述の抗菌薬の適正な使用と周術期の創管理の項目を再読されたい．

手術においては，術前のブラッシング，適切な手洗い，ガウンテクニック，確実な術野の消毒手技，術野のドレーピング，創

の十分な洗浄など基本を守る．

b 術後の対策

創の観察は担当医が定期的に行う．創の発赤・滲出液の有無，自発痛・全身性の発熱の有無に加え，血液検査にてCRPや白血球数等を継時的に評価する．少しでもSSIを疑う所見のある場合は観察を頻回に行い，速やかに培養検査への提出や画像検査等必要な検査を行う．

SSIが発症したと判断すれば，培養結果が出ていない場合，治療に用いる抗菌薬はSSIの起炎菌として多い黄色・表皮ブドウ球菌を対象とした第一世代セフェムを選択するが，術前予防投与を行った抗菌薬は避けたほうがよい．MRSA保菌者，院内感染例は抗MRSA薬の使用も考慮する．感染部位と院内の抗菌薬感受性情報も参考し抗菌薬を選択する．培養検査結果が出しだい，薬剤感受性結果に基づき適切な抗菌薬を選択する．膿瘍形成や関節内の感染が疑われれば早期の掻爬・洗浄も重要である．壊死組織や不良肉芽の確実な切除が重要であり，関節腔では持続洗浄を行う場合もある．必要と判断すればインプラントの抜去，抗菌薬含有骨セメントやハイドロキシアパタイトの充填，創外固定の併用も考慮する．

3 急性区画症候群

外傷後や手術後に，上下肢の筋区画（コンパートメント）の内圧が異常に上昇し，適切な治療がなければコンパートメント内の筋肉の阻血性壊死や動脈循環不全につながる病態である．小児の肘周囲の骨折後の合併症として有名なVolkmann拘縮は，急性区画症候群の終末像である．

特に筋肉は，阻血後6時間で非可逆性変化を起こすので，早期の診断と早期の加療が必要である．

a 術中の対策

手術においては，駆血時間など基本を守る．止血を確実に行うべきであるが，困難な場合はドレーンを挿入しておく．

腫脹が強い場合は，筋膜縫合は行わない．また腫脹が強かったり，皮膚欠損のために一期的な閉創が困難な場合は，無理をせず二期的閉創を図るか植皮などを用いるべきである．

少しでも創閉鎖で緊張が強いと判断した場合は，術後の外固定肢位は伸展位気味とするほうが安全である．

b 術後の対策

患肢を挙上し，患部を冷却する．

初期の症状の特徴は，安静や鎮痛薬に反応しない持続性の疼痛である．通常脈拍を触知するような動脈は主幹動脈であり，急性区画症候群の末期以外は触知可能であるので注意が必要である．知覚障害も初期には認めないことが多い．

阻血に陥った筋肉は短縮するので，これを他動的に伸展させると抵抗を感じ，疼痛が増強するという特徴がある．これが，早期発見のために重要な臨床所見である．

急性区画症候群を疑うときは，まず外固定を緩め，次いで必ず圧トランスデューサーを用いて内圧を測定する．各コンパートメントにつき3ヶ所は評価する．正常の区画内圧は10mmHg以内である．測定値が40mmHg以上あるいは拡張期圧の30mmHg以内となった場合は，緊急筋膜切開術の絶対適応である（筆者は測定値は30mmHg以上を筋膜切開術の適応としている）．

測定値が基準値以下である場合でも，疼痛や臨床所見が改善するまでは経時的に再評価したほうが安全である．

 Pitfall

Whiteside法は，実際に行うと正確な評価が困難なことが多いので，圧トランスデューサーがどうしても手に入らない場合の緊急代替的手技と考えるべきである．

4 せん妄

高齢者では，電解質異常や睡眠薬投与などを契機としてしばしば起こる．

予測できないことが多いので，術前に必ず術後せん妄に関するインフォームド・コンセントを行い，身体拘束に関する同意を取っておく必要がある．

術後の早期離床を心がける．

DON'Ts

- □ DVTの周術期合併症としての説明，予防措置を怠ってはいけない．
- □ 急性区画症候群の見逃しや対応の遅れがないように．

山口大学医学部整形外科　**徳重厚典**

☑ 術後合併症と医療紛争

術後合併症は，起こしたくはないが，ある一定の確率で発生してしまうのが現実である．術後合併症を患者側が不満に思えば医療紛争へと発展する．

われわれ整形外科医は，手術するにあたって常にこのリスクに曝されていると考える必要がある．ではどのように対処すべきであろうか？

まず知っておきたいのは，過失責任の原則である．不幸にして医療紛争が裁判の場に持ち込まれた場合，原則として過失が認められなければ，行為者は刑事責任または民事の法的責任を問われることはない．法律用語としての「過失」とは，「注意義務に違反したこと」をいう．また「注意義務」とは，「結果の発生を予見してこれを回避するために必要な措置を講じる義務」である．よって起こり得る術後合併症につき，あらかじめ手術の説明および承諾において説明し，ここに記した措置・対策を講じておけば，法的責任は問われないのである．このとき大事なのが，その記録（カルテ記載）と薬剤を用いた場合の添付文書に則った使用法である．

もちろん，不要な医療紛争は避けるのが一番である．そのためには，日頃から横柄な言葉遣いや態度を戒め，患者さんやその家族との良好なコミュニケーションをとっておくことが肝要である．不幸にして合併症が生じてしまった場合は，病態に対して真摯に対応し，現状と今後の治療方針につき十分に説明するようにしよう．その上で，医療過誤（医療事故のうち，医療側に過失がある場合）でもないのに，医療側の落ち度を追及するような発言に対しては，丁寧な口調で「必要な対策が講じてあり不可抗力であった」ことを伝えるようにしよう．

B 周術期管理

7 輸血・自己血輸血

DOs

- 輸血量は効果が得られる必要最小限としよう．
- インフォームド・コンセントを行い必ず同意書を作成しよう．
- 輸血の必要性，輸血量設定の根拠とその効果を評価し，診療録に必ず記載しよう．
- 輸血を要する待機的整形外科手術では自己血輸血を積極的に導入しよう．

1 同種血輸血

輸血療法の目的は，血液中の細胞成分や蛋白質成分の減少や機能低下を，その成分を補充することにより臨床症状の改善を図ることにある．しかし輸血療法には一定の危険性を伴うので，危険性を上回る効果が期待されるかどうかを十分に考慮して適応を決める．

血液製剤の有効性および安全性その他当該製品の適正な使用のために必要な以下の事項につき，患者またはその家族にインフォームド・コンセントを行い同意書を作成する．説明に必要な項目を表1に示す．

合併症予防，血液製剤の有効利用の観点から，全血輸血を避け血液成分の必要量のみを補う成分輸血を行う．

輸血量は過剰投与を避け，効果が得られる必要最小限とする．一般的に，術中・術後のHb値が10g/dLを越える場合は輸血は必要ないが，6g/dL以下では必須となる．通常は，Hb値が7〜8g/dL程度あれば十分な酸素の供給が可能である．冠動脈疾患などの心疾患あるいは肺疾患や脳循環障害のある患者では，Hb値10g/dL，Ht30%程度に維持することが推奨される．

赤血球濃厚液投与量に関しては，下記の計算式から決定する．

表1 輸血の説明に必要な項目

①輸血療法の必要性
②使用する血液製剤の種類と使用量
③輸血に伴うリスク
④副作用・感染症救済制度と給付の条件
⑤自己血輸血の選択肢
⑥感染症検査と検体保管
⑦投与記録の保管と遡及調査時の使用
⑧その他，輸血療法の注意点

予測上昇 Hb 値(g/dL)
　= 投与 Hb 量(g)/循環血液量(dL)
循環血液量(dL)
　= 体重(kg) × 70mL/kg/100
＊200mL 全血由来の赤血球濃厚液-LR「日赤」(1単位)：Hb量は約28g(容量は約140mL，Hb値は約20g/dL)

輸血が適正に行われたことを示すため，輸血の必要性，輸血量の設定の根拠および輸血前後の臨床所見と検査値の推移から輸血効果を評価し，診療録に記載する必要がある．

a 交差適合試験

新たな輸血や妊娠は不規則抗体の産生を促すことがあるので，過去3ヶ月以内に輸血歴あるいは妊娠歴がある場合，またはこれらが不明な患者については輸血予定日3日以内に採血した血液検体を用い，交差適合試験を行う．

b 緊急時の輸血

血液型の確定前にはO型の赤血球の使用（全血は不可），血液型確定後にはABO同型血の使用を原則とする．ABO同型血だけでは対応できない場合は，救命を第一と考え，異型適合血赤血球を使用する．

c 待機手術における輸血

直ちに輸血が必要となる可能性の少ない場合の血液準備方法として，タイプ＆スクリーン（血液型不規則抗体スクリーニング法）を選択する．

確実に輸血が必要な待機手術では，最大手術血液準備量（maximal surgical blood order schedule；MSBOS）または手術血液準備量計算法（surgical blood order equation；SBOE）を採用することが望ましい．

d 照合の重要性

事務的な過誤による血液型不適合輸血を防ぐために，血液の受け渡し時および輸血実施時の照合を徹底する．

> ①患者氏名，②血液型，③血液製造番号，④有効期限，⑤交差適合試験結果などにつき血液バッグ本体と添付伝票とを照合し確認する．

e 副作用・合併症

免疫学的機序によるものと，感染性のもの，およびその他の機序によるものとがある．またその発症時期により即時型と遅発型とに分けられる．

> ABO型不適合輸血では，輸血開始直後から血管痛，不快感，胸痛，腹痛などの自覚症状や血尿がみられるので，輸血開始後5分間は患者の状態を観察する．

> ⚠ **Pitfall**
> 輸血中に発熱や蕁麻疹などのアレルギー症状があれば，アナフィラキシーショックの可能性を考え輸血を中断し，バイタルサインの厳重な監視を行う．

輸血終了後にも細菌汚染血輸血や輸血関連急性肺障害（transfusion-related acute lung injury；TRALI）などによる重篤な副作用が起こり得るので，継続的な患者観察が必要である．

2 自己血輸血

自己血輸血は，院内での実施管理体制が適正に確立していれば，最も安全性の高い輸血療法であるので，輸血を要する待機的整形外科手術においては積極的に導入する．

自己血輸血には，①手術前に自己の血液をあらかじめ採血し保存しておく貯血式と，②手術開始直前に採血し人工膠質液を輸注する希釈式，③術中・術後に出血した血液を回収する回収式の3方法がある．

整形外科待機手術では貯血式自己血輸血が行いやすく一般的である．希釈式自己血輸血は，優秀な麻酔科医の協力のもと大量の採血に耐えられる全身状態であれば緊急手術でも適応可能である．回収式自己血輸血も緊急手術に対応可能であるが，化膿性疾患の手術や悪性腫瘍の手術では禁忌となる．

自己血輸血でもインフォームド・コンセントは必須であり，輸血全般に関する事項に加えて自己血輸血の意義，採血・保管に要する期間，採血前の必要検査，輸血時のトラブルの可能性と対処方法などにつき十分に説明し同意を得る．

自己血輸血の適応・禁忌は表2, 3のとおりであるが，実施にあたっては，同種血輸血と同様，患者・血液の取り違えに起因する輸血過誤の危険性と，自己血の細菌汚染の危険性に注意する必要がある．

a 貯血式自己血輸血の実際

自己血貯血の適応基準としては，Hb値11g/dL以上，Ht33%以上が望ましいとされるが，実際にはHb値9g/dL以上であれば可能である．

手術日を決定し，逆算して3～5週前から貯血を行う．採血量は1回200～400mL．採血した血液に抗凝固薬(CPD，CPDA)を加え冷蔵保存する．保存の有効期限は，CPD液が3週間，CPDA液が5週間である．貯血量は，予想出血量の1/2～2/3程度とする．貯血量に応じて，週1回で2～3回採血することが多い．鉄剤を投与し，貧血が予想される場合はエリスロポエチン製剤を使用する．鉄剤投与は内服が原則であり，副作用などで内服が困難な場合には静注用鉄剤を使用する．

b 希釈式自己血輸血の実際

適応基準としては，循環器に問題がないことである．麻酔導入から手術開始までの間に，800～1,200mLの血液を急速に採血し，代用血漿を輸液する．採血した血液は室温で保存し，手術終了時に返血する．

表2 自己血輸血の適応

1. 貯血に耐えられる全身状態
2. 術中に循環血液の15%以上の出血が予想され，輸血を行う可能性が高い
3. まれな血液型や既に免疫抗体を有し，適合血の入手が容易でない
4. 自己血輸血の意義を理解し必要な協力が得られる
5. 信仰上の理由で同種血を拒否する

表3 自己血輸血の禁忌

1. 細菌感染者またはその可能性のある者（下痢，抜歯後，カテーテル挿入中など）
2. 採血による循環動態への重大な悪影響を否定できない高度の大動脈弁狭窄症，不安定性狭心症などの心疾患患者

DON'Ts

- ☐ 事務的な過誤による血液型不適合輸血があってはならない．
- ☐ 輸血中に発熱や蕁麻疹などのアレルギー症状が出た場合は輸血続行してはいけない．
- ☐ 不適切な管理による血液製剤の無駄な廃棄がないようにする．

山口大学医学部整形外科　**徳重厚典**

✓ 輸血拒否

宗教上の理由などで輸血を拒否する患者が存在する．輸血拒否には，いかなる状況であれ輸血を拒否する絶対的無輸血と，生命の危機や重篤な障害に至る危機がない限りにおいて拒否する相対的無輸血がある．絶対的無輸血を主張するのは「エホバの証人」の信者のみである．この場合は，貯血式自己血輸血も拒否の対象となる．輸血には説明と同意が必須なので，「エホバの証人」信者の治療にあたっては問題となる．

2008年に宗教的輸血拒否に関する合同委員会からガイドラインが発表されたので一読をお勧めする．このなかで「原則として18歳以上は，医療側が無輸血治療を貫く場合は，免責証明書を作成し輸血を行わない．医療側が無輸血治療が難しいと判断した場合は，早めに無輸血治療を貫く病院への転院を勧告する．」とあるが，免責証明書は，あくまで民事訴訟用であり刑事訴追を逃れるものではないことを認識しておく必要がある．また免責証明書を作成した上で輸血を行うと，患者から訴えられれば敗訴することを知っておこう．通常，病院ごとに決定された対応マニュアルが存在するので，それに則って対応するようにしよう．

B 周術期管理

8 合併症のある患者の管理

DOs

- ステロイド内服患者では，周術期に起こり得る致死的な急性副腎不全を予防するためにステロイドカバーが必要となることがある．
- 合併症のある患者では，専門各科や麻酔科医とリスクや周術期の管理につき術前から連携をとっておこう．

1 自己免疫性疾患

関節リウマチ（RA）や全身性エリテマトーデス（SLE）に代表される自己免疫性疾患では，骨・関節障害に加えて循環器・肺・腎疾患など多彩な合併症がある．また治療薬の副作用としても，間質性肺炎や易感染性などがあり周術期の管理に注意を要す．

術前から麻酔科医とともに専門各科へコンサルトし，リスクや周術期の管理につき連携をとっておくことが重要である．

a 術前管理

抗リン脂質抗体症候群や深部静脈血栓（DVT）の既往のある患者，心筋梗塞，脳梗塞など血栓症の既往のある患者はDVTのリスクが高いため，術前に必ず血栓の有無について評価するとともに，予防措置も行う．

RA加療のため生物学的製剤を使用している場合は，感染防御への影響を考慮して血中半減期の2～3倍が休薬期間の指標とされる．一般的にインフリキシマブ（レミケード®）では4週（投与間隔の中間），他の薬剤は次回投与を1回スキップし，その際に手術のタイミングを合わせることが多いが，患者の免疫状態や他の薬剤の併用状態に応じて適時延長する．再開は，感染徴候がなければ，次の薬剤の投与のタイミングに合わせて再開する．メトトレキサートは5～12.5mg/週の範囲では術後感染症や創傷遷延治癒には影響しないといわれている．12.5mg/週以上や，それ未満でも患者の容体に応じては一時中断を検討する．

b 術中・術後管理

1) 術中体位

骨・関節障害により四肢の変形や可動障害をきたしていることがあるので，局所の圧迫による褥瘡や神経麻痺，骨折を起こさないように注意する．

2) DVTの予防

術中・術後も，清潔野でない下肢は，弾性ストッキングの装用あるいは間欠的空気圧迫法によるDVT予防を行う．抗リン脂質抗体症候群患者の上肢以外の手術では，術後抗凝固療法も適応となる．

3) ステロイドカバー

ステロイドの健常者の生理的分泌量は8～10mg/dayであり，小手術で50mg，大手術で200mg/day以上のステロイド分泌がある．一般的には副腎皮質機能はプレドニゾロン長期投与5mg/day以下ではほとんど抑制されないが，7.5～10mg/dayで40～50％，10mg/day以上では80％以上の患者で抑制が起こるとされる．

RAやSLEなどの治療で，生理的分泌量以上のステロイドを長期間使用している患者では，副腎皮質機能の低下が予測されるので，術中・術後のストレスに対応するためステロイドを補充投与する必要がある．これをステロイドカバーとよぶ．

ステロイド内服患者の周術期急性副腎不

第3章 研修で学ぶべき手術治療

表1 低用量ステロイドカバー

PSL 10mg/日未満	ステロイドカバー不要（いつもの維持量を入室の1時間前までに）
PLS 10mg/日以上	
局所麻酔で1時間以内の手術	ステロイドカバー不要（いつもの維持量を入室の1時間前までに）
小手術	いつもの維持量＋麻酔導入時ヒドロコルチゾン25mg
中手術	いつもの維持量＋麻酔導入時ヒドロコルチゾン25mg＋術後ヒドロコルチゾン100mg
大手術	いつもの維持量＋麻酔導入時ヒドロコルチゾン25mg＋術後ヒドロコルチゾン100mg 術後2〜3日目ヒドロコルチゾン100mg
ステロイド中止3ヶ月未満	上記に準じる
ステロイド中止3ヶ月以上	ステロイドカバー不要

（Symreng T, et al.：Physiological cortisol substitution of long-term steroid-treated patients undergoing major surgery. Br J Anaesth 1981；53：949-953 より改変）

全の発生率は高くはないが，急性副腎不全による低血圧は，輸液や昇圧薬に反応せずショックから死亡へと容易に移行する致死的な合併症であるので，これを回避するのが目的である．

術前に副腎皮質刺激ホルモン刺激剤試験（rapid ACTH stimulation test）などを施行して正常な反応を示す患者にはカバーは不要である．しかし全例にこのテストを行うのは臨床的ではない．

古典的には，ヒドロコルチゾン200mgを術前投与からはじめ，1週間程度で漸減するレジメが用いられていた．しかし最近の考え方では，手術ストレスの程度により投与量を変える低用量ステロイドカバー（表1）

が主流となっている．ステロイドカバーは原則として経静脈投与とする．

2 透析

透析は腎不全に陥った患者が尿毒症になるのを防止するために，血液中の老廃物除去，電解質維持，水分量維持を行う治療である．これは血液浄化療法ともよばれ，その方法には血液透析（hemodialysis；HD），腹膜透析（peritoneal dialysis；PD），血液濾過（hemofiltration；HF），血液透析濾過（hemodiafiltration；HDF），持続的血液透析濾過（continuous hemodiafiltration；CHDF）などがある．

どの方法で透析を行っているにせよ，透析患者では水分の貯留による肺水腫や高血圧，高カリウム血症，易感染性，創傷治癒の遷延化，腎排泄性薬剤の蓄積など周術期管理に影響を及ぼす多くの問題をもつ．また長期透析患者では，骨・関節障害に加えて，動脈硬化や心不全などの循環器系合併症，消化器潰瘍や腸管アミロイドーシスなどの消化器系合併症，糖尿病や副甲状腺機能異常などの内分泌系合併症がある．

術前から透析医，麻酔科医とともに専門

表1での小手術とは，骨折観血的固定術程度．人工関節置換術でも中手術であり，整形外科の手術のほとんどは中手術以下の手術侵襲に相当すると考えてよい．整形外科手術で大手術に相当するのは，多発骨折に対する同時手術，人工関節再置換術や広範囲に及ぶ脊椎手術など限られている．

各科へコンサルトし，リスクや周術期の管理につき連携をとっておくことが重要である．

a 術前管理

透析患者では冠動脈の石灰化，電解質異常などのため，虚血性心疾患，心筋梗塞，不整脈，心筋症などに罹患している症例が多く，手術前の心臓機能検査は必須である．

透析患者はもともと貧血があるため，術前からの貧血対策が重要である．術前のHb値は11以上，Ht値は30〜35％に保つ．術前輸血は透析時に水分バランスをチェックしながら行う．

手術に際しては，血管脆弱性，ヘパリン使用などのため出血時間や凝固時間が正常でも出血傾向があるので，輸血は十分量用意する．血小板も減少しているため，準備することが多い．

術前日（手術によっては前々日も）にHDを行う．出血量，dry weight（標準体重）に留意しながら，十分に除水しアシドーシスと高カリウム血症の補正を行っておく．

b 術中・術後管理

HD患者では，術中体位はシャント部の圧迫がないように注意する必要がある．また上肢の手術においては，シャント側では空気止血帯を使用しない．

術後のdry weightの再評価のために，切断肢や骨頭など術中に摘出した組織の重量と，インプラントや骨セメントなどの挿入したものの重量を計測しておく必要がある．

術中・術後の輸液に関しては，輸液量の許容範囲が狭く，過剰では肺水腫や高血圧を起こす一方，過少では循環不全を起こすので細心の注意が必要である．長時間に及ぶ手術では，手術直前に中心静脈カテーテルを入れ，中心静脈圧（CVP）を測定しながら輸液量を調節する．また，胸部X線像にて無気肺，肺水腫および心胸比をチェックする．

術後輸液には低カリウム血症の場合を除き，カリウムを含まないものを選択する．液量は可能な限り少量（抗菌薬など全て含んで1,000mL/day程度）に抑える．ただし術後は異化亢進状態になりやすいため十分なエネルギーを入れる（30〜40kcal/g）．なお，自尿のある例では自尿量分まで追加可能である．

術後のHDは原則として，術翌日から行う．必要に応じて連日施行し，その後は可能なら1日おきに施行する．ただし高カリウム血症（血清カリウム値6.0mEq/L以上）があるときは，術直後でも行う．循環動態が不安定な場合は，持続的血液濾過（continuous hemofiltration；CHF），HDFなどの持続的血液浄化法が適応となる．

慢性腎不全，透析患者では腎で各種薬剤の排泄ができないため，術後投与する抗菌薬などの種類・量に注意が必要である．またプロカインアミド，ジギタリス製剤，高脂血症薬，アセタゾラミド，アシクロビルといった薬剤は使用上，特に注意を要する．一般にHD患者では，薬剤蓄積を避けるため，蛋白結合率が低く，透析性が高く，治療域と中毒域の差が大きい薬剤の投与が望ましい．さらに，HD患者では薬剤の半減期は5〜20倍に延長するため，投与量と間隔に注意する必要がある．

1）抗菌薬

透析終了後に投与するのが原則である．

腎臓排泄のものより肝臓排泄のもののほうが使用しやすいが，ペニシリン系やセフェム系，カルバペネム系はほとんどが腎代謝性薬剤である．実際に投与しやすい抗菌薬としてはペニシリン系，セフェム系であり，投与しにくい抗菌薬としてはアミノグリコシド系，バンコマイシンなどがあげられる．この理由は，アミノグリコシド系は治療域と中毒域との差が狭く，バンコマイシンは蛋白結合率が高く，透析性が低いため副作用が生じやすいためである．

ペニシリン系，セフェム系では初回投与量を通常の1/2量とし，透析後に同量追加

投与を基本とする．MRSA感染症でバンコマイシンを使用せざるを得ない場合は，初回1g以後透析ごとに0.25gを追加投与を基本とするが，投与量の調整と副作用防止目的で血中濃度モニタリングを行う．

短期間の投与が望ましいが，透析患者は易感染性のため長期に及ぶこともある．

2) 鎮痛薬

短期間であれば，使用量を減らす必要はない．消化管出血のリスクが高まるので，抗潰瘍薬の予防投与を行う．

3) 抗潰瘍薬

プロトンポンプ阻害薬が用いられる．H_2遮断薬の長期投与は意識障害を起こすことがあるため，通常量の半量投与を目安とする．

4) 抗凝固薬

術後1週間は，抗凝固薬としてヘパリンに替えてナファモスタットメシレイト（フサン®）を使用し，以後問題がなければ通常のヘパリンに戻す．

 コツ

透析患者（特に糖尿病性腎症後）は，免疫機能が低下しており易感染性であるので術後の創管理は厳重に行う．また透析患者では出血傾向があるため，ドレーンの抜去は遅めとする．
創傷治癒も通常より遅れるため，抜糸は原則として術後2週間以降とし，創の状態で判断する．

3 糖尿病

外傷や手術により，カテコラミン，グルココルチコイド，成長ホルモン，グルカゴンといったストレスホルモンが過剰分泌される．これらは抗インスリン作用をもつとともに末梢性のインスリン抵抗性の亢進を生じ，外科的糖尿病とよばれる高血糖状態を引き起こす．糖尿病患者においては，2〜3日持続するこのストレスホルモン過剰分泌により血糖コントロールが困難となり，高血糖による浸透圧性利尿からの脱水，血液粘稠度増加による血栓症，ケトアシドーシス，白血球機能低下（易感染性）などが起こりやすくなる．

また糖尿病患者では，周術期において心筋梗塞および虚血性疾患が高頻度に合併し得る．特に，自律神経障害も合併していると無症候性となりやすいので，胸部痛などの自覚症状がなくても，周術期に低血圧，不整脈，低酸素，心電図異常がみられたら虚血性心疾患を必ず疑わなければならない．

このように，糖尿病患者の周術期管理では，血糖コントロールのみならず合併症の予防管理が大切となるので，術前から糖尿病専門医のみならず関連各科との連携をとっておくことが重要となる．

a 術前管理

罹病期間の長い糖尿病患者では，合併症の存在を十分に注意する必要がある．循環器疾患，腎機能低下と網膜症の有無について術前の評価は必須である．

血糖を含めた代謝の改善は，術前管理のなかでも重要である．手術侵襲の程度，病型，最近の血糖コントロール状態，合併症の状態を勘案し，個々の患者に応じた管理が必要となるので，必ず糖尿病専門医にコンサルトし，術後の血糖管理法も含めて相談しておく．一般的には，随時血糖値が250〜400mg/dLや尿ケトン体陽性患者では，術前に数日入院し確実な血糖コントロールを目指す．血糖値が400mg/dLを超えるような，血糖管理が著しく悪い患者では，緊急性のない手術は延期し，血糖コントロールを見直す必要がある．

緊急手術が必要な場合は，尿ケトン体，電解質を測定し速効型インスリンと生理食塩水の点滴静注を行い血糖値を250mg/dL以下になるようコントロールする．

以下に，術前血糖管理法に応じた対応の具体例を示す．

1）食事療法のみの患者

良好な血糖コントロールが得られていれば処置の必要性はない．

2）経口血糖降下薬を内服中の患者

小手術では，前日夕食まで服薬継続．手術当日は，朝から絶食となるので服薬中止．

大手術では，術前3日には投与中止し，インスリン療法に切り替える．

Pitfall

グリベンクラミド(オイグルコン®，ダオニール®)，グリクラジド(グリミクロン®)などの比較的長時間作用のスルホニル尿素薬(SU薬)は，薬効が2～3日継続することがあり，術中・術後の血糖管理が難しくなる．

3）インスリン皮下注射を行っている患者およびコントロール不良例

手術当日は，インスリン皮下注射は中止し，ブドウ糖の持続点滴静注とともに，速効性インスリンの持続静脈投与を行う．

20mEq KCLを含んだ10%ブドウ糖溶液500mLを100mL/hr，速効型インスリン1～2U/hr(ブドウ糖5gに対して速効型インスリン1Uが基本)で投与する．

血糖値が100～200mg/dLになるようにインスリン投与量を調整する．

b 術中・術後管理

十分なインスリン補充とKCLを含むブドウ糖液の投与が必要である．術中は2時間ごとに血糖値測定を行い，血糖値が120～200mg/dLになるようにインスリン投与量を調整する．

術後は，血糖と尿ケトン体の定期的チェックを怠らず，個々の患者に応じた糖尿病専門医の血糖管理方針に従う．

もし不穏，倦怠感，頭痛，眠気などの症状があれば，低血糖(成人では50mg/dL未満，小児では40mg/dL未満)を考える．主な原因は，過剰なインスリン投与と術前の長時間作用性薬剤の効果残留である．低血糖の治療が遅れると不可逆性神経障害により昏睡から死亡に至る可能性があるので，早期発見と早期治療が重要である．

以下に，術後血糖管理法の具体例を示す．

1）食事療法のみの患者

経口摂取が可能となるまで，血糖値に応じてインスリンを静脈内または皮下投与する．術後は4～6時間ごとに血糖値測定を行い，血糖値が120～200mg/dLおよび尿ケトン体陰性になるようにインスリン投与量を調整する．

2）経口血糖降下薬を内服中の患者

経口摂取が可能となるまで，術中と同様に輸液とインスリン持続静脈内投与を継続する．術後は6時間ごとに血糖値測定を行い，血糖値が120～200mg/dLおよび尿ケトン体陰性になるようにインスリン投与量を調整する．ブドウ糖投与量は術翌日までは150～200g/day，その後は300g/dayまで増量する．

確実に経口摂取が可能となり，感染症などの術後合併症がなければインスリン療法を中止し，経口血糖降下薬の内服を再開することが可能である．

3）インスリン注射を行っている患者およびコントロール不良例

上記2）と同様の管理を行う．

確実に経口摂取が可能となれば，インスリンを術前の皮下注射に戻す．

コツ

インスリン静脈投与は，単独ルートを用い，輸液本体ボトルに混注しない．

Pitfall

皮下投与に用いるインスリンは超速効型，静脈投与に用いるインスリンは速効型．

4 心疾患

心疾患併存症では，心筋梗塞やうっ血性

心不全，頻脈性心室性不整脈などの重篤な周術期合併症を起こす危険性がある．術前から循環器専門医，麻酔科医と十分に連携を取る必要がある．

a 術前管理

虚血性心疾患，特に陳旧性心筋梗塞の既往を有する患者では，心室頻拍，心室細動のような悪性不整脈が潜在していることがあるので，失神やめまい，動悸といった症状の有無につき確認する．これらの症状や，心室性期外収縮の多発や連発があれば，循環器専門医に必ず相談しHolter心電図で評価をしておく．

心筋虚血がない場合など，アスピリン製剤やチクロピジンなどの抗凝固薬は休薬可能なことがあるので循環器専門医の判断を仰ぐ．抗凝固療法が必要な場合には，入院の上，ヘパリン持続点滴に切り替える必要がある．

b 術中・術後管理

術前から高度の徐脈性不整脈が診断されている場合，一時ペーシングが必要となることがある．また術前から2束ブロックが判明している場合も，術中の完全房室ブロックに備えて一時ペーシングの準備をしておく．

埋め込み型除細動器(ICD)移植を受けている患者では，電気メスを使用するのであれば術中はICDの治療モードをoffにする必要がある．ペースメーカー移植を受けている患者でも，電気メスを使用する場合は設定の変更が必要になるので循環器専門医と連携をとっておく．

術直後には，術中の虚血性イベントの有無の確認と，術後のイベントの発症に備えて12誘導心電図を記録しておく．術後は，全身状態が安定するまで心電図モニターを怠らない．

輸液に関しては，カリウムを中心とした電解質管理とともに過量輸液にならないよう留意する．術後の疼痛対策も虚血性イベントの予防に重要である．十分な除痛を心がける．

術後出血のリスクが低下すれば，速やかに抗凝固療法を再開する．ワルファリンの代替えでヘパリン持続点滴を行った場合は，ワルファリンが適切な治療域に達するまでヘパリンを持続する．

術後には，上室性不整脈が出現することがあるが，血行動態に大きな影響を及ぼすことは少なく，全身管理を適切に行えば自然軽快することも多い．しかし，心室性不整脈が出現した場合には，カリウムなどの電解質チェックとともに速やかな処置を要するので，直ちに循環器専門医にコンサルトする．

DON'Ts

- ☐ 透析患者に対し，低カリウム血症の治療以外でカリウムを含有する輸液を使用してはならない．
- ☐ 糖尿病患者への低血糖の治療を遅延させてはならない．
- ☐ 心疾患患者への過量輸液に注意する．

山口大学医学部整形外科　**徳重厚典**

B　周術期管理

9　ショックへの対応

DOs

- [ ] いち早くショックを見抜こう．
- [ ] 組織の循環および酸素化を目安に．
- [ ] 重度の出血性ショックでは早期から輸血を考慮．

ショック管理の全てを網羅するにはそれだけで本が1冊必要である．ここでは整形外科領域で出会うことの多い出血性ショックを中心に紹介する．

1　ショックの定義

「心血管系が全身の酸素/代謝需要を満たせない状態」をさす．

よく収縮期血圧90mmHg以下をもって「ショックバイタル」という言葉が使われるが，具体的な数値はどの教科書の定義にも含まれておらず，バイタルサインのみではショックの診断はできない．また近年増加している高齢者の外傷では，もともと高血圧などの疾患を有していることも多く，見た目の血圧が90mmHg以上であっても，十分な循環を保てていなかったり，β遮断薬などを内服していると心拍数が上昇しないこともあり，さらに注意を要する．外傷においてショックの原因の多くは出血によるもの（出血性ショック）であるが，出血以外の原因として，緊張性気胸や心タンポナーデによる閉塞性ショックは重要である．

2　臨床症状および重症度

ショックの原因が出血によるものである場合，血圧が低下するには，その程度がより高度になっているといえる．そのため，血圧に頼らず，臨床症状からショックを早期に発見することが必要になる．ショックを認知するための観察項目として以下のものがあげられる．

① **皮膚初見**：末梢血管収縮による皮膚の蒼白，冷たく湿った皮膚などはショックの徴候といえる．

② **脈拍**：頻脈は出血性ショックの早期サインといえる．しかしβ遮断薬内服者，高齢者，運動選手などはショックにであっても頻脈にならないことがある．脈拍数と収縮期血圧の比であるshock indexが指標として用いられることがあり，従来は1以上をショックとしてきた．しかし近年は0.8以上とする報告もある．

③ **capillary refill time（CRT）**：爪床または小指球を5秒ほど白くなるまで圧迫．圧迫を解除し再び赤みを帯びるまでの時間で末梢循環不全を判断する．一般に2秒を超えるときショックの徴候ありとされる．

④ **意識レベル**：患者が不安，不穏，攻撃的な態度などを呈する場合はショックの徴候である場合がある．相当量の出血があっても通常意思の疎通は可能であり，無反応となった場合は心停止寸前のこともある．

⑤ **血圧**：出血量が循環血液量の30%を越えないと代償起点により血圧が低下しないことがあり，血圧は必ずしもショックの早期指標とはならない．一般的に収縮期血圧が90mmHg以下の場合にショックとすることが多いが，その場合はすでに重篤なショックである可能性を考えねばならない．

重症度については American College of Surgeons の分類が有名で多くのテキストに引用されているため本書では省略する．大抵は超急性期に分類している余裕はなく，治療開始後の指針決定には有用だと思われる．

3 治療

a 止血

可能な部位ならまず直接圧迫を試みる．創表面に血管が露出している場合などは，鉗子などによりクランプすることも可能ではあるが，盲目的な操作は，伴走する神経や周囲の軟部組織を損傷することにつながり推奨することはできない．直接圧迫でどうしても止血不能な場合，出血部位よりも中枢側でのターニケットを試みるが，最終的な手段と心得るべきであろう．体幹外傷なら外科的止血や塞栓術，あるいは大動脈 occlusive balloon の使用を，各施設の体制に応じて選択しながら診療を進める．

b 循環容量の補充

出血性ショックを疑う場合はまず，fluid challenge 20mL/kg，つまり成人であれば1～2L の急速輸液を行う．これを初期輸液療法といい，ショックに対する治療であるとともに，その反応によりその後の治療方針を占うものとなる．大量輸液に伴う低体温防止のために輸液は加温しておく．近年では重篤な出血性ショックと判断した場合に，いたずらに2L の輸液を行うのではなく，早期から赤血球液（red blood cell；RBC）や新鮮凍結血漿（fresh frozen plasma；FFP）といった輸血を行うことがあり，各施設によりプロトコールを決定し運用する必要がある．以下に輸液の選択を述べる．

1) crystalloid 晶質液

等張電解質輸液，細胞外液などと同義語．

①**乳酸／酢酸リンゲル液**：第一選択とされている．相違点は乳酸が肝代謝，酢酸が骨格筋代謝であること．ショック時は臓器血流量が低下しているため，理論上は全身で代謝される酢酸が有利とされるが，臨床的にはどちらもよい．

②**生理食塩水**：病態がわかるまでの間，とりあえず開始するのによく使用される．カリウムを含まないため予備能の低い高齢者や小児には安全と思われる．ただし生体に対して酸性である上，クロール排泄に伴い，代謝性アシドーシスを助長するため漫然と大量輸液すべきではない．

2) colloid 膠質液

分子量が大きいことから理論上は晶質液よりも血管内に残るとされているが，実際に晶質液以上の効果があるかは証明されていない．またいずれも晶質液に比べて数十倍高価であるため，医療費の面からもその適応に際しては慎重であるべきといえる．

①**ヒドロキシエチルデンプン（HES）含有製剤（ヘスパンダー® など）**：大量投与は凝固障害を起こす可能性があるといわれている．

②**アルブミン製剤（アルブミナー® など）**：血液製剤は感染のリスクから第一選択ではない．日本はアルブミン製剤を安易に使用しすぎであるという意見もある．

3) hypertonic solutions 高浸透圧液

高浸透圧により間質から血管内に水分移動が起こる．そのため，より少量で血管内容量を増やすことが可能とされており，フィールド（戦場や災害地）での有効性がいわれている．実際の効果は賛否両論で一般的ではないが，トピックスとして紹介する．

① **3% や 7.5%NaCl**

② **HyperHAES® Fresenius Kabi 社（ドイツ）**：7.2%NaCl／6%HES 溶液．本邦未発売．

> **⚠ Pitfall**
>
> いかなる輸液も血管内外を行き来する（fluid shift, refilling）．各輸液製剤がどの程度血管内に残るかという記載もみるが，あくまでも目安であり，具体的にどのくらいの速度で移動するかは断言できない．またショック時には，サイトカイン分泌（いわゆる SIRS 状態）により血管の透過性も亢進していることが多く，ますます in/out バランスの評価が困難である．分〜日単位で慎重に観察しなければならない．

c 輸血

緊急時にはクロスマッチを省略する．

血液型の確認すら時間の余裕がない危機的出血時には O（Rh −）を輸血する．わが国では Rh −が圧倒的に不足しており最近は O（Rh ＋）を使用するようになってきた．ただし施設ごとのガイドラインを確認しておく．

本来は凝固能や臨床症状をみながら適応を決めるのが理想だが，大量出血時には早期から RBC や FFP も投与して凝固因子を補充すべきとの報告がある．統計的には RBC 1.5：FFP 1 以上を保ったほうが早期死亡率は低い（massive transfusion protocol；MTP）．

d 薬物療法

出血性ショックの本態は循環血液量の不足であり，心血管作動薬に頼るのは本質を外れている．原則として禁忌と考えてよいだろう．しかし止血完了後の補助的な使用としては有効な場合がある（心機能補助，冠動脈保護，利尿など）．

また代謝性アシドーシスは組織の灌流が低下して結果として生じるものである．炭酸水素ナトリウム（メイロン®）の使用は，細胞内のアシドーシスを助長する可能性があり，勧められない．

> **⚠ Pitfall**
>
> 近年 occult hypoperfusion ないし subclinical hypoperfusion といわれる，潜在的な組織の循環・代謝不全の病態があることが指摘されている．血圧や脈拍などのいわゆるバイタルサインは正常範囲内であるのに血清乳酸値（lactate）≧ 2.5mmol/L であるとされることが多い．このような場合に特に四肢骨折の確定的治療を早期に行うと，術後の感染や臓器不全，死亡率が上昇するとする報告がある．重度の外傷であればあるほど，様々なパラメーターを確認し治療に臨む必要があるといえよう．

4 モニタリング

これで十分という指標はなく，得た情報から総合的に判断する．必要最低限の心電図，SpO_2，観血的動脈圧などに加えて以下のデータが参考になる．

a 中心静脈圧（CVP）

超急性期よりもむしろ，初期治療後の水分管理で有用．1 回の測定値よりも経過に伴う変動を追う．

b 尿量

最低でも 0.5 〜 1mL/kg/hr 程度を保つようにする．

c 肺動脈カテーテル（PAC）

ショック治療のテキストには必ず記載されており，肺動脈カテーテル（pulmonary artery catheter；PAC）モニタリングが有用な病態もあるのかもしれないが，出血性ショックに限っていえば，以下の理由から頻回の心エコーが代用になるとの意見もある．
①侵襲的なモニターである．
②使用が治療成績に直結するわけではない．
③データを鵜呑みにせず，次に心エコーで評価すべきである．

持続的モニタリングという利点があるので，どうしても必要であれば，循環器や集中治療医に依頼するほうが安心だろう．な

お，Flotrac™のように観血的動脈圧から血行動態をモニタリングできるシステムもある．

d エコー
以下の特徴がある．
①非侵襲的．
②心臓の動きを画像で観察できる．
③血管内容量を評価できる．
④胸水・腹水の検索ができる．

施行者の技量で差が出るのと持続的にモニタリングできないのが難点．もちろんエコーも万能ではなく，指標の1つと考える．

以下に心エコーのレポートを理解するためのキーワードについて述べる（全身管理に必要な項目に絞り，器質的心疾患については省略した．ここでいう心不全とは循環不全からの心筋の疲弊や，refillingからの溢水など，二次性のものも指している．数値は各施設や患者の年齢により差があるため参考程度）．

1）左室駆出率（EF）と左室径短縮率（FS）
①左室駆出率（ejection fraction；EF）：正常値50〜80％．
②左室径短縮率（fractional shortening；FS）：正常値25〜50％．

左室収縮能の目安で通常レポートには両方記載される．Mモードで左室の横軸方向の収縮で計測していることが多い．厳密にいえばEFは3次元（すなわちカテーテル検査）で評価すべき値であり，2次元であるエコーでの測定結果は，本来FSで表現すべきである．しかし臨床の場ではエコーで計測したEFを用いていることが多い．

2）E/E'（イーオーバーイープライム．僧帽弁輪部速度から算出）
比較的新しい概念で左室拡張能の指標．10以上になると左心不全の可能性あり．もしPACにこだわるならば，肺動脈楔入圧（pulmonary artery wedge pressure；PAWP）との相関関係が指摘されており，参考にな

る．

3）E/A（E/A 比．左室流入速度から算出）
左室拡張能の指標．年齢とともに正常値が変わるが，50歳未満では1以上が正常．低値であれば左心不全の可能性がある．

4）中心静脈（inferior vena cava；IVC）径
呼吸性変動があり，最大径で10〜20mm程度．平坦であれば水分不足，20mm以上なら右心不全や水分過剰を考える．

e 動脈血ガス・酸塩基平衡
適切な酸素化，呼吸条件の調整に必要．アシドーシスの補正は安易に重炭酸を用いず，まずは循環動態を安定させる．

f 乳酸値
組織酸素化が不十分だとブドウ糖から嫌気代謝で乳酸産生が増加する．ショック重症度の指標になる．

5 合併症

ショックに伴う合併症は，それぞれの病態というよりも互いに関連した悪循環である．どれか1つの病態を治療しつつも，常に全てを考慮しなければならない．また以下に述べる血液凝固障害，低体温，代謝性アシドーシスが揃った状態を，deadly triad（死の三徴）とよび，非常に危険な状態といえる．この状態に至らぬよう治療を進める必要がある．

a 凝固障害
血小板や凝固因子の喪失に伴って凝固線溶系の異常が起きてくる．前述の輸血の項も参照．臨床の現場でsurgical DICという言葉がよく使われているが，呼称についてはacute coagulopathy of trauma shock（ACoTS）という提唱もある．

b 低体温
大量輸液／輸血，処置のための露出などによる．点滴回路の加温や室温管理など保温に努める．

c 心不全，肺水腫など
急性期のショック治療は過剰輸液となる

のが通常である．循環動態安定後も数日間は引き続き水分バランスを管理しなければならない．

d　酸塩基／電解質異常，代謝性アシドーシス

組織の循環不全の結果といえる．一般にpH<7.2であれば，補正を考える必要はあるが，その本体の多くは多量の出血や出血の持続によるものであるため，投薬による是正よりも根本的な治療を行うべきである．

DON'Ts

- ☐ ショック治療は血圧だけに惑わされてはいけない．
- ☐ ショック治療は各部門の協力を必要とする．常にチーム医療ということを忘れてはいけない．

参考文献

1) 日本外傷学会，ほか（監）：改訂第4版 外傷初期診療ガイドライン JATEC. へるす出版，2012
2) Jason L, et al.: An FFP : PRBC Transfusion Ratio ≧ 1 : 1.5 Is Associated With A Lower Risk Of Mortality After Massive Transfusion. J Trauma 2008;65:986-993
3) John R, et al.: The Coagulopathy of Trauma : A Review of Mechanisms. J Trauma 2008 ; 65 : 748-754

札幌徳洲会病院整形外科外傷センター　**上田泰久**

✅ 総合的な判断を

整形外科医はことに多発骨折／多発外傷患者を前にしても，骨折治療をいかに行うかに目がいきがちである．出血性ショックを呈する重症患者であればあるほど，damage control の概念のもと，患者の治療の進行に合わせて，"いつ"，"どの部位を"，"どのように"治療していくか，優先順位をつけて合併症を生じないよう安全な治療方針を立てる必要がある．すなわち患者の全体像を把握し，総合的な判断を下す必要があるといえる．またこれらの治療戦略，概念は日々進歩を遂げており，"言うは易し，行うは難し"である．ベッドサイドで患者の状態に目を配り治療方針を決められるよう，筆者も日々心がけている．

B　周術期管理

10　DICの処置

DOs

- 重度外傷や術後敗血症，担癌患者の術後管理等ではDIC発症の可能性があることを認識しよう．
- 診断のポイントは疑うことと連日DICスコアを評価すること．
- 誘因となる病態は様々であり，その原因疾患に対する治療が極めて重要である．またDICは可及的早期に診断し，治療を開始しなくてはならない．

1　DICとは何か

播種性血管内凝固(disseminated intravascular coagulation；DIC)とは基礎疾患の存在下に全身性持続性の高度な血液凝固活性化が起こり，微小循環系に血栓が多発する病態である．同時に線溶活性化がみられるが，その程度は基礎疾患により様々である．進行すると循環不全から臓器不全，血栓形成による止血因子低下と線溶活性化から出血傾向をきたし，その死亡率は56%にも達している．その原因として100種類を超える様々な基礎疾患をあげることができる．

a　DICの定義

2001年の国際血栓止血学会(International Society on Thrombosis and Haemostasis；ISTH)では以下のように定めている．
「種々の原因により引き起こされる広範な血管内凝固亢進を特徴とする後天性の症候群で，細小血管に微小血栓形成や内皮細胞障害が起こり，極めて重症になると臓器障害をきたすもの」

b　まずは止血の仕組みを理解しよう

血液は血管の中では常に凝固せずに流れ続けることが生命維持に極めて重要である．血液凝固はそれに反する特別な反応であり，非常に巧妙かつ複雑な過程で進行する．それだけに理解することが困難なので，ポイントを絞って記載する．

血管が損傷された場合，正常な止血は以下の3段階で進行する(図1)．

1) 血小板血栓形成

血管が損傷され，内皮細胞が破壊されその下の細胞外基質が露出される．血管内を流れるvon Willebrand因子が細胞外基質に結合すると，それを仲介役にし，血小板が凝集して血小板血栓が形成されていく．

```
1)血小板血栓形成
   ↓
2)血液凝固カスケード
   ↓
3)均衡のとれたフィブリン溶解
```

図1　正常な止血の仕組み

☑ **細分類されるDIC**
DICは様々な基礎疾患から発症する複合的病態である．その病態が解明されるにつれて，DICが様々な病型に分類されるようになってきた．線溶活性化の程度によって線溶抑制型DICと線溶亢進型DICに分かれ，血管内皮障害に至っていないcontrolled DICと至っているuncontrolled DICに分類される．病型ごとに治療方針も変わり，DIC診療はより専門性が増している．

2) 血液凝固カスケード

血栓形成過程と同時に血液凝固カスケードによるフィブリン線維の形成が開始され，血小板血栓の上に網目状のコーティングがなされていく．血管損傷部の血小板血栓がこの血液凝固によりフィブリン線維によって網目状に補強される．

3) 均衡のとれたフィブリン溶解

傷害された血管が血小板血栓とフィブリン線維で覆われ，止血がなされ，周囲の炎症反応も治まると，それを察知した炎症細胞はプロスタグランジン E_1(PGE1)を分泌し炎症は終結に向かう．そのことで血栓形成，血液凝固カスケードは劣勢となり，線溶が優位となる．線溶とはフィブリン塊がプラスミンによって溶解され，フィブリン分解産物(FDP)とD-ダイマーに分解される過程をいう．血液凝固が進行し，血漿中にフィブリンが析出してくると，血管内皮細胞は組織型プラスミノゲンアクチベーター(t-PA)を放出し，血漿中を流れるプラスミノゲンをプラスミンに変換し，線溶が開始される．

 コツ

複雑な止血を理解するためには図1の3段階を頭に叩き込む．ただし，この3段階はほぼ同時に進行する反応でもある．

2 DICの病態

DIC発症のキーとなる出来事は組織因子とよばれる膜蛋白質が，普段は接することのない血液中に放出されることである．それが起こる病態は，外傷や出血，感染等であり，それらが誘引となり，エンドトキシン，腫瘍壊死因子(TNF)，インターロイキン1(IL-1)，インターロイキン6(IL-6)といった刺激物質が組織因子を血管内皮や単球に出現させる．多くの疾患がその原因たり得る．組織因子は血管壁(中膜，外膜)，心筋，表皮，消化管粘膜等に存在するが，血管内皮には存在しない．これが大量に，また持続性に出現すると血管内の過凝固状態が遷延し，DICをきたす．線溶は亢進する場合が多く，そのマーカーであるD-ダイマーは90％で高値をとり，ひいては臓器虚血，サイトカインによる細胞障害から多臓器不全へと重症化することがある．

 コツ

DICでは様々な原因で組織因子が血液と触れ合うことがトリガーとなっている．

a DICの臨床症状

DICでは全身性に微小血栓が形成されることによる虚血，臓器不全症状と出血傾向による出血症状が混在する．代表的な症状を羅列する．

1) 出血

皮膚点状出血，鼻出血，採血跡の皮下出血，血尿，粘膜出血など．

2) 臓器障害症状

急性呼吸窮迫症候群(ARDS)，腎機能障害，肝機能障害，ショック，四肢末梢塞栓性虚血，中枢神経症状．

 Pitfall

DICの症状は様々な虚血，出血症状であるが，それが出現してからでは治療成績は不良であり，症状出現前にいかに診断し，治療を開始するかが大きな課題である．

b DICスコアとは何か

わが国では厚生省が厚生省DIC診断基準を設定した．ここではスコアリングによりDICの診断と重症度を評価するシステムとなっている．このスコアリングシステムという方法は国際的にも評価され，2001年のISTHの診断基準においても採用されている．さらに2005年の日本救急医学会の急性期DIC診断基準(表1)では非常にシ

表1 急性期DIC診断基準

スコア	SIRS診断基準の項目数	血小板数(mm^3)	PT比	FDP($\mu g/mL$)
0	0〜2	≧12万	<1.2 <PT比1.2に相当する秒数(sec.) ≧PT比1.2に相当する活性値(%)	<10
1	≧3	≧8万,<12万 あるいは24時間以内に30%以上の減少	≧1.2 ≧PT比1.2に相当する秒数(sec.) <PT比1.2に相当する活性値(%)	≧10, <25
2	なし	なし	なし	なし
3	なし	<8万 あるいは24時間以内に50%以上の減少	なし	≧25

DIC:4点以上

(丸藤 哲,他:急性期DIC診断基準—第二次多施設共同前向き試験結果報告.日救急医会誌 2007;18:237-272より)

ンプルなスコアリングが採用され,診断感度を高めている.一方,特異度は犠牲にされている.DICであるか否かの診断は1つの診断基準だけに当てはめてできるわけではない.あくまでも個々の症例の基礎疾患や症候をもとに診断し,スコアリングをその一助とする立場が望ましい.

c 整形外科領域でDIC発症に要注意な病態

DICは広範囲の組織破壊,サイトカイン血症,凝固因子の異常が発症の要因となることを考慮する.それらを満たす病態の例を示す.

①多発外傷.特に骨盤骨折のような大量出血を伴うもの.ショックが遷延した場合.

表2 SIRSの診断基準

- □ 体 温:>38℃あるいは<36℃
- □ 心拍数:>90/min
- □ 呼吸数:>20/min あるいは $PaCO_2<32mmHg$
- □ 白血球数:>12,000mm^3 あるいは <4,000mm^3 あるいは 幼若球数>10%

(丸藤 哲,他:急性期DIC診断基準—第二次多施設共同前向き試験結果報告.日救急医会誌 2007;18:237-272より)

②壊死組織,感染性組織の存在.圧挫症候群や区画症候群,壊死性筋膜炎等.
③術後敗血症,SIRSの遷延(表2).
④肝硬変や血液疾患,悪性腫瘍を併存合併症とし有する患者の手術.

☑ DIC治療におけるコンサルテーション体制の重要性

DICは死亡率が56%の重篤な合併症である.臓器不全や出血の症状が出現する前に診断し治療を開始することが大事といわれる一方で,十分な早期診断基準も存在しない.治療に関してもエビデンスの蓄積が不十分な薬剤が複数存在し,迷うところが多い.こうなると,多発外傷や術後敗血症の患者の安全を守るためには,DIC専門家との病院内外でのコンサルテーション体制を確立することが重要と考える.

> **⚠ Pitfall**
> 急性期 DIC 診断基準は敗血症性 DIC には有用性が高い．しかし，血小板数や PT 比，FDP は出血や血腫の影響を受けるため，外傷では特異度が下がる．十分な早期診断基準の存在しない現状では知恵と経験を駆使して診断し，場合によっては見切り発車で早期治療を開始することもやむなし，である．

> **⚠ Pitfall**
> SIRS が遷延したときには高サイトカイン状態が遷延している可能性があり，DIC 予備状態にあるかもしれない．

3　DIC の治療

a　最も重要な原因治療

DIC には様々な根本的原因となる病態が存在する．敗血症であったり，担癌患者であったり，外傷であったりする．結果として生じる DIC の症状は同様であっても，治療法には原因によって違いがあることに留意する．その原因疾患の治療なくしては解決に至らない．

感染であれば，抗菌薬や補液，感染巣のデブリドマンやドレナージといった治療が，外傷であれば，骨折部の固定による安静化，出血のコントロール，輸血や補液によるダメージのコントロールなどが必要であろう．

b　同時に DIC コントロール治療を開始

1) 補充療法

外傷などによる出血や DIC による出血傾向が存在する場合には赤血球，血小板，血液凝固因子の減少に対して補充を行う．血小板数 3 万 /μL 以下で 10 ～ 20 単位 /day の血小板，PT-INR が 1.5 以上で 10 単位 /day 程度の FFP 投与が行われる場合が多い．

2) 抗凝固療法

DIC の病態別に薬剤を選択．出血症状が著名な場合，ヘパリン類は避け，合成プロテアーゼ阻害薬を投与．臓器症状がある場合はアンチトロンビンやヘパリン類が推奨される．トラネキサム酸は外傷の受傷後 3 時間の線溶亢進期であれば予後を改善するが，それ以降は線溶抑制期になるので，予後を悪化させ，禁忌である．可溶性トロンボモジュリンは"万能 DIC 治療薬"として期待されている．

DON'Ts

- ☐ DIC スコアだけで診断してはいけない．必ず，原因疾患を探し，何が原因の DIC かを認識し，病態に則した治療を可及的早期に開始する．
- ☐ 迂闊に補充療法，抗凝固療法を開始してはならない．出血症状を認めた時に補充療法を行い，抗凝固療法は状態別に選択する．

札幌徳洲会病院救急総合診療科　田邉　康

C 手術の基礎

1 手術器具の基本

> **DOs**
> ☐ 手術器具は部位や用途で使い分ける．
> ☐ 持ち方や姿勢も重要である．
> ☐ 器具の本来の性能を発揮させるために，取り扱いに注意する．

整形外科の手術においては，一般的な外科手術器具のほかに，骨折の整復や固定，神経や血管の処置，関節鏡など特殊な器具を使用することが多い．ここではあらゆる手術の基本となる手術器具について解説する．

1 手術器具

a メス(knife, scalpel)

円刃，尖刃，電気メスなどがある．円刃，尖刃は英国規格に準じて番号がつけられ，区別されている．円刃は，皮膚や軟部組織を切開する際に用いる．尖刃は，筋膜や腱の切開，骨膜の剥離などに使用する．電気メスは基本的には止血に用いる．メスは，バイオリンの弓を把持するように，あるいはペンをつかむように持つ(図1)．

b 剪刀・鋏(scissors)

刃がまっすぐな直剪刀，刃が曲がっている曲剪刀がある．曲剪刀にはCooper剪刀やMayo剪刀などがある．Cooper剪刀は，刃の幅がほとんど変わらず，刃先が丸くなっている．結紮糸や縫合糸を切る際に用いる．Mayo剪刀は，先端が細くなっており，

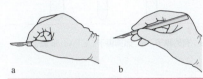

図1 メスの持ち方
a：円刃刀の持ち方．b：尖刃刀や小円刃刀の持ち方．

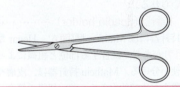

図2 Metzenbaum剪刀

組織の剥離や切離に使用する．さらに微細な組織の剥離などには刃が薄く，先端が細いMetzenbaum剪刀を使用する(図2)．

> **⚠ Pitfall**
> 手術器具は手術中，常に清潔でなければならない．手術では組織の切開や把持など，鋭的な操作が多く含まれ，器具の先端は不潔になりやすい．また術者の手に刺さるなど事故にも注意を払う必要がある．

c 鑷子(forceps)

先端に鉤がついた有鉤鑷子，鉤がつかない無鉤鑷子がある．また大きさにより，小鑷子，中鑷子，長鑷子がある．先が細くなったAdson鑷子もよく使用する(図3)．

d 鉗子(clamp)

有鉤のKocher鉗子(図4)，無鉤のPéan

> **☑ 技術向上のために**
> 整形外科においては，特に関節鏡や人工関節などで，使用する特殊な器具が次々に考案されている．自分なりに器具の使い方を応用してみると技術の向上に役立つことがある．

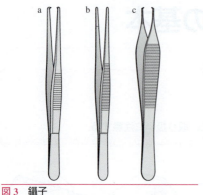

図3　鑷子
a：有鈎鑷子．b：無鈎鑷子．c：Adson 鑷子．

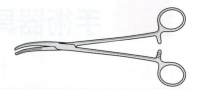

図4　Kocher 鉗子

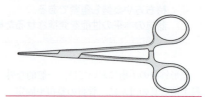

図5　Péan 鉗子

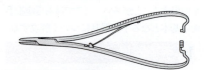

図6　Mathieu 型持針器

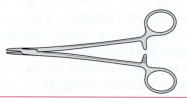

図7　Hegar 型持針器

(図5)，モスキート，Lister，Kelly 鉗子などがある．止血や組織の把持，剥離などに用いられる．

e　持針器（needle holder）

持針器には Mathieu 型（図6），Hegar 型（図7）があり，縫合する部位と組織によって使い分ける．Matheiu 持針器は，皮膚や筋膜など比較的大きく，強い組織の縫合に適している．Hegar 持針器は，手外科など小さい手術創で使用する．Hegar 持針器には針を保持する面にタングステンカーバイドなどを用いたダイヤモンドチップで耐久性を確保したダイヤモンド持針器がある．

f　縫合針（needle）

針先の断面形状により，角針と丸針に分けられる．角針は断面が鋭利な三角形で，皮膚などの硬い組織を縫合する際に用いる．丸針は血管や皮下組織など繊細な組織に使用する．

g　その他

鋭匙，骨膜起子（エレバトリウム），骨膜剥離子（ラスパトリウム），ノミ，槌など．

DON'Ts

- 手術器具は，組織を愛護的に操作するため，非常に繊細に作られている．緊急を要する手術の最中であっても，器具の先端を下にして落とすなど，乱暴な扱いは厳に慎むべきである．

京都府立医科大学整形外科　小田　良

C　手術の基礎

2 縫合・止血の基礎と実際

DOs

- 患者にとって，目に見える創治癒過程は術後評価の重要なファクターである．
- 創傷治癒機転が働き，瘢痕が完成するまでに約3ヶ月を要する．
- 組織の損傷を最小限にするよう，愛護的な手技と器具の選択を心がける．
- 屈筋腱損傷の治療においては，強固な縫合と早期からの後療法が，成績向上において重要である．
- 外径2mm以下の血管縫合術は，顕微鏡の拡大下に行い，マイクロサージャリー用の縫合器具を使用する．
- 神経修復においては，損傷の原因，損傷レベルや程度により適切な手術時期や術式を選択することが重要である．
- 神経上膜縫合においては，可能な限り神経線維束パターンを適合させることが重要である．

縫合糸・針の種類

縫合材料の必要条件としては，滅菌耐性，吸収性，組織内耐久性，柔軟性，低組織反応性，経済性，抗張力，結節保持力，などがあげられるが，これらの条件をすべて満たす縫合材料はない．このため，目的に応じて，優先する条件を備えた縫合材料を選択する．

1 縫合糸の種類

素材，形態，特性により，天然繊維と合成繊維，モノフィラメントとマルチフィラメント（編み糸），および吸収性縫合糸と非吸収性縫合糸にそれぞれに分類される（図1）．

天然繊維の代表である絹糸は安価で結節保持力が強く取り扱いやすいが，合成繊維に比べて組織反応性が強い．モノフィラメ

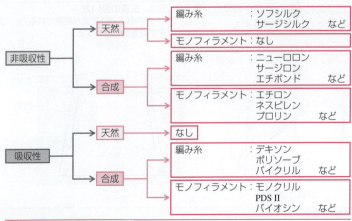

図1　縫合糸の種類

ント糸は組織通過の際の抵抗が小さく（滑りがよい），編み糸に比べて感染に強い利点をもつが，結節保持力は低く，しなやかさに欠ける．吸収糸は生体内で加水分解を受けて吸収される．吸収糸の抗張力は素材により2〜4週間持続し，完全に吸収されるまで50〜120日を要する．

また，糸以外の創閉鎖材料としてテープ，ステープラー，皮膚表面接着剤などがある．

2 針の種類

縫合針は，針孔の種類，弯曲の程度，断面の形により分類される．皮膚や腱の縫合には，通常，断面が逆三角形の角針を用いる．

皮膚・皮下縫合・止血の基礎と実際

1 縫合の目的

可及的に死腔形成を予防し，感染を防ぐこと，および創傷治癒機転が進行し瘢痕が完成されるまでの間，創への緊張を軽減して瘢痕の拡大や，肥厚性瘢痕，ケロイド形成を防ぐことである．

2 縫合の実際

皮下縫合では，創断面の同じ層同士を縫合して解剖学的に正常な構造を再現し，さらに死腔が生じないよう留意する．

真皮縫合では滑りがよく組織に愛護的な針つきモノフィラメントを使用する．皮膚の把持には創縁を翻転させやすく組織に愛護的な，スキンフックやフック鑷子を使用する（図2）．

創縁を70°〜80°外側に向けてトリミングし，縫合時に創縁の表層がきれいに寄りやすく創を隆起させやすくする．創縁の緊張を軽減するため，皮下を剥離する（図3）．皮膚を翻転し，皮下脂肪層から針を真皮まで刺入し，針を回転させながらその部分の真皮をすくうように進め，脂肪層から針を抜く．対側の皮膚を翻転し，先に抜いた深さと同じ深さから針を刺入し同じ量の真皮をすくって脂肪層から針を抜く（図4a）．糸ですくった真皮の創縁からの距離に応じて縫合創は外反隆起する（図4b）．この隆起は3ヶ月で平坦化するのが理想的であり，隆

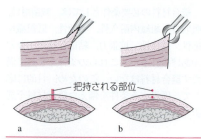

図2　皮膚の扱い方
a：無鈎鑷子では皮膚が圧挫される．b：フック鑷子で愛護的に把持する．

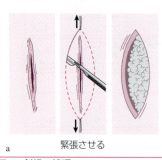

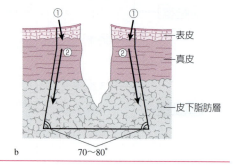

図3　創縁の処理
a：皮膚切開と皮下剥離．b：創縁の断面．

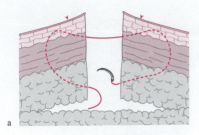
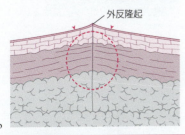

図4 真皮縫合
a：縫合糸のかけ方．b：外反隆起．

起が少ないと幅の広い瘢痕になるため，上肢では 3〜4mm，下肢では 5〜10mm 隆起させる．

皮膚縫合では真皮縫合に用いた糸よりも細い糸で，創縁の微妙なずれを修正しつつ，単一結節縫合，もしくは連続縫合にて行い，術後の浮腫を見越してやや緩く結ぶ．

3 主な縫合法

a 単一結節縫合
最も一般的な縫合法であり，創縁を正確に接触させることができる．針は表層よりも深部を多くつかむように進めると創縁が隆起する．

b マットレス縫合（図5）
幅の広い皮膚欠損創において創縁を密着させ得る利点をもつが，皮膚血行を阻害しやすく，縫合糸瘢痕が目立ちやすい．

c 連続縫合
一本の糸で連続して縫合する方法を総称し，短時間で縫合が終了する利点があるが，創縁に段差が生じやすい．

4 止血

術野の確保や術後血腫予防のため重要な手術手技である．

a 圧迫止血
出血点がはっきりしない急性出血や，ターニケット解除後の広範な静脈性出血に対し，ガーゼなどによって圧迫することにより一時的に出血を軽減させ，出血点の確認や以後の止血操作を行いやすくする．

b 電気凝固
1） 電気メス
皮下組織の切開や剥離に用いて出血を軽減する．出血部に直接，もしくは止血鑷子や鉗子を介して通電させて止血する．
2） バイポーラー
鑷子の両端間に電流を流し，間に挟んだ組織に通電して凝固する．電気メスに比し周囲組織の損傷が少なく，手の外科や神経周囲など細かな部位の止血に向いている．

c 結紮
1） 分離結紮法
血管周囲を剥離して，血管のみを結紮する．
2） 縫合結紮法
血管の断端が埋没して出血点が判然としない場合に，周囲の組織を含めて縫合糸をかけて結紮する．

d 骨ろう
骨髄や骨皮質表面からの出血に対し直接塗りつけて止血する．

e 止血物質（表1）
出血点がわからない場合や直接止血が困難な部位に対して，出血部を被覆したり充填して止血する．最終的には吸収されるが，異物として作用し感染の原因になることがあるため注意する．

f ターニケット（止血帯）
四肢の手術において無血野の確保に用いる一時的止血法である．200〜300mmHg の圧をかけて用い，使用時間は 90〜120 分を限度とする．

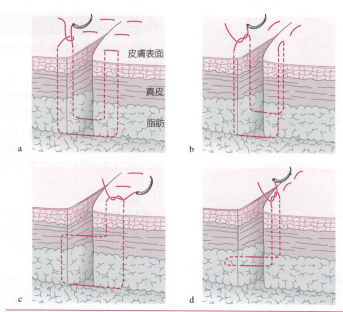

図5 マットレス縫合
a：垂直マットレス縫合．b：水平マットレス縫合．c：垂直片側マットレス縫合．
d：水平片側マットレス縫合．

表1 主な止血物質

	ゼラチン製剤	セルロース製剤	フィブリン製剤	コラーゲン製剤	トロンビン製剤
製品	スポンゼル ゼルフォーム	サージセル オキシセル	ベリプラストP ボルヒール	アビテン インテグラン	トロンビン
特徴・組成など	溶解したゼラチンをスポンジ状にしたもの．血液を吸収し膨張することにより圧迫効果をもつ	セルロース繊維を酸化してガーゼ状にしたもの	凍結乾燥したヒトフィブリノゲンとヒト第13凝固因子トロンビンからなる．トロンビン溶解液にはカルシウムイオンが含まれる	ウシ真皮より得られたアテロコラーゲンを綿状に紡糸加工し化学架橋処理したもの	ウシまたはヒトの血液より得られたプロトロンビンにカルシウムイオン存在下にトロンボプラスチンを作用させ凍結乾燥したもの

腱・血管縫合の基礎

1 腱縫合の実際

a 基本的操作

無血術野での綿密な手術操作が必要であるため，ターニケットの使用は必須である．患者に苦痛を与えず十分に筋を弛緩させる必要があるため，腕神経叢ブロックや全身麻酔下に手術を行う．開放性損傷の場合，いったん感染を生じると著しく機能予後が悪くなるため，十分な洗浄とデブリドマン

を行う．腱断端が退縮している場合はミルキングにより押し出したり，鑷子で引き出したりする．また必要に応じて補助切開を追加する．縫合糸には 4-0 や 5-0 のナイロンモノフィラメント糸が主に用いられる．張力に優れたポリエステル編み糸が用いられることもあるが，すべりが悪い点や，感染に弱い点がある．

> ⚠️ **Pitfall**
> 皮膚の創と腱の断裂部位は一致しないことも多い．指屈曲位の切創では遠位断端が創部よりかなり遠位に退縮していることが多い．

b 腱縫合法

主縫合は腱内を通過する縫合糸の数で呼称される．2-strand suture から 6-strand suture までが一般的に用いられる（図6）．糸の数が少ないほど腱に対する侵襲は小さいが力学的には弱く，早期運動療法を行うならば 6-strand suture が適している．補助縫合は縫合部の粗面を少なくし，張力を増加させる目的で単純結節縫合や連続縫合などを用いて行う．

腱移行術や腱移植術で断端の太さが異なる場合は，Pulvertaft 法や end weave suture などの編みこみ縫合法（interlacing suture）を用いる（図7）．

表2 血管径と縫合糸の太さ

血管径	縫合糸の太さ
1mm まで	11-0 〜 12-0
1mm 〜 2mm	9-0 〜 10-0
2mm 〜 3mm	8-0

2 血管縫合の実際

a 基本操作

血管径に合わせて針糸サイズを選択する（表2）．

断端を無理なく寄せられるように血管の剥離を行い，血管固定鉗子で保持する．断端の新鮮化のため外膜，血管壁に明らかな損傷がない部位で断端を切断する．外膜を鑷子で挟み引き出して，縫合時に縫合部にまくれ込まない程度まで外膜切除を行う．血管内に残存する血液をヘパリン加生理食塩水で洗浄する．血管固定鉗子を調節して，血管両端が軽く接触する程度に近接させる．

b 血管縫合法

第1針目は術者より遠位側のやや前面にかけると以後の操作が行いやすい．鑷子を血管内腔に入れ軽く開き，鑷子の間に針を刺入する．Bite は動脈では血管壁の厚さ程度，静脈で血管壁の厚さの2倍程度が目安である．対側の血管には刺入側と同じ円周の位置で，血管断端から同じ距離の位置に血管内より外に針を刺入する．器械縫合にて結紮し，糸の一方は短く，他方は長く残

☑ **腱鞘の処置**
腱鞘を修復，閉鎖することにより，関節部での腱の浮き上がり現象（bowstringing）を防止する，滑液の腱縫合部への拡散を確保し癒合を促進する，周囲からの結合組織の侵入を抑え癒着を防止する，などの効果が期待できる．ただし腱鞘の損傷が高度な場合や，縫合部の滑走の妨害になる場合は切除する．特に後療法として早期運動療法を行う場合に縫合部や縫合糸が腱鞘に引っ掛かる場合は切除する．
また原則として A2 と A4 腱鞘は最も重要で温存すべきであるが，Zone I 損傷で A4 腱鞘が温存できない場合は C1，A3，C2，腱鞘群を温存すればよい．また Zone II 損傷で A2 腱鞘が温存できない場合は C1，A3，C2，腱鞘群の一部と A1 腱鞘の一部を温存するように努める．

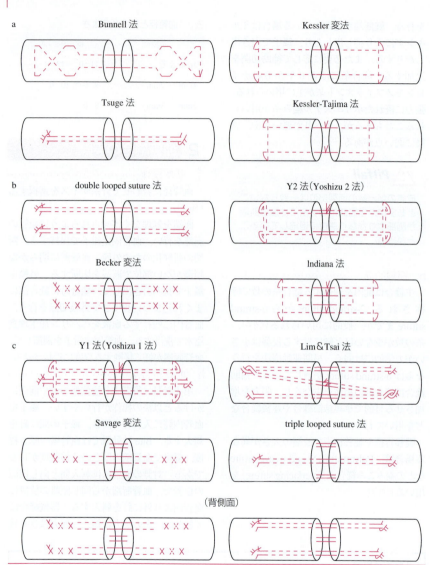

図6 2-strand suture（a），4-strand suture（b），6-starand suture（c）

して支持糸とする．第2針目も同様に行うが，針は第1針目より120°〜180°近位側の位置にかけ，同様に支持糸とする．第3針以降は，先の支持糸を保持，挙上しながら行う．前壁をまず縫合し，血管固定鉗子を反転して後壁を縫合する．

c 縫合後のチェック

血管固定鉗子の解除は血管内圧の低いほうから行い，出血の有無を確認する．縫合部から勢いよく噴き出す出血には縫合を追加する．にじみ出す出血はガーゼで軽く圧迫するか，フィブリン糊で覆う．

第3章 研修で学ぶべき手術治療

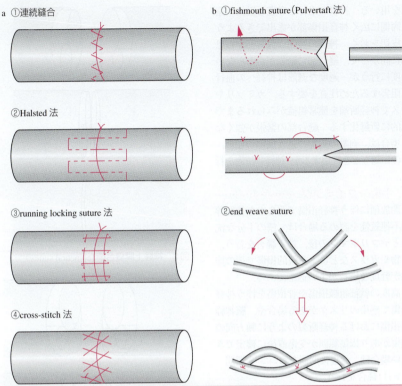

図7 補助縫合法(a),腱端の太さが異なる場合の縫合法(b)

開存試験は血流再開後20〜30分後に行う．吻合部の遠位で2本の鑷子で血管を保持し鑷子間の血液を排除したのち，遠位側の鑷子は保持して，近位側の鑷子を離して血管が末梢の鑷子に向かって勢いよく拡張するかを確認する．血液の流入がなければ吻合部の閉塞が考えられるが，血管壁周囲の操作によって一時的に血管が攣縮し，これによって血流が途絶えている場合があるので，キシロカインや塩酸パパベリンなどを血管壁に滴下して待機する．血流の改善がなければ直ちに再吻合を行う．

 Pitfall
支持糸の引く方向を調節して常に内腔を広く保つことを心がけて縫合しないと，誤って対壁を縫いこんでしまうことがある．

神経縫合の基礎

1 神経縫合の実際

a 基本的操作
麻酔は，全身麻酔もしくは伝達麻酔で行い，四肢においてはターニケットを用いて無血術野を確保する．手術用顕微鏡，マイクロサージャリー用手術器具を使用し，縫合糸は8-0から10-0のモノフィラメント

糸を用いる．神経の走行を考慮し近位・遠位両側に広く神経損傷部が露出できるような皮切をおく．神経の展開は健常部から患部に向かって，縫合部に緊張がかからない程度に行うが，過度な剥離は神経への血行を阻害するため注意を要する．カミソリやメスで神経断端を健常組織がみられるまで鋭的に新鮮化する．縫合部の緊張が強くなる場合は，剥離の追加や近傍関節の屈曲，骨の短縮などを併用するか，神経移植術を行う．

b　手術のタイミング

開放創に伴う神経損傷で明らかな神経幹の不連続性を認める場合は，創の十分な洗浄とデブリドマンの後，端々縫合を行う．刃物やガラスなどによる鋭的損傷で創の挫滅が軽度な場合がよい適応である．

高度の軟部組織損傷や骨損傷を伴う神経損傷で感染のリスクがある場合や，腕神経叢損傷における神経断裂のように軸方向の損傷があり損傷範囲が受傷直後に確定できない場合は，受傷後期間をおいて（3週間〜3ヶ月）縫合を行う．

c　神経縫合法

神経上膜縫合術（epineural suture）と神経周膜縫合術（perineural suture）があげられる．神経上膜縫合術は両断端を，神経線維束断面の対称性や神経上膜を走行する血管を目安に適合させ神経上膜に糸をかけて結節縫合する方法である（図8）．血管縫合と同様に術野の反対側の stay suture をまず行い，次いで手前の stay suture，その後全周性に結節縫合を進める．正中神経や尺骨神経などの主神経幹で 10〜14 針糸をかける．適合する神経束同士を正確に合わせることができず，神経束断端に gap（間隙），offset（ずれ），buckling（折れ曲がり）による不適合を生じ得るが，臨床的には比較的良好な成績が得られる．

神経周膜縫合術は，断端において相対する神経線維束の同定が容易な場合に神経周

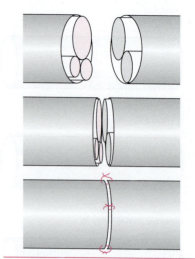

図8　神経上膜縫合術（epineural suture）

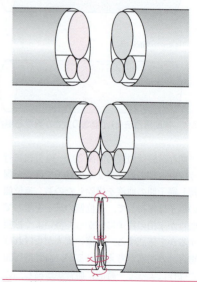

図9　神経周膜縫合術（perineural suture）

膜に糸をかけて結節縫合する方法である（図9）．各神経束に 2〜3 針ずつ糸をかける．神経周膜は神経上膜と比較して脆弱であり，縫合によって神経束の血行が障害されたり，組織反応が増強することや，手術に時間を要することが問題となる．正確に

神経束が同定できれば神経再生時の過誤支配を軽減できる可能性があり，正中神経の手関節部での運動枝や，Guyon管での運動枝など，末梢レベルで特殊な機能を有する神経の修復では選択されることがある．

d 神経移植術

損傷部の欠損が長い場合や，断端の新鮮化により欠損が生じる場合など，端々縫合が困難な場合に選択される．供与神経としては腓腹神経，外側前腕皮神経，内側前腕皮神経など自家末梢神経を使用する．よく用いられる神経欠損充填手技としては，ケーブル移植術，神経束間移植術がある（図10）．

1) ケーブル移植術

採取した神経を，欠損神経の直径に合わせて数本束ねて，フィブリン糊などで両端を一束にまとめ，神経上膜縫合を用いる．

2) 神経束間移植術

神経周膜縫合の観点から，末梢レベルの欠損で神経束パターンが明らかな場合，各々の神経束ごとに移植神経を縫合する．

> ⚠ **Pitfall**
> いかに上手な神経縫合手技が行われても不十分な断端の新鮮化のもとでは良好な神経再生は期待できない．

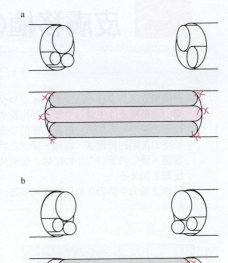

図10 神経欠損充填法
a：ケーブル移植術．b：神経束間移植術．

DON'Ts

- ☐ 手掌，足底では縫合糸の結節が刺激になるため，真皮縫合は行わない．
- ☐ 腱は鋭利な鑷子で腱の断端を把持するよう心がけ，腱の表層を損傷して癒着を生じさせてはならない．
- ☐ 鑷子で動脈をつまむ時は，内膜損傷を防ぐため，外膜をつまむようにして決して血管全体をつまんではならない．
- ☐ 神経縫合においては，縫合糸を強く締めすぎて buckling を生じさせてはならない．

大津市民病院整形外科　**小橋裕明**

C 手術の基礎

3 皮膚移植の基礎

DOs

- 遊離植皮は，フリーハンドナイフやダーマトームを用いて採取する．
- 薄い遊離植皮は生着しやすいが拘縮や色素沈着をきたしやすく，厚い植皮片はその逆であるため，母床の部位や血行状態で植皮の厚さを決定する．
- 植皮の長期的管理は，収縮・硬化と色素沈着の予防に尽きる．
- 収縮・硬化の予防のためには，植皮片をできるだけ伸張した状態に保ちかつ圧迫を加える．
- 色素沈着の予防のためには遮光する．

1 遊離植皮とは

「遊離植皮」とは皮膚を donor site から完全に切り離して移植する方法で，植皮片は虚血状態を経てから血行再開によって生着する．植皮には他に，皮膚や脂肪組織などを栄養する動静脈を含む茎を体の一部につけたまま移動する「有茎弁植皮」がある（表1）．

2 遊離植皮の適応

遊離植皮は移植床から植皮片へ血行が再開することにより生着する．このため，遊離植皮の適応は，移植床に血行が温存されており，一次的に縫縮が不可能な開放創や潰瘍である．

具体的には熱傷創，外傷性皮膚欠損や瘢痕拘縮あるいは腫瘍切除後の皮膚欠損などである．

3 遊離植皮の種類

遊離植皮は植皮片の厚さにより分類される（図1）．植皮片に表皮の他真皮の一部を含むものを「分層植皮」，また，真皮の全部を含むものを「全層植皮」とよぶ．分層

表1 遊離植皮と有茎弁植皮のちがい

遊離植皮	有茎弁植皮
・移植床からの血行で生着する	・皮弁の茎からの血行で生着する
・皮膚のみしか生着しない	・皮下脂肪，筋肉，骨も同時移植可能
・弾力性，伸展性に乏しい	・弾力性，伸展性に富む
・色素沈着を生じやすい	・色素沈着を生じにくい
・血行の悪い組織には移植できない	・血行の悪い部位にも移植できる
・移植後に圧迫固定が必要	・移植後に圧迫固定は不要

✓ 遊離植皮の歴史

造鼻術など有茎弁植皮は紀元前から行われていたのに対し，遊離植皮の歴史は浅い．1869年スイス人の外科医 Reverdin が上腕からの自家植皮片を肉芽創に生着させたのが，遊離植皮の最初の成功例とされている．

植皮はさらにその厚さで使用方法や適応に違いがある(表2).

分層植皮と全層植皮の大きな違いは採皮部にもみられる.分層植皮の採皮部には真皮層を残存させることができ,自然に上皮化することが期待できる.しかし,真皮層をすべて取り去った全層植皮の採皮部は手術的に閉鎖する必要を生じる.

4 特殊な植皮法

網状植皮(メッシュグラフト)は植皮片を

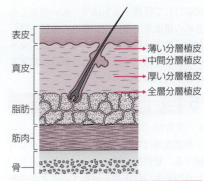

図1 厚さによる遊離植皮の種類分け

表2 遊離植皮の種類と特徴

植皮片の厚さ	薄い分層植皮 (〜0.012in)	中間分層植皮 (0.015〜0.020in)	厚い分層植皮 (0.020in〜)	全層植皮
特徴	・生着しやすい ・感染に強い ・収縮しやすい ・外観はよくない	左右の中間	・やや生着しにくい ・感染に弱い ・収縮しにくい ・外観はよい	左とほぼ同じ
適応	熱傷 感染創 血行不全の肉芽面 など	広い目的に使用	出部の広範な植皮	顔,手指,手掌など小範囲の植皮

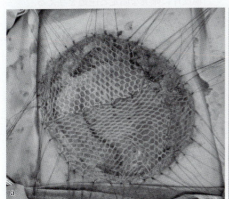
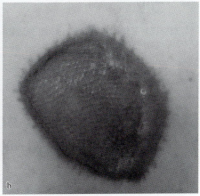

図2 網状植皮の実際(a)と植皮生着後(b)

> ☑ **遊離植皮はなぜ成功しなかったか?**
> 1869年まで遊離植皮が成功しなかった理由の1つとして,自家植皮と同種植皮あるいは異種植皮が混同されていたことがあげられている.

網状にして移植する方法で，広い創面を小さめの植皮片で覆いたい場合や血腫予防などの目的で使用される．メッシュダーマトームなどを用いて採皮する．整容的に劣ることが欠点とされている（図2）．

5 遊離植皮の手技

a 採皮部の選択

移植皮膚は採皮部位の部位的特性をもち続ける．整容的な植皮では，創部に近似した外観をもつ採皮部を選択することが必要である．このため全層植皮に関し，たとえば手掌指掌に対しては土踏まずからの全層植皮が多い．整容的配慮を要しない部位への全層植皮では，鼠径部や下腹部から採皮される．一方，分層植皮の採皮部としては，採皮しやすく非露出部である殿部や大腿部が選択されることが多い．

b 植皮片の採取

1) 分層植皮の採取

フリーハンドナイフやダーマトームを用いて真皮の途中までの皮膚を採取するのが一般的である．

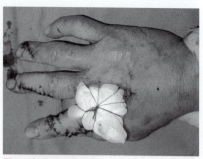

図3　タイオーバー法

2) 全層植皮の採取

移植床にろ紙などの紙をあてて型取りを行う．これを参考に採皮部をマーキングし，エピネフリン入り1%キシロカインを皮下注射する．メスを用いて，皮膚片を挙上した後に脂肪組織量を適宜調節する．

c 移植片の固定

移植片の固定は縫合を行うが，移植片下の血腫を予防するためにタイオーバー法（図3）を用いて圧迫をかけることが多い．具体的には創縁の縫合糸を用い，移植片上に置いたガーゼや綿花などを縛ることにより，植皮片に確実な固定と圧迫を与える．

 コツ

分層植皮片を採取するとき，皮膚に緊張をかけながら採皮する．

 Pitfall

伸展運動部位に遊離植皮を行うと，生着後の拘縮が生じやすいので注意が必要である．

DON'Ts

☐ 骨や腱の露出部など血行の悪い部位は，生着が困難であるため，安易に遊離植皮術を行わない．

京都府立医科大学整形外科　藤原浩芳

C 手術の基礎

4 骨接合の基礎と固定材料の種類

DOs

- ☐ 軟部組織の損傷状態を十分に把握しよう.
- ☐ 低侵襲プレート骨接合術（minimally invasive plate osteosynthesis；MIPO）は有用だが，それにこだわらないようにしよう.
- ☐ 術前計画を入念に行い，使用インプラントを含む手術記録を正確に記載し，次回手術の参考および抜釘時の情報として残そう.

骨折治療の3段階は，整復，固定，リハビリテーションとされる．手術による「骨接合」は，良好な整復を得て，骨折部位に合わせて必要かつ十分な固定を行うことで，早期リハビリテーションを可能とするために，大変重要である．研修中に多くの骨折と遭遇するが，症例ごとに十分な術前評価を行い，固定材料を選択し，その特性に合わせて正しい手術を行うことが必要である．その結果を正しく詳細に記録に記載するとともに，後療法の計画を立て，最終的な治療結果を判定し，次の術前準備の参考とする（図1）．

1 術前準備

a 全身状態，ならびに骨折部の軟部組織の評価

全身状態の安定が不可欠であり，同時に軟部組織状態の評価を行うことで，「まずどこまで治療を進めることができるのか」を把握する必要がある．

b 手術のプランニング

X線の評価を行い，関節内骨折では必要によりCTによる再構成を行って，骨折型を確認する．それにより，最も適した内固定材および手術のアプローチを考える.

 コツ

フィルムレスの時代となったが，X線のトレースを行い（もちろんPC上で可能ならそれでOK），スクリューをどのように挿入するかを含めて，使用するインプラントのテンプレートを用いた計画をしっかり立てること.

c 局所解剖の再確認

何度も続けて同様の手術を行わない限り，意外と解剖を正確に把握していないことがある．骨の形状をはじめ，神経・血管・筋・腱の走行を成書にて執刀前に確認する.

d 体位やイメージのセッティング

以前に比べて術中イメージを用いることが多くなり，手術に適切な体位の確保とともに，2方向の透視が可能なイメージの入れ方を確認しておく．また，部位によっては滅菌駆血帯を用いて，途中で外して近位の処置を行う準備も検討する.

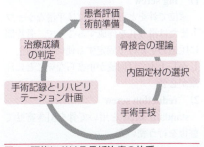

図1 研修における骨折治療の体系

2 固定材料の選択

主に，ワイヤー / ケーブル，スクリュー，ピン，プレート，髄内釘，創外固定などがある．それぞれ，ステンレス（鉄），チタン，吸収性素材（スクリューやピン）などがあり，現在の内固定材の主流はチタン製である．誤った使用法ではよい治療結果が得られない．

a　ワイヤー / ケーブル

1) Kirschner 鋼線（Kirschner wire；K-wire）

先端が三角錐となったステンレス製の鋼線で，直径が各種あり，骨片の仮固定や最終固定などあらゆる場面で用いられる．

2) 締結ワイヤー（suture wire）

ステンレス製の鋼線で，後述の引き寄せ締結法（tension band wiring）などに用いられる．

3) ケーブル

金属製や超高分子量ポリエチレン線維をテープ状にした非吸収性のものが使用可能であり，人工関節周囲骨折などに用いられる．

b　スクリューの種類

1) standard（conventional）screw（図 2a）

皮質骨用と海綿骨用があり，スクリューヘッドがスムースなスクリュー．

2) locking screw（図 2b）

スクリューヘッドおよびプレートのスクリューホールにネジが切ってあり，挿入しプレートとロックされることで角度安定性が向上する．近年，多方向への刺入が可能なプレートが開発されている．

 Pitfall

standard screw を用いる際にはネジを回しすぎないように．骨側のネジ山が破損し，特に粗鬆骨では圧迫力がかからなくなる．

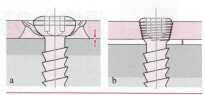

図 2　a：standard screw と b：locking screw スクリューヘッドの違い（Synthes 社）

 Pitfall

locking screw を用いる際には，ねじ穴を壊さないよう注意．最後は必ずトルクレンチを使用する．

3) self-tapping screw

ドリルでスクリュー刺入孔を作成したのち，tap を切らず（ねじ穴側の山谷を作る前に）に挿入できるスクリュー．簡便だが，先端に tap を切る構造があるため，皮質骨では少し長めのスクリューを用いる必要がある．また，同じ孔への再刺入は推奨されない．

4) cannulated screw

ガイドワイヤーを刺入したのちに，それを overdrill し挿入する中空構造のスクリュー．大変便利だが，solid screw に比べて強度は低下する．

5) headless screw

スクリューヘッドをなくし，軟部・皮膚への突出を少なくしたり，関節近傍での使用を可能としたもの．圧迫力は少ないことに注意．

c　スクリューの使い方による用語

1) lag screw

遠位で骨をとらえ，近位は平滑なシャフトまたは滑り孔を作成することで，骨片間に圧迫力をかけて固定する使い方（後述）．しかし 1 本では回旋が止まらないことに注意が必要．

2) reduction screw

standard screw を用いて骨を引き寄せて整復を行う使い方．

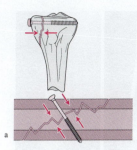
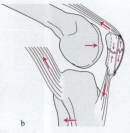

図3　絶対的安定性を得るための骨片間固定の方法
a：lag screw 法．b：tension band wiring（膝蓋骨に対し）．

3) **positioning screw**
骨片の距離を保持する使い方（例：脛腓間固定など）．

4) **blocking screw または poller screw**
髄内釘の刺入の際，骨幹端部の髄腔を狭めることで釘を骨の中心に強制的に刺入する使い方．

d　プレート

1) **形状による分類**
anatomical, straight, reconstruction などがあり，現在は多くの部位に anatomical plate を用いることが可能となった．左右用があり注意．

2) **スクリューホールによる分類**
standard plate, locking compression plate（LCP）があり，後者は standard plate も兼ねるため，現在では後者が主流．

e　髄内釘

おもに長管骨の骨幹部骨折に対する第一選択であり，力学的に優れている．solid, 中空，横止め（interlocking），multi-hole といった変遷で改良されてきた．整復可能であることを確認したら，ガイドワイヤーを刺入し，位置を適切に確保したのち，通常は髄腔によく合うサイズのインプラントが使用できるまで（可能なら駆血帯を off した上で）愛護的にリーミングを行ったのち髄内釘を挿入し，横止めを行う．

f　創外固定

単支柱，リング型，ハイブリッド型などがあり，開放骨折やダメージコントロール，また，二次的な矯正を要する際に有用である．詳細は「第3章 C. 8. 創外固定・骨延長の基礎」p.229 参照．

3　固定法の理論

基本理論は AO 法などの成書を参照していただきたい．ここでは簡潔に述べる．

a　絶対的安定性

主に関節内骨折，骨幹部の単純骨折に必要．

1) **lag screw**（図 3a）
前述の通り使用する．

2) **プレート（圧迫，中和）**
①圧迫プレート：スクリュー孔の形状を利用して，骨片間に圧迫をかける使い方．基本的に骨表面とプレートが密着する必要があり，確実な整復を行った上で用いるプレート使用法．
②中和プレート：lag screw を用いて骨片間に圧迫力をかけた後，骨折部にかかる曲げ応力を中和させるために用いる．

3) **tension band wiring**（図 3b）
骨折部に圧迫側と伸張側がある場合に，伸張側にワイヤーを設置することで圧迫力に変換する方法．

b　相対的安定性

骨幹部，骨幹端部の多骨片骨折に必要（図 4a, c）．

1) **髄内釘**
前述の方法により，骨癒合にとって適切な安定性を骨片間に与える．骨折部を展開しないことにより生物学的な骨折治癒反応をあまり妨げない（図 4e）．

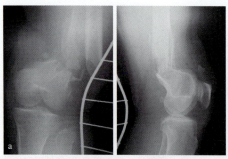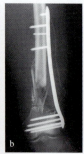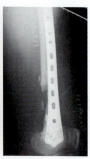
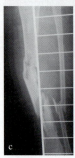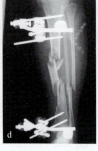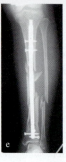

図4 floating knee の一例(大腿,下腿ともに開放骨折)
a:大腿骨顆上骨折.受傷時.b:同日 LCP により架橋プレート固定.
c:下腿骨骨折.受傷時.d:同日創外固定.e:約2週後に髄内釘へ変更.

2) 架橋プレート

軟部組織損傷が強く粉砕の強い長管骨骨折で,骨折部を展開せず,主に MIPO 法を用いて上下の主骨片間のアライメントを維持する方法(図 4b).

3) 創外固定

皮膚の外で固定を行うため,骨片間には動きを伴う.ハーフピンやワイヤーの折損や連結部の弛みなどに注意(図 4d).

4 手術操作のポイント

a 皮膚切開

必要かつ十分なものとし,状況により延長できるようデザインする.

b 軟部組織

展開は愛護的に行い,止血を十分に行い,なるべく無血操作で進める.瘢痕は鋭的に切開する.

c 骨膜の処置

ダメージを最小限にしないと骨への血行が阻害され治癒が遅れる.

d 整復

1) 直接的整復

①骨把持鉗子により骨片を挟んで整復する.
②ジョイスティック法:骨片にスクリューやワイヤーを刺入して操作する.

☑「抜釘」には要注意!

研修医時代に多くの抜釘の手術を経験すると思うが,大変だったり,最終的に抜けなかったり,といったこともあるだろう.「抜いて欲しい」,「前の担当医から抜くと言われていた」ということで手術を担当することが多いと思うが,初回手術の説明の際には,「抜釘はそのときに相談しましょう」「次の担当医と相談しましょう」,と伝えておくとよい.また,抜釘のためにも,初回手術の手術記録をしっかりと残そう.最近のインプラントの多くはチタン製で,抜釘しなくても問題が少なく,欧米ではトラブルを避けるため日本に比べて抜去しないことも多いようである.「一部は抜けないことがあり得る」という術前説明は必須である.

③ Kapandji法：骨折部にワイヤーを挿入して，てこの原理で骨片を整復する．
2）間接的整復
①徒手または牽引器などで遠位骨片を牽引し軟部組織の緊張を利用する．
②主に解剖学的なプレートとスクリューを用いて，骨片を移動させつつ整復を得る方法で，antiglide plate法やreduction screwといった使い方がある（成書参照）．

e ドリリングやワイヤーの刺入法
斜めに挿入する際は，はじめに直角に当てて回し，皮質に少しキズをつけ安定したところで目標とする角度に変えて刺入する．手前の皮質を抜いた後は絶対に角度を変えてはならない．折損につながる．曲がったものは使わない．

5 手術記録の記載とリハビリテーション計画

忙しいなかでも，手術をやりっ放しではいけない．正確な手術記録を残すことは，解剖を知り，確実な手術を行った証明となる．術中のイメージ写真や肉眼写真なども必要に応じて記録に残す．また，記載する必要はないが反省点があれば確認し，術後のリハビリテーション計画の参考とする．

DON'Ts
- 保存的治療の可能性も十分考慮し，それをおろそかにしてはいけない．
- 骨折手術が原因の軟部組織の合併症を起こしてはいけない．
- MIPOにこだわり，整復不十分になってはいけない．
- 迅速に手術記録を作成し，「退院時にまだ記載されていない」ということがないように．

済生会新潟第二病院整形外科　**山際浩史**

☑ locking plateの背景・理論と使用上のコツ

1980年代後半から90年代にかけて，内固定材の改良によりlocking plateが開発された．locking plateは，従来のものとは異なり，骨折部を安定させる際に必ずしも骨に密着させることが必要でなく，骨膜の血行を温存することができること，骨折部に対して良好な角度安定性を得ることが可能など，骨折治療を大きく進歩させた．それに伴って軟部組織のダメージを減らして（例えば，骨折部を直視しない，骨膜を剥離しない，など）内固定を行うMIPO法が，当初は高エネルギー外傷の患者，関節近傍の骨折など，従来法では治療成績が思わしくない患者で開始された．次第にその有用性とともに，人々の関心が"低侵襲"手術に集まったことも後押しして，2000年代に入り急速に普及した．

locking plate使用のコツは多くあるが，なかでも，術前の十分な計画，整復しやすい患肢のポジションとイメージ位置の確保，骨把持鉗子やreduction screwの適切な使用による整復の獲得と保持，などがあげられる．できれば模擬骨を用いた研修を受けることがおすすめであるが，研修医が臨床で用いる場合には，いきなりMIPO法ではなく，比較的簡単な骨折に対してプレートを使用する際に，軟部組織を傷めないように注意して整復し使用することを推奨する．また，注意点として，MIPOにこだわるあまり整復が不十分となって本末転倒にならないことや，プレートにあるスクリュー穴に数多くスクリューを入れすぎて，少数残されたスクリュー穴にストレスが集中してプレートが折損する事がある，などがあげられる．また，抜釘にも以前より注意が必要となる．現在では，各社からlocking機構を持ったanatomical plateが多く出ており，それぞれの特性を活かして使用すべきである．

C 手術の基礎

5 骨移植・人工骨の基礎と採骨の実際

DOs

- 自家骨移植の利点と欠点を十分理解しよう．
- 人工骨は生体に置換されていくものとそのまま残る素材があることを覚えておこう．
- 腸骨採取時には神経の走行に注意し，骨ノミを適切に使用しよう．

骨移植は，広範囲の骨欠損や癒合不全／偽関節，関節固定術などに対し行われる．最近では，手術手技の進歩により血管柄付きの大きな骨移植が，また，医工系の進歩により各種の人工骨が使用できるようになった．部位や目的に合わせて選択することが大切である．

組織工学の進歩により，自家骨を用いることなく，細胞，担体，成長因子の三要素を用いた骨組織を生体内外で造る研究が進められている．また，3Dプリンタ技術の進歩により欠損部に合わせたオーダーメードの人工骨が作成可能となってきており，臨床での応用が期待される．

1 移植骨の分類

a 由来

1) 自家骨（autograft bone）

腸骨が使用されることが多く，最も有用であるが，正常組織を犠牲にする欠点がある．悪性骨腫瘍では処理罹患（自家）骨を移植することもある．

2) 同種骨（allograft bone）

適切な保存処理を含めボーンバンクで管理することが必要である．感染の問題もあるが，人工関節置換・脊椎疾患における大きな骨欠損の際には有用である（図 1a, b）．

3) 人工骨（artificial or synthetic bone）

吸収されないが強度が高いハイドロキシアパタイト（hydroxyapatite；HA）と，強度はやや弱いものの徐々に骨に置換される β-リン酸三カルシウム（β-TCP）が代表的（図 1c, d）．その他，セラミック（吸収されない），HAとコラーゲンの複合体（骨に置換），ペースト状で用いることが可能だが吸収されない α-リン酸三カルシウム（α-TCP）もあり，部位と目的に合わせて使い分けることが大切である．

b 骨構造の違い

1) 皮質骨移植

強固な骨構造を補うために行う．腸骨移植の際には海綿骨移植も伴うことが多い．

2) 海綿骨移植

構造は弱いが，骨形成細胞を多く含み，骨伝導・誘導に優れる．

2 移植法の違い

a 遊離骨移植

1) 上のせ移植（onlay graft）

内固定材が進歩する前は行われていたが，最近は少ない．

2) 埋め込み移植（inlay graft）

代表的な遊離骨移植法の1つ．長方形の移植母床を作成し，移植骨を適切にトリミングして打ち込む．通常は隙間に海綿骨を移植する．

3) 骨釘移植（peg graft）

骨軟骨損傷などの際に，病巣固定のため，皮質骨を加工して釘のように打ち込む．

第 3 章　研修で学ぶべき手術治療

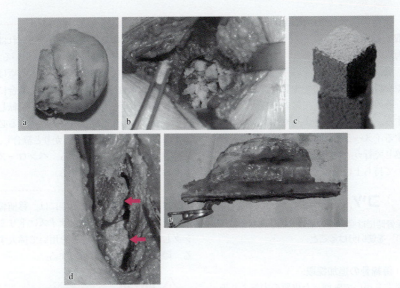

図1　骨移植の例
a：allograft の大腿骨頭．b：chip にして寛骨臼底に移植．c：β-TCP．d：β-TCP を移植したところ．e：血管柄付き腓骨．

4) 海綿骨移植（cancellous chip graft）

骨形成を高めるために，骨欠損部にチップ状の海綿骨を充填する．inlay graft まで必要としない症例の治療によく用いられる．

b 血管柄付き骨移植（vascularized bone graft）

腫瘍の再建などで広範な骨欠損がある際に適応となり，骨の量・強度・血行を兼ね備えた移植である（図1e）．しかし採取部の侵襲が大きく，マイクロサージャリーの技術を要する．骨欠損に対する最終手段の1つでもある．

3　自家骨移植の実際

腸骨移植について概略する．患者への説明として，しばらく痛みがあるが，治療上必要であることを十分伝えておくことが重要である．

a 皮膚切開

1) 前方よりの採取（仰臥位）

あらかじめ採取側の骨盤下に小さな枕を入れておき，骨盤を少し傾けておくとやりやすい．前上腸骨棘周囲を通過する大腿外側皮神経を避けるため，一般的に前上腸骨棘から約 2cm は間隔をあけて近位とし，腸骨稜に沿って行う．

2) 後方よりの採取（腹臥位）

上殿皮神経を避けるため，皮膚切開は後方の腸骨稜に対して直交するように行うことが推奨される．

b 採骨

1) 海綿骨のみ採取する場合

骨膜と筋の付着を温存したまま，腸骨稜の外側のみ，または両側の皮質をめくるようにして展開する．鋭匙や丸ノミなどで海綿骨のチップを採取する．

2) 腸骨稜と一側の皮質を採取する場合（bicortical iliac bone）

腸骨の内板または外板一側のみ骨膜下に剥離する．

3) 全層の腸骨（tricortical iliac bone）を採取する場合

両側の皮質を展開する．

4) 骨ノミの使用法

やや斜めに骨に当てて少し皮質に切り込み，その後ノミを立てて幅の分を切るようにする．必要な大きさよりやや大きめに採取するイメージで，皮質に切り込みを入れる感じで行う．最後には幅の広い骨ノミを用いて持ち上げるようにして取り出す．

コツ

採骨時には骨ノミの種類（幅や弯曲の違い）を使い分けること．

5) 海綿骨の追加採取

鋭匙を用いて，残った皮質の内部より追加採取が可能．

Pitfall

採取した自家骨は，生食に浸したガーゼでくるんで保管することが多いが，乾燥や紛失が起こりやすいので注意．

c 止血・閉創

十分な洗浄ののち，止血が可能であれば行い，場合によっては骨ろうなどを用いる．しかし，骨ろうは異物であり，骨の治癒は遅れる．tricortical bone を採取した場合には腸骨スペーサーも有用であるが，脱転しないようしっかりと縫合糸にて固定する必要がある．骨膜や筋層をしっかりと縫合し，死腔を減らすように心がける．ペンローズドレーンを留置して閉創する．

d 欠損部への移植

ブロック状の骨を入れる際には，移植骨の角を少し落として適切なサイズにトリミングした上で，骨打ち込みを用いて挿入する．隙間には海綿骨を移植する．

Pitfall

術後は採骨部の抜糸をうっかり忘れることがある．特に治療上の問題にはならないが…患者から言われることがあるので注意する．

DON'Ts

- [ ] 自家骨移植の際には，採取する骨を取りすぎず，余らせず．
- [ ] 採取による神経損傷を起こさないように（起こる可能性について説明を）．
- [ ] ハンマーで叩きすぎて骨盤骨折を起こしてはいけない．

済生会新潟第二病院整形外科　**山際浩史**

☑ 落とした！　あなたならどうする？

採取した自家骨を万が一，床に落とした際にどうするか．私は一度あり，とある欧米の文献では，サイズが小さい場合には再度採取，大きい場合にはやむを得ず 4% クロルヘキシジン液を少なくとも 1L 以上用いて，低圧のパルス洗浄を行い，生理食塩水による十分な追加洗浄ののちに使用することを推奨すると記載されていた．2015 年の review では，「1% クロルヘキシジンを用いて 15 秒洗う というのが，細菌を死滅させて骨原細胞の生存にもっとも適切」，とされている．落とした際には，まずはできる限り早く拾って菌の付着を少なくし，使用せざるを得ない場合には，十分に生理食塩水にて洗浄を行い，最後に 1% クロルヘキシジンを用いて 15 秒洗う，というのがよいのではないか．とにかく十分に注意して移植骨を取り扱う必要がある．

C 手術の基礎

6 関節鏡検査と鏡視下手術の基礎

DOs

- [ ] 関節鏡の基本的な操作法，手術手技を習得しよう．初心者の場合，機会があればあらかじめシミュレーターなどを用いて慣れておくのもよい．
- [ ] 関節鏡視を行う場合，術前に診断された疾患のみにとらわれず，常に関節内の全てを観察・確認する．

総論

1 関節鏡の特徴

　関節鏡は麻酔下に手術的操作を要する侵襲的な検査であるが，関節を大きく展開することなく関節内部の観察が可能である．関節鏡は日本で開発された技術であり，1918年に高木憲次は内視鏡を用いた関節内の観察を世界で初めて試みた．その後，改良が重ねられ，整形外科の臨床に大きな影響もたらした．

　関節鏡で関節内を直接観察することにより，X線，MRIなどの画像所見で診断がつかない場合でも，診断が可能となる場合がある．また，実際に関節を動かしたときの様子を観察することもできる．関節切開によるアプローチで観察しにくい部分も観察可能となる場合があるが，関節内のすべてを鏡視できるわけではないことを念頭におく必要がある．関節鏡は診断のみでなく手術治療を同時に行うことができるが，その特性を理解し，適応を考慮しなければならない（表1）．

2 関節鏡の準備

　光学系：光学視管は視野方向により直視鏡（0°），斜視鏡（30°，70°）がある．視野角には限度があるが，斜視鏡では360°回転させることにより広範囲の鏡視が可能となる．

表1　関節鏡の特徴

利点
・手術の侵襲が少なく，手術創も小さい
・健常部分が温存される
・術後の疼痛や筋力低下が最小限に抑えられる
・術後早期よりリハビリが可能

欠点
・視野範囲が狭いため正確な手術手技が困難な場合がある
・手技に習熟する必要がある
・open surgeryに比べて手術時間が長くなることがある

　光源：ハロゲンやキセノンの光を光学視管内に埋蔵したガイドを通して関節内を照らす．

　中間体：関節腔内を生理食塩水で灌流する．加圧バッグを用いる．

　テレビモニターシステム：モニター，カメラコントロールシステム，光源，記録媒体が1つのセットになっている．所見はプリンターやVTR，ハードディスクに保存できる．

　手術用器具：関節内構成体を触診するためのプローブ，鉗子類，シェーバー，関節鏡視下用電気手術装置（熱蒸散システム）などを用意する．

膝関節鏡

1 膝関節鏡と鏡視下手術の適応

病歴，身体所見，X線やMRIなどの画像検査より膝関節内に病変が疑われた場合，診断あるいは治療を兼ねて関節鏡が行われる．近年，関節鏡技術の進歩に伴い関節鏡視下手術の適応も拡大されている（表2）．

2 膝関節鏡の基本手技

a 麻酔

全身麻酔や腰椎麻酔または硬膜外麻酔で行われることが多い．関節鏡刺入部の局所浸潤麻酔と関節内麻酔の併用による局所麻酔下で行うことも可能であるが，筋弛緩が得られない，十分な鎮痛が得られない，駆血帯を使用できない点などに注意しなければいけない．小児では原則として全身麻酔が適応される．

b 体位

手術台に患者を仰臥位とする．大腿部には駆血帯を巻いておき，必要に応じて駆血できるようにしておく．患肢は，大腿部をレッグホルダーで固定して下腿を下垂させるか，股関節を外転して下腿を手術台から下垂し，膝関節が90°屈曲できるようにする．また，手術台上で股関節を屈曲し，膝関節90°屈曲位を保持する方法もある．手術台から下腿を下垂させると重力により関節裂隙が開大して視野が得られやすい．手術台上で胡坐肢位がとれると，外側コンパートメントの鏡視がしやすくなる．

c 関節鏡の刺入

関節腔内に50mL程度の生理食塩水を注入し，関節腔を十分拡張させておく．関節鏡の刺入孔（portal）は鏡視の場所や目的により使い分けられるが，一般的には外側膝蓋下portalが用いられることが多い（図1）．スムーズな鏡視を行うためにはportalの作成位置がポイントになる．外側膝蓋下portalは膝関節屈曲位とし，膝蓋靱帯外側縁の外側で，指で関節裂隙の陥没を確認しながら，脛骨関節面より5mm程中枢の位置にNo.11尖刃刀で8mm程度の縦切開を加える．このとき尖刃刀は上向きにし，半月板や内部構成体を傷つけないよう注意しながら皮下組織と関節包まで切開する．関節内

表2 主な膝関節鏡視下手術の種類

疾患	手術法
関節内遊離体	遊離体摘出術
半月板損傷	半月板切除術，縫合術
前（後）十字靱帯損傷	靱帯再建術
タナ障害	タナ切除術
関節リウマチ（滑膜炎）	滑膜切除術
膝蓋大腿関節の適合障害	外側膝蓋支帯解離術
変形性膝関節症	デブリドマン
離断性骨軟骨炎	ドリリング，骨軟骨片固定
膝関節拘縮	受動術

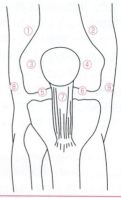

図1 膝関節鏡のportal
①外側膝蓋上，②内側膝蓋上，③外側傍膝蓋，
④内側傍膝蓋，⑤外側膝蓋下，⑥内側膝蓋下，
⑦経膝蓋靱帯，⑧後外側，⑨後内側

第3章　研修で学ぶべき手術治療

に到達すると抵抗がなくなり，生理食塩水が排出されるため確認できる．次に鈍棒に外套管をつけてportalから関節内へ刺入し，鈍棒を抜いて関節鏡を入れる．この状態で鏡視を開始できるが，必要に応じて内側膝蓋下portalを作製する．外側膝蓋下portalと膝蓋靱帯をはさんでほぼ対称の位置から23Gカテラン針を挿入し，刺入のポイントを探る．鏡視により位置が確認できたらカテラン針を抜いてNo.11尖刃刀で8mm程度の縦切開を加える．内側膝蓋下portalよりプローブや鉗子などの器具が挿入される．

d　鏡視

鏡視をするときは関節内すべてを観察しなければならない．通常の鏡視には30°斜視鏡が用いられるが，関節後方の観察などでは70°斜視鏡が有用である．系統的に関節全体を観察するために鏡視の順序を決めておくとよい(図2)．

① 膝蓋上嚢および膝蓋大腿関節：膝伸展位で関節鏡を挿入する．滑膜の状態，内側滑膜ひだ(タナ)，遊離体，膝蓋大腿関節の軟骨を観察する．

② 内側大腿脛骨関節：関節鏡を引きながら下腿を下垂させ，内側へ挿入すると大腿骨内側顆関節面，脛骨内側顆関節面，内側半月板が観察される．内側半月板の後節が鏡視しにくい場合は膝関節を20～30°屈曲位で外反強制を加えるとよい．半月板や軟骨の正常についてはプローブによる触診で十分に評価する．

③ 外側大腿脛骨関節：関節鏡をいったん膝蓋上窩に戻し，大腿骨外側顆の内方を滑らせ，膝を屈曲させながら内反させる胡坐の肢位をとり，外側大腿脛骨関節に関節鏡を進める．大腿骨外側顆関節面，脛骨外側顆関節面，外側半月板が観察される．

④ 顆間部：ACL，PCL，大腿骨顆部の顆間側が観察される．靱帯はプローブを用いてよく触診し，緊張性などを評価する．

3　関節鏡の合併症

無理な関節鏡の操作により，関節軟骨をはじめとする関節構成体を損傷することがあり，絶対に避けなければならない．伏在神経膝蓋下枝の損傷にも注意を要する．その他，関節水症，反射性交感神経性ジストロフィー(reflex sympathetic dystrophy；RSD)，深部静脈血栓症，感染などがあげられる．

肩関節鏡

1　肩関節鏡と鏡視下手術の適応

肩関節鏡視下手術の適応には，腱板断裂，反復性肩関節脱臼，関節リウマチ(滑膜増殖)，上方関節唇付着部損傷(SLAP損傷)，肩関節拘縮，関節軟骨損傷，インピンジメント症候群，化膿性肩関節炎など，様々な疾患がある．

2　肩関節鏡の基本手技

a　麻酔および体位

麻酔は原則として全身麻酔で行う．体位は一般的に側臥位または半坐位(ビーチチェアポジション)である．側臥位では後下方の視野が得られやすいが，長時間の牽引による腕神経叢の障害に注意する．半坐位では上肢の自重により肩峰下滑液包鏡視がしやすく，直視下手術への移行がスムーズである．

b　関節鏡の刺入

肩関節鏡で最初に作製する基本穿刺部位は後方穿刺である．portalの作製前に関節腔に生理食塩水を注入する．後方portalは肩峰の後外側角の2cm内側，2cm下方に作製する．前方portalは肩峰の前外側角と烏口突起との間で，上腕二頭筋腱，肩甲下筋腱，関節窩前縁で囲まれた三角形のなかへ腱板疎部を通して作成する．

C　手術の基礎

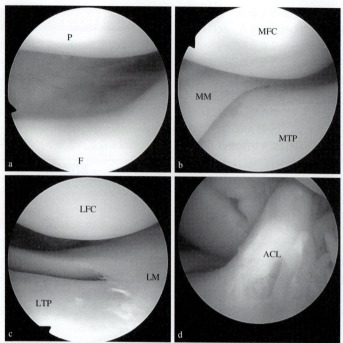

図2 膝関節鏡視所見
a：膝蓋上嚢および膝蓋大腿関節．P：膝蓋骨，F：大腿骨．
b：内側大腿脛骨関節．MFC：大腿骨内側顆，MM：内側半月板，MTP：脛骨内側顆関節面．
c：外側大腿脛骨関節．LFC：大腿骨外側顆，LM：外側半月板，LTP：脛骨外側顆関節面．
d：顆間部．ACL：前十字靱帯．

c 鏡視

後方鏡視：上腕二頭筋長頭腱（基点となる），上腕骨頭，関節窩，上関節上腕靱帯，前方関節唇，肩甲下筋腱，中関節上腕靱帯，前下関節上腕靱帯，下方関節唇，棘上筋腱など

前方鏡視：後方関節包，後方関節唇，後下関節上腕靱帯など

肩峰下滑液包鏡視：烏口肩峰靱帯，棘上筋腱，棘下筋腱，腱板結節付着部など

d 主な病変

SLAP損傷，Bankart損傷，腱板断裂，滑膜炎，関節軟骨損傷，インピンジメント症候群など．

DON'Ts

- [ ] 粗暴な関節鏡の操作により，関節軟骨をはじめとする関節構成体を損傷してはいけない．

横浜市立大学医学部整形外科　**熊谷　研**

C 手術の基礎

7 人工関節の基礎
1)総論

> **DOs**
> - 人工関節は股関節と膝関節に広く用いられ，肩関節，肘関節，足関節，手・手指関節においても症例を選んで用いられている．
> - 手術適応の評価が重要である．人工関節以外の治療で，疼痛の改善と機能回復は期待できないか検討しよう．

人工関節は特に股関節と膝関節において広く用いられている．肩関節や肘関節，足関節，手・手指関節においても症例を選んで用いられている．

ここでは人工股関節について述べる．1960年代，ロンドンのRoyal National Orthopaedic HospitalでCharnlyがポリエチレンソケットと小径骨頭の大腿骨コンポーネントをセメント固定した人工股関節を開発したことにより，現在の人工股関節置換術(THA)の基礎が築かれた．その後，手術手技やインプラントのデザインや素材の改良がなされ，また，骨とコンポーネントを直接癒合させるセメント非使用のTHAが開発され今日に至っている．

1 適応

末期変形性股関節症や関節リウマチなどの炎症性疾患による股関節破壊に適応がある．患者の年齢，両側か片側か，職業，活動性，社会的背景などを考慮して慎重に判断する（表1）．

2 材質と術後問題点

セメントソケットの問題点は，10年以上の長期使用における弛みであり，セメント非使用ソケットでは摩耗に関連した骨融解が問題である．ポリエチレン摩耗粉に対するマクロファージ増生により生じた不良肉芽組織が骨吸収を起こし，人工関節の弛み が生じる．このソケットの摩耗対策として，高度架橋形成ポリエチレンが開発され広く臨床応用されている．また，ポリエチレンを使用しないセラミックオンセラミックTHAやメタルオンメタルTHAが開発されている．

ステムに関しては，セメント使用ソケットの場合と同様に10年以上の長期使用における弛みが問題点である．セメント非使用ステムの問題点は，大腿部痛とstress shieldingによる骨萎縮である．セメント非使用THAの骨への固着を改善するために，ヒドロキシアパタイト被覆や生体活性セラミックス被覆（図1）のTHAが開発されている．

3 骨セメント

人工関節を骨に固定するために骨セメントが用いられてきた．最近では骨セメントを用いないで，press fitの技術で人工関節を骨に固定する方法が広く用いられている．骨セメントを使用する長所は，早期固定性，早期荷重，人工関節と骨の間隙を埋めてfitさせることである．骨セメント使用の短所としては，易感染性，重合時の発熱，いったん弛みが生じると修復されないことなどがある．弛みがない場合，骨と骨セメント間は強固に固着結合され，薄い結合組織が介在するのみである．しかし，いったんmicro-motionが発生すると骨セメントは骨

表1 人工関節の利点と欠点

利点
無痛性が得られる．
可動性が温存される．

欠点
耐久性に限界がある．
遅発感染を生じる可能性がある．

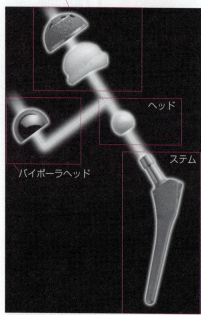

図1 生体活性セラミックス被覆の人工股関節（MIZUHO MX200）

より剥離し，骨破壊が進行する．

　骨セメントは，ポリメチルメタクリレートと過酸化水素水の混合粉末にメチルメタクリレート，N-ジメチル-p-トルイジン，アスコルビン酸，ヒドロキノロンの混合液を手術時に混合して作成する．よく撹拌して泥状のうちに充填し，このなかに人工関節コンポーネントを挿入する．骨セメントは数分で重合硬化する．骨セメントの全身反応として，心筋抑制作用，肺血管抵抗の上昇，血液pHの低下，混合性アシドーシスがあり，術中の血圧低下や心停止が報告されている．

DON'Ts

- 人工関節はQOLの改善に極めて有効である一方，人工関節感染は最も深刻な合併症である．人工関節感染の治療のためには，抗菌薬の長期投与が必要になることが多く，侵襲的な手術を1回のみならず何度も受けねばならない場合があり，最悪の場合，肢切断や歩行不能に至ることもある．術前，術中，術後に感染予防に細心の注意を怠らないこと．

熊本大学医学部整形外科　**井手淳二**

7 人工関節の基礎　C 手術の基礎
2) 人工股関節置換術

> **DOs**
> - 手術適応を十分に検討しよう．
> - 術前に全身検索，深部静脈血栓症対策，感染対策，出血対策に細心の注意をしよう．
> - 術前計画(作図)を正確に行うようにしよう．

人工股関節置換術には，セメント使用とセメント非使用がある．ここでは，通常使用しているセメント非使用人工股関節置換術について説明する．

1 適応

末期変形性股関節症や関節リウマチなどの炎症性疾患による股関節破壊に適応がある．患者の年齢，職業，活動性，社会的背景などを考慮して慎重に判断する．

2 術前計画

a 作図

1) ソケットの設置(図1)

両股関節正面X線像を用いる．設置高位は原臼位を原則とするが，半円の3/4以上被覆できれば若干高位設置となっても問題はない．大きさは径44mm以下のソケットではライナーが薄いため摩耗や破損を生じやすくなる．傾斜角は両側の涙痕を結ぶ線を基準線とし，40～45°とする．

2) ステムの設置(図2)

両股関節中間位正面X線像と患側股関節軸位像を用いる．骨切り面は小転子上10mmとし，ステム内側が大腿骨頚部に当たらないもので，髄腔占拠率が最大となるサイズを選択する．ステムを添付した大腿骨を複写し，その小転子を反対側の小転子の高さに合わせて設置する．骨頭ボールの長さ(ステム頚部長)を確認する．

3 手術の実際

a 体位

側臥位と仰臥位があるが，筆者らは側臥位を用いている．患側を保持する足台にのせた状態で骨盤が傾いていない正確な側臥

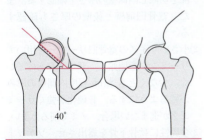

図1 人工股関節置換術の作図：ソケットの設置
両側の涙痕を結ぶ水平線と40°の傾斜で寛骨臼縁に骨移植を必要としない位置にソケットを作図する．ソケットと腸骨内壁の間は5mm程度とする

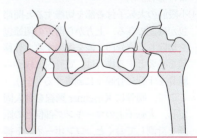

図2 人工股関節置換術の作図：ステムの設置
髄腔の大きさにあわせてステムサイズを選択し，反対側の小転子の高さにあわせてネック長を決定する

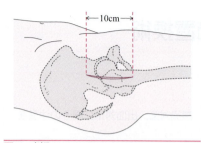

図3 皮切
大転子を中心に体軸に平行な直線状の10cmの皮切を用いる

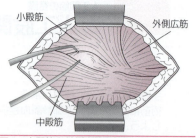

図4 中殿筋と外側広筋の切離
中殿筋の前方1/2と外側広筋前方1/3の連続性を保ったまま線維性骨膜を大転子より剥離し前方へよける

位をとる．術中の固定性を強固にする．

b アプローチ

前側方，側方，後側方などの進入路があるが，前側方アプローチを用いている．このアプローチは外転筋，外旋筋を損傷せず，術後の脱臼の頻度が少ない．

1) 寛骨臼側

① 大転子を中心に体軸に平行な，直線状の10cmの皮切を用いる(図3)．

② 脂肪層を切開し，腸脛靱帯とそれに続く大腿筋膜を露出し，これを線維方向に切開する．近位に中殿筋，遠位に外側広筋があり，強固な線維性骨膜で連続し，大転子に付着している．

③ 中殿筋の前方1/2を大転子方向へ鈍的に切開する．外側広筋前方1/3を線維方向に切開する．両者の連続性を保ったまま線維性骨膜を大転子より剥離し，前方へよける(図4)．

④ 小殿筋の大転子付着部を切離すると関節包が確認できる．上方から前方の関節包を切除し，寛骨臼上縁を露出する．骨移植を必要とする場合は，寛骨臼上縁から腸骨を十分に骨膜下に剥離する(図5)．

⑤ ここで，腸骨にKirschner鋼線を刺入固定し，大転子上のマーキング部位との距離を計測しておくと，コンポーネント挿入後の脚延長ないし短縮量を確認できる．

2) 大腿骨側

股関節を屈曲・内転・外旋させ，骨頭を

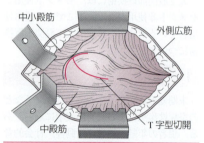

図5 関節包の展開と切除
小殿筋の大転子付着部を切離し，関節包を切除して寛骨臼上縁を露出する

脱臼させる．小転子より1横指の高さで骨切りし，骨頭を切除する．頚部後方から下方の関節包を切除する．

3) ソケットの設置(図6)

① 関節唇，骨棘を切除し全周性に寛骨臼縁を露出させる．寛骨臼下方の円靱帯付着部を切除し内側壁の厚さを確認する．また，寛骨臼前壁と後壁の厚さも確認する．

② 小さいサイズの寛骨臼リーマーを用いてリーミングを開始し，サイズをあげていく．少なくとも5mm程度内側壁の厚みが残るようにする．骨硬化が強くリーミングが進まない場合，ノミで削るとよい．

③ 全周性に軟骨下骨を露出させ，ソケットをソケットポジショナーに装着後，前開き15°と傾斜角40°として打ち込む．ソケットをスクリュー固定する．

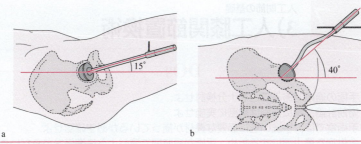

図6 ソケットの設置
ソケットをソケットポジショナーに装着後，前開き 15°(a) と傾斜角 40°(b) として打ち込む

4) ステムの設置
①股関節を外旋させ，脱臼位とする．スターターリーマーにて髄腔の方向を確認する．リーマーでリーミングを行う．
②ラスピングを行う(図7)．最大サイズのラスプでトライアルを行う．寛骨臼カップインサートと骨頭のトライアルにて試験整復し，脚長と安定性を確認する．
③寛骨臼カップインサートとステムを設置する．ステム挿入時は，骨折を生じないように注意深く行う．

5) 整復と閉創
整復し，洗浄後ドレーンを留置して大転子より剥離した骨膜，中殿筋，外側広筋を縫合する．大腿筋膜，腸脛靱帯を縫合し，皮下，皮膚を縫合する．

6) 後療法
術後は外転枕による固定を行う．術後48時間でドレーンを抜去する．術後3日で端坐位と車椅子移動，術後7日で歩行訓練を開始する．術後4週で1本杖歩行での退院となる．

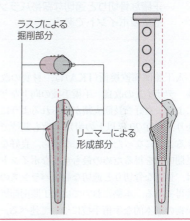

図7 ラスピング
リーマーでリーミング後，小さいサイズからラスピングを行う

7) 合併症
感染，深部静脈血栓症・肺血栓塞栓症，脱臼などがある．深部静脈血栓症・肺血栓塞栓症の予防に関しては日本整形外科学会ガイドラインに準じて行う．術直後からの弾性ストッキングとフットポンプの使用，脱水の予防などは最低限行う必要がある．

DON'Ts

- 術前，術中，術後に感染予防に細心の注意を怠らないこと．術後の急性・慢性発症の痛み，説明のつかない CRP 上昇があれば関節穿刺検査(細胞数，白血球分画，好気培養・嫌気培養，結晶分析)を躊躇しないこと．

熊本大学医学部整形外科　井手淳二

3) 人工膝関節置換術

DOs

- 手術の適応であることを十分検討せよ．
- 術前計画，特に作図は綿密に実施せよ．
- 手術室では，手洗い前に必要な機材が揃っているか必ず確認せよ．
- 合併症を最小限にするため，手術が短時間で済むように準備を怠らないことが重要である．
- 正確な骨切りと適切な靱帯バランスの獲得が，良好な長期成績を得るための最重要ポイントである．

人工膝関節置換術（TKA）は，材質の改善，デザインの改良，手術手技の向上などにより，良好な長期成績が得られるようになり，現在 20 年以上の耐用年数も期待できるようになった．しかしながら，良好な長期成績を得るための最も重要なポイントは，正確な骨切りと適切な靱帯バランスの獲得である．本稿においては人工膝関節置換術の基本的な手術手技について述べる．

1 手術適応と禁忌

一般に 60 歳以上で，Kellegren-Laurence 分類 IV 度以上の変形性膝関節症で，保存療法により症状の改善が得られない症例や関節リウマチで関節破壊が進行した症例に対して適応がある．関節リウマチでは，Larsen 分類 III 度以上で，ADL の低下がみられはじめた時点で適応がある．一方，絶対的禁忌としては，活動性のある化膿性関節炎や敗血症，膝伸展筋力低下による膝伸展機構不全，脳梗塞，虚血性心疾患など重篤な合併症を有する症例である．相対的禁忌としては，病的肥満，麻痺肢，認知症など知的障害，活動性の高い尿路感染症などの局所感染症を有する症例などがあげられる．

2 術前計画

a 作図

3 方向の X 線撮影を行う．必ず立位正面像で大腿脛骨関節，膝蓋骨軸写像で膝蓋大腿関節の状態を評価する．また，立位下肢全長の正面 X 線像を撮影し，大腿骨機能軸

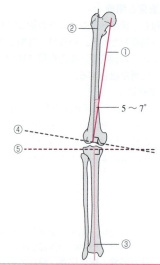

図 1 ①大腿骨機能軸：大腿骨顆間中央と大腿骨骨頭中心を結んだ線，②大腿骨解剖軸：大腿骨幹部軸，③脛骨骨軸，④大腿骨骨切り線：①に垂直（②に対し 5 ～ 7°外反），⑤脛骨骨切り線：③に垂直

と解剖軸のなす角を測定する．この角度は，屈曲拘縮膝では膝関節はフィルムから離れるため不正確となる．このため，屈曲拘縮膝では，腹臥位で大腿骨に焦点を合わせ，その全長を撮影することも必要となる．日本人では，この角度はほとんどが5～7°である．大腿骨前後（大腿骨の遠位部）での骨切りは，機能軸に垂直に行うが，術中には機能軸はわからないため，解剖軸を参照とし，これに対し5～7°外反になるように行う．脛骨側の骨切りは前後X線像上脛骨軸に垂直に行う（図1）．術後の大腿脛骨角（FTA）は173～175°になる．また，テンプレートを用いてあらかじめ使用する大腿骨側と脛骨側のコンポーネントのサイズを決定しておく．

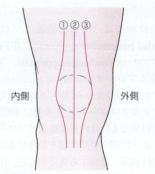

図2　皮切
①内側傍膝蓋皮切（medial gentle parapatellar incision）
②正中皮切（anterior midline incision）
③外側傍膝蓋皮切（lateral parapatellar incision）

 コツ

作図をする際，大きな骨欠損が生じる場合には，自家骨の移植や金属ブロックやウェッジでの補塡が必要となる．先輩医師のアドバイスも参考に，必要な各種補塡材や延長ステムも準備しておく．術中準備不足とならないように十分な検討が必要である．

 Pitfall

機種選択では，CR型はPCLが効いていることが前提である．術前PCLの評価を行うことは当然のことである．必要であればMRI検査などで確認しておく．

b　機種選択

大きく分けて，膝後十字靱帯（PCL）を温存するタイプ（PCL-retaining prosthesis；CR型）と切離するタイプ（posterior-stabilized prosthesis；PS型），インプラントやインサートの形状により，PS型のポスト-カム機構がなくてもPCLの機能を代償できる後十字靱帯代用型（cruciate-substituting；CS型）のタイプがある．

また，脛骨コンポーネントとインサートが一体となっているものもあるが，多くは脛骨コンポーネント上にインサートを置くmodularタイプである．インサートには，脛骨コンポーネント上で可動性のないfixed-bearingタイプと可動性のあるmobile-bearingタイプの2つがある．

 コツ

はじめは先輩医師の指導のもとに，1つの機種に精通するように努める．症例を重ね，まずは安定した手術ができるようになることが大切である．

3　基本的手術手技

a　皮切

正中皮切（膝蓋骨近位5cm～脛骨粗面内側），内側傍膝蓋皮切（膝蓋骨近位5cm～膝蓋骨内側上縁～脛骨粗面内側1cm）および外側傍膝蓋皮切（膝蓋骨近位5cm～膝蓋骨外側上縁～脛骨粗面外側1cm）がある（図2）．一般的には正中皮切や内側傍膝蓋皮切が多く用いられ，一方，外側傍膝蓋皮切は著明な外反膝で用いられることもある．

b　関節の展開

一般的には，内側傍膝蓋アプローチ (medial parapatellar approach)，中内側広筋アプローチ (midvastus approach)，下内側広筋アプローチ (subvastus approach) の 3 つがある (口絵カラー「膝・下腿のおもなサージカルアプローチ」p. xi 参照)．関節の展開が容易なものは内側傍膝蓋アプローチであるが，内側広筋腱性部を切離するため，閉創時強固に縫合する必要がある．中内側広筋アプローチは，膝蓋骨の上外側から内側広筋の筋腹を線維方向に鈍的に分けて展開する方法であり，膝蓋大腿関節の安定性は保持され，多くは外側解離術を必要としないとされている．下内側広筋アプローチは，膝蓋骨の内側から内側広筋の末梢側を展開する方法で，膝伸展機構を損傷することが少なく，術後の筋力や可動域の回復が早いという報告が多い．膝蓋骨の反転は，内側傍膝蓋，中内側広筋，下内側広筋アプローチの順で行いにくくなる．

c　骨切り

骨切り法には，はじめに骨切りを行い，その後に靱帯のバランスをとる independent cut 法 (大腿骨，脛骨をそれぞれ独立して骨切り後，靱帯バランスを調節し整える方法) と靱帯バランスを先にとってから骨切りを行う dependent cut 法 (脛骨を前後骨軸に垂直に骨切り後，靱帯バランスを整えながら大腿骨側を骨切りする方法) がある．ここでは independent cut 法について述べる．

1）　大腿骨の骨切り

髄外あるいは髄内ロッドを使用して行う方法がある．機種によりそれぞれ専用の器具があるが，それらの器具を用いて，大腿骨のサイズを決定する．前方および後方の骨切りに際しては，①大腿骨前面を基準にして行う方法 (図 3a) と②後顆を基準にして行う方法 (図 3b) がある．大腿骨コンポーネントの前後の大きさは規定されているため，前方を基準とする場合には，後顆を切りす

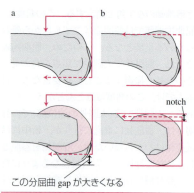

図 3　大腿骨の骨切り
a：anterior reference．b：posterior reference

ぎて後述する屈曲 gap が大きくなることがあるため注意する．後顆を基準とする場合には，前方を切りすぎて，顆上骨折の原因となる notch をつくらないように注意する．予定された外反角度に応じて遠位部の骨切りを行う．

> 骨切りする際には，ボーンソーの刃がしならないように注意し，さらに内側側副靱帯 (medial collateral ligament) など周囲の軟部組織を傷つけないように保護しながら行う．

2）　大腿骨コンポーネントの回旋

大腿骨コンポーネントの回旋は，膝蓋骨のトラッキングや屈曲位での靱帯バランスなどに影響する．このため，内旋位での設置は，膝蓋骨の脱臼を招き，不適切な靱帯バランスでは屈曲位での不安定性が生じる．現在，適切な回旋位置とは「膝関節の回旋軸とされる外科的上顆軸 (内側上顆の陥没部と外側上顆の突出部頂点を結んだ線；surgical epicondylar axis) に平行に置くこと」とされている．しかしながら，外科的上顆軸は術中に確認することが困難であるため，術中容易に確認できる後顆軸 (内外側の顆

部後方を結んだ線；posterior condylar axis)を指標とする．あらかじめ術前に上顆軸X線像やCT像で，後顆軸に対する外科的上顆軸の角度の差を計測しておき，これを目安に回旋位置を決定する．術前画像上でも外科的上顆軸が同定困難な場合には，臨床的上顆軸(内側上顆の突出部頂点と外側上顆の突出部頂点を結んだ線；clinical epicondylar axis)を目安とする．日本人の臨床的上顆軸と外科的上顆軸の角度の差は約3°と報告されており，この値をもとに後顆軸との差を計算し，回旋位置を決定する．大腿骨顆部の変形が強い症例では，後顆軸は指標とならないため，この場合には，大腿骨膝蓋溝中央と顆間窩前方中央を結ぶ前後軸(anterior posterior axis)を目安に，これに垂直になるように回旋位置を決定する(図4)．

3) 脛骨の骨切り

髄外あるいは髄内ロッドを使用して行う方法がある．機種に専用の器具を用いて，前後面では脛骨骨軸に垂直に，回旋軸はPCL付着部中央と脛骨粗面内1/3を基準にする．後方傾斜の角度(後傾角)は機種によりそれぞれ0～7°に設定されている．後方および外側の展開が不十分であれば，骨切りが不完全となるため，レトラクターやエレバトリウムなどを用いて展開を十分に行ってから骨切りを行う．脛骨コンポーネントのサイズは，最も被覆がよいものを選択する．

4) 靱帯バランス

大腿骨と脛骨の骨切り後，伸展位と90°屈曲位における長方形のスペースをそれぞれ，伸展gapと屈曲gapという．適切な靱帯のバランスとは，理想的には，この両者のgapが同等の長方形になることである(図5)．実際には，屈曲gapが伸展gapより大きくなり，最近ではその差が2mm以内であれば問題ないとする意見が多い．gapを調整する方法は基本的にはgapの狭いほうの軟部組織を解離するか，あるいは骨切りを追

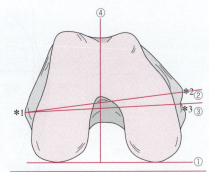

図4 大腿骨コンポーネントの回旋位設置のためのランドマーク
①後顆軸，②臨床的上顆軸，③外科的上顆軸，④前後軸
*1：内側上顆突起，*2：外側上顆突起，*3：外側上顆溝

加する方法をとる．詳細は成書を参照されたい．

5) 膝蓋骨の骨切り

膝蓋骨の置換／非置換の是非については現在も結論は出ていない．膝蓋骨を骨切りする場合には，専用のリーマーやボーンソーを用いて，基本的にはコンポーネントの厚み分だけ骨切りを行う．骨切除面の大きさにあわせてサイズを決定し，軽度内側に寄せて設置する．

d トライアル設置

大腿骨コンポーネントのトライアルを設置する場合には，側面で確認しながら，屈曲あるいは伸展設置にならないように注意して挿入する．全てのコンポーネントのトライアルを設置した後，内外側の靱帯バランスを確認するが，必要であれば再度解離を行い，適切な厚みのインサートを選択する．関節包を2針縫合し，屈伸させて，可動域，靱帯バランスおよび膝蓋骨のトラッキングを確認する．母指で膝蓋骨を抑えずに90°以上屈曲をさせ，膝蓋骨が外方へ脱臼しないことを確認することをno thumb techniqueとよぶ．膝蓋骨が外側に亜脱臼する場合や外側傾斜が強い場合には，外側

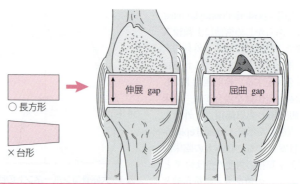

図5 伸展 gap と屈曲 gap の調整
伸展位，屈曲位における gap が，等しい長方形になるようにする．

支帯の解離（外側解離術）を追加する．

e　コンポーネントの固定

セメントを使用する場合と使用しない場合がある．いずれもコンポーネント挿入時には，洗浄後，切除面のデブリスなどをきれいに除去し，軟部組織が介在しないように十分によけて行う．セメント固定の場合には余剰なものをきちんと取り除く．各コンポーネントを挿入した後，最後にインサートを挿入し，再度可動域，靱帯バランス，膝蓋骨のトラッキングを確認する．ドレーンを留置し，膝関節屈曲位で関節包を縫合後，皮下および皮膚を縫合して手術を終了する．

4　後療法

術後2日目で，包交を行い，ドレーンを抜去後，持続他動運動（continuous passive motion；CPM）を用いて可動域訓練を開始する．また，車椅子移動訓練や荷重歩行訓練や大腿四頭筋筋力訓練も開始する．静脈血栓症や感染などの合併症に注意しながら，リハビリテーションを進めていく．

コツ

術後2日目，ベッドからの起立や車椅子移動を指導する際には，下肢の血栓が遊離し肺塞栓症となる可能性があることを十分に認識しておくことが大切である．できれば酸素飽和度（SpO_2）などモニター下に行うほうがよい．また，緊急処置が直ちに行えるように準備しておき，複数の医師のもとに行うように心がける．

DON'Ts

- 良好な術後成績を得るためには，正確な手術の遂行に加え，後療法が必須であることを忘れてはならない．
- 術後の経過を逐次評価し，理学療法士にまかせっきりにしない．
- リハスタッフとともに適宜必要な訓練を指導することを怠らない．

熊本大学医学部整形外科　**中村英一**

C 手術の基礎

8 創外固定・骨延長の基礎

DOs

- ☐ ピン周囲の感染は，「必ず起こる」ことと「対処法」を説明しておこう．
- ☐ 延長を行う際には術前計画を十分に行おう．
- ☐ 可能な限り早期から荷重を行えるよう配慮していこう．

創外固定は，ピンやワイヤーを骨および軟部組織に貫通させ，体外で各種のデバイスにより骨折部（骨切り部）を固定する方法である．近年のデバイスの進歩と創部への低侵襲性などから適応が拡大してきており，デバイスの操作により術後に矯正や骨延長が可能という特徴をもつ．欠点として，体外に出た部分が邪魔になることやピン刺入部の管理があげられる．

1 構造

主に単支柱型，リング型，ハイブリッド型がある．

a 単支柱型（図1a, b）

ハーフピンを各骨片に対し骨軸と垂直に2〜3本ずつ挿入し，片持ちのデバイスに接続する．単回使用のパック製品は簡便で有用であり，開放骨折の際には頻用される．ピンの刺入本数／位置／方向，ならびに創外固定器の位置／強度により固定力が決定され，延長を行う際には創外固定器が骨の機能軸に平行になっていることが求められる．

b リング型

1つのリングに対しワイヤー2〜3本，またはハーフピンを2〜3本用いて各骨片と接続し，上下のリングをロッドやストラットで連結する．長軸方向の剛性が高く，設置後の矯正や骨延長の際にいろいろな調整が可能である．代表的なものにIlizarov（イリザロフ）とTaylor Spatial Frame（TSF，図1c）がある．

c ハイブリッド型

上記を合わせた形で，関節近傍の骨片にワイヤーを刺入しリングを用い，骨幹部にハーフピンを用いて太い支柱で連結し，体外の部品をコンパクトにすることが可能．しかし術後の微調整はリング型に比べて難しい．

2 適応

a 新鮮骨折

1) 開放骨折

単支柱型は，比較的単純な骨折に用いて，軟部組織修復を優先し，後に内固定に

✓ 自分の骨折に創外固定を？

骨延長や変形矯正には創外固定は必須だが，適切に使えば骨折治療にも大変有用である．特に軟部組織に与える影響が小さく，いかに最小侵襲でのプレート挿入であっても，適切なピンやワイヤーの刺入による創外固定法での軟部組織のダメージの少なさにはかなわない．骨折部の生物学的治癒反応を最も妨げない方法の1つである．また，抜釘も内固定に比べて容易である．装着中は不便であるが，装着期間の感染のコントロールをしっかりと行い，短期間で外せるように留意すれば，さらに多くの骨折に適応となる可能性がある．あなたが骨折した場合に，「創外固定もいいな…」という印象がもてるよう使いこなそう．

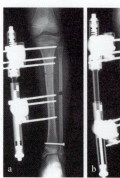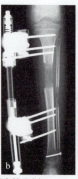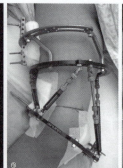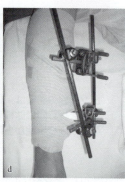

図1 各種の創外固定使用例
a：単支柱型による骨延長前．b：延長後の仮骨成熟期間．c：リング型（TSF）（装着直後）．
d：開放骨折時のHoffman II（装着直後）．

切り替えるまで使用することが多い（図1d）．リング型は，関節近傍の骨折や感染のリスクが高いため最終固定となる可能性がある，または骨欠損が大きく骨折部位以外での延長を要する，などの例で適応となる．

2) 閉鎖性骨折

damage control surgeryとして全身状態が落ち着くまで用いられ，単支柱型が頻用される．または高エネルギー外傷による膝・足関節近傍の粉砕骨折に用いられ，内固定と併用の上，最終固定として使われることもある．また，小児で骨端線閉鎖前のため内固定が使用できない例などにも用いられる．

b 遷延治癒／偽関節，変形治癒

既に複数回の外科治療を受けていることが多く，感染を併発しており内固定材を用いることが困難な際に用いられる．骨欠損に対する治療として延長や矯正を要するため，主としてリング型を用いる．

c 腫瘍摘出後の再建

骨軟部欠損が大きく，acute shortening-distraction, bone transportといった再建を要する際に必要．同様にリング型が主である．

d 骨髄炎

不安定性を伴うが内固定が使えない，また，広範な骨切除を要した際には創外固定

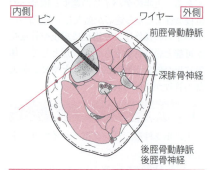

図2 下腿に対するピン刺入位置の例

が必須であり，上記と同様，リング型が主である．

e 小児の先天異常／下肢変形

延長や緩徐変形矯正のためには，創外固定は必須．上記と同様，リング型が主である．

3 実際の使用

a 計画

急患の骨折に対して設置する場合を除いて，十分な術前計画をすべきである．特に骨延長をする場合には，正確なX線像をもとに，使用するデバイスの選択と本人の四肢のサイズ確認が重要である．神経・血管の損傷を避けるため成書を参考にして安全なピンの刺入位置を十分確認すること（図

2）．また，創外固定器装着によるストレスを少しでも緩和するため，患者および家族に十分な説明（実際の写真や創外固定器を見せるなど）を行っておくことが重要である．また，ピン周囲の感染は多くの例で起こるが，適切な対処をすれば抜去に至らないこと，自宅での処置法について徐々に慣れてもらうことを説明しておく．

b 手術

軟部組織ならびに骨折部（骨切り部）を愛護的に扱うこと．体表と体外のデバイスとの間隔を，術後の腫脹も考えて空けておく．

c ピン周囲の処置

明確な結論は出ていないが，日整会ガイドラインにあるように，刺入部はドレッシングせず連日シャワーを行い，必要に応じて痂皮を取るオープンシャワー法が主体である．感染徴候がみられれば局所は0.02～0.05％クロルヘキシジン液で処置し，抗菌薬の内服を行うことで，抜去に至らず沈静化を得る，ということが多い．

d 骨延長について

年齢や骨の種類・部位によって延長開始日や速度は異なる．通常は，創外固定装着1週間後より，1mm/dayを目安にできるだけ分割して延長を行う．延長量や骨のアライメントをX線像で確認しながら延長を進める．延長後半には，軟部組織の緊張が高まり，関節拘縮や神経麻痺が出現することに注意する．また仮骨の成熟のため，十分な荷重ができるよう心がけ，十分でなければ超音波骨折治療器などの併用も早期から考慮する．

Pitfall

ピン周囲に痂皮を長期にわたって付着させておくと，感染の悪化に気づくのが遅れる．

コツ

慣れると延長器の操作は容易であり，本人や家族に日々の延長記録をつけてもらい，動機を高めてもらう．必ずX線を含め定期的に確認していくこと．

コツ

長期にわたって創外固定器を装着したり，退院して学校／会社に行く際には家族の方にカバーを作成してもらうとよい．

DON'Ts

- ☐ オープンシャワー法でピン周囲が露出している場合には，むやみに刺入部を手で触ってはいけない．
- ☐ 事前の計画／準備の不備により不適切なサイズの創外固定器具を用いてはいけない．
- ☐ ピンやワイヤーの刺入により，神経血管の損傷を起こしてはいけない．

済生会新潟第二病院整形外科　**山際浩史**

C 手術の基礎

9 組織生検

> **DOs**
>
> □ 針生検，切開生検，切除生検は，その後の治療に携わる術者が行うようにしよう．

日本整形外科学会骨軟部腫瘍委員会では以下のように注意点を列記している．

1 針生検（吸引生検を含む）

①原則として画像所見上，比較的均質なものに行う（図1）．囊腫様病変の中に一部充実性の部分があるようなものは，針生検での正確な診断は困難である．
②X線透視あるいはCTを用いて採取部位を確認する．
③生検針刺入路は筋腹を通過するように行い，大血管，神経の近傍は避ける．
④生検針刺入路は腫瘍細胞で汚染されたと考え，手術時にあわせて切除する．
⑤吸引細胞診にて診断することも，時には可能である．

2 切開生検

①診断確定後に行われる手術を想定し，その際の障害にならない部位で，最小限の皮切にとどめる（図2a）．
②腫瘍組織に到達するまでの剥離は皮切と同長，同方向で行い，解剖学的バリアーをできるだけ破壊しないように留意する（図2b）．
③経路としては原則として筋腹を分けて進入し，筋間は避ける．
④皮質骨の開窓はできるだけ小さくかつ円形として，必要に応じて骨セメントなどで栓をする．
⑤腫瘍組織を確実に採取すること．腫瘍周辺の反応層を腫瘍組織と誤認しないように注意する．
⑥可能な限り迅速な病理診断を行うこと．確定診断が目的でなく，病巣を代表する組織が採取されているかどうかの確認のためである．
⑦少なくとも5mm³程度の組織を採取し，必要に応じて異なる部位より採取する．
⑧特に診断が難渋すると考えられる場合はホルマリン固定標本に加えて凍結標本，電顕標本，細胞診用材料などを必要に応じて採取する．
⑨可能な限り十分な止血を行い，筋膜を密に縫合する．ドレーンの経路は腫瘍に汚染されるとみなす必要があり，どうしても必要な場合は生検経路を経て皮切より出すようにする．

（以上日本整形外科学会 骨・軟部腫瘍委員会（編），整形外科・病理悪性骨腫瘍取り扱い規約．第3版，金原出版，2000より）

☑ **生検時の皮切**

切開生検で悪性腫瘍と診断された場合，追加広範切除が必要になる．この際に，横皮切で切除生検がなされていると，体軸に沿って切除範囲を広げることができず，追加広範切除の際に大きな皮弁が必要になる．生検を行う場合は，いかなる時でも追加切除のことを考え皮切を加えることが重要である．

第3章 研修で学ぶべき手術治療

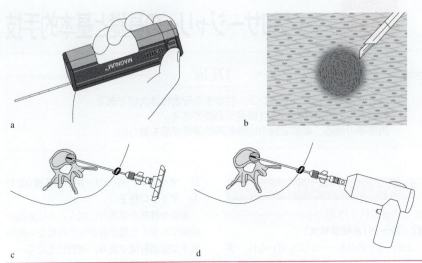

図1 生検針
a：軟部生検器具．b：軟部腫瘍（エコー，CT下にて確実に針を進める）．
c：CT下に骨生検を行う．d：腫瘍を押し込めないように注意．

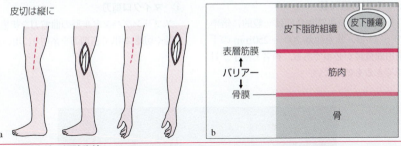

図2 切開生検，切除生検
四肢の皮膚切開は縦にする(a)．表層筋膜，固有筋膜，骨膜は重要なバリアーとなる(b)．バリアーを汚染させることなく切除することが大変重要である．

3 切除生検

3CM（5CM）以下の大きさでエコー，CT，MRIにて診断がある程度の確率で予測可能なものは切除生検の適応となる．脂肪腫，血管腫，神経鞘腫など．

DON'Ts

- □ 指導者は安易に生検術を若い者にまかせるな．
- □ 切開生検では局所麻酔をしようするな（何回も浸潤麻酔を繰り返す中に腫瘍を播種する可能性がある）．

名古屋市立大学医学部整形外科　**大塚隆信／下崎真吾**

C 手術の基礎

10 マイクロサージャリーの基礎と基本的手技

> **DOs**
> - ☐ 術者や術野のポジショニング,肘や手の安定性は大切である.
> - ☐ 顕微鏡下での手技修得には練習が必要である.
> - ☐ 再接着の適応,損傷血管の切除範囲の決定が最も難しい.

1 マイクロサージャリーの基礎

a 手術器械と準備

1) ルーペ(双眼鏡拡大)

2.0 〜 3.5 倍のルーペがよく用いられ,手外科に必須である.焦点距離は 40cm 前後が使いやすい.原則として手関節より末梢の血管吻合には手術用顕微鏡を用いる.

2) 手術用顕微鏡

1mm 以下の血管吻合には一般的に倍率 20 〜 25 倍,焦点距離 200 〜 250mm の手術用顕微鏡が必須である.術者と助手が対峙できるものがよい.

3) マイクロサージャリー用手術器機(図 1)

① マイクロ摂子

血管や神経を愛護的に扱うために先端が繊細である.先端が曲がった程度なら顕微鏡下に研磨可能であり,練習にもなる.

② マイクロ持針器

把持部が直型と弯曲型,ハンドル部にストッパー付きとなしがある.

③ マイクロ剪刀

スプリングハンドル型の曲剪刀を組織の分離や切離に用い,直剪刀を糸切りに用いる.

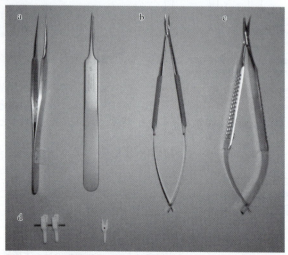

図 1 マイクロ摂子(a),マイクロ持針器(b),マイクロ剪刀(c),微小血管クランプ(玉井式)(d)

コツ

ペンホールド：中指に持針器をのせ母指と示指で保持すると指先のみで持針器を回転できる．手を動かさずに運針できるので，狭い部位での緻密な吻合が楽になる．

④ 微小血管クランプ

血管を把持し，内膜を損傷しないものがよい．術野が広ければダブルクランプが利用でき，指ではシングルクランプを用いることが多い．

⑤ 糸付き縫合針

モノフィラメントのナイロンが用いられる．縫合糸の太さの一応のめやすは前腕部は6-0か7-0，手掌部で8-0か9-0，MCP関節からDIP関節までが9-0か10-0，DIP関節以遠が11-0になる．

4）ヘパリン加生理食塩水

血管内腔の乾燥や血栓形成を防ぐために用いる．5mLの注射器に眼科用の2段針をつけると使いやすい．

コツ

ヘパリン加生理食塩水とガーゼを薬杯に入れて準備しておくと器機を傷めず楽に血液を落とせる．

b　練習

手術機器はペンホールドで保持し指先のみで針の操作を行う．最初は手袋やシリコンチューブ，次に鶏のモモ（骨付き）や手羽先で練習した後，ラットの頚動脈(1.2mm)や大腿動脈(1mm)の吻合練習を行う．なお成人指動脈径は基節部で約1mm，PIP関節部で約0.7mm，DIP関節部で約0.5mmである．

c　実際のセッティング

マイクロサージャリーの手術には長時間にわたる，緻密な作業が必要である．リネンなどを用いて，術者の肘・手関節を安定させることで指先の震えを予防できる．ルーペを装着して骨・腱・靱帯損傷を修復した後，顕微鏡をセッティングし，神経縫合，血管吻合を行う．

2　基本的手技

a　血管の剥離

慣れないうちは大きく展開するほうがよい．皮切は掌側zig-zag皮切や側正中切開を用いる．血管断端の血腫を目印にすると探しやすい．

b　血管外膜の処理

吻合の際に外膜が血管腔に入らない程度に切除する．外膜を摘んで引っ張り出し，血管の断端からはみ出した外膜を切除すると外膜は短縮し，血管内膜，断端がはっきりする（図2）．外膜の過度の切除は栄養障害による縫合不全や誤って血管壁を損傷することがあるため避ける．

c　血管断端の処理

血管内腔がモヤモヤしている場合は血管内膜損傷（血管壁内の出血巣や血管壁の挫滅）や血栓が付着していることが多く，内膜損傷があれば正常内膜が存在する部位まで断端を切除し，血栓なら取り除く．動脈硬化の進んだ血管壁では一気に血管を輪切りにすると内膜が剥がれることがあり，断端の1ヶ所から血管壁の全周を切り取るようにして内膜の剥離を避ける（図3）．内膜の剥離は血栓形成の原因となる．

d　血流の確認

駆血帯を解除して近位動脈から血液が勢いよく吹き出ることを確認する．もし血流が弱ければ血管壁を痛めないように愛護的にマイクロ摂子を管腔内に挿入して管腔を拡げ（図3），血管腔をヘパリン生食で洗浄する．血管攣縮が疑われるときは2%キシロカイン（静脈用）の散布や温生食を湿らせたガーゼで被覆する．近位動脈の血流が弱いと血栓が形成されやすい．

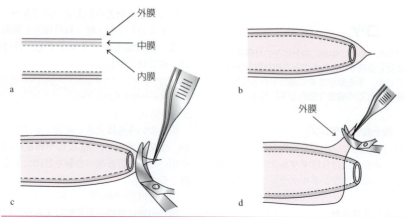

図2　外膜の処理
断裂すると血管の退縮と中膜の収縮を生じ，外膜が断端を被い止血される(b)．
血管を剥離して引き出し(c)，外膜を摘み血管の断端からはみ出した外膜を切除する(d)．

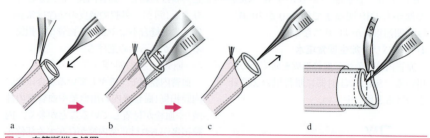

図3　血管断端の処置
a：閉じたマイクロ摂子を血管断端に挿入する．この際外膜のみを把持し，血管壁は摘まない．
b：血管内で摂子を開き，血管断端を広げる．
c：内膜を傷つけないように，摂子を閉じて摂子を抜く．
d：動脈硬化の進んだ血管壁は全周性に切り取るように切除し，内膜の剥離を防ぐ．

e　動脈吻合

　血管の断端同士が接する緊張のない状態，もしくは軽度の緊張下で吻合する．緊張が強すぎると血栓を形成しやすい．切断指では組織の挫滅や欠損を基準にして骨を数mm短縮すると吻合部の緊張を低下させることができる．摂子で外膜を摘み，愛護的に縫合する．内膜や血管断端を決して摘まない．

　ダブルクリップを180°回転させることが可能な場合はCobbett法やSeidenberg法で前方の血管壁を縫合後，180°回転させ後方の血管壁を縫合する(図4)．180°回転ができないときやシングルクリップを用いる場合はback wall techniqueを用いて縫合する(図4)．針刺入部には微小血栓が形成されるため必要最小限の縫合数で等間隔に吻合する(目標6～8針)．動脈では血管壁の厚さの1～2倍の位置に針を刺入し，静脈では2～3倍の位置に刺入する．針を引き出すときは弧を描くようにする．直線的に引っ張ると血管壁が裂ける．糸を引くときは，血管に針を通した方向にゆっくり引っ張るようにし，摂子で血管壁を抑え，針穴

第3章 研修で学ぶべき手術治療

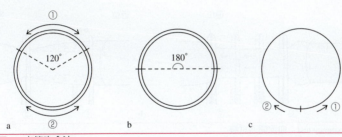

図4 血管吻合法
a：Cobbett法．支持糸を120°の位置にかける．支持糸を引っ張っても血管腔は閉塞しない．
b：Seidenberg法．支持糸を180°の位置にかける．支持糸を引っ張ると血管腔は閉塞するが，血管径が異なる血管を吻合するときは均等に糸をかけやすい．
c：back wall technique．血管の後壁から縫合を開始する．

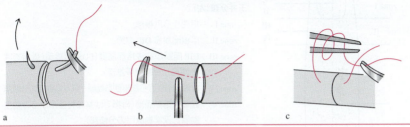

図5 吻合時の針・糸の操作
a：針を引き出すときは弧を描くようにする．直線的に引っ張ると血管壁が裂ける．
b：糸を引くときは，血管に針を通した方向にゆっくり引っ張るようにし，摂子で血管壁を抑え，針穴が裂けないようにする．
c：糸は持針器とやや平行になるように把持すると結ぶ際の操作が楽である．

が裂けないようにする．持針器より針を離すときは，摂子で糸を摘んでおき誤って糸が血管壁から抜けてしまわないようにする．

 コツ

糸は持針器とやや平行になるように把持すると結紮の際の操作が楽である．

血管断端がちょうど接するように愛護的に糸を結ぶ．強く結ぶと外膜がめくれ込んだり，血管壁が裂けることがある．糸は持針器先端とやや平行になるように把持すると結ぶ際の操作が楽である(図5)．

吻合時に血管内に血腫が入りこむことがあり必ず管腔をヘパリン生食で洗い流して吻合を終える．動脈吻合後，血流開通試験(patency test)を行う(図6)．

f 静脈吻合

静脈吻合は動脈と比べて技術的に難しい．静脈を見つけにくいときは動脈吻合後にback flowをみて探すほうが容易である．吻合する静脈は静脈血の流出のよいものを吻合する．subzone Iでは静脈吻合はほとんど不可能である(図7)．subzone IIでは掌側皮下直下の小さな出血点を目印に探す．見つけるのは困難であるが外径0.5〜0.8mm程度の静脈が見つかれば，動脈と同様に血管周囲の脂肪を除去するように剥離する．指尖損傷で静脈吻合不能時には指尖部に横切開を入れ(fish mouth incision)，瀉血することによりうっ血を防ぐ．切開部はヘパリン加生理食塩水で湿らせたガーゼによる被

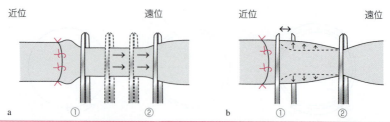

図6 patency test：血流開通試験
吻合部の遠位を摂子①で軽く圧迫する．他の摂子②で軽く圧迫しながら遠位方向に移動し，血管を虚脱させる．その後摂子①のみ開き(a)，血流で虚脱させた血管がふくらむことを確認する(b)．

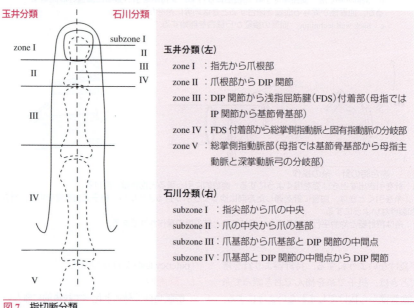

玉井分類（左）
zone Ⅰ ：指先から爪根部
zone Ⅱ ：爪根部からDIP関節
zone Ⅲ ：DIP関節から浅指屈筋腱（FDS）付着部（母指ではIP関節から基節骨基部）
zone Ⅳ ：FDS付着部から総掌側指動脈と固有指動脈の分岐部
zone Ⅴ ：総掌側指動脈部（母指では基節骨基部から母指主動脈と深掌動脈弓の分岐部）

石川分類（右）
subzone Ⅰ ：指尖部から爪の中央
subzone Ⅱ ：爪の中央から爪の基部
subzone Ⅲ ：爪基部から爪基部とDIP関節の中間点
subzone Ⅳ ：爪基部とDIP関節の中間点からDIP関節

図7 指切断分類

覆や，ヘパリン加生理食塩水の滴下により血栓を形成しないようにする．subzone Ⅲより近位での再接着では，原則的に1本以上の静脈を吻合する．

3 術後管理

血栓形成は血管吻合後20～30分前後に認められ，24時間以内の血行障害が最も多い．血行障害のほとんどは術後72時間以内に生じる．術後3日で吻合部の血管上皮が再生するため，5日以降の血管閉塞はまれである．術後5～7日目まで血行維持と血栓溶解を目的に輸液と薬物投与を行う．吻合終了前から血管内に塞栓が形成されないようにウロキナーゼ6万単位をラクトリンゲル液等500mLに混注し，成人であれば80mL/hrの速度で点滴静注を開始する．高度挫滅例ではヘパリン（200単位/hr）を点滴静注する．PGE$_1$製剤を投与して血管を拡張し血行の改善を図る（表1）．切断指では原則として患肢を挙上するが，血管攣縮などにより動脈血の流入が低下していると

表1　当施設で行っている血管吻合後の指示

1. **血栓溶解薬**
   低分子デキストラン　　500mL＋ウロキナーゼ6万単位
   ラクトリンゲル　　　　500mL＋ウロキナーゼ6万単位
   ソルデム3A　　　　　 500mL＋ウロキナーゼ6万単位
   ラクトリンゲル　　　　500mL＋ウロキナーゼ6万単位
   以上を順番に80mL/hrで点滴静注（成人の場合）

2. **血管拡張薬（プロスタグランジン E_1 製剤）**
   A．プロスタンディン 60μg を生食または 5% ブドウ糖液に溶解し1日2回2時間点滴静注
   　（挫滅切断または引き抜き切断吻合例．3日目以降はBへ）
   　もしくは
   B．パルクス 10μg1日1回緩徐に静注（通常の再接着）

3. **生理食塩水 500mL＋ヘパリン 5,000 単位**
   20 mL/hrで点滴静注
   ＊血管圧挫のある場合

4. **術後の血行チェック**
   プロチェッカーまたは皮膚温度計で皮膚温をモニターする．なければ皮膚の色調や毛細血管再充盈時間で評価する．

   術当日　　　：1時間ごと
   術後1日目　 ：2時間ごと
   術後2日目　 ：3時間ごと
   術後3日目　 ：4時間ごと
   術後4〜7日目：6時間ごと

   血栓溶解薬と血管拡張薬を術後5〜7日間行う．点滴終了後に皮膚色調が悪化することもあるので，点滴終了後2〜3時間で再度皮膚温や皮膚の色調をチェックする．

きは患肢を心臓より低い位置にくるようにし，静脈還流不全が疑われる場合は患肢を心臓より高くする．歩行などの刺激で血管攣縮による血行障害を避けるため術後3日間はトイレなどの最小限の歩行のみ許可する．喫煙（ニコチン）は絶対禁止，緑茶，紅茶，コーヒー，コーラ，チョコレート（カフェイン）などは血管収縮作用を有するため，最低3週間は禁止する．

DON'Ts

- ☐ 過緊張下，内膜が剥離した状態での吻合は血栓形成の原因となる．骨短縮，静脈移植を躊躇しない．
- ☐ 最後の1針を反対側の血管壁にかけないように注意しよう．

琉球大学医学部整形外科　**金城政樹／金谷文則**

第4章

主要な疾患・外傷

A 運動器疾患

1 関節疾患
1) 変形性関節症

> **DOs**
> - 変形性関節症は，日常診療で頻繁に遭遇する中高年の common disease である．
> - 診断は，病歴，症状と単純 X 線撮影，採血などの検査も含め総合的に行う．
> - 常に関節リウマチ，化膿性関節炎など他疾患との鑑別に注意を払う．

1 概念

変形性関節症（OA）は日常診療で頻繁に遭遇する中高年の common disease である．一般的には，OA は関節軟骨の変性・破壊とそれに伴う関節辺縁や軟骨下骨における増殖性変化を認める退行性疾患とされる（図1）．実際の診断は，病歴，症状と画像検査，血液検査などをあわせて総合的に行う．わが国では超高齢化社会に伴って，本疾患の有病率は今後ますます増加してくる．

2 頻度

OA は男性よりも女性に多く，年齢とともに有病率は増加するが，各関節により，性別，年齢による発生頻度は異なる．特に，膝関節は罹患が多い関節で，年齢とともに有病率は増加し，60 歳代では男性 30％，女性 50％，70 歳以上では，男性 50％，女性 70％ にのぼる．一次性が多く，その男女比はほぼ 1：3 である．変形性股関節症の発症年齢は平均 40～50 歳で，有病率は 1.0～4.3％ で，男性は 0～2.0％，女性は 2.0～7.5％ と女性で多く，90％ が先天性股関節脱臼の遺残変形や寛骨臼形成不全から発症する二次性変形性股関節症であるとされる．しかしこれに対し欧米ではほとんどが一次性である．遠位指節間（DIP）関節の OA は Heberden 結節といわれ，40 歳以上でみられ，男女比は 1：10 で圧倒的に女性に多い．近位指節間（PIP）関節では，Bouchard 結節といわれる（図2）．

3 病態

OA は病因によって一次性と二次性に分類される（表1）．一次性は，年齢や肥満，遺伝，生活環境などの要因が考えられてい

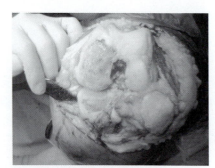

図1 変形性膝関節症の関節内所見
大腿骨および脛骨内側顆に軟骨の象牙化および軟骨欠損を認める．骨棘形成も認める．

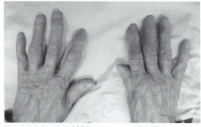

図2 Heberden 結節，Bouchard 結節
手指 DIP 関節の骨性隆起を認める．PIP 関節にも変形，骨性隆起を一部認める．

表1 病因による変形性膝関節症の分類

一次性	
特発性	
全身性変形性関節症	
びまん性特発性骨増殖症	
二次性	
外傷性	急性
	慢性
基礎疾患	局所性（発育性股関節形成不全，骨折，感染など）
	全身性（関節リウマチなど）
代謝内分泌疾患	アルカプトン尿症
	Wilson 病
	ヘモクロマトーシス
	Kashin-Beck 病
	末端肥大症
	甲状腺機能亢進症など
結晶性関節炎	痛風
	偽痛風など
神経病性関節症（Charcot 関節）	脊髄ろう
	糖尿病など
ステロイド性関節症	
骨系統疾患	軟骨無形成症
	脊椎骨端異形成症

る．二次性の変形性関節症は靱帯損傷や骨折後などの外傷，感染などの炎症性疾患，代謝，内分泌疾患，骨系統疾患などの病因に基づいて発生する．肥満は，荷重関節である変形性膝関節症のリスクファクターであるが，荷重関節でない手指の関節にも関連しているので，必ずしも肥満による機械的な刺激の増加のみが OA の成因ではない．職業やスポーツなどによる繰り返し動作は，機械的な刺激になり特定の関節に OA を発症させる．男性に関しては膝を屈曲位にする動作を伴うものや重労働を必要とする職業では発生率が増大するとされる．また，変形性肘関節症は外傷後や，野球や大工作業などの過負荷によるものが多い．

膝関節や足関節においては，下肢のアライメント不良は重要な OA の要因の1つである．内外反変形や骨折の変形治癒は OA を誘発する．股関節においては多くが二次性 OA で，発育性股関節形成不全の遺残変形や寛骨臼形成不全による大腿骨頭の外上方への偏位が，関節面の狭い部分への荷重集中を生じるため OA へ進行する．

従来，古典的には機械的なストレスが OA の原因とされていたが，様々な酵素やサイトカインの関与が明らかになっている．軟骨は軟骨細胞と細胞外マトリックスからなり，分解と合成を繰り返す代謝が行われている．マトリックスは主に II 型コラーゲンからなるコラーゲンが約 50% とプロテオグリカンが約 30%，その他非コラーゲン蛋白質などが 20% である．マトリックス分解酵素であるマトリクスメタロプロテアーゼやインターロイキン-1, 2, 6, TNF-α など

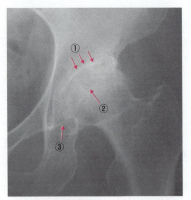

図3 変形性股関節症
①関節裂隙の広範な消失，②骨囊胞，③臼底の二重像を認め，末期股関節症である．

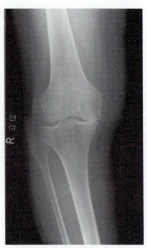

図4 変形性膝関節症
内側関節裂隙の閉鎖および骨棘形成を認める．

のサイトカインにより複雑なカスケードが形成され，分解と合成が制御されている．これが分解に傾くと軟骨が変性し，OAが進行する．

OAには，家族性に発生するものがあり，また，複数の関節が合併して発生するものがあるため，遺伝子にも原因があると考えられてきた．この遺伝子は多因子遺伝子といわれ，原因となる遺伝子に環境が加わって発症するものであり，II型コラーゲン遺伝子の異状が注目されている．

4 症状

関節の疼痛や腫脹を認める．動作開始時の疼痛（starting pain）を訴えることが本疾患の典型的な症状である．荷重関節では椅子から立ち上がる動作や，歩行などの軽度な運動の動作開始時に疼痛を訴える．また，関節液の貯留や骨増殖による関節腫脹を認める．ただし，著しい熱感や発赤を伴うことは少なく，これらが著明な場合は結晶性関節炎や化膿性関節炎を疑う．こわばり感を訴えることもあるが，通常短時間で消失するため，30分を超える場合は関節リウマチ（RA）との鑑別を要する．

5 検査

a 血液検査

血液学的あるいは生化学的血液検査では特に異常を示さず，CRPや赤沈などの炎症所見は陰性となる．もし陽性であればRAなどの炎症性疾患，化膿性関節炎など他の疾患を疑い，精査を進める．

b 画像所見

1）単純X線

X線所見は，関節裂隙の狭小化や閉鎖といった軟骨の変性に起因する所見と，軟骨下骨の硬化，骨棘形成といった増殖性の所見の双方がみられることが特徴的であり，RAなどの炎症性膝疾患のX線所見とは異なる（図3，4）．その他の所見としては，骨囊胞を認めることがある．X線所見により病期を分類して，Kellgren-Lawrence分類が有名（「第4章 A. 10. 1) 変形性膝関節症」表1 p.411参照）だが，他にも横浜市大式膝OA Grade分類（「第6章 B. 4. 変形性膝関節症」p.695参照），日本整形外科学会股関節症判定基準（X線像評価）（「第4章 A. 9. 1)

変形性股関節症」表1 p.390 参照）など関節固有の分類がある．しかし，これらのX線分類は必ずしも臨床症状と相関を示さない．

2) MRI

軟部組織の描出にはMRI検査が優れている．また，関節軟骨の評価が可能である．膝OAでは手術術式の選択に術前の前十字靱帯の損傷の有無を正しく評価することが重要である．また骨壊死との鑑別に有用で，膝関節ではT2強調画像で壊死領域に高信号と低信号の混合パターンがみられる．股関節では，帯状低信号像を呈する．RAではT2強調画像やT1ガドリニウム造影撮影において，滑膜増殖や滑膜の骨への浸潤が認められ鑑別の参考となる．また，色素性絨毛性滑膜炎や滑膜性骨軟骨腫症による二次性OAではMRIは診断と病態の把握に重要である．

6 治療

a 保存治療

1) 薬物療法

変形性膝関節症に対する薬物療法には主に内服薬，外用薬，関節内注射があげられる．

内服薬としては，主に非ステロイド抗炎症薬（NSAIDs）が使用される．その目的は疼痛の軽減といった対症的なもので，OAの進行は抑制されない．長期間処方する場合は消化管障害や腎障害などの副作用に十分に留意することが必要である．また，コンドロイチンやグルコサミンが市販されているが，その有効性においては現在のところ十分なエビデンスが得られておらず，医療機関から処方薬剤としては認められていない．

外用薬は湿布薬と塗布薬が処方されている．インドメタシン，フルルビプロフェン，ケトプロフェンなどの成分を有するものが代表的である．

OAのうち，変形性膝関節症にのみヒアルロン酸関節内注射療法の適応が認められ

ている．ヒアルロン酸は病状が初期の症例には有効であるが，進行した変形性膝関節症には効果は少ないとされている．また関節内注射の合併症として化膿性関節炎のリスクもあるので，漫然と続けるのではなく，効果がみられないのであれば，他の治療法を選択すべきである．また，デキサメタゾンやトリアムシノロンアセトニドといったステロイド注射剤も関節内注射に用いられ，滑膜炎の強い症例に対して抗炎症効果により，疼痛を改善させる．しかし，実験的にはステロイドは軟骨のアポトーシスを誘導し，軟骨基質合成を抑制すると報告されており，臨床でもステロイド性関節症を発症させることが明らかになっている．また，感染のリスクを高め，全身の副作用も起こす可能性もあり慎重に使用すべきである．

 Pitfall

いわゆる温湿布といわれるものはトウガラシチンエキスが混入しているもので，慢性期の疾患に有効であるといわれているが，実際には温湿布と冷湿布は，処方して効果的なものを選択する．

2) 理学療法

関節周囲筋力増強訓練は関節の安定性を向上させ，疼痛軽減効果がある．特に膝関節における大腿四頭筋訓練や股関節における外転筋群の筋力訓練は，効果的でぜひ患者に指導するべき運動療法である．また減量は荷重関節のOAでは機械的な刺激を軽減させ除痛効果がある．

3) 装具療法

関節の動揺性は，変形性関節症を進行させる要因の1つであるため，これを制御する装具は，膝関節や母指CM関節などでしばしば用いられる保存療法である．

b 手術療法

保存療法が奏効しない場合，手術療法が選択される．

1）骨切り術

若年の患者では，人工関節は侵襲や耐久性の問題があるため，関節を温存する骨切り術が適応となる．変形性膝関節症では，アライメント不良が内外側の荷重の不均衡を生み，大腿脛骨関節の内外側どちらかの関節症性変化を著しく進行させるため，荷重線を関節症性変化を認めない関節面へ移動する高位脛骨骨切り術などを行う（図5）．また，股関節では残存した軟骨がある場合，それを荷重面へ移動させるために寛骨臼回転骨切り術や大腿骨内反または外反骨切り術などを行う．

2）人工関節

骨切り術で対応できない変性膝関節症や変形性股関節症には人工関節置換術を行う（図6）．機種によっては15年以上の経過観察で90%以上の生存率の良好な成績が報告がされている．肘，肩，足関節といった他の関節にも人工関節置換術が行われているが，長期経過観察を行った調査では良好な成績の報告は少なく，今後も人工関節の改良，手術術式の検討が必要である．

7 血友病性関節症

血友病の患者にしばしばみられる変形性関節症である．関節内への出血が関与しているといわれる．繰り返す出血による刺激が滑膜増殖をおこし，滑膜が軟骨へ浸潤することや，変性したヘモジデリンが軟骨障

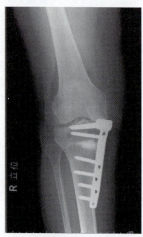

図5 高位脛骨骨切り術
脛骨近位で骨切りを行い，人工骨を挿入しプレート固定を行い，内反変形を外反に矯正した．荷重線は外側を通るようになる．

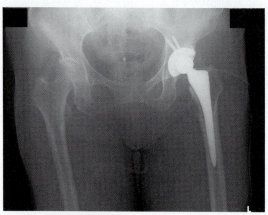

図6 人工股関節全置換術

害をおこすことが原因といわれている．近年は凝固因子の補充療法が行われ，重度の関節症をきたす例は減少している．

8 滑膜性骨軟骨腫症

滑膜細胞の異型性により滑膜組織にブドウの房状に発生する軟骨組織を認める．膝関節に多くみられ，時に関節内に遊離して関内遊離体となる．二次性の関節症性変化をきたし，緩徐に進行する．治療は滑膜を含めた軟骨組織や遊離体の切除を行う．

9 色素性絨毛性滑膜炎

滑膜組織が異常増殖をきたす疾患で，滑膜全体に褐色の絨毛増殖と結節が混在するびまん型と，結節のみの限局型がある．関節液は血性で，進行すると関節破壊をきたす．治療はびまん型は広範滑膜切除，限局型は結節のみ切除を行う．びまん型の場合，再発することが多い．

10 アミロイド関節症

10年以上の長期透析例に高頻度に発症する．β_2ミクログロブリン由来のアミロイドが，椎間板，靱帯，腱や滑膜などに沈着し骨関節を破壊する．手根管症候群，破壊性脊椎症やアミロイド関節症を引き起こす．アミロイド関節症は透析年数の長期化とともに高くなる．膝，肩，股，手関節に好発し，はじめは無症状であるが進行すると疼痛，腫脹を認める．X線上は骨嚢胞と傍関節性の骨粗鬆症性変化を認めることが多いが，比較的関節裂隙は保たれる．

11 神経病性関節症（Charcot 関節）

神経障害による痛覚，固有感覚の低下によって，繰り返す関節の機械的な負荷に対する正常な防御反射が働かず，関節破壊に至る関節症である．症状は高度な関節破壊と動揺性を認めるが，変形の程度に比して，疼痛は軽度のことが多い．単純X線像では不規則で広範な骨硬化像，関節内遊離体を認める．また，関節亜脱臼を認めることもある．本症を疑った場合は神経学的な検索を進める必要がある．

DON'Ts

- ☐ OAはあまりにも日常診療でみられる疾患であるため，関節痛を訴える患者を診察した際には，安易にOAと診断しがちである．高齢者はほとんどが単純X線像でOA変化をきたしているが，他疾患が隠れている可能性もあるので，常に鑑別診断を行うことが肝要である．

横浜市立大学医学部整形外科　**草山喜洋**

☑ **肺性肥厚性関節症**
肺癌などの呼吸器疾患に随伴する骨膜肥厚，ばち指，関節痛，関節腫脹を認める症候群である．関節症の治療は原疾患の改善により得られる．

A 運動器疾患

1 関節疾患
2) 痛風

DOs

痛風
- ☐ 高尿酸血症に伴う急性関節炎で母趾 MTP 関節に好発する．
- ☐ 化膿性関節炎，偽痛風や関節リウマチ(RA)と鑑別する．
- ☐ 発作時は高尿酸血症を伴わないことがある．

偽痛風
- ☐ ピロリン酸カルシウム 2 水和化物が関節軟骨に沈着して発症する．
- ☐ 膝関節に好発し，ステロイドの関節内注射が著効する．

1 痛風

痛風は，高尿酸血症（血清尿酸値 > 7 mg/dL）を基礎疾患とした結晶性関節炎である．痛風のわが国での頻度は，0.3〜0.5%で，30〜50歳代の男性に好発するといわれている．女性の発症は少なく男女比は20〜30：1といわれる．アルコール摂取や過食の食生活が発症に関与しており，発症年齢は若年化する傾向にある．

a 病態

血中の尿酸は，プリン体の最終分解産物で主に肝臓で代謝されている．プリン体の由来は内因性には，核酸を構成するプリン体が分解された最終代謝産物で，主に肝臓で分解されている．一方，経口摂取される食事にもプリン体が含まれている．血中の尿酸が増加して過飽和となると，関節内や他組織へ析出して，尿酸塩となり好中球に貪食されライソゾーム酵素やサイトカインが放出され炎症が惹起される．痛風発作は，長期間の高尿酸血症患者にみられたり，血中尿酸値が低下する際によくみられたりすることから，原因となる尿酸塩は長期間にわたって関節内に蓄積されているとみられている．これが，関節内に脱落することにより痛風発作が起きているという crystal shedding といわれる仮説がある．

高尿酸血症は，結晶性関節炎を引き起こすだけでなく，尿酸塩が各組織へ析出することにより様々な病態を呈する．腎臓では慢性間質性腎炎（痛風腎）を引き起こす．また，高コレステロール血症や高血圧症とともに動脈硬化性病変を引き起こすとされ，虚血性心疾患の危険因子の1つである．

b 症状

1) 急性痛風性関節炎（痛風発作）

急性に疼痛と腫脹，発赤をもって発症し，母趾中足節節骨関節に起こることが約70%と多い．その他，足関節や膝関節などにも生じることがある．発症は突然で，1〜2週間程度で疼痛は改善し，発作を認めない期間は無症状である．

2) 痛風結節

尿酸値がコントロールされず高値のまま長期間経過すると，手指や足部，耳介などの皮下に析出した尿酸塩に反応した肉芽組織による結節を形成する．

c 検査

血液検査では，発作時には CRP，白血球，血沈の上昇といった炎症所見を認める．尿酸値は，発作時には高値を示すことが多いが，基準値であることもあるので，尿酸値が正常値であっても痛風は否定できない．

第4章 主要な疾患・外傷

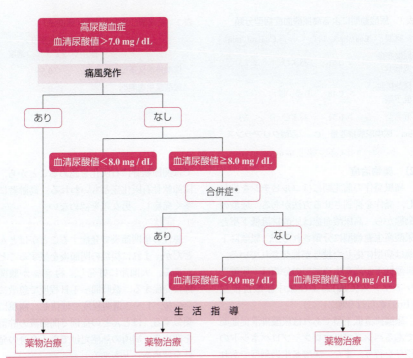

図1 高尿酸血症の治療指針
＊：腎障害，尿路結石，高血圧，虚血性心疾患，糖尿病，メタボリックシンドロームなど（腎障害と尿路結石以外は血清尿酸値を低下させてイベント減少を検討した介入試験は未施行）
（日本痛風・核酸代謝学会：高尿酸血症・痛風の治療ガイドライン第2版より）

関節液では偏光顕微鏡で負の複屈折性を示す針状の尿酸ナトリウム結晶を観察することができる．単純X線像では，特に異常を認めないが，痛風発作を繰り返した場合は打ち抜き像や骨びらんを認める．ただし，関節裂隙の狭小化や傍関節性の骨粗鬆症性変化を認めることは少ない．

d 診断
検査所見と急性単関節炎がある場合に診断する．鑑別診断として，化膿性関節炎，偽痛風，関節リウマチがあげられる．

e 治療
痛風発作を認める高尿酸血症は薬物療法を開始する．また痛風発作を認めない高尿酸血症では，血中尿酸値が8mg/dL未満では生活指導のみを行うが，8mg/dL以上の場合では，合併症を認める場合のみ薬物療法を開始する．9mg/dL以上の場合は合併症の有無にかかわらず薬物療法を行う（図1）．

1）生活指導
肥満は高尿酸血症の発症リスクを高めるため，生活習慣病の1つとされる．適度な運動療法を指導することが重要であるが，過度の肥満患者には，冠動脈硬化が隠れている可能性もあるので心機能の十分な評価の上，運動を指導するほうが安全である．食事療法も重要である．アルコール飲料はカロリーが高く尿酸値を上昇させる作用がある．特にプリン体を多く含んだビールは控えさせる．また，プリン体が多く含まれる食品の摂取も慎むべきである．

表1　尿酸動態による高尿酸血症病型分類

病型	Eua（mg/kg/hr）		Cua（mL/min）
尿酸産生過剰型	＞ 0.51	および	≧ 7.3
尿酸排泄低下型	＜ 0.48	あるいは	＜ 7.3
混合型	＞ 0.51	および	＜ 7.3

Eua：尿中尿酸排泄量，Cua：尿酸クリアランス

表2　高尿酸血症病型分類（簡便法）

病型	尿中尿酸濃度／尿中クレアチニン濃度
尿酸排泄低下型	＜ 0.5
尿酸産生過剰型	≧ 0.5

2）薬物治療

痛風発作の前兆期にはコルヒチンを投与し，発作を抑制させる方法がある．尿酸の動態から，高尿酸血症は尿酸排泄低下型と尿酸産生過剰型に分類されるが，尿酸降下薬は病型に応じた投与が推奨されている．排泄低下が高産生過剰型の分類は，尿酸クリアランス（Cua）および尿中尿酸排泄量（Eua）から行う（表1，2）．

尿酸排泄低下型であれば尿酸排泄促進薬であるベンズブロマロン，プロベネシドの投与を行う．また，尿酸産生過剰型であれば尿酸生成抑制薬であるアロプリノール，フェブキソスタットの投与を行う．ただし，尿酸降下薬や尿酸排泄促進薬を用いる場合，尿が酸性に傾く場合は尿路結石を発症する場合もあるので，尿pHが6.0未満である場合には尿アルカリ化薬（重層やウラリット®）を1日2～3g投与する．

Pitfall

急激に尿酸値を低下させると，疼痛が増悪する場合も多いので，緩徐に尿酸値を低下させる．まずNSAIDsを投与し，痛風関節炎の寛解約2週後から，尿酸降下薬の投与を開始する．

2　偽痛風

偽痛風はピロリン酸カルシウム2水和物（$Ca_2P_2O_7・2H_2O$）が関節軟骨に沈着して関節炎を引き起こした状態である．X線像では関節軟骨に石灰化を認めることから，関節軟骨石灰化症ともいわれる．高齢者に多く発症し，男女差を認めない．

a　症状

急性の単関節炎で発症することがほとんどだが，まれに複数の関節炎を呈することがある．大関節に好発し，約50％が膝関節に発症する．数時間～1日程度で急激に発症後，1～2週間程度で軽快し，痛風に類似する．ほとんどの症例で関節液の貯留を認める．局所の熱感だけでなく全身の発熱を認めることもある．

b　検査

1）血液検査

CRPや白血球の上昇を認める．

2）関節液

関節液は白濁しており，化膿性関節炎との鑑別のため培養検査が勧められる．関節液中には，偏光顕微鏡で弱い正の複屈折性を示す方形の結晶が観察される．

3）単純X線像

関節裂隙に線状または点状の石灰化像を認める．

c　鑑別診断

化膿性関節炎，関節リウマチ，痛風性関節炎，変形性関節症があげられる．

d　治療

ピロリン酸カルシウムの血中濃度はコントロールすることはできず，対症療法を行う．非ステロイド性抗炎症薬（NSAIDs）の外用薬や内服薬の投与を行う．NSAIDsの内服は，高齢者の発症が多いため，その副

作用には十分に留意する．症状が激しい場合にはデキサメタゾン(デカドロン®)やトリアムシノロンアセトニド(ケナコルト®)といったステロイドの関節内注射は著効することが多い．プレドニゾロン5～15mg程度のステロイドの短期内服を行うこともある．

 Pitfall

ステロイド関節内注射は著効するが，化膿性関節炎へのステロイド関節内注射は禁忌のため，鑑別が重要である．

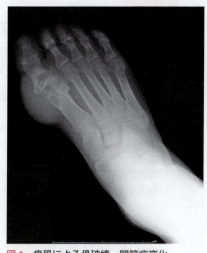

図2 痛風による骨破壊，関節症変化

DON'Ts

- 未治療の痛風発作中には尿酸降下薬を開始してはいけない．
- 治療中に起こった痛風発作は，尿酸降下薬を増量，中止しない．

横浜市立大学医学部整形外科　草山喜洋

☑ 痛風による関節症

痛風は尿酸塩結晶がさまざまな組織に沈着し，関節炎，痛風結節，尿路結石，腎障害，心疾患などを引き起こす多岐にわたる疾患である．整形外科では関節炎を主訴として受診するケースが圧倒的である．関節炎の治療は本文で述べたとおりであるが，尿酸コントロールがされず放置された例では関節が破壊され関節症に至ることもある．X線所見は骨びらんや打ち抜き像(punched-out lesion)が生じるが(図2)，関節裂隙は晩期まで保たれている点が関節リウマチとの異なる所見である．外科的処置を要することはまれではあるが，痛風結節により関節破壊をきたした場合や，自壊し感染徴候を認める場合，外科的処置が選択される．脊椎内に痛風結節をみとめた報告や，痛風による関節症に対して人工関節を行った報告もある．しかし，最も重要な点は関節症変化に至らないように早期に診断をつけ，発作を繰り返さないように尿酸コントロールを行うことである．

A 運動器疾患

1 関節疾患

3) 関節リウマチと類縁疾患

DOs

- 関節リウマチは早期の診断，早期の治療開始が重要．
- 疾患活動性の評価をきちんと行う．
- 生物学的製剤の使用時期・適応を把握することが治療のポイント．
- 若年性特発性関節炎の全身型ではマクロファージ活性化症候群への移行に注意する．
- 脊椎関節炎では家族歴の有無，眼症状のチェックが必要である．
- 脊椎関節炎にはTNF阻害薬が有効

関節リウマチ(RA)

1 病因・病態

滑膜組織中の抗原提示細胞によって表出された未知の抗原ペプチドをT細胞が認識し，活性化されたT細胞がB細胞やマクロファージなどエフェクター細胞を刺激して種々のサイトカインや細胞増殖因子の産生を誘導する．これらの過剰なサイトカインや増殖因子により骨吸収や関節破壊が引き起こされることがRAの基本的な病態であるが，未知の抗原ペプチドをはじめ，T細胞の認識異常などの詳細な病因に至ってはいまだに不明のままである．

遺伝的要因として，一卵性双生児，二卵性双生児，家族内発症などの解析からRAの発症に遺伝的要因が関与していることは確実である．また，RAの患者の約70%がHLA-DR4を有することが知られている．ただ，遺伝子が一致しても全例がRAを発症するわけではなく，遺伝的要因に加え環境因子も深く関与していると考えられる．

RAの病態に主な役割を演じるサイトカインとして腫瘍壊死因子(TNF-α)，インターロイキン6(IL-6)がある．近年の生物学的製剤によるRAの治療はこれらのサイトカインを標的にした治療法であり，病態解明が直接治療法の開発につながったよい例である．TNF-αはマクロファージなどの細胞から産生されるサイトカインの1つで，膜型あるいは分泌型のサイトカインとしてその受容体に結合し，多様な生理活性を示す．受容体には55kDaと75kDaの2種類がありいずれもTNF-α，βの双方に結合し得る．RAにおいてTNF-αは①破骨細胞の活性化，②α滑膜細胞からのIL-6，IL-1などの炎症性サイトカインの産生誘導，③軟骨細胞や滑膜細胞からのマトリックスメタロプロテアーゼ(matrix metalloproteinases；MMPs)の産生誘導などの作用により骨・軟骨の破壊に関与している．一方，IL-6は自己免疫反応を増強するとともに自己抗体産生に関与し，滑膜炎の増悪を引き起こす．また，TNF-αと協調してMMPsの産生も誘導する．さらに，骨芽細胞を介した破骨細胞の分化・活性化を誘導して骨破壊にも関与している．慢性炎症に伴う低色素性貧血の原因の1つとしてもIL-6の関与が示唆されている．

2 疫学

RAの有病率は0.5～1.0%で，女性に多く，男女比は1：2.5～4といわれてい

A 運動器疾患

	スコア (0-10)
腫脹関節数	
=1	0
>1 大関節	1
1-3 小関節	2
4-10 小関節	3
>10 大小問わず	5
リウマトイド因子 or 抗 CCP 抗体	
陰性	0
低値	2
高値	3
罹病期間	
<6 週間	0
>=6 週間	1
急性炎症蛋白 (CRP or ESR)	
正常	0
異常	1

表1 ACR/EULAR RA 分類基準(2010)
各項目の加算が6以上でRAと診断.
DIP, CMC, 第1MTP 関節は腫脹関節から除く. 大関節とは肩, 肘, 股, 膝, 足関節, 小関節とは PIP 関節, MCP 関節, 第2〜5MTP 関節, 第一指 IP 関節, 手関節をそれぞれ指す. 血清学的検査で"high"は基準値の3倍以上と定義する. 罹病期間は患者の自己申告による.

る. 女性の発症は 35 〜 55 歳, 男性は 40 〜 60 歳に多い. わが国の RA 患者は 60 〜 70 万人とされている.

3 診断

RA の診断は, 臨床症状・検査所見・X 線所見などから総合的になされる. 2010 年の ACR/EULAR RA 分類基準(**表1**)を用いることが多い. この基準では7項目中4項目を満たせば RA と診断されるが, 朝のこわばりや3関節以上の関節炎などが少なくとも6週以上持続していなければならず, 早期の診断は困難である. そのため, 早期診断のための基準が作られており, 日本リウマチ学会(Japan College of Rheumatology; JCR)が作成した早期 RA の診断基準「第6章 B. 1. f. 早期関節リウマチの診断基準」p. 692 を参照(早期 RA の定義はないが, 一般的に発症1年未満の RA を早期 RA とよんでいる). 早期 RA の診断においては感度が高くなる一方, 特異度が低下するため, 変形性関節症や関節炎を伴う膠原病など他の疾患との鑑別が必要となる.

4 症状

a 全身症状

活動期には発熱・全身倦怠感・貧血・体重減少などの全身症状を呈する. 朝の起床時に関節を動かすと違和感や抵抗感がある状態を朝のこわばり(morning stiffness)といい, RA に多くみられる. 朝のこわばりは活動性の滑膜炎の存在を示唆し, 持続時間は RA の活動性を反映する. 健常者でもみられるが多くは10分以内であり, 活動性の RA では1時間以上のこわばりを訴えることが多い.

b 関節症状

RAの主病変は関節滑膜炎であり，多発性・対称性・移動性の関節炎とそれによる疼痛が主訴となる．手・足に初発することが多く，なかでも手関節・近位指節(proximal interphalangeal；PIP)関節・中手指節(metacarpophalangeal；MCP)関節が侵されやすい．膝や肘関節に初発することもあるが，最初から手の遠位指節(distal interphalangeal；DIP)関節が侵されることはまれである．関節痛は自発痛・圧痛・運動時痛である．

当初は腫脹や疼痛などの炎症所見が主体であるが，徐々に関節可動域の低下や拘縮，関節破壊が進行しRA特有の関節変形に至る．手指ではMCP関節での尺側偏位，PIP関節の過伸展とDIP関節が屈曲変形したスワンネック変形(swan-neck deformity)，PIP関節が屈曲しDIP関節が過伸展したボタン穴変形(buttonhole deformity)などがみられる．また，尺骨遠位端の背側亜脱臼や腱鞘滑膜炎による伸筋腱断裂もよくみられる．

脊椎病変では上位頚椎，特に環軸椎亜脱臼(atlantoaxial subluxation；AAS)や垂直亜脱臼(vertical subluxation；VS)，軸椎下亜脱臼(subaxial subluxation；SAS)が問題となる．脊髄病変や椎骨動脈症状の原因となり，RA患者のADL低下や生命予後にも影響する．

c 関節外症状・合併症

1) リウマトイド結節(rheumatoid nodule)

疾患活動性の高い時期に認められる皮下の無痛性腫瘤で，肘頭や後頭部など外部から圧迫を受けやすい部位に好発する．組織学的には膠原線維の変性・壊死巣とそれを取り囲む類上皮細胞からなる．

2) 貧血

活動期RA患者のほぼ全例に認められる．低色素性貧血で前述のようにIL-6が病態に関与している．

3) 血管炎

中小動脈の壊死性血管炎を伴い，多発性神経炎・紫斑・上強膜炎・指趾の壊死などの多臓器にわたる梗塞性病変など全身症状を呈するものを悪性リウマチ(malignant rheumatoid arthritis；MRA)という．

4) 骨粗鬆症

関節炎に伴うサイトカインやケミカルメディエーターにより関節近傍の骨に生じる傍関節性骨粗鬆症と，運動量低下・閉経・ステロイドの服用などの影響で生じる全身性骨粗鬆症がある．RAの治療に平行して骨粗鬆症の治療も重要である．

5) アミロイドーシス

続発性アミロイドーシスであり，アミロイドA蛋白が細胞外に沈着することにより臓器障害をきたす．腎不全や消化器症状を呈する．10年以上の病歴を有するRAの10%程度に合併する．胃や直腸粘膜の生検で診断する．RA手術患者における生命予後はアミロイドを合併する症例では有意に予後不良となる(5年生存率64%，10年生存率36%)．

6) 呼吸器疾患

RAでは約10%に胸部X線像で間質性肺炎や肺線維症が認められる．また，胸膜炎による胸水貯留を認めることもある．これらの呼吸器病変は，RA固有による病変とともにRA治療薬剤による薬剤性のものも含まれていると考えられる．

7) 脾腫

脾腫と白血球減少を伴うRAをFelty症候群といい，顆粒球は2,000/μL以下に減少する．肺線維症・上強膜炎・リンパ節腫脹などを呈し，易感染性で感染症を合併しやすい．

5 検査所見

a 赤沈・CRP

赤沈の亢進，CRP高値が認められる．疾患活動性の指標となる．

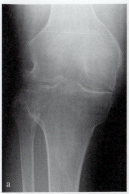
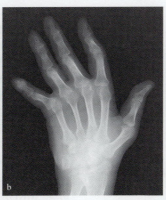
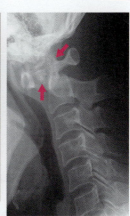

図1 RA関節の単純X線像
a：膝関節．関節裂隙は全体に狭小化し，関節近傍の骨萎縮を認める．
b：手．手根部の骨びらん，関節裂隙の狭小化，小指MP関節の変形を認める．

図2 RA患者における環軸椎亜脱臼

表2 Larsenのgrade分類

grade 0	正常	正常．関節炎とは無関係の異常はあってもよい．
grade I	軽度の異常	関節周囲の軟部組織の腫脹，関節近傍の骨萎縮，軽度の関節裂隙狭小化のうち1つ以上が認められる．
grade II	初期変化	骨びらんと関節裂隙狭小化．骨びらんは非荷重関節では必須．
grade III	中等度の破壊	骨びらんと関節裂隙狭小化．骨びらんは荷重関節でも必須．
grade IV	高度の破壊	骨びらんと関節裂隙狭小化．荷重関節の骨変形がある．
grade V	ムチランス変形	関節面の消失．荷重関節での著しい骨変形．

b リウマトイド因子（rheumatoid factor；RF），免疫グロブリン

RFはIgGのFc部分に対する自己抗体で，疾患活動性の指標となる．RAの80〜90%で陽性となるが，肝疾患などでも陽性になることがある．RAテストやRAHAテストで検出されるのはIgMクラスに属するものである．

c 抗CCP抗体

環状シトルリン化ペプチド抗体（cyclic citullinated peptide；CCP）に対する自己抗体で，RAに対して高感度（89.1%）で，特異度も高い（91.5%）．早期より陽性となり，肝疾患でもほとんど出現しない．

d MMP-3

前述のごとくIL-6などによって誘導され，骨・関節破壊に関与する酵素である．血清MMP-3は早期RAの活動期に一致して上昇する．RA特異的なものではないが，関節破壊の指標となる．

6 画像所見

a 単純X線像

RA関節のX線所見では，骨萎縮・関節裂隙の狭小化・骨びらん・軟部組織の腫脹・関節変形・強直などが観察される．骨萎縮は早期には関節近傍に認められるが，進行すると全身性の骨粗鬆症も出現する．病的骨折を起こすこともある．関節裂隙は

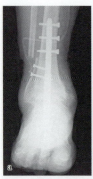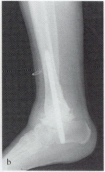

図3 関節固定術
a：正面像．b：側面像．
髄内釘を用いた足関節の関節固定術．足底部より髄内釘を挿入し，横止めスクリューにて固定を行っている．

全体的に狭小化し，次いで関節近傍の萎縮した骨が圧潰して関節破壊が進行する．骨棘を伴うこともある（図1）．

上位頸椎の病変ではAAS（図2），VA，SASの所見が認められる．AASは環椎歯突起間距離（atlantodental interval；ADI）やSAC（space available for the spinal cord）で評価される（図3a）．また，VAの計測法としてRanawat法，Redlund-Johnell法がある（「第4章A.5.3）頸椎疾患」図16，p.343参照）．

b X線分類

RAのX線分類としてLarsenのgrade分類がある（表2）．各関節ごとに進行度をgrade分類する．関節靱帯の弛緩や関節液の貯留により関節裂隙が広くなることがあり，骨びらんの程度と関節裂隙の狭小化が一致しないことがある．そのときはびらんの程度でgradeを決定する．

c MRI

単純X線で関節の器質的病変が捉えられないごく初期の変化をMRIで捉えることができる．造影MRIでは関節液の貯留・滑膜炎・骨びらん・骨髄浮腫などが描出できる．特に脂肪抑制T2強調画像やSTIR（short tau inversion recovery）法では，周囲の信号を抑制することで浮腫様変化を鋭敏に捉えることができる．MRIは滑膜炎には非常に感度が高く，早期に炎症性滑膜の存在を確認できるが，非造影MRIでは偽陽性が多く，健康成人でも11％に偽陽性が出るという報告もあり造影MRIが望ましい．骨変化には感度・特異度ともに非常に高く，特に骨髄浮腫は非常によく描出され，特異度も高い．MRIでの骨髄浮腫と血清の自己抗体の両方がある患者では，1年後に100％がRAとなったという報告もある．MRI所見により予後判定や疾患活動性の評価が可能であるという報告も散見され，今後ますますRAにおけるMRIの有用性が期待される．

7 評価

RAで評価すべき項目として，疾患活動性・病期・QOLなどがある．

a 疾患活動性

従来Lansbury活動性指標が用いられてきたが，最近ではEULAR（欧州リウマチ連盟）が推奨するDAS28-ESRがよく用いられる．この評価法では，評価する関節を28に絞り込み，ESRもしくはCRP等を評価して算定する．その他にSDAI，CDAI等で評価する（表3）．

b 機能障害評価

Steinbrockerのclass分類やACRによるclass分類が用いられている（表4）．

c modified health assessment questionnaire（mHAQ）

患者による身体機能の自己評価である．日常生活に関する各項目に0〜3点の点数をつけ，その平均で評価する（表5）．

8 治療

RAの治療は疼痛の緩和・身体機能の保持・関節破壊や変形の予防・QOLの維持を目的として，薬物治療・理学療法・手術療法が中心となる．

	高疾患活動性	中程度疾患活動性	低疾患活動性	寛解
DAS28-ESR	>5.1	3.2〜5.1	<3.2	<2.6
SDAI	>26.0	11.1〜26.0	3.4〜11.0	≤3.3
CDAI	>22.0	10.1〜22.0	2.81〜10.0	≤2.8

表3　DAS28-ESR，SDAI，CDAIによる評価
DAS28-ESR (disease activity score)
= 0.56 × √(圧痛関節数 + 0.28 × √(腫脹関節数 + 0.70 × Ln(ESR) + 0.014 × 患者による評価(0〜100mmVAS)
SDAI (simplified disease activity index)
圧痛関節数 + 腫脹関節数 + 患者による評価(0〜10cmVAS + 医師による評価(0〜10cmのVAS) + CRP(mg/dl)
CDAI (clinical disease activity index)
圧痛関節数 + 腫脹関節数 + 患者による評価(0〜10cmVAS + 医師による評価(0〜10cmのVAS)

表4　ACRのclass分類

class I	日常生活動作を完全にこなせる．
class II	日常の自分の身の回りの世話および職場での機能性は果たせるが，趣味，スポーツなどの活動性は限定される．
class III	日常の自分の身の回りの世話はできるが，職場での機能性および趣味，スポーツなどの活動性は限定される．
class IV	日常の自分の身の回りの世話，職場での機能性，趣味，スポーツなどの活動性が限定される．

表5　mHAQの日常生活動作評価

①衣類着脱および身支度：靴ひもを結び，ボタン掛けも含めて自分で身支度ができますか．
②起床：就寝，起床の動作ができますか．
③食事：いっぱいに水が入っている茶碗やコップを口元まで運べますか．
④歩行：戸外で平坦な地面を歩けますか．
⑤衛生：身体全体を洗い，タオルで拭くことができますか．
⑥伸展：腰を曲げ，床にある衣類を拾い上げられますか．
⑦握力：蛇口の開閉ができますか．
⑧活動：車の乗り降りができますか．

＊上記8項目を4段階で評価．
0点：何の困難もない
1点：いくらか困難である
2点：かなり困難である
3点：できない
合計点数を8で割って平均値を出す．

a　薬物療法

　RAで用いられる薬剤は，非ステロイド性消炎鎮痛薬(non-steroidal anti-inflammatory drugs；NSAIDs)，ステロイド，疾患修飾性リウマチ薬(disease modifying anti-rheumatic drugs；DMARDs)，生物学的製剤などである．各薬剤については「第6章F．おもな薬剤」p.730で詳述されているのでここでは大まかな治療方針について述べる．
　近年，RAでは発症早期より，関節破壊が生じることが示されてから，治療は早期より積極的に抗リウマチ薬を使用し，できるだけ早く関節破壊を予防するためメトトレキサート(MTX)等の抗リウマチ薬(DMARDs)を早期より投与する．また生物学的製剤の有効性が確認されてからは，疾患活動性の高く，既存のDMARDsで十分な治癒効果が得られなかった場合は，TNF阻害薬やIL-6などの生物学的製剤を使用すべきである(表6)．日本リウマチ学会の関節リウマチ診療ガイドライン2014治療アルゴリズムでは，MTXや従来型抗リウマチ薬で3ヶ月で改善がみられなければ，従来型抗リウマチ薬や生物学的製剤の追加を推奨している(表6)．ステロイドはなる

表 6　関節リウマチ(RA)に対する TNF 阻害薬使用のガイドライン

[対象患者]
- 既存の抗リウマチ薬*通常量を 3 ヶ月以上継続して使用してもコントロール不良の RA 患者．
  コントロール不良の目安として以下の 3 項目を満たすもの．
  ① 圧痛関節数 6 関節以上
  ② 腫脹関節数 6 関節以上
  ③ CRP 2.0mg/dL 以上あるいは ESR 28mm/hr 以上
- これらの基準を満たさない患者においても，
  ① 画像検査における進行性の骨びらんを認める
  ② DAS28-ESR 3.2(疾患活動性中等度)以上　　のいずれかを認める場合にも使用を考慮する．

*インフリキシマブの場合，既存の治療とは MTX 6～8mg/週を指す．エタネルセプトの場合，既存の治療とはわが国での推奨度 A の抗リウマチ薬である MTX，サラゾスルファピリジン，ブシラミン，レフルノミドと 2005 年以降承認されたタクロリムスを指す．
(日本リウマチ学会：関節リウマチ(RA)に対する TNF 阻害薬使用ガイドライン　(2015 年 3 月 12 日改訂版)．http://www.ryumachi-jp.com/info/guideline_TNF.html より抜粋)

べく使用せず，やむをえない場合も短期の使用にとどめるべきである．

b 手術療法

早期診断と強力な薬物療法により手術療法が必要な RA 患者は長期的には減少することが期待できるとする報告がいくつかあるが，現時点で関節破壊が強く手術適応のある患者もいるが，生物学的製剤の早期導入によりリウマチ患者の機能的予後は改善している．その結果さらなる ADL の改善を患者が期待して，上肢の機能や美容改善のための手術が増加する傾向にある．RA 患者の手術適応は全身状態・近接関節との関係・年齢・病期・QOL などを総合的に考慮する必要がある．手術侵襲の大きさや術後の疼痛管理，患者の筋力などは術後のリハビリに大きく影響し，術後成績を左右するのでこれらのことに関しても術前の評価は大切である．

1) 肩関節

人工肩関節の再置換をエンドポイントとした 10 年生存率は 90％ 以上で疼痛に対する効果は高く，RA 患者に対する人工肩関節置換術の除痛効果は推奨度は弱いながらも推奨されている(関節リウマチ診療ガイドライン 2014)．しかし可動域や安定性，肩甲骨コンポーネントのゆるみの発生など課題も残る．

2) 肘関節

肘関節を破壊された RA 患者に対する人工肘関節は除痛効果が高く，良好な機能改善が報告されており推奨されている(関節リウマチ診療ガイドライン 2014)．ただし股関節や肘関節と比較すると合併症が多いとされている．

3) 股関節

RA 患者に対する人工股関節置換術は長期にわたり除痛効果に優れ，股関節機能は安定して維持される．インプラントの機能・品質はさらに向上しており，長期に安定した臨床成績が期待でき，推奨される(関節リウマチ診療ガイドライン 2014)．

4) 膝関節

RA の膝関節障害に対して人工膝関節置換術(図 4)は機能が著明に改善し，10-15 年の生存率も良好で，強く推奨される(関節リウマチ診療ガイドライン 2014)．膝関節破壊が少ない患者の関節痛対策としては滑膜切除術も施行されるが TKA といずれが優れているかはエビデンスは無いので年齢や関節破壊の程度に応じて適応の判断が重要である．

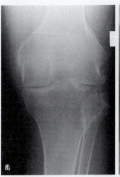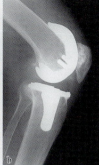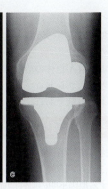

図4 RAに対する人工膝関節置換術
a：術前．b，c：術後．

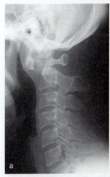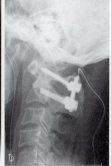

図5 RAのAASに対する固定術
a：術前．b：術後．

5）足関節

RA患者においては人工足関節置換術と足関節固定術は弱い推奨となっている（関節リウマチ診療ガイドライン2014）．人工足関節置換術では早期のゆるみが多くみられ，手術適応には十分な注意が必要である．足関節固定術は人工足関節置換術と比較して安定した除痛効果が報告されているが，機能障害が問題となる．

6）RA頸椎病変に対する手術

支持性の獲得と脊椎の除圧を目的に脊椎固定術が行われる．手術適応は進行する脊髄症状と強い後頸部痛である．インストゥルメントによる強固な固定により術後成績は向上しているが，RAの場合，上位頸椎では脱臼変形や増殖滑膜による圧排などにより椎骨動脈の走行に変位があることがあり，術前の血管造影やCTアンギオグラフィなどによる椎骨動脈の評価は術中の損傷を避ける上で必須である（図5）．

9 RAの生命予後

RAの生命予後に関しては，一般成人との標準化死亡率の比較で2.26倍という報告があり，一般の平均余命に比べても短いといわれている．感染症や続発性アミロイドーシス，上位頸椎病変などRAに特異的な疾患による死亡率の増大が認められる．しかし，これらは生物学的製剤以前の成績であり，今後は生命予後も改善することが期待されている．

関節リウマチ類縁疾患

1 悪性関節リウマチ

1989年の厚生省（当時）研究班では「既存の関節リウマチに血管炎をはじめとする関節外症状を認め，難治性もしくは重篤な臨床病態を伴う場合」と定義されている．病因は不明であるが，全身血管炎型では多発関節痛に加え，発熱（38℃以上），体重減少を伴った間質性肺炎，胸膜炎，多発単神経炎，消化管出血，上強膜炎などの全身の血

管炎に基づく症状が急速に出現する．末梢型動脈炎型では皮膚の潰瘍，四肢先端の壊死や壊疽が出現する（表7）．治療は抗リウマチ薬による RA 自体の治療を継続することを原則とし，プレドニゾロンやシクロホスファミドも有効である．

2 若年性特発性関節炎

若年性特発性関節炎（juvenile idiopathic arthritis；JIA）は 16 歳未満に発症し 6 週間以上持続する原因不明の慢性関節炎である．JIA は 7 つのカテゴリーに分類される（表8）．現在ではわが国でもこの ILAR/WHO の分類基準に基づき診断・治療を行っている．全身型関節炎は発熱などの全身性症候を伴い，症候のひとつとして慢性関節炎を生じる疾患である．少関節炎，多関節炎は関節炎が病態の中心となり，まとめて関節型とよばれる．頻度は小児人口 10 万人あたり 8.79 人，タイプ別では，全身型が 42％，少関節型が 20％，多関節型が 32％，その他が 6％ との報告がある．

a 全身型関節炎

弛張熱，リウマトイド疹とよばれる発疹，関節炎が主症状であり，胸膜炎，心膜炎，肝脾腫を伴う．しかし関節炎や典型的皮疹を欠く例では，特に発病初期には診断に難渋することがある．フェリチンの著増例ではマクロファージ活性化症候群への移行に注意する．治療は NSAIDs やステロイドの経口投与，MTX などの DMARDs が使用される．治療抵抗例には生物学的製剤が使用される．

表7 悪性関節リウマチの改訂診断基準（厚生省（当時）研究班，1989）

1. 臨床症状
   ① 多発性神経炎
   ② 皮膚潰瘍または指趾壊疽
   ③ 皮下結節
   ④ 上強膜炎または虹彩炎
   ⑤ 滲出性胸膜炎または心嚢炎
   ⑥ 心筋炎
   ⑦ 間質性肺炎または肺線維症
   ⑧ 臓器梗塞
   ⑨ リウマトイド因子高値
      2 回以上の検査で，RAHA テスト 2,560 倍以上の高値を示すこと
   ⑩ 血清低補体価または血中免疫複合体陽性

2. 組織所見
   皮膚，筋，神経，その他の臓器の生検により小，ないし中動脈に壊死性血管炎，肉芽腫性血管炎，ないし閉塞性血管炎を認めること

＊臨床症状 3 項目ないし 1 項目以上と組織所見の項目のあるものを悪性関節リウマチと診断する．

b 関節型

関節炎が主体であり，特に少関節炎では関節外症状は少ない．少関節炎は膝・足関節ではじまる対称性関節炎であることが多い．適切な治療をすれば関節機能の予後は比較的良好だが，抗核抗体陽性例では，ぶどう膜炎の合併に注意する．多関節型では少関節炎に比べ，発熱や肝脾腫などの全身症状を伴うことも多い．多関節型では浸潤性滑膜炎が持続し，治療抵抗例では骨・関節破壊，線維化などにより機能障害が著明

☑ マクロファージ活性化症候群

病因不明だが経過中に高熱，汎血球減少症，著しい肝機能障害，播種性血管内凝固症候群（DIC）をきたし急速に予後不良となる例がある．血中の TNF-α を中心とした高サイトカイン血症（サイトカインストーム）が観察されることより，ウイルス感染や薬剤などを契機に T 細胞が活性化され，その結果起きるマクロファージの増殖・活性化が全身症状を起こすと考えられている．

表8　若年性特発性関節炎の診断・分類基準（ILAR分類）

1. 全身型関節炎
   少なくとも2週間続く発熱があり，次の項目の1つ以上の症候を伴う関節炎．
   1) 一過性の紅斑
   2) 全身のリンパ節腫脹
   3) 肝腫大または脾腫大
   4) 漿膜炎
2. 少関節炎
   発症から6ヶ月以内に1〜4関節に限局する関節炎．2つの型に区別する．
   a) 持続型：全経過を通して4関節以下の関節炎
   b) 進展型：発症6ヶ月以降に5関節以上に関節炎がみられる．
3. 多関節炎（リウマトイド因子陰性）
   発症から6ヶ月以内に5箇所以上に関節炎が及ぶ型で，リウマトイド因子が陰性．
4. 多関節炎（リウマトイド因子陽性）
   発症から6ヶ月以内に5箇所以上に関節炎が及ぶ型で，リウマトイド因子が3ヶ月以上の間隔で測定して2回以上陽性を示す．
5. 乾癬関連関節炎
   以下のいずれか
   1) 乾癬を伴った関節炎
   2) 少なくとも次の2項目以上を伴う例
      ①指関節炎，②爪の変形，③1，2親等以内に乾癬の例がいること
6. 付着部炎関連関節炎
   以下のいずれか
   1) 関節炎と付着部炎
   2) 関節炎または付着部炎で，少なくとも以下の2項目以上を伴う例
      ①仙腸関節の圧痛または炎症性の脊椎の疼痛
      ② HLA-B27 陽性
      ③ 1，2親等以内に HLA-B27 関連疾患患者がいる例
      ④しばしば眼痛，発赤，羞明を伴う前部ぶどう膜炎
      ⑤ 8歳以上で関節炎を発症した男児
7. その他
   6週以上持続する小児期の原因不明の関節炎

となる．治療は NSAIDs，MTX が使用される．関節炎が3ヶ月以上遷延するものには DMARDs の変更や，生物学的製剤が使用される．

3　回帰性リウマチ

手指，肩，膝などの関節に突発的に腫脹，疼痛などが出現し，数時間から数日以内に消失する発作性関節炎である．多くは単関節であるが，まれに多関節発症もあり，また単関節の症状であっても同一ではなく他関節に起こることが多い．発作時に一過性の結節状の皮下発疹を認めることがある．30〜60歳代での発症が多く，間欠期にはほぼ症状は消失するが疼痛・腫脹の持続期間や発作の頻度などは一定しない．RA や SLE などに移行することがあるため注意を要する．病因不明であり予後予測の指標は現在のところないが，リウマトイド因子陽性例では RA に移行しやすいとされている．

治療は発作時の対症療法として NSAIDs の投与が行われる．非発作時の予防的治療の効果は明らかでない．

4 成人発症 still 病

小児に起こる原因不明の炎症性疾患である still 病（全身型若年性関節リウマチ）の病像が成人期に発症したもの，または成人に移行したものを成人（発症）still 病という．肝脾腫，リンパ節腫脹をもたらす全身性の炎症性疾患であり，成人の不明熱の重要な原因の 1 つである．16〜30 歳代に好発し女性に多く，原因不明の弛張熱（spike fever），関節炎，前胸部のサーモンピンク疹を三主徴とする．発熱サイクルは特徴的で，夕方から夜間に出現し同時に皮疹を伴うが，日中には解熱し皮膚症状も軽快することが多い．リウマトイド因子や抗核抗体は原則として陰性であり，何らかの自己抗体が強陽性であるときは他の疾患を考慮する．血液検査ではフェリチンの異常高値が特異的である．治療はステロイドパルスや MTX，CyA，タクロリムスが使用される（表 9）．

5 リウマチ性多発筋痛症

高齢者の近位筋に左右対称性に急性発症する疼痛とこわばりが特徴である．病因は不明であるが，高率に側頭動脈炎を合併することが知られており，両者の病因には密接な関連があることが示唆されている．血液所見では炎症所見の上昇がみられるが，リウマトイド因子は陰性である．疼痛は高度であるが少量のステロイド投与で劇的に反応することが特徴である（表 10）．

表 9　成人 Still 病（AOSD）の分類基準（Yamaguchi らの基準，1992）

1. 大項目
   ①発熱（39℃以上，1 週間以上）
   ②関節痛（2 週間以上）
   ③定型的皮疹
   ④白血球増加（10,000/μL 以上）および好中球増加（80% 以上）

2. 小項目
   ①咽頭痛
   ②リンパ節腫脹あるいは脾腫
   ③肝機能異常
   ④リウマトイド因子陰性および抗核抗体陰性

＊判定：合計 5 項目以上（大項目 2 項目以上）
除外項目：感染症，悪性腫瘍，膠原病

表 10　リウマチ性多発筋痛症（PMR）の診断基準（Kyle らの診断基準，1993）

①筋力低下のない肩や下肢帯の原発性筋痛
②朝のこわばり（関節でなく筋肉）
③無治療で少なくとも 2 ヶ月持続
④赤沈 30mm/hr 以上または CRP 6mg/dL 以上
⑤関節炎や悪性腫瘍の除外
⑥その他の筋疾患の除外
⑦ステロイドの全身投与に速やかにかつ劇的に反応

6 強直性脊椎炎

脊椎関節炎の代表疾患であり，若年〜40 歳の男性に多い．好発年齢は 20 歳未満で頻度は人種により差を認めるが，日本では比較的少ない．頑固な殿部痛〜腰背部痛を主症状とし，しばしば坐骨神経痛様下肢症状を呈し椎間板ヘルニアと誤診されること

☑ **血清反応陰性脊椎関節症**
一般にリウマトイド因子陰性で脊椎，仙腸関節，腱付着部に炎症をきたす疾患群であり，強直性脊椎炎・Reiter 症候群を含む反応性関節炎・乾癬性関節炎・炎症性腸疾患に伴う関節炎などが含まれる（表 11）．病因は不明であるが HLA-B27 が疾患と強い相関を示し，病因解明の糸口として研究が進められている．

表11 血清反応陰性脊椎関節症の診断基準（Amor の分類基準，1990）

1. 臨床項目（現在または既往）
   - ①腰背部の夜間痛，または腰背部の朝のこわばり ... 1点
   - ②非対称性の少関節炎 ... 2
   - ③不明確な殿部痛，左右交互の殿部痛 ... 1, 2
   - ④ソーセージ様の手指，足指 ... 2
   - ⑤踵部痛，または他のすべての筋腱付着部炎（enthesopathy） ... 2
   - ⑥虹彩炎 ... 2
   - ⑦関節炎発症前1ヶ月以内の非淋菌性尿道炎または子宮頸管炎 ... 1
   - ⑧関節炎発症前1ヶ月以内の下痢 ... 1
   - ⑨乾癬の現症・既往，または亀頭炎，慢性腸炎 ... 2
2. X 線項目
   - ⑩仙腸関節炎（両側 Gr. II 以上，または片側 Gr. III 以上） ... 3
3. 遺伝因子
   - ⑪HLA-B27 陽性，または脊椎仙腸関節炎・Reiter 氏病・乾癬症・ぶどう膜炎・慢性腸炎の家族歴 ... 2
4. 治療に対する反応
   - ⑫NSAIDs による48時間以内の疼痛の軽減，またはその中止による48時間以内の疼痛の急速な増悪 ... 2

＊上記12項目について該当項目の各点数の合計が6点以上であれば脊椎関節症と診断

表12 強直性脊椎炎の診断基準（New York 改訂診断基準，1984）

[clinical criteria：臨床症状]
- ①3ヶ月以上続く腰痛とこわばり．安静では不変だが，運動すると改善する．
- ②腰椎前後屈，側屈制限
- ③胸郭可動域制限

[radiologic criterion：仙腸関節のX線像]
- grade 0　正常
- grade 1　疑わしい変化
- grade 2　軽度の変化：小さな限局性の侵食像や硬化像
- grade 3　侵食像や硬化像の拡大：関節隙の幅の変化
- grade 4　著しい変化：強直

＊definite
- 両側仙腸関節 grade：2〜4 ＋臨床症状①〜③のうち1項目以上
- 片側仙腸関節 grade：3〜4 ＋臨床症状①〜③のうち1項目以上

表13 The Assessments in Ankylosing Spondylitis International Society（ASAS）の分類基準

45歳未満発症かつ3ヶ月以上腰痛持続の患者で仙腸関節炎の画像所見＋1つ以上のSpA症状 or HLA-B27+2つ以上のSpA症状

仙腸関節炎の画像所見：MRI上のSpA関連の活動性（急性）仙腸関節炎の所見．レントゲン上の1984年改訂ニューヨーク基準に合致する仙腸関節炎所見．
SpA症状：炎症性腰痛，関節炎，付着部炎，ぶどう膜炎，指趾関節炎，乾癬，クローン病／大腸炎，NSAID反応良好，SpAの家族歴あり，HLA-B27陽性，CRP上昇

も多い．両側仙腸関節炎が典型的で，症状が進行するにつれ脊椎の運動制限，強直が生じ，末期像としては bamboo spine（竹様脊柱）を呈する（表12）．The Assessments in Ankylosing Spondylitis International Society（ASAS）は 2011 年に体軸性脊椎関節炎の早期診断のための新しい分類基準を公表した（表13）．HLA-B27 が 90％の患者で陽性であり補助診断として有用である．治療は NSAIDs やステロイド局所注射などを使用して，強い症状が持続する際には TNF 阻

表 14 反応性関節炎の診断基準

1. 典型的な末梢性関節炎
   下肢に優位な,非対称性,少関節炎
2. 感染症の既往
   a) 4 週間以内に下痢または尿道炎の既往がある
      検査による証明が望ましい
   b) 感染症の既往が明らかでない場合,検査結果にて感染症の既往が証明されること
   上記の 1 と 2 の a) あるいは b) のいずれかを満たす症例を反応性関節炎と診断する

＊除外項目
明らかな他の血清反応陰性脊椎関節症,細菌性関節炎,結晶誘発性関節炎,Lyme 病,連鎖球菌による反応性関節炎を除く

害薬を使用すべきである.整形外科的な手術的治療としては脊柱変形には骨切り術,関節強直には人工関節置換術が検討されることもある.

7 反応性関節炎

脊椎関節炎の 1 つで,発症形式によって,「尿道炎後に発症する型」と「細菌性下痢後に起こる型」に分けられる.

いづれも微生物感染が契機隣となり HLA-B27 陽性者に無菌性関節炎を生じる.腱の骨付着部炎 enthesopathy が病態で,足底部・アキレス腱の疼痛や仙腸関節の圧痛を生じる.骨膜反応や骨びらんを生じることもある.扁桃炎後に生じるタイプは,膝・足・手関節が多い(表 14).男性では性交渉によるものが多く,小児および女性と高齢発症のものでは腸内感染によるものが多い.治療は NSAIDs,少量のステロイドを使用する.遷延例にはスルファサラジンや MTX の投与も行う.クラミジア感染が契機となる場合はセックスパートナーと共に,テトラサイクリン系薬剤を 2 週間投与する.埋没扁桃に陰窩膿瘍が存在する症例では扁桃摘出をする.

 Pitfall

下痢の既往は問診でわかりやすいが,無症候性の性器感染症や呼吸器感染などに誘発される反応性関節炎に対する注意が必要である.

8 乾癬性関節炎

脊椎関節炎の 1 つで,尋常性乾癬,全身性膿疱性乾癬による皮膚疾患に末梢関節炎,脊椎炎,仙腸関節炎を合併する進行性の慢性炎症性疾患である.30〜50 歳に好発し男性にやや優位.多くは乾癬の発疹が先行して,後に関節炎が出現するが,関節炎が先行する場合もあり,注意が必要である.リウマトイド因子は原則として陰性である.病因は不明であるが HLA-B27 陽性例では脊椎炎の合併が多い.診断には CASPAR 分類基準が用いられる(表 15).臨床的には DIP 関節炎,非対称性少関節炎,対称性多関節炎,ムチランス型関節炎,脊椎炎型に分類されている.典型的 X 線所見として傍関節増殖像が特徴的で,指末節骨の基部が杯状になり中節骨遠位端が先細りになる pencil-in-cup が知られている.治療は RA

☑ SAPHO 症候群

1987 年に Chamot らにより疾患概念が提案された皮膚,骨,関節に症状を認める疾患群で Synovitis(滑膜炎),Acne(痤瘡),Pustulosis(膿疱症),Hyperostosis(骨化症),Osteitis(骨炎)を特徴とする.Hayem らによると皮膚症状の内訳としては,掌蹠膿疱症 32%,尋常性乾癬 10%,重症痤瘡 18%,掌蹠膿疱症＋尋常性乾癬 18%,重症痤瘡＋掌蹠膿疱症／尋常性乾癬 7%,とされており,上述した掌蹠膿疱症性骨関節炎をも含む疾患概念である.

の治療に準じ対症的には NSAIDs が使用されるが，TNF 阻害薬が最も有効である．

9 掌蹠膿疱症性骨関節炎

手掌・足蹠に無菌性の膿疱が反復して出現する慢性難治性の疾患である掌蹠膿疱症に骨関節炎を合併したもので，掌蹠膿疱症の約 10％に掌蹠膿疱症性骨関節炎の合併をみる．30〜40 歳代に好発し女性に多い．肋骨や鎖骨の胸骨付着部での関節炎症状が特徴的で掌蹠膿疱症性骨関節炎のほぼ全例にみられ，胸肋鎖骨肥厚症として知られる．その他の部位では脊椎，仙腸関節，末梢関節などが侵され，軽快・再燃を繰り返しながら進行する．疼痛は時に激烈であるが 60 歳以降には消退することが多い．特異的な検査所見はない．病因は不明でありHLA-B27 とは関連がないとされる．治療は対症的には NSAIDs，DMARDs やTNF 阻害薬の有効性も報告されている．

10 Tietze 病

若年成人女性に多く，第 2 もしくは第 3 肋軟骨に腫脹と疼痛，圧痛などを生じる骨・軟骨炎を主体とする原因不明の疾患である．X 線検査では肋軟骨に石灰化を認めることがあるが，正常である場合も多い．胸郭の動きにより疼痛が誘発される．心疾患や肺疾患との鑑別が大切である．治療はNSAIDs の外用や経口投与，ステロイド薬の局所注射が有効である．予後は良好で，多くの場合は一定期間後に症状が消失する．

11 腱付着部症

アキレス腱付着部，足底腱膜，坐骨結節などの靱帯・腱の起始部や付着部に炎症が生じ，これが骨膜に波及すると X 線で骨の不整像を呈する．同部位で圧痛や運動時痛を生じ enthesopathy（付着部炎）とよばれる．上述の強直性脊椎炎，反応性関節炎などで多くみられる．

表 15 CASPAR 分類基準

炎症性関節炎（関節炎，脊椎炎，付着部炎のいずれか）に加えて下記 3 点以上を満たすことが条件．1 から 5 の各項目で 1 点，皮膚乾癬の現症は 2 点

1. 皮膚乾癬の現症 or 既往 or 家族歴（2 親等まで）
2. 典型的爪症状：爪甲剥離症，点状陥没，爪肥厚
3. リウマトイド因子陰性
4. 指趾炎（ソーセージ指）の現症 or 既往
5. レントゲンでの手足関節周囲骨増殖像

12 Jaccoud 関節症

全身性エリテマトーデス（systemic lupus erythematosus；SLE）などでみられる多発性関節炎は関節滑膜の炎症はほとんどなく，骨のびらんや破壊も伴わず関節破壊による変形はきたさない．しかし関節包の炎症，線維化や腱の弛緩による関節軟部組織の障害で，外観上手指の尺側偏位やスワンネック変形をきたすことがあり，Jaccoud 変形とよばれている．

13 サルコイドーシス

全身の諸臓器に非乾酪性類上皮細胞肉芽腫を形成する原因不明の多臓器疾患であるが，ニキビの原因であるアクネ菌に対する免疫反応の関与が有力視されている（表 16）．若年と中年に好発し，わが国での有病率は 10 万：10〜20 であるが，無症状で検診で発見されることが多い．両側肺門リンパ節腫脹は 90％ の症例に認められる．診断は臨床像および胸部 X 線所見に加えて，生検による非乾酪性類上皮細胞肉芽腫の証明が重要である．症状は多彩であり胸郭内病変，眼病変，皮膚病変，骨関節病変などがあげられるが，わが国では骨・関節病変は少ない．治療の適応は，自覚症状を伴う胸郭内病変，眼病変，心病変，中枢神

表16 サルコイドーシスの診断基準

【組織診断群】

全身のいずれかの臓器で壊死を伴わない類上皮細胞肉芽腫が陽性であり，かつ，既知の原因の肉芽腫および局所サルコイド反応を除外できているもの．

特徴的な検査所見(Table 1)および全身の臓器病変を十分検討することが必要である．

> Table 1
> ① 両側肺門リンパ節腫脹
> ② 血清アンジオテンシン変換酵素(ACE)活性高値 または血清リゾチーム値高値
> ③ 血清可溶性インターロイキン -2 受容体(sIL-2R)高値
> ④ Ga-67 citrate シンチグラフィまたは F-18 FDG PET における著明な集積所見
> ⑤ 気管支肺胞洗浄検査でリンパ球比率上昇，CD4/CD8 比が 3.5 を超える上昇

【組織診断群】

類上皮細胞肉芽腫病変は証明されていないが，呼吸器，眼，心臓の3臓器中の2臓器において本性を強く示唆する臨床所見(Table 2，3，4)を認め，かつ，特徴的検査所見(Table 1)の5項目中2項目以上が陽性のもの．

> Table 2. 呼吸器所見
> ①両側肺門リンパ節腫脹(BHL)
> ② CT/HRCT 画像で気管支血管周囲間質の肥厚やリンパ路に沿った多発粒状影．リンパ路に沿った分布を反映した多発粒状影とは小葉中心性にも，小葉辺縁性(リンパ路のある胸膜，小葉間隔壁，気管支動脈に接して)にも分布する多発粒状影である．

> Table 3. 眼所見
> ①肉芽腫性前部ぶどう膜炎(豚脂様角膜後面沈着物，虹彩結節)
> ②隅角結節またはテント状周辺虹彩前癒着
> ③塊状硝子体混濁(雪玉状，数珠状)
> ④網膜血管周囲炎(主に静脈)および血管周囲結節
> ⑤多発するろう様網脈絡膜滲出斑または光凝固斑様の網脈絡膜萎縮病巣
> ⑥視神経乳頭肉芽腫または脈絡膜肉芽腫

> Table 4. 心臓所見
> ①主徴候
>   a) 高度房室ブロック(完全房室ブロックを含む)または持続性心室頻拍
>   b) 心室中隔基部の菲薄化または心室壁の形態異常(心室瘤，心室中隔基部以外の菲薄化，心室壁肥厚)
>   c) 左室収縮不全(左室駆出率 50% 未満)または局所的心室壁運動異常
>   d) Ga-67 citrate シンチグラフィまたは F-18 FDG PET での心臓への異常集積
>   e) Gadolinium 造影 MRI における心筋の遅延造影所見
> ②副徴候
>   a) 心電図で心室性不整脈(非持続性心室頻拍，多源性あるいは頻発する心室期外収縮)，脚ブロック，軸偏位，異常 Q 波のいずれかの所見
>   b) 心筋血流シンチグラムにおける局所欠損
>   c) 心内膜心筋生検：単核細胞浸潤および中等度以上の心筋間質の線維化

次ページへつづく

付記
1. 皮膚は生検を施行しやすい臓器であり，皮膚に病変が認められる場合には，診断のためには積極的に生検を行なうことが望まれる．微少な皮膚病変は皮膚科専門医でないと発見が困難な事がある．
2. 神経系をはじめとする他の臓器において，本症を疑う病変はあるが生検が得難い場合がある．このような場合にも，診断確定のためには全身の診察，諸検査を行って組織診断をえるように努めることが望まれる．
3. 臨床診断群においては類似の臨床所見を呈する他疾患を十分に鑑別することが重要である．

(四十坊典晴，他：わが国におけるサルコイドーシスの診断基準と重症度分類．日サ会誌；35：3-8，2015より改変)

経病変，高カルシウム血症などであるが，原因が不明であり対症療法としてのステロイド薬が用いられる．急性関節炎発症例や無症状の両側肺門リンパ節腫脹の例は自然消退することが多く，予後良好である．全体の約60%は発症2年以内に自然寛解するが，約10〜20%は治療抵抗性であり，心病変では突然死をきたすことがある．

DON'Ts

- [ ] サルコイドーシスでは心病変により突然死することがある．
- [ ] RAに対する手術療法では，合併症などの全身状態の把握が必須．
- [ ] アミロイドーシスの合併がある場合，周術期死亡率が高いことを念頭におくこと．
- [ ] RAの手術（人工関節など）時，全身麻酔では必ず脊椎のX線を撮り頸椎病変の確認を．

鹿児島大学大学院近未来運動器医療創生学　瀬戸口啓夫
成田整形外科病院　善明美千久

A 運動器疾患

2 四肢循環障害と阻血壊死性疾患
1) 四肢に循環障害をきたす疾患

> **DOs**
> - 四肢の循環障害の診断には身体所見が重要である．
> - 四肢の動脈が閉塞すると末梢の壊死が生じて切断術を要することもある．
> - 閉塞性動脈硬化症は心疾患，脳血管障害，糖尿病などを合併していることがあり注意を要する．
> - 血栓性静脈炎は通常血栓が剥離しにくく塞栓を起こしにくいが，鼡径部で発症した場合は，血栓が深部静脈内に広がることがあり注意を要する．

1 四肢循環障害の徴候と診断

① 疼痛：神経支配領域と一致しないことが多い．運動負荷により増強するのが特徴である．
② 色調の変化：動脈の閉塞があると蒼白になり，静脈還流障害があるとチアノーゼを呈する．
③ 皮膚温：触診して近位部との差や左右差に注意する．
④ 脈拍：動脈拍動の減弱をみる．下肢では鼡径動脈，後脛骨動脈，足背動脈が重要である．
⑤ 皮膚の潰瘍，壊死
⑥ 腫脹，浮腫
⑦ 間欠跛行：一定時間歩行すると両下肢の疼痛，重だるさ，しびれが増強する．立ち止まって休憩すると症状はいったん軽減するが，歩行を再開すると同じことを繰り返す．腰部脊柱管狭窄症にみられる間欠跛行との一番の相違は，下肢循環障害では休憩時に腰を屈曲させる必要がない，あるいは蹲踞する必要がない点（姿勢因子の欠如）である．
⑧ 爪圧迫テスト：爪を圧迫した後，色調を回復する速度を観察する．
⑨ Homans徴候：膝伸展位にて足関節を強制的に背屈させる．腓腹部の疼痛と異常な緊満感があれば，下腿深部静脈血栓を疑う．
⑩ 補助的検査：指尖容積脈波，超音波パルスドプラ血流計，サーモグラフィ，血管造影，MRAなど．

2 閉塞性血栓性血管炎（thromboangiitis obliterans；TAO）

a 病態

別名Buerger病ともいう．末梢動脈に閉塞性の内膜炎を起こし，血栓を生じ，それが結合組織に置き換えられて動脈が閉塞し血流の途絶を招き，結果的に末梢部の壊死を引き起こす疾患である．

b 疫学

わが国には約1万人の罹患者がいると推察され，特定疾患（難病）に指定されている．男性患者が約90％であり，女性は少ない．20～50歳までで特に30歳代の喫煙者でストレスが過多な患者に多発する傾向にある．

c 症状

しばしば表在静脈にも炎症をきたす．静脈炎があちこちに移動するので遊走性静脈炎という．静脈炎の部分は痒みを伴う．血流不足による虚血によって，末梢部のしびれ，冷感，部位の蒼白化，間欠跛行，激しい安静時疼痛，指趾の難治性潰瘍や壊死が生じる．寒冷曝露によるRaynaud現象が認められる．末梢動脈拍動の消失（ドプラ

第4章 主要な疾患・外傷

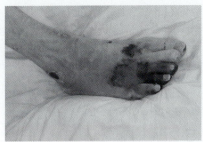

図1 74歳，男性．閉塞性動脈硬化症(Fontaine IV)

表1 Fontaine 分類

重症度	虚血症状	ABI*
I度	無症状（冷感・しびれのみ）	0.7～0.9
II度	間欠跛行，虚血性潰瘍	0.4～0.7
III度	安静時疼痛	0～0.4
IV度	限局性壊疽	0～0.4
	広範性壊疽	0

*ABI(ankle brachial index)：下肢と上肢の血圧の比であり，正常では下肢の血圧が高い(ABI＞1)．

血流計では確認できる場合あり）．確定診断には血管造影が用いられる．

d 治療

病変が末梢にあるので血管バイパス形成等による血行再建手術は難しく，プロスタグランジンなど血小板凝縮抑制や血管拡張，交感神経節切除などの対症療法が主流である．自己造血幹細胞を用いた再生医療が試みられている．日常生活においては血管の収縮を招くストレスにさらさないように注意する．具体的には寒気を避け，温浴，マッサージ，運動等で血流改善を試みる．喫煙は禁忌である．

3 閉塞性動脈硬化症(arteriosclerosis obliterans；ASO)

a 病態

主に下肢近位部の血管が慢性に閉塞することによって，軽い場合には冷感，重症の場合には下肢の壊死にまで至ることがある病気である．動脈壁の粥状硬化が原因である．

b 疫学

中年以降，特に50歳以降の男性に多い．心疾患，脳血管障害，糖尿病などを合併していることがあり注意を要する．

c 症状

病気の進行に従って，様々な症状を呈する．間欠跛行が初期症状であることが多い．動脈閉塞が進行すると皮膚の潰瘍や壊死をきたす（図1）．Fontaine 分類（表1）は，病

期と症状を結びつけたものとして広く用いられている．

d 治療

全身合併症の管理を行い，理学療法によって側副血行の形成を促進する．生活指導も重要であり，特に，禁煙の必要性が非常に高い．薬物療法としてプロスタグランジン E_1 が用いられる．Fontaine II度以上では，外科的手術による血管バイパスや，バルーン拡張やステント留置による血管内治療が考慮される．下肢の壊死が重症である場合は，下肢の切断となることもある．血管新生を促進するために，造血幹細胞移植が試みられている．

4 血栓性静脈炎(thrombophlebitis)

a 病態

血液凝塊が原因となって静脈の血管が詰まり，静脈とその周囲の皮膚が炎症を起こす疾患である．損傷組織から遊離したトロンボプラスチンによってX因子が活性化して血液凝固能が亢進し，静脈内に血栓を形成することにより生じる．血栓は深部静脈に深部静脈血栓症を起こし，表在静脈には(表在性)血栓性静脈炎を起こす．

血栓症はほとんど例外なく静脈炎を合併するため，血栓症と血栓性静脈炎を区別しないこともある．しかし，深部静脈血栓症

と血栓性静脈炎には重要な違いがある．血栓性静脈炎では急性の炎症反応が起こり，血栓は静脈壁にしっかりと付着して剥がれにくくなる．深部静脈と違って表在静脈は筋肉に取り囲まれていないため，血栓が押し出されることがない．したがって，表在性血栓性静脈炎はほとんど塞栓症を起こさない．対して深部静脈血栓症ではわずかな炎症しか起こらないので，血栓が静脈壁に付着する力は弱く，剥離して塞栓となる可能性が高くなる．さらに回復期に患者の活動が活発になったときなどには特に，ふくらはぎの筋肉の作用によって深部静脈に形成された血栓が押し出されることがある．

b 疫学

手術，止血帯の使用，分娩，外傷，脱水，長期臥床などが契機となり，下肢に発生することが多い．

c 症状

患肢の腫脹，皮膚の暗赤色化，自発痛，運動時痛，Homans徴候など．静脈内の血液が固まるため，正常な静脈や静脈瘤のように軟らかくはなく，触診上，静脈は皮膚の下に硬いコードがあるように感じられる．

d 治療

血栓性静脈炎は自然治癒することも多い．痛みがある場合には対症療法として消炎鎮痛薬などを投与する．表在静脈と深部静脈が接合する鼠径部で表在性血栓性静脈炎が発症した場合は，血栓が深部静脈内に広がることがある．深部静脈内血栓は剥がれ落ちて塞栓となる可能性がある．このような場合は心臓血管外科専門医による診断と治療を受けることが望ましい．

5 下肢静脈瘤

a 病態

下肢の表在静脈が拡張・蛇行して浮き出た状態である．静脈弁の機能不全による一次性静脈瘤が最も多い．

b 疫学

中年以後で立ち仕事の多い女性に多くみられる．妊娠・出産に伴い発症することもある．遺伝的素因の関連が指摘されている．

c 症状

外見上の静脈の怒張・蛇行に加えて，下肢の重だるさや痛み・掻痒感などが主な症状である．こむら返りを伴うこともある．症状は下肢を降下し続けることで悪化し，挙上により軽減する．

d 治療

圧迫療法(弾性ストッキング)，硬化療法，結紮術，引き抜き手術(ストリッピング術)，レーザー照射術などがある．

DON'Ts

- ☐ ASO患者の下肢切断術を行う際にターニケットは使用しない．
- ☐ 切断術を行った後に断端が壊死になり再度断端形成術が必要となることがある．術前にそのことを患者本人と家族に十分説明しておくこと．

和歌山県立医科大学整形外科　橋爪　洋／吉田宗人

A 運動器疾患

2 四肢循環障害と阻血壊死性疾患
2) 骨壊死性疾患

> **DOs**
> - 主に軟骨内骨化の旺盛な発育期に発症し，骨化の終了時期に鎮静化あるいは再構築される．
> - 罹患部位は，長管骨の骨端核，短骨の一次骨核，骨突起である．
> - X線像では骨陰影の増加，希薄化，核の分節化，扁平化を示し，変形を残すことが多い．
> - 疾患により好発年齢と性差がみられる．

骨への血流が遮断されることにより引き起こされる．広義の骨壊死には，主に成長期に起こる骨端症，原因のはっきりしない一次性（特発性）骨壊死，原因のはっきりしている二次性（症候性）骨壊死がある．

骨端症

1 概念

発育期の長管骨骨端核（epiphysis），筋付着部の骨端核（apophysis），骨端軟骨板，手根骨や足根骨の骨核または骨突起に，有痛性の骨変化を生じる疾患群である．

2 原因

血行の不安定な部位に対する，循環障害，反復する微小な外傷やストレスなどが主な原因とされているが，原因が不明であることも多い．その他に遺伝，素因，内分泌障害，内軟骨骨化障害などや，また正常骨化過程が少し形を変えたものもある．

3 分類

病態による分類を**表1**に示す．

a 圧潰型
1) **Perthes病　大腿骨頭（図1）**

4〜8歳の発症60〜70％，4歳以下と8歳以上がそれぞれ15％程度．性別は5：1

表1　骨壊死の病態による分類

圧潰型	関節荷重面にあるため，二次的に圧潰をきたし関節の機能障害を起こす
牽引型	大きな筋力が作用する骨突起部に発生する
剪断型	最も頻度の高いものが離断性骨軟骨炎である

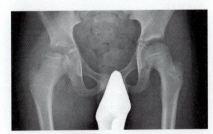

図1　Perthes病（右）

と男児に多い．両側性は15〜20％である．
症状：股関節痛，跛行，膝の痛みを訴えることもあるので注意が必要．股関節の開排や内旋が障害される．Trendelenburg徴候陽性．

単純X線像では，壊死像，骨頭の圧潰，骨端核の扁平化，分節化など発症からの時期によって変化する．MRIは壊死の早期診断に有用である．

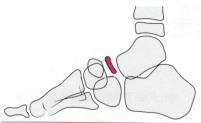

図2　第1 Köhler 病　足舟状骨

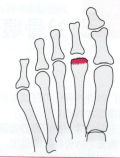

図3　Freiberg 病（第2 Köhler 病）　中足骨

治療：保存療法の原則は免荷療法と外転装具などを用いた containment 療法である．手術療法として，大腿骨内反骨切り術，Salter 骨盤骨切り術などがある（「第4章 A. 9. 3) Perthes 病」p.399 参照）．

2) 第1Köhler 病　足舟状骨（図2）

4〜8歳の男子に好発する．

症状：足舟状骨部の疼痛と腫脹．荷重により増強し，跛行を認める．単純 X 線像では舟状骨の扁平化，骨硬化像を呈す．2〜3年後に正常化する．

治療：安静やアーチサポート付き足底板．痛みが強い場合は，ギプス固定を行う．予後は良好．

3) Freiberg 病（第2Köhler 病）　中足骨（図3）

10〜20歳，男子＜女子（1：4）．主に第2中足骨骨頭に発症．第3, 4中足骨骨頭のこともある．

症状：罹患部足底側の痛み，同部の圧痛，歩行や運動で増強．時に骨性の隆起を認める．

単純 X 線像では，中足骨骨頭の骨透亮像，扁平化がみられる．

治療：免荷，中足骨パッドをつけた足底装具による保存療法を行う．変形性関節症へと進行する例がある．疼痛が強い場合は手術を要する場合がある．

4) Kienböck 病　月状骨（「第4章 A. 8. 4) 手の骨壊死」p.378 参照）

20〜50歳，男性＞女性（5：1），大工，石工などの職業の人の利き手に起こりやすい．

症状：同部の運動痛と掌背屈制限．

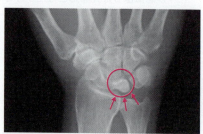

図4　Kienböck 病　月状骨
月状骨の骨硬化と変形が認められる．

治療：装具，橈骨短縮術，血管付骨移植（図4）．

5) Preiser 病　舟状骨

15〜35歳，男性＞女性．まれな疾患である．腎移植後，膠原病に合併することが多い．

症状：snuff box の圧痛，腫脹，手関節運動痛と運動制限．

治療：装具などの保存療法．

6) Scheuermann 病　胸椎（図5）

10〜16歳の男子に発生．

症状：第9胸椎を中心に4〜6個の椎体が楔上変形を呈し，胸椎後弯が増強し円背となる．軟骨内骨化の異形成とされる．

治療：装具による固定，矯正体操．予後は良好．

7) Blount 病　脛骨近位内側骨端部（「第4章 A. 12. 3) Blount 病」p.452 参照）

8) Panner 病　上腕骨小頭（図6）

10歳以下，特に7〜9歳の男子に好発．

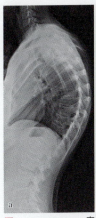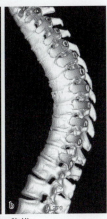

図5 Scheuermann 病　胸椎
a：X 線像．b：3D-CT．

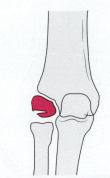

図6　Panner 病　上腕骨小頭

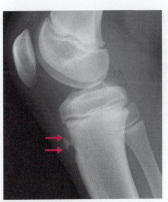

図7　Osgood-Schlatter 病
脛骨粗面の不整像．

症状：利き腕の肘外側の疼痛，腫脹，可動域制限(屈曲，伸展とも制限)．
　単純 X 線像では上腕骨小頭全体の濃淡不整陰影．1〜2年で骨端核の修復像を認める．
治療：スポーツ中止．ギプス固定，装具療法を行うこともある．2〜3ヶ月で疼痛は消失し，予後は良好．

b　牽引型

1) **Osgood-Schlatter 病**(図7)
　10〜16歳，男子＞女子，脛骨結節 apophysis の骨端症．
症状：脛骨結節部の腫脹，疼痛，骨性隆起．限局した圧痛．一般に成長が終われば疼痛はなくなる．
治療：スポーツの中止で自然に治癒する．大腿四頭筋のストレッチングが有効．
　装具治療を行うこともある．脛骨結節部の骨膨隆が残存することがあるが，予後は良好である．

2) **Sever 病　踵骨**(図8)
　10歳前後(7〜12歳)の男子に多い．
症状：スポーツ時や歩行時の踵骨後部の疼痛．踵骨結節部周囲の圧痛，腫脹を認めることもある．
　単純 X 線側面像では，踵骨骨端核の硬化像，扁平化，分節化がみられる．
治療：安静や運動制限により軽快する．予後は良好で，機能障害を残すことはない．

c　剪断型

離断性骨軟骨炎(osteochondritis dissecans)
　関節凸面の関節軟骨が軟骨下骨梁をつけて分離する疾患．外傷と軟骨の骨化異常などの素因が重要視されている．約1/3が両側性．

好発部位：膝＞肘＞足＞股．
膝…大腿骨内顆(約85％)，大腿骨外顆(15％)
肘…上腕骨小頭
足…距骨の距腿関節面
股…大腿骨骨頭荷重部

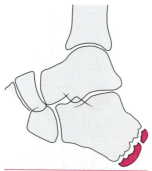

図8 Sever 病　踵骨

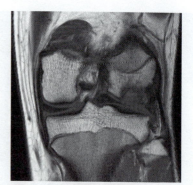

図9　MRI　大腿骨外顆部の OCD
外側の円板状半月板損傷を伴っている.

症状：罹患関節の疼痛，運動時痛，腫脹など．遊離体となれば嵌頓して激痛，ロッキングをきたす．
治療：脱落していなければ安静（4〜6ヶ月必要），免荷などの保存療法．
　分離期や遊離体期には手術の対象となる．近年，関節鏡視下手術が行われている．
1)　上腕骨離断性骨軟骨炎（「第4章 A. 17. 2) 野球肘」p.476 参照）
2)　膝離断性骨軟骨炎（「第4章 A. 10. 2) 離断性骨軟骨炎」p.413 参照，図9）

骨壊死

1)　特発性大腿骨頭壊死
　20〜40歳代，男性＞女性（5：4），ステロイド性は20代，アルコール性は40代にピーク．両側発症50%．ステロイド性は約70%が両側に発生．
症状：歩行時痛（骨頭の圧潰に伴い激しい痛みが起こる），跛行．圧潰の進行，変形性関節症への進行につれて，外転制限，内旋制限など可動域制限が起こる．
治療：免荷，骨切り術，人工股関節全置換術など．
2)　症候性大腿骨頭壊死
原因：①潜函病，②大腿骨頚部骨折，③外傷性股関節脱臼，④鎌状赤血球症，⑤放射線治療後など．
治療：免荷，骨切り術，人工股関節全置換術．詳細は，「第4章 A. 9. 2) 大腿骨頭壊死症」p.394 参照．
3)　特発性膝骨壊死（「第4章 A. 10. 1) 変形性膝関節症」p.409 参照）
　50〜60歳代の女性に好発．強い疼痛，夜間痛を伴って急性発症することが多い．
　初期のX線像では，上記所見がないことが多い．大腿骨内顆荷重面に骨透亮像と板状石灰化を認める．

DON'Ts

- Perthes 病，Blount 病などは初期治療が重要である．X 線異常所見を見逃さない．
- 初診時のX線像だけで判断するのではなく，定期的な観察が必要．

琉球大学医学部整形外科　**仲宗根　哲／金谷文則**

A 運動器疾患

3 感染症
1) 骨髄炎・化膿性関節炎

DOs

- 成人の化膿性関節炎では，穿刺・手術後など医原性発生が最多であることを周知し，予防を第一とする．
- 早期診断・早期治療により，日常生活動作における機能障害を最小限とすることに努めよう．
- 骨・関節の感染病巣範囲の把握に有用な MRI を多用しよう．

1 骨髄炎

a 急性化膿性骨髄炎

1) 原因・病態

隣接化膿巣からの感染波及と，開放骨折・手術など骨への侵襲による直接感染があるが，その多くは小児における血行性感染であり，長管骨の骨幹端に好発する．

膿瘍は骨髄内から骨膜下膿瘍を形成する(図1)．股関節では骨幹端部が関節包内にあるため，特に乳児において骨髄炎に続発した化膿性股関節炎を発症しやすい(図2)．

起炎菌としては黄色ブドウ球菌が最多であるが，外傷など直接感染例では緑膿菌，大腸菌，サルモネラ菌などグラム陰性桿菌の比率が高くなる．

2) 診断

典型例では悪寒・戦慄，発熱，局所の疼痛，熱感，発赤，腫脹を呈するが，最近では前医での抗菌薬投与により，典型的症状を欠く場合も多い．

本症を疑う場合，起炎菌検出による診断確定および薬剤感受性決定を目的に，まず血液培養を実施する．臨床検査所見としては，一般的な炎症所見がその程度により認められる．

急性化膿性骨髄炎の初期において X 線異常像が出現するのは，発症数日後であり，ま

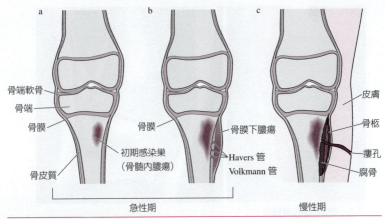

図1 化膿性骨髄炎の経過

ず骨皮質の萎縮がみられ，骨膜反応の出現，さらに進行すると局所の骨融解像をきたす（図3a）．X線像では異常が出現しない初期においても，MRIでは骨髄内異常信号を検出可能であり，非常に有用である（図3b）．

b 慢性化膿性骨髄炎

1) 原因・病態

急性化膿性骨髄炎の進行に伴い，骨膜下膿瘍は骨膜を穿孔し，膿の軟部組織への拡大から，やがて皮膚に達し外界に破れ出る．これを瘻孔（fistula）とよぶ．炎症の増悪により血流が断たれた骨の壊死が生じ腐骨（sequestrum）が形成される．この腐骨を分画するため周囲に骨新生が認められ骨柩（involucrum）となり化膿性骨髄炎は慢性化し難治となる（図1）．

2) 診断

急性化膿性骨髄炎に比べ炎症所見は軽度となる．患肢におけるびまん性の浮腫と局所の色素沈着を認め，瘻孔から排膿している症例も多い．時に瘻孔周囲皮膚に有棘細胞癌の合併をみる（図4a）．

X線像では骨破壊・骨壊死と硬化性変化が不規則に混在しており，腐骨や骨柩が認められる．罹患骨が変形をきたしている場合も多い（図4b）．

c 特殊型慢性骨髄炎

1) Brodie 骨膿瘍

緩徐な慢性的発症型か，急性化膿性骨髄炎が何らかの原因により限局性病変として経過しているものと考えられている．急性症状は示さず，不定期で反復する局所の鈍痛や倦怠感などを訴える．長管骨（大腿骨遠位，脛骨近位など）の骨幹端に好発し，X線では円形または楕円形の限局した囊腫状陰影を周囲の硬化性変化が取り囲む像を呈する（図5）．

2) Garré 硬化性骨髄炎

長管骨の骨幹部に，骨硬化像が強く紡錘形の膨隆と骨皮質の肥厚を伴うX線像が特

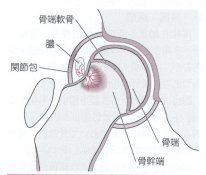

図2 小児における急性化膿性骨髄炎から股関節への波及

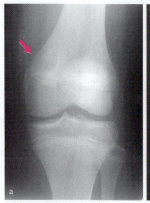
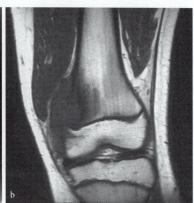

図3 急性化膿性骨髄炎
a：X線像．b：MRI像．

徴的である．膿瘍形成は少なく，起炎菌の同定は困難である．

d 骨髄炎の治療

急性期においては局所安静・固定，抗菌薬の投与，排膿を行い，骨髄内圧を下げることにより炎症拡大を防止する．慢性期には病巣搔爬・腐骨摘出，持続洗浄，高気圧酸素療法などが選択される．

1) 抗菌薬の投与

適正な抗菌薬の静脈内投与が必要である．炎症反応の正常化した後も2週間は経口にて継続し，通例4〜6週間の治療が必要となる．

2) 手術的治療

初期の手術的治療は骨皮質開窓による排膿，搔爬・洗浄であり，骨髄病巣内の減圧をはかることで病巣の拡大を防止する．

慢性骨髄炎においては，瘻孔の走行を確認しつつ不良肉芽を郭清する．腐骨は切除し，死腔は可及的に生体組織で充填する．完全郭清不可能と判断される場合には，閉鎖性持続洗浄法が選択される．その他，死腔に対する抗菌薬入り骨セメント充填療法，骨欠損と皮膚欠損を伴う症例に対するPapineau法や血管柄付骨移植法，感染巣の沈静化が得られない場合の切断術などがある．

3) 高圧酸素療法

高圧酸素療法(hyperbaric oxygen therapy；HBO)は，好気性菌による感染症に対しても他の治療との併用で行われる(後述)．

2 化膿性関節炎

a 原因

血行性感染，隣接化膿巣からの感染波及，直接感染の3つの感染経路がある．新生児では臍帯感染，乳児および小児においては上気道感染などに引き続く血行感染・大腿骨近位骨幹端骨髄炎からの波及が考えられる．成人では膝関節内注入をはじめ，医原性発生が最多である．

起炎菌は黄色ブドウ球菌が多いが，免疫不全患者における弱毒菌血行性感染や開放損傷に起因するグラム陰性桿菌症例および耐性ブドウ球菌症例の増加が指摘されている．

b 診断

早期診断・早期治療により，関節軟骨の温存および癒着による関節可動域の減少防止に努めることが最も重要である．

化膿性関節炎を少しでも疑う症例では早急に関節穿刺を行う．穿刺液の肉眼的性状，生化学的検査，病理検査，細菌培養検

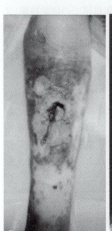
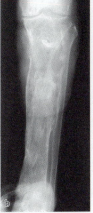

図4 慢性化膿性骨髄炎
a：外観．b：X線像．

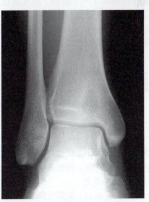

図5 Brodie 骨膿瘍のX線像

査にて診断が確定できる．関節液の塗抹・染色後の検鏡にて，もしくは細菌培養での起炎菌同定を試みる．

その初期X線像において関節液あるいは膿の増加による関節裂隙の拡大を認める場合はあるが，軟骨下層を中心とした関節周囲の骨萎縮が出現するのは発症後7～10日経過した時期である．その後，関節軟骨周辺の不整像・浸食像，関節裂隙の狭小化，関節面の破壊が生じる．

c 治療

早期治療が重要であり，疑いの段階で治療を開始する．まず局所の安静，抗菌薬の全身投与，関節内圧を下げる目的で穿刺排膿を行う．

保存的治療にて改善が得られない場合は，早急に手術的治療への変更を考慮する．特に乳児化膿性股関節炎では，大腿骨頭核は容易に阻血に陥り，将来的な関節破壊をきたしやすく，早期に切開排膿を行わなくてはならない．また，成人においても膝の急性化膿性関節炎では可及的早期に切開もしくは関節鏡視下に持続洗浄法を開始する．

 コツ

持続洗浄における原則！
① 洗浄液入れ替えは無菌操作：二次感染防止
② 洗浄期間は1～2週間：廃液培養が3日連続陰性を確認後に抜管
③ CPM（continuous passive motion）機器の併用：関節拘縮の防止

3 結核性骨関節炎

骨・関節結核は著しく減少してきたが，診断・治療の遅れにより難治化することから依然として重要な疾患である．

気管支などの原発巣から血行性に骨や滑膜に到達する．徐々に病巣を拡大し，数ヶ月～数年を経て発病する．

a 診断

小児股関節結核では，早期から罹患関節近傍の筋萎縮や随意性跛行，防御性筋緊張による運動制限が特徴的である．

初期X線像では骨萎縮が中心であり，左右対比での読影が大切である．進行に伴い，軟骨下骨透明帯の出現，関節裂隙の狭小化，関節辺縁不整像，骨破壊による骨欠損像，浸食像が認められる．病巣が治癒に向かうと骨硬化を呈するが，関節変形や関節強直をきたしてくる．

関節穿刺時の膿・関節液，関節鏡検査にて採取されるパンヌスや増殖性滑膜・乾酪変性肉芽組織などの鏡検（Ziehl-Neelsen染色）もしくは培養により結核菌が証明されれば診断は確定する．

b 治療

結核性骨関節炎は全身結核の一局所病変として治療されなければならない．全身的な化学療法は必須であり，副作用に十分注意しながら，時に年単位での抗結核薬（ストレプトマイシン，イソニアジド，パラアミノサリチル酸，リファンピシン，エタンブトール，カナマイシンなど）の投与が必要となる．

急性期では安静，固定，免荷による炎症拡大の防止が行われる．限局した病巣の場合には，病巣郭清，滑膜・肉芽組織切除術が選択される．関節が破壊され支持性の損失とともに疼痛を伴うような症例では，病

☑骨関節梅毒の症候
・Parrot 仮性麻痺：骨軟骨炎・骨膜炎による骨端部の疼痛のため，四肢を動かさず麻痺症状のようにみえる．
・Hutchinson triad：実質性角膜炎，内耳性難聴，半月状切歯．

巣の徹底的な切除と関節固定による支持性の獲得が必要である.

4 非定型抗酸菌症

非定型好酸菌は，土壌や水中に棲息する菌であり，免疫不全者や高齢者など日和見感染傾向が強く，さらに特異的な臨床所見に乏しく結核類似の局所病態を示すこと，診断確定までに長期を要することから，早期より本症を疑い確定診断へ導くことが重要である.

治療は抗結核薬を含む多剤併用療法と積極的な外科的治療の併用を要す.

5 骨関節の梅毒

Treponema pallidum による骨関節の感染症は，その多くが先天性梅毒の一症状として認められる．乳幼児期に発症する早期梅毒では，Parrot 仮性麻痺を生じ，学童期に発症する遅発梅毒では，全身症候としての Hutchinson triad が特徴的とされる.

X線像では軟骨内骨化障害に基づく成長軟骨板の拡大と梅毒性肉芽組織形成による線状の虫喰い像を認める．骨病変としてゴム腫の形成，関節の変化として両側膝関節に水腫を生じる.

骨関節梅毒が他の感染症と大きく異なる点は，培養法による起炎菌の検出が困難な点であり，診断には免疫学的検査法が利用される.

治療はペニシリン系薬剤を中心とした駆梅療法を行う.

DON'Ts

- 急性化膿性骨髄炎では，必ず悪性骨腫瘍との鑑別を.
- 乳児化膿性股関節炎における切開排膿の遅れは，あってはならない.

人吉医療センター整形外科　**薬師寺俊剛**

A 運動器疾患

3 感染症
2）人工関節置換術後感染

DOs
- 感染を見逃さないようにしよう．
- 術後体温は必ず毎日チェックしよう．術後1週間を経過しても続く弛張熱や間欠熱を呈する場合は常に感染を疑うようにする．
- 自覚症状，特に疼痛については必ず毎日チェックしよう．安静時痛の出現や運動時痛の増強は要注意せよ．
- 術後早期に感染が強く疑われる場合には，必ず関節液検査をする．

人工関節置換術後感染は重篤な合併症の1つであり，発症すると，治療に時間を要し，患者にとって肉体的にも精神的にも非常に大きな負担となり，入院期間の延長やそれに伴う医療費の増大など種々の問題が生じる．近年，患者の高齢化や人工関節置換術の手術件数の増加により，人工関節置換術後感染〔あるいは人工関節周囲感染（periprosthetic joint infection；PJI）ともいわれる〕は骨・関節感染症の約20％を占めるようになっている．なかでも後述する深部感染は難治性となりやすく，その要因の1つに，細菌により産生されるムコ多糖体の被膜（バイオフィルム）の形成が指摘されている．バイオフィルムは，浮遊する細菌には有効である生体免疫防御機構や各種抗菌薬に対しバリアーとなるため，インプラント周囲にバイオフィルムがいったん形成され，その中で細菌が繁殖すると，これらの異物を全て抜去するまで感染の鎮静化は得られない場合が多い．

1 分類

手術部位感染（SSI）は，皮膚・皮下組織までの表層切開創SSI（表層感染）と深部皮下組織ならびに骨・関節の深部切開創SSI（深部感染）に分類される．表層感染では，創処置や抗菌薬投与など早期の対応で鎮静化が得られることが多いが，深部感染では，抗菌薬の全身投与のみでは完治できず，しばしば感染の鎮静化のため挿入した人工関節の抜去を余儀なくされる．また，発症時期により早期感染と遅発性感染に分けられる．感染経路として，早期感染は術中，術後に創部からの細菌の混入で起こるが，遅発性感染は血行性感染である．感染発症時期の同定は，最適な治療法を選択する上で重要となる（表1）．深部感染の発見が遅れると，人工関節抜去の確率は高くなるため，早期に正確な診断を行い，長期的な予後を踏まえた上で迅速かつ的確な治療を行う必要がある．

 コツ

表層感染の場合，関節液検査を行う場合には，発赤・腫脹部位を避けて穿刺する．針を刺すことで，深部感染へ波及することを必ず念頭において検査を行う

表1　深部人工関節置換後感染の分類

	Type 1	Type 2	Type 3	Type 4
時期	術中培養陽性	早期術後感染	急性血行性感染	遅発性（慢性）感染
定義	術中の培養結果が術後2週で陽性	術後1ヶ月以内に生じた感染	良好な術後経過後の血行性感染	1年以上持続する慢性感染
治療法	適正な抗菌薬投与	人工関節を温存したデブリドマン	人工関節を温存または抜去したデブリドマン	人工関節抜去

（久保俊一，他（監訳），INSALL & Scott 膝の外科 Surgery of the knee 原著4版，金芳堂，2007；1785 より）

Pitfall

培養検査で起炎菌が同定されれば診断は確定するが，菌が検出されなくても，感染を完全に否定することはできない．臨床症状や他の検査所見から感染が疑われる場合には，繰り返し培養検査を行うことが必要である．弱毒菌感染が疑われる場合には，培養検査期間を通常の7日間から14日まで延長すべきである．

2　発生頻度

初回の人工関節置換術において，人工股関節置換術（THA）では0.2％〜0.6％，人工膝関節置換術（TKA）では2.2〜2.9％と報告されている．再置換術では，THAで0.5〜17.3％，TKAで約3％程度である．

3　起炎菌

約半数が黄色ブドウ球菌，表皮ブドウ球菌である．その他大腸菌，連鎖球菌，緑膿菌などが報告されている．

4　臨床症状

感染徴候として，発熱，疼痛，局所熱感，発赤，腫脹があげられる．特に37℃以上の発熱が，術後1週間を経過しても続く場合や夕方に高くなる弛張熱や間欠熱を呈する場合には，まず感染を疑うべきである．また，術後安静時痛の出現や運動時痛の増強も感染を見逃さない重要な初発症状である．感染が進行した例では，皮下膿瘍や瘻孔が形成される．

5　検査

a　血液・生化学検査

一般に白血球数（分画まで），赤沈値，CRPが用いられている．なかでもCRPが最も鋭敏な指標とされている．人工関節置換術後のCRPの推移は，術後3日目にピークを示し，その後低下していく．THAでは術後3週以降，TKAでは術後4週以降にCRPが正常化しない場合には，感染を念頭におき，注意深く観察する必要がある．近年，血清インターロイキン（IL-1, IL-6）や主に好中球で発現する抗微生物ペプチド：αディフェンシンなど新しいマーカーも注目されている．

b　関節液検査

術後早期や関節リウマチなどの炎症性疾患の場合にはCRPの上昇は感染に特徴的な所見とはならない．関節液検査は深部感染の診断を行う上で有用な検査法である．得られた関節液の量，外観，粘稠度を観察後，白血球数（分画まで）および糖値を測定し，同時にグラム染色による菌の検索と培養検査（一般細菌に加え，嫌気性菌，真菌，結核菌まで検査する）による起炎菌の同定ならびに薬剤感受性試験を行う．深部感染では，混濁の強いクリームから乳白色，時

に血性の関節液が貯留する．白血球数が 50,000/mm³ を超え，かつ分画上 90% 以上が好中球よりなる場合には，深部感染を強く疑う．近年，尿検査試験紙で行う白血球エラスターゼ検査も感度，特異度とも 80% 以上の良好な診断能が報告され，注目されている．またポリメラーゼ連鎖反応法（PCR）では，抗菌薬使用下でも検出可能である．さらにマルチプレックス PCR 化により，メチシリン耐性菌，グラム陽性・陰性菌判別が同時に可能で，術前起炎菌を同定できない場合でも，採取した組織より術中診断もでき，その有用性が報告されている．今後一般的な普及が待たれる検査法である．

c　画像所見

X 線検査では，発症早期には異常はみられない．進行すると，インプラントの弛みや周囲の骨透亮像，骨吸収像，骨萎縮像がみられることもあるが，感染に特異的な所見はない．CT や MRI では，アーチファクトの影響が大きく詳細な情報は得られがたい．近年，¹⁸F-fluoride PET（フッ化ナトリウム使用 PET）はアーチファクトの影響を受けず診断能が高いとの報告もあるが，多くの施設では行えない．

6　診断

関節液検査で確定診断が得られなくても，病歴，血液・生化学所見，画像所見から深部感染が強く疑われた場合には，直ちに手術に踏み切ることが重要である．

 コツ

術中に汚染の強い組織を迅速病理検査へ提出し，400 倍強視野内に 5〜10 個以上の好中球が 5 視野以上確認されれば，まず感染と考えてよい．

7　治療

感染発症から 1 ヶ月未満であり，X 線上変化がないもの，瘻孔がないもの，起炎菌がメチシリン耐性黄色ブドウ球菌（MRSA）でなければ，まず郭清術を行い，人工関節の温存を図る．TKA では関節鏡視下での郭清術も報告されているが，後十字靱帯切離型の機種では，インサートのポストにより顆間窩後方まで十分に郭清できないため，関節切開下に行う．郭清後は生理食塩水による持続洗浄を行う．洗浄後，感染が鎮静化しない場合には人工関節を抜去し，抗菌薬を含有したセメントビーズや抜去した人工関節の形状に合わせたセメントスペーサーを挿入する．

X 線上変化があるもの，瘻孔形成しているもの，MRSA 感染であるもの，発症から 1 ヶ月以上経過しているものに関しては，人工関節をすべて抜去し，徹底した郭清後，持続洗浄あるいは抗菌薬含有セメントビーズ／スペーサーを挿入する．鎮静化が得られない場合は郭清術を繰り返し行い，新たにセメントビーズ／スペーサーを作成し挿入する．

さらに，高圧酸素療法が行える施設では，術後併用することも感染の鎮静化には有効であると報告されている．

 コツ

人工関節の形状に合わせたセメントスペーサー挿入後は 1/3 程度の部分荷重は可能である．車椅子移動のみにせず，部分荷重での歩行訓練をリハビリテーションメニューに組み込んでおくことが，その後の機能障害を少なくする上で重要である．

Pitfall

治療が長期に及ぶため，患者側へも医療側へも肉体的精神的負担は大きい．治療経過が思わしくない場合も少なくないため，患者への精神的配慮を怠らないよう十分言動には注意を払う必要がある．X線上変化があるものは骨髄炎へ波及しているため，感染の鎮静化が得られない場合がある．その場合下肢切断や関節固定術の可能性について十分本人や家族へ説明しておくことは当然のことである．

再置換術は感染の鎮静化を待って二期的に行われることが多く，鎮静化から最低3ヶ月の待機期間がおかれる．その間関節可動域の維持や筋萎縮の防止に努めることが重要である．

DON'Ts

- 深部感染は抗菌薬投与のみでは完治しないことを忘れるな！
- 深部感染が強く疑われた場合には直ちに手術に踏み切ることを躊躇してはならない．

熊本大学医学部整形外科　**中村英一**

☑ 閉鎖式局所持続洗浄療法

骨・関節感染症（骨髄炎や化膿性関節炎）に対する閉鎖式局所持続洗浄療法（continuous closed irrigation；CCI）は，1945年にSmith-Petersenらにより報告され（Smith-Petersen MN, et al: J Bone Joint Surg Am,1945），これまで種々の改良が行われてきた（Compere EL,et al:J Bone Joint Surg Am,1967）．我が国では，Kawashimaらにより閉鎖止回路の追加（Kawashima M, et al. J Bone Joint Surg Am,1967）など，使用上の工夫がなされ普及している．人工関節周囲感染に対するCCIについては，Tsumuraらにより，その有用性が報告され（Tsumura H, et al:Int Orthop,2005），治療法の1つとして挙げられるが，いまだ賛否両論がある（Royo A, et al:Open Orthop J,2013. Kuo CL, et al: J Trauma, 2011）．

3) 化膿性脊椎炎

A 運動器疾患 / 3 感染症

DOs

- 脊椎感染症は軟骨終板に発生する．
- コンプロマイズド・ホストにおける発症が増加している．
- 針生検により起炎菌を確定することが治療戦略上極めて重要である．
- 結核は二類感染症であり法的に届け出の義務があると同時に公費医療の対象となる．

脊椎の感染症は化膿性脊椎炎，結核性脊椎炎に大別される．両者とも細菌感染であるが，病態ならびに治療方針が異なるため，区別して論じられる．

1 化膿性脊椎炎

a 病態
椎体の軟骨終板に血行性感染して発症する．

b 疫学
40歳以上に多い．近年は高齢者やコンプロマイズド・ホストでの発症が増加している．起炎菌は黄色ブドウ球菌（MRSA含む）が最も多い．罹患高位は腰椎，頸椎，胸椎の順に多い．

c 症状
主症状は発熱と罹患椎の疼痛・不撓性である．しかしながら，発熱がなく，明らかな発症経過が不明（潜行型）のこともあるので注意を要する．進行すると膿瘍形成や椎体破壊による神経症状を伴う．

d 診断
血液・生化学検査で白血球数増加，赤沈値上昇，CRP上昇を認める．しかしながら弱毒菌による感染では炎症反応に乏しい場合もあるので注意が必要である．コンプロマイズド・ホストにおいては真菌感染も疑い β-D-グルカン（真菌細胞壁の構成成分）もスクリーニングする．画像検査として単純X線像における軟骨終板の破壊と不整，椎間腔狭小化が特徴である（図1a）．MRIは単純X線よりも早期から罹患椎終板，椎間板の輝度異常（T1強調像でlow-iso，T2強調像でhigh）や腸腰筋膿瘍など周辺の膿瘍をとらえることができる（図1b～d）．確定診断と治療方針決定のために起炎菌の同定が重要である．抗菌薬使用開始前に病巣部の針生検と動脈血培養を行う．

Pitfall
化膿性脊椎炎患者では感染の原発巣が見逃されている場合がある．特に感染性心内膜炎には注意を払う．

e 治療
抗菌薬投与と局所安静による保存療法（ギプスベッド，硬性コルセット）が第一選択である．進行して椎体破壊や神経症状を呈するもの，保存療法が無効なものには手術を考慮する．手術は病巣掻爬・骨移植術が基本である．最近は局所麻酔下でのドレナージや脊椎内視鏡を用いた低侵襲手術も報告されている．

2 結核性脊椎炎（脊椎カリエス）

a 病態
全身病としての結核の一症状で，肺などに感染した結核菌が二次的に脊椎に移行して発症する．

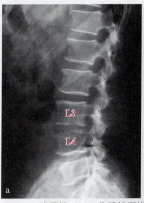
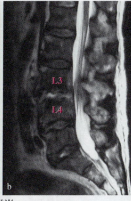
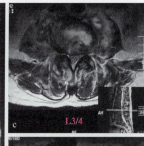
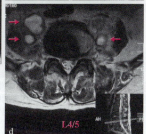

図1 66歳男性．L3/4化膿性脊椎炎
a：単純X線像：終板不整がみられる．
b, c：MRI（T2強調）：L3/4椎間腔が高輝度となっている．
d：MRI（T2強調）L4/5椎間高位：矢印は腸腰筋膿瘍を示す．

b 疫学

過去に感染したものが，体力の衰えなどにより数十年を経て発病することがあり，特に高齢者や糖尿病患者で発病リスクが高い．罹患高位は胸椎〜上位腰椎が多い．

 コツ

結核は「感染症法」による二類感染症であり，医師は診断確定後ただちに保健所に届け出る義務がある．喀痰検査での排菌陽性者は空気感染の可能性があるため陰圧室への入院もしくは感染症指定医療機関への転院を考慮する必要がある．

c 症状

明白な炎症反応を伴わず慢性に進行する．冷性膿を排出し傍脊柱膿瘍や流注膿瘍を形成する．椎体が破壊されて亀背変形や対麻痺（Pott麻痺）をきたすことがある．

d 診断

画像上，椎体破壊が激しく，修復機転を認めないのが特徴である（図2）．Gd-DTPA MRIにおいてrim enhancementを認める．確定診断は針生検により病巣組織を採取し，病理学的に結核結節を証明するかPCR法にて結核菌遺伝子を証明する．好酸菌培養は薬剤感受性の同定に必要であるが，結果が出るまで3〜6週間を要する．

☑ わが国における結核の動向

わが国において結核は昭和20年頃まで死亡原因の第1位であり「国民病」とよばれていた．その後，結核の特効薬であるストレプトマイシン（SM）の発見に続き，イソニアジド（INH），リファンピシン（RFP）が開発されたことと，保健衛生と生活環境の向上により新規肺結核患者は減少し死亡率も激減したのである．しかしながら新規肺結核患者数は再び増加傾向にある．その原因はコンプロマイズド・ホストの増加や肺結核の既往を有する世代の高齢化による再発である．また，在日外国人における結核感染者数も増加している．現在もなお他のアジア諸国では日本の約5〜10倍の発生率なのである．

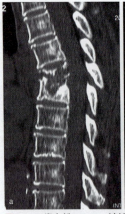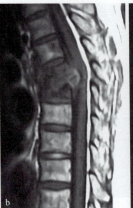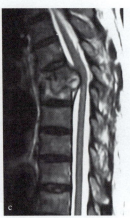

図2 79歳女性，Th7-8結核性脊椎炎
a：単純CT像．b：MRI T1強調像．c：MRI T2強調像．
Th7椎体の破壊が強い．脊柱管内に膨隆する肉芽組織によって対麻痺を呈していた．

e 治療

3〜4種類の抗結核薬(RFP, INH, EB, PZA, SM)併用による化学療法と局所安静(ギプスベッド，硬性コルセット)が中心となるが，椎体破壊が進行して亀背変形や脊髄麻痺を呈した例には病巣掻爬・骨移植術に加えて矯正・除圧術を考慮する．長期にわたる服薬が必要で最低6ヶ月以上，2年近く投与される場合もある．

> ⚠️ **Pitfall**
>
> 抗結核薬投与中は副作用に注意する．
> INH(イソニアジド)　　：肝障害
> RFP(リファンピシン)　：肝障害
> EB(エタンブトール)　　：視神経障害*
> SM(ストレプトマイシン)：聴力障害，腎障害，肝障害
> PZA(ピラジナミド)　　：肝障害
> *エタンブトール視神経炎の予防にビタミンB6を併用

☑ DON'Ts

- 起炎菌がわからないまま，抗菌薬を乱用してはならない．初診時すでに投与されている場合は，一度抗菌薬を中止してから針生検を考慮する．
- 化膿性脊椎炎で脊髄麻痺(排尿障害を含む)が出現した場合は緊急手術の適応となる．速やかに脊椎脊髄病専門医にコンサルトすること．

和歌山県立医科大学整形外科　橋爪 洋／吉田宗人

> ☑ **Pott麻痺**
> 亀背が生じ両下肢の麻痺をきたす病態をイギリスの医師Percival Pottが独立的な疾病として捉え，報告したことから名付けられた．結核菌が発見される約1世紀前のことであった．

3 感染症
4）軟部組織感染症

> **DOs**
> - 壊死性軟部組織感染症は，急速に全身状態の悪化をまねき，極めて致死率の高い感染症であることを認識せよ．
> - 早期治療が必須であり，局所所見のみでなく全身状態を詳細に観察せよ．

軟部組織感染症は，蜂窩織炎をはじめ日常診療において頻繁に目にする疾患である．しかし，同様の初期臨床像を呈し，その後急速に軟部組織の壊死，全身状態の悪化，ひいては生命をも脅かす重症軟部組織感染症が存在する．近年では，これらを壊死性軟部組織感染症として総括する傾向にある．いずれの疾患においても，壊死軟部組織は細菌繁殖を助長し，筋壊死は腎不全・代謝性アシドーシスの悪化をまねくため，広範囲かつ徹底的なデブリドマンが必要であり，切断を余儀なくされることも多い．

1 劇症型A群β溶血連鎖球菌感染症

突発的に発症し，急速に多臓器不全に進行する敗血症性ショック病態であり，その起炎菌であるA群β溶連菌は壊死性筋膜炎の原因として知られている．この化膿性連鎖球菌が産生する外毒素により，炎症が急速に拡大し全身状態を悪化させると考えられており（toxic shock-like syndrome；TSLS），極めて致死率の高い感染症である．

感染局所では，境界不鮮明な発赤・腫脹，突発的な疼痛が出現し，その後，紫色の水疱が形成され，壊死性軟部組織炎が認められる．進行すると皮膚の局所知覚麻痺により無痛となり，皮膚壊死が生じる（図1）．

上記臨床所見により溶連菌感染症が疑われる場合には，早急に試験切開を行い，グラム染色を行うことが必要である．A群β

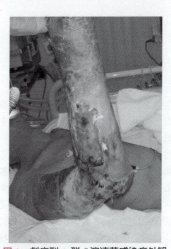

図1　劇症型A群β溶連菌感染症外観

溶連菌が検出されれば診断が確定される．

早期治療開始が必須であり，ペニシリンを第一選択薬とする抗菌薬投与と，緊急外科的デブリドマン，高圧酸素療法（HBO）を併用する（表1）．

2 クロストリジウム性ガス壊疽

病原菌の中で最も頻度の高い *Clostridium perfringens* は，土壌や動物の糞便中，皮膚，床などに常在菌として認められる．泥による汚染創からの感染がほとんどであるが，汚染創の閉鎖，筋層に至る深部到達創，糖尿病や血管病変をもつコンプロマイズド・ホストなど，宿主の体内環境が菌増殖に適

表1　高圧酸素療法（HBO）

①血液から組織への酸素拡散を促進し，組織に発生している低酸素状態を迅速に改善する
②過剰の酸素が好気性菌を含む全ての菌の増殖を抑制し，静菌的に作用する
③白血球の貪食能亢進など宿主側の感染防御機構を高める
④破骨細胞の活動性を高め，壊死骨を除去し新生骨への置換を促進する

⇩

嫌気性菌感染症のみならず，好気性菌感染症に対しても適応

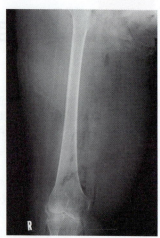

図2　クロストリジウム性ガス壊疽X線像

表2　Kanavelの四徴

①指のびまん性腫脹
② IPならびに MCP 関節の軽度屈曲位
③指の他動的伸展に伴う著明な疼痛の誘発
④腱鞘の走行に沿った圧痛

した場合に感染症が成立する．その後，菌産生外毒素によって生じる筋壊死と全身性毒素症状が，ガス壊疽特有の臨床徴候を生み出す．

潜伏期間は6〜48時間と非常に短く，筋組織破壊による激痛と著明な腫脹で初発する．創部は滲出液を排出し悪臭を放ち，ガス産生による握雪音・捻髪音を認める．X線像では筋内にガス像がみられる（図2）．

混合感染していることが多いため，抗菌薬投与は通常ペニシリンとアミノグリコシド系薬の併用投与にて開始し，経過をみて必要であれば抗菌薬変更を考慮する．

3　非クロストリジウム性ガス壊疽

クロストリジウム性ガス壊疽に比べ進行は緩徐であり，初期症状も通常の蜂窩織炎と同程度の発赤・腫脹・熱感・疼痛で初発するなど軽度であるが，進行例での致死率は高く，高齢者や免疫不全患者に多い．

抗菌薬は起炎菌の感受性に応じ選択する．

4　感染性腱鞘（滑膜）炎

手足は外傷を受けやすく，細菌感染を起こしやすい．加えて感染の遷延は重篤な機能障害をきたすこととなるため，早期の外科的治療が必要となる．

a　化膿性腱鞘（滑膜）炎

通常，指掌部の異物穿通創により発生するが，皮下膿瘍，骨髄炎，化膿性関節炎などから直接もしくは血行性に発症する場合もあり，起炎菌は黄色ブドウ球菌が大半を占める．手の屈筋腱に好発するが，手指から手掌部では馬蹄型に，さらに前腕（Parona腔）へと炎症が急速に拡大する．

主要症状として Kanavel の四徴（表2）が認められることが多い．発症後2日以内であれば，局所安静，大量抗菌薬の全身投与にて軽快へ向かう場合もあるが，初診時すでに発症より数日経過していることも多く，この場合，緊急手術の適応である．手術では腱鞘を大きく切開し排膿するとともに，炎症が存在する部位は徹底的に滑膜切除する．創は術後も十分排膿できるように完全

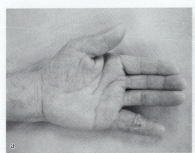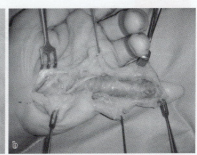

図3 結核性腱鞘炎症例（左手指）
a：外観．b：術中所見．

b 結核性腱鞘（滑膜）炎

化膿性腱鞘炎に比べ炎症所見に乏しく，腱に沿った腫脹・腫瘤形成は認めるも，局所の発赤，熱感，疼痛はないかあっても軽度であることが多い（図3a）．さらに血液検査上の炎症反応も中等度亢進にとどまる．ほとんどの症例でツベルクリン反応は強陽性を示すが，穿刺液の結核菌培養結果判定には4～8週を要すること，結核菌検出率は60～70％であることから，保存的治療に抵抗する腱鞘炎では，積極的に滑膜切除を行い病理組織学的検査および抗酸菌染色にて結核結節，結核菌を証明することが必要である（図3b）．腱鞘滑膜切除に際しては，病巣残存による再発の可能性が高く，徹底的な切除を要し，腱まで病巣が波及している場合には，腱切除・二期的腱移植まで考慮する．結核性骨関節炎と同様，十分な抗結核薬の投与を要す．

5 筋肉感染症

筋肉の感染症は腸腰菌膿瘍に代表されるように，その多くが化膿性椎体炎や虫垂炎など周囲感染巣からの直接的波及によることが多い．しかし，小児では血行性に筋肉へ感染が生じ膿瘍を形成することがある．

レジオネラ・マイコプラズマ感染症やオウム病などでは，肺炎に合併して重症筋炎を生じ，結果，横紋筋融解症を呈した症例が報告されている．また，ツツガムシ病や旋毛虫などの寄生虫，トキソプラズマによっても多発筋炎を生じることがある．

DON'Ts

- 壊死性軟部組織感染症では，全身状態の悪化を見逃してはならない．切断に踏み切る時期を誤らないようにすることが重要である．

人吉医療センター整形外科　**薬師寺俊剛**

A 運動器疾患

3 感染症

5) 特殊な感染症

> **DOs**
> - MRSA および VRE 感染症は，その発症を予防せよ．
> - 感染症における治療薬の選択には，抗菌力だけでなく，組織移行性や安全性などを考慮する．

1 MRSA 感染症

a 耐性獲得機序

ペニシリンをはじめとする β-ラクタム系抗菌薬は，黄色ブドウ球菌の産生する細胞壁合成酵素であるペニシリン結合蛋白（penicillin-binding proteins；PBPs）に結合して細胞壁の合成を阻害し，殺菌的に作用する．黄色ブドウ球菌は主に $PBP_1 \sim PBP_4$ の 4 種類の PBP を産生するが，メチシリン耐性黄色ブドウ球菌(MRSA)は染色体上に mec A という外来性遺伝子をもち，この遺伝子の働きにより 5 つめの PBP(PBP_2)を産生する．この PBP_2 は β-ラクタム系抗菌薬が結合しにくい酵素であり，β-ラクタム系抗菌薬が存在しても細胞壁を合成できないため，これらの抗菌薬に対して耐性を示す．また，β-ラクタム系抗菌薬以外の抗菌薬に対しては，mec A を含む mec DNA 領域に各種抗菌薬耐性遺伝子が組み込まれ，耐性を獲得すると考えられている．

b 病態・診断

MRSA 感染症は免疫機能が低下した患者で発症することが多く，また効果が期待できる抗菌薬が限られることより重症化しやすい（表1）．整形外科領域では血行感染はまれであり，褥瘡，術後の創部感染，開放創などに生じることがほとんどである．これらは細菌そのものによる感染症であるが，その他に毒素性ショック症候群毒素-1（toxic shock syndrome toxin-1；TSST-1）に代表される菌産生毒素による感染症状がある．

MRSA の診断では検出された黄色ブドウ球菌が薬剤耐性かどうかを判定する．

c 抗 MRSA 薬

わが国で認められている抗 MRSA 薬は，グリコペプチド系薬のバンコマイシン，テイコプラニンと，アミノグリコシド系薬のアルベカシン，新たな抗 MRSA 薬であるリネゾリドである．これら治療薬の選択に際しては，抗菌力だけでなく，組織移行性，安全性などを考慮する必要がある．バンコマイシン，テイコプラニン，アルベカシンは治療有効血中濃度と副作用発現血中濃度の範囲が比較的狭く，薬剤の血中濃度を測定し，患者ごとに投与量・投与間隔を変更する必要がある．一方，リネゾリドは腎障害による薬物動態の変化が少ないとされており，腎障害患者でも投与量を変更することなく使用可能とされる．さらにリネゾリドは骨・筋肉・脂肪組織・髄液への組織移行性が良好であり，MRSA による骨髄炎などに有用であると考えられている．しかし，抗 MRSA 薬の乱用により，さらなる薬剤耐性を獲得した細菌感染症が引き起こされる可能性を十分考慮し，その使用には適切な判断が必要である．

d ホスホマイシン-セフェム系の併用効果

単剤ではまったく感受性がないセフェム系薬がホスホマイシンとの併用により，非常に強力な効果を生じることが以前より知

表1　MRSA感染症の易罹患状態

1. 免疫機能低下
   - 基礎疾患：悪性腫瘍，糖尿病，腎不全（透析）など
   - 薬剤投与：免疫抑制薬，抗腫瘍薬など
   - その他：臓器移植，新生児
2. 侵襲的医療行為
   - 手術
   - 人工呼吸管理
   - 体内異物留置：血管内，膀胱内留置カテーテルなど
3. その他
   - 広範囲熱傷
   - 長期入院（特にICU）
   - 長期抗菌薬投与（特に広域スペクトル）

表2　FOMとの併用効果が期待される薬剤

1. 通常のブドウ球菌に対してある程度強い抗菌力を有する
2. MRSA発症前にあまり使用されていない

- セファゾリン（CEZ）
- セファロリジン（CER）
- セフメタゾール（CMZ）
- セフゾナム（CZOM）
- フルモキセフ（FMOX）
- イミペネム（IPM）　　　　　など

られている．

その機序として，ある濃度以上のFOM存在環境は，前述したMRSAのPBP$_2$，PBP$_2$産生能を低下させ，単剤で効果がないβ-ラクタム系抗菌薬がPBPに結合して細胞壁の合成を阻害可能となるためとされている（表2）．

2　VRE感染症

バンコマイシン耐性腸球菌（vancomycin resistant enterococci；VRE）はほとんどの場合，腸管などに無症候性保菌者として存在し，患者の全身状態悪化に伴い内因性感染症の形で発症する．尿路感染症，敗血症，感染性心内膜炎，胆道感染症，腹膜炎，肺炎などを生じるも，治療手段が限られるため死亡率が50％以上と予後不良である．

元来，腸球菌はセフェム系抗菌薬に対し自然耐性を示し，特に*E. faecium*は病原性が弱いもののバンコマイシン以外のほとんどの薬剤に耐性を示すことからバンコマイシン耐性遺伝子の受け皿となった．VREのバンコマイシン耐性には現在，Van A，Van B，Van C，Van D，Van E，Van Gの6タイプが知られており，臨床上，問題となるのは耐性遺伝子*van A*，*van B*をもつ腸球菌（ほとんどが*Enterococcus faecium*と*Enterococcus faecalis*）である．Van Aはバンコマイシン・テイコプラニン耐性，Van Bはバンコマイシン耐性，テイコプラニン感受性とされており，実際にバンコマイシン耐性遺伝子*van A*をもつMRSAが確認されており，今後の急速な蔓延が危惧されている．

DON'Ts

- ☐ 抗菌薬は乱用してはならない．
- ☐ バンコマイシン耐性遺伝子をもつMRSAの蔓延は，絶対に防止しなくてはならない．

人吉医療センター整形外科　**薬師寺俊剛**

4 骨軟部腫瘍
1) 良性骨腫瘍・骨腫瘍類似疾患

DOs

- 骨軟骨腫：最も頻度の高い良性骨腫瘍で，大腿骨遠位骨幹端，脛骨近位骨幹端に多いことを覚えておこう．
- 内軟骨腫：手足の短骨で一番多い良性骨腫瘍である．四肢長管骨に発生し，痛みがある時は軟骨肉腫を疑おう．
- 骨巨細胞腫：20代後半女性に多く，膝周辺に多い．再発率が高いので治療は専門医へ．
- 軟骨芽細胞腫：成長期の膝の痛みの中に大腿骨近位の軟骨芽細胞腫がある．極めてまれに肺に移行(転移)することがある．
- 類骨骨腫：若い男性に多く，疼痛をきたす腫瘍の代表である．
- 非骨化性線維腫：10歳代に見つかることが多く，成長終了時までに大部分が治癒する．
- 単発性骨囊腫：20歳以下の上腕骨近位，大腿骨近位に発生し，大多数は症状がなく，病的骨折でみつかることもある．
- 動脈瘤様骨囊腫：二次性のなかに悪性腫瘍由来のものがある．
- 線維性骨異形成症：10歳，20歳代に発生し，単骨性，多骨性がある．顔面骨も含めすべての骨に発症する．

1 骨軟骨腫

a 概念・疫学

骨軟骨腫(osteochondroma)は，軟骨内骨化を呈すすべての骨に発生し得る良性腫瘍である．長管骨(大腿骨遠位，上腕骨近位，脛骨近位，腓骨近位)の骨幹端に好発し，骨の外表に突出する骨性隆起病変で，表面を軟骨(軟骨帽)が覆う．病変部の髄腔と既存骨の髄腔は連続性を示す．腸骨や肩甲骨などの扁平骨にもみられる．単発性(85%)と多発性(15%)があり，後者の多くは常染色体優性遺伝を示すといわれる．好発年齢は10～20歳で，加齢とともに軟骨帽は薄くなる．単発性骨軟骨腫の発生頻度は良性骨腫瘍の35%，全骨腫瘍の8%であり，骨腫瘍の中で最高頻度である．悪性化(軟骨肉腫)は，特発性の骨軟骨腫では極めてまれ(1%以下)であるが，家族性多発性症例では1～8%といわれている．

b 画像診断

X線像で特徴的な罹患骨の骨皮質，海面骨から連続した骨性隆起(骨皮質の先細り，髄腔の連続など)で茸状，台地状の像を呈する．MRIによる軟骨帽の描出により診断は容易である．X線像でカリフラワー状，MRIで軟骨帽の厚みが2cm以上の時は悪性化を疑う(図1)．

鑑別診断：傍骨性骨肉腫，化骨性筋炎，傍骨性の骨軟骨増殖

c 病理学的所見

有茎性または広基性の骨性隆起病変で，表面は肉眼的に平滑である．外層に硝子軟骨組織(軟骨帽，厚さは2cm以下)が存在し，軟骨内骨化を経て骨組織へ移行する．病変部の髄腔は基部で既存骨の随腔へ連続する．

悪性転化を示唆する所見は，軟骨帽の表面が粗造になり厚さの増加(2cm以上)，軟

骨の不規則な分葉，軟部組織への浸潤，硝子軟骨の細胞配列の乱れ，広範な線維化，粘液性変化，軟骨細胞密度の増加や核分裂増加，軟骨細胞の強い細胞異型，軟骨の壊死などである．

d 治療・予後

治療は症状（腫瘤の存在による痛み，美容状の問題，変形）がない時には経過観察のみでよい．多くの症例で手術の必要がない．症状を訴える時には軟骨帽をすべて含めて切除する．軟骨帽を残すと再発する．肘関節，手関節，足関節などの関節変形，脱臼，短縮に対して切除，骨延長，矯正骨切り術が選択される．これらの治療は多発性骨軟骨腫の症例に多い．予後は良好であるが，単発生で数％，多発性で20％悪性化する．成長期が終了した後の腫瘤の増大に気をつける．

Pitfall

簡単な手術と油断しない．術後のX線像で膨隆基部の取り残しが多い．丸ノミ，リウエルを上手に使うこと．

コツ

病変の増大は若年期のみ．成人期以降の増大は悪性化を疑うので将来そのような事態になったら放置せず整形外科を受診するように必ず説明をしておく．

2 内軟骨腫

a 概念・疫学

軟骨腫に分類され，内軟骨腫の他に骨膜性軟骨腫，多発性軟骨腫症がある．内軟骨腫（enchondroma）は髄骨に発生する良性軟骨性腫瘍．ほとんどは単発性だが，時に2つ以上の骨や，同一骨の2ヶ所以上に発生する（Maffucci症候群，Ollier病）．全良性骨腫瘍の10〜25％で骨軟骨腫に次いで多い．5〜80歳までの広範な年齢層に発生す

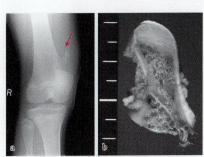

図1 茸状骨軟骨腫X線像（a，矢印）．軟骨帽を認める（b）．

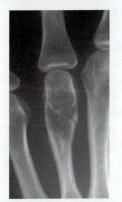

図2 病的骨折を伴う内軟骨腫X線像

るが10〜30歳代に多い．性差はない．発生部位は，半分は手と足の小管状骨に発生．次いで，長管状骨，特に上腕骨近位部，大腿骨近位および遠位部に発生する．扁平骨（骨盤骨，肩甲骨）には少なく，頭蓋・顔面骨は極めてまれである．

b 画像診断

X線像で骨皮質の菲薄化と膨隆を伴った境界明瞭な骨透亮像として認められる（図2）．多くの症例に石灰化が認められるが小児例では石灰化は少なく，骨嚢腫と似た像を呈する．手足などの短骨発生であればまず内軟骨腫を疑うが，長管骨発生の時は軟骨肉腫との鑑別は難しく，痛み，骨皮質の破壊，軟部への進展などは悪性を示唆するため注意が必要である．

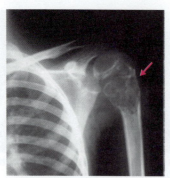

図3 soap bubble appearance を認める骨巨細胞腫

鑑別診断：骨梗塞，軟骨肉腫

c 病理学的所見

ほとんどは 3cm 以下．肉眼的に灰白色〜乳光色．境界明瞭で多結節性あるいは分葉性．組織学的には硝子軟骨基質をもち細胞密度は低く，血管がない．HE 染色では基質のため淡青色．軟骨細胞は軟骨小窩をもち，核は小さく丸い．しかし核小体をもつやや大型の核もしばしば認められる．核分裂像は極めて少なく，通常存在しない．

手と足の小管状骨の内軟骨腫は，細胞密度が高く細胞異型を示すことがある．しかし，このような所見を画像所見なしで軟骨肉腫と誤診してはいけない．

 Pitfall

- 低悪性度の軟骨肉腫と内軟骨腫の病理学的鑑別は難しいことがある．
- 骨皮質を含めた十分な生検材料を提出すること．
- 上腕骨近位は内軟骨腫の好発部位であり，五十肩などの痛みの鑑別をしっかりと行うのが肝要．

d 治療・予後

掻爬と骨移植術（自家骨，人工骨）が一般的に行われている．骨移植を必要としない鏡視下掻爬術も報告されている．しかし疼痛がないときは慌てて手術する必要がなく経過観察も可能．また病的骨折を合併しているときは変形が問題なければ完全に骨折が癒合してから手術を行う．術後再発は少ない．

 Pitfall

内軟骨腫であれば手術の必要性がないこともある．造影 MRI や生検で鑑別診断を！

3 骨巨細胞腫

a 概念・疫学

骨巨細胞腫（giant cell tumor；GCT）は WHO2013 年分類では中間性に分類されている．局所侵襲性で，再発を繰り返したり，まれに肺転移をきたすものもある．全原発性骨腫瘍 4〜5％ を占める．好発年齢は 20〜45 歳．10 歳代にみられることもある．しかし骨格が未成熟な者にはほとんど発生しない（15 歳以下はまれで，10 歳以下の小児にはほとんど認められない）．女性にやや多い．

長管骨の骨端部に発生し，全体の半数は膝周辺，特に大腿骨遠位部，脛骨近位部に好発する．その他，橈骨遠位部，上腕骨近位部，仙骨にもしばしば認められる．5％ は扁平骨（特に骨盤骨）に発生．肋骨や頭蓋・顔面骨にはまれである．

b 画像診断

X 線像は骨幹端に偏心性の溶骨像である．時に多房性の石鹸泡沫状陰影（soap bubble appearance）を呈する．骨皮質が菲薄化し一見悪性腫瘍と間違える．骨膜反応はない（図3）．

鑑別診断：骨芽細胞腫，骨肉腫，線維肉腫，UPS / MFH

c 病理学的所見

卵円形から短紡錘形の単核細胞の密な増殖の中にほぼ均等に分布する多数の破骨細胞型多核巨細胞からなる．この巨細胞の核の数はかなり多く 50〜100 個といわれる．

巨細胞の個々の核の形状は単核細胞の核と同じ所見を示す．核分裂像は色々な程度に認められる（2〜20/10HPF）．しかし異型核分裂像はない．もし異型核分裂像があれば巨細胞に富む悪性腫瘍を考える．

破骨細胞型多核巨細胞は腫瘍細胞ではない．単核細胞が腫瘍細胞である．

10％の症例で線維化や二次的な動脈瘤様骨嚢胞（ABC）様変化が認められる．少量の骨形成を示すこともある（特に病的骨折や生検の後で）．腫瘍が軟部組織や肺に存在する時は，その組織所見は原発巣の所見と同じ所見を示し，しばしば腫瘍辺縁に反応性骨形成を示す．1/3 の症例で，血管内に腫瘍組織が存在する（特に腫瘍辺縁で多い）．しかしこの所見は予後とは関連しない．

大型の腫瘍では壊死巣がよくみられる．巣状に細胞異型が認められる場合は悪性が示唆される．免疫染色では多核巨細胞は組織球マーカー陽性である．

d　治療・予後

局所で活動性が高く，早急な手術適応がある．手術は掻爬と骨移植（自家骨，人工骨）が行われる．しかし30〜40％再発する．再発を防ぐために凍結療法，フェノール処理，骨セメントの充填，温水洗浄などが補助療法として手術時に使用されている．人工関節の適応になることがある．数％肺へ移行することがある．また再発を繰り返すうちに悪性化した報告もある．最近では抗RANKL抗体であるデノスマブが適応となり，手術の難しい症例などで使用されている．

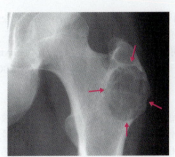

図4　soap bubble appearance を認める良性軟骨芽細胞腫

 Pitfall

giant cell rich osteosarcoma, giant cell reparative granuloma という疾患と間違いやすいので注意せよ．局所破壊性が強く，まれに転移することがある．

4　軟骨芽細胞腫

a　概念・疫学

軟骨芽細胞腫（chondroblastoma）はWHO2013年分類では中間性に分類されている．軟骨産生性腫瘍で，ほとんど（75％以上）は長管骨の骨端部に発生．好発部位は，大腿骨近位および遠位，脛骨近位，上腕骨近位の骨端部および骨幹端部．その他，寛骨，腸骨，距骨，踵骨，膝蓋骨，側頭骨にみられる．通常ほとんど単発性である．2〜83歳にわたる広範な年齢層に発生するが，骨格が未成熟の10歳代に好発する．やや男性に多い．

b　画像診断

X線像は長管骨の骨幹端に円形あるいは

☑ **病的骨折の落とし穴**

大腿骨近位部のSBCによる病的骨折と診断され近医で保存加療を数ヶ月間うけていた患者さんがいる．最終的に骨癒合は得られず大学へ紹介となり最終診断は骨肉腫だった．SBCであれば保存加療で骨癒合は得られる．あやしいと感じた時は専門医へ相談しよう．

楕円形の辺縁硬化像を伴った境界明瞭な骨透亮像を示す(図4)．

鑑別診断：clear cell chondrosarcoma, chobndro-blastic osteosarcoma, GCT, ABC, chondromyxoid fibroma.

c 病理学的所見

細胞境界明瞭な円形から多稜形の単核の軟骨芽細胞の均一な増殖からなり，破骨細胞様の多核巨細胞がランダムに分布する．軟骨芽細胞の胞体は淡明〜淡好酸性で，円形〜卵円形の核をもつ．核はクロマチン分布が均等でしばしば切れ込みや核溝を有し，核小体は小さいか，あるいは不明瞭．このような軟骨芽細胞が偽分葉を示しつつシート状に増殖する．しばしば敷石状を示す．核分裂は通常認められるが多くはない．

破骨細胞様多核巨細胞の数は症例によって様々．骨GCT様に多数の巨細胞が存在することもある．巨細胞の核の数は10〜40である．巨細胞の核は丸く，単核の軟骨芽細胞の核とは異なる所見を示す点が骨GCTとの相違である．

上記の軟骨芽細胞の核は特徴的であるが，診断には基質産生を確認しなければならない．約95％の症例は軟骨を形成する．軟骨は巣状であったり豊富であったり症例によって異なる．軟骨基質は青よりもむしろピンクに染まる．約35％の症例は石灰化を伴う．この石灰化は単核細胞間に生じ金網様の石灰化"chicken wire"calcificationとよばれる．1/3の症例で二次的なABC変化がみられる．

> ⚠ **Pitfall**
>
> clear cell chondrosarcomaと間違えるな．

d 治療・予後

治療は搔爬と骨移植．注意すべき点は，良性にもかかわらず極めてまれに肺に移行(転移)することがあるが生命予後には関係しない．

5 類骨骨腫

a 概念・疫学

類骨骨腫(osteoid osteoma)は良性の骨形成性腫瘍である．小型で通常最大径1cm以下である(骨芽細胞腫は最大径2cm以上)．夜間痛を訴えるのが特徴．通常，小児・青年期に発生し，30歳以上はまれ．男性に多い．胸部を除くどの骨にも発生するが長管骨(特に大腿骨近位部と脛骨)骨幹や骨幹端の骨皮質に好発する．脊椎骨にも発生する．ほとんどが単発性である．

b 画像診断

X線像は小さな円形の骨透亮像(nidus)を囲む骨皮質の肥厚硬化像を示す．このnidusを確認するためには造影CT，MRI，骨シンチが有用である(図5)．

鑑別診断：骨芽細胞腫, 疲労骨折, Brodie's abscess

c 病理学的所見

画像で示されるnidusは，組織学的には，互いに連なり交錯する類骨(あるいは骨梁)の網状の梁と間質によって形成される．この類骨(骨梁)は，よく分化し腫大した骨芽細胞によって縁取られる．類骨はシート状のこともあるが大抵は梁状配列する．類骨(骨)間の間質には毛細血管が豊富であることが特徴的で，紡錘形線維芽細胞も散在する．骨が存在する場合は破骨細胞も認められる．骨芽細胞の細胞核の多形性はみられない．軟骨は通常存在しない．腫瘍を囲ん

> ☑ **二次性ABC**
>
> 軟骨芽細胞腫に二次性ABCが合併することあり．造影MRIで膜状でなく島状に造影されたらその部分は必ず標本として提出を．採取標本を全部提出することが基本．

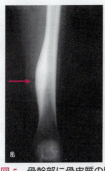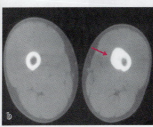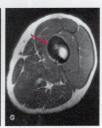

図5 骨幹部に骨皮質の肥厚を認める類骨骨腫 X 線像
CT, MRI にて nidus を認める

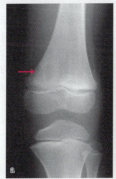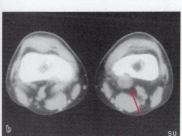

図6 線維性骨皮質欠損の X 線像(a)と CT(b)

で既存の骨梁の密な骨硬化・反応性骨形成（豊富な血管がみられる）が認められる．類骨骨腫と周囲反応性骨との境は極めて明瞭である．nidus が周辺の反応性骨組織に浸潤することはない．しかし，腫瘍と反応性骨との間の境界面が切片にみられなくても，画像所見を参考にすれば診断は可能である．

骨芽細胞腫とは組織所見が重なる．骨芽細胞腫と類骨骨腫は1つの良性骨形成性腫瘍のスペクトラムの両極端であろうと考えられる．ほとんどの類骨骨腫は最大径1cm以下．骨芽細胞腫は常に最大径2cm以上である．径が1cmと2cmの間のときは，画像所見と臨床所見等を十分考慮して診断する．なお，骨芽細胞腫は進行性病変の潜在能を有する．

d 治療・予後

治療法は夜間痛などにはアスピリンなどの消炎鎮痛薬を投与する．疼痛がコントロールできれば保存療法で問題ない．疼痛が著明なときは nidus の摘出手術や CT ガイド下でのラジオ波焼灼などが行われる．

 Pitfall

類骨骨種の摘出手術では，手術中に nidus を確認できず再手術を要することがあるので術前計画や術中イメージによりしっかりと nidus を同定することが重要である．

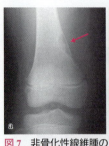
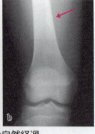

図7 非骨化性線維腫の自然経過
a：骨端線閉鎖前．b：閉鎖後消失．

6 非骨化性線維腫，線維性骨皮質欠損

a 概念・疫学

非骨化性線維腫（nonossifying fibroma），線維性骨皮質欠損（fibrous cortical defect）はWHO2013年分類では同一疾患として扱われるようになった．小児の長管骨（大腿骨，脛骨に好発）の骨幹端の骨皮質（骨髄を含むこともある）に紡錘形細胞が増殖し骨を破壊する．自然治癒する傾向がある．骨皮質に限局する病変ならば線維性骨皮質欠損とよばれ，骨皮質と骨髄の両方に病変が存在するときは非骨化性線維腫とよばれる．泡沫細胞と紡錘形細胞からなる場合は線維性黄色腫という名称が使われる．多くが10歳代で，自然治癒する傾向があるので腫瘍ではなく骨化の異常と考えられる．2～3の病変を有することが少なくない．4～8歳の小児の35％が骨幹端線維性欠損を有するといわれるが，症状をもつ児はまれである．

b 画像診断

X線像は，①線維性骨皮質欠損は骨幹端部の骨皮質に辺縁硬化を伴った骨欠損像として（図6a）②非骨化性線維腫は多房性の辺縁硬化像が髄内に辺在性に認められる（図7a）．X線像だけでほとんどが診断可能である．時に侵襲的な像を示し動脈瘤様骨嚢腫や他の腫瘍と誤診される．
鑑別診断：軟骨粘液線維腫，線維性骨異形成，骨化性線維腫

c 病理学的所見

腫大した紡錘形細胞が緩やかな花筵状パターンを示して増殖する．通常，多核巨細胞が散在する．まれに巨細胞が集簇性に増加することもある．紡錘形細胞は細胞異型を欠くが，核分裂像は頻繁に認められる．泡沫細胞は程度の差はあるが常に存在する．ヘモジデリンを貪食する組織球も認められる．非骨化性線維腫は基質を形成しないが，時には反応性の骨形成がみられる．壊死は骨折が生じたときにだけみられる．地図状の壊死が広がることもある（おそらく梗塞による）．

> **Pitfall**
> 生検も必要ないことが多い．不安ならCT，MRIで確認を．

d 治療・予後

治療はほとんどの症例に必要なく，通常は治癒する（図7b）．侵襲性で病巣が大きくなる傾向を示すときは，数ヶ月間隔でのX線像による経過観察を行い，直径の1/2以上の大きさになって病的骨折の危険が生じたときは手術（掻爬＋骨移植）が必要になる．病的骨折を起こしたときは，骨折が治癒してから手術をする．

☑ **病的骨折**
慌てるな，ほとんどはファンクショナルブレースで治療可能である．骨折が治ってから治療するかどうか考えればよい．

第4章　主要な疾患・外傷

> ⚠️ **Pitfall**
> 脛骨近位前方の骨皮質膨隆は骨化性線維腫を疑え．多房性のときはアダマンチノーマとの鑑別診断のために生検が必要になる．

7 単発性骨嚢腫

a 概念・疫学

単発性骨嚢腫（solitary bone cyst；SBC）は骨髄内の，通常は単胞性の囊胞形成性病変である．腔内には漿液あるいは血液性内容液を入れる．unicameral bone cyst ともよばれる．男性優位（3：1）．85％は20歳以下である．長管骨に好発．その90％は大腿骨近位部，脛骨近位部である．より高齢では踵骨や骨盤骨にも発生する．

b 画像診断

X線像は境界明瞭な中心性の単房性骨透亮像を示す（図8）．病的骨折にて小骨片が内側腫瘍内に倒れこんだ像（fallen fragment sign）が認められれば診断が可能である．またMRIでは内容物が液体のためT1低輝度T2高輝度の均一な像として認められる（骨折が合併すると血液が混ざり鏡面像を呈する）．

鑑別診断：ABC，線維性骨異形成

c 病理学的所見

嚢胞の内壁面と壁は結合組織であり，しばしば反応性骨形成，ヘモジデリン，多核巨細胞がみられる．線維素沈着（石灰化することもある）を見ることもある．時々，骨折の仮骨も認められる．年月を経たものでは内容が充実性のこともある．

d 治療・予後

治療法は掻爬と骨移植，ピンニング，キ

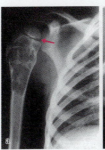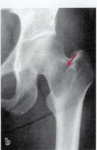

図8　active phase（a）．latent phase（b）
骨端線に接している．

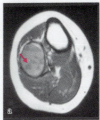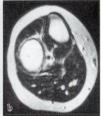

図9　fluid-fluid level を示した MRI
a：T1．b：T2．

ャニュレーション，副腎皮質ステロイドの多数回注入，骨髄液注入などがある．病的骨折を契機に治癒することもある．骨嚢腫が骨端線に接して存在する（active phase）ときは術後再発率が30％と高い．

> ⚠️ **Pitfall**
> まれに骨肉腫を骨嚢腫として治療されることがある．しっかり画像診断をすべきである．

8 動脈瘤様骨嚢腫

a 概念・疫学

動脈瘤様骨嚢腫（aneurysmal bone cyst；ABC）は WHO2013年分類では中間性に分

✅ **二次変化**
動脈瘤様骨嚢腫の原因は不明である．しかし骨巨細胞腫，骨芽細胞腫などの二次変化として合併することがある．

類されている．de novo（一次性）発生（原発性動脈瘤様骨囊胞，primary ABC）と，続発性発生（二次性動脈瘤様骨囊胞，secondary ABC）がある．ABC の 70％ は原発性である．続発性 ABC は他の骨腫瘍（骨肉腫，骨巨細胞腫，軟骨芽細胞腫，骨芽細胞腫，線維性骨異型性）や悪性骨腫瘍（骨肉腫）が出血性囊胞を形成したものである．原発性 ABC は骨囊胞性病変で，全年齢層にみられるが 20 歳以下の若年者に多い．性差はない．すべての骨に発生し得るが，通常，長管骨（特に，大腿骨，脛骨，上腕骨）の骨幹部と，脊椎骨の後部に好発する．局所侵襲性が高い．

b　画像診断

長管骨の骨幹端に多い．髄内から発生し偏心性または中心性であり，X線像は骨皮質の膨隆菲薄化した骨透亮像を示す．また骨膜反応を示さない地図状骨破壊や，石鹸胞状，蜂巣状などと表現される像を示す．初期には単発性骨囊腫との鑑別が必要となるが，ABC は内溶液が血液のため MRI で鏡面像（fluid-fluid level）を呈する（図9）．

鑑別診断：二次性 ABC．最も多いのは骨巨細胞腫，骨芽細胞腫，軟骨芽細胞腫，線維性骨異形成である．肉腫（特に骨肉腫）による場合もある．

c　病理学的所見

原発性 ABC：境界明瞭で血液を貯留する囊胞性腔を形成する．腔は線維性組織の隔壁で隔てられる．線維性隔壁には中等度の密度の線維芽細胞がみられ，破骨細胞型多核巨細胞が散在し，反応性に形成された骨芽細胞で縁取られた類骨（線維骨 woven bone）がみられる．核分裂像は多いこともあるが異型分裂像は認められない．壊死は，病的骨折がなければまれである．腔の消失する充実型 ABC もある．

d　治療・予後

治療は掻爬と骨移植がなされる．再発率は 20〜70％ と報告されているが，完全に病巣を掻爬できれば再発はほとんどない．予後良好である．ただし，病巣が大きい場合には二次性を考慮した手術も必要となることがある．

9　線維性骨異形成症

a　概念・疫学

線維性骨異形成症（fibrous dysplasia）は骨髄に発生する骨形成障害性病変で，G 蛋白遺伝子の異常が指摘されている．紡錘形細胞増生と形成不全の未熟骨の骨梁からなる境界明瞭な単発性あるいは多発性病変．性差はほとんどない．小児〜30 歳以下に多いが高齢者まで広い年齢層に分布．単骨性が多い（多骨性の数倍）．多骨性では皮膚色素沈着・内分泌機能亢進（主に女児の性早熟）を示す McCune-Albright 症候群を伴うことがある．顎骨，頭蓋骨，大腿骨頸部，肋骨，脛骨に多いが，どの骨のどの部位にも発生し得る．

b　画像診断

X線像はスリガラス様像といわれる半透明な単胞あるいは多胞の像を呈する．

c　病理学的所見

弱拡大所見では周辺骨髄と病巣の境界は明瞭にみえる．間質細胞（stromal cells）と骨様組織からなる．前者は細胞異型を示さない紡錘形細胞からなり核分裂像はまれ．後

☑ **線維性骨異形成症はすべての骨に発生する**
単骨性と多発性のタイプがある．多骨性は両側性，一側性上下肢，単肢のタイプがある．
合併症には，皮膚色素沈着，思春期早発症を伴う Albright 症候群や筋肉内粘液腫を伴う Mazabraud 症候群がある．

者はアルファベットの"C"型とか"Chinese characters"様と形容される不規則な弯曲を示す骨梁であるが，これは通常，線維骨（woven bone）であり骨芽細胞の縁取りを伴わない（層板骨をみることはまれ）．丸い砂粒体様あるいはセメント様骨のこともある．このような特徴的な骨様組織の分布は症例により様々であり，同一病変内でも部位的差異がある．2次的変化として動脈瘤様骨嚢胞（ABC）形成，出血，粘液変性，軟骨形成，泡沫細胞，多核巨細胞等が認められることがある．

d 治療・予後

成人になると発育は停止するが，骨折しやすく変形が残る．大腿骨頸部の変形は羊飼いの杖変形（shepherd's crook deformity）と呼称される．掻爬骨移植で治療しても再発しやすい．時に骨折予防目的の手術も行われる．まれに二次性骨肉腫の発生が報告される（図10）．

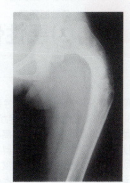

図10 shepherd's crook deformity

 Pitfall

二次性の ABC，SBC を合併する．病巣のほとんどが嚢腫様のときもあるので注意．

DON'Ts

- □ 骨軟骨腫：骨皮質の連続性がない傍骨性骨腫瘤は傍骨性骨肉腫の可能性がある．症状がなければ手術する必要はない．画像所見のみで誤診して経過観察するな．確信がなければ必ず上級医あるいは専門医へ相談を．
- □ 内軟骨腫：病理診断，画像診断を鵜呑みにするな．疑問が生じたり，病理診断と画像診断が食い違ったら専門医の意見を聞くこと．
- □ 骨巨細胞腫：巨細胞は多くの疾患で出現する（GCT，ABC，骨肉腫，軟骨芽細胞腫など）．掻爬に手心を加えず，再発率が高いので徹底的に根気よく掻爬せよ．補助療法を追加せよ．肺転移があることを忘れずに，肺の CT を撮ること．
- □ 軟骨芽細胞腫：骨端部はまずこの疾患を疑うが軟骨系悪性腫瘍との鑑別を．
- □ 類骨骨種：nidus 切除後の穴を中心に骨折をきたすことがあり術後早期の荷重歩行はするな．
- □ 非骨化性線維腫：生検といえども無駄な侵襲は加えるな．しっかり画像診断をせよ．
- □ 単発性骨嚢腫：MRI で fluid-fluid level があるからといって ABC と早合点するな．SBC でも骨折を起こしていれば出血により fluid-fluid level が出現する．
- □ 動脈瘤様骨嚢腫：必ずすべての採取した標本を提出し，一次性か，二次性かを判定する．
- □ 線維性骨異形成症：成人になると活動性は弱くなる．中高年で疼痛もなく，偶然 X 線像で発見された時は生検も手術も必要がないことが多い．

名古屋市立大学医学部整形外科　**大塚隆信／下崎真吾**

A　運動器疾患

4　骨軟部腫瘍
2）悪性骨腫瘍

DOs

- [ ] 骨肉腫：骨肉腫は骨原発性悪性腫瘍の中では最も頻度が高い（100万人に4～5人）．10歳代半ばの発症が最も多く男子に多い．発生部位は大腿骨遠位と脛骨近位の骨幹端が多い．痛み，腫れの症状が出る．多くの症例で血清アルカリフォスファターゼが上昇する．
- [ ] 軟骨肉腫：組織学的悪性度はgrade 1，2，3の3段階に分けられ，grade 1は予後よいが良性の軟骨腫との鑑別診断が難しい．骨軟骨腫，軟骨腫からの二次性の軟骨肉腫がある．中高年に発生しやすい．
- [ ] 悪性線維性組織球腫：除外診断であり，骨肉腫の鑑別が重要．
- [ ] 骨線維肉腫：腫瘍細胞は多型性を示さない．
- [ ] Ewing肉腫：20歳未満に多く，男子に多い．長管骨の骨幹部に発生するが，肩甲骨や骨盤骨のような扁平骨にも発生する．痛みを伴った骨融解像として見つかるが，よく腫脹をきたす．発熱，白血球増多，CRP陽性などの感染様症状をきたすこともある．血清LDH上昇を認める．
- [ ] 骨髄腫：原発性悪性骨腫瘍で2番目の頻度であり，孤立性，多発性，びまん性のタイプがある．血清尿中M蛋白（尿中Bence-Jones蛋白40～60%）陽性．
- [ ] 骨原発性悪性リンパ腫：骨外病変，リンパ節病変の検索をしっかり行おう．骨原発小円形細胞肉腫に属し，多くは多発性である．
- [ ] 脊索腫：仙骨，頚椎に多い．
- [ ] 転移性骨腫瘍：原発巣は，肺癌，腎癌，前立腺癌，乳癌に多い．

1　骨肉腫

a　概念・疫学

骨肉腫（osteosarcoma；OS）は腫瘍細胞が骨あるいは類骨を直接形成する非造血細胞性の悪性骨形成腫瘍である．骨髄腫に次いで多い原発性悪性骨腫瘍である．骨肉腫は，骨内（主に骨髄腔）に発生する骨内OSと，骨表面に発生する骨表在性OSに分類されるが，WHO分類（2013年）では通常型（軟骨芽細胞型，線維芽細胞型，骨芽細胞型），血管拡張型，小細胞型，骨内高分化型，二次性，傍骨性，骨膜性，表在性高悪性度に分類される．これらのうち，傍骨性，骨膜性，表在性高悪性度は骨表在性OSであり，他は骨内発生のOSである．骨肉腫の大多数は通常型骨肉腫である．

b　通常型骨肉腫

4～5/100万人（0.0004%）．全骨腫瘍の約15%，悪性骨腫瘍の20%．人種差はない．大部分は若年者に発生する．10歳代後半に最多であり，25歳以下が60%を占める．5歳以下はまれ．30%は40歳以上であるが，高齢者の場合，常に前駆病変（骨Paget病，放射線照射後など）からの二次性OSの可能性を考慮すべきである．男性にやや多い（3：2）．

発生部位は長管骨（特に大腿骨遠位部，脛骨近位部，上腕骨近位部）の骨幹端に好発（91%は骨幹端で，骨幹は9%）．特に膝周囲に多くOSの半分程度が膝周囲に発生．骨端部発生は極めてまれである．長管骨が

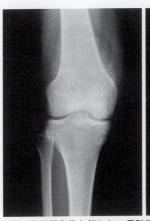
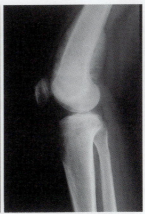

図1 辺縁硬化像を伴わない骨破壊像．spicula 外骨膜反応

多いが，顎骨，骨盤骨，椎骨，頭蓋骨にも発生し得る．手・足はまれ．

c 画像診断

X線像は骨幹端に辺縁効果像を伴わない骨の破壊像を示し，腫瘍性骨新生による骨硬化像が認められる．Codman 三角，spicula などの外骨膜反応も出現する（図1）．
鑑別診断：骨芽細胞腫，類骨骨腫，骨巨細胞腫，骨折の仮骨，線維肉腫，軟骨肉腫，UPS／MFH

d 病理学的所見

1） 通常型骨肉腫

組織所見は診断的には，①明確に肉腫的な細胞増殖があり，②この悪性間葉系腫瘍細胞が直接，骨あるいは類骨を形成する，という2点が基本であるが，組織像の幅は広く多彩である．骨・類骨といった基質形成をほとんど示さないものや，細胞異型が軽度の場合，反応性の骨形成あるいは線維化との鑑別の難しい所見，軟骨形成の著しい症例などがある．腫瘍性類骨は個々の腫瘍細胞間に滲み出るような好酸性物質であり，網目状を呈することもある．多核巨細胞は種々の量でみられ，多い場合は骨巨細胞腫と紛らわしいことがある．腫瘍を構成する組織学的特徴の優勢度によって骨芽細胞型，軟骨芽細胞型，線維芽細胞型の3型に分類されることが多いが，他に富巨細胞性，類上皮型などの組織型も知られている．

2） その他の骨内骨肉腫

血液貯留腔の形成が著しい血管拡張型骨肉腫，小円形細胞からなる小細胞型骨肉腫，骨髄腔に発生する低異型度の骨内高分化型骨肉腫などがある．

3） 骨表在骨肉腫

以上の骨肉腫は骨内（多くは骨髄内）に発生するが，まれに骨の表面に発生することがある．このような表在骨肉腫は長管骨表面に好発し，組織学的特徴に基づいて3型に分類される．①傍骨性骨肉腫，②骨膜性骨肉腫，③表在性高悪性度骨肉腫，である．

☑ **病的骨折に気をつけろ**
スポーツ，交通事故の外傷の中に悪性腫瘍による病的骨折が含まれている可能性がある．骨膜反応や骨透亮像がないか確認を．

> ⚠️ **Pitfall**
> ・診断は生検により，腫瘍細胞が類骨あるいは骨組織を形成している病理組織を確認する．骨折による仮骨形成を誤診する可能性あり．
> ・画像診断で良性骨腫瘍類似の像である骨内高分化型骨肉腫に注意．

e 治療・予後

治療は来院時に既に微小転移巣が存在しているという考え方により術前補助化学療法をまず行い，その後広範切除術による患肢温存手術か，切断・離断術を行う．そして術後補助化学療法を継続して行うのが一般的である．メトトレキサート(MTX)，シスプラチン(CDDP)，ドキソルビシン(DXR)，イホスファミド(IFO)などの多剤併用療法が使用されている．予後は手術のみを行っていた頃は5年生存率で10〜20％だったのが，化学療法が導入された現在では60〜70％になっている．しかし紹介時には既に15％に明らかな肺転移があり，肺転移の出現した症例の予後は5年生存率15〜35％といまだに悪い．

2 軟骨肉腫

a 概念・疫学

軟骨肉腫(chondrosarcoma)は硝子軟骨への分化を示す悪性腫瘍である．従来，grade 1, 2, 3に分類されていたが，WHO2013年分類よりgrade 1は中間性(局所侵襲性)に分類されるようになった．粘液様変化，石灰化，骨化は存在するが，腫瘍性骨・類骨の形成を示さない．悪性骨腫瘍の約20％．骨髄腫，骨肉腫に次いで多い悪性骨腫瘍である．全軟骨肉腫の90％以上が原発性通常型軟骨肉腫である．軟骨性悪性腫瘍は，原発性軟骨肉腫(通常型軟骨肉腫)，二次性軟骨肉腫，骨膜性軟骨肉腫，脱分化型軟骨肉腫，間葉性軟骨肉腫，淡明細胞型軟骨肉腫に分類される．

原発性の通常型軟骨肉腫は，以前は正常であった(前駆病変のない)骨に発生する．腫瘍の存在部位によって中心型と辺縁型に分けられる．辺縁型はまれ(骨表に発生する骨膜軟骨肉腫は通常型軟骨肉腫ではないため辺縁型には含まれない)．好発部位は，骨盤骨(腸骨が最多)に最も多く，次いで大腿骨近位部，上腕骨近位部，大腿骨遠位部，肋骨の順である(骨格の中心寄りの大型の骨に好発)．手足の小骨，顎骨，頭蓋骨にはまれ．成人および老齢者に好発する(主に40〜60歳代で，多くは50歳以上)．20歳以下は少ない．男性にやや多い．

b 画像診断

X線像は中心性(骨内)発生では境界不明瞭な骨溶骨像と骨皮質破壊像，斑点状，輪状不整形の石灰沈着像，末梢発生例は骨外に輪郭不明瞭な腫瘍陰影内に不規則な斑点状，輪状石灰化像を認める．骨膜反応はわずかであるか，あるいは認められない(図2)．
鑑別診断：軟骨腫，軟骨粘液線維腫，軟骨形成性骨肉腫，脊索腫

c 病理学的所見

低悪性度の軟骨肉腫は豊富な青一灰色の軟骨基質を産生し，不規則な型の分葉を示す．この分葉は線維帯によって分割されたり，骨梁を破壊性に浸潤する．内軟骨腫と比較して細胞密度が高い(部位によって差

> ☑ **二次性に気をつけろ**
> 骨軟骨腫，骨Paget病，線維性骨異形成，放射線治療後などの二次性骨肉腫のCodman三角には悪性細胞はいない．生検時Codman三角部から標本を採取すると悪性細胞が見つからず誤診のもとになる．

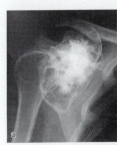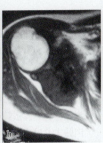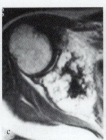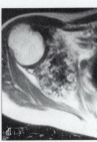

図2　石灰化著明な肩甲骨巨大腫瘤
a：X線像．b：T1．c：T2．d：Gd．特徴的な網目状造影像を示す．

異があるが，全体としてみれば細胞密度が増加している）．

　軟骨細胞はサイズや形状が種々で，核の腫大と濃染性がみられる．細胞異型の程度は通常軽度から中等度である．二核細胞がしばしば認められる．腫瘍が髄腔を充満し，既存の骨梁を取り込み，あるいは皮質骨を破り軟部組織まで浸潤する．皮質骨あるいは海綿骨の破壊性浸潤は内軟骨腫との鑑別において重要な特徴である．大腿骨のような大型の長管骨では基質の粘液様変化も内軟骨腫との鑑別に役立つ所見である．軟骨基質液化（小胞形成）も軟骨肉腫によくみられる所見である．壊死や核分裂像もあり得ることで，特に高悪性度でみられる．

　しかし，手足の短管骨の軟骨肉腫の診断のための組織学的指標は他の骨のそれとは異なる．細胞密度の増加，二核細胞，核濃染，粘液性変化は手足の小骨発生内軟骨腫では認められる所見であり，悪性の根拠にはならない．手足の小骨発生軟骨肉腫の最も診断的意義の高い組織所見は皮質骨を破壊的に浸潤し，骨外の軟部組織へ浸潤する所見である．

　gradingは予後予測に重要である．組織学的gradeは核のサイズ，核の濃染性，細胞密度によって3段階に分けられる．大多数の軟骨肉腫はgrade 1または2．（grade 1は61％，grade 2は36％）．grade 3は3％である．ときどき，同一腫瘍内に異なったgradeが混在する．

　grade 1の5年生存率89％．Grade 2＋3の5年生存率53％．再発すると10％の患者はgradeが上がる．

d　治療・予後

　治療は分化型では放射線療法，化学療法もあまり効果がなく広範切除術で患肢温存を図るが，やむを得ないときは切断・離断術を行う．脱分化型などの未分化型には化学療法，放射線療法を行うことがある．予後に関して高分化型は良好であるが，未分化型は悪い．

> **Pitfall**
> ・淡明細胞型軟骨肉腫は発生場所もX線画像も軟骨芽細胞腫に似ている．
> ・軟骨肉腫は骨肉腫，骨髄腫に次いで発生頻度が高い（第3位）．

☑ **多発性骨髄腫**
腰痛の症例にCTやMRIを撮影した時，多発圧迫骨折を認めることがある．新鮮な病変が多椎体にわたって存在する場合は血液・尿検査を追加しよう．多発性骨髄腫が潜んでいるかも．

3 悪性線維性組織球腫

a 概念・疫学

悪性線維性組織球腫(undifferentiated high-grade pleomorphic sarcoma / malignant fibrous histiocytoma of bone；UPS / MFH)は線維芽細胞様紡錘形細胞と多形細胞からなる悪性腫瘍で, 腫瘍は特定の細胞あるいは組織への分化を示さない. 腫瘍細胞は花筵模様(storiform pattern)を示す. ほとんど単発性である. 比較的まれで原発性悪性骨腫瘍の2%以下. 多くの骨MFHは骨の原発性腫瘍であるが前駆病変(骨Paget病, 骨梗塞, 放射線照射部位)に続発することもある. 二次性UPS/MFHは全UPS/MFHの28%である. 腫瘍好発部位は膝周辺, 四肢の長管骨(特に大腿骨遠位部に30〜45%), 次いで脛骨近位部. 体幹の骨では骨盤骨にみられる. 診断時の患者の年齢は広範であり, 10〜70歳代までであるが多くは40歳以後である. 20歳以下は10〜15%である. 男性のほうが多い.

b 画像診断

X線像は骨幹部, 骨幹端部に境界不鮮明な骨破壊吸収像であり硬化像はない. 骨皮質は破壊され軟部への浸潤が認められることが多いが, 骨膜反応はないか, わずかである.

鑑別診断：骨肉腫, 線維肉腫, リンパ腫, 骨壊死症, 骨髄腫

c 病理学的所見

主に紡錘形細胞, 組織球様細胞, 多形細胞の混在からなる. 色々な量の破骨細胞型多核巨細胞や泡沫細胞, リンパ球が混在する. 腫瘍細胞の核は異型が強く, 悪性の巨細胞の核の異型は極めて強い. 核分裂像は多く, 異型的核分裂も認められる. 腫瘍細胞の増殖パターンは多彩で, 花筵状模様も認められる.

組織亜型として, ① storiform-pleomorphic, ② histiocytic, ③ myxoid, ④ giant cell, ⑤ inflammatory がある. 骨ではstoriform-pleomorphic variantが最も多い. myxoid variantはまれ. ほとんどの例は高悪性度であるが, 低悪性度も少数報告されている.

d 治療・予後

治療は骨肉腫に準じて化学療法, 放射線療法を行い, 広範切除術を行う. 予後は骨肉腫よりはよい.

4 骨線維肉腫

a 概念・疫学

骨線維肉腫(fibrosarcoma of bone)は原発性の骨の悪性紡錘形細胞性腫瘍. 腫瘍細胞は典型的には束状あるいは杉綾模様(herringbone pattern)を示す. 骨, 類骨, 軟骨などの腫瘍性基質を形成しない. 組織学的に類腱線維腫と鑑別することが困難な高分化腫瘍からEwing腫瘍に類似する小細胞性の高悪性度腫瘍まで幅がある. 線維芽細胞型骨肉腫やUPS/MFHとの鑑別は恣意的であり, 明らかな多型性が認められる場合はUPS/MFHと診断される. 組織所見は組織採取部位によって異なることもあり得る点に注意すべきである.

原因不明の一次性線維肉腫と, 放射線治療後, 骨Paget病, 骨巨細胞腫, 骨軟骨腫, 骨梗塞, 慢性骨髄炎, 線維性異形成などに伴う二次性線維肉腫があり, 一次性が多い.

骨線維肉腫の病理学的診断は, たとえばUPS/MFHとされることが少なくないので正確な疫学的データは得られていないが, 全悪性骨腫瘍の5%以下であるとされる. 好発年齢は50歳代〜60歳代である. 乳幼児の報告もある. 性差はない. 好発部位は長管骨骨幹端部(大腿骨遠位に最多)である.

b 画像診断

X線像は骨幹部, 骨幹端部の骨髄内に境界不明瞭な溶骨性変化を示す. 硬化像, 骨膜反応はまれである.

鑑別診断：類腱線維腫, UPS/MFH, 線維芽細胞型骨肉腫, 骨髄腫, 平滑

筋肉腫

c 病理学的所見

紡錘形細胞が均等な細胞密度の束状あるいは杉綾模様を示して増殖する．細胞間の膠原線維の量は様々である．病変の一部あるいは全体に粘液が増加することもある．このような症例は粘液線維肉腫とよばれる．より悪性度の高い病変は細胞密度が増加し膠原線維が減少し，核異型が強くなる．核分裂像も増し，異型核分裂をみることもある．壊死巣もみられることがある．

d 治療・予後

低悪性は広範切除のみで対応する．高悪性は化学療法が試みられることもあるが予後は悪い．

5 Ewing 肉腫

a 概念・疫学

Ewing 肉腫（Ewing's sarcoma/PNET）は種々の程度の神経外胚葉性分化を示す円形細胞肉腫と定義されている．組織学的に骨・類骨，軟骨等の細胞間基質形成や膠原線維等の間質性成分を示さず，比較的均一な小円形細胞から構成される．生検術を行った原発性の骨腫瘍の約 6～10% を占める．骨髄腫，骨肉腫，軟骨肉腫に次いで多く 4 番目に多い原発性悪性骨腫瘍である．どの骨にも発生し得るが，長管骨（特に大腿骨に多く，脛骨，腓骨，上腕骨にも発生）の骨幹部あるいは骨幹部から骨幹端にかけて好発する．扁平骨では骨盤，肋骨に比較的よくみられる．頭蓋骨，肩甲骨，椎骨には少ない．足は比較的まれで手はほとんどない．軟部組織では下肢や胸部に好発するがその他どの部位にも発生する．

10～30 歳の間に好発し，ほぼ 80% が 10 歳代である．30 歳以上は極めてまれ．男子（男女比 3：2）に多い．

b 画像診断

X 線像は悪性度の高い虫喰い像，浸潤性のパターンを呈する（図 3）．骨髄炎との鑑

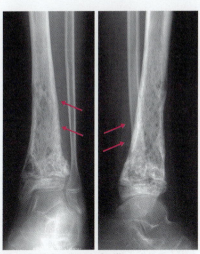

図 3　悪性度の高い虫喰い像

別が必要になるが，骨の周りに大きな腫瘤を形成し，onion skin appearance 型の外骨膜反応を示すことから鑑別する．

鑑別診断：好酸球肉芽腫，骨髄炎，リンパ腫，骨肉腫，神経芽細胞腫，骨壊死症

c 病理学的所見

肉眼的には骨でも骨外でも，分葉状あるいは多結節性で，境界明瞭あるいは浸潤性である．骨では直径が 10cm を越えることはまれである．骨外性では 40cm にもなる場合があるが平均約 10cm である．割面は淡灰色あるいは灰黄色で広範な壊死や囊胞の形成，あるいは出血がしばしばみられる．石灰化はまれである．軟部例では太い末梢神経と関連していることがある．

組織学的には古典的な Ewing 肉腫から非定型 Ewing 肉腫そして PNET へと展開するスペクトラムがあり多彩である．古典的な Ewing 肉腫は最も未分化な細胞からなり，PNET は明らかな神経性分化を示す腫瘍と理解されており各々がスペクトラムの両端に位置する．

古典的な Ewing 肉腫は繊細で微細紛状の

クロマチンを含み核膜の明瞭な円形から卵円形で直径10～15μmの核をもち，細胞質は狭く淡明あるいは空胞状あるいは好酸性で，細胞膜の不明瞭で，均質な形状の小型円形細胞からなる．細胞の大きさは大略，組織球サイズである．核小体は不明瞭か小型のものを1～2個もつ．腫瘍細胞は胞体が乏しいので一見裸核状に見えることもある．胞体はしばしばグリコーゲン(PAS陽性)を含有しHE染色では淡明～空胞状を示す．グリコーゲンはほとんどの症例でみられるが量は様々である．核分裂像の数も色々である．腫瘍細胞が広範囲にわたって密に充実性に増殖する「びまん性パターン」を示すことが多い．

定型的なPNETは小円形細胞のシート状あるいは分葉状増殖からなる．ロゼット形成をみる．腫瘍細胞の核はヘマトキシリンで暗青色に濃く染まりクロマチン粗造の円形～卵円形の核で核小体が目立つ．グリコーゲンはほとんどない．

*EWS/FLI1*融合遺伝子が検出され，免疫染色ではCD99，FLI1はともに陽性でありケラチンが陽性のこともある．PNETは，Ewing肉腫よりもNSE，CD57，S-100蛋白，シナプトフィジン，ニューロフィラメントなどの神経性マーカーを発現する傾向が強い．CD3，CD43，CD20，TdT(terminal deoxynucleotidyl transferase)等のリンパ球マーカーは陰性である．

d 治療・予後
治療は多剤併用化学療法が行われた後，原発巣の骨に対し広範切除術による患肢温存手術・切断・離断術が行われる．放射線療法も局所制御に有効である．術後補助化学療法が続けられる．5年生存率は45%と悪い．

6 骨髄腫

a 概念・疫学
骨髄腫(myeloma)は骨髄における形質細胞の単クローン性腫瘍性増殖である．通常，多中心性に発生し，種々の臓器に浸潤・転移する．しかし形質細胞性白血病になることはまれである．骨溶解性病変を形成することが特徴であり，骨痛，高カルシウム血症，単クローン性ガンマグロブリン血症，腎を含む種々の臓器の異常免疫グロブリン(アミロイド)沈着などを示す．形質細胞腫，多発性骨髄腫ともよばれる．原発性骨腫瘍のなかで最も高い発生頻度を示す．成人の造血骨髄を含む骨(椎骨，肋骨，頭蓋骨，骨盤骨，大腿骨，鎖骨，肩甲骨)に発生する．40歳以下にはまれ(10%以下)である．大抵の患者は50～60歳代である．診断時の平均年齢は68～70歳であり，性差はない．

b 画像診断
X線像はpunched-out lesionとよばれる境界明瞭な小円形の骨透明巣を多数呈し，辺縁硬化像，骨膜反応はない．頭蓋骨，骨盤に多い．びまん性骨萎縮型は椎体の圧迫骨折をきたす．骨粗鬆症に類似している．

鑑別診断：骨転移癌，悪性リンパ腫，線維肉腫

c 病理学的所見
低成熟から高成熟まで種々の成熟程度を示す形質細胞の腫瘍である．細胞の成熟性が低い症例や細胞異型が強い症例は予後が悪い．高分化骨髄腫は正常形質細胞に類似する腫瘍細胞が密にシート状に増殖し細胞間の間質は乏しい．組織標本では，腫瘍細胞は豊富な好酸性胞体を有し，細胞境界は明瞭で，核は偏在性である．核のクロマチンパターンは車軸状を示し，明瞭な核小体をもつ．核分裂像はまれである．腫瘍細胞が分泌する免疫グロブリンは細胞内外で重合し，好酸性の小球を形成することがある．低分化骨髄腫は細胞異型を示し，しばしば二核である．核分裂像がよくみられ，異型的核分裂もみられる．形質細胞の形態学的性格が不明瞭になる．

免疫染色ではmonotypic cytoplasmic Ig

を示し，surface Ig を欠く．15％の例は軽鎖だけである（Bence-Jones myeloma）．腫瘍細胞が kappa 免疫グロブリン（κIg）あるいは lambda 免疫グロブリン（λIg）のいずれかだけを産生することが証明されれば monotypic であり骨髄腫の診断が確定される．多くの骨髄腫細胞は CD20 陰性．ほとんどは CD79a 陽性．CD138 は最も信頼できる形質細胞（正常および腫瘍性）のマーカーである．EMA 陽性のこともある．

d　治療・予後

化学療法が主体である．放射線療法も効果がある．病的骨折などに骨接合術，脊髄麻痺に除圧椎弓切除術が行われる．デキサメタゾン大量療法，ビスホスホネート療法も報告されている．予後不良で感染症，腎障害，出血を併発する．

> **Pitfall**
>
> 骨シンチで取り込みがない腫瘍．もちろん X 線像では見つけることが困難．
> 1　悪性リンパ腫，骨髄腫など．
> 2　癌の骨梁間型骨転移．

7　骨原発性悪性リンパ腫

a　概念・疫学

骨原発性悪性リンパ腫（malignant lymphoma of bone）は原発性のほとんどはびまん性大型 B 細胞性リンパ腫である．骨髄病変は濾胞性リンパ腫の骨髄浸潤は少なくないが，この型のリンパ腫が骨破壊性に浸潤することは通常ない．同様に，慢性リンパ球性白血病は骨腫脹をまれにしか示さない．Hodgkin リンパ腫は，広範な種々の臓器を侵し骨も侵すが骨原発はまれである．古典的な Reed-Sternberg 細胞（鏡面像的な核と大型核小体をもつ）は存在するであろうが見つけ出すことが容易ではない．

b　画像診断

X 線像は骨幹部に浸潤性の破壊像を呈する．範囲の同定には MRI が有用である．

鑑別診断：骨髄炎，癌骨転移，UPS/ MFH, Ewing 肉腫，骨肉腫

c　病理学的所見

びまん性大型 B 細胞性リンパ腫は特徴的な増殖パターンを示す．正常構造（髄の骨梁や脂肪組織）を残し，これらの構造の間を縫って浸透する傾向がある．骨梁は正常のように見えるか，あるいは肥厚もしくは不規則に見え pagetoid でさえある．まれに，悪性リンパ腫は強い骨髄線維化を起こし，リンパ腫細胞が紡錘形になったり花筵状模様（storiform pattern）を示すことがあり，肉腫と誤診されることがある．Hodgkin リンパ腫は nodular sclerosis 型と mixed cellularity が通常の組織亜型である．白血病性浸潤は骨を中心にした腫瘍塊を形成する．慢性あるいは急性の骨髄性白血病は骨の破壊性病変を形成する．

d　治療・予後

化学療法，放射線療法により予後は比較的良好である．病的骨折に対して手術が行われる．

8　脊索腫

a　概念・疫学

脊索腫（chordoma）は正中線上に発生する低悪性度あるいは中悪性度の腫瘍で，胎生期の脊索（椎間板の原器）に類似する形態を示す．全悪性骨腫瘍の 1～4％．椎骨（仙骨・尾骨 60％，頸椎 10％，胸腰椎 5％），頭蓋底（蝶形骨・後頭骨・斜台部，37％）に好発．多くは 30 歳以後で，最多は 50 歳代（30％）．20 歳以下はまれ（1％）．男性に多い（2：1）．肺等への遠隔転移は 20～30％．

b　画像診断

X 線像は多房性骨吸収像を呈す．

鑑別診断：骨転移癌，骨巨細胞腫，骨髄腫，神経系腫瘍

c　病理学的所見

線維性隔壁で隔てられる分葉状の腫瘍．

腫瘍細胞は粘液状間質の中にシート状，索状，鎖状，数珠状，お玉杓子状を呈し，孤在性に浮くように増殖する．腫瘍細胞は，典型的には胞体に豊富な空胞を有する細胞（physaliphorous cells, physaliferous cells）であり，軽度〜中等度の核をもつ．

高悪性度の部分が存在することがあるが，これは脱分化型脊索腫あるいは肉腫様脊索腫とよばれる（脊索腫の 5％ 以下）．

免疫染色では，腫瘍細胞は S-100 蛋白陽性，ケラチン陽性，EMA 陽性である．

組織学的鑑別診断は転移性癌腫，粘液様脂肪肉腫，骨外性粘液様軟骨肉腫などである．緩徐な経過を示し，遠隔転移よりも局所的影響が予後に影響することが多い．

d 治療・予後

広範切除術が図られるが仙骨発生が多いため再発，大量出血，神経損傷などの合併症が問題になっている．再発も多く，緩徐な経過を辿ることが多く，長期の経過観察が必要である．最近では重粒子線療法が行われ，良好な成績が報告されている．

DON'Ts

- 骨肉腫：針生検ならびに切開生検は，後に行われる患肢温存手術の妨げにならないように専門医によって行われるべきである．少なくとも迅速標本での組織の確認を怠るべきでない．
- 軟骨肉腫：髄内発生の場合，内軟骨腫との鑑別には痛みがキーポイントである．上腕骨近位の痛みを五十肩と誤診するな．不安なら造影 MRI を撮り専門医へ．
- 悪性線維性組織球腫：骨肉腫の可能性を容易に否定してはいけない．
- 骨線維肉腫：細胞異型がより強くなり，巨細胞が出現すれば UPS / MFH との鑑別が困難になる．花筵状模様やスリガラス状の胞体をもつ類上皮型の細胞が認められれば UPS / MFH のほうがよい．
- Ewing 肉腫：感冒様症状を見逃すな．
- 骨髄腫：腰椎圧迫骨折に注意．骨粗鬆症と間違えるな．
- 骨原発性悪性リンパ腫：骨シンチに取り込みがない病変を見逃すな．
- 脊索腫：仙骨部 X 線像で腸管のガス像と間違えるな．

名古屋市立大学医学部整形外科　**大塚隆信／下崎真吾**

4 骨軟部腫瘍
3) 良性軟部腫瘍・軟部腫瘍類似疾患

DOs

- [ ] デスモイド：自然消退することもある．
- [ ] 腱鞘巨細胞腫：外科的切除が行われるが，びまん型は再発しやすい．
- [ ] 色素性絨毛結節性滑膜炎：外傷なく関節内血腫をきたした時はこれを疑おう．膝関節内に最も多く，外科的切除が行われるがびまん型は再発しやすい．骨内にも浸潤する．
- [ ] 乳幼児指趾線維腫症：1歳未満の乳児の指趾の関節の側面や背側に発生する．自然退縮が多い．
- [ ] 脂肪腫：通常型も亜型も予後に差異はない．ただし浸潤性の筋肉内脂肪腫は局所再発率が高い．
- [ ] 脂肪芽腫：3歳以下に発生する．四肢に多い．悪性化，転移はしない．局所再発率は9～22%あるが，びまん性に広がっている脂肪芽腫症に再発が多い．
- [ ] 血管腫：「血管腫」という疾患名は必ずしも真の腫瘍を意味するものではない．境界が不明瞭のため術後の局所再発は30～50%にみられる．
- [ ] 神経鞘腫，神経線維腫：どちらもMRIでtarget appearanceが出る．
- [ ] 弾性線維腫：肩甲骨と胸壁の間にできる良性腫瘍．沖縄に多い．
- [ ] 平滑筋腫：血管平滑筋腫は有痛性の腫瘍．
- [ ] グロームス腫瘍：爪下に発生する痛みを伴う腫瘍．
- [ ] ガングリオン：内部にゼリー状の液体を有する．時に痛みを伴う．

1 類腱腫，デスモイド

a 概念・疫学

類腱腫，デスモイド(desmoid)は深軟部に発生する単クローン性の線維芽細胞増殖であり線維腫症に属する．腹壁外型，腹壁型，腹腔型がある．浸潤性増殖を呈し，局所再発する傾向を示す．転移しない．表在性線維腫症よりもまれである．WHO(2013年)分類ではintermediate(locally aggressive)である．毎年100万人に2～4人発生．思春期～40歳の間の患者は腹壁に多く女性(経産婦に多い)に好発．小児例のほとんどは腹壁外である．

b 病理学的所見

腹壁外デスモイドは肩，胸壁，背，大腿，頭頸部などの筋膜および腱膜に関係して発生し，筋肉内への浸潤性増殖を示す．組織所見は腹壁デスモイドと識別できない．再発率は高い．腹壁デスモイドは腹直筋などの腹壁の筋肉の筋腱膜から発生する．再発率は腹壁外デスモイドよりも低い．腹腔内デスモイドは骨盤腔あるいは腸間膜に発生する．摘出が完全ならば再発は少ない．Gardner症候群に伴って発生することがある．腫瘍は硬く，割面はギラギラ輝く白色で疎な柱状パターンが瘢痕組織に似る．多くは5～10cm大．肉眼的には境界明瞭であるが，組織学的には境界不明瞭で周辺軟部組織へ浸潤性に増殖する．腫瘍細胞は均質でかなり細長い紡錘形細胞であり，細胞の束が弧を描くようなパターンを示して増殖する．細胞間に膠原線維性間質を伴う．細胞異型はない．核分裂率は様々である．免染染色ではビメンチン陽性で，種々の程度にアクチン陽性となる．β-cateninは多く

の症例で核に陽性を示すが必ずしもデスモイドに特異的ではないので診断はHE染色所見が基本になる.

c 治療・予後

頻繁に局所再発するが, 切除縁の腫瘍残存の程度に依存する. Tumor-freeの断端を得ることは現実的には困難なことが多く, また症例によってはあたかも多中心性発生のように再発するが浸潤性である. 転移はしないが, 頭頸部では局所的影響で致死的になることがある. 広範切除しても再発率は高い. 最近は自然消退するとの多くの報告があり生検のみで経過をみることも多い. 薬物療法としては, COX-2阻害薬やトラニラストの投与が行われる. 最近では, メトトレキサートによる治療効果も報告されている.

2 腱鞘巨細胞腫

a 概念・疫学

腱鞘巨細胞腫(giant cell tumor of tendon sheath；GCTTS)は後述の色素性絨毛結節性滑膜炎(pigmented villonodular synovitis；PVNS)がびまん性増殖するのとは異なり局在性の辺縁明瞭な良性腫瘍である. 単核細胞の増殖といろいろな程度の破骨細胞型多核巨細胞等を交える腫瘍で, 組織所見はPVNSに類似するが臨床的・生物学的態度が異なる. 腱鞘の滑膜や指節間関節に発生. 骨や皮膚を浸潤することはまれである. ほとんどすべての症例は手・足(85％は手の指)に認められる. 膝などの大関節にはほとんど発生しない. 炎症ではなく腫瘍とする考えが有力である. 全年齢層に発生し得るが通常30歳〜50歳に好発し, 女性に多い(2：1).

b 病理学的所見

肉眼的に多くは小型(0.5〜4cm)であり, 境界明瞭で分葉状. 灰白色で黄色や褐色の部分が混在する. 組織学的にも分葉状の辺縁明瞭な腫瘍で浸潤性増殖を示さない. 組織所見は後述のPVNSとほぼ同様であり, 類円形から短紡錘形の単核細胞の増殖が本質的である. 他に破骨細胞型／異物型多核巨細胞, 泡沫細胞, ヘモジデリン貪食細胞, 炎症性細胞が種々に混在する. 核分裂像は通常3〜5/10HPFだが時に20/10HPFのこともある. 免疫染色では, 単核細胞はCD68陽性で, アクチン陽性のこともある. デスミン陽性樹状細胞が50％の症例で認められる. 多核巨細胞はCD68陽性, CD45陽性である.

c 予後

良性病変であるが, 局所再発する可能性をもつ. 4〜30％が再発するが, 破壊性増殖を示さず, 外科的切除術によってコントロール可能である. 再発は富細胞性あるいは核分裂像の多い腫瘍によくみられる.

3 色素性絨毛結節性滑膜炎

a 概念・疫学

色素性絨毛結節性滑膜炎(PVNS)は滑膜の線維・組織球性増殖疾患である. びまん性浸潤・破壊性増殖を示すことが特徴であり, びまん型巨細胞腫ともよばれる. 腫瘍性とする説が有力. 関節や関節包, 滑液包, 腱鞘等の滑膜組織と関連して発生し, 関節内(関節内型)に限らず, 関節外(関節外型)にも発生し得る. 関節外型は関節内病変の有無とは関係なく軟部組織への浸潤性増殖によって定義される. 下肢の膝関節周辺の軟部組織に最も多いが, 関節から離れた大腿の骨格筋内や皮下組織, 足にも発生する. しかし手, 殿部, 肘, 足趾はまれ. 関節外の局在(結節)型は前項の腱鞘巨細胞腫でありPVNSではない. 両者は組織学的所見が類似するが臨床的な意味合いから診断は明確に区別されるべきである. 関節内局在性型は限局性結節性滑膜炎とよばれることがあるが, 狭義のPVNSは関節内あるいは関節外のびまん性型をいう. 細胞遺伝的な変異は局在型の腱鞘巨細胞腫に類

似する．好発部位は大関節(膝関節が75％, 次いで股関節＞足関節)であり，腱鞘巨細胞腫がほとんど手足の指／趾に限られることと対照的である．通常，単関節性．20～40歳に多い．性差はない．

b 病理学的所見

通常大型(しばしば5cm以上)で，褐色調．関節内型は滑膜がびまん性に肥厚し絨毛状を示す．部分的に結節状のところもある．関節外型では絨毛状パターンを示さず多結節性である．境界は肉眼的にも不明瞭．割面は褐色，黄色，白色調が交錯する．充実性硬あるいは海綿状である．

組織学的に，組織球に類似する単核細胞(単核間質細胞ともよばれる)の存在が必須である．円形ないし卵円形で軽度好酸性の豊富な胞体と小型卵円形核からなり，核は頻繁に核溝を有する．しばしばヘモジデリンを貪食．線維芽細胞様の紡錘形細胞の増生もみられる．これらの細胞がびまん性・浸潤性増殖する．細胞密度は部位によって粗密様々であり，列隙状空間(滑膜細胞で覆われる空間のように見える)の形成がよくみられる．局所型に比し破骨細胞型多核巨細胞は少なく，20％の症例ではほとんど認められない．核分裂像は通常存在し，5/10HPF以上のこともしばしばみられる．免疫染色では，単核細胞はCD68等の組織球マーカー陽性．35～40％の症例でデスミン陽性樹状細胞が出現する．鑑別診断としてhemosiderotic synovitis(上記の単核間質細胞を欠く)と腱鞘巨細胞腫(裂隙状空間形成は通常認められない)がある．

c 治療・予後

結節型は関節鏡を用いた切除術でもよい結果が得られる．しかし，びまん型は滑膜切除術を行っても再発する．骨内へ浸潤すると人工関節の適応となることもある．

4 乳児指趾線維腫症

a 概念・疫学

乳児指趾線維腫症(infantile digital fibromatosis)は新生児・乳児(生後2年以内，多くは1年以内)の手指あるいは足趾の末節あるいは中節の背側(伸側)に半球状の隆起として発生する．2cm以内であり，線維芽細胞と筋線維芽細胞の増殖を示すまれな良性腫瘍である．多くの腫瘍細胞の胞体内に好酸性の封入体が存在するので封入体線維腫症ともいう．少数例で複数の指が同時あるいは異時性に侵される．第3あるいは4指(趾)に多い．まれに指趾以外(腕・乳房)の軟部組織にも発生．30％程度は出生時に既に存在する．自然消退(自然治癒)するが，摘出後に再発することが多い．転移しない．

b 治療・予後

辺縁切除術で対応する．50％の症例が局所再発である．初回の摘出が十分であるか否かが再発に関係する．自然退縮もあるので，経過観察も選択肢のひとつである．転移の報告はない．

5 脂肪腫

a 概念・疫学

脂肪腫(lipoma)は成熟した脂肪細胞(白色脂肪細胞)からなる良性腫瘍．成人の軟部組織間葉系腫瘍としては最も多い．通常の脂肪腫の多くは皮下脂肪組織(表在性脂肪腫)に発生するが，深部脂肪組織の中に発生(深部脂肪腫)することもある．深部脂肪腫は骨格筋の中(筋肉内脂肪腫)あるいは筋間(筋間脂肪腫)に発生する．筋肉内脂肪腫は胴体，頭頸部，上・下肢に多い．筋間脂肪腫は骨格筋間，特に前腹壁に高頻度に発生する．全年齢層に分布するが，40～60歳に多く，肥満者に多い．小児にはまれ．5％は多結節性．滑膜のいわゆる分枝状脂肪腫(lipoma arborescens)は滑膜下組

織の結合組織内の脂肪組織が反応性に増殖・浸潤したもので真の腫瘍ではないと考えられる．

b 画像診断

エコーでは皮下脂肪と同じエコーで均一である．CTではCTナンバーが－100の値であり，均一の紡錘形腫瘤を示す．MRIではT1高輝度，T2高輝度の均一な腫瘤を示す．ただ筋肉内脂肪腫は残存の筋肉組織が脂肪腫の中にあるので，筋肉と同じ輝度の像が脂肪腫の中に認められ不均一な像となる．画像診断では高分化型脂肪肉腫(中間性)との鑑別が不可能なときがある(図1)．

c 病理学的所見

通常，薄い被膜を有し分葉状の境界明瞭な黄色腫瘍である．組織学的に通常の脂肪腫は成熟脂肪細胞からなる．腫瘍細胞は周辺の非腫瘍性脂肪細胞とよく似るが，脂肪腫の細胞は若干の大小不同を示すこともある．異型細胞を認めない．線維性結合組織が豊富(線維脂肪腫)，粘液性変化が強い(粘液脂肪腫)，骨形成を示す(骨形成性脂肪腫)などの亜型がある．軟骨様基質が増加し脂肪芽細胞(核異型を示さない)が巣状・索状に増殖し血管が豊富なまれな脂肪腫は軟骨様脂肪腫とよばれ，粘液様脂肪肉腫や骨外性粘液様軟骨肉腫との鑑別が必要である．筋肉内脂肪腫の境界は明瞭なこともあるが，むしろ不明瞭(浸潤性)のことが多く，既存の骨格筋細胞が腫瘍内に取り込まれる．

d 治療・予後

摘出術が基本．典型的な画像所見であれば経過観察のみでもよい．再発は皮下では一般的にはないが，筋肉内脂肪腫は残存筋肉内に浸潤していることがあるので再発することがある．あまり再発を繰り返すようなら，高分化型の脂肪肉腫の可能性も考える．

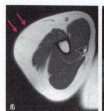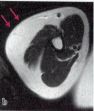

図1 T1，T2とも均一な高輝度

6 脂肪芽腫

a 概念・疫学

脂肪芽腫(lipobalastoma)は胎児の脂肪組織に類似した脂肪芽細胞が分葉状に増殖するまれな良性腫瘍．胎児性脂肪腫とよばれていた．多くは被膜に包まれた局所型(脂肪芽腫)であるが，被膜を有しないびまん型(脂肪芽腫症)もある．通常，生後3年内に発見されるが，生下時あるいは年長の小児に発見されることもある．脂肪芽細胞の未熟度・成熟度は様々であるが，年を経ると成熟する傾向があり脂肪腫様になることが知られている．男児に多い．四肢に多いが中隔，後腹膜，体幹，頭頚部，その他臓器に発生することもある．脂肪芽腫症は被膜がないためびまん性浸潤し，皮下組織だけでなく下部の筋組織に浸潤することもあり，摘出術後の再発が多い．再発率は9〜22％で，その多くは脂肪芽腫症である．

7 血管腫

a 骨格筋内血管腫の概念・疫学

"血管腫"(hemangioma)は皮膚に最も多いが，すべての臓器に認められる．本項では整形外科領域でとりわけ重要な骨格筋血管腫に的を絞って概説する．

骨格筋内の良性の血管の増生であり，奇形と考えられている．しばしばかなり長い年月にわたって存在するので，多くは先天的と考えられる．外傷歴が20％例でみられ外傷が病変の増悪に関係するかもしれない

が，原因的関係は低い．深在性軟部腫瘍としては最も高頻度なもののひとつで，全良性血管腫の0.8%を占める．広範な年齢層に及ぶが思春期～若年成人（30歳までに90%）に好発する．性差はない（ちなみに皮膚血管腫は女性に多い）．好発部位は下肢（特に大腿）で，次いで頭頸部，上肢，体幹と続く．緩徐に成長する塊を形成し，病変部皮膚の着色はなく，拍動を触知せず血流音も聴かれない．四肢の場合，疼痛（特に運動後）を訴えることがある．しばしば血管腔内に二次的石灰化や骨化をきたし，画像で静脈石として認識される．

b 画像診断

X線像による静脈石の確認，あるいはMRIによる脂肪を含む高輝度とflow voidの低輝度の血管の存在確認が診断に有用である．静脈石は中央に透亮をもつ層状の石灰化像として認められる．また血管造影や造影CTでは脱脂綿状といわれる造影所見が特徴的である（図2）．

c 筋肉内血管腫の病理学的所見

肉眼的に境界は不明瞭で骨格筋内をびまん性に浸潤する．通常，出血とともに種々の大きさの血管が容易にみられる．毛細血管等小血管が多い所は充実性である．ほとんどの症例で多数の大～小の血管が混在し，通常，壁の厚い大型静脈，海綿状の血管腔，毛細血管，動静脈成分から構成され，リンパ管を含むこともある．血管とともに成熟脂肪組織（量は様々）がほとんど常に存在し，随伴する脂肪細胞が多いところは充実性黄色調を示し，骨格筋内脂肪腫と誤診されることがある．優勢な血管のサイズによって毛細血管腫型，海綿状血管腫型，混合型の三型に分類されるが，ほとんどの症例は混合型なのでこの分類は実用的ではない．なお，血管腫症（angiomatosis）とは組織学的所見だけでは鑑別できないので病変の存在部位の分布を臨床的・画像的・肉眼的に確認する必要がある．

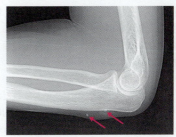

図2 静脈石

d 治療・予後

血管腫は真性腫瘍でなく過誤腫であるとの考えより手術の必要性は少ないと思われる．手術の適応になる疼痛は思春期，妊娠，あるいは仕事，スポーツの後など一過性であり，また血管腫は脂肪組織，筋肉内に浸潤しており完全に摘出することは困難であり辺縁切除ではなく広範切除される．よって，経過のみ観察するかあるいはピシバニールやエタノールなどを用いて硬化療法を試みることもある．筋肉内発生により拘縮などの機能障害を残すことがある．

8 神経鞘腫

a 概念・疫学

神経鞘腫（schwannoma, neurilemmoma）は緩徐に発育する成人の良性の腫瘍．基本的に被膜に被われる境界明瞭の孤在性腫瘍である．Schwann細胞と膠原線維性基質から構成される．発生部位は広範であるが，四肢遠位部や頭頸部にやや多い．脊髄後根，脳神経（特に聴神経），体幹，縦隔，その他にも発生する．圧倒的に多くは皮下組織に発生する．より少ないが骨格筋内にも発生．しばしば神経が腫瘍と接着してみられるが腫瘍内に末梢神経が侵入することはない．まれに，末梢に存在する多発性の神経鞘腫は，耳前庭の神経鞘腫を合併する末梢神経鞘腫を除けば，神経線維腫症（neurofibromatosis）と関係しない．多くは通常型であるが，以下の多くの特殊型がある．陳旧型，

富細胞型，蔓状型，色素型，類臓器型，粘液腫型，類上皮型，神経芽腫様等である．性差はない．良性神経鞘腫の悪性化の確実な症例は極めてまれである．

b 病理学的所見

大きさは1～10cmのことが大多数だがかなり大型になることもある．組織学的には通常型は被膜で囲まれた腫瘍で，Antoni A型とAntoni B型の組織からなる．A型は細胞密度が高く，紡錘形のSchwann細胞の増殖からなる．細胞の核は先端が鋭角で核の柵状配列，Verocay小体(核柵状配列が平行して存在)，種々の量の間質膠原線維を含む．B型は豊富な粘液状／微小嚢胞状の基質のなかに浮遊するようにSchwann細胞が存在する．神経鞘腫に共通してみられる所見は硝子化した厚い壁をもつ血管の存在である．核分裂像は，正常分裂像が通常みられるが5/10 HPF以下である．通常，神経線維軸索は腫瘍内には存在しない．しかし，神経線維腫症2型(NF2)のschwannomatosisと関連した病変では，神経線維軸索が腫瘍内に散在することがある．硝子化や出血，ヘモジデリン沈着，嚢胞形成，石灰化等の変性性変化(腫瘍の時間的長さや外傷が関係する)はよくみられ，陳旧型神経鞘腫(ancient schawannoma)とよばれる．

c 画像診断

MRIではtarget appearanceという，ちょうど『的』のような2重構造を示すことがある．この2重構造が認められれば神経鞘腫か神経線維腫が考えられる(図3)．

d 治療・予後

神経鞘腫は腫瘍の大きさや局在によって症状の程度がかわる．より神経線維に近い場合には小さくても症状を呈するが，神経線維から離れている場合には大きくなるまで症状を有さないこともある．症状が強くなく悪性が疑われなければ経過観察のみのこともある．手術は被膜を切開し腫瘍核出術を行う．腫瘍容量を減少させるだけでも症状はとれることが多いので手術では全摘よりも神経線維を温存することを優先する．再発はほとんどない．

9 神経線維腫

a 概念・疫学

神経線維腫(neurofibroma)は末梢神経から発生する良性の腫瘍．神経鞘腫と異なり通常被膜をもたない．構成細胞は主にSchwann細胞と線維芽細胞であり，腫瘍内に部位的偏りなく神経突起(軸索)がよく認められる．神経線維腫の大多数は成人の孤立性にして局在性(非びまん性)の病変であり，しかもそのほとんどは皮膚のポリープ状あるいは結節性病変である．深軟部組織に発生することもある．通常このような皮膚の孤立性病変は神経線維腫症1型(NF1)と関連しない．

孤立性神経線維腫症に対して，神経線維腫病変が多発する場合を多発性神経線維腫(multiple neurofibromas)とよぶ．しかし，神経線維腫病巣が少数の場合は，単に多発というだけで自動的にNF1患者とみなしてはいけない．NF1と診断するためには一群の所見を必要とする．広く受け入れられたNF1の厳密なクライテリアはないが，5ヶ以上もしくは大型のカフェオレ斑，虹彩のLish結節(虹彩の過誤腫)，あるいは叢状神経線維腫(plexiform neurofibroma)の存在が特徴的とされる．

びまん性神経線維腫は境界不明瞭で，皮膚(真皮・皮下)に浸潤性の大きな斑状の肥厚を形成するまれな病変である．約10％がNF1と関連する．好発年齢は若年(10～30歳)であるが，性差はない．好発部位は頭頸部・体幹・四肢など．皮下脂肪組織の隔壁や脂肪細胞間を浸透するように広範に浸潤するが，既存の皮膚付属器等を取り込みはしても破壊する傾向は乏しい．外観の形状や容姿の面からも形成外科的治療が必要である．しかしそのサイズにかかわらず

第4章 主要な疾患・外傷

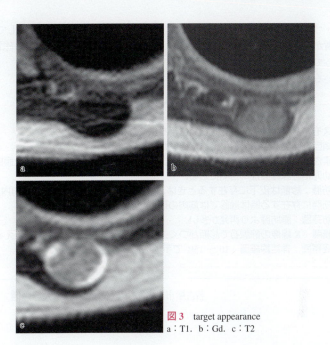

図3 target appearance
a：T1． b：Gd． c：T2

悪性化は極めてまれである．

多発性神経線維腫(症)は，遺伝性疾患でNF1が代表的でありvon Recklinghausen病ともよばれる神経線維腫症である．全身の皮膚に多いが深部にも発生する．上述のように診断クライテリアが提唱されている．他の頭蓋内腫瘍等の併発と，悪性末梢神経鞘腫瘍の発生にも注意する必要がある．

蔓状神経線維腫は肉眼的に明らかに認識できる太く肥大し著しく蛇行する数本の末梢神経が認められるのが特徴的であり，太い旋回状の紐や結節も形成される．初期は神経内で腫瘍の増殖の浸潤・進展がはじまるがやがて腫瘍は神経周辺組織へ浸潤したり，経神経性に腫瘍が進展する．境界は不明瞭である．小児に好発するが，少数は若成人にも発生する．性差はない．NF1関連と考えられている．解剖学的病変分布は全身的に多彩であるが，頭頸部が最も多く，背部や鼠径部にも多い．深部組織よりも表在性軟部組織に多い．術後再発が多い．悪性末梢神経鞘腫瘍発生のリスクがある．叢状神経線維腫ではわずかでも核分裂像が存在すれば悪性化の指標となるといわれる．

b 病理学的所見

被膜を有しないが多くの場合病変の縁は明瞭である．所見は多彩だが，最も多くの症例は細長の紡錘形細胞からなる．通常Schwann細胞が頻繁に存在し，その細胞境界は不明瞭で，核は波状蛇行あるいはバックル状で先細の核(tapering nuclei)をもつ細胞である．この細胞と交じって，短い紡錘形細胞，多数の神経線維，肥満細胞がみられる．これらが種々の程度の線維粘液基質のなかに存在する．核分裂像はほとんど全く認められない．

c 画像診断

神経鞘腫の項を参照．

d 治療・予後

画像診断が可能になり，生検の必要性が少なくなってきている．手術は適応が問題になっている．手術のときは神経障害の可能性(10〜15%)を患者に説明しておくことが重要．蔓状神経線維腫は神経損傷なく切除することは難しい．

DON'Ts

- [ ] デスモイド：生検であっても安易に手を出すな．
- [ ] 腱鞘巨細胞腫：手の外科に慣れた術者が手術を行う．
- [ ] 色素性絨毛結節性滑膜炎：再発のために患肢切断する患者もいることを念頭におく．
- [ ] 乳幼児指趾線維腫症：自然に治る．
- [ ] 脂肪腫：診断は皮下に存在するときは，柔らかい腫瘤をふれるが，筋肉内あるいは筋間に存在する時は触診では筋肉の硬さが混じる．
- [ ] 脂肪芽腫：脂肪腫より再発が多い．
- [ ] 血管腫：X線像の静脈石で診断がつく．手術，検査にて無駄な侵襲を与えるな．
- [ ] 神経鞘腫，神経線維腫：10〜15%で手術により神経障害が残る．

名古屋市立大学医学部整形外科　**大塚隆信／下崎真吾**

4) 悪性軟部腫瘍

骨軟部腫瘍

DOs

- 成人型線維肉腫：放射線治療，化学療法も効果がない．広範切除術の適応である．肺に転移するが，リンパ節転移はまれ．40〜50％の死亡率であるが，grade 1 は予後がよい．
- 乳児・小児型線維肉腫：乳幼児に発生する線維肉腫で四肢の遠位に好発する．
- 悪性線維性組織球腫：10％はリンパ節，骨，肝にも転移する．これらの場所の転移検索もしっかり行おう．
- 脂肪肉腫：造影 MRI を撮影しよう．
- 平滑筋肉腫：後腹膜発生に注意しよう．
- 横紋筋肉腫：小児では最も多い肉腫であり，悪性度も高い腫瘍．胎児型，胞巣型，多形型，紡錘細胞／硬化型に分類される．胎児型は 10 歳以下に好発し，頭頸部，泌尿器に特に多い．胞巣型は 10 歳〜20 歳代に多い．多形型は中年以降の四肢に多い．特に胞巣型は悪性度が高く，治療不応性で，予後極めて不良．早期に全身転移を示す．
- 悪性末梢神経鞘腫：20〜50 歳に多く，急速な増大，疼痛をきたす．1/2 は神経線維腫症を伴う．
- 滑膜肉腫：血腫，石灰化を伴う．
- 血管肉腫：多発することが多く，悪性度は高い．
- 胞巣状軟部肉腫：血管に富む腫瘍でしばしば拍動を触知できる．
- 類上皮肉腫：四肢末梢に発生することが多く，外傷との関連が示唆される．
- 明細胞肉腫：四肢末梢に発生し，リンパ節転移を認める．
- 骨外性骨肉腫：40 歳代以降に発生することが多く，画像では石灰化と判別がつかない．

1 成人型線維肉腫

a 概念・疫学

成人型線維肉腫（adult fibrosarcoma）は線維芽細胞からなる成人の悪性腫瘍．種々の量の膠原線維を伴う．四肢，体幹，頭頸部の深部軟部組織に発生．内臓に発生することもある．後腹膜はまれ．後述の乳児型線維肉腫とは区別される．古典的線維肉腫では腫瘍細胞の杉綾模様（herringbone architecture）様増殖が特徴的とされるが，本腫瘍は除外診断であり，常に他の紡錘形細胞性腫瘍の鑑別が必要である．また近年では特殊亜型の線維肉腫が定義されてきたため正確な頻度は不明であるが成人の肉腫の中で多くて 1〜3％を占める．中年〜老年に多い．性差なし．

b 病理学的所見

悪性度の高い場合は細胞異型が強くなるが多形性を示さない．多形性が強い場合はいわゆる MFH／未分化多形性肉腫や他の多形性肉腫に分類される．

免疫染色では腫瘍細胞はビメンチン陽性．アクチンは極めて focal に染まり筋線維芽細胞への分化を示すところがある．隆起性皮膚線維肉腫や孤在性線維性腫瘍のなかに発生した線維肉腫は CD34 陽性を示す症例がある．

c 予後

広範切除術の適応である．予後は組織学的悪性度，大きさ，存在部位（深部か表層性か）等に依存する．再発は手術摘出の完全さ次第であり，12～79％の再発率がある．転移は，肺や骨，まれにリンパ節．転移率は6～63％であり経過年月や組織学的悪性度に依存する．5年生存率は39～54％であり，組織学的高悪性度，高細胞密度，膠原線維僅少，核分裂率 20/10 HPF 以上，壊死などがあれば予後は不良になる．

2 乳児・小児型線維肉腫

a 概念・疫学

乳児・小児型線維肉腫（infantile and childhood fibrosarcoma）は乳児型線維肉腫や，先天性線維肉腫ともよぶ．WHO 2013 年分類では，成人型線維肉腫が malignant であるのに対して，intermediate（rarely metastasizing）に分類される．乳児・小児の腫瘍で組織学的には成人型の古典的線維肉腫と同じであるが，予後が成人型よりもかなりよい．線維腫症に似た自然経過を示す．特徴的な染色体相互転座 t(12：15)（p13：q25）が認められる．組織学的に類似する腎臓の先天性間葉腎芽腫とは，遺伝子的プロファイルでも類似点がある．

生後1年以内に36～100％例が発生．36～80％例は生下時に肉腫が既に存在する．2歳以後の発生はまれである．男児にやや多い．乳児の悪性軟部腫瘍の12％程度を占める．

好発部位は四肢（遠位部に多い．特に前腕，下腿，足関節，足で61％を占める）で，表在性と深在性がある．腸間膜や後腹膜は極めてまれ．単発性．腫瘍は急速に増大し，数週間から数ヶ月でかなりの大きさに達する．直径は30cmを超すこともある．当該部の皮膚は緊張し紅斑状，潰瘍を形成することもある．骨を浸食することもある．

b 治療・予後

広汎切除術で治療する．5年生存率は70％以上と予後はよい．

 Pitfall

fibromatosis と fibrosarcoma grade 1 の病理診断に注意．

3 悪性線維性組織球腫

a 概念・疫学

Weiss & Enzinger によって 1970 年代に広められた悪性線維性組織球腫（malignant fibrous hystiocytoma；MFH）は当初，中高年者の軟部肉腫では最も多いものとされていた．しかし MFH は組織球への分化を示す腫瘍ではない．腫瘍細胞の分化の検討が進むにつれて従来の MFH は例えば平滑筋肉腫，脱分化型脂肪肉腫など異質の肉腫を含むことが徐々に明らかにされ，その頻度は低下しつつある．WHO 2013 年分類では，これまで UPS / MFH として扱われてきた腫瘍がさらに細分化されることとなった．具体的には unclassified sarcomas（US）の大項目の中に undifferentiated spindle cell sarcoma, undifferentiated pleomorphic sarcoma, undifferentiated round cell sarcoma, undifferentiated epithelioid sarcoma, undifferentiated sarcoma NOS が含まれ，従来の UPS / MFH は undifferentiated pleomorphic sarcoma に相当する．本項では便宜上，以前から使用されている名称と腫瘍の概要について述べる．発生部位は四肢（特に大腿）に多く体幹には少ない．筋膜下の深部軟部組織・骨格筋に好発するが10％弱は皮下組織に発生する．後腹膜発生例の多くは脱分化型脂肪肉腫といわれる．40 歳以上の中～高年者に多く，若年者には少ない．男性にやや多い．通常型 MFH の他に，巨細胞型，炎症型などの亜型があるが粘液型は現在では粘液線維肉腫とよばれ区

別されている．

b 病理学的所見

UPS / MFH の組織学的診断は除外診断であり，多くの軟部肉腫の鑑別診断を検討する必要がある．5〜10cm 大の腫瘍で，組織学的には，通常型 MFH でよくみられる異型線維芽細胞様腫瘍細胞（紡錘型細胞）が車軸状に増殖する花筵模様（storiform pattern）が有名であるが，異型の強い多形性細胞の増殖が主体で花筵模様の少ない場合もあり，また腫瘍細胞束の錯綜，類円形の大型異型細胞の増殖，多核の異型腫瘍細胞が豊富な症例など多彩な所見を示す．炎症性細胞も種々に浸潤する．核分裂像は多く，異型核分裂像もみられる．

c 治療・予後

広範切除術が行われているが，切除縁の減少や再発防止のため放射線療法が試みられる．補助化学療法も試みられ治療効果の報告もある．深部（約40％転移する），大きい，grade 4，後腹膜，大腿近位，多くの壊死などの要因があるものが予後不良で肺転移する．

 Pitfall

以前は診断が難しい肉腫をすべて UPS / MFH として診断したので，病理診断のゴミ箱といわれた．悪性軟部腫瘍の頻度1位であったが，最近診断が見直されて平滑筋肉腫や脱分化型脂肪肉腫が多いとの報告もある．

4 脂肪肉腫

a 概念・疫学

脂肪肉腫（liposarcoma）は軟部肉腫では最も多い肉腫（成人の全肉腫の約20％）である．その主要な組織亜型は脱分化型，粘液型（円形細胞型はこの亜型），多形型であるが，組織学のみならず遺伝子的にも生物学的にも各々は完全に別々の疾患といえるほどに相違がある．脂肪肉腫の診断的組織所見として脂肪芽細胞の存在が重要であるが，高分化型脂肪肉腫の標本では時にこれが認められないこともある．全脂肪肉腫の40〜45％は高分化型である．高分化型は WHO 2013年分類では高分化型脂肪肉腫は atypical lipomatous tumour / well differentiated liposarcoma として intermediate（locally aggressive）に分類されている．粘液型，多形型，脱分化型は malignant である．脂肪肉腫は成人の腫瘍で40〜60歳代に多い．小児例は極めてまれである．やや男性に多い．下肢（特に大腿）に最も多い（約35％）が，次いで体幹，上肢，後腹膜，頭頸部，縦隔，精索にも発生する．一般的に発生部位は多くが深部組織であり，腫瘍の成長速度は組織学的悪性度に比例する．生物学的態度・予後は亜型によってかなり異なる．

なお，WHO 2013年分類では，高分化型脂肪肉腫という腫瘍名を，後腹膜や精索，縦隔など腫瘍完全摘出が困難な解剖学的部位に発生した場合に限り使用し，四肢など完全摘出が可能な部位の高分化型脂肪肉腫を異型脂肪腫様腫瘍（atypical lipomatous tumor）とよぶことを提案している．その理由は，組織学的に純粋な形の高分化型脂肪肉腫は転移しないということと，後腹膜以外の臓器では腫瘍の wide excision が可能で容易に治癒し得るということ，言い換えれば腫瘍摘出が辺縁切除であったり不完全切除であれば局所再発が発生し（特に再発が繰り返されれば）脱分化のリスク（5％未満のリスク）が高まり，その結果，転移する可能性が増加すること，および社会の事情（肉腫という不必要な診断名の社会的，心理的影響の重大性）を考慮したものである．atypical lipomatous tumor の概念は妥当性をもつが，認識の不十分な外科医がこの診断名の意義を過小評価しないように臨床病理学的な啓発が必要である．病理報告書には生物学的態度の説明文を添えて atypical lipomatous tumor と診断するのが適切であろう．

b 画像診断

高分化型脂肪肉腫は脂肪腫との鑑別が難しいが，MRIにて不均一な像やガドリニウム造影にて分葉状の線維性隔壁の造影幅，全体の造影度により疑う．

c 病理学的所見

1) 高分化型脂肪肉腫（異型脂肪腫様腫瘍）

腫瘍の全体あるいは一部に脂肪細胞のサイズの大小不同の強い成熟脂肪組織が存在し，少なくとも部分的には脂肪細胞と間質細胞の両方に細胞核の異型性が認められる．核異型をもつ脂肪芽細胞の存在が診断に役立つが，症例によっては脂肪芽細胞が認められないことがある．ring chromosomeあるいはlong marker chromosome等の染色体異常を示す．これらのring or marker chromosomeは *MDM2*，*CDK4*，*HMGA* などの遺伝子の増幅を含む．これらのうち，*MDM2* 蛋白の過剰発現が高分化型脂肪肉腫とその脱分化病変の有用な免疫染色的マーカーとなる．

2) 脱分化型脂肪肉腫（dedifferentiated liposarcoma）

全脂肪肉腫の10%までである．脱分化のリスクは深部（特に後腹膜）の脂肪肉腫で高く，四肢では低い．脱分化は，脂肪肉腫の部位依存性というよりもむしろ時間依存性である．性差はない．年齢層は高分化型脂肪肉腫と同じである．

好発部位は後腹膜．四肢には少ない（3：1）．その他，精索，頸部，体幹．皮下組織例は極めてまれ．90%は *de novo* 発生．10%は脂肪肉腫の再発例にみられる．

組織所見の顕著な特徴は高分化脂肪肉腫から非脂肪細胞性肉腫（non-lipogenic sarcoma）への急峻な移行である．non-lipogenic sarcomaは多くの場合，高悪性度である．免疫染色でMDM2やCDK4の陽性．5年間における転移率は20～25%．

3) 粘液様脂肪肉腫（myxoid liposarcoma）

円形から卵円形の未分化な非脂肪性間葉系細胞と種々の量の小型印環細胞様脂肪細芽細胞が，特徴的な樹枝様分枝を示す血管パターンを伴う粘液様間質の中に増殖する．円型腫瘍細胞が高密度に増殖する場合は，円形細胞型脂肪肉腫とよばれるが，粘液様脂肪肉腫に属する．脂肪肉腫の中では2番目に多い．脂肪肉腫の1/3であり，成人の軟部組織肉腫の10%である．四肢の深部軟部組織に好発．2/3以上は大腿の骨格筋内に発生する．後腹膜や皮下組織には少ない．

30～40歳代に多い（他の脂肪肉腫よりも若く，20歳以下の脂肪肉腫は粘液様脂肪肉腫である）．性差なし．局所再発しやすい．1/3の症例は遠隔転移を示す（ただし組織異型度による）．特徴的な染色体転座を示す．

4) 多形型脂肪肉腫（pleomorphic liposarcoma）

高悪性度の脂肪肉腫で，多形性で高悪性度の肉腫を背景にして，種々の量の多形性脂肪芽細胞（pleomorphic lipoblast）が存在する．種々の数の多形性脂肪芽細胞を含む．高分化型脂肪肉腫の部分を含まない．脂肪肉腫の最もまれな亜型で，全脂肪肉腫の5%である．多形性肉腫（pleomorphic sarcoma）の20%を占める．腫瘍の多くは50歳以上の老齢者に発生する．性差はない．好発部位は四肢（下肢に多い）．大抵の症例は深軟部組織だが，皮下組織や真皮にもまれにみられる．被膜をもたない．

d 治療・予後

広範切除術が行われる．切除範囲縮小のため放射線療法が粘液型，高悪性度のものに行われる．化学療法も高悪性度に使用されることがある．高分化型脂肪肉腫は100%に近い生存率，粘液型80～90%，円形，多形型60%．後腹膜発生の予後は悪い．

転移は血行性に肺，骨に多く，高分化型からの脱分化は予後を極端に悪くする．粘液型脂肪肉腫は脊椎転移することが知られ

ている.

5 平滑筋肉腫

a 概念・疫学
平滑筋への分化を示す悪性腫瘍.中年から老年に好発するが若年成人,小児にも発生する.軟部平滑筋肉腫の好発部位は後腹膜と骨盤部である.次いで,大血管(特に下大静脈と下肢の大型静脈)である.動脈は少ない.後腹膜と骨盤の肉腫のなかでは最も多い.大血管の主要な肉腫でもある.四肢の肉腫の10〜15%.後腹膜と下大静脈の平滑筋肉腫は女性に多い.他の部位では性差はない.

b 病理学的所見
肉眼的に割面は渦巻状(whorled)の部分があり,しばしば出血や壊死あるいは囊胞状変化を示す.腫瘍境界は明瞭にみえることが多いが,明らかな浸潤を示すこともある.後腹膜例では,近隣の臓器に浸潤することもある.

典型的な組織学的パターンは紡錘形細胞束が交差性に増殖するものであるが,部位によっては不明瞭になることもある.ときどき,部分的に花筵状パターン,柵状パターン,血管周皮腫様パターンを示すこともある.腫瘍は通常,細胞密度が高いが線維化や粘液様変化を示すこともある.大きな腫瘍では硝子化した乏細胞性域や凝固壊死がしばしば見られる.ときどき,細胞分化の特徴を示さない低分化部位が存在することがある.免疫染色では多くの場合,平滑筋アクチン,デスミン,h-カルデスモンが陽性を示す.KIT(CD117)は陰性である.なお,一般的に言って,平滑筋肉腫の診断は,HE染色において平滑筋分化の所見を完全に欠く場合は,免疫染色結果だけで診断すべきではない.

c 治療・予後
広範切除術の適応であるが,後腹膜発生のものは発見されたとき既に周囲組織に浸潤しており予後不良である.補助療法の有効性は証明されていない.

6 横紋筋肉腫

a 概念・疫学
横紋筋肉腫(rhabdomyosarcoma)は小児・青年の軟部肉腫の最大のカテゴリーである(アメリカでは15歳以下の100万人当たり4.6人(0.00046%).そのうち胎児型横紋筋肉腫が最多であり,3.0人／15歳以下100万人である(46%は5歳以下に発生).青年期に発生する胎児型横紋筋肉腫は17%だけである.先天的の発生例もある.また,成人に胎児型が発生することがまれにある.性差はほとんどない.胎児型,胞巣型,多形型,紡錘細胞／硬化型に亜分類される.胎児型の通常型は10歳以下に好発し,頭頸部,泌尿器に特に多い.胞巣型は小児・若年者(10〜20歳代)に多い.多形型は中年以降成人の四肢に多い.紡錘細胞／硬化型は以前は胎児型に含まれていたが,WHO2013年分類より独立した亜型として分類された.腫瘍細胞は免疫染色でdesminやmyogenin(myf4)が染色される.

b 病理学的所見
1) 胎児型横紋筋肉腫(Embryonal rhabdomyosarcoma)
胎児の骨格筋細胞の形質を示す始原的(primitive)な悪性軟部組織肉腫.胎生期の骨格筋細胞に類似する小型類円形から紡錘形の腫瘍細胞の増殖からなる.粘膜表層近くに生じるものはしばしばブドウの房状にポリープ状に突出し,ブドウ状肉腫(sarcoma botryoides)とよばれる.

2) 胞巣型横紋筋肉腫(alveolar rhabdomyosarcoma)
やや大きめの円形細胞の増殖からなる.胞体は狭いが,時に強く好酸性を示す.膠原線維性隔壁によって境される胞巣状パターンを示す.隔壁の結合組織に付着(密着)した腫瘍細胞が1列に並び,あたかも縄ヒ

モに干柿が序列性につるされているように みえる．胞巣内に腫瘍細胞が充実性に増殖し「胎児型」のような所見を示すことがある．このような症例は充実亜型(solid variant of alveolar rhabdomyosarcoma)とよばれる．充実亜型は PNET/Ewing 肉腫の鑑別が重要である．

3) 多形型横紋筋肉腫(pleomorphic rhabdomyosarcoma)

大型異様な多稜形あるいは紡錘形の異型的な横紋筋芽細胞の patternless の増殖からなる高異型度の多形性肉腫である．膠原線維間質の量は様々である．50 歳以上の高齢者に好発．症例によっては花筵模様が目立ち，いわゆる UPS / MFH と極めて類似する．診断は，免疫染色で desmin, myogenin(myf4) の陽性所見を得て確定される．電子顕微鏡で横紋を証明してもよい．

c 治療・予後

術前化学療法，手術，術後化学療法が行われる．放射線療法も有効である．しかし極めて予後不良である．肺，リンパ節，骨髄に転移する．5 年生存率は 60% 以上になってきているが，腫瘍の大きいもの，初診時遠隔転移例，局所再発例などは予後が極めて悪い．

7 悪性末梢神経鞘腫

a 概念・疫学

悪性末梢神経鞘腫(malignant peripheral nerve sheath tumor；MPNST)という名称は末梢神経から発生した悪性腫瘍あるいは神経鞘の種々の構成細胞(Schwann 細胞，神経周膜細胞，線維芽細胞)の系列に沿った分化を示す悪性腫瘍の総称である．しかし MPNST の病理診断は標準化された診断クライテリアがないため最も困難でつかみ所のない腫瘍のひとつである．大抵の MPNST は主要な神経(坐骨神経，腕神経叢，仙骨神経叢)に関連して発生するので部位的には四肢の近位部と体幹に好発し，頭頸部には少ない．この分布は Schwannoma と対照的である．表在型(皮膚)の原発性 MPNST は極めてまれで，多くは長期間にわたる神経線維腫(NF1 関連か否かに関係なく)に発生する．MPNST は神経鞘のいろいろな細胞が出現するため，神経線維腫に似たものから線維肉腫に似るものまで幅が広い．MPNST は 20 〜 50 歳の成人に多いが，NF1 患者での発生はより若年である．小児の MPNST はまれで，全 MPNST 例の 5 〜 10% といわれ，多くは NF1 関連である．NF1 関連MPNST と特発性 MPNST の数はほとんど同数．全 NF1 患者の約 2% が MPNST を発生すると推察されている．男性に多い．

b 画像診断

MRI では比較的境界明瞭で良性との鑑別が困難な時がある．急速に増大し内部に出血を伴うなどの所見を認めることもある．

c 病理学的所見

肉腫が，①末梢神経から発生，②先行する良性末梢神経腫瘍(主に神経線維腫)から発生，③腫瘍細胞が電子顕微鏡的に Schwann 細胞分化の所見を示す，④ NF1 患者に発生した紡錘型細胞肉腫である等の条件の少なくともひとつを示すことが必要であるとされる．しかしこれらのクライテリアを満たさなくても，免疫組織学的に Schwann 細胞分化が支持されたり，下記のような組織学的特徴が明らかな部分があるならば MPNST と診断できることがある．即ち，MPNST の紡錘形細胞は核が波状で，腫瘍細胞が大雑把に弧を描くような彎曲した束を形成し細胞密度の高い束と細胞密度の低い粘液変化状の層が交互に認められ，大理石模様(霜降り肉様)を示す．紡錘形細胞が結節性に増殖したり，血管周囲性の腫瘍細胞の渦巻き状増殖も MPNST を示唆する．神経線維腫に発生する MPNST には以下の 2 つの型がある．①神経線維腫からかなり唐突に通常型の MPNST へ移行する．②細胞密度が軽度に増し，核異型・細

胞多形性が少なくとも巣状にみられる神経線維腫のなかに核分裂像がみられる型(低悪性度 MPNST).

d 治療・予後

広範切除術が行われるが神経に沿って浸潤しているため切除範囲が難しく,十分に腫瘍から離れて切除しても再発することがある.迅速標本による切除縁評価は最低限必要である.放射線療法は補助療法として使用されることもあるが,化学療法の有効性は確認されていない.予後は悪い(5年生存率40%).肺に転移する.

Pitfall
神経原生腫瘍で悪性を疑って生検を行う場合,むやみやたらに外来針生検を行わないこと.神経を刺してしまうことがある.

8 滑膜肉腫

a 概念・疫学

滑膜肉腫(synovial sarcoma;SS)は間葉系の紡錘形細胞腫瘍であり,非上皮(間葉)性分化と腺管形成等の上皮性分をあわせもつ特殊な軟部組織肉腫である.腫瘍の発生原因と滑膜組織との関係はない.腫瘍細胞は滑膜組織への分化を示さないし,滑膜組織から発生することもない."滑膜"肉腫という名称は,上皮性成分の存在形状が滑膜裂隙に似ているとみなされたことに由来するに過ぎない.上皮の由来は不明である.腫瘍名を carcinosarcoma あるいは spindle cell carcinoma of soft tissue に改める提案が以前からあるが,"滑膜肉腫"は広く認知されてきた名称であり,今も使われている.特異的な染色体転座 t(X;18)(p11;q11)を示す.全軟部組織肉腫の5～10%を占める.乳児から老齢者まで広い年齢層に分布するが,90%例は50歳以下で多くは15～35歳の若成人である.やや男性に多い.好発部位は四肢の深軟部・骨格筋内(80%

以上)であり,特に膝周辺に多い.しばしば腱鞘や関節に隣接して発生するが関節内や滑液包内の発生は5%未満である.5%例は頭頸部であるが,その他,腹壁,後腹膜,腸間膜,縦隔,胸膜,骨内,第3脳室,皮膚,血管内など,どの組織にも発生し得る.

b 病理学的診断

多くは3～10cm径.境界明瞭(腫瘍発育が緩徐な場合)あるいは浸潤性.淡褐色から灰色.多結節性のことが多い.多嚢胞性のこともある.

組織学的には,二相型(biphasic)SSと単相型(monophasic)SSがある.二相型は上皮成分と紡錘形腫瘍細胞からなる.上皮成分は(主に単層の)均質な上皮細胞が腺管形成や乳頭状構造を示す.索状,充実性,胞巣状のこともある.重層扁平上皮化生が1%例にみられることもある.核分裂像は少ない(ただし低分化型は多い).上皮成分は極めて多いこともあれば僅少のこともある.単相型は紡錘形腫瘍細胞だけからなる.

石灰化SS:1/3の症例は石灰化を示す(骨化を伴う場合もある).石灰化が強い症例は予後がよくなる.腫瘍の石灰化に先行する外傷歴をもつ症例がある.石灰化を示す症例の多くは二相型SSである(管腔内の分泌物の石灰化).しかし,単相性でも石灰化を示すことがある.

骨化を示す場合は類骨が骨肉腫に類似するレース様パターン(lace-like pattern)を示したり,骨が薄板状(lamellar)あるいは柱状(trabecular)である.軟骨化生を見ることもある.免疫染色では,90%例がケラチン陽性.EMA陽性の頻度はケラチンより高く,より多くの細胞に陽性.EMA+,ケラチン陰性の症例もある.逆もあるので,EMA,ケラチン両方を染色する必要がある.

S-100蛋白は核や胞体に30%例で陽性で,CD99は62%例で陽性,BCL2は100%例で陽性に,CD34は陰性.

c 治療・予後

広範切除術の適応である．局所再発を遠隔転移予防に補助化学療法（放射線療法，化学療法）を行うことがあるが効果については一定の見解はない．50％が再発（通常2年以内），時には30年後の再発例がある．40％が転移（通常，肺，骨，領域リンパ節）．5年生存率は36〜76％．10年生存率は20〜63％．

小児例，直径5cm以下，核分裂像10/10 HPF以下，壊死なし，完全摘出の症例の予後はよりよい．二相型SSと単相型SSでは融合遺伝子SYT-SSX2を発現している単相型SSの方が予後良好と言われている．免疫染色の結果は予後に関係しない．低分化型SSは攻撃性（aggressive）で転移率が高い．

DON'Ts

☐ 手術は専門医にまかせろ．

名古屋市立大学医学部整形外科　**大塚隆信／下崎真吾**

☑ 軟部肉腫
軟部肉腫は一般整形外科診療を行っていてもほとんど出会うことがない．しかし，一度でも見たことがあるとすべての腫瘍を注意して診るようになる．もしかしたら悪性かもしれないという目で診療することが大事であろう．時にはアテローム（粉瘤）さえ軟部肉腫に見えることがあるが注意するに越したことはない．

A 運動器疾患

5 脊椎疾患
1) 脊柱側弯症

> **DOs**
> - 脊柱側弯症では早期の確実な診断が重要である．疾患やカーブの程度・年齢に応じ，矯正ギプス，装具，手術の中から適切な時期に適切な治療を選択することでより高い QOL の獲得に寄与し得ることも多い．成長終了まで手術を待たなくてはならないというのは俗説である．
> - 成長が終了しても必ずしも側弯の進行が止まるわけではない．
> - 8歳以下での発症例で肺の成長障害を惹起すると生命予後は不良であり，早期の加療が必要となる．

1 定義と分類

立位正面 X 線において Cobb 角（図1）10°以上を側弯と定義することが多いが，臨床的には 20°以上を対象とすることが多い．最も多いのは原因不明の特発性側弯症であり，先天性の椎体の奇形による先天性側弯症，何らかの疾患を原因に発症する症候性側弯症に大別される（表1）．

2 症状

必ずしも腰痛や背部痛を伴わない．X 線撮影で偶然発見されることや肩の高さの左右差・肋骨隆起等を学校検診や家人に指摘され来院することも多い．側弯が高度になると，呼吸機能障害や腰背部痛を伴うことが多い．先天性側弯症や神経線維腫症1型による側弯症では神経症状を生じ得る．

3 診断・治療

前述のごとく立位正面 X 線を用い側弯症と診断するが，また後弯や前弯を合併することも考慮し，必ず2方向の全脊柱立位 X 線を行うべきである．スクリーニングにおいては立位での肩の高さの左右差や前屈位での肋骨隆起や腰部隆起の前屈テストのチェックが有用である（図2）．さらに家族歴

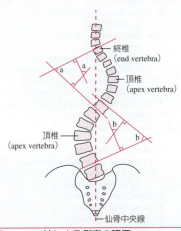

図1 Cobb 法による側弯の評価
a, b：Cobb 角．
最も傾きの大きな椎体を終椎とし，その終板のなす角を計測する．

や既往歴，出生時のエピソード，成長発達遅滞や身体所見，初潮の時期や神経異常所見の把握は必須であり，不顕性疾患の合併のチェックをすることが重要である．

治療は矯正ギプスや矯正装具といった保存療法と，手術療法に大別される．それぞれの疾患や病態，年齢に応じ適切な時期に適切な治療法を選択することが重要である．

表1　脊柱変形の分類

I. **idiopathic conditions**
  A. infantile
    1. resolving
    2. progressive
  B. juvenile
  C. adolescent

II. **neuromuscular disorders**
  A. neuropathic
    1. upper motor neuron lesion
      a. cerebral palsy
      b. spinocerebellar degeneration
        i. Friedreich's ataxia
        ii. Charcot-Marie-Tooth disease
        iii. Roussy-Lévy syndrome
      c. syringomyelia
      d. spinal cord tumor
      e. spinal cord trauma
      f. other
    2. lower motor neuron lesion
      a. poliomyelitis
      b. other viral myelitides
      c. traumatic
      d. spinal muscular atrophy
        i. Werdnig-Hoffmann syndrome
        ii. Kugelberg-Welander disease
      e. myelomeningocele(paralytic)
    3. dysautonomia(Riley-Day syndrome)
    4. other
  B. myopathic disorders
    1. arthrogryposis
    2. muscular dystrophy
      a. duchenne(pseudohypertrophic)
      b. limb-girdle
      c. facial-scapulo-humeral
    3. fiber type disproportion
    4. congenital hypotonia
    5. myotonia dystrophica
    6. other

III. **congenital disorders**
  A. congenital scoliosis
    1. failure of formation
      a. wedge
      b. hemivertebra
    2. failure of segmentation
      a. unilateral bar
      b. bilateral(fusion)
    3. mixed
  B. congenital kyphosis
    1. failure of formation
    2. failure of segmentation
    3. mixed
  C. congenital lordosis
  D. associated with neural tissue defect
    1. myelomeningocele
    2. meningocele
    3. spinal dysraphism
      a. diastematomyelia
      b. other

IV. **neurofibromatosis**

V. **mesenchymal Diseases**
  A. Marfan's syndrome
  B. homocystinuria
  C. Ehlers-Danlos syndrome
  D. other

VI. **traumatic disorders**
  A. fracture or dislocation(nonparalytic)
  B. post-irradiation
  C. post-laminectomy
  D. other

VII. **soft tissue contractures**
  A. post-empyema
  B. burns
  C. other

VIII. **osteochondrodystrophies**
  A. achondroplasia
  B. sponeyloepiphyseal dysplasia
  C. diastrophic dwarfism
  D. mucopolysaccharidoses

IX. **Scheuermann's disease**

X. **infection**
  A. tuberculosis
  B. bacterial
  C. fungal
  D. parasitic
  E. other

XI. **tumor**
  A. benign
  B. malignant

XII. **rheumatoid diseases**
  A. juvenile rheumatoid
  B. adult rheumatoid
  C. Marie-Strümpell disease

XIII. **metabolic disorders**
  A. rickets
  B. juvenile osteoporosis
  C. osteogenesis imperfecta

XIV. **conditions related to lumbosacral area**
  A. spondylolisthesis
  B. spondylolysis
  C. other congenital anomalies
  D. other

XV. **thoracogenic conditions**
  A. post thoracoplasty
  B. post thoracotomy

C. other
XVI. hysteria
XVII. functional disorders

A. postural
B. secondary to short leg
C. other

（Scoliosis Research Society による．杉岡洋一（監），神中整形外科学．改訂 22 版，南山堂，2004；114 より）

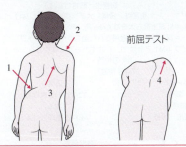

図2 側弯発見のチェックポイント
1：ウエストラインの左右差
2：肩の高さの左右差
3：肩甲骨の突出と位置の左右差
4：前屈テスト—肋骨隆起または腰部隆起の有無

 コツ

身体所見（色素斑，仙骨部の皮膚陥没，関節弛緩，上下肢長の左右差，足部の変形，くも指など）や，通常の神経所見に加えtight hamstrings や腹壁反射，夜尿の有無等のチェックは必須であり，必要に応じMRI やミエロ CT 等での脊椎・脊髄病変の検索を考慮すべきである．

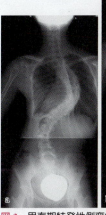
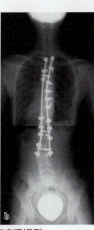

図3 思春期特発性側弯症手術例
15 歳時 Cobb 角（T4-11）は 60°．成長終了後も悪化し，25 歳(a)で 87°となり手術施行．術後 14°(b)となる．

a 特発性側弯症

頻度が最も高く，なかでも思春期に発症する例が多い．思春期発症の場合 Cobb 角が 25〜30°を超えるようなら，骨成長が終了するまで装具療法を行う．45〜50°を超える症例は骨成熟後も悪化する可能性があり，手術を考慮する（図3）．術式選択には，Lenke 分類が有効である（図4）．

b 先天性側弯症

椎骨の分節障害（塊椎など）や形成障害（半椎など）の先天奇形を有す（図5）．心臓や腎泌尿器・生殖器系の先天異常を伴うことがある．また 30〜40％で脊髄繋留や脊髄空洞症，二分脊髄といった脊柱管内病変も伴うことがあるため，神経所見の異常や夜尿の遷延する症例や手術予定の症例ではMRI やミエロ CT が必要である．カーブや脊柱バランスが悪化する例では代償性カーブが構築性になる前に手術すべきであるが，胸郭や肺の成長を温存できる growth sparing surgery を考慮すべきである（「d early onset scoliosis」参照）．手術のタイミ

☑ 非構築性側弯と構築性側弯

疼痛を惹起する疾患や骨盤の傾斜により，非構築性側弯を伴うことがある．非構築性側弯は椎体の回旋を伴わず，臥位で容易に矯正される点が特徴であり，機能性側弯や姿勢性側弯ともよばれる．構築性側弯では椎体の回旋を伴い，臥位でもカーブは消失しない．

カーブタイプ

タイプ	上位胸椎	メイン胸椎	胸腰椎/腰椎	種類
1	非構築性	構築性(主)*	非構築性	メイン胸椎(MT)
2	構築性	構築性(主)*	非構築性	ダブル胸椎(DT)
3	非構築性	構築性(主)*	構築性(主)*	ダブルメジャー(DM)
4	構築性	非構築性(主)*	構築性(主)*	トリプルメジャー(TM)§
5	非構築性	非構築性	構築性(主)*	胸腰椎/腰椎(TL/L)
6	非構築性	構築性	構築性(主)*	胸腰椎/腰椎-メイン胸椎(TL/L-MT)

構築性カーブの基準 (マイナーカーブ)
上胸椎-側屈 Cobb 角 ≥ 25°
 -T2-T5 後弯 ≥ +20°
メイン胸椎-側屈 Cobb 角 ≥ 25°
 -T10-L2 後弯 ≥ +20°
胸腰椎/腰椎-側屈 Cobb 角 ≥ 25°
 -T10-L2 後弯 ≥ +20°

*主=計測上最も大きな Cobb 角, 常に構築性
マイナー=構築性基準が適用された他のすべてのカーブ
§ タイプ 4-MT または TL/L は主カーブになりうる

頂椎の位置 (SRS 定義)

カーブ	頂椎
胸椎	T2-T11/12 椎間板
胸腰椎	T12-L1
胸腰椎/腰椎	L1/2 椎間板-L4

Modifiers

腰椎の Modifier	CSVL から頂椎
A	CSVL は椎弓根間
B	CSVL は頂椎と接する
C	CSVL は完全に内側

A B C

胸椎側面 Profile T5-T12	
-(Hypo)	< 10°
N(Normal)	10°~40°
+(Hyper)	> 40°

カーブタイプ(1-6)+腰椎 Modifier(A, B, C)胸椎側面 Modifier(-, N, +)
分類(例, 1B +) : ＿＿＿＿＿＿

図 4 Lenke 分類
(From Lenke LG, Betz RR, Harms J, et al : Adolescent idiopathic scoliosis : A new classification to determine extent of spinal arthrodesis. J Bone Joint Surg Am 83 : 1169-1181, 2001. 小宮節郎(総監訳):Rothman-Sim The Spine 脊椎・脊髄外科, 原著 5 版. 金芳堂, 2009 : 523)

ングを遅らせるために装具や矯正ギプスも有用である.

c 症候性側弯症

代表的な原疾患として神経線維腫症 1 型や, 結合組織異常を伴う疾患(Marfan 症候群など), 神経疾患(脊髄空洞症や脳性麻痺など)や筋疾患(筋萎縮症など)等がある. 通常装具療法ではカーブの進行予防の効果は得られない. 神経線維腫症 1 型の dystrophic type や Marfan 症候群では急激な進行を伴うことが多く, 早期の手術が推奨されている.

Pitfall

Marfan 症候群や神経線維腫症 1 型による側弯症では急激に進行することが多いため, カーブが小さくても注意を払い手術の時期を誤らないことが極めて重要である.

神経線維腫症 1 型ではカフェオレ斑を合併することが多く, dystrophic type では肋骨の penciling や椎体の scalloping 等の変形を有し短い椎間での急峻な側弯や後弯を伴う. 頭蓋内腫瘍性病変および脊柱管内や傍椎体の神経線維腫や硬膜拡張も合併するので MRI や全脊柱ミエロ CT による早期の病態把握は重要である. 20° 未満の側弯でも 6 ヶ月ごとの経過観察が必要で, 進行するようなら直ちに手術を考慮すべきである.

Marfan 症候群では高身長, くも指, 関節弛緩等がみられる. 心血管病変や眼病変の病態の把握も必須である. また硬膜拡張は単純 X 線では評価困難であり, MRI やミエロ CT による全脊柱の検索は重要である. 心血管手術後には血液凝固阻害薬が必要となり, 脊椎固定術は困難となるため, 心血管病変が悪化する前の外科治療を念頭

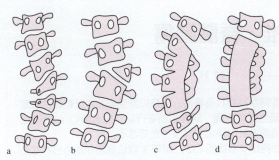

図5 先天性脊柱側弯症の分類（MacEwen）
a：楔状椎．片側性部分的形成不全．
b：半椎．片側性完全形成不全．
c：癒合椎．片側性分節不全．
d：塊椎．両側性分節不全．

におくべきである．40°を超える側弯に対しては手術を考慮すべきである．

神経・筋疾患による側弯症では，坐位バランスの獲得のために装具が併用されることがあるが，進行性ゆえ徐々に呼吸機能障害や摂食障害，骨盤傾斜，皮膚の障害等を惹起することが多い．50°を超えるような場合は手術療法を考慮すべきであるが，原疾患の重症度や生命予後，併存症および予測される周術期合併症，術後に獲得しうるADLと損失するそれを考慮し慎重に治療法を選択すべきである．

d early onset scoliosis

先天性側弯症や乳幼児期や学童初期（8歳以前）に発症する．特発性あるいは症候性側弯症を early onset scoliosis と総称する．肺胞数は8歳以降増加しないため，このような症例では脊柱や胸郭の変形により肺の成長が障害される．胸郭不全症候群を呈すれば，生命予後は不良である．適切な時期に加療を開始し，胸郭の容積と肺の成長能の維持が肝要である．矯正ギプスや装具対処が困難な症例では外科的治療が推奨され，growing rod や VEPTR（Vertical Expandable Prosthetic Titanium Rib）などのシステムを用いて脊柱や胸郭の矯正位を保持しつつ半年に1度ずつ instrument を伸延させる手術療法がある．

DON'Ts

- 臥位のX線では脊柱変形の評価は困難である．必ず立位での2方向全脊柱X線で行うべきで，矢状面での前弯や後弯の評価も忘れてはならない．
- 特発性側弯症においては装具療法によるカーブの進行予防の効果が認められている．しかし先天性や症候性の側弯症において通常装具ではカーブの進行を防ぐことは困難といわれている．これらにおいて装具療法は代償性カーブのコントロールや坐位での安定性の獲得という観点で有用であり，矯正ギプスと組みあわせることで，カーブの進行と手術のタイミングを遅らせることができる．

鹿児島大学医学部整形外科　山元拓哉

側弯と民間療法
側弯の進行予防に関し体操療法や物理療法の有効性を科学的に証明し得た研究は存在しない．エビデンスに裏打ちされた治療法は矯正ギプス，装具療法および手術のみである．

A 運動器疾患

5 脊椎疾患
2) 脊椎・脊髄腫瘍

DOs
- 転移性腫瘍も含め悪性腫瘍が疑われる場合，早急に原発巣および転移性病変の検索，全身状態や神経症状の把握，病理診断を行い，患者の QOL を改善維持するために適切な治療方針の決定を行うべきである．
- 安静時痛や夜間の疼痛が持続する症例では，単純 X 線に異常が認められなくても MRI 等のスクリーニングを行うべきである．

脊椎腫瘍

全国骨腫瘍登録によると脊椎腫瘍は骨腫瘍の 6.8% であり，その半数以上は転移性脊椎腫瘍である．転移性脊椎腫瘍の原発は肺癌，乳癌，前立腺癌，甲状腺癌，肝癌等が多い．原発性脊椎悪性腫瘍としては脊索腫，骨髄腫，軟骨肉腫，血管肉腫，骨肉腫の順に多く，良性腫瘍としては骨巨細胞腫，好酸球性肉芽腫，骨軟骨腫，血管腫，動脈瘤様骨嚢腫が多い．

1 症状

疼痛を初発症状とすることが多い．安静時痛や夜間痛も特徴の1つである．骨破壊に伴い不安定性や病的骨折を起こせば，体動時の強い痛みや神経症状を呈する．

2 診断

単純 X 線では，骨融解像，皮質骨膨隆等がみられ，乳癌や前立腺癌の転移では骨硬化像をみることがある．また転移性脊椎腫瘍では X 線正面像で椎弓根の消失がしばしばみられる（図1）．

MRI ではほとんどの脊椎腫瘍は T1 強調像では低信号，T2 強調像では高信号を呈しガドリニウムによる増強効果を呈す（図2）．血管腫や脂肪原性腫瘍では T1 強調像

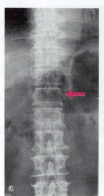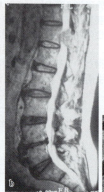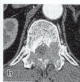

図1 肝細胞癌の T12 転移例
70 歳男性．a：T12 の椎弓根の消失を認める．owl wink sign（矢印）．
b：両下肢麻痺で発症．

も高信号を呈し，骨増殖性腫瘍では T2 強調像でも低信号を呈す．

CT は骨破壊の評価に有用であり，脊髄造影後の CT は脊柱管内の評価に有用である．

骨シンチは転移性脊椎腫瘍の全身骨病変のスクリーニングに有用であるが，骨髄腫や悪性リンパ腫では描出されないことがある．

PET は，全身の腫瘍性病変のスクリーニングに有用であり，原発巣および転移性病変の検索に有用である．病歴や血液所見および上記の画像診断で診断困難な場合は生検を行う．大血管や分節動静脈損傷，神経損傷を回避するために透視下または CT ガイド下に安全に行うことが重要である．

> ⚠️ **Pitfall**
>
> 脊椎腫瘍では，発症早期は単純 X 線で異常が指摘されないことがある．安静時痛の持続する症例や，夜間痛の強い症例では，早期の血液検査や MRI，CT 等の検査を行うべきである．

3 治療

良性腫瘍では疼痛や神経症状の原因となっている場合，腫瘍摘出術が行われ，骨破壊等により脊柱の不安定性が危惧される場合は脊椎固定術が併用される．近年普及した経皮的椎弓根スクリュー(percutaneous pedicle screw；PPS)を用いることで低侵襲で脊椎の安定性が得られるようになった．悪性腫瘍の場合は，組織診断や転移の有無，全身状態，生命予後，神経症状等を考慮し手術や化学療法，放射線療法を組み合わせる．術式としては姑息的手術と脊椎全摘術(total enbloc spondylectomy；TES)

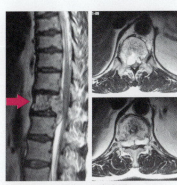

図2　T12 に発生した脊索腫
61 歳男性．T12 椎体の脊索腫(矢印)による両下肢不全麻痺．MRI T2 強調像で高信号を呈す．

に代表される根治術がある．転移性脊椎腫瘍の術式選択には徳橋スコア(表1)が有用である．

> 💡 **コツ**
>
> 転移性腫瘍に対し姑息的手術を行った場合，術後の ADL の改善が得られても生命予後は adjuvant therapy の効果に大きく依存するため，患者および家族に対する十分なインフォームド・コンセントを得ておくことが大切である．

> ⚠️ **Pitfall**
>
> 脊椎，悪性腫瘍に対する放射線療法では除痛効果が望めるが，脊柱不安定性に伴う神経症状を有する症例では神経症状の改善は不良である．また放射線療法後は軟部組織の障害を惹起し，早期の追加手術が困難になる可能性もある．腫瘍の放射線感受性(や，追加手術)を考慮しない安易な放射線療法は避けるべきである．

☑ **神経鞘腫と髄膜腫の画像診断**

硬膜内髄外腫瘍では，神経鞘腫と髄膜腫の診断が問題になることが多い．本文中に記載した MRI の信号の差以外に，髄膜腫では CTM や MRI で硬膜との attachment を捉えた断面では硬膜からの立ち上がりが鈍になり，神経鞘腫ではくも膜下腔で神経根と連続しているため(多くは後根)，背側に存在することが多く，硬膜からの立ち上がりは通常鋭角の像を呈す．

表1 徳橋スコア
a. 術前予後判定点数(1987, 1999改訂版)と予後予測クライテリア

			点数
1. 全身状態(performance status)		不良(PS 3, 4)	0
		中等度(PS 2)	1
		良好(PS 0, 1)	2
2. 脊椎以外の他の骨転移数		3 ≧	0
		1～2	1
		0	2
3. 脊椎転移の数		3 ≧	0
		2	1
		1	2
4. 原発巣の種類		肺, 食道, 胃, 膀胱, 膵, 骨, 肉腫	0
		肝, 胆嚢, 不明	1
		その他	2
		腎, 子宮	3
		直腸	4
		乳, 前立腺, 甲状腺	5
5. 主要臓器転移の有無		切除不能	0
		切除不能	1
		転移なし	2
6. 麻痺の状態		Frankel A, B	0
		Frankel C, D	1
		Frankel E	2
		計	15点

最下段が総計点数による予後予測クライテリア.
(徳橋泰明, 他:脊椎転移癌に対する治療法の選択. 臨床整形外科 2003; 3:740 より改変)

脊髄腫瘍

発生部位により硬膜外腫瘍, 硬膜内髄外腫瘍, 髄内腫瘍に大別され, 椎間孔を通り脊柱管内外にまたがる腫瘍を特に砂時計腫(dumbbell type tumor, 図3)とよぶ. 硬膜内髄外腫瘍が最も多く, 病理学的には神経鞘腫(図4), 髄膜腫(図5)の順に頻度が高い. 硬膜外腫瘍では転移性腫瘍が多く, 髄内腫瘍では上位腫, 星状細胞腫, 血管芽腫, 海綿状血管腫が多い.

b. 術前予後判定点数による治療戦略

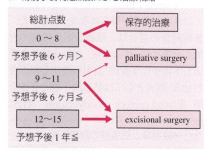

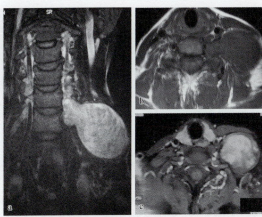

図3 砂時計腫のMRI所見
a：T2WI．b：T1WI．c：Gd．C5-6 椎間孔から脊柱管外へ砂時計様に広がる神経鞘腫．

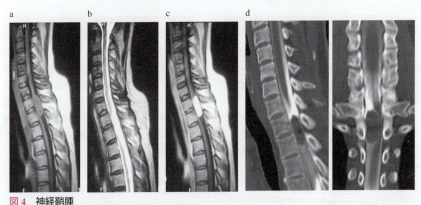

図4 神経鞘腫
神経鞘腫ではT1強調像で低〜等信号，T2強調像で等〜高信号を呈することが多く，不均一に強く造影されることが多い．腫瘍内に嚢腫様変化を有する症例もよく観察される．
a：T1．b：T2．c：Gd-DPTA．d：CTM．T1-2 高位の硬膜内髄外にみられた神経鞘腫．腫瘍は硬膜から鋭角に立ち上がっている．

> ⚠ **Pitfall**
> 神経鞘腫では多発性の病変を有することがあるので，脊髄造影やCTM等の精査の際は他の部位の観察も忘れてはならない．

> ⚠ **Pitfall**
> くも膜下腔を完全に閉塞しているような症例では，脊髄造影により神経症状が増悪する可能性もあるので注意を要する．

1 症状

局所の疼痛にて初発することが多く，夜間に増強する痛みを訴える場合もある．徐々に腫瘍による神経根や脊髄の圧迫に神経症状を呈する．

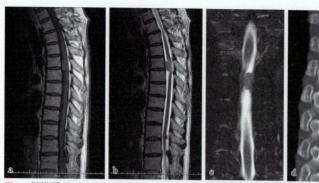

図5 髄膜腫
髄膜腫は T1 強調像で低〜等信号，T2 強調像で低〜等信号を呈することが多く均一に造影されることが多い．硬膜に付着部を有し，この部位ではなだらかな立ち上がり（dural tail sign）を示す．
a：T1WI．b：T2WI．c：T2WI．d：CTM．T5 高位の髄膜腫．MRI T2 強調像冠状断で dural tail sign を認める．

2 診断

単純 X 線所見としては，椎弓根間距離の拡大，椎体の scalloping が代表的であり，砂時計腫では椎間孔の拡大がみられることがある．

MRI は腫瘍の局在を知るために不可欠である．

脊髄造影，CTM は特に硬膜内髄外腫瘍や硬膜外腫瘍において腫瘍の局在を知るのに有用である．硬膜内髄外に存在する神経鞘腫では髄液中の蛋白の上昇がみられることが多く，また体位に伴い腫瘍の高位の変化が観察されることがある．髄膜腫では石灰化が観察されることがある．

3 治療

転移性腫瘍や悪性腫瘍を除いて，多くの場合腫瘍切除が選択されることが多い．手術においては，腫瘍の高位や局在に応じ適切なアプローチを選択することと，脊髄機能モニタリングや顕微鏡を用いた愛護的操作を行いながら，確実な腫瘍切除を行うことが肝要である．

 Pitfall

髄膜腫では腫瘍切除の際に硬膜切除が必要となることがあり，硬膜の再建を要する可能性を念頭におくべきである．

DON'Ts

☐ 骨性に未成熟な時期に脊髄腫瘍の手術が施行された場合，椎弓切除に伴う，脊柱変形（後弯や前弯）が成長に伴い出現する可能性があり，定期的なフォローアップが必要である．

鹿児島大学医学部整形外科　**山元拓哉**

A 運動器疾患

5 脊椎疾患
3) 頸椎疾患

DOs

- 頸椎椎間板ヘルニアは，椎間板ヘルニアの脱出する方向によって，症状（神経根症，脊髄症）が異なる．腰椎椎間板ヘルニアに比較して，発症年齢が遅い．
- 頸部脊椎症は頸椎の加齢的変化を基盤として発症するが，その症状により頸椎症性脊髄症と，頸椎症性神経根症に分けられる．
- 症状がいったん発生しても，必ずしも進行性に悪化するとは限らない．
- 手術的治療法は単一ではなく，多因子を考慮したうえで，術式選択を行う．
- 頸椎後縦靱帯骨化症の発生頻度は，欧米人と比較して日本人のほうが高い．遺伝的形式は解明されていないが，遺伝的背景が存在することは支持されている．
- リウマチの頸椎病変も滑膜の炎症を基盤としている．病変には，環軸関節亜脱臼(AAS)，垂直亜脱臼(VS)，軸椎下亜脱臼(SS)がある．
- 破壊性脊椎関節症の原因は透析性アミロイドの沈着を基盤とし，骨棘形成を伴わない椎間板腔の狭小化が特徴である．

頸椎椎間板ヘルニア

1 原因

加齢による退行性変化により変性した椎間板の線維輪が断裂し，髄核が脊柱管内あるいは椎間孔内へと脱出し，神経組織を圧迫するものである．腰椎椎間板ヘルニアに比較して発症年齢は遅く，30〜50歳に多い．脱出方向は，正中，傍正中，外側（図1）に分けられる．

2 症状

ヘルニアの突出した方向により，症状が異なる．外側に突出した場合は，神経根を圧迫し，神経根症状を呈する．正中方向に突出した場合は，脊髄を圧迫し脊髄症状を呈する．

a 神経根症(radiculopathy)

一側性の上肢のしびれ感，疼痛が生じるが，頸椎症のものに比べて急速で著明な疼痛を伴うことが多い．皮膚知覚帯に一致した疼痛，しびれ感，知覚鈍麻を生じる．また，筋分節に一致した筋力低下を生じ，筋萎縮を伴う場合もある．

b 脊髄症(myelopathy)

上肢のしびれとともに巧緻運動障害を生じる．具体的には，食事（箸の操作），書

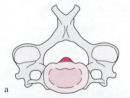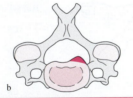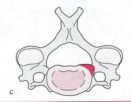

図1 頸椎椎間板ヘルニアの脱出方向による分類
a：正中．b：傍正中．c：外側．

字，更衣（ボタンのとめ・はずし）動作がしづらくなる．下肢では歩行障害が出現する．初期では階段昇降がしづらくなり，手すりを要するようになる．症状が進行すると平地歩行にも障害が生じる．駆け足や速歩が困難となり，さらに進行すると杖を要するなど支持が必要となる．重度の場合，排尿障害を伴うこともある．

3 診断

a 神経学的所見

1) 反射

biceps（C6），triceps（C7）腱反射を確認する（図2）．腱反射の減弱あるいは消失があれば，そのレベルでの前核細胞あるいは神経根など下位運動ニューロンの障害が示唆される．腱反射の亢進があれば，それよりも上位レベルでの脊髄障害（上位運動ニューロン障害）が示唆される．病的反射の有無も確認する．

2) 知覚

触覚，痛覚，温・冷覚，振動覚などの異常の有無を確認する．異常部位と皮膚知覚帯を比較することにより障害高位診断が可能となる（「第6章A.5.知覚検査」p.689参照）．

3) 運動

各髄節の代表的な筋の徒手筋力テストを行うことにより，障害高位診断が可能となる（表1）．しかし，脊髄症の場合では，初期には筋力低下を生じない場合が多い．

b 画像所見

1) 単純X線

異常所見を示すことは少ないが，椎間板腔の狭小化がみられることがある．

2) 単純CT

突出した髄核が確認される場合もあるが，その感度はMRIに劣る．

3) MRI

椎間板ヘルニアの画像診断として，最も頻用されている検査法である．椎間板と同様の信号強度を有した髄核の突出が認められる（図3）．

c 疼痛誘発テスト

神経根症の場合には，Spurling test や Jackson test（shoulder depression test，図4）が陽性となる．

4 治療

a 保存的治療

頸椎の安静を目的として頸椎カラーの装着を行う．また，持続的あるいは間欠的牽引療法を行う．薬物療法としては，消炎鎮痛薬や筋弛緩薬，ビタミンB_{12}製剤などを用いる．神経根症で疼痛が強い場合は，頸部硬膜外ブロックなどのブロック療法を行う．

b 手術療法

ADL障害が高度の場合，あるいは神経根症で激しい疼痛が継続する場合は手術的治療の対象となる．一般的には，頸椎前方除圧固定術（図5）が行われる．神経根症の場合には，椎間孔拡大術あるいは椎管孔拡大

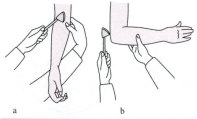

図2 上肢の深部腱反射
a：上腕二頭筋腱反射．b：上腕三頭筋反射．

表1 神経根レベルと運動

神経根レベル	運動
C5	三角筋
C6	上腕二頭筋，手関節背屈
C7	上腕三頭筋，手関節掌屈
C8	指屈曲
T1	骨間筋

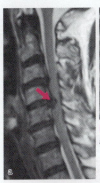
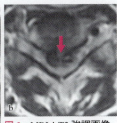

図3 MRI：T2強調画像
a：矢状断像．b：横断像．

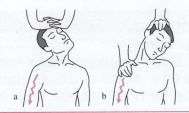

図4 疼痛誘発テスト
a：Spurling test．b：Jackson test（shoulder compression test）

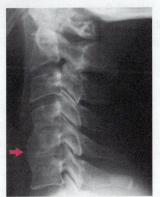

図5 頸椎前方除圧固定術

術＋ヘルニア摘出術が行われる場合もある．

頸部脊椎症

1 原因

頸椎における変形性脊椎症であり，特に椎間板の加齢的変化を基盤とし，これに引き続いて椎体間に不安定性や，異常可動性が生じる．その結果として，骨棘，靱帯肥厚，椎間板の膨隆などが起こり，脊髄神経根や脊髄を圧迫し，頸部，体幹，上下肢に多彩な症状をもたらす疾患である．椎管孔の狭小化により神経根が圧迫されれば，頸椎症性神経根症を生じる．一方，椎間板の膨隆や靱帯の肥厚によって脊柱管が狭窄されることにより脊髄が圧迫されれば，頸椎症性脊髄症を生じる．

2 症状

神経根症状，脊髄症状は，頸椎椎間板ヘルニアの項に述べたとおりであり，頸部脊椎症の場合でも基本的には変わりはない．

3 診断

a 神経学的所見

頸椎椎間板ヘルニアの項に述べたものと同様である．

b 画像所見

1) **単純X線**

側面像で頸椎全体のアライメント（配列）をチェックする．椎間板腔の狭小化，椎体終板の硬化像，骨棘の形成，椎間関節の変性（図6）などが特徴的な所見である．脊柱管前後径が13mm以下の場合には脊柱管狭窄が存在するため，注意を要する．斜位像では，椎間孔の狭小化の有無を確認する（図7）．

2) **単純CT**

横断面，矢状面と組み合わせて，三次元的に把握する．椎体後方，後側方の骨棘形成や，椎管孔の狭窄の状態（図8）の把握が可能である．

3) **MRI**

椎間板の膨隆や靱帯の肥厚による脊髄の圧迫，偏位，扁平化などが観察される（図9）．また，T2強調画像では，脊髄髄内の高輝度変化が観察される場合もある．

4 治療

a 保存的治療

頸部の安静を目的として頸椎カラーの装着を行う．持続的あるいは間欠的牽引療法を行う場合もある．薬物療法としては，消炎鎮痛薬や筋弛緩薬，ビタミン B_{12} 製剤などを用いる．神経根症で疼痛が強い場合は，頸部硬膜外ブロックなどのブロック療法が行われる場合もある．

b 手術療法

頸椎症性神経根症に対しては，一般的に前方からは頸椎前方固定術が，後方からは椎間孔拡大術が行われる．頸椎症性脊髄症に対する術式としては，前方法と後方法に分けられる．三椎間までの狭窄例には前方法，それ以上の狭窄例には後方法が選択されることが一般的であるが，実際は，脊柱管前後径，アライメント，年齢，全身状態などを考慮して総合的に判断される．前方法では，頸椎前方除圧固定術，後方法では，頸椎椎弓形成術（図10）が行われる．

頸椎後縦靱帯骨化症

1 原因

脊柱靱帯骨化症のひとつである頸椎後縦靱帯骨化症（ossification of the longitudinal ligament；OPLL）の原因はいまだ不明である．頸椎 OPLL の全国家系調査では，兄弟で29%に X 線上の OPLL が認められており，一卵性双生児兄弟では85%に兄弟ともに頸椎 OPLL が認められている．したがって，OPLL の発生に遺伝的背景が存在することは支持されているが，遺伝様式は解明されていない．また，肥満および何らかの糖代謝異常が OPLL の発症に関与していると考えられている．

2 症状

OPLL が存在した場合に，必ずしも臨床症状を発現するとは限らず，無症候性の OPLL も存在する．OPLL が症状を呈する

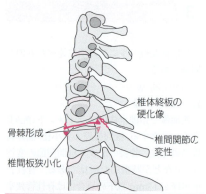

図6 頸部脊椎症のX線学的変化

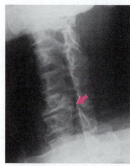

図7 単純X線斜位像：椎間孔の狭小化

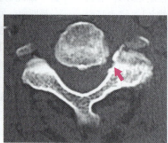

図8 単純CT横断像：椎間孔の狭小化

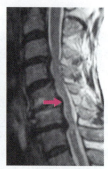

図9 頸椎症性脊髄症：MRI矢状断像

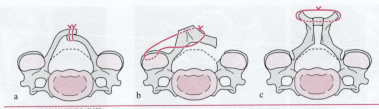

図10 頸椎椎弓形成術
a：山口大式．b：片開き式．c：棘突起縦割式．

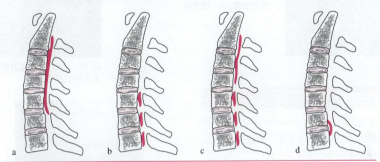

図11 頸椎後縦靱帯骨化症の分類
a：連続型．b：分節型．c：混合型．d：その他．

場合は，骨化巣が脊髄または神経根を圧迫することにより発症し，脊髄症あるいは神経根症を呈する．初発症状としては，上肢のしびれ・痛み，項・頸部痛，下肢のしびれの順であり，症状の頻度としては，上肢のしびれ・痛み，項・頸部痛，下肢の腱反射異常，上肢の感覚鈍麻，上肢の腱反射異常の順に頻度が高いと報告されている．

> ⚠ **Pitfall**
> 頸椎後縦靱帯骨化は無症候性のものが存在し，その場合は頸椎後縦靱帯骨化症とよぶべきではない．
> 軽微な外傷を機転として悪化する症例があり，転倒などには十分注意が必要である．

3 診断

a 神経学的所見
脊髄症あるいは神経根症を呈する．各々の詳細については，頸椎椎間板ヘルニアの項に述べたものと同様であり，その頻度は前述したとおりである．

b 画像所見

1) 単純X線
頸椎単純X線側面像で，確認される．連続型，分節型，混合型，その他，に分類される（図11）．

2) 単純CT
単純X線で確認できない微小なOPLLも確認可能である．また脊柱管内での骨化巣の形態，連続性，拡がりなど単純X線では確認できない情報も得ることが可能である（図12）．

3) MRI
骨化巣による脊髄の圧迫の部位，程度，脊髄髄内の高輝度変化の有無が確認できる（図13）．

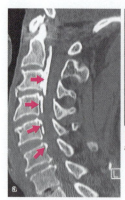
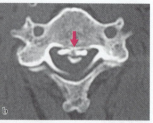

図12 単純CT
a：矢状断像．b：横断像．

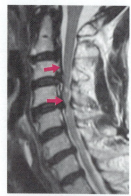

図13 MRI：T2強調画像による矢状断像

4 治療

a 保存的治療
頸椎の安静を目的として，直達あるいは，介達牽引を行う．

b 手術的治療
保存的治療によって効果が得られない場合，症状が進行性の場合やADL障害が強い場合には，手術適応となる．術式は，前方法と後方法に分けられる．前方法で対応する罹患椎間数は諸家によって異なり，三椎体までにとどめるものから，さらに広範に行う場合もある．一般的には，三椎間以上の場合には後方法が選択されることが多いが，実際は，脊柱管前後径，アライメント，年齢，全身状態などを考慮して総合的に判断される．前方法では，頸椎前方除圧固定術，後方法では，頸椎椎弓形成術が行われる．

リウマチ性脊椎炎

1 原因

関節リウマチにおける他部位の関節と同様に滑膜の炎症が主因である．滑膜の炎症は，靱帯の変性や骨・関節の破壊を生じる．これに慢性的なストレスが加わり，靱帯の弛緩や断裂が生じる．結果として，疼痛や脊椎の不安定性が惹起される．

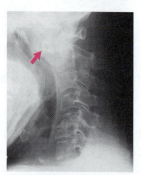

図14 環軸関節亜脱臼

1) 環軸関節亜脱臼（atlantoaxial subluxation；AAS）
横靱帯の変性や断裂，歯突起の破壊などにより生じる（図14）．多くの場合は前方亜脱臼であるが，まれに後方亜脱臼を呈する場合もある．当初は前屈位で亜脱臼が生じ，後屈位で整復されるが，進行すると後屈位でも整復されなくなる．

2) 垂直亜脱臼（vertical subluxation；VS）
外側環軸関節の破壊・圧潰が進行すると，環椎は軸椎に対して下方へと変位する．

3) 軸椎下亜脱臼（subaxial subluxation；SS）
椎体の脆弱化，椎間関節の破壊，棘間靱

帯不全や椎間板の変性により生じる．多椎間に及んだ場合は，階段状変形（step ladder appearance，図15）を呈する．

2 症状

関節の変形や破壊に伴って，頚部痛や後頭部痛が出現する．関節破壊に伴って，可動域制限や軋音を生じる．神経症状としては，後頭神経痛，亜脱臼に伴い脊髄が圧迫されると脊髄症状が出現する．また，椎骨脳底動脈不全症の症状が出現する場合もある．

3 診断

1) **環軸関節亜脱臼（AAS）**
環椎歯突起間距離（atlas-dens interval；ADI）が3mm以上の場合に，AASと診断される（図16a）．
2) **垂直亜脱臼（VS）**
Ranawat法（頚椎側面像で，環椎前弓の中心と後弓の中心とを結ぶ線と，軸椎椎体部で椎弓根影の中心点との距離）で13mm以下のもの（図16b），あるいはRedlund-Johnell法（頚椎側面像で，McGregor lineと軸椎椎体下縁の中点との距離）で男性は34mm以下，女性では29mm以下の場合（図16c），VSと診断される．
3) **軸椎下亜脱臼（SS）**
すべり椎体後下縁と下位椎体後上縁の距離（すべり値，図16d）が3mm以上の場合，SSと診断される．

4 治療

a 保存的治療

代表的なものは，局所の安静を目的として頚椎装具（カラー）療法が行われる．軽度

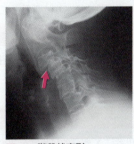

図15 階段状変形

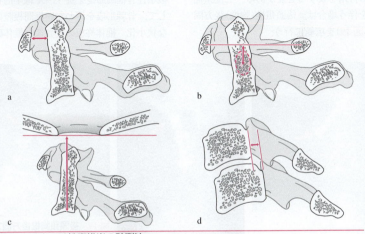

図16 リウマチ性脊椎炎の計測法
a：ADI．b：Ranawat法．c：Redlund-Johnell法．d：すべり値．

の不安定性に起因する頚部痛に対しては，除痛効果が得られる．

b **手術的治療**

保存的治療では対応できない高度の疼痛，重度の神経症状や進行する神経症状が存在する場合は手術適応と考えられる．

1) AAS

環椎が整復可能な場合には，環軸椎後方固定術の適応である．Magerl 法＋Brooks 法が代表的な術式である(図17)．環椎が整復不可能な場合には，環椎後弓切除＋後頭頚椎固定術が適応となる．

2) VS

除圧術＋後頭頚椎後方固定術が適応(図18)となる．

3) SS

上位頚椎病変を伴わない場合は，前方固定術あるいは椎弓形成術の適応となる．骨が脆弱であるため，何らかの補強を考慮する必要がある．前方固定にプレートを併用しても，十分な固定性が得られない場合には，後方インストゥルメンテーションの併用を考慮する必要がある．椎弓形成術の場合には，術後にアライメントが悪化する可能性があり，後方インストゥルメンテーションの併用を要する必要がある．上位頚椎病変を伴う場合は，後頭頚椎(胸椎)後方固定術(図19)を広範に行う．

> ⚠ **Pitfall**
>
> AAS の手術の際，整復操作において，歯突起の骨破壊が著明な場合は，過矯正になることがあるので，注意が必要である．Magerl 法を行う場合は，術前に椎骨動脈の走行を十分に評価して把握することにより，椎骨動脈損傷を生じないようにする．

破壊性脊椎関節症

1 原因

透析患者において，透析性アミロイドが靱帯付着部に沈着することによる．さらに，椎体への浸潤，椎体終板の骨侵食に伴う椎間板腔の狭小化，椎間関節の破壊等により，椎間の不安定性やすべり，変形を生じる．

2 症状

椎体破壊や不安定性による疼痛が生じる．変形が進行し，神経組織が圧迫されれば，神経根症や脊髄症状を呈する．

3 診断

透析患者にX線学的に異常を認めれば，破壊性脊椎関節症を疑う．X線学的特徴として，骨棘形成を伴わない椎間板腔の著明な狭小化，椎体終板の浸食像，椎体破壊が

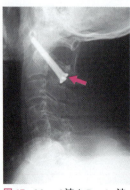

図17　Magerl 法＋Brooks 法

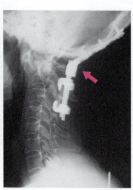

図18　後頭頚椎後方固定術

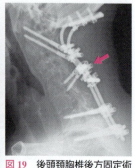

図19　後頭頚胸椎後方固定術

あげられ，中下位頸椎に多いとされている．

病期分類としては，圓尾らは，stage 0（変化なし），stage 1（初期：marginal erosion），stage 2（進行期：endplate erosion & disc space narrowing），stage 3（末期：type A-destructive kyphosis，type B-vertebral subluxation, instability，type C-extradural amyloid deposit & hypertrophied ligament，type D-spontaneous fusion）（図20）に分類している．

 コツ

透析患者には合併症を有する場合が多く，心機能等，全身状態の評価を術前に十分に行う必要がある．

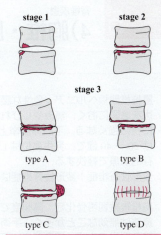

図20 破壊性脊椎関節症の病期分類

4 治療

a 装具療法
頸部痛を有する場合や神経症状を呈している場合は，頸椎カラーなどの装具にて頸部安静の保持を試みる．

b 手術的治療
保存的治療で効果が得られない場合は，観血的治療の対象となる．手術的治療においては，不安定性を有する場合が多いことを念頭において，手術計画を立てる．術後，骨癒合により安定性が得られるように，十分な固定性が得られる手術法を選択すべきである．前方法では前方除圧固定術に前方プレートを併用する．後方法では，椎弓形成術が選択されるが，高度の不安定性が予想される場合には後方インストゥルメンテーションを併用する．

DON'Ts

- ☐ 保存的治療によって症状が改善することも多いので，ヘルニアが存在するからといって，すべてが手術適応になるわけではない．
- ☐ 無症候性のヘルニアも存在するため，ヘルニアの高位と神経学的所見が一致するか否かの確認が必要である．
- ☐ MRI によって，椎間板レベルでの膨隆が確認されても，ヘルニアでない場合もある．CT によって，骨棘や OPLL の有無を確認する．
- ☐ 頸椎症性脊髄症の場合，いったん発症しても全例が悪化する訳ではないが，悪化傾向にある場合には手術的治療のタイミングを逃さないようにしなければならない．
- ☐ 頸椎症性神経根症は，保存的治療によって効果が得られる場合が多く，手術的治療を考慮する前に十分に保存的治療を行うべきである．

山口大学医学部整形外科　**寒竹　司**

5 脊椎疾患
4)胸椎・腰椎疾患

DOs

- **腰椎椎間板ヘルニア**：急性な腰痛，下肢痛などの発症の場合には，まず本疾患を念頭におく．痛みやしびれなどの症状は，前かがみや椅子に座ったときに特に強くなる．下肢伸展挙上テスト(Lasègue 徴候)陽性である．好発年齢は 20〜40 歳で，発生高位は L4/5，L5/S1，L3/4 の順である．ほとんどが保存的加療で軽快する．
- **変形性脊椎症**：変形性脊椎症は脊椎における変性変化の形態学的総称名である．
- **胸椎後縦靱帯骨化症**：高頻度で頚椎後縦靱帯骨化症を合併している．保存的療法は無効なことが多く，手術的加療が選択される．
- **黄色靱帯骨化症**：好発部位は下位胸椎から上位腰椎で，胸椎部であれば脊髄症状，腰椎部であれば馬尾，神経根症状を認める．保存的療法は無効なことが多く，手術的加療が選択される．
- **腰部脊柱管狭窄症**：特徴的症状は間欠跛行であり，血管性疾患との鑑別を要する．症状は馬尾型，神経根型，混合型に分類される．腰椎の後屈制限が特徴的である．
- **腰椎分離・すべり症**：主に発育期における狭部への高度のスポーツ活動などでの反復ストレスによる疲労骨折が原因である．単純 X 線斜位像で，椎間関節突起間部の分離が犬の首輪のようにみえる(collar of Scottish Terrier sign)．分離初期症例ではコルセット装着により骨癒合の可能性がある．
- **腰椎脊椎すべり症**：変性脊椎すべり症は中年以降の女性の第 4 腰椎に多くみられる．腰痛の他に，下肢痛や間欠跛行，膀胱直腸障害など神経根症状や馬尾症状がみられる．

腰椎椎間板ヘルニア

1 病因・病態

椎間板は中心部の髄核とそれを取り囲む線維輪からなる．椎間板の退行変性に伴い，髄核および線維輪が突出あるいは脱出した状態が椎間板ヘルニアである．そのヘルニア塊により馬尾や神経根が圧迫されると，その機械的圧迫や炎症性サイトカインにより腰痛や下肢痛の臨床症状を引き起こす．近年，椎間板ヘルニアに遺伝的要因の関与が報告されている．ヘルニアの形態は，線維輪最外層を破っていないもの(protrusion)，線維輪最外層を破っているもの(extrusion)，脱出したヘルニアが椎間板との連絡が断たれ遊離しているもの(sequestration)に分類される(図 1)．また，extrusion の中で後縦靱帯を破っているもの(transligamentous extrusion)，破っていないもの(subligamentous extrusion)に分かれる．椎間板ヘルニアの好発年齢は 20〜40 歳代の青壮年期である．好発部位は L4/L5 椎間が最も多く，次いで L5/S1 椎間であり，これらで全体の 90％以上を占めている．L4/L5 および L5/S1 椎間板ヘルニアで

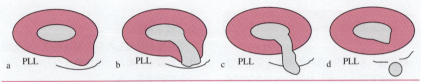

図1 椎間板ヘルニアの分類
a：protrusion. b：subligamentous extrusion. c：transligamentous extrusion. d：sequestration.

はそれぞれ L5, S1 神経根が刺激されやすく坐骨神経痛を引き起こす．

2 診断

a 臨床症状

主に腰痛，下肢痛・しびれである．急性期のときは腰痛のみの場合もあるが，一般的には，神経根支配領域における片側性下肢痛が特徴である．まれに膀胱直腸障害を呈することがある．問診で発症の様式や体動と疼痛の関係などを聞くと，本症では大抵が急性発症である．

b 身体所見

神経学的検査（下肢の知覚，筋力，反射異常の有無）を的確に行う．馬尾障害（膀胱直腸障害など），ヘルニア高位による神経根障害を伴うことがある．神経根は椎間板レベルよりも頭側の椎弓根直下を通過するため，障害される神経根は障害高位椎間より1椎下の椎間孔より出ていく神経であることが多い．すなわち，L3/4 脊柱管内ヘルニアでは L4 神経根が障害を受け，L4/5 では L5 神経根が障害される（図2）．しかしながら遊離脱出型ヘルニアや椎間孔外ヘルニアではヘルニア高位椎間の神経根が圧迫されることがある．中心性巨大ヘルニアの場合には，硬膜管全体が圧迫され，下肢麻痺や膀胱直腸障害など馬尾障害を呈することがある．下肢伸展挙上試験（straight leg raising test；SLR，Lasègue 徴候，図3）は中下位腰椎部病変，大腿神経伸展試験（femoral nerve stretch test；FNST）は上位腰椎部病変で陽性となる．

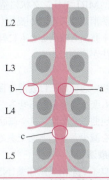

図2 椎間板ヘルニア部位と障害される神経根
a：L3/4 ヘルニアによる L4 神経根の障害．
b：L3/4 外側ヘルニアによる L3 神経根の障害．
c：L4/5 中心性ヘルニアによる馬尾の障害．

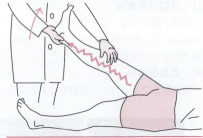

図3 下肢伸展挙上テスト陽性（straight leg raising；SLR，Lasègue）

c 画像所見

単純 X 線像では，椎間高の狭小化を認める．MRI は，ヘルニアの形態，位置，大きさ，神経圧迫の程度の描出に極めて有用である．しかし，無症候性の椎間板変性や突出も多く，MRI 上の所見と神経学的高位などの臨床所見が一致するかどうかを慎重に検討すべきである．必要に応じて脊椎腔造影，椎間板造影，神経根造影，CT を行う．

3 治療

a 保存療法

椎間板ヘルニアは自然消退することがあり，後縦靱帯を穿破した脱出ヘルニアに多く，ヘルニアのサイズの大きいもの，遊離したもの，MRIでリング状に造影されるものは自然消退する割合が高い（図4）．また，腰・下肢痛も時間とともに軽減するので保存療法が原則である．

1) 安静

疼痛の強い急性期には安静を保たせる．患者の最も楽な姿勢をとらせる．一般的には，膝を屈曲させた仰臥位や側臥位により腰痛前弯を減少させると楽である．

2) 薬物療法

非ステロイド系消炎鎮痛薬（NSAIDs）や筋弛緩薬の投与を行う．疼痛の強い場合には坐薬を用いる．時に弱オピオイドを使用することもある．

3) ブロック療法

安静，投薬によっても強い疼痛が持続する場合には，硬膜外ブロック，選択的神経根ブロックを考慮する．

4) 装具療法時

腰部軟性コルセットの装着も効果的である．

5) 理学療法

急性痛が軽減したら，温熱療法，電気療法，腰椎牽引療法，体操療法などの理学療法を開始する．

保存的療法を3～6ヶ月間続ける．症状が強い場合や，保存的療法が無効な症例は，入院での理学療法を行うとともに脊髄造影検査などの精査を行い，手術適応について検討する．

コツ

自然消退する椎間板ヘルニアは，後縦靱帯を穿破した脱出ヘルニアに多い．ヘルニアのサイズの大きいもの，遊離したもの，MRIでリング状に造影されるもので吸収され，自然消退する割合が高い．

b 手術療法

1) 手術適応

3ヶ月以上保存療法が無効な例，進行性の麻痺や排尿障害を伴う場合は手術の適応となる．

2) 術式

手術治療は症状や病態に応じて，椎体間固定術あるいは後方髄核摘出術を施行する．

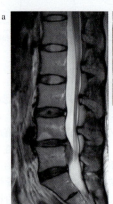
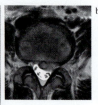
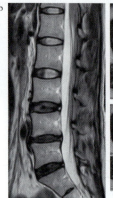
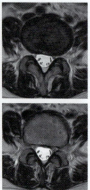

図4 L4/5椎間板ヘルニアの自然消退
a：初診時．b：発症後5ヶ月．

一般に椎間板の変性により罹患椎の不安定性がある場合は，変性した椎間板を切除し，前方あるいは後方進入による椎体間固定術が適応である．一方，不安定性がない場合は後方より突出した髄核を切除し，神経の圧迫を解除する後方髄核摘出術が適応となる．近年では，内視鏡手術や顕微鏡下手術を用いた低侵襲による椎間板ヘルニア摘出術が主体となっている．そのほか，経皮的髄核摘出術，レーザー蒸散法などがある．特にレーザー手術の適応には慎重を要し，治療対象となる症例は限られる．

 Pitfall

症状をよく聞き，画像と神経障害高位との相違がないかを注意する．
安易に手術加療を進めず，まずは保存加療を行う．

4 エビデンス

a 自然退縮する腰椎椎間板ヘルニアの画像上の特徴は何か

腰椎椎間板ヘルニアは自然退縮するものがある．ヘルニアのサイズが大きいものや，遊離脱出したもの，MRIでリング状に造影されるものは高率に自然退縮する．

b 保存的治療と手術的治療による予後の差はあるか

保存的治療と手術的治療を比較すると，臨床症状に関しては手術的治療のほうが長期的にも良好な成績を示すが，10年後にはその差は減少する．

数週間疼痛が持続した症例を対象として，保存的治療を継続してみた群と早期に手術を進めた群とを比較すると，長期的には差が認められない．

c 術式間に成績の差はあるか

通常のヘルニア摘出術と顕微視下ヘルニア摘出術の治療成績は同等である．

通常のヘルニア摘出術と内視鏡視下ヘルニア摘出術に臨床上の結果に関しての有意差はない．

椎間板内酵素注入療法（わが国未承認）は手術的治療（ヘルニア摘出術）よりも劣り，さらに経皮的髄核摘出術は酵素注入療法よりも劣っている．

レーザー椎間板蒸散法による報告では，経皮的髄核摘出術と同程度の臨床結果が示されているが，隣接組織への副作用，合併症が多く，また健康保険適用外である点から，推奨すべき術式とはいえない．

変形性脊椎症

1 病因・病態

変形性脊椎症は脊椎における変性変化の形態学的総称名である．本症の診断は主としてX線所見によりなされている．椎間板の変化では椎間板腔の狭小化，髄核の変性，骨棘など椎間関節の関節症変化，生化学的検査ではproteoglycanの減少，proteoglycan aggregation, matrix protein levelの減少を認める．本症の疼痛発現については

☑ 腰椎椎間板ヘルニア患者への説明のポイント

椎間板ヘルニアの自然経過は良好であることを説明し，保存的治療が有効であることを理解させる．保存療法に抵抗して強い痛みが持続し日常生活に支障をきたす場合には，手術加療が早期の症状改善に有効である可能性を説明し，患者にも治療の選択肢を与える．ただ，手術を選択する場合には，手術の合併症などを十分に説明し，家族を含めて患者に理解させることが重要である．

線維輪外側の神経終末，椎間関節，神経根性疼痛，骨粗鬆症などが考えられる．

2 診断

X線上の変性変化としては椎間腔の狭小，骨棘形成，骨硬化，椎間関節の関節症変化などがみられる．X線所見にて著名な変性変化を認めていても，症状を有しない症例も多い．

> ⚠️ **Pitfall**
> 本症は形態学的診断名であり，他に症状，所見の原因が隠されている可能性もある．診断にあたっては十分な除外診断を行うように．

3 治療

原則として，腰背部痛に対する一般的保存療法を行う．疼痛が強い場合には，消炎鎮痛薬，装具（軟性コルセットなど）の装着などを行う．疼痛の軽減が得られたら腰痛体操などを指導し，日常生活上の注意を与える．

本症の診断名にて手術が行われることはまれである．手術の際には病態に即した診断名がつけられることが多いからである．

4 エビデンス

a 腰痛の治療に安静は必要か
安静は必ずしも有用な治療法とはいえない．急性腰痛に対して痛みに応じた活動性維持は，ベッド上安静よりも疼痛を軽減し，機能を回復させるのに有効である．

b 腰痛に物理・装具療法は有効か
温熱療法は急性および亜急性腰痛に対して短期的には有効である．腰椎コルセットは腰痛に対する機能改善に有効である．

c 腰痛に運動療法は有効か
急性腰痛（4週未満）には効果がない．亜急性腰痛（4週から3ヶ月）に対する効果は限定的である．慢性腰痛（3ヶ月以上）に対する有用性には高いエビデンスがある．

胸椎後縦靱帯骨化症

1 病因・病態

女性に多い．また，高頻度で頸椎後縦靱帯骨化症の合併を認め，連続型が最も多い（分類は「第4章 A.5.3）頸椎疾患」p.337参照）．

2 診断

両下肢のしびれ，脱力，歩行障害，膀胱直腸障害などを主訴とする脊髄症状である．下肢腱反射の亢進，病的反射，体幹以下の知覚障害，下肢筋力低下，膀胱直腸障害などを認める．

脊柱の他の部位での靱帯骨化の合併を考慮して，全脊柱のCT撮影を行う（図5）．その他にMRI，脊髄腔造影，ミエロ後CT，筋電図などの所見と神経学的所見により責任高位を慎重に決定する．

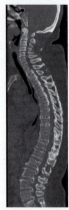

図5 全脊柱CT画像
胸椎，腰椎にOPLLを認める．

3 治療

保存的療法は無効なことが多く，手術加療が選択される．

コツ

圧迫されている神経組織は脆弱であり，手術では慎重な除圧操作が必要であり，脊髄モニタリング下で行う．まず，椎弓根スクリューを挿入し，仮固定下での除圧術を行う．
その手術法として，次のものがあげられる．
①後方方法：後方除圧術（椎弓切除，後方からの椎体切除術，椎弓形成術）に加え，脊柱安定化を目的に椎弓根スクリューによる後方固定術の併用が一般的である（図6）．
②前方方法：前方除圧固定術．
③後方および前方除圧固定術の併用．

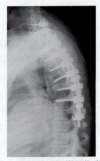

図6 胸椎後縦靱帯骨化症に対する後方除圧固定術

コツ

全脊柱での靱帯骨化の合併を考慮して，全脊柱CT撮影を行う．

黄色靱帯骨化症

1 病因・病態

黄色靱帯は椎弓下縁の前面から隣接下位の椎弓上縁に張っている弾性線維を多く含む靱帯で，側方は椎間関節の関節包に達している．靱帯の弾性線維の減少，軟骨細胞の造成などにより肥厚，骨化して脊柱管を狭小化し，脊髄，馬尾，神経根の症状を呈するものを黄色靱帯骨化症という．本症は後縦靱帯骨化症，全縦靱帯，棘上靱帯，棘間靱帯などの骨化を伴うことも多く，脊柱靱帯骨化症の部分症状として捉えられている．好発部位は下位胸椎から上位腰椎である．

2 診断

症状は骨化の存在する部位，大きさなどにより腰背部痛，下肢のしびれ，脱力，歩行障害，膀胱直腸障害などを呈する．胸椎部であれば脊髄症状，腰椎部であれば馬尾，神経根症状を認める．これらの自覚症状，他覚所見をもとに単純X線撮影，CT，MRI，脊髄腔造影，ミエロ後CTなどにより高位診断を行う．

☑ 腰部脊柱管狭窄症のポイント

腰部脊柱管狭窄症の場合は，運動負荷が加わることで馬尾の虚血が起こり，下肢のしびれ，痛みなどの症状を引き起こす．姿勢因子が症状に関与し，前屈位をとり馬尾の緊張を弛緩することで症状が出現しにくくなったり，和らいだりする．つまり腰部脊柱管狭窄症では，自転車をこぐ，押し車を押しながらの歩行では症状が出にくい．
10年以上の自然経過では，ほとんどの症例で画像的には経時的に脊柱管狭窄が進行していたが，約60〜70%の症例では自覚症状の悪化はみられない．特に，臨床症状の病型が神経根型の症例では比較的予後が良好である．

3 治療

保存的療法は無効なことが多く，手術加療が選択される．圧迫されている神経組織は脆弱なことが多く，慎重な除圧操作が必要であり，脊髄モニタリング下で行う．手術は椎弓切除術による後方除圧を行う．

 コツ

神経組織は脆弱性であり，脊髄モニタリング下で慎重な除圧操作が必要である．

 Pitfall

下位胸椎から上位腰椎に多く，脊髄円錐部の症状に注意しなければならない．

腰部脊柱管狭窄症

1 病因・病態

腰椎変形性脊椎症は退行性変化により生じる病態の総称である．基盤として椎間板の変性，椎間関節や黄色靱帯の肥厚があり，椎体では骨棘変化なども加わる（図7）．これらの変性変化の過程において，腰椎には前方あるいは後方すべりなどの不安定性，さらに側方すべりや側後弯などの変形を合併する場合がある．これらの一連の加齢的変化として誰にでも生じるが，その変化が生理的範囲を超える場合に症状が発現する．これらの症状が原因となる場合に治療が行われる．変性変化が脊柱管や椎間孔内外を狭窄させ，馬尾や神経根が圧迫され神経症状が出現してくる．狭窄は脊柱管前方からの線維輪の膨隆や椎体後方骨棘からも生じるが，症状発現の脊柱管狭窄の動的な主因は後方からの椎間関節や黄色靱帯の肥厚である．最近では，椎間孔外狭窄の診断の遅れが指摘されており，慎重で綿密な画像診断に基づく治療法が要求されてきている．

2 診断

a 臨床症状

主な症状は，腰痛，下肢症状（痛み，しびれ，筋力低下）であり，狭窄が高度になれば膀胱直腸障害も生じてくる．最も特徴的な症状は間欠跛行である（表1）．腰椎の前屈姿勢では後方からの圧迫が軽減されるが，後屈位や直立位では狭窄が強くなる．したがって，長時間の歩行や立位姿勢を保持すると，下肢に痛みやしびれが生じる．腰椎を前屈させ安静とすると症状が軽減され，再び歩行可能となる．これを神経性間欠跛行とよぶ．閉塞性動脈硬化症などの血管性間欠跛行との鑑別が問題となるが，本症では腰椎前屈位で下肢症状の改善が得ら

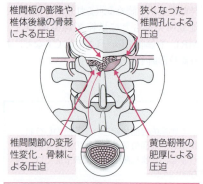

図7 腰椎変形性脊椎症
椎間板の変性，椎間関節や黄色靱帯の肥厚，骨棘変化などにより脊柱管あるいは椎間孔の狭小化が生じる．

表1 間欠跛行の定義

1. 歩行や起立時，または肉体的労働を行ったときにだけ生じる
2. 休憩，あるいは体幹の前屈により直ちに寛解する
3. 神経の刺激症状または欠落症状よりなる
4. 両下肢の疲労と脱力，腰仙髄節の支配領域の知覚障害またはしびれ感，両側の坐骨神経痛のうち，ひとつ以上がみられる

れるのが特徴である．すなわち，自転車走行やカートを押しながらのショッピングなどでの症状発現の有無を聴取することが鑑別につながる．

狭窄による障害部位により，①神経根型，②馬尾型，③両者の混合型に分けられる．神経根型では，障害された神経根領域に沿った下肢，殿部の疼痛を特徴とし，ほとんどが単神経根障害である．保存的治療（薬物療法，硬膜外ブロック，選択的神経根ブロックなど）に反応し，軽快することが多い．一方，脊柱管の中心性狭窄で馬尾が障害される馬尾型では両下肢（特に足底部）・殿部・会陰部のしびれや灼熱感，膀胱直腸障害をきたしやすく，また，保存療法に抵抗する場合が多い．

また，高齢者では変形性関節症による股関節の痛みや膝関節の痛みを殿部痛や下肢痛ともに訴えることが多く，腰部脊柱管狭窄症と誤診されることがある．これらの関節症状に関する情報も聴取することが正確な診断には重要である．

 Pitfall

・間欠跛行は閉塞性動脈硬化症（arteriosclerosis obliterans；ASO）でも認められるため，鑑別が重要である．
・殿部痛や下肢痛とともに股関節痛，膝関節痛を訴える場合には，変形性股関節・膝関節症の鑑別を要する．

b 身体所見

神経脱落症状の有無，すなわち筋力低下，感覚障害，深部腱反射の低下などを診察する．腰椎椎間板ヘルニアと比して，下肢伸展挙上テストや大腿神経ストレッチテストはないか，あっても軽度のことが多い．神経根症を伴う症例では，Kemp 徴候が陽性となることがある（図8）．

関節疾患との鑑別のために，股関節，膝関節の可動域，運動時痛検査は重要である．

また血管性疾患との鑑別には，下肢動脈の拍動触知，ABPI（ankle brachial pressure index）測定が有用である．

c 画像所見

単純 X 線では，後弯，側弯変形，椎間板狭小，椎体骨棘が認められる．CT ではさらに椎間関節の変性変化・肥厚，骨性脊柱管狭窄が確認できる．

MRI にて椎間板変性および線維輪の後方膨隆，黄色靱帯の肥厚による硬膜管の圧迫，狭窄が確認できる（図9）．保存的療法に抵抗し，手術が考慮される場合には，脊髄腔造影検査も有用である．椎間孔部，椎間孔外狭窄の診断には選択的神経根造影，椎間板板造影，3D-MRI（図10），筋電図検査などが有用である．

 Pitfall

脊柱管内，椎間孔部，椎間孔外などの責任高位の決定には注意する．3D-MRI，脊髄腔造影，選択的神経根造影・ブロックなどが有用である．

3 治療

a 保存療法

1）薬物療法

初期治療として，薬物療法を中心とした保存療法を選択することが多い．プロスタグランジン製剤（PGE1），非ステロイド抗炎症薬（NSAIDs），ビタミン製剤，筋弛緩薬などが使用されている．

①間欠跛行に対する薬物療法：PGE1 誘導体製剤が選択され，末梢血管拡張作用と血小板凝集抑制作用を有している．馬尾血流改善作用がある．また，カルシトニン製剤は馬尾血流増加作用と中枢性鎮痛作用により，本症による間欠跛行に対しての有用性が報告されている．

②疼痛に対する薬物療法：NSAIDs は腰下肢痛に対して使用されている．最も頻度

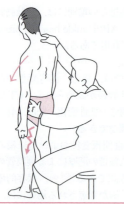

図8 Kemp 徴候
検者が患者の腰椎を患側へ側屈・後屈を強制すると下肢痛が誘発される．

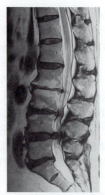

図9 腰部脊柱管狭窄症の MRI 画像
L3/4, L4/5 中心に脊柱管狭窄を認める．

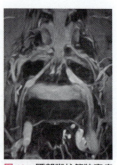

図10 腰部脊柱管狭窄症の 3D-MRI 画像
左 L5 神経根は，椎間孔外部で椎間板膨隆に伴い上外方へ圧排されている．

の高い副作用として消化管障害が知られており，特に高齢者の多い本症では注意が必要である．筋弛緩薬は筋緊張に基づく疼痛に対して効果が期待され，中枢性筋弛緩薬が用いられる．

③しびれに対する薬物療法：ビタミン B12 製剤は神経組織への移行性がよく，軸索再生と髄鞘形成を促進し末梢神経を再生する効果を期待して用いられている．ビタミン E 製剤は末梢循環改善作用による症状改善を期待して用いられている．

2) 理学療法

腰痛が強い場合，局所安静を目的にコルセットを処方することがある．また，温熱療法，骨盤牽引などの理学療法が有効なこともある．

3) ブロック療法

椎間関節変性変化による腰痛には椎間関節ブロックを行う．狭窄症に対しては硬膜外ブロックを行うが，神経根型で下肢痛が強い場合，選択的神経根ブロックが効果的である（図11）．

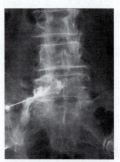

図11 左 L5 神経根造影

 コツ

神経根型は保存加療でも比較的良好であるが，脊柱管の中心性狭窄で馬尾が障害される馬尾型では保存療法に抵抗するため早期から手術を考慮する．

b 手術療法

1) 除圧術

除圧で最も重要な点は責任病巣すなわち症状発現の主因となっている神経根のレベル診断と圧迫部位の診断である．高齢者では脊柱管内外で障害されることがあり，レベル診断のみでは外側障害が見逃される．外側狭窄の診断を術前に行うことは MOB

第4章 主要な疾患・外傷

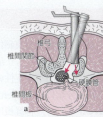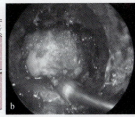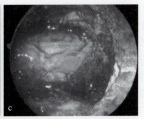

図12 内視鏡下腰椎後方除圧術により硬膜管, 神経根の除圧を行う

(multiply operated back)予防の観点からも重要である. 近年, 除圧の多くは顕微鏡や内視鏡を使用した低侵襲手術(図12)が行われている.

2) 固定術

不安定性が強い場合や, 変形が強く姿勢の破綻をきたしている高度の後側弯などの場合, 除圧術に加え, (矯正)固定術が選択される. 近年では低侵襲固定術の導入により術後早期からの離床が可能となっている.

> ⚠️ **Pitfall**
> ・画像上の所見は必ずしも臨床症状に反映されないことが多い.
> ・脊柱管内外で障害されていることがあり, レベル診断のみでは外側障害が見逃される.
> ・神経根型は保存療法に反応するが, 馬尾型では保存療法で治療しても徐々に進行することが多い.
> ・手術を行っても足底のしびれなどの馬尾症状は残存しやすい.
> ・術後再狭窄などで経年的に悪化する症例がある.

4 エビデンス

a 腰部脊柱管狭窄症における薬物治療の意義は何.

経口プロスタグランジン E_1 は, 間欠跛行ならびに両下肢のしびれを伴う馬尾症状を有する腰部脊柱管狭窄症に対して短期間は有用である.

b 腰部脊柱管狭窄症における理学療法または運動療法の意義は何か

腰部脊柱管狭窄症の症状の一部である腰臀部痛や下肢痛については, 理学療法と運動療法の組み合わせは有効である.

c 腰部脊柱管狭窄症における硬膜外ステロイド注射の意義は何か

経椎間孔硬膜外への単回のステロイド注射(いわゆる神経根ブロック)は, 腰部脊柱管狭窄に起因する神経症状を短期間的に緩和させる上では有効であるが, その長期的効果を一貫して裏付けるエビデンスは得られていない.

経椎間孔硬膜外(いわゆる神経根ブロック)あるいは仙骨硬膜外への複数回のステロイド注射によって, 腰部脊柱管狭窄症に伴う神経根症状や神経性跛行は長期的に改善する可能性がある.

腰椎分離・すべり症

1 病因・病態

脊椎分離症は, 椎間関節突起間部(狭部)の骨性の連絡が断たれた状態である(図13). 発育期における狭部に対する反復ストレスが分離の原因と考えられている. したがって, 発育期からスポーツ活動を続けている人に発生頻度が高い. 日本人における分離症の発生率は約6%とされているのに対し, スポーツ選手では15〜40%に認められる.

脊椎分離すべり症は, 分離症に伴う椎体

間のすべりであり，第5腰椎に最も多く発生する．脊椎分離症の一部（数%）が長期経過のうちに分離すべりに移行する．

分離症の主な症状は腰痛である．腰椎伸展時痛が特徴的である．成人期の症例では，分離部の線維軟骨塊により神経根が圧迫され，下肢痛・しびれ感を伴うことがある．分離すべり症でも，下肢痛を伴い，神経性間欠跛行を呈する場合がある．

2　診断

分離症の診断には，単純 X 線写真斜位像や CT が有用である（図 14）．すべり症では，X 線側面動態撮影で椎間不安定性の有無を調べる．その程度分類には Meyerding 分類がよく用いられる（図 15）．神経根圧迫の有無の診断には MRI，3D-MRI や脊髄腔造影，神経根造影が有用である．初期診断には，MRI（T2 強調画像）で椎弓根部の高信号が有用である（図 16）．

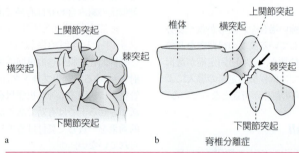

図 13　脊椎分離症
椎間関節突起間部の骨性の連絡が断たれた状態である．

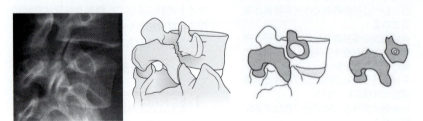

図 14　単純 X 線斜位像
椎間関節突起間部の分離が犬の首輪のようにみえる（collar of scottish terrier sign）．

✓ 腰椎分離症のポイント

腰椎分離症は高度のスポーツ活動を行う学童期に多い．腰椎の前後屈と回旋を瞬時に繰り返す種目（野球，サッカー，バレーボール，バスケットボール，柔道など）によくみられる．一種の疲労骨折なので，新鮮例はコルセットを装着させスポーツ活動は完全に休止し，骨癒合を期待する．陳旧例は消炎鎮痛薬や理学療法，筋力強化訓練を行い，スポーツ活動に復帰させる．

第4章 主要な疾患・外傷

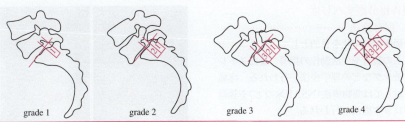

図15 脊柱すべり症の程度分類(Meyerding 分類)

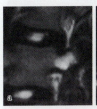
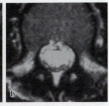

図16 MRI 画像
a：矢状断．b：水平断
初期診断には，T2強調画像で椎弓根部の高信号が有用である．

> **⚠ Pitfall**
> 初期診断には，MRI(T2強調画像)で椎弓根部の高信号に気をつける．

3 治療

■脊椎分離症
a 保存療法

　発育期で発症初期の症例では，分離部の骨癒合が期待できる(50〜80%)．CTで分離部が亀裂状，あるいはMRI(T2強調画像)で椎弓根部が高信号を呈する場合は，骨癒合が得られる可能性が高率である．その場合，軟性コルセットを3〜5ヶ月間装着させ，スポーツ活動は休止する．

> **💡 コツ**
> 発育期のスポーツ選手では，スポーツ休止に抵抗感を示すことがあるが，骨癒合を得ることによりスポーツ復帰と将来にわたる継続が可能になることを，保護者や指導者も含めてよく説明する．
> 骨癒合が得られない症例(偽関節例)や成人期の分離症例では，まず薬物療法(NSAIDs)や軟性コルセットの装着により疼痛の軽減を図る．痛みが軽減したら，体幹および下肢筋群のストレッチングや筋力訓練などの理学療法を行い，スポーツや仕事への復帰を目指す．

> **💡 コツ**
> 発症初期に診断ができれば，保存療法で分離部の骨癒合が期待できる．

b 手術療法

　数ヶ月間の保存療法によっても症状の改善がなく，スポーツや日常生活に支障をきたす症例には，分離部修復術が考慮される．その際，分離部ブロックにより症状が軽減することを確認する．分離部に骨移植を行い，ワイヤーやスクリューなどを用いて固定する．最近では，顕微鏡や内視鏡を用いた低侵襲分離部修復術が行われている．特に，不安定性がなく，分離部線維軟骨塊による神経障害を呈する症例には，分離部の除圧術による神経除圧のみが行われる場合がある．

■脊椎分離すべり症

a 保存療法

局所の安定化を目的として，軟性コルセットの装着や生活動作の指導，またストレッチングなどの理学療法が行われる．疼痛に対しては薬物療法(NSAIDsなど)や神経ブロック療法が行われる．

b 手術療法

保存療法が無効な症例，神経症状が著しい症例，椎間不安定性を呈する症例は脊椎固定術の適応となる．固定方法としては，後側方固定術(posterolateral fusion；PLF)や後方進入椎体間固定術(posterior lumbar interbody fusion；PLIF)，経椎間孔進入椎体間固定術(transforaminal lumber interbody fusion；TLIF)などがある．

 コツ

・発育期で発症初期では，分離部の骨癒合が期待できるため，MRI T2強調画像で椎弓根部の高信号の有無を確認する．
・発症初期では，スポーツ完全休止を徹底し，骨癒合を得ることによりスポーツ復帰と将来にわたる継続が可能になることを理解させる．

腰椎変性すべり症

1 病因・病態

変性脊椎すべり症は中年以降の女性の第4腰椎に多くみられる．60歳以上の女性の約10%に変性すべりがみられ，女性に男性の約3倍の頻度で認められる．加齢による腰椎変性などの結果，腰椎の前後方向にすべりを生じてくる．腰椎椎間関節の矢状化や椎間板変性などが変性すべりの原因として考えられている．肥厚した上関節突起と後方に突出した椎間板に，神経根や馬尾が挟まれることが症状の原因となっている．この結果，腰痛・殿部痛などに加えて神経根性の間欠跛行を呈し，高度の狭窄症例においては中心性狭窄による会陰部症状や膀胱直腸障害などの馬尾症状が生じてくる．

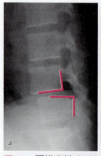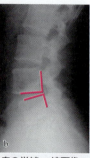

図17 腰椎変性すべり症の単純X線画像
前後屈で不安定性を認める．

2 診断

a 臨床症状

椎間板の変性や骨棘などの変形性脊椎症性変化を伴っているため，症状は多彩である．腰痛の他に，下肢痛や間欠跛行，膀胱直腸障害など，神経根症状や馬尾症状といった脊柱狭窄症と同様の症状がみられる．

b 画像

単純X線やMRI，脊髄腔造影などで診断する．不安定性の程度は側面機能撮影とともに評価する必要がある(図17)．椎間腔および椎間関節の変性変化が著明であり，責任高位の決定にはMRI(3D-MRI)，脊髄腔造影，神経根ブロックなどが行われる．

3 治療

a 保存療法

腰部脊柱管狭窄症と同様に薬物療法，理学療法，神経ブロックなどを行う．

b 手術療法

各種保存的療法に抵抗し日常生活上の支障の大きい症例が手術の対象となる．従来，本症の治療は脊柱管狭窄症の概念に基づき，馬尾および神経根の後方からの除圧が行われる．術後の不安定性の増強やすべりの増大，腰痛遺残などのためにインストゥルメ

ンテーションを併用した固定術を勧める場合が多い．しかし，最近の脊椎低侵襲手術の進歩により，従来からの固定術の適応が変わりつつあり，除圧術のみの術後成績が向上している．固定術にはPLFやPLIF，TLIF，前方固定術がある．

 コツ

脊椎内視鏡などの低侵襲手術の進歩により，除圧術のみの適応が拡大している．周囲の軟部組織，椎間関節の温存が重要である．

DON'Ts

- ☐ 後縦靱帯・黄色靱帯骨化症の手術は脊髄モニタリングを使用しないで行うべきではない．
- ☐ 腰椎変性すべり症は椎間腔および椎間関節の変性変化が著明であり，脊柱管内，椎間孔部，椎間孔外などの責任高位を見逃してはならない．

和歌山県立医科大学整形外科　**南出晃人**

A 運動器疾患

6 肩・上腕
1) 反復性肩関節脱臼

DOs
- 初回前方脱臼後，20歳以下では90%以上が再発し反復性に移行する．
- 前方脱臼の約90%にBankart病変，Hill-Sachs病変を認める．
- 保存治療のみで脱臼を予防することは困難である．活動性やスポーツシーズンなどを考慮して適切な治療方針を立てる．

1 病態

肩関節脱臼の90%以上が前(下)方に脱臼する．そのうち20歳以下では90%，20歳代では80%，30歳代では50%が再発し，反復性に移行する．また再発は初回脱臼後2年以内に起こるものが70%を占める．

典型的な病態として，前(下)方脱臼が起こると肩甲関節窩側は前下方に，上腕骨頭側は後上方に病変が生じる．肩甲関節窩の前下方には関節唇—前下関節上腕靱帯の関節窩からの剥離(Bankart病変)が起こる(図1〜4)．時に関節窩縁の骨折を伴うことがある．上腕骨頭の後上方には上腕骨頭の圧挫(陥没)骨折(Hill-Sachs病変)が起こる(図1〜4)．

2 症状

挙上時や外転外旋時の脱臼不安感，疼痛を自覚する．それにより日常生活動作やスポーツ活動が制限されることがある．

3 診断

肩外転外旋位で骨頭を後方から前方にストレスを加えた際に前方への脱臼不安感や疼痛を自覚するanterior apprehension testや，同じ肢位で脱臼不安感を生じている際に上腕骨頭の前方からストレスを加えると脱臼不安感が消失するrelocation testが陽性となる(図5)．単純X線正面像にて肩甲関節窩下縁付近に骨片(骨性Bankart病変)やストライカービューにてHill-Sachs病変を認める(図1)．CT関節造影検査やMRI検査にて関節唇—前下関節上腕靱帯の転位やHill-Sachs病変を捉えることができる(図2, 3)が，すべての病変は関節鏡視にて詳細に観察することができる(図4)．

⚠ Pitfall

脱臼と亜脱臼は同じ病態と考えられており，脱臼とは上腕骨頭が肩甲関節窩から逸脱した後に自己整復できず他人に整復してもらったもの，亜脱臼とは自己整復できたもの，と定義される．

4 治療

a 治療法選択のポイント

反復性前方脱臼の主病因はBankart病変をはじめとする関節唇—前下関節上腕靱帯複合体など，前方の支持機構の破綻である．脱臼を防ぐためには肩に前方へのストレスをかけないよう，脱臼不安感を生じる肢位をとらないことしかない．脱臼不安感が高度で日常生活に支障がある場合，またスポーツ活動に支障がある場合には手術治療を選択する．

b 保存治療

保存治療は根治的な治療とはならない．活動中に再発を防ぐという意味で脱臼予防装具を装着することがある(図6)．主にスポーツを行う際，不意に水平外転や外転外

第4章 主要な疾患・外傷

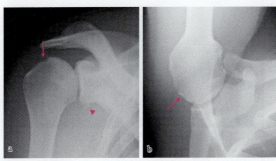

図1 X線画像
a：正面像．骨性 Bankart 病変(矢頭)と Hill-Sachs 病変(矢印)を認める．
b：ストライカービュー．Hill-Sachs 病変(矢印)を認める．

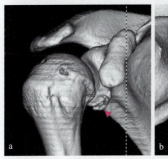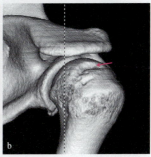

図2 三次元 CT 画像
a：骨性 Bankart 病変．b：Hill-Sachs 病変．

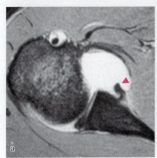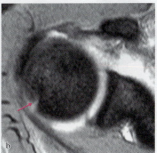

図3 MRI 画像
a：Bankart 病変．b：Hill-Sachs 病変．

☑ **非外傷性肩関節不安定症**
非外傷性肩関節不安定症とは脱臼・亜脱臼とは異なり，外傷などの受傷機転がなく，自然とまたはちょっとしたきっかけである方向に肩を動かすと不安定感を有するようになったものである．素因として全身関節弛緩性があることが多い．

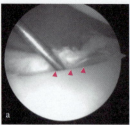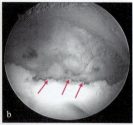

図4 関節鏡視像(右肩,後方鏡視)
a：Bankart 病変.
b：Hill-Sachs 病変.

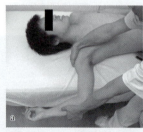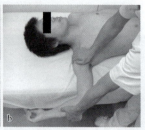

図5 前方不安定症の診察法
a：anterior apprehension test. 徒手的に外転外旋位を強制して上腕骨頭に前方へのストレスを加えると,脱臼不安感や疼痛を自覚する.
b：relocation test. 同じ肢位で前方から上腕骨頭を後方へ押すと,脱臼不安感が消失する.

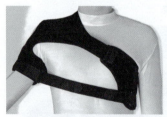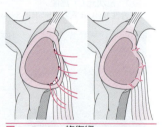

図6 脱臼予防装具
過度に外転外旋しないよう,ストラップがついている.

図7 Bankart 修復術
肩甲関節窩から剥がれた関節唇―前下関節上腕靱帯複合体に縫合糸をかけて関節窩に縫着する.

旋位といった脱臼肢位をとることを予防する目的で装着する.しかし,再発を完全に予防することはできない.

c 手術治療

本疾患の根治的治療は手術治療である.数多くの術式が報告されているが,脱臼の主病変として Bankart 病変を認めることが多いことから,手術は Bankart 修復術(図7)が理にかなっていると考えられる.なかで

 Pitfall

動揺性とは肩関節の緩さを評価する言葉で病的意義はない.一方,不安定性とは肩関節の動きに伴って痛みや脱臼しそうな感じなどが生じる場合を指し,病的状態と考えられる.特に若年女性では関節動揺性が強い場合がしばしばあり,不安定症との鑑別を要する.

も関節鏡手術では Bankart 修復術のみならず，関節内鏡視で病変を詳細に観察し，それ以外の病変に対しても処置を行うことができる利点がある．またコンタクトスポーツ選手や肩甲関節窩前縁に高度な骨欠損を伴うハイリスク症例には Bankart 修復術に鏡視下 remplissage 法（図8）や Bristow 法，骨移植を追加する場合（図9）もある．

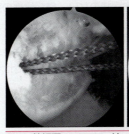 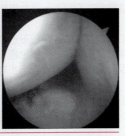

図8　鏡視下 remplissage 法
Hill-Sachs 病変にアンカーを刺入し，後方の関節包に縫合糸をかけて縫着することで上腕骨頭の前方の translation を制御し，Hill-Sachs 病変が Bankart 病変と engagement しないようにする．Remplissage とはフランス語で"fill"という意味である．

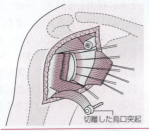 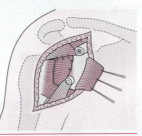

切離した烏口突起

図9　Bankart & Bristow 変法
Bankart 修復術後に，共同筋腱をつけたまま烏口突起を切離して肩甲関節窩前面にスクリュー固定する Bristow 法を追加する．制動効果は強いが，一般に腱側に比べて若干の外旋制限が残存する可能性がある．

DON'Ts

☐ 筋力トレーニングで脱臼を予防することはできない．

札幌医科大学整形外科　廣瀬聰明

✓ 昭和の大横綱

千代の富士関を知っているだろうか？　彼は両肩の反復脱を患っていたが，筋トレをするようになってそれを克服した，という話を聞いたことがあるかもしれない．しかし，筋肉がついたことで肩が脱臼しなくなったわけではない．その証拠に横綱に昇進してからも数回，本場所で脱臼して休場している．鋭い立会いで前まわしを取って，脱臼肢位をとることなく技を仕掛けるのに筋トレが役立ったということである．

2) 腱板断裂

6 肩・上腕

DOs

- 高齢者では腱板断裂があっても自覚症状のない，無症候性の腱板断裂患者がいる．
- 保存治療により症状の改善がみられる患者が多い．
- 一般に，完全腱板断裂は自然治癒しないとされており，若年者や活動性の高い患者，保存治療に抵抗性を示すもの，また外傷性断裂では手術治療が勧められる．

1 成因と病態

転倒や落下などの一回の大きな外傷や，繰り返しの小さな外傷，加齢などの変性によって腱板断裂が起こると言われている．若年者では外傷性の断裂が多く，50歳以上では転倒や軽い負荷で断裂が起こるようになり，高齢者では特に誘因がなくても断裂を起こしている場合がある．断裂は時間とともに拡大していき，一般に完全断裂は自然治癒しないとされる．また，腱板断裂があっても症状を自覚しない，無症候性の腱板断裂を60歳以上の20〜50％に認めるとの報告がある．ただ，無症候性の腱板断裂でも経過とともに症候性に転換することがあり，断裂サイズも大きくなると言われている．

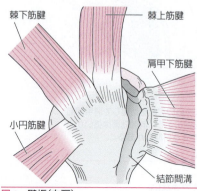

図1 腱板（右肩）
肩甲下筋腱は小結節に，棘上筋腱，棘下筋腱，小円筋腱は大結節に付着する．

2 症状

運動時痛や夜間痛，筋力低下，可動域制限を認める．可動域制限は疼痛のため挙上困難となる場合と，二次性の関節拘縮を起こしたために挙上困難となる場合がある．

☑ 腱板の役割

腱板は前方から上腕骨小結節につく肩甲下筋腱，大結節の上方につく棘上筋腱，後方につく棘下筋腱，小円筋腱があり，その付着部から肩甲下筋腱は内旋，棘上筋腱は外転，棘下・小円筋腱は外旋の作用があることがわかる（図1）．また，最も重要な役割のひとつにそれぞれの筋群が共同して上腕骨頭を肩甲関節窩に押し付けて求心位をとり，三角筋等，アウターマッスルを作用しやすくする役割がある．

第4章　主要な疾患・外傷

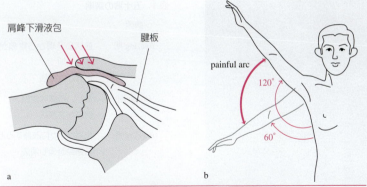

図2　肩峰下インピンジメントと有痛弧徴候(painful arc sign)
a：腱板，および肩峰下滑液包が烏口肩峰アーチ(肩峰，烏口肩峰靱帯，烏口突起)に衝突する．
b：有痛弧徴候(painful arc sign)．上肢を挙上する際，または挙上した位置から下ろす際に60〜120°の間で疼痛を自覚する現象．肩峰下インピンジメントに特徴的な所見である．

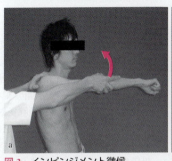 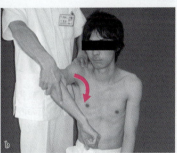

図3　インピンジメント徴候
a：Neer の手技．上肢を内旋位にしながら他動的に屈曲させると疼痛が誘発される．
b：Hawkins-Kennedy の手技．90°屈曲させた上肢を他動的に内旋させると疼痛が誘発される．

3　鑑別診断

a　肩峰下インピンジメント症候群

　腱板，および肩峰下滑液包が肩の動きの中で烏口肩峰アーチ(肩峰，烏口肩峰靱帯，烏口突起)に繰り返し衝突することで炎症が起きて発症し，最終的には腱板断裂に至ると考えられている．よく肩を使う人であれば若年者でも起こりうる．有痛弧徴候(painful arc sign)が特徴的な所見で(図2)，誘発テストとしてインピンジメント徴候が陽性になる(図3)．安静，消炎鎮痛薬の処方，肩峰下滑液包内注射で軽快することが多い．難治例には滑液包切除，烏口肩峰靱帯切離，前肩峰形成といった肩峰下除圧術が行われる．これらは鏡視下でも行われている．

b　石灰性腱炎

　腱板の変性を基盤に発症する病態に石灰性腱炎がある．好発年齢は30〜50歳で，女性に多い．主に棘上筋腱，棘下筋腱に石灰(カルシウム塩)が沈着し，激烈な疼痛や夜間痛で発症する(図4)．消炎鎮痛薬の処方や肩峰下滑液包内注射が著効する．慢性期になると沈着した石灰のため，腫脹した腱板と肩峰下面が衝突することにより，肩

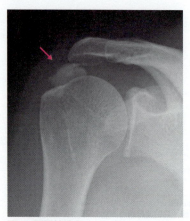

図4　石灰性腱炎
石灰性腱炎のX線像．矢印は棘上筋腱に沈着した石灰．

表1　五十肩の病期

病期	症状
freezing 期	症状の発現から疼痛が増悪する時期．疼痛が主症状
frozen 期	激しい疼痛は沈静．拘縮が主症状
thawing 期	拘縮が徐々に改善するとともに運動時痛も消失

Pitfall

五十肩と腱板断裂の鑑別は重要．

峰下インピンジメントの症状を呈することがあり，エコー下の穿刺や直視下または鏡視下での石灰摘出術を行うことがある．

c　五十肩

狭義の五十肩（frozen shoulder）は50歳代を中心とした中高齢者に明らかな外傷の既往がなく発症し，疼痛と関節拘縮を主徴候とする病態である．病因は不明だが，詳細にきっかけを聞くと肩を軽度ストレッチした後に生じることがしばしばある．腱板断裂や石灰性腱炎など，原因が明らかなものは除外する．女性，非利き手側に多く，また糖尿病患者の10〜35％が罹患するといわれている．再発はほとんどない．経過は3つの病期に分けられており（表1），全病期は1〜3年といわれている．ほとんどが安静，消炎鎮痛薬の処方，関節内注射，リハビリテーションといった対症療法で軽快する．frozen期には拘縮により上腕骨頭が上方化して肩峰下インピンジメントを生じることがあり，その際にはインピンジメント症状に対する治療も有効である．難治例では麻酔下のマニピュレーションや関節鏡視下に関節包切離を行うことがある．

d　肩関節周囲炎

肩関節に疼痛と制動があるが，関節炎としては説明のつかない病態を総称したものである．これには肩峰下滑液包炎や腱板炎，肩峰下インピンジメント症候群，腱板断裂，石灰性腱炎，上腕二頭筋長頭腱炎や凍結肩（狭義の五十肩）などが含まれることになる．

e　上腕二頭筋長頭腱の障害

外傷やオーバーユースにより，上腕二頭筋長頭腱断裂を起こすことがある．上腕二頭筋筋腹の膨隆が正常より遠位に移動するといった外観上の異常を認めるほか，筋のスパスムを訴える場合があるが，疼痛は速やかに消退し，肘関節の屈曲筋力も低下しないことが多い．中高齢者ではしばしば腱板断裂に合併する．腱末端を上腕骨に固定する場合もあるが，手術適応となる症例は少ない．

4　診断

大結節部に圧痛を認めることが多い．有痛弧徴候も一般に陽性である．また，棘上筋テスト，棘下筋テスト（図5），肩甲下筋腱断裂の際にはbelly press test, lift off testが陽性になる（図6）．肩峰下面と腱板断裂

第4章　主要な疾患・外傷

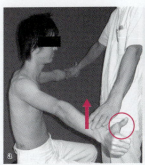 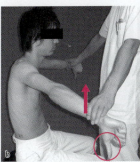 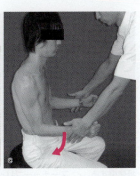

図5　棘上筋・棘下筋テスト
a, b：棘上筋テスト．肩甲骨面90°挙上位で外転させてそれに抵抗を加え，疼痛と筋力低下を評価する．母指を上に向けて行う手技を full can test(a)，下に向けて行う手技を empty can test(b)とよぶ． c：棘下筋テスト．上肢下垂位，肘屈曲90°，内外旋中間位で外旋させてそれに抵抗を加え，疼痛と筋力低下を評価する．

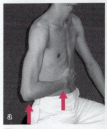 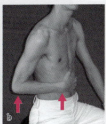 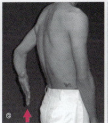 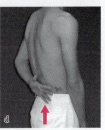

図6　belly press test, lift off test
a, b：belly press test．手関節を屈曲しないよう，肘を前方に突き出して手掌で腹部を押してもらう．肘が前方に出て，手関節が伸展していれば陰性(a)，肘が後方に下がり，手関節が屈曲してしまうと陽性(b)で肩甲下筋腱断裂が疑われる．
c, d：lift off test．手背を腰にあて，腰から手背を離すことができれば陰性(c)，離すことができなければ陽性(d)で，肩甲下筋腱断裂が疑われる．

部が衝突することでインピンジメント徴候が陽性になる．画像所見ではX線で肩峰下面の骨棘が認められることが多い．またMRIでは腱板断裂部をT2強調画像で高輝度変化として捉えることができる(図7)．それによりどの腱板が断裂しているかを同定する．もっとも断裂が起こりやすいのは棘上筋腱で，腱板関節面の血行が乏しいこと，その付着部が肩峰下面と衝突しやすいことが原因と考えられる．

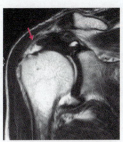

図7　腱板断裂のMRI像
（oblique coronal T2強調画像）

5 治療

a 治療法選択のポイント

腱板断裂治療の第一選択は保存治療である．安静，消炎鎮痛薬の処方，リハビリ，ヒアルロン酸の滑液包内注射により症状の軽減が得られる．ただ，これらの治療を行っても症状が残存する場合や若年者，活動

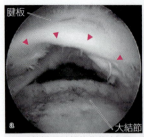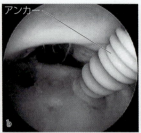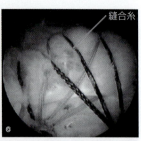

図8 鏡視下腱板修復術(右肩,滑液包鏡視)
a:腱板断裂.矢頭:腱板断端. b:大結節にアンカーを刺入し,腱板断端に縫合糸をかけ,結紮し,腱板修復する. c:スーチャーブリッジ法にて修復.

性の高い患者,また外傷性断裂では手術治療が勧められる.

b 保存治療

疼痛が強い場合には安静,消炎鎮痛薬の内服,ヒアルロン酸の滑液包内注射が行われる.筋緊張をやわらげる目的や肩甲骨周囲筋の筋力をつける目的でリハビリを行う.また,二次性の関節拘縮を起こしているものには可動域訓練を行うこともある.特に非外傷性断裂,活動性の低い患者では有効である.

c 手術治療

保存治療に抵抗性を示すもの,若年者や活動性の高いもの,外傷性断裂では手術治療が勧められる.特に完全断裂では自然修復が期待できず,断裂を放置することで断裂の拡大や腱板筋の萎縮が進行することから,若年者や活動性の高い患者では早期の手術治療を勧めることがある.

術式は,一次修復可能な症例に対しては関節鏡視下またはミニオープンでの腱板修復術が広く行われている(図8).また,一次修復不能な広範囲断裂に対しては腱移行術やパッチ法が,一次修復不能で疼痛を取り除いても自動挙上できない症例に対してはリバース型人工肩関節置換術(図9)が適応となる場合がある.

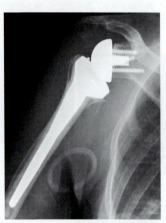

図9 リバース型人工肩関節置換術後のX線像

DON'Ts

- ☐ 腱板断裂を認めてもそのすべてが手術適応ではない.高齢者では無症候性の腱板断裂があり,また腱板断裂があっても保存療法により症状が軽快することがある.
- ☐ 若年者や活動性の高い患者の腱板断裂をいたずらに放置しない.放置すると断裂サイズは大きくなり,断裂腱の筋萎縮が進行する.

札幌医科大学整形外科 **廣瀬聰明**

A 運動器疾患

7 肘・前腕
1) 変形性肘関節症

> **DOs**
> - 肘を酷使する労働, スポーツが原因になる.
> - 形成された骨棘の impingement により疼痛や可動域制限が発生する.
> - 保存治療が無効な場合には, 直視下あるいは鏡視下骨棘切除術を考慮する.

1 原因

肘を酷使する農業, 林業, 建設業などの肉体労働, 野球や柔道などのスポーツが原因になる. 男性に多い. 鉤状突起, 鉤状窩, 肘頭, 肘頭窩に骨棘が形成され, それらが impinge (衝突) することで症状が出る. 肘関節内骨折, 化膿性関節炎, 関節リウマチ (RA) などの炎症性疾患に伴い二次性に発生することもある.

2 症状

肘使用時に疼痛を訴える. 特に最大伸展・屈曲時に疼痛が出現する. また, 伸展・屈曲の可動域制限を訴える. 屈曲制限のため, 洗顔, 食事, ワイシャツのボタンをとめるなどの動作が困難になる. 回内・外可動域は比較的保たれる. 関節内遊離体によるロッキングもみられる. 肘部管症候群を合併する例が多く, 環・小指のしびれ, 握力低下を訴える.

> ⚠️ **Pitfall**
> 膝, 股関節などの荷重関節とは異なり, 疼痛よりも可動域制限が主訴になることも多い.

3 診断

肉体労働の履歴, スポーツ歴を問診する. 上記症状から診断は容易である.

単純X線像(図1)では鉤状突起, 肘頭, 鉤状窩, 肘頭窩に骨棘, あるいは遊離体が認められる. 関節裂隙は比較的保たれるのが特徴である.

CT および 3D-CT (図2) は骨棘の局在, 程度を把握するのに有用である.

4 治療

a 保存療法

局所の安静, 労働やスポーツの制限を行う. 消炎鎮痛薬の湿布, 軟膏などの外用薬, あるいは経口薬を処方する. 無理な可動域訓練は症状を悪化させる.

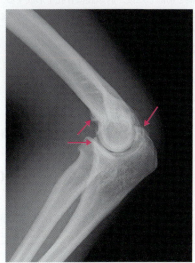

図1 単純X線側面像
鉤状突起, 鉤状窩, 肘頭に骨棘が認められる.

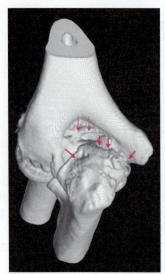

図2 肘関節後方の 3D-CT 像
肘頭の骨棘（太矢印），肘頭窩の骨棘（細矢印）を立体的に把握できる．

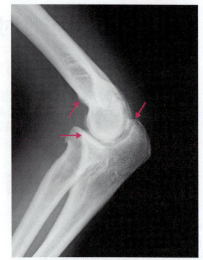

図3 関節鏡視下骨棘切除術後の単純 X 線側面像
図1の骨棘が切除されている．

b 手術療法

1） Kashiwagi-Outerbridge 法

後方アプローチにより肘頭と肘頭窩の骨棘を切除した後，肘頭窩に骨孔を形成する．この骨孔を通して，鉤状突起の骨棘を切除する．

2） 津下法

後外側アプローチにより肘関節を脱臼させ，骨棘を切除する．広範な視野が得られる反面，侵襲が大きい．

3） 切除関節形成術

後内側アプローチにより，鉤状突起と鉤状窩，肘頭と肘頭窩の骨棘を切除する．この際，尺骨神経は前方に移動し，内側側副靱帯の前方線維は温存する．必要に応じて外側アプローチを追加する．

4） 関節鏡視下骨棘切除術

関節鏡を用い，骨棘を切除する（図3）．低侵襲手術であるため，術後の回復が早い．スポーツに伴う比較的軽度の変形性関節症がよい適応である．

5） 人工関節置換術

耐久性の問題があり，一次性変形性肘関節症では適応にならない．

DON'Ts

- 保存治療は局所安静が基本である．無理な可動域訓練は禁物である．
- 肘部管症候群を合併していることが多いので，尺骨神経麻痺の程度を把握する．

北海道済生会小樽病院整形外科　**和田卓郎**

A 運動器疾患

8 手関節・手
1) 腱鞘炎と腱炎

DOs

- 炎症やガングリオン，腱鞘性巨細胞腫などにより腱や滑膜の肥厚，腱鞘の狭窄などが生じる．
- 代表的な腱鞘炎として，屈筋腱腱鞘炎（ばね指）や de Quervain 病がある．
- 消炎鎮痛薬の投与やステロイドホルモンの腱鞘内注射で症状が残存する場合は腱鞘切開術を行う．

1 屈筋腱腱鞘炎

a 定義と原因
中手指節（MP）関節掌側部で腱鞘の肥厚と狭小化，腱自体の肥大により，屈筋腱の通過障害が起こり，弾発現象が起こる．更年期や周産期の女性に多くみられる．糖尿病や関節リウマチなどの疾患に合併しやすい．小児のばね指は強剛母指とよばれる．

b 症状
指屈伸時に弾発現象が生じる．症状が進行すると，近位指節間（PIP）関節の可動域制限が生じることがある．

c 診断
MCP 関節の掌側皮下に圧痛のある小結節を触れ，弾発現象があれば本症を疑う．腱鞘のガングリオンや腱鞘性巨細胞腫により，同様の症状が生じることがある．

 Pitfall

伸筋腱脱臼や MP 関節のロッキングなど，手指の弾発現象を生じる疾患，さらに手根骨の無腐性壊死や関節リウマチなどの手や手関節の痛みが主症状の疾患との鑑別に注意する．

 コツ

ばね指が慢性期に至って PIP 関節の可動域制限が生じると，腱鞘切開を行っても可動域は改善しない．患者への説明や手術時期が重要である．

d 治療
1) 治療法選択のポイント
軽症例や罹患期間の短いものには保存療法が有効である．頻回に弾発現象を繰り返す場合や，保存療法で症状が残存する場合は手術療法を選択する．

2) 保存療法
まず局所の安静を指示し，非ステロイド性抗炎症薬（NSAIDs）を投与する．症状の強い症例はステロイドホルモンの腱鞘内注射を行う．

3) 腱鞘切開術（図 1）
局所麻酔下に MP 関節掌側部の腱鞘（A1

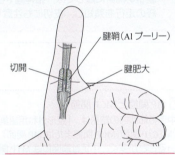

図 1　腱鞘切開術

プーリー）直上を切開する．腱鞘切開後，患指の自動屈曲を行わせ，弾発現象が消失したことを確認する．特に母指では橈側指神経損傷に注意する．近年，小皮切での内視鏡下腱鞘切開術も行われている．

2 de Quervain 病

a 定義と原因

手関節背側第1区画（長母指外転筋腱と短母指伸筋腱が通過する）の狭窄性腱鞘炎である．更年期や周産期の女性に多くみられる．

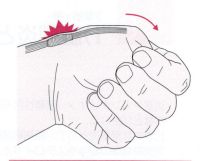

図2　Finkelstein テスト

 コツ

強剛母指は患児の親によるマッサージなどの保存療法により，機能障害を残すことなく治癒することがある．特に乳幼児はまず保存療法を指導するのが基本である．

b 症状

手関節や母指運動時に手関節橈側部を中心とした疼痛を訴える．手関節背側第1区画に一致した腫脹や圧痛もみられる．

c 診断

検者が母指を把持し，手関節を急激に尺屈させると疼痛が誘発される（Finkelstein テスト，図2）．また超音波検査や MRI 検査により，腱や腱鞘の肥厚，第1区画に時に生じる腱間の隔壁などを評価する．

d 治療

1) 治療法選択のポイント

陳旧例以外はまず保存療法を行う．保存療法を3ヶ月以上行っても効果がない場合や症状が強い症例では，腱鞘切開術を行う．

2) 保存療法

サポーターや装具などにより局所の固定を行い，安静を図る．また NSAIDs の内服や外用剤を処方する．症状が強い場合はステロイドホルモンの腱鞘内注射を行う．

3) 腱鞘切開術

第1区画の直上に小切開を加え，腱鞘を展開する．橈骨神経浅枝を損傷しないように注意する．腱鞘は確実に開放し，隔壁があれば切除する．

DON'Ts

☐ 腱鞘切開術に際しては，指神経や橈骨神経浅枝などの神経損傷を起こしやすい．神経の走行を熟知し，皮切にも注意しなければならない．

京都府立医科大学整形外科　**小田　良**

☑ **MP 関節と MCP 関節**
中手指節関節の略語は，「整形外科用語集第7版」（日本整形外科学会（編），南江堂，2011）で「M[C]P 関節（MCP 関節または MP 関節）」と定められている．手外科医は「MP 関節」を用いることが多く，中足趾節関節は MTP 関節として区別することが多い．

8 手関節・手
2) 手の関節リウマチ

DOs
- [ ] 関節リウマチは全身疾患であるが，上肢，特に手指と手関節に高頻度に障害が発生し，リウマチ手ともよばれる．
- [ ] ボタン穴変形やスワンネック変形など，破壊される部位によって様々な変形の形態を示す．
- [ ] 治療方針の決定には手の機能，手術時期，機能予後の予測，患者背景など様々な因子が関与する．

1 定義と原因

関節リウマチ(RA)は，関節滑膜に炎症が生じ，骨や軟骨の組織が破壊されて関節の変形をきたす疾患である．全身疾患であるが，上肢，特に手指と手関節に初発することが多い．近年，疾患修飾性抗リウマチ薬(DMARDs)や生物学的製剤により寛解が得られる症例もみられるが，一度生じた関節破壊は寛解後も進行するため，手の障害は高頻度に発生する．手の構造は非常に複雑であり，破壊される部位によってリウマチ手は様々な障害の形態を示す．

Pitfall

関節リウマチはコントロールが良好であっても，変形が徐々に進行していくことがあり，患者も医師も機能障害を許容しやすい傾向がある．客観的な評価による治療方針の決定が必要である．

☑ **関節リウマチの画像診断**

近年，MRI による滑膜の評価や 3D-CT などによる関節の評価など，関節リウマチの画像診断が注目されている．従来の撮影法だけでなく，工夫を加えることにより，多くの情報を得ることができる．

2 症状

滑膜炎による腫脹と疼痛に続いて，骨・関節破壊を生じて様々な変形をきたす．典型的なものとして，MP 関節の破壊，手指の尺側偏位，手根骨癒合，橈骨手根関節の強直，ボタン穴変形やスワンネック変形などがある(図1)．またこれらが進行して伸筋腱や屈筋腱の断裂，手根骨や遠位橈尺関節の脱臼が生じる．

3 診断

診断には上記の症状に加え，単純 X 線検査や関節エコー，MRI などの画像検査を行う．関節リウマチの診断基準に手および手関節の症状と所見が含まれていることから，疾患の診断の時点で手の所見が非常に重要となる．さらに Steinbrocker 分類(「第6章 B. 1. b. 関節リウマチの病期(stage)分類」p. 691 参照)や Larsen 分類(「第4章 A. 1.3)関節リウマチと類縁疾患」表2, p.255 参照)により，骨・関節の評価を行う．またリウマチ手においては，DASH(上肢障害評価表)や STEF(簡易上肢機能検査，図2)などの機能評価が重要である．

DASH は 30 項目にわたる質問表を用いて，日常生活における障害や環境との関わりによって捉えられる能力低下を評価する．

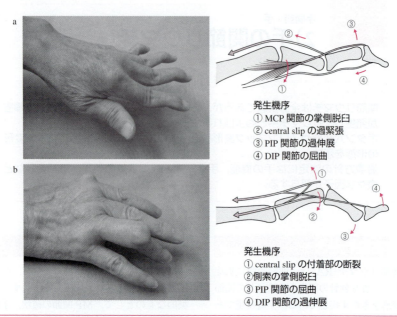

図1 スワンネック変形(a), ボタン穴変形(b).

発生機序
① MCP 関節の掌側脱臼
② central slip の過緊張
③ PIP 関節の過伸展
④ DIP 関節の屈曲

発生機序
① central slip の付着部の断裂
② 側索の掌側脱臼
③ PIP 関節の屈曲
④ DIP 関節の過伸展

日常生活以外にもスポーツ／芸術，仕事に関する選択項目がある．また STEF は，各種ブロックのつまみ・移動作業を行い，所要時間をマーキングすることにより，結果を点数化する上肢の運動機能評価法である．

4 治療

a 治療法選択のポイント

関節リウマチは全身疾患であるため，膝関節など荷重関節の手術が多い一方，上肢では日常生活動作(ADL)を代償しやすいため，保存療法が選択されることが多い．ところが近年，薬物療法の進歩により，関節リウマチ患者の社会復帰も含めた高度な機能回復が求められるようになった．さらに上肢の機能障害は徐々に進行して患者の自覚以上に ADL を妨げるようになることから，関節病変の状態を十分評価し，患者の求める手および手関節機能を考慮して，柔軟に手術時期や術式選択を行うべきである．また，患者の将来を予測し，少しでも長く

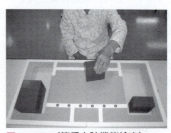

図2 STEF(簡易上肢機能検査)

肉体的，経済的独立性を保てるように留意する．関節破壊による変形が高度であっても，手術により手の機能回復が得られると，想像以上に患者の満足度は高い．

b 保存療法

薬物による治療はもちろんのこと，リウマチ手に対しては，装具による保存療法が重要になる．通常の矯正あるいは固定装具だけでなく，ADL を向上させる自助具など，状態に応じて様々な装具が使用される(図3)．関節の拘縮予防を目的とした体操や，リハビリテーションも有効である．

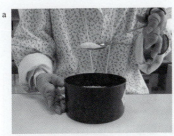 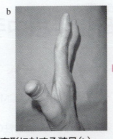 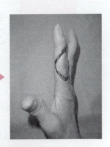

図3 食事動作の自助具(a).スワンネック変形に対する装具(b).

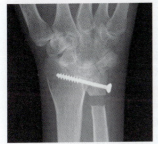 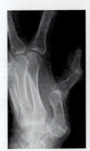 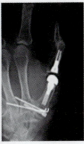

図4 Sauvé-Kapandji法　　図5 人工関節置換術

c 滑膜切除術
膝関節などでは関節リウマチの滑膜切除は行われなくなっているが，上肢においては腫脹や疼痛の軽減，あるいは関節や腱の破壊を予防する上でも適応がある．

d 手関節形成術
遠位橈尺関節に対して行う，Sauvé-Kapandji法などがある(図4)．遠位橈尺関節の腫脹・圧痛，可動域制限(特に前腕の回内外制限)，尺骨頭脱臼，手根骨脱臼，腱断裂などが適応となる．

e 人工関節置換術
主にMP関節，PIP関節に対して行われる．側副靱帯の機能が残存していれば，表面置換型が適応になる(図5)が，不安定性が著明な場合はシリコンインプラントを用いることが多い．

f 手関節固定術
橈骨手根関節や手根中央関節の脱臼に対して行う．手関節の全固定を行うこともあるが，近年は手根骨間もしくは橈骨手根関節の部分固定を行うことが多い．

g 手指変形矯正術
スワンネック変形，ボタン穴変形，手指尺側偏位などに対して行われる．それぞれの変形が生じる機序と，典型的な所見を熟知する必要がある．いずれも腱の緊張や走行を矯正するバランス化手術である．

DON'Ts
- リウマチ手の手術療法は，機能再建もしくは変形の進行防止の意味合いが強く，疾患そのものの治療にはならない．まずは疾患の評価とコントロールを優先するべきである．

京都府立医科大学整形外科　小田　良

3) 母指手根中手関節症

手関節・手
A 運動器疾患

DOs

- 第1中手骨は内転・屈曲変形を認め，CM関節は亜脱臼し，MP関節は過伸展位となる．
- 関節固定術は除痛効果が確実で，活動性の高い患者によい適応である．
- 関節形成術は母指CM関節の動きが残るため，力仕事をしない女性や高齢者に適している．

1 定義と原因

母指手根中手（CM）関節の関節軟骨が摩耗し，関節破壊と関節包の弛緩が起こってCM関節の亜脱臼と不安定性を呈する変形性の関節疾患である．

母指CM関節は鞍状構造のため，回旋を含む多方向の動きが可能である．つまみ動作などでは多数の筋の作用でCM関節に大きな剪断力がかかる．そこに鞍状構造が先天的に浅かったり，靱帯の断裂や弛緩があると，第1中手骨は橈背側に亜脱臼を生じ，関節症性変化を生じる．

2 症状

安静時は疼痛を認めないこともある．母指の対立を伴うつまみ，把持動作，外転運動で疼痛を生じる．CM関節に腫脹と圧痛を認め，軸圧をかけながら第1中手骨を回旋すると疼痛が誘発される（grinding test）．進行すると第1中手骨は内転・屈曲変形を認め，CM関節は亜脱臼する．代償的に中手指節（MCP）関節は過伸展位となる．CM関節は不安定性が生じ，運動時に捻髪音を認め握力やつまみ力も低下する．

3 診断

上記の症状に加え，単純X線像でCM関節裂隙の狭小化，骨棘形成，軟骨下骨の骨硬化，亜脱臼を認める（図1）．単純X線像により病期分類を行う（表1）．

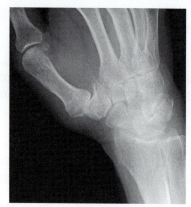

図1 母指CM関節症の単純X線像

☑ 手の変形性関節症

日常診療でよく遭遇する手の変形性関節症として，Heberden（ヘバーデン）結節がある．DIPもしくは母指IP関節の腫脹と疼痛を主訴とし，中年女性に多い．PIP関節の変形性関節症は，Bouchard（ブシャール）結節とよばれる．

表1　Eaton 分類

stage	
stage I	関節裂隙の拡大（関節液貯留） 1/3 以下の亜脱臼
stage II	関節裂隙の狭小化はあるが関節面は保たれる 関節内の遊離体はあっても径 2mm 以下
stage III	関節症性変化が強く骨硬化嚢腫様変化がある 関節内の遊離体は径 2mm 以上
stage IV	大菱形骨周辺関節にも関節症性変化がある

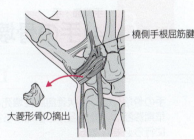

図2　関節形成術

4 治療

a　治療法選択のポイント

治療法は病期に応じて選択する．保存療法として安静，薬物療法，装具療法がある．保存療法で改善せず，日常生活動作に支障をきたす場合には手術療法を選択する．

b　保存療法

絆創膏，包帯，サポーターなどにより局所の固定を行い，安静を図る．装具は有効で，シリコンやラバーなどで作製して用いる．非ステロイド抗炎症薬（NSAIDs）の内服・外用剤を処方する．関節炎の強い場合や急性の疼痛にはステロイドホルモンの関節内注射が有効である．

c　関節固定術

関節症性変化が高度でも除痛効果が確実である．活動性の高い患者によい適応である．CM 関節が安定し，除痛が得られるためつまみ力が回復する．可動域は減少するため，細かい作業がしにくくなる．

d　関節形成術（図2）

大菱形骨を摘出し，長橈側手根伸筋腱の半分を編み込むようにして挿入する術式や，有茎脂肪を関節に挿入する術式がある．母指 CM 関節の動きが残るため，力仕事をしない女性や高齢者に適している．

> **コツ**
>
> 装具による保存療法は，特に初期の症例では効果が見込めるが，水仕事ができないなど不便さを訴えることが多い．大がかりな装具は，処方しても結局装着しなくなるため，なるべく脱着が簡便な装具を用いるなど配慮が必要である．

> **Pitfall**
>
> 関節形成術は可動域を保てるよい方法であるが，握力やピンチ力はやや低下することに注意するべきである．年齢や職業などにより関節固定術と適応の選択を行う．

DON'Ts

- [ ] 母指 CM 関節は意外と近位であり，de Quervain 病など手関節の腱鞘炎として治療されることがある．手根骨の解剖と第1中手骨の内転・CM 関節の亜脱臼・MCP 関節の過伸展など典型的な変形を覚えておく必要がある．

京都府立医科大学整形外科　小田　良

A 運動器疾患

8 手関節・手
4) 手の骨壊死

DOs
- 手の骨壊死は，月状骨無腐性壊死（Kienböck 病）が多い．
- 早期診断は，機能温存の観点から重要であり，MRI などの画像診断を積極的に行う必要がある．
- 初期では手関節機能は温存されるが，進行すると機能障害が残存する可能性が高くなる．

1 定義と原因

手の無腐性骨壊死は月状骨（Kienböck 病），舟状骨（Preiser 病），有頭骨や有鈎骨などに生じる．ここでは欧米人と日本人に多く日常診療でも比較的遭遇しやすい Kienböck 病について解説する．職業的に手をよく使用する青壮年期男性に好発する．原因として，繰り返される力学的ストレスによって生じる微小骨折により，月状骨に血行障害が生じて壊死が起こるとする説が有力である．

2 症状

手を使用した後に手関節の腫脹，疼痛を認める．また握力と手関節の可動域が低下してくる．進行すると手関節の変形が出現する．長期経過例で，手根管症候群や屈筋腱，伸筋腱の皮下断裂などを合併することがある．

 コツ

診断に際しては，手や手関節の痛みが主訴である関節リウマチや腱鞘炎，TFCC 損傷などの鑑別疾患を常に頭においておく必要がある．

 Pitfall

無症状でも単純 X 線などにより偶然発見されることもある．丁寧な診察や画像の読影など，医師としての技量が試される．

3 診断

診断には上記の症状に加え，単純 X 線検査が不可欠で，stage I ~ stage IV に病期分類を行う（表1）．早期では単純 X 線像で異常所見を認めず，本症を疑う場合は，MRI や CT，骨シンチグラフィーなどの検査を行う（図1）．

4 治療

a 治療法選択のポイント

無症状で偶然見つかった場合は，年齢，職業などを考慮した上で，放置すれば将来関節症となり，手関節機能障害が生じることを説明して治療方針を決定する．症状がある場合は，初期には保存療法を行い，進行期は手術療法を考慮する．進行期では手術を行っても，ある程度の月状骨の扁平化が残り，運動制限が残存することを必ず説明する．末期の治療は除痛が目的であり，月状骨摘出や関節固定術が行われる．

b 保存療法

初期の症例が適応となる．約 2 ヶ月間の

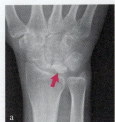 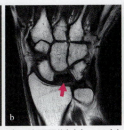 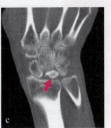

図1　単純X線像(a)．MRI(T1強調画像)(b)．CT(c)

表1　Lichtman分類

stage I	：月状骨の変形なし．骨折線を認めることがある
stage II	：月状骨の萎縮または硬化を認めるが，月状骨の変形はない
stage III	：月状骨の扁平化，分節化を認める
IIIA	：舟状骨が掌屈回転していない
IIIB	：舟状骨が掌屈回転している
stage IV	：舟状骨周囲の手根骨を含めた手関節の関節症変化を認める．

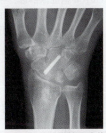

図2　部分手関節固定術（舟状骨・有頭骨間固定）

ギプス固定を行い，その後に手関節装具を6ヶ月間装着する．

c　橈骨短縮骨切り術

ulnar minus variance（尺骨が橈骨より短い）症例では，月状骨への除圧を目的として橈骨の短縮骨切りを行う．

d　部分手関節固定術

月状骨への除圧を目的として，舟状骨・大菱形骨・小菱形骨間固定，舟状骨・有頭骨間固定などを行う（図2）．

e　月状骨摘出術

月状骨の分節化が高度で，温存困難な末期が適応となる．摘出後，長掌筋腱を丸めた腱球を挿入する．部分手関節固定術を併用することがある．

f　血管柄付き骨移植術

月状骨の血行再建を目的とした術式で，進行期までが適応となる．他の術式と併用して行うことが多い．

DON'Ts

☐ 手根骨の壊死は，手背の痛みを主訴に来院する．本疾患を見逃さないためには手に加えて手関節のX線撮影が必須である．月状骨や舟状骨の形状だけでなく，手根骨全体の配列に着目して読影するとよい．

京都府立医科大学整形外科　小田　良

☑ 手の骨壊死の全鑑別について
舟状骨や有頭骨の無腐性壊死は，診断に苦慮することがある．外傷歴などの問診と，腫瘍や結核などの鑑別が必要である．

A 運動器疾患

8 手関節・手
5）上肢の末梢神経障害

DOs

- 肘部管症候群は，肘関節部の肘部管が狭くなることによる尺骨神経の圧迫，肘の外反変形による神経の伸展，神経が繰り返し脱臼して摩擦されることなどにより発症する．
- Guyon 管症候群は，手関節尺側の Guyon 管（尺骨神経管）内で尺骨神経が圧迫されることにより発症する．腫瘍やガングリオン，筋の破格などが原因である．
- 典型的な橈骨神経高位麻痺では下垂手を呈し，後骨間神経麻痺では下垂指を呈する．

正中神経障害

1 手根管症候群

a 原因

手関節部において背側の手根骨と屈筋支帯の間に形成される手根管が，腱鞘滑膜炎，占拠性病変，変形などのために相対的に狭小化し，手根管内圧が上昇することにより正中神経が圧迫されて発症する．絞扼性末梢神経障害のなかで最も頻度が高く，中高年の女性に多発する．病因としては特発性のものが多いが，腱鞘炎，手の過度の使用，妊娠時の浮腫，骨折・変形癒合や Kienböck 病などの骨病変，ガングリオンなどの占拠性病変，長期血液透析によるアミロイドーシスなどがある．

b 症状

母指から環指にかけてのしびれや疼痛を認める．症状が進行すると母指球筋が萎縮し，母指対立運動（つまみ動作）が困難になる．また，夜間や明け方にしびれが増強する傾向がある．

c 診断

1) 誘発テストおよび徴候
- Phalen テスト：手関節を 1 分間掌屈位に保つと症状が増悪する（図 1a）．
- 正中神経圧迫試験：手関節部で正中神経を皮膚の上から持続圧迫すると症状が増悪する．
- 手関節伸展試験：手関節背屈で症状が増悪する．
- Tinel 徴候：手関節掌側を叩打すると正中神経領域の手指に放散痛がある（図 1b）．

2) 単純 X 線検査

骨折・変形癒合，骨病変や石灰沈着物の手根管内での存在をチェックする．通常の正面像，側面像の他に手根管撮影が有用である．

3) 電気生理学的検査

客観的診断，治療効果の判定に用いる．特に神経伝導速度の測定が有用である（知覚神経遠位潜時：3.5msec 以上，運動神経遠位潜時：4.5msec 以上，知覚神経伝導速度：45msec 以下を異常とする）．

d 治療

1) 治療法の選択

軽症あるいは中程度の症例では，日常生活動作において手関節の掌背屈を繰り返さないように指導する．装具による固定が有効な場合もある．手根管内ステロイド注射で寛解が得られることが多く，診断的治療としても有用である．保存療法の効果がない例や著明な滑膜炎，腫瘍，ガングリオン

第4章 主要な疾患・外傷

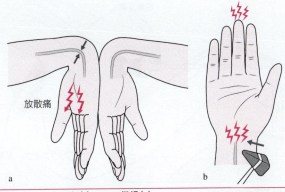

図1　Phalen テスト(a)．Tinel 徴候(b)

などの占拠性病変による神経圧迫のある症例では手術的に屈筋支帯を切離し，正中神経の圧迫を取り除く．陳旧例で母指球筋の萎縮が著明な症例では，腱移行による母指対立再建を行う．

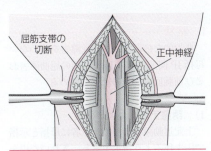

図2　観血的手根管開放術

 コツ

手根管症候群治療の第一選択は保存療法であるが，保存療法が奏効しない患者，筋萎縮や知覚脱失が著しい患者は手術以外に有効な治療法はない．

2) 保存療法

　手の過使用を避け，手関節装具（副子）を着用する．薬物療法（経口および外用消炎鎮痛薬，ビタミン B_{12} 製剤など）や手根管内ステロイド注入（手根管内の腱鞘滑膜などの炎症を和らげ手根管内圧を低下させる）も有効である．

3) 手術療法

・観血的手根管開放術：著明な滑膜炎，腫瘍，ガングリオン，などの占拠性病変により神経が圧迫されている症例に対して行われる（図2）．偽神経腫や，癒着がある場合は神経剥離術を追加することがある．またアミロイドーシスや関節リウマチなどで著しい腱鞘滑膜の浮腫，肥厚を認める場合は滑膜切除も追加する．近年，小切開による手根管開放術も報告されている．皮切が小さく掌側手首皮線を横切らないため肥厚性瘢痕などの合併症が少ない利点を有する．母指球筋の萎縮が著しく対立障害のある症例では母指対立再建術を併用することがある．

・鏡視下手根管開放術：手掌部に皮切を加えないため低侵襲で有痛性瘢痕を生じにくく，早期社会復帰が可能である（図3）．

2　前骨間神経麻痺

a 原因

　外傷，腫瘍などによる圧迫，神経炎，線維性索状物による絞扼などにより純粋な運動枝である前骨間神経が障害されて発症する．

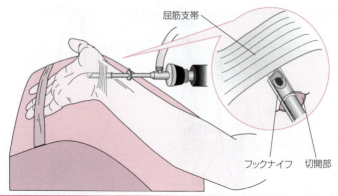

図3　鏡視下手根管開放術

b　症状
典型的な症例では，知覚障害を伴わない母指 IP 関節，示指 DIP 関節の屈曲障害および前腕回内筋力の低下を認める．

c　診断
1）誘発テストおよび徴候
上記運動障害のため，患者に母指と示指で円を作るよう指示すると，きれいな円を作ることができず涙滴型を呈する（tear drop sign）．

2）電気生理学的検査
不全麻痺では上記運動障害が明確に出現しない場合もあり，確定診断には麻痺筋の脱神経電位や正常な正中神経本幹の神経伝導速度を確認することが必要である．

3）鑑別診断
母指，示指の屈筋腱皮下断裂との鑑別が必要な場合がある．

d　治療
非外傷性の麻痺ではまず保存的に経過観察し，3ヶ月以上改善傾向がなければ神経剝離術を行う．明らかな外傷による神経損傷が疑われる場合や，腫瘍などによる圧迫があれば早期に神経縫合や除圧を行う．陳旧例や初回手術後1年以上麻痺が改善しない場合は腱移行術を選択する．

3　円回内筋症候群

a　原因
手指をよく使用する作業や，前腕回内外反復運動などを誘因とし，正中神経が円回内筋近傍の円回内筋トンネル，上腕二頭筋腱膜，浅指屈筋起始部で絞扼されることにより発症する．

b　症状
前腕近位部の疼痛，倦怠感とともに正中神経領域のしびれや知覚障害を認める．知覚障害は母指球部にも及ぶことが多い．

c　診断
1）誘発テストおよび徴候
円回内筋に一致する前腕屈側部の圧痛は本症候群特有の症状である．
Spinner の誘発テストとして抵抗下に以下の動作で痛みが増強するかを確認する．
①手関節掌屈，前腕回内
②前腕回外，肘屈曲
③中指近位指節間関節屈曲
①は円回内筋，②は上腕二頭筋腱膜，③は浅指屈筋起始部での絞扼をそれぞれ意味する．

2）鑑別診断
手根管症候群との鑑別が最も重要であり，本症候群では，夜間痛がない，知覚障害が

母指球にも及ぶ，手関節部での神経伝導速度が正常である，などの特徴がある．

d 治療

発症の誘因となる動作の禁止，薬物療法（経口および外用消炎鎮痛薬，ビタミン B_{12} 製剤など）局所へのステロイド注射などの保存療法により症状の改善が期待できる．保存療法により治療効果が得られない場合，スポーツ活動や仕事復帰にて再燃を繰り返す場合は手術にて神経の絞扼を開放する．

尺骨神経障害

1 肘部管症候群

a 原因

肘関節部において尺骨神経は尺側手根屈筋の二頭間を通り，その上を線維性靱帯が覆っている．本症はこの部位（肘部管）での尺骨神経障害であり，絞扼性末梢神経障害のなかでは手根管症候群に次いで頻度が高い．緊張した線維性靱帯（Osborne 靱帯）や，骨棘による神経圧迫，肘屈伸時の神経の伸展と摩擦などが神経障害のおもな原因である．その他に，外傷後の外反肘変形による神経の伸展，習慣性尺骨神経脱臼，滑車上肘筋などの破格筋，滑膜炎，ガングリオンなどの占拠性病変による神経圧迫などが原因となる（図4）．

b 症状

小指と環指尺側のしびれ，知覚鈍麻が初発症状であることが多い．進行すると箸の使用などの巧緻運動が困難になり，手骨間筋や小指球筋の萎縮を認めるようになる．麻痺が進行すると環指・小指の鷲手変形（MCP 関節過伸展，PIP・DIP 関節屈曲）を認める．

c 診断

1) **徴候および誘発テスト**
・環指・小指の鷲手変形：骨間筋と第3・4虫様筋の麻痺のため生じる．
・Tinel 徴候：尺骨神経溝部を叩打すると

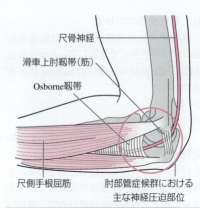

図4 肘部管症候群のメカニズム

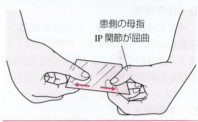

図5 Froment 徴候

環指・小指に放散痛を訴える．
・Froment 徴候：患者に母指の IP 関節を伸展させたまま第1指間で紙をつまんで引っ張るよう指示すると，母指内転筋と第1背側骨間筋の麻痺のため，母指 IP 関節を屈曲して長母指屈筋の力で把持しようとする（図5）．
・指交叉試験：示指の上に中指を交叉させる運動ができない．
・肘屈曲テスト：肘関節を最大屈曲位，手関節を背屈位に保持して3分以内にしびれ，痛みが増悪する．

2) **単純 X 線検査**
外傷後の外反肘変形，肘部管内の骨棘形成をチェックする．通常の正面，側面像の他，尺骨神経溝撮影が有用である．

3) **CT，MRI 検査**
外傷後の変形やガングリオンなどの占拠性病変の精査に有用である．

4) 電気生理学的検査

運動神経伝導速度や知覚神経伝導速度が，肘部管を挟んで遅延しているかを確認する．損傷高位の決定には inching 法が有用である．

d 治療

1) 治療法の選択

自覚症状がしびれ感のみで，明らかな知覚脱失や筋萎縮がない軽症例では保存療法を行うが，多くは進行性のため手術療法を選択する．陳旧例や重症の麻痺例では，鷲手変形矯正と母指内転再建目的で，腱移行術が選択される場合もある．

2) 保存療法

日常生活動作，仕事で肘関節を90°以上屈曲しないよう指導する．肘関節屈曲を制限する装具の夜間装用，薬物療法(経口および外用消炎鎮痛薬，ビタミンB_{12}製剤など)やステロイド注入など．

3) 手術療法

- **単純除圧術**：尺側手根屈筋の二頭間の線維性靱帯(Osborne 靱帯)を切離する．神経周囲に癒着がなく骨棘や神経の脱臼がないことなど適応は限定される．
- **King 変法**(Osborne 靱帯の切開＋内上顆切除術)：内上顆の切除に際しては，内側側副靱帯を損傷しないよう注意が必要である．変形性肘関節症や習慣性尺骨神経脱臼などの場合によく用いられる(図6)．
- **神経前方移動術**：神経を移動する場所によって皮下前方移動，筋層内前方移動，筋層下前方移動などがある．おもに外反肘変形による神経の伸展が障害の原因である場合に用いられる．
- **尺骨神経溝形成術**：変形性関節症の骨棘形成によって浅くなった尺骨神経溝を削り，神経の除圧を図る．

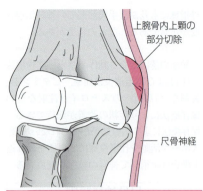

図6 King 変法

> ⚠️ **Pitfall**
>
> 肘部管症候群の発症に関与する解剖学的構造は，Struthers アーケード，内側筋間中隔，上腕三頭筋内側頭，深屈筋・回内筋腱膜などもあり肘部管だけではない．手術(特に尺骨神経移動術)にあたっては，十分な皮切のもとに上記潜在的絞扼部位の完全な開放が必要な場合がある．

2 Guyon 管症候群（尺骨神経管症候群）

a 原因

尺骨神経は手関節部から近位手掌部において橈背側を屈筋支帯，尺側を豆状骨，掌側を掌側手根靱帯で囲まれた Guyon 管内を走行する．この部位で尺骨神経は運動神経である深枝と感覚神経である浅枝に分岐する．ガングリオンや腫瘍などの占拠性病変による神経圧迫，小指球部への繰り返し圧迫に手関節の掌背屈が加わる動作(サイクリングなど)，母指外転筋や長掌筋の破格による圧迫などが原因である．

b 症状

尺骨神経支配の手内在筋の麻痺と，環指尺側と小指の知覚障害であるが，深枝のみの障害の場合は筋力低下のみ出現する．指背部の知覚が正常なのが特徴的で肘部管症

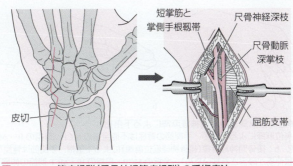

図7 Guyon 管症候群（尺骨神経管症候群）の手術療法

候群などの上位での尺骨神経障害との鑑別になる（尺骨神経背側枝は手関節より中枢ですでに分岐しているため）．

c 診断
1) **徴候および誘発テスト**
　筋力低下の著明な症例では Froment 徴候，Wartenberg 徴候，指交叉試験が陽性となる．知覚障害を認める症例では，Tinel 徴候の評価が診断上有用である．
2) **電気生理学的検査**
　小指球での運動神経遠位潜時の延長や，知覚神経伝導速度の Guyon 管を挟んでの低下を認める．

d 治療
1) **治療法の選択**
　軽症例においては保存療法を試みるが，症状が軽快することは少なく，手術療法を必要とする場合が多い．
2) **保存療法**
　小指球部への繰り返し圧迫を避け装具を着用する．薬物療法として消炎鎮痛薬などが用いられる．
3) **手術療法**
　Guyon 管を開放し尺骨神経を展開する．尺骨神経の浅枝・深枝の圧迫や絞扼の原因を除去する．特に深枝は短母指屈筋，母指対立筋の周囲まで神経を確認する（図7）．

橈骨神経障害

1 橈骨神経高位麻痺

a 原因
　橈骨神経は上腕中央部では骨と接して走行しており，同部での圧迫，外傷により麻痺を生じやすい．睡眠時や長時間の手術における不良肢位による圧迫，上腕骨骨折にともなう損傷が多い．

b 症状および診断
　典型例では，手関節の背屈障害，手指の伸展障害，母指の外転障害を認め，いわゆる下垂手（drop hand）（図8a）を呈する．知覚障害は手背橈側，母指，示指，中指背側および上腕，前腕の背側に認める．特に固有領域である手背橈側の知覚障害は診断上重要である．

c 治療
　圧迫や打撲による麻痺の場合は保存療法にて1〜3ヶ月以内に回復することが多い．上腕骨骨折に伴う損傷のうち閉鎖性損傷の場合は保存的に治癒する症例も存在する．
　閉鎖性損傷でも骨折部の転位が大きく骨片間に神経が介在する場合や，開放性損傷で神経断裂が疑われる場合は観血的骨接合術と合わせて橈骨神経の展開，修復を行う．

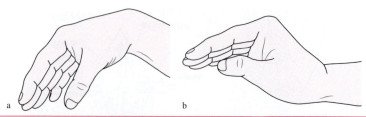

図8 橈骨神経高位麻痺と後骨間神経麻痺による下垂指
a：橈骨神経高位麻痺による下垂手．手関節の背屈は不能全指のMCP，母指のIP・MCP関節の伸展も不能．b：後骨間神経麻痺（橈骨神経低位麻痺）による下垂指．手関節は背屈可能である（長橈側手根伸筋が障害されないため）．全指のMCP，母指のIP・MCP関節の伸展不能．

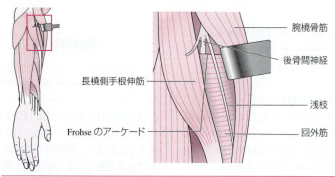

図9 後骨間神経麻痺のメカニズム

2 後骨間神経麻痺

a 原因

後骨間神経が橈骨神経から分枝した後，回外筋を貫いて下降するが，回外筋の筋縁は，線維性筋膜構造を有し，Frohseのアーケードとよばれ，解剖学的狭窄部位のひとつである（図9）．肥厚したアーケードや腫瘍などの占拠性病変による圧迫，橈骨頭の脱臼に伴う圧迫，神経炎などが原因である．

b 症状

知覚障害は認めない．指の伸展，母指の伸展，外転は不能であり，いわゆる下垂指（drop finger）を呈する（図8b）．長橈側手根伸筋また場合により短橈側手根伸筋は障害されないが，尺側手根伸筋は障害されるため手関節の背屈力はやや弱く，橈屈傾向を認める．

c 診断

1) 単純X線検査
橈骨頭脱臼や骨折の有無を確認する．

2) MRI検査
ガングリオンなどの占拠性病変の精査に有用である．

3) 鑑別診断
不全麻痺の場合，小指，環指，中指の伸筋腱皮下断裂との鑑別を要する場合がある．

d 治療

特発性の場合は保存療法を行い回復傾向の有無を確認する．3～6ヶ月以上改善傾向がなければ神経剥離術を行う．この場合，病変はFrohseのアーケード付近での絞扼であることが多いが，明らかな絞扼所見がない場合は，展開を広げて確認を行う．外傷や橈骨頭脱臼，腫瘍などの占拠性病変による麻痺の場合は，原因となっている病変に対する処置とともに，Frohseのアーケー

第4章 主要な疾患・外傷

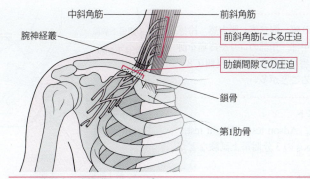

図10 胸郭出口症候群のメカニズム

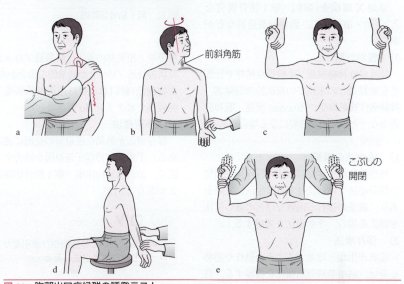

図11 胸郭出口症候群の誘発テスト
a：Morley test. b：Adson test. c：Wright test. d：Eden test. e：Roosの3分間挙上試験.

ドの開放を行う．

腕神経叢障害

1 胸郭出口症候群

a 原因

腕神経叢は鎖骨上窩において前・中斜角筋と鎖骨により形成される斜角筋間隙を経て鎖骨と第1肋骨の間の肋鎖間隙から上腕へと至る（図10）．この部位において腕神経叢や血管（鎖骨下動・静脈）が圧迫あるいは牽引されることにより，顔面，頚部，肩甲部，背部や上肢に疼痛やしびれなどの知覚障害を引き起こす症候群である．その他に頚肋や線維性索状物などの先天的要素により生じることもある．好発年齢は20～30歳代で牽引型と圧迫型に区別される．圧迫型は筋肉質の男性に多く，牽引型はなで肩の女性に多い．

b 症状

上肢のしびれ感，倦怠感，脱力感，冷感などの他に肩甲部，頚部のコリや疼痛を訴える．知覚障害は前腕から手の尺側（C8，T1 領域）にあることが多い．

c 診断

1) 誘発テスト

Morley test，Adson test，Wright test，Eden test，Roos の3分間挙上試験などがある（図11）．

2) 補助診断法

単純 X 線検査（頚肋，第 1 肋骨異常など），動・静脈造影，腕神経叢造影などがある．

3) 鑑別診断

頚椎症性神経根症，手根管症候群や肘部管症候群などの末梢での絞扼性神経障害，神経痛性筋萎縮症，Pancoast 腫瘍，腕神経叢炎などとの鑑別が必要になる場合がある．

d 治療

1) 治療法の選択

原則的にはまず保存療法を行う．圧迫型で保存療法では軽快せず日常生活に支障があり，職業の遂行が困難なほどの強い症状を訴える場合，手術療法を考慮する．

2) 保存療法

症状が出現・増強するような動作や姿勢を避け，肩甲帯周囲筋強化を指導する．肩

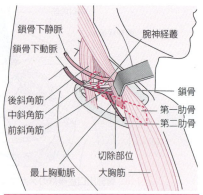

図12　第1肋骨切除術

甲帯挙上用装具の着用，斜角筋ブロックや星状神経節ブロックが効果的な場合がある．薬物療法（経口および外用消炎鎮痛薬，筋弛緩薬，ビタミン B_{12} 製剤など）．

3) 手術療法

保存療法が無効な圧迫型の症例に適応がある．手術的に神経圧迫原因を除去する方法で，前斜角筋切除術，第 1 肋骨切除術などがある（図12）．

 コツ

手術適応においては圧迫型か牽引型かをはっきり区別する必要がある．

DON'Ts

- 鏡視下手根管開放術は低侵襲な術式であるが，手技に熟練を要し，合併症の報告も少なくないため，十分な経験を有する手外科専門医の指導の下に研修すべきであり，初心者が安易に行うべきではない．
- 手根管症候群の手術療法では，いずれの術式においても不十分な屈筋支帯の切離や神経損傷は予後不良の原因となるので細心の注意を要する．
- 不適切な皮切，展開による内側前腕皮神経損傷を起こしてはならない．断端神経腫を生じ不快な異常感覚が長期間持続することがある．
- 後骨間神経麻痺では通常知覚障害を伴わない．

大津市民病院整形外科　**小橋裕明**

A 運動器疾患

9 股関節・大腿
1）変形性股関節症

> **DOs**
> - 日本人では多くが寛骨臼形成不全や発育性股関節形成不全に続発する二次性である．
> - X線像による病期分類（前，初期，進行期および末期股関節症）では，関節裂隙の状態が基準となる．
> - 手術には関節適合性や荷重部軟骨の再生を目的とした関節温存術と人工関節置換術などがあり，後者は60歳以上の末期股関節症が最もよい適応となる．

1 原因

直接の原因が明らかでない一次性と，先天性疾患や後天性疾患，外傷などに続発する二次性がある．日本では二次性が80〜90％とされ，その多くが発育性股関節形成不全後の遺残変形や寛骨臼形成不全に起因する亜脱臼性（脱臼性）股関節症である．二次性股関節症の原因はその他にも乳幼児期の化膿性股関節症，Perthes病，大腿骨頭すべり症，大腿骨頭壊死症，骨系統疾患，さらに股関節脱臼骨折などの外傷など多岐にわたる．

2 症状

鼠径部の歩行時違和感や歩行後鈍痛で初発し，進行に伴い鼠径部や大腿部の疼痛の程度や頻度が増悪する．進行例では殿部痛を訴えることもある．股関節可動域も徐々に減少し，とくに内旋，外転，屈曲および伸展が制限される．進行例では疼痛回避歩行などの歩行異常も出現する．

3 診断

既往歴の把握が重要であるが，小児期の既往歴・治療歴については家族からの聴取が必要な場合もある．疼痛誘発試験に股関節屈曲・外転・外旋を加えるPatrick

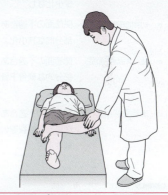

図1 Patrick（FABER：flexion abduction external rotation）テスト

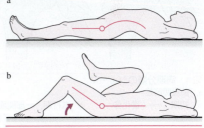

図2 Thomasテスト

（FABER：flexion abduction external rotation）テスト（図1）がある．可動域制限，とくに内旋制限は脊椎疾患との鑑別に有用である．また，伸展制限（屈曲拘縮）の診断

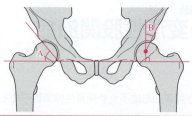

図3 寛骨臼形成不全のX線学的指標
A：Sharp角（正常45°以下）．B：CE角（正常25°以上）．

表1 日本整形外科学会股関節症判定基準（X線像評価）

病　期	間接裂隙	骨構造の変化	寛骨臼および骨頭の変化
a　前股関節症	関節面の不適合あり狭小化なし	骨梁配列の変化がありうる	先天性・後天性の形態変化あり
b　初期股関節症	関節面の不適合あり部分的な狭小化	寛骨臼の骨硬化	軽度の骨棘形成
c　進行期股関節症	関節面の不適合あり部分的な軟骨下骨の接触	寛骨臼の骨硬化，寛骨臼あるいは骨頭の骨囊胞	骨棘形成あり臼底の増殖性変化
d　末期股関節症	関節面の不適合あり荷重部関節裂隙の広範な消失	広範な骨硬化，巨大な骨囊胞	著明な骨棘形成，臼底の二重像，寛骨臼の破壊

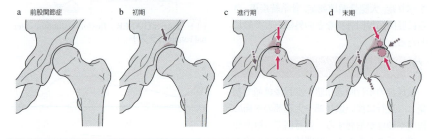

図4 病期分類のシェーマ
a．前股関節症
b．初期．➡：硬化像
c．進行期．一部関節裂隙消失
　➡：骨囊胞
　⇢：骨棘
d．末期．広範な関節裂隙消失
　⇢：骨棘
　➡：骨囊胞の拡大

☑ 急速破壊型股関節症
高齢女性に多く，1年以内の短期間に急速に関節破壊（関節裂隙狭小化，骨頭・臼蓋骨軟骨破壊）が進行する疾患群である．比較的正常な股関節に発症，片側性，可動域制限が軽度などの特徴があり，人工関節置換術の適応となる．

第4章　主要な疾患・外傷

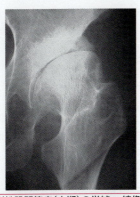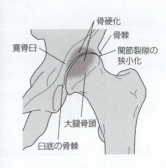

図5　変形性股関節症（末期）の単純X線像

にThomasテスト（図2）が用いられる．すなわち，仰臥位で反対側股関節を屈曲して腰椎前弯の影響を除くことで，患側股関節が屈曲すれば屈曲拘縮が明らかになる．

画像診断はX線正面像が基本で，必ず両側股関節を撮影する．寛骨臼形成不全には種々の指標がある（図3）が，CE角（Wibergのcenter-edge angle）が20°以下であれば診断できる．病期は股関節正面像による日本整形外科学会の病期分類（表1，図4）で前・初期・進行期・末期股関節症に分類され，病期の進行につれて関節裂隙の狭小化，軟骨下骨の硬化像，骨囊胞，骨棘形成，骨頭変形，関節不適合などが認められる（図5）．骨頭内側の大きな骨棘はcapital dropとよばれる．また寛骨臼底の骨棘による肥厚は二重底を形成する．

> **Pitfall**
> 病期分類では関節裂隙を重視して判定する．

4　治療

a　治療法選択のポイント

治療法の選択においては，年齢，病期，寛骨臼形成不全の程度，関節可動域，両側罹患かどうか，膝や腰椎の状態，さらに性別や生活様式など多くの因子を考慮する．手術適応（図6）においてはそれぞれの手術療法の特徴を熟知しておく必要がある．手術法は，関節温存術（大腿骨側および骨盤側），人工関節置換術，およびその他（関節固定術や筋解離術など）に大別される．一般に，関節温存術は骨癒合まで長期間のリハビリテーションが必要で，適応年齢はおよそ60歳以下である．

b　保存療法

体重コントロールや杖の使用など股関節への過重負荷を減弱させる指導，中殿筋を中心とした筋力訓練，温熱療法などの物理療法，および消炎鎮痛薬の投与などが行われる．

---

 hip-spine syndrome
股関節疾患と腰椎疾患は，互いに影響を与えるとして提唱された概念である．股関節疾患の脊椎への影響としては，股関節の可動域制限を腰椎が代償する場合や，高位脱臼などでの骨盤前傾が増大し腰椎前弯が増強する場合などがある．人工関節の寛骨臼コンポーネント設置において配慮が必要となる．

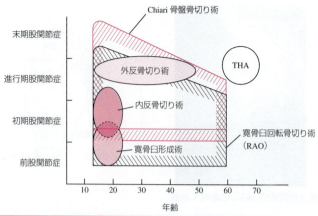

図6 病期と年齢からみた術式の適応範囲

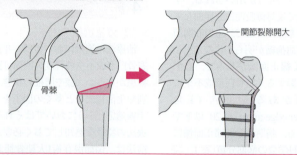

図7 外反骨切り術

 Pitfall

股関節には片脚起立で体重の約3倍(歩行時には約4倍)の荷重がかかるとされる.

c 関節温存手術:大腿骨側手術

内反骨切り術は関節面の適合性を改善し荷重面積を拡大することを目的とする.外転位で関節適合性および骨頭の求心位が良好な前および初期股関節症に適応される,比較的侵襲の少ない術式である.

外反骨切り術(図7)は,骨頭内側の骨棘(capital drop)が発達し内転位で関節適合性が改善する進行期および末期股関節症に適応があり,疼痛軽減および関節機能改善を目的とする.骨盤骨切り術と併用されることもある.その他外反屈曲骨切り術や大転子移行術などもある.

☑ 大腿骨寛骨臼インピンジメント(FAI)と一次性股関節症

寛骨臼側または大腿骨側の特異な骨形態により股関節運動時に繰り返しインピンジメントが生じることで,寛骨臼縁の関節唇や軟骨に損傷が惹起される病態とされる.一次性股関節症の一因やスポーツ損傷として報告されているが,安易な診断は誤った治療につながる恐れがあり,寛骨臼形成不全の頻度が高いわが国ではとくに慎重な判断が求められる.
(参考文献:日本股関節学会 FAI ワーキンググループ:大腿骨寛骨臼インピンジメント(FAI)の診断について(日本股関節学会指針). Hip Joint 2015;41:1-6.)

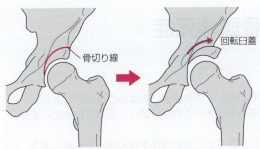
図8 寛骨臼回転骨切り術

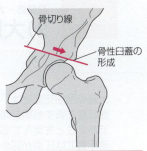
図9 Chiari 骨盤骨切り術

d 関節温存手術：骨盤側手術

寛骨臼回転骨切り術（rotational acetabular osteotomy；RAO，図8）は寛骨臼形成不全という解剖学的な異常を再建し，関節症の進行を防止する代表的な手術方法である．CE角が0〜10°程度の前および初期股関節症が最もよい適応である．

Chiari 骨盤骨切り術（図9）は関節包を介して骨頭を被覆するため，RAOの適応とならない関節変形の高度な症例にも適応がある．前および初期股関節症が最もよい適応であるが，進行期や末期股関節症でも手術効果が期待できる．外反骨切り術と合わせて実施されることも多い．

寛骨臼形成術は関節包の直上に骨性寛骨臼を形成する方法で比較的低侵襲である．亜脱臼の改善は見込めないため，CE角が0°以上と寛骨臼形成不全の程度の軽い前および初期股関節症に適応される．

> ⚠️ **Pitfall**
>
> RAO は Y 軟骨閉鎖（12〜13歳）以前には適応とならない．
> 両側に Chiari 骨盤骨切り術を行った場合，骨性骨盤が狭小化して経腟分娩が困難となる可能性がある．

e 人工関節置換術

術後早期からの除痛効果に優れるが，術後感染や弛みなどの問題がある．一般に60歳以上を適応とするが，両側罹患例など適応年齢を下げざるを得ない場合もある．詳細は「第3章 C.7. 人工関節の基礎」p.219 を参照．

f その他の手術

関節固定術は若年男性の進行期や末期股関節症で肉体労働に従事する症例などで考慮される．また，若年者の末期股関節症では除痛を期待し，また人工関節置換術までの time saving operation として各種筋解離術が行われることもある．

DON'Ts

- [ ] 股関節に起因する疼痛と類似した症状が，下位腰椎疾患などでも生じることがあり鑑別が大切である．
- [ ] 若年者に対しては安易に人工関節置換術を適応せず，できるだけ関節温存に努めるべきである．

京都府立医科大学整形外科　**久保俊一／堀井基行**

9 股関節・大腿

2) 大腿骨頭壊死症

DOs

- 大腿骨頭壊死症では，骨壊死の発生と発症の違いをはっきり区別しよう．
- 進行度を表す病期分類と壊死の局在を示す病型分類は，治療方針決定に重要であることを覚えておこう．
- 若年者では圧潰が認められれば速やかに骨頭温存手術の適応を考慮しよう．

1 定義と疫学

大腿骨頭への血行障害によって骨組織の阻血が生じ，骨壊死をきたす疾患である．外傷（大腿骨頚部骨折や外傷性股関節脱臼）や塞栓（潜函病）など壊死発生の原因となる基礎疾患を有する症候性大腿骨頭壊死症と，直接の原因が明らかでない特発性大腿骨頭壊死症（idiopathic osteonecrosis；ION）に分類される．後者では大量のステロイド投与歴やアルコール大量摂取歴を有することが多いが，その詳しい機序は明らかになっていない．年間新患数は約2,000〜2,500人程度で，背景因子としてはステロイド関連が過半数を占める．ステロイド投与の基礎疾患としては全身性エリテマトーデスが最も多い．

2 症状

壊死が発生しただけでは，疼痛，跛行など臨床症状は生じない．大腿骨頭の圧潰が生じた時に疼痛が生じる（発症）．基礎疾患により壊死の発生から発症までかなりの時間差があり，半年から数年の幅がある．壊死範囲が小さい場合には，壊死は発生しても発症に至らない場合もある．疼痛はおもに荷重時の股関節痛で，圧潰進行時にとくに強い．可動域の制限は内外旋・内外転が中心で屈曲は比較的保たれることが多い．

3 診断

厚生労働省研究班の診断基準（表1）を用いる．病期（stage）分類（表2）と病型（type）分類（表3）は治療決定に重要である．X線像における帯状硬化像（図1）はMRI（図2）では帯状低信号像（band像）として描出される．Band像は健常域と壊死域の境界で修復反応層に相当し，本疾患に特異的な所見である．

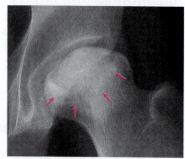

図1 X線像（帯状硬化像，矢印）

☑ **一過性大腿骨頭骨萎縮症と混同してはならない**
強い股関節痛で発症し，X線像で大腿骨頭の骨萎縮を認める疾患である．中年男性や妊娠女性に好発し，MRIでIONに類似した骨髄浮腫像を認めるが，骨頭の圧潰を生ずることはない．数ヶ月の対症療法で治癒する．IONのMRI診断ではband像の確認が大切である．

表1 特発性大腿骨頭壊死症の診断基準

X線所見
1. 骨頭圧潰または crescent sign（骨頭軟骨下骨折線）
2. 骨頭内の帯状硬化像の形成
    1，2については
    ①関節裂隙が狭小化していないこと
    ②寛骨臼には異常所見がないことを要する

検査所見
3. 骨シンチグラムでの骨頭の cold in hot 像
4. 骨生検標本での修復反応層を伴う骨壊死層像
5. MRI での T1 強調像における骨頭内帯状低信号域

判定
確定診断：上記 5 項目のうち 2 つ以上有するもの
除外項目：腫瘍，腫瘍性疾患および骨端異形成症は除く

> MRI での T1 強調像における骨頭内帯状低信号域（band 像）は健常域と境界部における修復反応層に相当し，本疾患に特異的な所見である．

表2 特発性大腿骨頭壊死症の病期（stage）分類

stage 1
X 線像の特異的異常所見はないが，MRI，骨シンチグラム，または病理組織像で特異的異常所見がある時期

stage 2
X 線像で帯状硬化像があるが，骨頭の圧潰（collapse）がない時期

stage 3
骨頭の圧潰があるが，関節裂隙は保たれている時期
（骨頭および寛骨臼の軽度な骨棘形成はあってもよい）
stage 3A：圧潰が 3mm 未満の場合
stage 3B：圧潰が 3mm 以上の場合

stage 4
明らかな関節症性変化が出現する時期

注 1）骨頭の正面と側面の 2 方向 X 線像で評価する（正面像で骨頭圧潰が明らかでなくても側面像で圧潰が明らかであれば側面像所見を採用して病期を判定すること）．
注 2）側面像は股関節屈曲 90°・外転 45°・内外旋中間位で正面から撮影する（杉岡法）．

表3 特発性大腿骨頭壊死症の壊死域局在による病型（type）分類

type A
壊死域が臼蓋荷重面の内側 1/3 未満にとどまるもの，または壊死域が非荷重部のみに存在するもの

type B
壊死域が臼蓋荷重面の内側 1/3 以上 2/3 未満の範囲に存在するもの

type C
壊死域が臼蓋荷重面の内側 2/3 以上におよぶもの
type C-1：壊死域の外側端が寛骨臼縁内にあるもの
type C-2：壊死域の外側端が寛骨臼縁をこえるもの

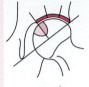
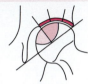
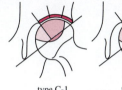

type A　　type B　　type C-1　　type C-2
　　　　　　　　　　　　type C

注 1）X 線，MRI の両方またはいずれかで判定する．
注 2）X 線は股関節正面像で判定する．
注 3）MRI は T1 強調像の冠状断骨頭中央撮像面で判定する．
注 4）寛骨臼荷重面の算定方法
　　　寛骨臼縁と涙痕下縁を結ぶ線の垂直二等分線が寛骨臼と交差した点から外側を寛骨臼荷重面とする．

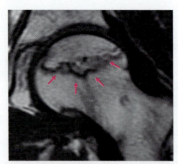

図2 MRI(T1強調画像における低信号域：band像，矢印)

⚠ Pitfall

- 壊死が発生しても圧潰が生じるまで臨床症状は出現しない．
- 壊死の拡大や再発はほとんどないため，ステロイド性の場合，原疾患の治療に必要なステロイドの継続は可能で，骨頭温存手術の適応や方法も診断時点での病期や病型で判断できる．

4 治療

a 治療法選択のポイント(図3)

病型によらず症状が出現していない場合(stage 1, 2)は保存療法で対処し，手術療法は症状出現後に考慮する．手術方法は病期，病型，全身合併症，社会背景，年齢などに配慮して決定する．若年者では骨頭温存術をまず考慮するが，人工物置換術の適応になる場合も多い．骨頭温存術では後療法に比較的長期間を要する．人工物置換術の適応年齢の目安は 50～60 歳である．

b 保存療法

杖による免荷などの生活指導とともに，注意深く経過観察を行う．

c 骨頭温存手術

代表的な方法として骨切り術がある．壊死部を荷重ストレスから逃して圧潰を防止する術式で，健常部が寛骨臼荷重部の外側 1/3 以上となることを目指す．健常部が前方なら後方回転骨切り術，後方なら前方回転骨切り術(図4)，また壊死が外方に位置していれば内反骨切り術(図5)が主に選択される．壊死領域の把握にはX線像，CT，および MRI が有用である．骨頭圧潰の程度が軽度なものでより成績がよい．

d 人工物置換術

壊死範囲が広範な場合，関節症性変化が進行した場合，大腿骨頭が高度に破壊された場合，および高齢者で選択される．近年は，人工大腿骨頭置換術よりも人工股関節全置換術が選択される場合が多い．

5 鑑別診断

一過性大腿骨頭骨萎縮症(transient osteoporosis of the femoral head)は強い股関節痛で発症し，X線像で大腿骨頭の骨萎縮を認める疾患である．中年男性や妊娠女性に好

☑ **ステロイド性大腿骨頭壊死症の予防の開発が試みられている**

ステロイド感受性の個体差を，遺伝子解析やステロイドの薬剤代謝酵素活性から予測してステロイド投与量を調節することや，高脂血症抑制，ビタミンEや血液凝固能抑制などの薬物を投与することでの骨壊死症を予防する臨床研究が進められている．また骨折治療で利用される電磁気刺激など，侵襲の少ない物理刺激療法も予防としての臨床応用が期待されている．

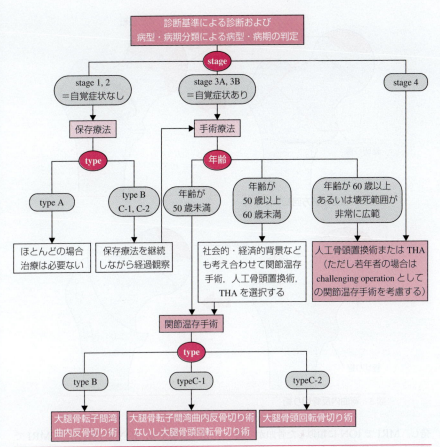

図3 病期および病型に基づいた治療方針

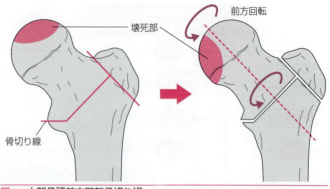

図4 大腿骨頭前方回転骨切り術

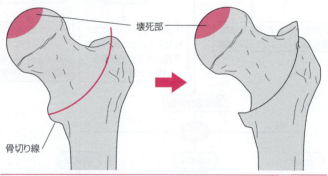

図5 彎曲内反骨切り術

発し,MRIでIONに類似した骨頭から頚部にかけて骨髄浮腫像を認めるが,骨頭の圧潰を生じることはない.数ヶ月の対症療法で治癒する.IONとの鑑別にはMRIでband像の確認が大切である.

DON'Ts

- 骨頭内のband像とは異なる低信号像と,周囲の骨髄浮腫像だけでIONと診断してはいけない.
- 圧潰に伴ってその遠位に出現するT1強調像で低信号,T2強調像で高信号の骨髄浮腫を,壊死領域の拡大と解釈してはならない.

京都府立医科大学整形外科 **久保俊一/上島圭一郎**

9 股関節・大腿
3）Perthes 病

> **DOs**
> - 病早期の X 線像では異常所見を認めない時期がある．
> - 単純性股関節炎，化膿性股関節炎などと鑑別が必要であり，鑑別には MRI が有用である．
> - 保存療法が基本だが，予後不良因子をもつ症例では手術療法も考慮する．

1 原因と病態

　小児期に生じる大腿骨近位骨端部の虚血性疾患で，壊死像を示す．成人と異なり 1〜2 年で壊死部は修復するが，壊死部が圧潰すると修復後に骨頭変形が残存する．大腿骨近位骨端部への血行障害の原因は，いまだに不明であるが，静脈うっ滞による説や血液凝固異常による説などがある．

2 症状

　初発症状は股関節痛が多いが，疼痛の程度には個人差があり，また股関節よりも大腿部や膝関節の痛みを訴える場合もある．膝関節周囲の痛みを訴える場合には膝関節疾患と間違えられることもあり，注意が必要である．また疼痛が軽度の場合には，跛行が初発症状となることもあり，このような場合には家族が気づくことも多い．股関節痛がいったん消失し，その後股関節痛が再発してから受診することも多い．

> **⚠ Pitfall**
> 初発症状で大腿部痛や膝関節痛を訴えることがあり，注意が必要である．

3 診断

　臨床所見では，股関節の圧痛と可動時痛を認める．可動時痛による股関節の可動域制限を認め，罹病期間が長くなると関節拘縮が生じる．画像診断では，単純 X 線像が基本となるが，病早期の X 線像では異常所見がみられない時期もあるため，MRI が有用である（図 1，2）．病早期の X 線所見としては，骨端部の硬化像，軟骨下骨の骨折線，骨端部のわずかな扁平化などが重要である．また関節液貯留による骨頭の側方化も見逃さないように注意する．X 線学的な病期分類では骨吸収と新生骨による修復の状態により 4 期に分けられる（表 1）．また予後判定には壊死範囲の大きさによる分類が使用され，Catterall 分類や Herring 分類がよく用いられる（図 3）．

> **☑ Catterall 分類と Herring 分類**
> Catterall 分類は以前によく使用されたが，再現性の問題により近年では Herring 分類のほうがよく用いられる．

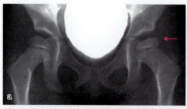
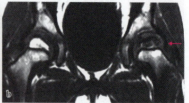

図1　左 Perthes 病の初期画像所見
単純 X 線像では左骨端部の軽度の扁平化と軟骨下骨折線を認める(a). 同時期の MRI では左骨端部は T1 強調画像で低信号を示し, 健側との違いは明らかである(b).

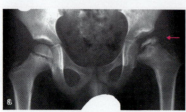
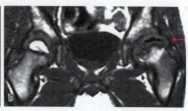

図2　左 Perthes 病の分節期画像所見
単純 X 線像では骨端部の吸収像が著明で, 骨幹端部にも骨吸収像を認める(a). 同時期の MRI では左骨端部は T1 強調画像で低信号を示し, 骨頭変形が明らかである(b).

表1　X 線学的病期分類

病期	X 線所見
初期 (initial stage)	単純 X 線正面像では軽度の骨頭の外方化を認める程度で, 異常所見はほとんどみられない.
分節期 (fragmentation stage)	壊死範囲が明瞭となり, 骨端部の骨硬化像と骨吸収像が出現する.
修復期 (reossification stage)	骨端部に骨吸収像とともに新生骨が観察されるようになる.
残余期 (residual stage)	新生骨による骨端部の修復がほぼ完成する. 骨頭の変形の程度がよく観察できる.

コツ

早期診断には MRI が有用である.

4　鑑別診断

股関節の炎症性疾患である単純性股関節炎, 化膿性股関節炎などとの鑑別が重要である.

a　単純性股関節炎

誘因なく股関節痛が出現し短期間で自然回復するが, 好発年齢が 5〜6 歳であるため Perthes 病と鑑別を要する. 単純 X 線所見では, 関節液貯留による骨頭側方化以外の異常所見は認めない. また MRI でも関節液貯留以外の異常所見は認めない.

b　化膿性股関節炎

一般に, Perthes 病や単純性股関節炎に比べて疼痛が著しく, 腫脹や熱感などの局

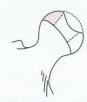 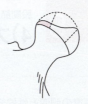

group A
骨端部外側が健側と
ほぼ同程度

group B
骨端部外側が健側の
50% 以上

group C
骨端部外側が健側の
50% 以下

図3 Herring 分類
大腿骨頭の外側柱の壊死範囲の大きさ(高さ)により group A～Cに分類される．

所症状とともに発熱などの全身症状を伴う．血液検査所見で CRP の上昇や赤沈の亢進を認め，関節穿刺により確定診断が可能である．

5 治療

治療の目的は，骨頭修復までの間にいかに骨頭変形を少なくし，将来的な変形性股関節症への進展を予防するかにある．治療のコンセプトは保存療法，手術療法ともに containment の概念が用いられる．

a 保存療法

壊死範囲が小さいものでは経過観察のみでよいが，多くの症例では装具療法が施行される．装具は containment を得るために外転装具が使用されることが多い．

b 手術療法

壊死が広範囲，高齢発症，骨頭変形などの予後不良因子をもつ症例では手術療法も考慮される．手術法は，大腿骨骨切り術，骨盤骨切り術，もしくは両者の組合せがあり，症例により術式を選択する．

DON'Ts

- 初診時の X 線像で異常がなくても Perthes 病を疑う場合は，時期をあけて再度 X 線撮影を行う．
- 治療には長期間を要することを患児や親によく説明し，十分な骨頭修復が得られるまで治療を継続する．

横浜市立大学医学部整形外科 **稲葉 裕**

✓ 保存療法

保存療法として完全免荷とするか，荷重を許可するかについてはまだ議論がある．最近の報告では完全免荷としたほうが成績はよいようであるが，長期間の入院もしくは入所を必要とすることが多いため，限られた施設で行われているのが現状である．

9 股関節・大腿
4) 大腿骨頭すべり症

DOs
- 高度の肥満と性器発育不良を伴う脂肪異栄養症様の体型をもつ患児が多い.
- 経過から急性型,慢性型,acute on chronic type に分けられる.
- すべりの程度によって,手術術式が異なる.

1 原因と病態

大腿骨近位骨端部と骨幹端部の間の骨端線ですべり（ずれ）が生じ,骨端部が後下方へ転位する.原因として,内分泌異常が骨端線部の脆弱性を引き起こすと考えられているが,明らかな内分泌疾患を伴うことはまれである.しかし大腿骨頭すべり症の患者は,高度の肥満と性器発育不良を伴う adiposogenital dystrophy（脂肪異栄養症）様の体型をもつ患児が多いことから,通常の内分泌検査では検出されないレベルの異常が原因の可能性もある.経過から急性型(acute type),慢性型(chronic type),acute on chronic type がある.

2 症状

急性型では,比較的軽微な外力で突然,股関節痛が出現し,歩行困難となる.一方,慢性型では誘因なく徐々に股関節痛が出現し,歩行は可能であるが,跛行を呈することが多い.acute on chronic type では,徐々に股関節痛が出現していたところに,軽微な外力で急に歩行困難となる.

3 診断

身体所見では,特徴的な体型（脂肪異栄養症様の体型）と股関節の外旋拘縮が特徴的である.股関節を屈曲していくと,屈曲するにつれて外転,外旋する Drehmann 徴候（図1）が有名である.画像所見では,単純X線正面像で骨端部の転位,骨端線部の拡大を認めるが,すべりの状態は側面像でより明瞭に捉えることができる（図2,4）.骨頭側面像では後方へのすべり角（後方すべり角）の計測を行い,程度を判定する.すべりの状態の三次元的な把握や,詳細な程度の判定にはCTが有用である（図3）.

4 治療

治療の目的は,骨頭を安定化させてすべりの進行,再発を防ぐことと,転位した骨端部をできる限り正常に近づけて,将来的な変形性股関節症への進展を予防することである.そのような観点から手術治療が選択される.手術方法はスクリューによる骨端固定術と骨切り術があり,すべりの程度により選択される.

Pitfall
治療は,すべった骨頭を安定化させる必要があるため,手術治療が基本となる.

後方すべり角
X線側面像ですべった骨端部の前後端を結んだ線の垂線と,大腿骨軸のなす角を後方すべり角(posterior tilt angle；PTA)として計測し,すべりの程度の評価に用いる.

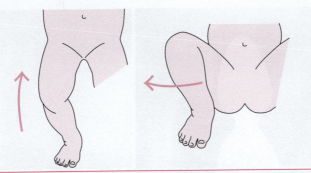

図1　Drehmann 徴候
骨端部が後下方に転位しているため，股関節を屈曲させていくと自然に外転，外旋する．

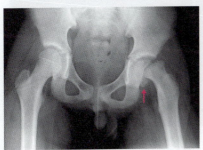

図2　大腿骨頭すべり症の単純X線像
左大腿骨頭骨端部のすべり（ずれ）を認める．

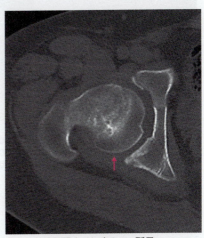

図3　大腿骨頭すべり症のCT所見

a　骨端固定術

一般に後方すべり角が30°以下であれば，変形性股関節症へ進展する確率は低いと考えられているため，骨端部の整復はせずにそのままスクリューまたはピンで骨端固定を行う．

b　骨切り術

後方すべり角が30°を超える場合には，骨切り術にて矯正を行う．すべりの程度により適切な骨切り術を選択する．

1）骨頭下頚部骨切り術

すべり部直下の骨幹端部で骨切りを行うので後方すべり角が60°以上の高度すべりでも矯正可能である．しかし術後合併症として骨頭壊死が多いのが欠点である．

2）三次元転子間骨切り術（Imhäuser, Southwick）

転子部で骨切りを行うため，術後の骨頭壊死の発生は少ないが，矯正力がやや弱く，中等度のすべり（後方すべり角60°未満）に

☑ **FAI（femoro-acetabular impingement）**
大腿骨頭すべり症などで変形が残存すると，変形した骨頭と寛骨臼がぶつかり（impingement），変形性股関節症を惹起するという考え方であり，近年，注目される概念である．

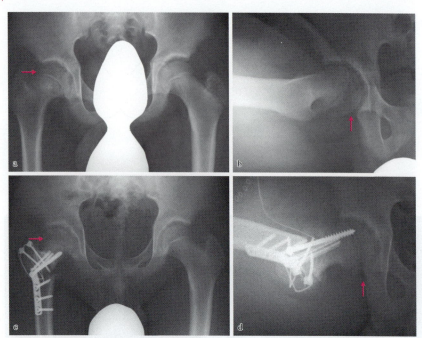

図4 右大腿骨頭すべり症の術前・術後X線像
術前X線正面像では右骨端線部の開大と骨端部の高さの減少を認める(a). 術前側面像では骨端部が後方へ転位した様子が観察できる(b). 骨頭回転骨切り術後のX線像では右骨端の高さが健側と同等となり(c), 側面像ではすべりも改善している(d).

よい適応である.

3) Kramer変法(杉岡)

転子間での骨切りであるが, 単独では後方すべり角45°程度までがよい適応である.

4) 大腿骨頭前方回転骨切り術(杉岡)(図4)

高度のすべりにも対応可能であるが, 後方すべり角が70°以上ではKramer変法を併用する.

DON'Ts

- □ 変形の残存により将来の変形性股関節症への進展をまねく可能性があるため, 手術により可能な限り変形を矯正する.
- □ 骨頭下頚部骨切り術は矯正力が強いが, 他の術式に比べて術後骨頭壊死の危険性が高い.

横浜市立大学医学部整形外科 **稲葉 裕**

A 運動器疾患

股関節・大腿

9 5) 発育性股関節形成不全

DOs

- 発育性股関節形成不全とは完全脱臼の他に亜脱臼，寛骨臼形成不全を含めた状態を指す．
- リーメンビューゲルは保存療法の第一選択であるが，整復率は約80%であり，約20%は整復不能例がある．
- 保存療法で整復が得られない場合には観血的整復術を行う．
- 遺残性亜脱臼には補正手術として骨盤骨切り術や大腿骨骨切り術を行う．

1 原因と病態

発育性股関節形成不全 (developmental dysplasia of the hip；DDH) とは，股関節が寛骨臼より外れた完全脱臼のほかに亜脱臼，寛骨臼形成不全を含めた状態を指す．以前は先天性股関節脱臼 (congenital dislocation of the hip；CDH) という名称が一般的であったが，実際に出生時より脱臼していることはまれであり，出生後に脱臼しやすい環境や肢位におかれることにより脱臼することが多いため，発育性股関節形成不全という名称が使用されるようになった．現在では，完全脱臼の場合は「発育性股関節形成不全 (脱臼)」，亜脱臼の場合は「発育性股関節形成不全 (亜脱臼)」などの表記が使用されるようになってきている．

原因は，関節弛緩性や寛骨臼形成不全などの患者側の内的因子に加えて，おむつのあて方や抱き方などの外的因子が加わって発症すると考えられており，遺伝的要因なども含めて多要因な疾患である．

2 症状

臨床症状として開排制限を認めることが多く，一般的にスクリーニングによく用いられている所見である (図1)．大腿皮膚溝の非対称性も有名な所見であるが，実際には脱臼がなくても軽度の開排制限とともに認めることも多い．完全脱臼の場合は，下肢の短縮を認める．また歩行開始後まで見過ごされた症例では跛行 (軟性墜下跛行) で気づかれることも多い．

コツ

開排制限を認めても股関節脱臼のない症例や，股関節脱臼があっても明らかなクリック徴候を認めない症例もあるため，注意深く診断を行う．

3 診断

a 臨床所見

1) クリック徴候

股関節の開排制限の他にクリック徴候が重要であり，Ortolani法，Barlow法がある．しかしクリック徴候を調べる操作自体が骨頭傷害を与える可能性があるため，診察では可能な限り愛護的に，かつ最小限にとどめるべきである．また通常，患児の月齢が大きくなるにつれて徒手整復が困難となるため，クリック徴候を認めないことが多い．

2) Allis徴候 (Galeazzi徴候) **(図2)**

臥位で両膝を屈曲しながら股関節を屈曲して両膝をそろえると，下肢長差のため患

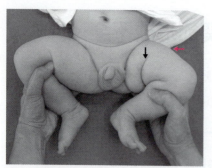

図1 股関節の開排制限と大腿皮膚溝の非対称

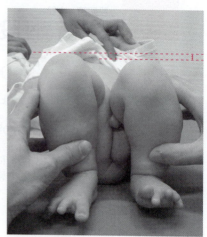

図2 Allis徴候

側の膝の高さが低くなる．完全脱臼だが月齢が大きいため徒手整復困難でクリック徴候を認めない症例では，有用な徴候である．

3) 股関節の位置確認

脱臼股では骨頭が後方に脱臼しているため，骨頭が前方より触知できず，大転子が坐骨より背側に位置する．これらの位置関係を体表から触知することができる．

b 画像所見

1) X線検査

基本となる画像診断検査であるが，新生児期では軟骨成分が多く判定には注意を要する．骨盤の横軸方向の基準線は両側股関節のY軟骨部を結ぶ直線（Hilgenreiner線）であり，縦軸方向は臼蓋嘴を通りHilgenreiner線に垂直な線（Ombrédanne線）である．通常，正常股関節では大腿骨頭はOmbrédanne線の内側に存在する．適合性の指標としてはCalvé線とShenton線があり，Calvé線は腸骨外縁から大腿骨頚部外側へ続く曲線で，Shenton線は大腿骨頚部内側縁と恥骨上枝の下縁に続く曲線である．正常股関節ではこれらの線の連続性は保たれるが，脱臼股では連続性が断たれる（図3）．また寛骨臼形成不全の指標として，Hilgenreiner線と腸骨下端がHilgenreiner線と接する点から臼蓋嘴を結んだ線のなす角を臼蓋角（α角）として計測し，30°以上を寛骨臼形成不全とする．

 Pitfall

寛骨臼形成不全や亜脱臼の程度，Perthes様変形の有無が予後を左右する．

2) 超音波検査

X線検査では描出できない軟骨性骨頭や関節唇などの描出が可能なため，軟骨成分が多い新生児，乳児によい適応がある．X線被曝がないことも利点のひとつであり，頻回の検査が可能なため治療効果判定にも使用される．

3) 股関節造影検査

動態検査として有用である．整復位での骨頭の適合性や安定性，臼底肥厚の程度，関節唇の状態などが観察できる．しかし欠

✓ **超音波検査によるスクリーニング**

超音波検査はX線被曝がなく頻回の検査が可能であるため，スクリーニングに適している．

第4章 主要な疾患・外傷

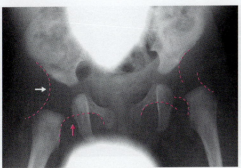

図3 発育性股関節形成不全（脱臼）の単純X線像
右側ではCalvé線（白矢印）とShenton線（赤矢印）の連続性が保たれているが，左側では連続性が断たれている．

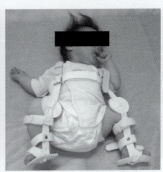

図4 リーメンビューゲル（Riemenbügel；Rb）

点は侵襲的な検査であり，検査のために麻酔が必要なことである．

4 治療

a 保存療法

1) リーメンビューゲル治療（図4）

リーメンビューゲル（Riemenbügel；Rb）は1957年にPavlikにより開発され，1959年にわが国に導入されて以来，保存療法の第一選択となっている．Rbの適応は脱臼と亜脱臼であり，整復位が得られた後も脱臼では3ヶ月間，亜脱臼では2ヶ月間は装着させる．Rbの整復率は約80％であり，約20％は整復不能例が存在する．整復されないまま長期間にわたりRbを装着し続けることはPerthes様変形の発生を引き起こす可能性があるため，十分に注意する．

2) 牽引療法

Rb不成功例や月齢の大きい未治療例の初期治療として行う．牽引の目的は筋緊張を和らげ，脱臼している骨頭を徐々に整復することである．牽引の方法には水平牽引法とover head traction（OHT）法がある．OHT法では，水平牽引の後に両股関節を屈曲させながら外転させて開排位にしていく．入院の上，3〜4週の牽引を行い，最終的に整復されない場合は関節造影を行いながら徒手整復を加える．

b 手術療法

1) 観血的整復術

保存療法で整復が得られなかった場合に観血的整復術を行う．手術の目的は整復障害因子を取り除き，原臼蓋への確実な整復を得ることである．整復障害因子として，関節外因子（外旋筋群，腸腰筋，長内転筋の短縮・緊張，関節包の腸骨への癒着），関節包・横靱帯の緊張，関節内因子（肥厚円靱帯，内反した関節唇，臼底の線維脂肪組織）などがある．

2) 骨盤骨切り術

遺残性亜脱臼に対する補正手術として行う（図5）．遺残性亜脱臼では寛骨臼形成不

✓ **Perthes様変形**
骨頭の整復操作や手術により骨頭への傷害が加わるとPerthes病に類似した骨頭変形が生じる．リーメンビューゲルなどの保存療法後でも出現するため十分に注意する．

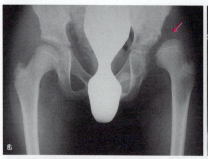
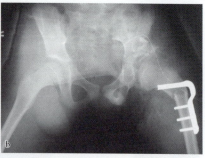

図5 左遺残性亜脱臼の術前・術後X線像
左遺残性亜脱臼(a)に対して，骨盤骨切り術(Pemberton法)と大腿骨減捻内反骨切り術を施行(b)．

全が存在するため骨盤骨切り術が行われることが多い．術式は患児の年齢に応じて選択し，6〜7歳までは Salter 法，それ以降から Y 軟骨が閉鎖する 10〜14 歳頃までは Pemberton 法が行われることが多い．比較的年長児には Chiari 法も施行されるが，Y 軟骨閉鎖以降は寛骨臼回転骨切り術(rotational acetabular osteotomy；RAO)が行われることが多い．

3) 大腿骨骨切り術

大腿骨減捻内反骨切り術(derotation varus osteotomy；DVO)は，以前は単独で行われたこともあったが，現在では骨盤骨切り術だけでは十分な臼蓋被覆が得られない場合に合併手術として行われることが多い．大腿骨頚部の過大前捻や外反股の強い症例によい適応がある．

DON'Ts

- クリック徴候自体が骨頭傷害を与える可能性があるため，診察では可能な限り愛護的に，かつ最小限にとどめるべきである．
- 整復されないまま長期間にわたり Rb を装着し続けることは Perthes 様変形の発生を引き起こす可能性があるため，十分に注意する．

横浜市立大学医学部整形外科　**稲葉　裕**

✓ 遺残性亜脱臼
乳幼児期に保存的もしくは観血的に整復した後に，徐々に骨頭が亜脱臼するもの．亜脱臼が進行性であれば適切な時期で補正手術を行うことが大切である．

A 運動器疾患

10 膝関節
1)変形性膝関節症

DOs
- 炎症性関節疾患も疑われる例では血液検査や関節液検査で鑑別しよう．
- 日本整形外科学会策定の変形性膝関節症診療ガイドラインを読んでおこう．
- 手術療法は十分な保存療法を行った上で考慮しよう．

1 定義と原因

　関節軟骨の退行変性を基盤として，徐々に関節の破壊と変形をきたす疾患である．明らかな原因がない一次性と，外傷，関節炎，代謝性疾患などに続発する二次性に分類されるが，一次性が大部分を占める．一次性の発症や進行には種々の要因が関与するが，加齢が最大の危険因子である．多くは50歳代以降に発症し，年齢とともに有病率は急激に増加する．また肥満者に頻度が高く，女性が男性の3～4倍多く発症する．わが国では内側大腿脛骨関節面に軟骨変性が生じる内側型が大多数を占める．

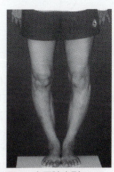

図1　内反膝変形

2 症状

　主症状は荷重や運動に伴って生じる膝の疼痛である．初期には運動開始時の疼痛が特徴的で，座位・椅子から立ち上がるときや歩きはじめに疼痛がみられる．歩行とともにいったん消失するが，長時間歩行を続けると再び疼痛が起こる．階段や坂道の昇降時にも疼痛を訴えることが多い．疼痛は通常膝の内側にあり，内側関節裂隙に圧痛を認める．病期が進行すると，歩行時は常に痛みを感じるようになり，歩行が障害されていく．また夜間安静時に疼痛を訴えることもある．膝関節の可動域は伸展，屈曲ともに徐々に制限されていく．初期には疼痛による制限であるが，進行すると関節包の肥厚・線維化や軟部組織の拘縮，関節変形により関節拘縮が生じる．また膝関節には滑膜の増殖や関節包の肥厚，あるいは関節液の貯留により腫脹がみられる．関節液が貯留しているときには膝蓋跳動が認められる．病変の進行に伴い下肢アライメントにも変化が生じ，内側型では内側の関節軟骨の摩耗により内反膝変形が徐々に顕著と

✓ 特発性膝骨壊死

60歳以上の女性に多くみられ，急激な膝痛で発症し，夜間痛が特徴的である．典型例のX線像では大腿骨内側顆荷重部の軟骨下骨に周囲に骨硬化像を伴う透亮像がみられる．病巣が小さい例は自然に治癒することもあるが，大きい例は変形性膝関節症に移行する．

なる（図1）. 進行例では, 内・外側の靭帯の均衡がくずれ, 荷重時に内反変形が増大する lateral thrust がみられる（図2）. これらの症状の進行に伴い膝機能は徐々に低下し, 日常生活動作が障害されていく.

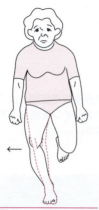

図2　lateral thrust

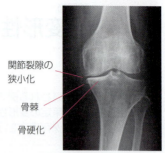

図3　変形性膝関節症のX線像

3 診断

診断は年齢, 症状, X線所見などを総合して行う.

X線評価は正面像, 左右像, 膝蓋骨軸射像で行うのが基本であるが, 正面像は大腿脛骨関節における関節軟骨の摩耗の程度, アライメント, 関節の適合性を正確に把握するために片側立位で撮影する. X線所見としては, 関節裂隙の狭小化, 骨棘形成, 軟骨下骨の骨硬化などがみられる（図3）. なかでも関節裂隙の狭小化は関節軟骨の摩耗の程度を反映する最も重要な所見であり, 進行して軟骨が消失すると関節裂隙は消失する. 軟骨下嚢胞形成が出現することはまれである. 進行度の評価には Kellgren-Lawrence 分類を用い, grade 2 以上を変形性膝関節症と診断するのが一般的である（表1, 図4）. また下肢アライメントは大腿脛骨角 femorotibial angle（FTA）で評価し（図5）, 内側型ではFTAが180°以上となる.

血液検査や関節液検査は炎症性関節疾患との鑑別などで用いられるが, いずれも特徴的な異常所見は認めない.

 Pitfall

臥位で撮影したX線正面像では病期を正確に評価することは出来ない.

4 治療

変形性膝関節症に対する治療の目標は疼痛の軽減と膝機能の改善を図り, 患者の生活機能を低下させないことである. 欧米では, 各学会等から治療ガイドラインが公表されており, わが国でも Oseteoarthritis Recearch Society（OARSI）ガイドラインに基づいて診療ガイドラインが策定されてい

☑ **ステロイド性関節症**

ステロイドの関節内注入後に原疾患の自然経過とは異なる急激な関節破壊が起こり, 神経病性関節症に類似したX線所見を示す疾患である. 原疾患による関節不安定性, ステロイドによる骨脆弱化, 除痛効果による関節への過負荷などで病的骨折が生じ関節破壊が進行すると考えられている.

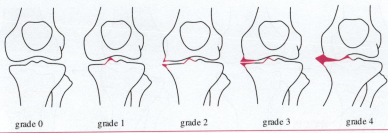

図4 Kellgren-LawrenceのX線grade分類のシェーマ

表1 Kellgren-LawrenceのX線grade分類

grade	X線像
0	正常
1	骨棘の可能性，関節裂隙狭小化の疑い
2	明確な骨棘，関節裂隙狭小化の可能性
3	中等度で複数の骨棘，明確な関節裂隙狭小化，骨硬化，骨端部変形の可能性
4	大きな骨棘，著明な関節裂隙狭小化，高度の骨硬化，明確な骨端部変形

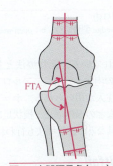

図5 大腿脛骨角（FTA）

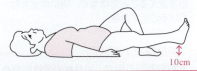

図6 大腿四頭筋筋力訓練

a 治療法選択のポイント

病期の進行度と症状の程度は必ずしも一致せず，かなり進行した例でも保存療法が有効な例は少なくない．進行度にかかわらず，まずは保存療法を試みることが重要である．保存療法を行ってもなお軽快せず日常生活の障害が持続する場合には手術療法を考慮する．手術法は関節鏡視下郭清術，骨切り術，人工関節置換術に大別されるが，年齢，病期，病型，関節可動域，活動性や生活様式などを考慮して手術法を選択することが必要である．

b 保存療法

病態や治療に対する説明，減量のための栄養指導とともに，重い荷物をもって歩かない，階段昇降・坂道歩行やしゃがみ込み動作はできるだけ避けるなどの膝に過度の負担をかけないような生活指導が大切である．また運動療法として大腿四頭筋を中心とした筋力訓練（図6），ウォーキングなど

特発性膝関節出血

比較的高齢者に発生する原因不明の反復性膝関節血症である．ほとんどは変形性膝関節症を合併しており，女性に多くみられる．高血圧症の合併や血管の脆弱性を認める例も多い．保存療法が無効な例では滑膜部分切除術が行われる．

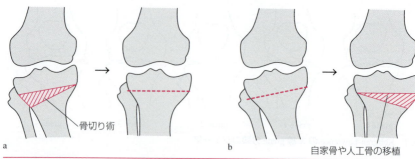

図7 骨切り術
a：closing wedge 型骨切り．b：open wedge 型骨切り．

が推奨されている．薬物療法としては，NSAIDs の内服や外用，ヒアルロン酸製剤の関節内注入が用いられる．ホットパックや超短波などの温熱療法，楔状足底板や外反型膝装具などの装具療法も行われている．

 Pitfall
現在の薬物療法の目的は，疾患の自然経過を変えることではなく，強い疼痛を和らげることにある．

c 関節鏡視下郭清術
比較的初期の例で，半月板の変性断裂や遊離体による症状が主である場合が適応である．低侵襲で早期に社会復帰できることが利点であるが，進行した例では症状の改善は得にくい．

d 骨切り術
病変が内側に限局し，比較的活動性の高い 50 〜 60 歳代の例が適応となる．従来は脛骨近位で楔状あるいはドーム状に骨切りを行い荷重軸の矯正をはかる closing wedge 型骨切りが一般的であったが，最近では open wedge 型骨切りも広く行われている（図7）．適正な矯正が行われた例では良好な成績が期待できるが，術後療法に時間を要することが欠点である．

e 人工関節置換術
末期の例で選択され，耐用年数から 65 〜 70 歳以上が最もよい適応である．術後療法は短く，安定した除痛効果と機能改善が得られ，長期成績も良好である．肺塞栓，術後感染，人工関節の弛みなどの合併症に対して慎重な術前の説明が必要である．一方，骨切り術の適応と同様な例で人工膝単顆置換術が選択されることもある．

DON'Ts

- 特に高齢者では NSAIDs による消化管障害などの副作用は看過できず，漫然と長期に使用することは避けるべきである．
- 手術療法では種々の因子を考慮して手術法を選択することが必要であり，安易に人工関節置換術を選択してはいけない．

熊本大学医学部整形外科　**水田博志**

10 膝関節
2) 離断性骨軟骨炎

> **DOs**
> - 漠然とした膝の症状を訴える若年者では離断性骨軟骨炎を念頭におこう．
> - 離断性骨軟骨炎が疑われる例では顆間窩X線撮影を行おう．
> - 若年型は保存的に治癒する場合もあるが，成人型のほとんどは手術の適応であることを覚えておこう．

1 定義と原因

　関節面の軟骨下組織が母床より離断し，最終的には骨軟骨片が関節内に脱落して遊離体を生じる疾患である．単病巣型が多くを占めるが，多病巣型もみられる．病因としては，外傷説，骨化異常説，血行障害説，内分泌異常説などがあるが，単病巣型ではスポーツによる反復性小外傷との関連が指摘されている．男女比は4：1と男性に多く，好発年齢は10歳代である．発症時期により，骨端線閉鎖以前の若年型，閉鎖後の成人型に分けられるが，ほとんどは骨端線閉鎖以前に発生し，成人型は無症状で経過したものが骨端線閉鎖後に症状が出現した例と考えられる．大腿骨内側顆の顆間窩寄りの部位に好発する．Aichrothは85％が大腿骨内側顆発生例としているが，わが国では欧米に比べて外側顆発生例の頻度が高く，外側円板状半月板の関与が指摘されている．病期は，病巣部の関節軟骨の連続性が保たれている非分離期，関節軟骨に亀裂を認め病巣が母床より部分的に分離している分離期，病巣が母床から完全に遊離した遊離期に大別される（図1）．

 Pitfall
片膝あるいは複数の関節に複数の病巣をもつ多病巣型では代謝・内分泌異常を伴う例や家族内発生例などがあり，内的要因の関与も考えられる．単病巣型と多病巣型の比率は7：3である．

2 症状

　初期の症状としては，運動後に漠然とした不快感や軽度の疼痛を時々訴える程度で，無症状のことも少なくない．病巣の分離が進行すると運動時痛が持続し，ひっかかり感や関節水症もみられるようになる．病巣が母床から完全に遊離すると嵌頓症状が生じる．

☑ **ICRS Classification of OCD-Lesions**
ICRS（International Cartilage Repair Society）はOCD（osteochondritis dissecans，離断性骨軟骨炎）に対して以下の病期分類を提唱している．
- ICRS OCD Ⅰ：軟骨面が連続し安定した病巣．
- ICRS OCD Ⅱ：軟骨面の連続性は一部失われているが安定した病巣．
- ICRS OCD Ⅲ：完全に離断しているが転位していない病巣．
- ICRS OCD Ⅳ：転位した病巣．

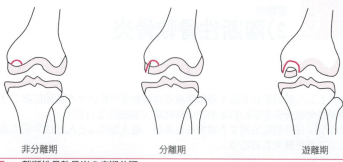

図1　離断性骨軟骨炎の病期分類　非分離期　分離期　遊離期

3　診断

　特に初期では特徴的な症状や所見はなく，若年者の漠然とした膝の愁訴に対しては常に本症の可能性を念頭において画像検査を進めることが必要である．問診では症状の発現機序と経過，スポーツ歴，外傷の既往，他関節の症状，家族歴などを聴取する．X線像では軟骨下骨の骨透亮像と病巣周囲の硬化像が観察され（図2），進行例では遊離体を認めることもある．顆部後方の病巣が多く，顆間窩撮影が必要である．MRIは初期病巣の検出や病態の把握に有用である．

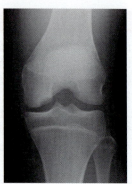

図2　大腿骨内側顆離断性骨軟骨炎のX線像

4　治療

a　治療法選択のポイント

　病型，病期，病巣の部位，活動性などを考慮して治療法を選択する．若年型で初期の例では保存療法で治癒する場合もあるが，成人型では進行例が多くほとんどが手術療法の適応である．手術療法を行う場合は，関節鏡検査で病巣部の状態を正確に把握した上で手術法を決定する（図3）．

b　保存療法

　若年型でMRI所見などから非分離期と診断した例では，スポーツ活動の中止，松葉杖による免荷で経過を観察する．3～6ヶ月で治癒傾向がみられない場合は手術療法に移行する．

c　関節鏡視下ドリリング

　非分離期で病巣部に軟化や膨化を認めない，安定した例に対して行う．

d　骨軟骨片固定術

　非分離期で不安定な病巣や不安定性が小さな分離期の病巣に対しては関節鏡視下に骨釘や吸収性ピンで固定を行う．分離期で不安定性が大きい病巣や遊離期の病巣では，関節切開下に母床を新鮮化した後に分離した骨軟骨片を固定する．病巣部が既に脱落して遊離体となった例に対しても同様な方法で可及的に骨軟骨片の整復固定を試みる．

e　骨軟骨片摘出術

　遊離した骨軟骨片と母床との適合性が不良な例や骨軟骨片に著明な軟骨変性を認める例では，骨軟骨片を摘出し母床のドリリ

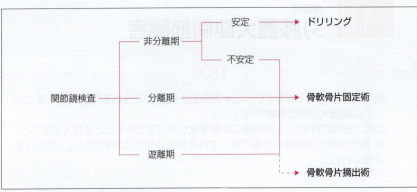

図3 病期からみた手術法の選択

ングを行う．骨軟骨片摘出により荷重部に大きな欠損が生じ変形性関節症に進展することが危惧される例では，非荷重部の関節面から複数の骨軟骨柱を採取して移植するmosaicplastyが行われる（図4）．またいったん軟骨を採取後に体外で増殖培養した軟骨細胞を移植する自家培養軟骨細胞移植も試みられている．

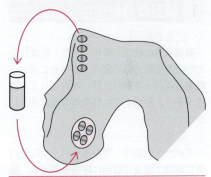

図4 mosaicplasty
非荷重部の関節面から複数の骨軟骨柱を採取して欠損部にモザイク状に移植する

DON'Ts

- ☐ 外側顆離断性骨軟骨炎はしばしば外側円板状半月障害を合併し，外側円板状半月切除後に発生する例もあることを忘れてはいけない．
- ☐ 遊離した骨軟骨片は可及的に整復固定を図ることが必要で，安易な摘出は避けるべきである．

熊本大学医学部整形外科　**水田博志**

A 運動器疾患

10 膝関節
3) 膝蓋大腿関節障害

> **DOs**
> - 階段・坂道の昇降時あるいはしゃがみ込み動作でみられる膝前面の疼痛に対しては膝蓋大腿関節障害を考えよう．
> - 膝蓋大腿関節障害のX線評価には軸写像が不可欠であることを覚えておこう．
> - 10歳代の女子が軽微な外傷で膝くずれを訴える場合は膝蓋骨脱臼・亜脱臼を念頭におこう．

1 膝蓋軟骨軟化症

a 定義と原因
膝蓋軟骨に軟化，膨化，亀裂，線維化などの病変を認める病態で，若年者に多い．膝蓋骨脱臼・亜脱臼に伴ってみられる二次性が多く，原因不明の特発性の例は非常に少ない．

b 症状
スポーツ活動時，階段昇降時や長時間の座位保持で膝蓋骨周囲に疼痛を訴える．膝蓋骨周囲の圧痛，膝蓋骨圧迫時の疼痛，膝蓋骨を大腿骨に圧迫して動かした時の疼痛や軋轢音がみられる．特発性では一般にX線像には異常を認めない．

c 診断
MRIや関節鏡での軟骨病変の確認による（図1）．

d 治療
しゃがみ込みや階段昇降など膝蓋大腿関節に過度な負担がかかる動作を避けるように指導し，膝周囲筋の筋力訓練やストレッチング，膝蓋骨サポーター，物理療法，消炎鎮痛薬の投与などで保存的に治療する．難治例では膝蓋軟骨のシェービングやドリリング，外側膝蓋支帯切離術，脛骨粗面前進術などが行われることもあるが，慎重な適応が求められる．二次性では原疾患に対する治療を行う．

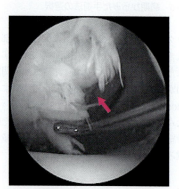

図1 膝蓋軟骨軟化症の関節鏡像
膝蓋軟骨に広範に深い線維化を認める

2 滑膜ひだ障害

a 定義と原因
膝関節の内側壁にみられる膝蓋内側滑膜ひだ（タナ）が，屈伸に伴い膝蓋骨と大腿骨内側顆に挟まれて生じる障害である．膝蓋内側滑膜ひだは正常膝の約半数に存在し，4型に分類される（図2）が，障害を起こすものはC型，D型の一部で，頻度はまれである．

b 症状
膝屈伸時の疼痛とひっかかり感が主徴である．疼痛は膝蓋骨内下方にあり，同部に圧痛を認め，索状物を触知する．屈伸に際して有痛性のクリックや弾発音を認める場合もある．

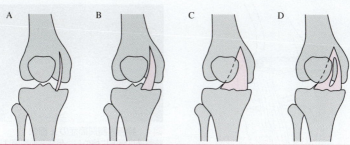

図2　膝蓋内側滑膜ひだの分類（榊原）
A型：内側関節壁の索状隆起で膝蓋下脂肪体に達しているもの
B型：タナ状を呈するが，大腿骨内側顆前面を覆わないもの
C型：タナが幅広く大腿骨内側顆前面を覆うもの
D型：タナの内部に孔ができ一部が索状となったもの，あるいは2段になったもの

c　診断

症状と関節鏡所見を総合して診断を下すが，膝前方の疼痛を生じる他の疾患を除外できることが前提となる．

d　治療

本症を疑う場合には，まず運動制限，消炎鎮痛薬の内服や外用などを行う．これで改善がみられない例や症状を繰り返す例では，関節鏡視下に診断を確認した上で滑膜ひだを切除する．

3　膝蓋骨脱臼・亜脱臼

a　定義と原因

外側への脱臼・亜脱臼がほとんどで，10歳代の女子に好発する．大腿骨や膝蓋骨の形成不全，下肢アライメント異常，関節弛緩などの脱臼素因をもつ人が，膝軽度屈曲外反位，下腿外旋位をとった瞬間に発生することが多い．脱臼を繰り返すものを反復性脱臼という．

b　症状

脱臼時は膝くずれとともに激痛が生じ，膝は屈曲位をとる．診察時には関節血症や膝蓋骨内側の圧痛を認めるが，脱臼は自然に整復されていることが多い．反復性になると，非脱臼時にも不安定感や膝前面の疼痛を訴え，膝蓋骨外方可動性の増大やap-prehension sign を認める．

c　診断

病歴や症状より脱臼・亜脱臼を疑うことが何より大切であり，X線軸写像で膝蓋骨の外方偏位や外方傾斜を確認する．時に骨軟骨骨折の合併がみられる．伸展位での膝蓋大腿関節適合性の評価にはCTやMRIが有用である．

d　治療

骨軟骨骨折を合併しない初回脱臼には保存療法が行われることが多いが，反復性脱臼では手術療法が必要となる．手術法としてはQ角を減少させる脛骨粗面内方移動術が多く用いられてきたが，現在では膝蓋骨の外方偏位に対する第一制御機構である内側膝蓋大腿靱帯の再建術が広く行われている(図3)．

 Pitfall

脱臼には，外傷性脱臼，反復性脱臼の他に，膝を屈曲すると一定の角度で必ず脱臼する習慣性脱臼，屈曲角度に関係なく常に脱臼位にある恒久性脱臼がある．

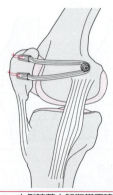

図3 内側膝蓋大腿靱帯再建術
内側側副靱帯中枢付着部やや後方にはじまり膝蓋骨内側面に付着する内側膝蓋大腿靱帯を半腱様筋腱で再建する.

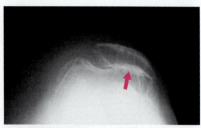

図4 膝蓋大腿関節症のX線像
膝蓋骨は外方に偏位し, 外側関節裂隙は消失している

4 膝蓋大腿関節症

a 定義と原因

膝蓋大腿関節に限局した変形性関節症で, ほとんどは外側関節面に病変がみられる.

b 症状

階段や坂道の昇降時, しゃがみ込みや正座時に生じる膝前面の疼痛が主徴である. 膝蓋骨周囲に圧痛を認め, 膝蓋骨を大腿骨に圧迫して動かすと疼痛と轢音が誘発される.

c 診断

X線軸写像で外側関節裂隙の狭小化, 膝蓋骨の外側偏位, 骨棘形成を確認する(図4).

d 治療

大腿脛骨関節の変形性関節症に準じて保存療法を行う. 保存療法で改善がみられない場合は外側膝蓋支帯切離術と膝蓋骨外側縁切除, 脛骨粗面前進術などが行われる.

DON'Ts

- 正常膝の約半数にみられる膝蓋内側滑膜ひだで, 障害を起こすものは非常にまれであり, 安易に滑膜ひだを切除してはいけない.
- 膝蓋大腿関節症は大腿脛骨関節の変形性関節症に比べて症状が軽い場合が多く, 手術療法を急いではいけない.

熊本大学医学部整形外科 **水田博志**

A 運動器疾患

10 膝関節

4) 膝関節靱帯損傷

DOs
- 問診から受傷機転を把握しよう．
- 捻挫の後に膝が腫脹していたら，関節穿刺をしよう．
- 特異的な徒手検査をマスターしよう．
- MRI 画像を用い，合併症も含めた正しい診断をしよう．

1 原因

膝関節靱帯損傷の原因としては交通事故とスポーツ外傷が最も多い．スポーツ外傷では膝関節の外反，屈曲および大腿骨の内旋が強制されて受傷に至るケースが多い．統計的には内側側副靱帯損傷が最も多く，次いで内側側副靱帯と前十字靱帯の合併損傷が多い．

2 症状

膝関節靱帯損傷では腫脹を伴う激しい疼痛で歩行困難となることが多い．膝関節可動域に制限が出るが，大抵は保存的加療の経過で 2 ヶ月前後には改善する．受傷後数時間で膝関節が腫脹してくることがある．この場合，膝関節血症を疑う．靱帯損傷の程度により膝関節不安定性が残存する．

3 診断

問診においては外傷の受傷機転を把握することが重要である．触診においては疼痛部位や腫脹部位，膝蓋跳動の有無を確認する．膝蓋跳動を認めた場合は，関節穿刺を行い，それが関節血症であったときは，捻挫の後に膝が腫脹したなら前十字靱帯損傷を疑う．その他，関節内骨軟骨骨折，後十字靱帯損傷などを考慮する．問診による受傷機転と圧痛部位から，靱帯損傷に特異的な徒手検査を行い，膝関節の不安定性の有無を確認する．徒手検査では，患健側差で評価することが重要である．画像検査においては，単純 X 線ストレス撮影と MRI が有用である．

> ⚠️ **Pitfall**
> 外傷後の関節血症の穿刺液に脂肪滴を認めた場合，骨折が考えられるので再度単純 X 線や CT で確認を行う．

以下では代表的な膝関節靱帯損傷ごとに述べる．

a 内側側副靱帯（medial collateral ligament；MCL）損傷

大きな外反力が膝に加わったとき発症する．損傷部位は MCL 大腿骨起始部が多く，断裂部位に圧痛を認める．

1）診断

徒手検査は外反ストレステスト（）を行う．膝を外反すると激痛が誘発される．

✓ **O'Donoghue の the unhappy triad**
内側側副靱帯，内側関節包靱帯，前十字靱帯，および内側半月板の合併損傷したもの．

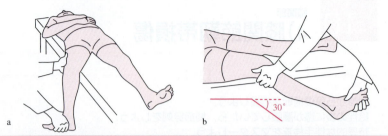

図1 外反ストレステスト
患者を仰臥位とし膝関節外側に手を当て抵抗を加えつつ，他方の手で足関節付近を把持し，外反を強制する．完全伸展位(0°)(a)と30°屈曲位(b)との両方にて評価を行う．

膝関節の不安定性は完全伸展位(0°)と30°屈曲位にて評価を行う．0°，30°ともに不安定性がなければgrade I，30°のみ不安定性があればgrade II，0°でも不安定性があればgrade IIIである．通常，grade I，IIはMCL単独損傷で関節血症までは呈さない．grade IIIの場合は，MCLに加え，内側関節包靱帯(MCL深層)や前十字靱帯の合併損傷が考えられる．この場合，関節血症を呈する．単純X線外反ストレス撮影では，関節裂隙開大の患健側差量で評価を行う．5mmまでをgrade I，10mmまでをgrade II，11mm以上をgrade IIIとする．MRI像所見では，MCL周囲の浮腫像，MCL実質部の異常信号や不連続性があげられる．

2) 治療

単独損傷では基本的にMCL用膝装具を用いた保存療法を行う．疼痛，腫脹が著しいときは，受傷後1～2週間のシーネ固定を行ってもよい．疼痛，腫脹が軽減したところで速やかに可動域訓練や筋力維持のトレーニングを開始する．通常，grade I，IIでは受傷後4～6週前後，grade IIIでは受傷後3ヶ月でのスポーツ復帰を目指す．3ヶ月以上の保存療法後に膝関節側方動揺性が残存しADLやスポーツに支障をきたす場合や，十字靱帯損傷を合併した複合靱帯損傷の場合は手術療法を選択することがある．

b 前十字靱帯(anterior cruciate ligament；ACL)損傷

バスケットボールやバレーボールのジャンプの着地時，走っているときの急な方向転換，他者と接触しない減速動作により容易に損傷する．受傷時に断裂音(popping)を呈することがある．40～60%に半月板損傷を合併する．数時間以内に関節血症を呈することが多い．脛骨顆間隆起の剝離骨折，関節包の脛骨付着部前外側の剝離骨折(Segond骨折)，大腿骨内側顆や脛骨外顆後方の骨挫傷(bone bruise)などを合併することがある．時に関節面の陥凹(notch sign)を呈する．陳旧例では，スポーツ時や階段昇降時に膝くずれ(giving way)を生じる．放置すると将来的に二次性変形性膝関節症へと進展する．

1) 診断

徒手検査で最も鋭敏なのはLachmanテスト(図2)である．急性期には腫脹や可動域制限があるため，このLachmanテスト

☑ **Pellegrini-Stieda病**
MCLの修復過程で，単純X線正面像にてMCL大腿骨起始部付近に細長い石灰化像を認めることがある．これはPellegrini-Stieda病とよばれている．

が有用である．end point の有無まで判別できるとよい．他には前方引き出しテスト(図3)，lateral pivot shift テスト(図4)などがあり，慢性期での不安定性評価に役立つ．不安定性の定量的検査としては，knee arthrometer (KT-1000, 2000™)が用いられ患健側差で評価される．

単純X線前方引き出しストレス撮影では，評価法として野沢の移動比(図5a)や中点法(図5b)などがある．ACL損傷では野沢の移動比は20以下，中点法では70以上となる．MRIのT2強調矢状断像におけるACL正常像はBlumensaat's line に沿う中〜低輝度の線状陰影である．ACL損傷では走行異常，線維の高輝度化や不連続性を呈する(図6)．脛骨が前方に亜脱臼することで外側半月板が関節面を被覆しない所見 (uncovered meniscus) や PCL の buckling なども呈することがある．半月板損傷，脛骨顆間隆起の剥離骨折，Segond 骨折，骨挫傷(bone bruise) などの所見を見落としてはならない．

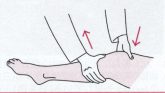

図2 Lachman テスト
患者を仰臥位とし膝関節を軽度屈曲位とする．検者は大腿骨遠位部を外側から把持し脛骨近位を内側から把持して前方へ引き出す．このとき患者には脱力させて，矢印の方向に力を入れるのがコツである．前十字靱帯損傷があると脛骨が健側に比べ前方に引き出される．完全断裂に近い状況では急激な制動感(end point)が消失する．

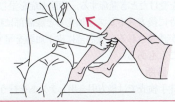

図3 前方引き出しテスト
患者を仰臥位とし膝関節を90°屈曲位とする．検者は患者の足部に軽く乗るようにして固定し，両手で脛骨近位を把持し前方に引き出す．前十字靱帯損傷があると脛骨が健側に比べ前方に引き出される．

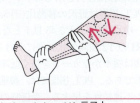

図4 lateral pivot shift テスト
患者を仰臥位とし膝関節を伸展位とする．検者は患側に立ち，患者の腓骨頭後方から検者の手掌を当て下腿近位部を前方に押し出しつつ膝を外反させながら屈曲すると，屈曲30°位付近で，突然ガクッと下腿が外旋かつ後方にすべる．この徴候がみられると陽性である．

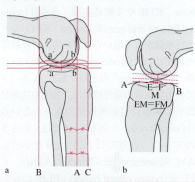

図5 野沢の移動比と中点法
a. 野沢の移動比：膝関節90°屈曲位側面で単純X線前・後方引き出しストレス撮影を行う．脛骨軸Aに平行で関節面後縁と前縁を通る直線B，Cを引く．これらに直交する大腿内側顆と外側顆の接線を引き，直線B，Cとの交点から接点までの距離をそれぞれa，a′，b，b′とする．移動比は1/2 (a/b+a′/b′)×100 から算出する．ACL損傷では20以下，PCL損傷では80以上となる．

b. 中点法：膝関節90°屈曲位側面で単純X線前・後方引き出しストレス撮影を行う．脛骨関節面ABに平行に大腿内側顆と外側顆に接線を引き，接点C，DからABへ垂線をおろす．交点をE，Fとし，E，Fの中点をMとする．AM/AB×100から求められる値で評価する．ACL損傷では70以上，PCL損傷では45以下となる．

2) 治療

高齢者やスポーツ活動レベルの低い症例や，Lachman テストで end point があり lateral pivot shift テストで陰性の症例では保存療法でよい．ACL 用膝関節装具を用いる．急性期の炎症が落ち着いたら筋力増強訓練や可動域訓練，バランス訓練を行い受傷後 3 ヶ月でのジョギング開始，5～6 ヶ月でのスポーツ復帰を目指す．

スポーツ活動レベルの高い若い症例や，陳旧例で著明な膝関節不安定性がある症例では手術療法を選択する．通常はリハビリテーションを行いながら 3～6 週間待機し，可動域が完全に回復してから手術を行うのが望ましい．手術侵襲が少ない鏡視下靱帯再建術が行われる．再建靱帯素材には，自家腱，同種腱，人工靱帯などがあるが，骨付き膝蓋腱(bone-(patellar) tendon-bone；BTB)や半腱様筋腱・薄筋腱(semi-tendinosus and gracilis tendon；ST-G)などの自家腱がよく用いられている．再建靱帯の固定法は，interference screw，ステープル，Endo Button® など様々ある．1 ルートでの再建靱帯の設置位置は，膝関節運動において靱帯付着部間距離の変わらない点(isometric point)を通ることが望ましいとされてきた．近年では ACL は解剖学的に AM 束(anteromedial bundle；AMB) と PL 束(posterolateral bundle；PLB)に分かれていることから，それぞれの付着部を意識した BTB を用いた解剖学的再建術や ST-G を用いた解剖学的二重束(2 ルート)再建術(図 7)も行われている．それぞれの術式に沿ったリハビリテーションを行い，術後 3～6 ヶ月でのスポーツ復帰を目指す．
ACL と MCL の複合損傷の場合は，ACL は基本的に再建し，MCL は grade II 以下では保存療法を，grade III では ACL と同時に MCL 再建を行うことが一般的である．

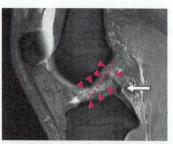

図 6 ACL 断裂における MRI T2 強調矢状断像
ACL 線維の高輝度化や不連続性を呈する(三角)．PCL の buckling も呈している(白矢印)．正常 ACL は点線に沿って線状に低輝度に描出される．

c 後十字靱帯損傷(posterior cruciate ligament；PCL)

バイク事故やスポーツ外傷において，膝関節 90°屈曲位で脛骨に前方からの直達外力を受けたとき発症する．関節血症を呈し，脛骨に後方ストレスを加えると膝窩部に疼痛が誘発される．膝窩部に皮下血腫を呈することもある．

1) 診断

徒手検査では後方引き出しテストを行う．前方引き出しテストと同じ肢位で脛骨近位部を後方に押し込み，患健側差で評価する．また診察台上で仰臥位とし踵を高く上げて膝関節 90°屈曲位とすると脛骨粗面部が後方に落ち込む tibial posterior sag sign (sagging sign)もみられる．

単純 X 線後方引き出しストレス撮影では，PCL 損傷は野沢の移動比(図 5a)で 80 以上，中点法(図 5b)で 45 以下となる．

MRI の T2 強調矢状断像における PCL 正常像は緩やかなカーブを描く低輝度の線状陰影である．PCL 損傷では，線維の高輝度化や不連続性を呈する．受傷時の外力が大きいため，ACL 損傷や LCL(lateral collateral ligament)損傷，膝窩筋腱などの後外側支持機構損傷を合併することがあるのでこちらの所見もチェックする．また半月板損傷，脛骨後面の剥離骨折，骨挫傷(bone bruise)などにも注意を要す．

2）治療

　PCLの単独損傷ではPCL用膝装具を用いた保存療法を行う．疼痛，腫脹が著しいときは，受傷後1〜2週間のシーネ固定を行ってもよい．疼痛，腫脹が軽減したところで速やかに可動域訓練や筋力維持のトレーニングを開始する．大腿四頭筋の筋力訓練が主であるが，ハムストリングの訓練は禁忌である．通常，grade I，IIでは受傷後2ヶ月前後，grade IIIでは受傷後4〜5ヶ月でのスポーツ復帰を目指す．3ヶ月以上の保存療法後に膝関節後方動揺性が残存しADLやスポーツに支障をきたす場合は，手術療法を選択することがある．

　ACL損傷を合併した複合靱帯損傷の場合は手術療法を選択し，ACL，PCLともに再建を行う．

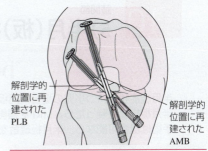

図7　屈筋腱を用いた解剖学的二重束前十字靱帯再建術
AMBとPLBを解剖学的位置に2ルートで再建する手法である．

DON'Ts

☐ 膝関節拘縮を残してはならない．
☐ 手術後2〜3ヶ月に再建前十字靱帯の強度が低下するため，この時期に移植靱帯に負荷をかけてはいけない．

横浜市立大学医学部整形外科　**赤松　泰**

☑ **後外側支持機構（posterolateral corner；PLC）損傷（後外側関節包損傷）**
比較的まれではあるが，反張膝を呈し，腓骨神経麻痺を合併しやすい．external rotation recurvatumテストやdialテストにて評価できる．多くの場合手術療法が必要とされる．

A 運動器疾患

10 膝関節
5）半月（板）損傷

DOs
- [ ] 半月板症状を持つ小児の場合，円板状半月を考えよう．
- [ ] 半月板損傷を疑ったら，MRIを撮影しよう．
- [ ] 手術は縫合可能なら，半月板縫合をしよう．

半月板損傷は，若年者のスポーツ障害として多くみられ，男女差を認めない．高齢者でも関節症性変化が進むにつれて，半月板の変性に伴い断裂することも多い．また，小児期では先天的な形態異常（円板状半月板）に伴う損傷を認める．

1 半月板の解剖

半月板には内側半月板と外側半月板があり，それぞれ大腿骨と脛骨の関節面の辺縁部を被覆している（図1）．辺縁1/3に血行があり，この部分の断裂では癒合する可能性があるため半月板縫合術を行うことが多い．脛骨大腿骨と膝関節の間にある線維性軟骨組織で，大腿骨と脛骨の適合性を良好にして，荷重を分散する役割をもっている．

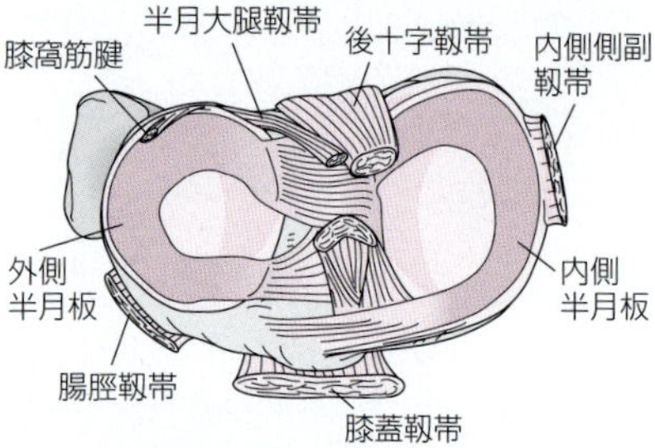

2 断裂形態

縦断裂，水平断裂，横断裂，フラップ状断裂に分けられる（図2）．また辺縁部の縦断裂が伸展するとバケツ柄断裂を呈して，断裂部が顆間部に嵌頓して可動域制限を認めるようになる．

3 症状

膝の曲げ伸ばしの際に痛みやひっかかり（catching）を感じる．急性期を過ぎると疼痛は動作時痛が主体である．半月板後方の損傷では屈曲時に，前方の損傷では伸展時の疼痛を認めることが多い．悪化すると，急に膝が動かなくなるロッキング（loking）という状態になり，歩けなくなるほど痛くなる．また，半月板が関節裂隙に挟まることにより，膝くずれ（giving way）を呈することがある．

4 徒手テスト

a 伸展テスト

手を膝蓋部にあてて，他方の手で下腿を

図1　半月板の解剖
脛骨関節面を近位からみた図．

（膝窩筋腱，半月大腿靱帯，後十字靱帯，内側側副靱帯，外側半月板，内側半月板，腸脛靱帯，膝蓋靱帯）

✓ **膝内障**
膝内障は，半月板損傷や関節内遊離体，靱帯損傷などの軟部組織による膝関節障害の総称である．診断技術が向上し，膝関節障害の原因がわかるようになり，現在では膝内障という診断名が使われることは少なくなっている．

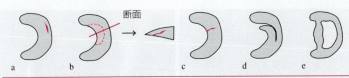

図2 半月板損傷の形態による分類
a：縦断裂．b：水平断裂．c：横断裂．d：フラップ状断裂．e：バケツ柄断裂．

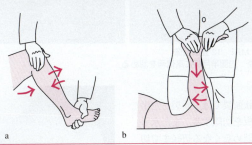

図3 徒手テスト
a：McMurray test．b：Apley test．

もち上げ過伸展させると損傷側に疼痛を誘発する．

b McMurray test

膝関節を屈曲から伸展をさせると同時に外旋させた際に，内側関節裂隙に click を触知する際には内側半月板損傷で，内旋させた際に外側関節裂隙に click を触知する際には外側半月板損傷と診断する（図3a）．

c Steinmann I test

膝関節を屈曲させて下腿を回旋する．外側半月板損傷では内旋時に，内側半月板損傷では外旋時に疼痛が誘発される．

d Apley test

患者を腹臥位にして，大腿後面に検者の膝をのせ下腿を下腿軸方向へ圧迫させつつ回旋させる．外側半月板損傷では内旋時に，内側半月板損傷では外旋時に疼痛が誘発される（図3b）．

5 検査

a MRI

損傷部位に一致して，T2強調画像では，高信号変化を認める（図4）．断裂部に関節液が流入することによって認められる変化である．冠状断と矢状断を組み合わせることにより損傷形態を推測することも可能である．前十字靱帯損傷や内側側副靱帯損傷を合併することもあるので必ず，靱帯の異常がないかどうかも確認する．

b 関節鏡

診断は100%可能であるが，侵襲を伴うため，ほとんどの場合が外科的治療を前提として行う（図5）．プローブを半月板にかけて，断裂形態や可動性の確認を行う．

6 治療

辺縁の半月板の偏位のない断裂では，保存治療が奏効する場合もある．ロッキング症状，持続する疼痛または関節水腫などがある場合に手術を行う．損傷の状態によっては放置すると，関節軟骨を傷めることもある．手術は関節鏡を使った鏡視下手術を行う．

a 半月板切除術

損傷範囲によって切除範囲が決定される．膝蓋骨下内外側からの刺入で行う．バケツ

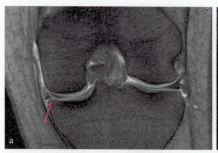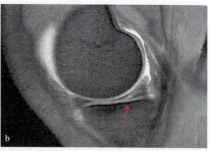

図4 半月板損傷のMRI T2強調画像
a:冠状断．b:矢状断．内側半月板に高信号を認める．

柄断裂やフラップ状断裂では，断裂した半月板の辺縁で半月板を切除する．また水平断裂では断裂部が認めなくなる辺縁まで切除する．円板状半月板では断裂が辺縁に及ぶ場合は，全摘するが，辺縁まで及ばない場合は辺縁を温存する亜全摘を行う．スポーツ復帰は1～2ヶ月である．

b 半月板縫合術

辺縁1/3の縦断裂の場合，この部位には血行が認められるため，縫合術が勧められる．陳旧例では断裂部をラスプで新鮮化したのち，縫合術を行う．縫合法には，様々な器具が考案されており，針を関節内から関節外へ出す方法(inside-out法)，関節外から関節内へ出す方法(outside-in法)，また関節内の処置のみを行う方法(inside-in法)がある．縫合術後は3週間程度の安静期間が必要で，切除術に比べて，リハビリに時間を要するが，関節症性変化の進行が抑制できる．スポーツ復帰は3～6ヶ月である．

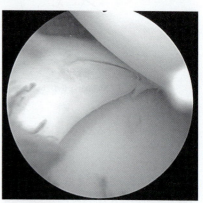

図5 関節鏡
図4の症例の関節鏡所見．内側半月板中節から広節にかけてフラップ状断裂を認めた．

DON'Ts

☐ 中高齢者では，MRI画像の変形性膝関節症に伴う内側半月板後節水平断裂と半月板損傷を区別しないといけない．

横浜市立大学医学部整形外科 **赤松 泰**

> ✓ 関節造影
> 以前は関節造影が半月板損傷の診断に用いられていた．しかし，MRIが普及するにつれて，造影剤を関節内注射する侵襲と撮影方法の困難さから次第に行われなくなった．

10 膝関節
6) 膝伸展機構障害

> **DOs**
> - 成長期の膝痛では，膝伸展機構の障害を念頭におこう．
> - 伸展機構の障害として，Osgood-Schlatter 病，有痛性分裂膝蓋骨，Sinding-Larsen-Johansson 病，ジャンパー膝を覚えよう．
> - 膝伸展機構障害の痛みの原因であるオーバーユースに気をつけよう．

大腿四頭筋，膝蓋骨，膝蓋靱帯，脛骨粗面までの筋，骨，靱帯組織のつながりは，膝関節を伸展させる1つの運動器ととらえ，膝伸展機構と総称される．以下に膝伸展機構の障害について述べる．

1 Osgood-Schlatter 病

a 概念

成長期に脛骨粗面部に痛みを生じる骨端炎である．繰り返して膝伸展機構を使うことにより，成長期の未成熟な脛骨粗面に力学的な負荷がかかることが原因である．特に，ランニングやジャンプ動作を繰り返すスポーツ活動を行っている10～15歳の男性に多い．

b 症状

ランニングや階段昇降，ジャンプの際に疼痛を認める．脛骨粗面の腫脹と疼痛，圧痛を認める．

c 診断

単純X線像では，正常の脛骨粗面では，骨端核が出現した後，18歳頃までに近位の骨端部と癒合していくが，Osgood-Schlatter 病では脛骨粗面に分裂した骨端核を認める（図1）．18歳になるまでに癒合していくが，成人しても脛骨粗面の膨隆や骨片として変形が残存することもある．

d 治療

基本は局所の安静である．運動の時間や強度の軽減や中止を指示する．また，運動

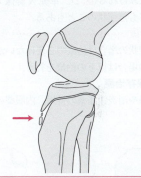

図1 Osgood-Schlatter 病の単純X線側面像
脛骨粗面に2つに分裂した骨端核を認める（矢印）

前の伸展機構やハムストリングの十分なストレッチは，脛骨粗面部の力学的なストレスの集中を弱める上で重要である．また，運動後のアイシングや外用の消炎鎮痛薬の塗布も疼痛の軽減に効果的である．成人で遺残変形があり，疼痛を認める場合は手術的に骨片を除去する．

2 有痛性分裂膝蓋骨

a 概念

分離膝蓋骨は，膝蓋骨が2つ以上に分かれている状態をいう．疼痛を認めるものを特に有痛性分裂膝蓋骨という．10歳代の男性に多くみられ，両側性も多い．原因として，通常の膝蓋骨の骨化は3～5歳頃に複数の骨化核としてはじまり，癒合して1つとなるが，癒合せずに分裂膝蓋骨となる説

がある．また，繰り返す牽引力により分裂膝蓋骨になる外傷説もある．

b 症状

運動を契機に症状を呈することが多い．運動中または運動後に疼痛を認めるが通常の日常生活では疼痛を認めることは少ない．

c 診断

単純X線像では正面X線像にて膝蓋骨に分裂膝蓋骨を認める．Saupeによる分類では，Ⅲ型が一番多く，次にⅡ型，Ⅰ型の順にみられる（図2）．単純X線像で認められても無症状のこともある．

d 治療

無症状の場合は治療の必要はないが，有痛性の場合は以下の治療を行う．

1) 保存治療

安静や消炎鎮痛薬の外用，内服薬の投与などの対症療法をよく行う．また，大腿四頭筋のストレッチも効果的である．

2) 手術治療

保存治療で3〜6ヶ月間，無効の場合，手術治療を検討することもある．手術治療は，骨接合術と骨片摘出術があげられる．骨接合術は，骨が癒合するまでに時間を要し，偽関節となる可能性もあるため，一般的に後療法が簡便な骨片摘出術が選択される傾向がある（図3）．

3 Sinding-Larsen-Johansson病

a 概念

10〜14歳に好発する膝蓋骨の膝蓋靱帯付着部に炎症を起こす疾患である．ジャンプなど膝伸展を繰り返す動作に伴い発症する．ジャンプやランニング時に疼痛を示し，重症では跛行を認める．

b 診断

膝蓋骨の膝蓋靱帯付着部に圧痛を認める．また単純X線像では，膝側面像で膝蓋骨遠位に不規則な石灰化像を認める．膝蓋靱帯内にも石灰化像を呈することもある

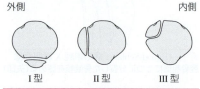

図2 Saupeによる分裂膝蓋骨のX線像による分類

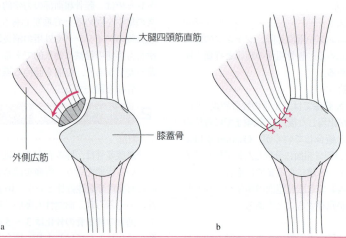

図3 分裂膝蓋骨摘出術
a：分裂膝蓋骨を摘出する．b：摘出後，膝蓋骨に骨孔をあけ外側広筋を膝蓋骨に縫着する．

c 治療

まず局所の安静を指示する．運動は症状が軽快するまではジャンプ動作など膝伸展を繰り返すものは控えさせる．また運動後の消炎鎮痛薬外用やアイシングなどの対症療法も行う．

4 ジャンパー膝（jumper's knee）

a 概念

ジャンプ動作を繰り返す運動にみられる膝伸展機構の障害である．病変部位については明確な定義はなく，広義には大腿四頭筋腱や膝蓋骨の障害を含めるが，狭義には膝蓋靱帯炎のことを示す．また，Sinding-Larsen-Johansson 病や Osgood-Schlatter 病を含める場合もある．繰り返すジャンプによる膝伸展動作により伸展機構に過度の力学的なストレスがかかることが原因である．膝蓋骨の膝蓋靱帯付着部などの病変部に圧痛を認める．

b 治療

局所の安静を指示する．また運動前の十分なウォームアップと大腿四頭筋とハムストリングスのストレッチが重要である．運動も症状が軽快するまではジャンプ動作など膝伸展を繰り返すものは控えさせる．運動後の消炎鎮痛薬外用やアイシングなどの対症療法も行う．手術療法として膝蓋骨付着部での膝蓋靱帯炎では変性部の切除と膝蓋骨のドリリングなどが報告されているが一般的ではない．

 Pitfall

膝伸展機構障害において，病変部局所へのステロイドの注射が効果的であることもあるが，組織を障害することもあり，連用はできない．禁忌とする立場もある．

DON'Ts

- ☐ 膝伸展機構の痛みがでたら，負担のかかる運動の継続をしてはいけない．
- ☐ 頻回のステロイド局所注射は NG．

横浜市立大学医学部整形外科　**赤松　泰**

A 運動器疾患

11 足関節・足
1) アキレス腱断裂

> **DOs**
> - 診断は現病歴，局所所見で行えるが，高齢者では陳旧例が多いため積極的に画像検査を行おう．
> - 保存療法は手術療法と比較して再断裂が多い．

1 基本的な考え方

加齢に伴いアキレス腱への血管数が減少し，低酸素による腱の変性が生じる．腱の変性を背景に，バレーボールやバドミントンなどのスポーツ活動中の瞬発動作時に，アキレス腱の長軸方向へ急激な負荷が加わり発生する．好発年齢は30～40歳代である．

2 診断の進め方

症状はアキレス腱に疼痛を認め，患者は「誰かに蹴られた」，「ボールをぶつけられた」と訴えることが多い．しかし高齢者では症状が乏しいことがあり，陳旧例も多い．しっかりと現病歴を聴取する．局所所見として断裂部分の陥凹を触知可能である．完全断裂している場合，下腿三頭筋筋腹をつかんで足関節の他動底屈を行うThompson squeeze testが有用である（図1）．診断は問診と身体的所見で可能であることが多い．

3 検査

MRI（図2），超音波検査，CR（computed radiography）や軟部撮影で描出は可能であるが，修復過程の評価として用いられることが多い．高齢者では陳旧性断裂が比較的多いため，画像診断を積極的に行うべきである．

4 治療

a 保存療法

スポーツ復帰を早急に考えない，入院することができない，手術創が気になる場合は保存療法の適応である．足関節底屈位で腱断端が接触していることを触診，CR，超音波検査で確認し，ギプスで固定する．3

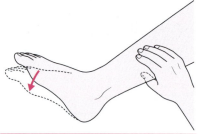

図1 Thompson squeeze test
下腿三頭筋をつかんでも足関節が底屈しなければ陽性である．

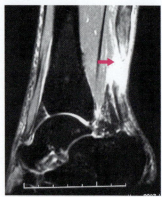

図2 アキレス腱断裂のMRI画像
T2強調画像でアキレス腱の断裂が明瞭である．

第4章 主要な疾患・外傷

A 運動器疾患

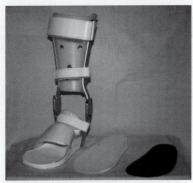

図3 アキレス腱断裂用装具
保存療法，手術療法でも使用している．ソールにより踵の挙上が調節できる．

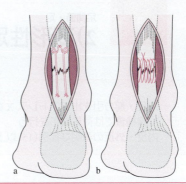

図4 modified double-Tsuge method
当科で行っている手術療法である．初期固定力が強く，早期リハビリテーションを行う上で優れた術式である．

〜4週でギプスからアキレス腱装具（図3）に変更する．装具に変更した後，足関節自動底背屈運動を行う．継続的な画像診断は必要であり，腱の成熟に伴う腱の肥厚を確認する．

 Pitfall

保存療法では再断裂が問題である．特にギプスから後装具に変更した時期が要注意である．装具に変更したとき，夜間はギプスシャーレで固定すべきである．

b 手術療法

基本的には腱縫合である．縫合法にはmodified double-Tsuge法（図4）などが用いられる．早期のスポーツ復帰や職場復帰のため，初期固定力の優れた縫合法を用いるべきである．陳旧例ではLindholm法，VY延長法などの再建術を要する症例が多い．近年では小切開を用いた経皮的縫合術も行われているが，皮膚の陥凹や神経損傷に注意を要する．

DON'Ts

- □ 高齢者では臨床所見が乏しい症例があるため，診断には注意を要する．
- □ 経皮的縫合術では腓腹神経損傷に注意を要する．

京都府立医科大学整形外科 **生駒和也**

☑ **アキレス腱周囲炎・アキレス腱症・アキレス腱滑液包炎**

アキレス腱周囲炎およびアキレス腱症は加齢による腱の変性，下腿三頭筋の筋力低下，柔軟性の低下やスポーツによるアキレス腱への繰り返されるストレスなどで発症する．アキレス腱周囲炎はパラテノンの慢性炎症や肥厚による腱との線維性癒着である．アキレス腱症は腱自体の微小断裂が生じ，瘢痕化や変性肉芽組織を形成する．両者の病態が混在することが多い．治療は局所の安静，消炎鎮痛薬の投与など保存療法が主体である．アキレス腱滑液包炎はスポーツによるストレスや，靴によるストレスにより発症する．特に踵骨とアキレス腱の間にある滑液包炎はHaglund病とよばれる．

11 足関節・足
2) 変形性足関節症

> **DOs**
> - 内反・前方引き出しストレス X 線像も病期によっては必要である.
> - X 線検査では荷重撮影を行う.
> - 内反・外反の著明な症例 (15°以上) は人工関節の適応外である.

1 基本的な考え方

a 一次性関節症
明らかな外傷歴, 関節炎の既往がなく発症する. 中年以降の女性に多く, 両側性に発生することが多い. 欧米における報告は皆無であることから, 正座をはじめとする日本独特の生活様式が関与するとされる.

b 二次性関節症
脛骨天蓋骨折および距骨骨折, 足関節外側靱帯損傷などの外傷後に生じる場合, 多発性骨端異形成症, 多発性外骨腫, 脳性麻痺, 先天性内反足遺残変形, 足根骨癒合症などの先天性疾患に伴う場合, 脳梗塞などの麻痺性足部変形に伴う場合, 関節リウマチ, 化膿性関節炎, 結核性関節炎などの炎症性疾患に伴って生じる場合などがある.

2 診断の進め方

起床時や歩行時の足関節部痛が主症状である. 破壊された軟骨や骨の細片が刺激となり滑膜炎が生じ, 関節液が貯留して腫脹を生じる. 可動域制限は一次性では末期になるまで生じないことが多いが, 外傷後の二次性関節症では著しく制限されていることが多い. 局所所見を確認し, 画像診断を行う.

3 検査

単純 X 線正面像および側面像において関節裂隙の狭小化, 軟骨下骨の骨硬化像, 関節面の不整, 骨棘形成, 関節内遊離体などが認められる. 一次性関節症では, 非荷重の X 線像において関節裂隙の狭小化を認めない症例が多い. 変形性足関節症を疑ったら積極的に荷重位の撮影を行う必要がある. 変形の程度を示す指標として正面天蓋角 (TAS 角) および側面天蓋角 (TLS 角) がある (図1). 内反型関節症では TAS 角, TLS 角ともに減少する. 変形の程度により I ～ IV 型に病期分類される (図2).

4 治療

a 保存療法
体重コントロールや長時間の起立, 歩行の制限などの日常生活指導, 消炎鎮痛薬の投薬, 足底板の装着などを行う.

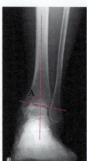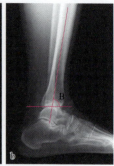

図1 変形性足関節症の単純 X 線像
A:TAS 角. B:TLS 角.

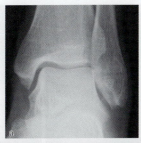
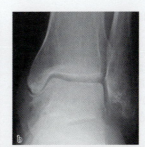
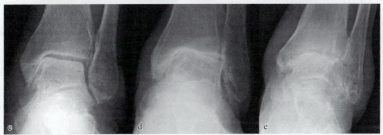

図2 病期分類（高倉の分類）
a：Ⅰ期．骨棘形成は認めるが関節裂隙は保たれている．
b：Ⅱ期．関節裂隙の狭小化を認める．
c：Ⅲa期．内果に限局して関節裂隙が消失している．
d：Ⅲb期．内果および天蓋にかけて関節裂隙の一部が消失している．
e：Ⅳ期．関節裂隙が全体に消失している．

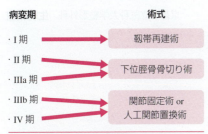

図3 病期からみた術式選択

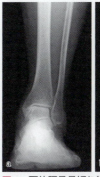
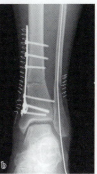

図4 下位脛骨骨切り術
a：術前．b：術後．

b 手術療法（図3）

1）鏡視下滑膜切除術

Ⅰ期およびⅡ期がよい適応である．関節内の滑膜や不安定な軟骨をシェーバーなどで切除する．滑膜切除で病期の進行を予防することができる．

2）靱帯再建術

足関節外側靱帯損傷に伴う内反型関節症で不安定性の強い初期の症例に適応される．

3）下位脛骨骨切り術（図4）

Ⅱ期あるいはⅢa期の脛骨天蓋関節面が温存されている場合に適応される．脛骨の骨切り位置や方法，脛骨の固定法など様々な術式が報告されている．一次性足関節症

では，足関節外側の関節軟骨が温存されていることが多く，下位脛骨骨切り術で対応できることが多い．

4) 人工足関節全置換術

IIIb 期や IV 期の症例に適応される．内・外反の変形が 15°までの軽度で 60 歳以上の症例での適応がよい．

 Pitfall

内反や外反の著明な症例（15°以上）は人工関節の適応外である．

5) 足関節固定術（図 5）

IIIb 期や IV 期の症例に適応され，内・外反の変形が 15°以上の重度変形例にも行われる．50 歳以下の症例や 60 歳以上でも活動性の高い症例には適応される．近年では鏡視下関節固定術も選択肢のひとつとなっている．

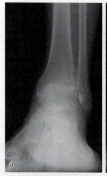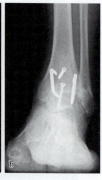

図 5　足関節固定術
a：術前．b：術後．

DON'Ts

- 単純 X 線撮影時には荷重時正面像および側面像を忘れない！
- 治療は変形の程度（病期分類）だけでなく年齢や活動性を考慮する必要がある．

京都府立医科大学整形外科　**生駒和也**

A 運動器疾患

11 足関節・足
3）扁平足

DOs
- 成人期扁平足の主因は後脛骨筋腱機能不全症である．
- 診察には立位での所見が大切で，特に後脛骨筋腱機能不全症の症例では後方からの視診が重要である．
- 保存療法が主体で，体重のコントロール，足底板を用いた装具療法および薬物治療を行う．

1 基本的な考え方

足のアーチ構造が破綻し，土踏まずが消失したものを総称する．一般的に小児期，思春期および成人期扁平足に分けられ，病態や治療法が異なる．成人期扁平足は，後脛骨筋腱機能不全症(posterior tibial tendon dysfunction：PTTD)に起因することが多い．

2 診断の進め方

症状は慢性の足部痛や下肢の筋痛であり，長時間の立位作業や歩行後には増悪する．また後脛骨筋腱に沿った疼痛や腫脹が認められる．関節症状は距踵関節，距舟関節，踵立方関節に認められるが，距腿関節や膝関節に疼痛をきたすことがある．アキレス腱の拘縮に伴い，足関節底背が屈制限され，内・外反の可動域も減少する．

立位で内側からみると足アーチは消失し，足部の高さが低下している．後方からみると下腿長軸に対し踵骨軸は外反し，前足部の外転に伴い too many toes sign(図1)が生じる．また，PTTDに伴い，つま先立ち時に距骨下関節のロッキングができず片脚つま先立ちが困難となる single heel rise test(図2)は病期分類(表1)に必要である．

3 検査

単純X線像では荷重時正面像および側面像において距踵角の増大，calcaneal pitch

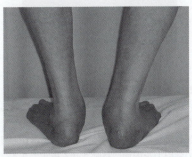

図1 too many toes sign
陽性であれば後方から外側足趾が多数確認できる．

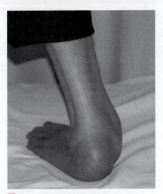

図2 single heel rise test
陽性の場合 PTTD のⅡ期以降であれば距骨下関節がロッキングできないため片脚つま先立ちが不可能である．

表1 病期分類

	stage 1	stage 2	stage 3	stage 4
変形の有無と可撓性	−	flexible flatfoot	rigid flatfoot	rigid flatfoot
外反型変形性足関節症	−	−	−	＋
too many toes sign	−	＋	＋	＋
single heel rise test	わずかに減弱	著明に減弱 後足部回外不能	不能 後足部回外不能	不能 後足部回外不能

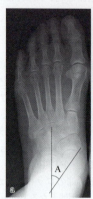
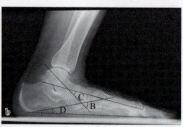

図3 扁平足の単純X線像
a：荷重時正面像．b：側面像．
A：正面距踵角．B：側面距踵角．
C：Meary角．D：calcaneal pitch.

の低下，Meary角の増大が認められる（図3）．MRIで後脛骨筋腱断裂の重症度（変性，縦断裂，完全断裂）を確認する．

4 治療

a 保存療法

体重コントロールや長時間の起立，歩行の制限などの日常生活指導，消炎鎮痛薬の投薬，ステロイドの注射，内側楔（インナーウェッジ）のある足底板の装着などを行う．アキレス腱と下腿三頭筋が短縮している症例ではアキレス腱のストレッチが必要である．

b 手術療法

1) 長趾屈筋腱移行術

PTTDによる扁平足のうち，Ⅰ期およびⅡ期での適応がよい．単独で施行されることは少なく，踵骨内側移動術，外側支柱延長術などの骨性手術と併用することが多い．

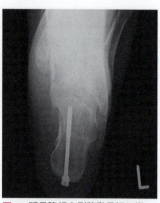

図4 踵骨隆起内側移動骨切り術

2) 踵骨内側移動骨切り術（図4）

PTTDによる扁平足のうち，Ⅱ期に適応がある．踵骨の体部後方を斜めに骨切りし，踵骨隆起部を内側に移動させ，アキレス腱の牽引力を内側に移動させる術式である．この術式により後足部の外反が矯正される．

> ⚠ **Pitfall**
> 踵骨内側移動骨切り術では外側から進入するため，骨切り時には内側にある脛骨神経と動静脈に十分に注意すべきである．

3) 外側支柱延長術（図5）

踵骨の頚部で骨切りを行い，骨切りで生じた間隙に骨移植を行って足部の外側支柱を延長する術式で，前足部の外転および後足部の外反が矯正される．この術式では踵立方関節の関節症性変化を生じるため，踵立方関節に骨移植を行い延長固定し，外側支柱を延長する術式がある．

4) 関節固定術

拘縮のある扁平足や重度変形例に適応される．距踵関節固定術，距舟関節固定術，距踵関節と踵立方関節を固定する方法（選択的二関節固定術），三関節固定術がある．三角靱帯が弛緩している症例では距腿関節の固定術を追加する必要がある．

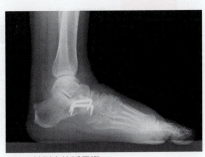

図5　外側支柱延長術

DON'Ts

- [ ] 後脛骨筋腱の腱鞘炎に対してステロイドを注射するときは必ず回数を制限する．漫然と注射すれば腱断裂が生じる．
- [ ] 長趾屈筋腱移行術は単独施行例での成績は不良であり，骨切り術と併用すべきである．
- [ ] 外側支柱延長術では偽関節が多いため，早期荷重は避けるべきである．

京都府立医科大学整形外科　生駒和也

> ✅ **外脛骨障害**
> 外脛骨は舟状骨内底側にある過剰骨の1つである．わが国では17〜21%と報告されている．しばしば外反扁平足を合併する．10〜15歳の思春期に発症する．症状を有する外脛骨はX線像において舟状骨との間に関節症性変化を示すことが多い．治療は足底挿板の装着や外用薬の使用などの保存療法が主体であるが，疼痛が著しい場合は手術療法を行う．手術療法として外脛骨摘出術，骨接合術，経皮的ドリリング術などがある．

A 運動器疾患

11 足関節・足
4) 後足部有痛性疾患

> **DOs**
> - 距踵骨癒合症では足根管症候群を合併する．
> - 距踵骨癒合症の単純X線側面像ではC signが診断に有用である．
> - 三角骨障害では明らかな外傷による距骨後外側突起骨折の症例がある．

1 腓骨筋腱脱臼

a 基本的な考え方

比較的まれな外傷であるが，外傷性腱脱臼の中では最も多い．スキー，サッカーでの受傷が多く，足関節背屈・内転強制，足関節を固定した状態での下腿外旋強制で受傷する．脱臼は長腓骨筋腱の脱臼であり，上腓骨筋支帯が腓骨から剥離もしくは断裂して生じる．

b 診断の進め方

新鮮外傷では外顆部の疼痛と腫脹を主訴に来院する．新鮮例では，来院時には脱臼が整復されていることが多く，足関節外側靱帯損傷と混同されることが多いので注意を要する．陳旧例では日常生活やスポーツ動作で脱臼し，疼痛や不安定感，脱力感でスポーツ継続が困難になることが多い．

後方から腱を押しつつ足関節を背屈させると，不安定感や疼痛を訴える．腱の脱臼を確認すれば診断はつく．

画像診断は補助的であり，CTでは腱溝形成不全の評価を行い，MRIでは支帯，仮性囊，腱の不全などがわかる．

c 検査

画像診断は補助的であり，CTでは腱溝形成不全の評価を行い，MRIでは支帯，仮性囊，腱の不全などがわかる．

 Pitfall
足関節捻挫・外側靱帯損傷との鑑別が必要であり，本外傷を念頭におかないと見逃しやすいので注意を要する．

d 治療

新鮮例で診断がつくことは少なく，陳旧例が多いので，有症状の場合は手術の適応である．新鮮例では保存療法が選択されるが再脱臼率は高く，早期の復帰を求めるスポーツ選手では手術を行うこともある．保存療法は外果部にパッドをあててギプス固定を行う．手術療法はDas De法などの上腓骨筋支帯形成術かKelly法やDuVries法などの骨性制動術が施行される．

2 足根骨癒合症（距・踵骨癒合症）

a 基本的な考え方

2つあるいはそれ以上の足根骨が先天的に癒合している状態で，わが国では距・踵

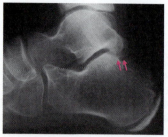

図1 距・踵骨癒合症の単純X線像

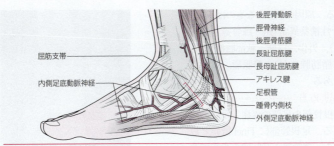

図2 足根管の解剖図

骨癒合症(図1)，踵舟状骨癒合症，舟状楔状骨癒合症が多く報告されている．後足部に症状を有するのは距踵骨癒合症である．

足根骨癒合症の病態は，元来良好な可動性を有する両骨が，線維軟骨性に不完全癒合して可動域が制限されるために，応力が集中し，癒合している関節に変性を起こすためと考えられている．

b 診断の進め方

臨床症状は疼痛と可動域制限である．症状の発現時期は足根骨の骨化が進み，患者の活動性や運動性が増大する思春期以降に多くなる傾向にある．距・踵骨癒合症では足根管症候群を呈し，足根管にTinel徴候や足底部の知覚障害を認める．

c 検査

画像診断では単純X線側面像が有用で，後距踵関節の不明瞭化，不整像，肥大像，C sign(図1)として認められることが多い．最も診断価値の高い検査は冠状面CT断層像である．癒合部の形状，範囲が明瞭に映し出され，手術選択，切除範囲の決定には不可欠である．

1) 保存療法

スポーツ活動の制限，消炎鎮痛薬の投与，および癒合部の動きを軽減させる目的でアーチサポート付き足底挿板が有効である．

2) 手術療法

術式として癒合部切除および距踵関節固定術や三関節固定術などの関節固定術が選択されている．実際には若年者で早期に認めた症例には癒合部切除で対処することが可能であり，距踵関節の動きも残存されるため良好な成績が得られている．

> **Pitfall**
> 癒合部位は中距踵関節を含む載距突起から後方の後距踵関節に至ることが多いため，足根管内の神経血管に十分注意する必要がある．足根管症候群を有している症例には神経剥離が必要である．

3 足根管症候群

a 基本的な考え方

脛骨神経の足根管部(図2)での絞扼性障害である．足根管は脛骨内果後面・距骨・踵骨内側面からなる骨性の壁と屈筋支帯(破裂靱帯)によって囲まれている．足根管内には前方から後脛骨筋腱，長趾屈筋腱，脛骨神経，脛骨動静脈，長母趾屈筋腱の順に

☑ **Sever病(踵骨骨端症)**
繰り返されるアキレス腱の牽引力により生じる踵骨骨端症である．明らかな外傷なしに踵骨後方隆起部に痛みが生じる．10歳前後の学童期に認められ，男子に多い．治療は局所安静や運動・体育を控えさせ，底が厚く柔らかい靴を着用させる．保存療法で，予後は良好である．鑑別すべき疾患は血行性骨髄炎であり，特に発症初期には注意を要する．

走行している．原因の明らかなものは60〜80%で，骨性構築異常(距・踵骨癒合症，外反扁平足)，外傷，浮腫，軟部腫瘤(ガングリオン，脂肪腫など)，静脈瘤，破格筋など多彩である．

b　診断の進め方

症状は足根管部や足部の疼痛，足底の感覚障害である．足根管部にTinel徴候と放散痛を認める．運動後や長時間の歩行で悪化するが，夜間の症状悪化は少ない．誘発テストとしてdorsiflexion-eversion testがある．足関節を最大背屈・足部を最大外返し・足趾を最大伸展位で症状を誘発もしくは増悪させる方法である．

c　検査

画像検査として足部・足関節のX線，CT，MRIで骨性の変化，軟部病変を確認する．神経伝導速度を計測する．

 Pitfall

神経伝導速度は有用だが，結果が正常でも除外できない．

d　治療

1) 保存療法

安静保持とステロイドの局所注射である．足根骨のアライメント不良の場合は足底挿板を用いた装具療法を行う．

2) 手術療法

屈筋支帯を切開して足根管を開放し，脛骨神経を除圧する．占拠性病変が明らかな症例では病変を切除する．

4　距骨骨軟骨損傷

a　基本的な考え方

足関節の遊離軟骨病変，軟骨下骨病変，または骨軟骨病変を有する病態を骨軟骨損傷と総称し，これらのうち外傷性のものを骨軟骨折，非外傷性のものを離断性骨軟骨炎とよぶ．発生部位は距骨滑車前外側部と後内側部に多く，前外側病変の98〜

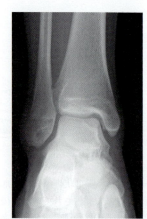

図3　距骨骨軟骨損傷の単純X線像

100%，後内側病変の64〜82%が外傷に伴って発症する．非外傷性は骨化障害，血流異常，塞栓，内分泌障害などにより局所的な軟骨下骨の病的骨折が生じた結果，生じるとされる．

b　診断の進め方

症状は足関節の運動時痛，腫脹，不安定感を訴えることが多い．足関節外側靱帯損傷を合併する症例が多い．画像診断では，単純X線正面底背屈像が有用である(図3)．これは病変が前外側もしくは後内側に多いからである．単純X線像ではBerntらの分類が病期分類として用いられる(図4)．

c　検査

CT像は単純X線像より診断率が高いとされている．特に軟骨下骨の骨囊腫を伴う例において有用である．MRIは軟部組織病変を診断できるだけでなく，関節鏡でも直接観察することができない軟骨下骨病変も診断できる利点がある(図5)．

d　治療

1) 保存療法

安静，杖使用による免荷，副子や装具，ギプス固定があげられるが，保存療法を推奨する報告は少ない．

2) 手術療法

関節鏡視下に行うことができるabrasion

第4章 主要な疾患・外傷

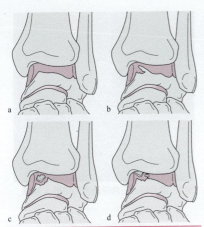

図4 距骨骨軟骨損傷の病期分類
a：stage I. b：stage II. c：stage III. d：stage IV.

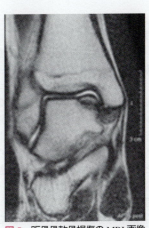

図5 距骨骨軟骨損傷の MRI 画像

arthroplasty, microfracture technique, 骨穿孔術, 骨軟骨片固定術と, 顆部を骨切りすることで関節を展開して行う自家骨軟骨柱移植術に分けられる.

5 足底腱膜炎

a 基本的な考え方

足底筋膜は踵骨隆起前内側突起に起始し, 足底からの衝撃を吸収し, 筋肉・腱・神経・動静脈を保護する役割がある. またMTP 関節が背屈すると足底筋膜に緊張がかかり, 縦アーチの保持と後足部の回外を保持する役割, windlass mechanism を有する. 生検所見では足底筋膜の変性所見が主体で, 歩行などに伴う慢性過剰負荷が原因であると考えられる.

b 診断の進め方

起床時に立ち上がってすぐの痛みや歩行開始時の痛みが特徴的で, 長時間の歩行やランニングにより疼痛が増悪することもある.
診断は臨床所見と単純 X 線撮影である. 典型的な臨床所見とともに足底筋膜踵骨起始部やそのやや遠位に圧痛を認める.

c 検査

単純 X 線像では踵骨に骨棘(図6)を認めることがあるが, 足底筋膜炎に直接関係しないことも多い.

> **⚠ Pitfall**
>
> 鑑別診断として外側足底神経障害がある. 外側足底神経が母趾外転筋腱と足底方形筋内縁で絞扼されると生じる. 起床時や歩きはじめに強いのではなく, 歩行後など何らかの活動後に疼痛が増強することが多い.

✓ **第 1 Köhler 病**
足舟状骨の骨端症の 1 つである. 舟状骨の骨化がはじまる 3 歳以降 9 歳くらいまでの間に生じ, 5～6 歳頃に好発する. 男児に多く, 予後は良好である. 原因は骨化異常, 循環障害, 外傷, 感染などの説がある. 運動時に足舟状骨にストレスがかかることが誘因であるとされる. 足舟状骨に一致する圧痛や疼痛を訴える. 単純 X 線像では足舟状骨の扁平化, 透亮像, 分裂像, 硬化像などがみられる. 治療は保存療法が主体で, 急性期は安静と免荷, 疼痛が消失すれば足縦アーチを保持する足底挿板を使用する. ほとんどは変形を残さず治癒する.

d 治療

1) 保存療法

NSAIDs の投薬，靴の指導，運動療法，装具療法などが主体となる．靴はヒールを禁止し，ウォーキングシューズやスニーカーを使用させる．運動療法は足底筋膜のストレッチとアキレス腱のストレッチが有効である．ストレッチで効果がなければ足底挿板の装着を考慮する．足底挿板はアーチ保持と後足部の回内防止による足底筋膜への負荷の軽減を目的に行う．

2) 手術療法

保存療法に抵抗する場合に行われるが，手術療法を要する症例はわずかである．観血的もしくは鏡視下足底筋膜部分切離が行われる．

6 三角骨障害

a 基本的な考え方

三角骨は距骨後突起の外側結節が分離して生じた過剰骨であり，その出現頻度は10％前後である．三角骨の骨化は8〜11歳ころに出現しはじめ，いずれ距骨と癒合するが，それが行われずに癒合不全となる説と，足関節底屈位で後突起が骨折し癒合不全を起こしたとする説がある．

通常無症状であることが多いが，クラシックバレエのポアントなどの繰り返しやサッカーのシュート時における外傷を機に症候性となる．

b 診断の進め方

足関節後方に疼痛を訴え，足関節底屈強

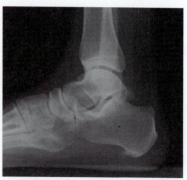

図6　踵骨棘と三角骨障害の単純X線像

制で疼痛が増強する．特にスポーツ症例では画像診断を行い，三角骨を確認する．

c 検査

単純X線像で距骨後方に三角骨（図6）があり，足関節側面底屈位で脛骨後顆と踵骨に挟まれているのが認められる．MRI像では三角骨周囲の炎症が確認できる．

d 治療

1) 保存療法

消炎鎮痛薬の投薬，ステロイドの局所注射が有用である．足関節過底屈を制限するためにサポーターや外固定を使用する．

2) 手術療法

観血的または関節鏡視下三角骨摘出術である．鏡視下摘出術は熟練を要するが，侵襲が少なく，スポーツへの早期復帰が可能である．

DON'Ts

- ☐ 足底腱膜炎の手術時は外側足底神経の損傷を避けるために細心の注意を要する．
- ☐ 三角骨の摘出時は腓腹神経の損傷に注意すること．

京都府立医科大学整形外科　**生駒和也**

11 足関節・足
5）前足部・足趾の有痛性疾患

DOs

- 外反母趾に対する単純X線像は荷重位でも撮像する．
- 外反母趾の治療は原則としてまず保存療法を行い，症状の寛解が得られなかった場合に手術療法を選択する．
- 強剛母趾は痛風などの関節炎の合併症として生じることが多く，関節炎の精査を行う．
- Morton病は足趾足底部の知覚異常で，背側の知覚は正常である．

1 外反母趾

a 基本的な考え方

内的要因として，半数以上に家族歴が認められ，男性に比して女性が圧倒的に多い．母趾の外反と第1中足骨の内反には強い正の相関関係があり，母趾の外反変形の増悪とともに第1中足骨の内反も増悪する．

外的要因として，靴の先端が狭く，ヒールの高い靴を履く習慣のある人に多い．

b 診断の進め方

ほとんどの症例では第1中足骨頭内側隆起に疼痛を訴える．靴による当該部への圧迫のため，しばしば滑液包炎を伴う．開張足に伴って足の横アーチが低下し，第2あるいは第3中足骨頭下に有痛性胼胝が形成されることが多い．

画像診断として単純X線における荷重位足部底像と側面像が必要である．荷重位背底像（図1）では外反母趾角（HV角），第1第2中足骨間角（M1M2角）が重要であり，HV角は母趾の外反を，M1M2角は第1中足骨の内反を示している．外反母趾ガイドラインではHV角が20°以上を外反母趾と定義している．M1M2角は術式選択に重要である．荷重位側面像では縦アーチの状態を観察する．外反母趾では縦アーチが低下し，扁平足を呈していることが多い．

c 治療

1) 保存療法

まずは靴の指導が大切である．Toe-boxが広く柔らかい素材でできた靴を履き，高いヒールの靴は履かないように指導する．装具療法として，足の縦・横アーチのついた足底挿板，夜間の矯正装具で進行の予防と変形の改善が期待できる．運動療法では，変形が軽度から中等度に対して変形矯正効果が期待できる．母趾外転筋の筋力強化と母趾内転筋のストレッチが重要で，グーチョキパー体操が有用である．

2) 手術療法

患者の主訴，年齢，職業および変形の程度を十分考慮して手術療法を決定する．外反母趾手術では術後に疼痛および変形がいったん改善しても，症状が遺残したり，第1中足趾節（MTP）関節の可動域制限が生じることがある．

中足骨遠位骨切り術：Mitchell法，Wilson法，Hoffman法，chevron法，DLMO法などがある．軽度から中等度の外反母趾変形が適応となる．第1中足骨遠位部での骨切りと内側骨性隆起の切除および縫縮を行う．

骨幹部骨切り術：水平骨切り術がある．遠位の軟部組織解離術と併用される．中等度から重度の外反母趾変形を適応とする．変

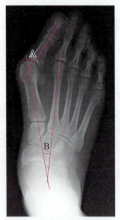

図1　外反母趾の単純X線像
A：外反母趾角(HV角).
B：第1第2中足骨間角(M1M2角).

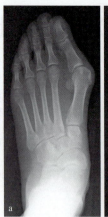
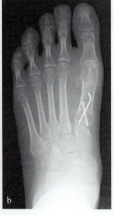

図2　Mann法
a：術前．b：術後．

形矯正に優れるが回旋変形の矯正には劣る．

中足骨近位骨切り術：近位骨切り法として三日月状骨切り(Mann法，図2)，楔形骨切り，近位chevron法がある．遠位の軟部組織解離術と併用される．中等度から重度の外反母趾変形を適応とする．変形の矯正力は優れているが手術侵襲が比較的大きい．

第1MTP関節固定術：外反母趾の重度なもの，関節症性変化を伴う例あるいは術後の再発例や内反母趾例に対するサルベージ手術として用いられる．

 Pitfall

母趾固定術では背屈固定角度に注意を要する．中間位では歩行時痛を生じるため，約20°背屈位での固定が推奨されている．

2　強剛母趾

a　基本的な考え方

強剛母趾は母趾MTP関節の変形性関節症で，中足骨頭と基節骨底部の背側の骨棘同士が衝突し，母趾MTP関節の伸展制限や疼痛をきたす疾患である．主な発生原因は微小外傷の繰り返しにより中足骨頭の背側関節軟骨が損傷し，変形性関節症が生じると考えられる．他に痛風や化膿性関節炎後の変形，靴による刺激が誘因になりうる．

b　診断の進め方

症状は，母趾MTP関節背側の発赤，腫脹，骨性隆起の触知と圧痛で，炎症所見は関節全周にみられる．可動域制限，特に背屈制限が特徴的である．単純X線像で変形性関節症の所見を認める．初期は側面像で第1中足骨頭背側の骨棘が特徴的である．一般的に，関節裂隙の狭小化の程度に応じてgrade I～IIIに分類される(Hattrup分類，図3)．長期になると種子骨にも変化が生じる．CTでは骨棘の範囲や大きさが確認できる．MRIでは関節液の貯留や軟骨下骨の髄内信号の変化を認める．

c　検査

CTでは骨棘の範囲や大きさが確認できる．MRIでは関節液の貯留や軟骨下骨の髄内信号の変化を認める．

d　治療

1)　保存療法

局所の安静をはかり，靴はつま先部分が

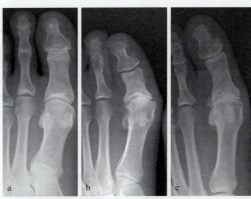

図3 強剛母趾に対する Hattrup 分類
a：grade I. 軽度の骨棘で関節裂隙は保たれている．
b：garde II. 中等度の骨棘で関節裂隙の狭小化と軟骨下骨の硬化像を認める．
c：grade III. 著明な骨棘で関節裂隙の消失と軟骨下骨囊胞を形成する．

広く，靴底が硬く船底型のものを履くように指導する．

2) 手術療法

軽度から中等度に対しては cheilectomy が，重度の症例に関節固定術が適応とされる．

3 Freiberg 病（第2 Köhler 病）

a 基本的な考え方

10〜18歳の若年者に発症し，中足骨骨頭に骨壊死を生じる骨端症のひとつである．75％が女性とされ，おもに片側に生じる．繰り返される MTP 関節の過伸展による基節骨基部の中足骨頭背側部への強い圧迫力で中足骨頭背側部の微小な骨軟骨損傷が起こり，骨壊死が続発すると考えられている．

b 診断の進め方

歩行時や歩行後に，罹患した MTP 関節に鈍痛と腫脹が起こる．MTP 関節の背屈強制で中足骨背側部に疼痛が誘発される．病期が進行すると MTP 関節の可動域制限が生じる．荷重時足部正面像および斜位像でほとんどの症例が診断可能で，骨頭背側の不整化や扁平化が特徴的である（図4）．

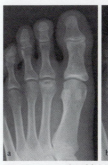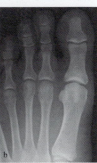

図4 Freiberg 病に対する中足骨頚部背側骨切り術
a：術前 X 線像．b：術後 X 線像（術後1年）．

壊死範囲の評価には MRI がもっとも有力で，病期の正確な診断の助けになる．

c 検査

壊死範囲の評価には MRI がもっとも有力で，病期の正確な診断の助けになる．

d 治療

1) 保存療法

新鮮例では局所の安静や免荷，場合によってはギプス固定を行う．陳旧例では足底板が有効で，内側縦アーチと横アーチを十分につけ，硬い裏打ちで踏み返しを制限した足底挿板を使用する．

2) 手術療法

中足骨頚部背側骨切り術(図4)，自家骨軟骨柱移植術，シリコンインプラントを用いた人工関節置換術，切除関節形成術などが報告されている．中足骨頚部背側骨切り術は，病期に関係なく関節面が比較的温存されている中足骨頭の下 2/3 を背側へ移動させる術式で，中足骨の短縮効果もあり，疼痛の軽減が速やかであるだけでなく，荷重時の中足骨底側の除圧効果が期待できる．

4 Morton 病

a 基本的な考え方

横中足靱帯周囲で脛骨神経の枝である趾間神経が絞扼されることにより生じた神経周囲の線維化を伴う圧迫性神経障害とされている．機械的な刺激による変性が原因で，中年女性に多い．ヒールの高い靴や不適切な靴の使用で生じるものが多い．

第3趾間が約75%と最多で，主な病因は中足骨頭の異常な動きにより，隣接する中足骨頭間の滑液包が肥大し，趾間神経を圧迫するためとされる．また繰り返される外傷により神経が腫脹したり線維化したりすることでも発症するとされる．

b 診断の進め方

二本の足趾への放散痛，足趾底側の知覚低下が主症状である．歩行や運動，特につま先立ちやしゃがみ込みなど中足骨頭底側に強いストレスが加わると症状が悪化する．第1，第5中足趾節関節を側方から圧迫し，第3趾間を圧迫すると，痛みとクリックが触れる(Mulder 徴候)．神経伝導速度は有効でないとされている．CT・MRI・超音波などで趾間部に神経腫を確認できる．趾神経ブロックでの症状消失は診断にも有用である．

c 検査

神経伝導速度は有効でないとされている．CT・MRI・超音波などで趾間部に神経腫を確認できる．

d 検査

1) 保存療法

幅が狭くヒールの高い靴は避け，幅の広い靴を選択する．メタタルサルパッドのついた足底挿板は中足骨頭への圧力を避けるため有効である．趾間部への局所麻酔薬とステロイドの注射は診断・治療をかねて有効である．

2) 手術療法

Morton 病の手術には議論があるが，背側もしくは底側進入で，除圧または切除を行う．除圧は横中足靱帯の単純切離でもよいとする報告もあるが再発例が多い．

DON'Ts

- 外反母趾に対する遠位骨切り術と外側軟部組織解離術との併用は，第1中足骨頭壊死の可能性があるため十分に注意を要する．
- 強剛母趾に対する Swanson 型の人工関節は長期成績が不良とされる．

京都府立医科大学整形外科　**生駒和也**

☑ 内反小趾

第5中足骨頭が外側に突出して疼痛をきたす疾患である．第5中足骨頭外側に胼胝を認める．靴を履いたときに疼痛が増悪する．外反母趾に合併することが多い．保存療法は靴の指導と足底挿板の使用である．手術療法は第5中足骨の骨切り術が選択される．

A 運動器疾患

12 小児
1) 筋性斜頸

DOs

- ☐ 生後数日〜数週で，頚部の腫瘤で気づかれることが多い．
- ☐ 右の胸鎖乳突筋が短縮すると頭部は右へ傾き，顔面は左へ回旋する．
- ☐ 90％は1歳までに自然治癒する．1歳を過ぎても残存する場合には，将来の顔面変形を予防するため手術の適応となる．

1 症状

片側の胸鎖乳突筋に腫瘤が存在し，頭部は患側へ傾き，顔面は健側へ回旋する．初産児に発症することが多く，右側罹患が全体の75％を占める．腫瘤は生後数日が過ぎてから出現し，生後2〜4週で最大となり母指頭大ほどの大きさとなる．腫瘤をきっかけに病院を受診することが多い．腫瘤は柔らかく圧痛はない．腫瘤はその後徐々に小さくなり，通常生後4〜6ヶ月までに消失する．成因は不明である．

1歳を過ぎても胸鎖乳突筋の短縮があり，線維性の索状物が触れる場合には，自然治癒は期待できない．斜頚位の状態で長期間放置されると罹患側の顔が低形成となり，顔面の対称性が失われる(図1)．

2 診断

健側への側屈と患側への回旋が制限され，患側の胸鎖乳突筋の緊張が強いことを確認する．この際，患児の頭部をベッドの端から出して検者が保持し，助手が両肩をベッドに固定した状態で診察するとわかりやすい．典型的な症状であれば診断は容易であるが，上位頚椎の奇形に伴う先天性骨性斜頚との鑑別が必要で，X線撮影は必ず行う．胸鎖乳突筋内の腫瘤の位置やサイズを確認するために，超音波検査も有用である．年長児では筋性斜頚の遺残例のほか，眼性斜頚や炎症性斜頚，痙性斜頚，環軸椎回旋位固定などとの鑑別が必要である．

 Pitfall

筋性斜頚に発育性股関節形成不全を合併することがある．頚部のみならず体幹・下肢の診察も怠ってはならない．

3 治療

矯正位を保持するために，いつも向いている方向とは逆の方向から授乳や話しかけを行うなどの育児指導を行う．乳児は明るい方向を向く習癖があるので，矯正位の方向に明るい窓がくるように寝かせるとよい．

1歳を過ぎても斜頚が残存する場合には手術が必要になることが多い．手術は顔面の非対称性が出現する前に施行する．通常

✓ 向き癖

大部分の乳児には向き癖がある．子宮内での胎位が影響し，右向き癖の児が多い．向き癖があると頭の形がいびつになるだけでなく，向き癖の方向とは逆の股関節に開排制限を認めることが多い．筋性斜頚を向き癖と混同する可能性もあり，注意が必要である．

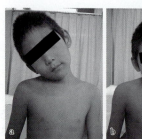
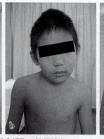
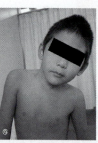

図1 7歳男児，右筋性斜頸の放置例
a：右側屈．b：中間位．c：左側屈．
左側屈時に右胸鎖乳突筋の鎖骨枝の緊張が著明である．

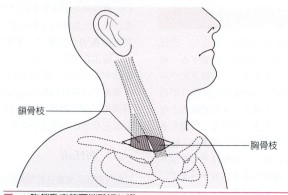

図2 胸鎖乳突筋下端腱切り術
胸骨枝および鎖骨枝をそれぞれの付着部近くで切離する．切離後に側屈と回旋の制限が改善したことを確認する．

2〜4歳で行われることが多い．手術では胸鎖乳突筋の鎖骨枝・胸骨枝の下端腱切り術（図2）や上下端腱切り術，部分切除術などが行われる．胸鎖乳突筋以外にも，いわゆる lateral band として遺残しそうな広頸筋なども切離する．

 コツ

成長に伴い症状再発の可能性があるので，できれば成長終了まで経過観察する．

DON'Ts

- 親には斜頸が残存すると顔面の変形が出現すること，定期検診が重要であることを説明する．自然治癒すると聞いて定期検診を怠り，適切な手術の時機を逸して顔面の非対称性を残してしまうケースが少なからず存在する．
- 以前は治療としてマッサージや徒手矯正が行われたが，症状を悪化させる恐れがあり，最近ではほとんど行われない．

琉球大学医学部整形外科　**神谷武志／金谷文則**

12 小児 2)先天性内反足

DOs

- [ ] 骨・関節の変形のため，後足部の内反と尖足，前足部の内転がある．これに前足部の回内を伴い凹足となる．
- [ ] 足根骨の低形成と配列異常，軟部組織（靱帯・筋肉）の拘縮があり，徒手的な変形矯正は困難である．
- [ ] ギプス矯正と装具による保存療法を行い，変形矯正が不十分な場合に手術療法を行う．
- [ ] 矯正の目標は，X線学的には脛踵角が70°以下で，臨床的には蹠行性の足である．

1 病態

発生頻度は約 1,500 人に 1 人，男女比は 2：1 で，約 1/2 は両側例である．原因は不明．足根骨の低形成として距骨滑車の扁平化や頸部短縮などがあり，足根骨の配列異常として踵骨の距骨下方への回旋転位，舟状骨の距骨内方かつ底側への転位などがある（図1）．

内反・尖足には主に踵骨の位置異常と後脛骨筋や下腿三頭筋の短縮が関与し，内転には舟状骨と立方骨の配列異常，凹足には足底筋や長腓骨筋の相対的短縮などが関与している．

2 症状

後足部は内反・尖足位で，前足部は内転・回内し凹足となる．凹足のため足底内側に横走する深い皺ができる．徒手的な変形矯正は困難で中間位まで戻せない（図2）．初診時にどの程度矯正できるかによって重症度を判定するが，変形や拘縮の程度と治療効果は必ずしも相関しない．下腿周囲径と足長が健側より短くなる．

3 X線所見

内反と内転を可及的に矯正し，底屈位での背底像と，最大背屈させた側面像を撮影する．正常足では距骨と踵骨の骨化核の長軸は，背底像では前方に，側面像では後方に開いたV字型となる．V字のなす角度が距踵角で，その正常値は背底像で20〜40°，側面像で35〜50°であるが，本症ではどちらも10°以下になることが多い．さらに側面像では尖足の指標として脛距角（正常105°以下）と脛踵角（正常70°以下）を計

☑ **小児整形の三大疾患**

発育性股関節形成不全，筋性斜頸，先天性内反足はかつて小児整形外科の三大疾患とよばれていたが，先人の英知と努力により有効な治療方法がほぼ確立されている．出生数の減少や胎内発育環境の改善，周産期医療の発達などにより疾患そのものが減少し，現在では一般整形外科医にはなじみの薄い疾患になっているが，整形外科という学問を理解する上でも研修医の皆さんにぜひ勉強していただきたい領域である．

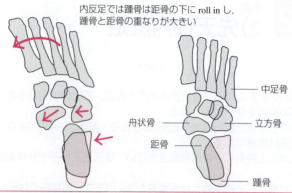

図1　先天性内反足の骨配列異常

内反足では踵骨は距骨の下に roll in し，踵骨と距骨の重なりが大きい

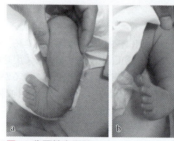

図2　先天性内反足
a：正面．b：側面．c：矯正．
足全体が内反し，前足部が内転している．

測し，治療効果判定の基準とする（図3）．

4　治療

生後早期に治療を開始することが原則である．様々な保存療法があるが，Ponseti 法とよばれる矯正ギプスにアキレス腱切腱を追加する方法が主流になりつつある．Ponseti 法の要点は下記の通りである．

①矯正ギプスを週に1回巻きかえて5～6回行う．

②最初に前足部の回内変形を矯正し，その後内転・内反の矯正を行う．

③アキレス腱の皮下切腱を行い，尖足の矯正を行う．

④切腱3週後に矯正ギプスを終了し，Denis Browne 装具を4歳頃まで装着する．装具のコンプライアンス不良は予後不良因子である．

手術療法は脛踵角で70°以上で尖足や内反が遺残し，蹠行性の足ではない場合に施行する．後方のアキレス腱，内側の後脛骨

 コツ

内反足治療を開始するにあたっては，足の骨格標本を手に取りながら足根骨の配列異常を考えること．

 コツ

矯正ギプスでは小さな足にもフィットしやすい石膏ギプスを使用する．

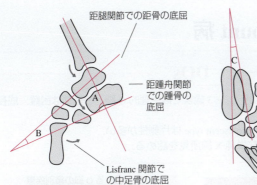
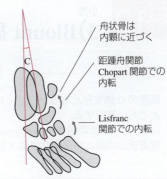

図3　先天性内反足のX線評価
a：最大背屈側面像．b：背底像
A：脛踵角．B：側面距踵角．C：背底距踵角．

筋腱や長母趾・長趾屈筋腱を延長し，さらに靱帯の解離を行う後内方解離術や，これに外側の解離も追加する距骨下関節全周解離術などを施行する．年長児の遺残例では関節固定などの骨性の手術を行うこともある．

 Pitfall

子宮内不良肢位による一過性の内反変形では自動での背屈が可能である．二分脊椎，多発性関節拘縮症，絞扼輪症候群など内反足以外に異常を認める場合は，保存療法に抵抗し難治性である．

DON'Ts

- 力まかせの矯正をして，みかけの矯正にしてはならない．
- いったん内反足が改善しても成長に伴い再発することがあり，長期の経過観察が必要である．

琉球大学医学部整形外科　**神谷武志／金谷文則**

☑ 麻痺性足部変形

二分脊椎（脊髄髄膜瘤）や脳性麻痺などの麻痺性疾患では，下肢筋力のアンバランスにより足部変形が生じやすい．最も多い変形は内反尖足変形であり，特発性の先天性内反足と鑑別が必要になることもある．二分脊椎では二次ニューロンの障害による弛緩性麻痺，脳性麻痺では一次ニューロンの障害による痙性麻痺によって生じる．保存療法では変形の矯正が得られず，腱延長術や腱移行術などの手術が必要になる．難治性であり治療に苦慮することが多い．

3) Blount 病

DOs

- 高度の O 脚変形となるが，2 〜 3 歳までは生理的 O 脚との鑑別は困難．成長とともに進行する．
- infantile type は両側性，adolescent type は片側性が多い．
- 脛骨近位内側に特徴的な単純 X 線所見を認める．

1 特徴

脛骨近位内側骨端線の成長障害で内反膝（両側であれば O 脚）を呈する．

ほかの O 脚を呈する疾患との鑑別が必要である．特に生理的 O 脚との鑑別が難しく（表1），その早期診断は困難であるが，近年 MRI による早期診断の有用性が報告されている．

2 発症時期による分類

infantile type：1 〜 3 歳，男性＞女性．50 〜 75％ が両側性．病因は遺伝的要因，機械的ストレスなど．

adolescent type：6 〜 12 歳，男性＞女性．90％ が片側性．病因は外傷．

単純 X 線像：脛骨近位内側に fragmentation，くちばし様変形，step 変形を認める（図1，2）．MDA（metaphyseal-diaphyseal angle）が 11°以内であれば生理的内反膝と考えてよい（図3）．

表1 幼児における O 脚の鑑別疾患

- 生理的 O 脚
- 代謝性疾患：くる病，ビタミン D 抵抗性くる病，腎性骨ジストロフィー症など
- 骨系統疾患，骨異形成症：骨軟骨端異形成症，軟骨無形成症
- 成長軟骨体の障害：感染，外傷，腫瘍，手術や放射線障害
- Blount 病

コツ

- 詳細な病歴聴取による原疾患の検索．
- 単純 X 線検査による変形部位の検索．
- 全身合併症の確認．

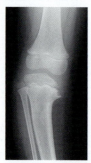

図1 Blount 病　単純 X 線像（右膝）

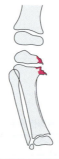

図2 Blount 病　脛骨近位内側骨端部

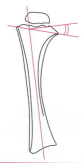

図3 MDA 計測法
脛骨骨軸と脛骨近位骨端線の内側端と外側端を結ぶ線とのなす角

3 治療

装具療法：2歳を過ぎても自然矯正の傾向がみられない症例が対象．6～7歳までは装具療法の効果が期待できる．

手術療法：装具療法を行っても，変形が残存もしくは進行する症例が適応．矯正骨切り術，骨性架橋切除術など．

4 その他膝の変形

反張膝：膝が過伸展位となり，横から見て反り返っている状態．小児の場合，伸展20°までが正常範囲と考えられており，成長とともに減少し0～10°程度となる．先天性反張膝とは，伸展が20°を超えたものをいう．また先天性膝関節亜脱臼，先天性膝関節脱臼による反張膝は可及的早期に治療が必要である．

外反膝：乳幼児の膝は，内反（O脚）から徐々に外反し，増強するとX脚を呈することがある．低身長を合併する場合は，くる病などの代謝性疾患，骨系統疾患，内分泌疾患などを鑑別する必要がある．また外傷や麻痺性疾患，変形性関節症やリウマチでも外反変形をきたすことがある．

DON'Ts

- 初診時の単純X線像のみで判断してはならない．定期的に経過観察することが重要．
- 6～7歳でも装具療法が期待できるため，手術は慎重な判断が必要．

琉球大学医学部整形外科　神谷武志／金谷文則

☑ 先天性下腿弯曲症と先天性下腿偽関節症 (congenital pseodarthrosis of the leg)

先天性下腿弯曲症は先天性下腿偽関節症の前駆状態と考えられている．生下時から偽関節が存在したり，生後1～2年で骨折を起こして偽関節となる．時に神経線維腫症を伴う．

症状：多くは前外方凸変形であり，骨折を契機に偽関節をきたす．一方，後内方凸変形例は自然矯正され，偽関節に移行しない経過良好例とされている．

HeymanとHerndonは下腿弯曲症を3群に分類．I群は前外方凸に弯曲し偽関節になるもの，II群は前方凸の弯曲二足部が尖足位をとり他の先天異常を合併するもの，III群（図4）は後内方凸の弯曲で予後が良好なものとした．先天性偽関節症の病態は，Boydの分類を用いる．

治療：先天性偽関節症では1～2歳で根治を目指した手術を行う．極めて難治性で決定的な治療法はない．現在では，血管付き腓骨移植術，Ilizarov法，4-in-1骨接合法などが用いられている．骨癒合が得られても成長終了までは装具を使用することが多い．

診断のポイント：①下腿凸変形の向きによって予後が異なる．②下腿の短縮を伴うか否かで重症度が異なる．

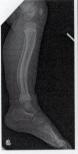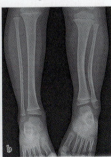

図4　Heyman&Herndon 分類III群
a：下腿弯曲症側面．b：下腿弯曲症正面像
後内方凸変形がみられる．

A 運動器疾患

13 先天異常症候群
1) 脊椎・肩甲部の先天異常

> **DOs**
> - 頭蓋頚椎移行部には先天性の骨奇形を発生することが比較的多い.
> - 歯突起骨に環軸椎不安定症が合併することがあるので注意しよう.

1 頚椎の先天異常

a 頭蓋底陥入症（図1）

後頭骨の低形成あるいは大孔辺縁が上方に突出することで，歯突起が後頭蓋窩内に陥入した状態，すなわち，X線側面像で歯突起先端がChamberlain line（硬口蓋後縁から大後頭孔上縁を結ぶ線）より突出している．McRae line（大後頭孔の前縁と後上縁を結ぶ線）を超えると，MRIで延髄・上位頚髄圧迫所見を認め，四肢麻痺，嚥下障害，呼吸障害，小脳失調，椎骨動脈循環不全症状などをきたすことがある．治療は後頭下と上位頚髄の除圧固定手術である．

b 歯突起骨（図2）

歯突起形成不全の1つで，歯突起基部骨核と軸椎椎体骨核間の先天的な癒合不全であり，環軸椎の前後方亜脱臼をきたし後頭部痛や脊髄症状をきたすことがある．歯突起骨では遊離骨の辺縁が平滑で骨皮質が明瞭であり，残された軸椎体部の上縁は上方に凸の形態を示すが，歯突起骨折との鑑別は，必ずしも容易ではない．治療は装具療法と手術による環軸椎固定がある．

c Klippel-Feil症候群

短頚，後頭部の毛髪線低位（図3a），頚椎の可動域制限を3主徴とする先天性頚椎癒合症で，第2〜3頚椎間癒合例が多い．3主徴を有するのは多椎間癒合例で，多くは無症候性であるが，成人になると癒合隣接椎間障害による神経症状を発症することがある．上位頚椎奇形，Sprengel変形などの

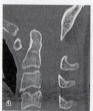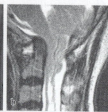

図1 頭蓋底陥入症のCT(a)とMRI(b)
歯突起先端の後頭蓋窩内陥入と延髄，上位頚髄の圧迫，小脳下垂，頚髄空洞症をみとめる

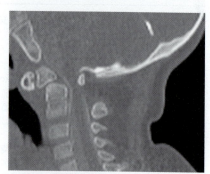

図2 歯突起骨のCTM
環軸椎亜脱臼を生じ，軸椎と環椎後弓の間で脊髄の圧迫をみとめる

骨格奇形，聴覚障害，心血管系・泌尿器系の内臓器系を合併することにも留意する．

2 脊髄空洞症

脊髄実質内に多くは，中心管と非交通性の空洞を形成した状態をいう（図4）．脊髄空洞症には，特発性と脊髄腫瘍や外傷などに伴う二次性のものがあり，宙吊型解離性知覚障害を呈することがある．交通性のも

のでは，Arnold-Chiari 奇形を合併することが多い．治療は，空洞とくも膜下腔や大槽，胸腔へのシャント手術や大後頭孔拡大術，硬膜形成術などがある．

Pitfall

脊髄空洞症に血管芽細胞腫などの小さな髄内腫瘍を合併していることがあるので注意が必要である．

3 Sprengel 変形

先天性肩関節高位症とも称され，ほとんどは片側のの肩甲骨高位と肩関節の可動域制限を有する比較的まれな疾患である．正常では，肩甲骨は頸椎の頭側で発生し徐々に下降し，出生の時期までには通常の位置まで下降するが，Sprengel 変形は，肩甲骨が下がりきらず通常よりも高い位置にある状態である（図 3b, c）．Klippel-Feil 症候群や脊柱側弯などの筋骨格系異常のほか，先天性心疾患や腎欠損などを合併することがある．

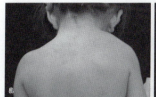
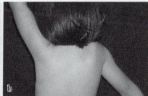
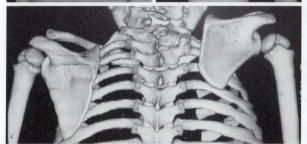
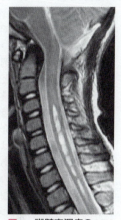

図 3 Klippel-Feil 症候群に合併する Sprengel 変形
体表所見で後頭部の毛髪線低位と右肩甲骨高位が確認され(a)，機能的に右肩の外転障害(b)がある．胸郭 3DCT で頸椎奇形と右肩甲骨高位をみとめる(c)．

図 4 脊髄空洞症の MRI

DON'Ts

- 歯突起骨と新鮮歯突起骨折を間違えないようにしよう．開口位正面の X 線像で歯突起の形態をみれば鑑別可能である．
- MRI で脊髄空洞症に合併する脊髄腫瘍を見落とさないようにしよう．

琉球大学医学部整形外科　**六角高祥／金谷文則**

13 先天異常症候群
2) 手・足の先天異常

DOs
- 先天異常は本人に加えて家族の精神的負担を考慮しなければならない．
- 先天異常の遺伝性を説明する際は必ず専門医に相談する．
- 手術の必要性や時期，多数肢では順序，段階的な手術計画や最終目標が大切である．
- 手術療法は整容的ばかりでなく，機能的な改善を目指す．

四肢の先天異常は体表奇形の中で唇顎・口蓋裂に次いで多く，日本人新生児1万人あたり多指は約9人，合指は約8人，減形成奇形は約3人の割合である．その表現形は多岐にわたり，いくつかの異常が合併して診断・分類が困難な例もある．また，適切な手術時期を逸すると矯正困難な変形をきたし，十分な機能が獲得されないことがある．このため治療の時期を逃さないように専門医への相談，紹介が重要である．さらに，両親への説明には，先天異常に対する精神的配慮が重要であり，診断から治療の時期・最終目標などの長期的な視点をもった上で行わなければならない．主な疾患の表現形と手術時期について述べる．

1 診断・分類

手の先天疾患の分類には日本手の外科学会による Swanson 修飾分類法が用いられている．I. 形成障害，II. 分化障害，III. 重複，IV. 指列誘導障害，V. 過成長，VI. 低成長，VII. 絞扼輪症候群，VIII. 骨系統疾患および症候群の部分症，IX. その他の大項目に分けられる．表現形から簡便に1. 過成長 2. 癒合 3. 低形成・欠損とし，その特徴・治療時期について記した．詳細は手の先天異常分類マニュアル（日本手外科学会先天異常委員会　改訂版2012）などの専門書を参照されたい．

2 主な疾患の手術時期

先天異常が四肢の奇形か全身の部分症の場合，小児科医との連携が必須である．四肢の先天異常の治療には，先天性握り母指などの拘縮の一部を除き手術が必要である．麻酔の安全性とX線像による骨格評価がある程度可能になることから，一般的に1歳前後に手術を行う．例外として乳幼児期に変形が進行する絞扼輪症候群や，指の回旋が進行する合指などは生後1年以内でも手術を行う．母指欠損例などにおける母指つまみ動作の再建は運動発達時期を考慮して1～2歳で行う．5歳以降に母指を再建しても良好なつまみ動作の獲得は困難である．

3 主な疾患の術式と時期

a 多指症・過形成

1) 母指多指症

手指の先天異常の中で最も多い．Wassel分類は過剰指の分岐部位で6型に分類，三指節母指を7型とする分類である．4型(43%)に次ぎ2型(15%)が多いと報告している．分類不能例もあるため，日本手外科学会では浮遊母指を7型，分類不能例を8型とする分類を採用している（図1）．最も多い4型では母指が MCP 関節で分岐し，橈側指が低形成のことが多い．手術では橈側指を切除しそれに付着する短母指外転筋

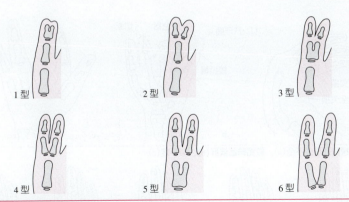

図1　手の先天異常分類マニュアル
1型と2型が末節骨レベル，3型と4型が基節骨レベル，5型と6型が中手骨レベルで分岐を認める．X線像で三指節母指を伴うものは3型三指節のように表記し，三角指節骨などのため分岐部位の判定が困難な場合はその他の8型に分類する．

と橈側側副靱帯を残存させる尺側母指に移行する必要がある．手術時期は骨の連続性のないぶらぶら母指の切除は1歳未満でも可能であるが，多くは骨切りや腱移行などが必要であり，1～1歳6ヶ月ぐらいで手術を行う．特に基節骨型は，温存指の機能再建が重要である．

2）小指多指症

比較的まれだが遺伝性が高く，全身的な評価が必要である．

3）巨指症

指が過成長となり巨大になる異常で，罹患指の成長率が他と同じ静止型と，成長と共に肥大する進行型，指神経の肥大を伴う型と伴わない型に分類される．

b　癒合症

1）合指症

a）皮膚性合指

指尖までの完全合指と指尖に達しない不完全合指がある．手術は1歳前後で行い，皮弁形成または植皮が必要になる．多数指の合指では数回に分けて分離することもある．

b）骨性合指

X線像で骨性癒合を認めれば骨性合指に分類される．複雑な骨性合指では手術を1歳6ヶ月～2歳まで待つ場合もある．

2）先天性近位橈尺骨癒合症

近位橈尺骨の癒合による前腕回旋制限で両親または患児がADL障害を訴えて受診することが多く，X線像で診断可能である．ADL障害が高度な場合，就学前に授動術や骨切り術を行う．

c　低形成・欠損

1）横軸欠損（合短指症）

表現形は多様で手術時期や術式も異なる．合指症の分離や合短指症の骨延長を行う．移植に骨端線の成長を期待する足趾基節骨移植は1歳6ヶ月未満がよいとされている．

2）橈側列形成異常

母指，手関節を含めた上肢橈側の形成異常で，両側罹患も多い．橈骨の形成障害を伴う場合，手関節は内反手となる（図2a）．1～2歳時に中央化手術または橈側化手術（手根骨と尺骨遠位端で手関節を形成）を行い，次いで低形成母指を再建する．母指低形成（Blauth分類，図3）のうち，type 1は治療の必要はなく，type 2は1歳前後に指間形成，腱移行，type 3は指間形成，腱移行，骨移植，type 4，5では母指化術を行う．なお，type 3（特に第1中手骨基部が欠損するtype 3B）では母指化術が選択される場合もある．

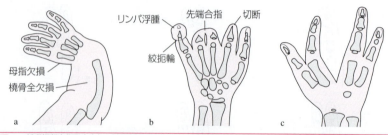

図2 橈側列形成不全(a), 絞扼輪症候群(b), 裂手症(c)

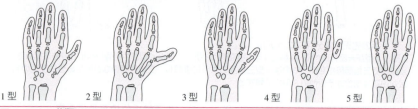

図3 Blauth 分類
1型：母指球筋の低形成，2型：母指球筋の低形成と母指内転拘縮，3型：第1中手骨の近位の部分欠損，4型：浮遊母指，5型：母指欠損．

3) 尺側列形成異常

尺骨から小指側を中心とした形成障害であり，つまみ機能が残っていることが多い．

4) 絞扼輪症候群(図2b)

a) 絞扼輪

輪状の絞扼は皮膚がわずかに陥凹する軽度なものから全周性のものまである．浅い絞扼は成長とともに目立たなくなることもある．手術はZまたはW形成術を行う．

b) リンパ浮腫

絞扼部より遠位でリンパ・血液循環の障害が起こると，風船状に腫大する．経過観察のみでよい軽度なものから生下時に緊急手術が必要な高度なものまである．

c) 先端合指症

指列部での絞扼は索状物で束ねられたように癒合する．手術は指間部の皮膚トンネルまで分離を行い，皮弁や植皮術を行う．

d) 切断

絞扼が高度になると先天性切断となる．断端の骨が先細りしているため，皮膚が菲薄化して疼痛を訴えることがある．

5) 裂手(図2c)

中央指列が欠損したV字状の深い指間が特徴で，中手骨まで欠損すると切れ込みは深くなる．中央列多指症も裂手症に分類される．

裂手に合指，屈指，斜指，三指節母指などの随伴変形を含めたものは複合裂手とよばれる．

DON'Ts

- □ 不確定な診断は家族を不安にさせる．早めに専門医へ紹介する．
- □ 橈骨列形成不全では血液疾患を合併することがあり，高度な貧血を生じる前に小児科医に相談する．
- □ つまみ動作の再建は1歳6ヶ月～2歳を目安に行う．

琉球大学医学部整形外科　金城政樹／金谷文則

A 運動器疾患

13 先天異常症候群
3）先天異常症候群

DOs
- Marfan症候群ではくも状指趾，水晶体脱臼，解離性大動脈瘤が特徴である．
- Ehlers-Danlos症候群では関節の異常可動性が認められる．
- 先天性拘縮性くも指症とLarsen症候群は広義の多発性関節拘縮症に含まれる．

1 Marfan症候群

高身長やくも状指趾などの骨格系の異常，水晶体脱臼などの眼の異常，解離性大動脈瘤などの心血管系の異常を三大主徴とする．FBN1（フィブリリン-1）遺伝子の異常により発症するが，FBN1遺伝子は正常でTGF-βⅡ受容体遺伝子に変異がある亜型も存在する．

- **症状**：やせ型の高身長で，体幹より四肢が長い．くも状指趾のためthumb sign（図1）やwrist sign（図2）が陽性となる．鳩胸や漏斗胸などの胸郭変形，脊柱側弯症を伴うことが多い．全身の関節弛緩性のため，足部は外反扁平足となる．眼症状として50〜80％に水晶体（亜）脱臼を生じ，心・血管系では大動脈閉鎖不全，僧帽弁逸脱，解離性大動脈瘤などをきたすことがある．
- **X線所見**：長管骨が細長い．
- **臨床経過**：死因の90％は心血管系の合併症である．
- **治療**：外反扁平足や脊柱側弯症が整形外科的治療の対象となることがある．

2 先天性拘縮性くも指症（Beals症候群，図3）

FBN2（フィブリリン-2）遺伝子の異常により発症する．Marfan症候群と類似の症状を呈するが，眼症状と心血管系の合併は少ない．

- **症状**：くも状指趾，長い四肢，脊柱側弯症，多発性の指趾屈曲変形，多発性関節拘縮，耳介変形，生命予後はよい．

3 先天性多発性関節拘縮症（arthrogryposis multiplex congenita）

先天性の多関節拘縮で，徒手的には矯正できない程度の拘縮がある．先天性拘縮性くも指症，Larsen症候群などは広義の先天性多発性関節拘縮症に含まれる．

- **症状**：典型例では四肢遠位優位の多発性関節拘縮がある．上肢では肩内転，肘伸展，前腕回内，手関節屈曲，指関節屈曲あるいは伸展，母指は手掌内転位をとる．下肢では股関節脱臼，膝関節伸展拘縮，内反足を呈する場合と股関節屈曲外転外旋位で

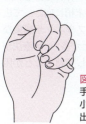

図1　thumb sign
手を母指を中にして握ると，小指の尺側から母指の先端が出る．

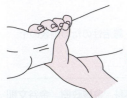

図2　wrist sign
対側の手首を握ると，母指と小指の先が重なる．

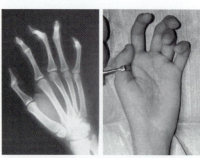

図3 Beals症候群における手のX線像，くも状指と指屈曲変形

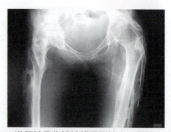

図4 進行性骨化性線維異形性症の単純X線像
異所性骨化のために両股関節とも強直している

膝関節屈曲拘縮，内反足あるいは垂直距骨を呈する場合がある．
・治療：できるだけ早期より関節拘縮に対して積極的な治療を行っていく．装具や理学療法をまず行うが，外科的治療が必要になることが多い．

4 Ehlers-Danlos症候群

皮膚の過伸展，皮膚および血管の脆弱性，関節の過可動性を三主徴とする遺伝性，全身性の結合織疾患である．コラーゲン形成過程における種々の酵素欠損が明らかになっている．
・症状：皮膚は異常に軟らかく，摘んで引っぱると十数cm伸ばすことができる．血管の脆弱性による皮下出血や血腫を生じやすい．関節の過可動性があり，肩関節や股関節，膝関節では習慣性脱臼や関節水腫を認めることがある．扁平足，脊柱後側弯症，水晶体脱臼，網膜剥離，動脈瘤，先天性心疾患などを合併することがある．
・治療：皮下出血の予防のために防護処置が必要である．

5 Larsen症候群

先天性多発性関節拘縮と特有な顔貌(前額部突出，眼間解離，鞍鼻)を特徴とする症候群である．肘関節や股関節，膝関節などの先天性多発性関節脱臼や先天性内反足を伴うことがある．

6 進行性骨化性線維異形成症（fibrodysplasia ossificans progressiva，図4）

外反母趾などの先天異常と筋肉や腱，関節包，靱帯などに異所性の骨化が生じる疾患である．異所性骨化は生後数年経ってから出現する．最初は頸部・体幹を中心に骨化が生じ，次第に四肢・末梢に向かって広がっていく．打撲やインフルエンザ感染などで，骨化が進行することが多い．治療法がなく，次第に関節が強直して動くことが困難になる．

DON'Ts

- □ Marfan症候群では心血管系の合併症に注意する．
- □ 先天性多発性関節拘縮症では足部変形を伴うことが多い．難治性のため両親の十分な理解と協力が必要である．

A 運動器疾患

14 骨系統疾患

DOs

- 低身長，易骨折性，X脚，O脚，関節の可動域制限，脊椎変形を若年者で認めたら骨系統疾患を疑う．
- 軟骨無形成症では四肢短縮型，先天性脊椎・骨端異形成症では体幹短縮型の低身長をきたす．
- 骨形成不全症，大理石骨病，濃化異骨症では易骨折性がある．
- 軟骨無形成症，先天性脊椎・骨端異形成症，Morquio症候群では下肢の変形を認める．

1 骨系統疾患とは

軟骨・骨の発生や成長の異常により骨格の形態や構造に系統的な異常をきたす疾患である．従来，X線所見や身体所見を中心に分類されてきたが，近年，骨系統疾患に含まれる約400の疾患のうち半数以上で原因遺伝子が解明され，2010年の国際骨系統疾患学会（International Skeletal Dysplasia Society；ISDS）による分類では，40グループ456疾患が収められている．骨系統疾患全体では出生1,000人に対して2～4人の発生頻度である．

2 症状・診断

近親婚の有無や流産の既往など，詳細な家族歴を聴取する．主な症状として，低身長，易骨折性，X脚・O脚・側弯症など四肢・脊柱の変形，骨・関節の異常などがある．低身長は，四肢と体幹の比から四肢短縮型，体幹短縮型，均衡型の3つのタイプに分類される．骨系統疾患が疑われる場合には，頭蓋骨，全脊椎，骨盤，両手，下肢全長など全身の単純X線撮影（bone survey）を施行する．特徴的な疾患では症状やX線所見から診断可能であるが，正確な診断には遺伝子解析が必要である．臨床症状の全く異なる疾患が同じ遺伝子の異常で生じることがある．

 コツ

同性・同年齢の標準値と比較して低身長の評価を行い，標準値の-2SD以下ではbone surveyを行う．

3 特徴的な疾患

a 軟骨無形成症（FGFR3異常症，図1）

線維芽細胞増殖因子（FGF）の受容体であるFGFR3の遺伝子変異により発症する．FGFR3が常に活性化された状態となり，軟骨細胞の増殖が抑制され，四肢短縮型の低身長となる．軟骨低形成症，致死性骨異形成症もFGFR3遺伝子の変異が原因であることがわかり，FGFR3異常症としてまとめられている．軟骨内骨化は抑制されるが，膜性骨化は正常である．

症状：低身長，四肢短縮，顔貌異常（鼻根部陥没，前額部・下顎の突出），手指は太く短い，三尖手，腰部脊柱管狭窄症（下肢の神経症状），大孔狭窄（水頭症），睡眠時無呼吸，知能正常，生命予後は良好，成人身長は120～130cmで，軽症型の軟骨低形成症では130～150cmとなる．

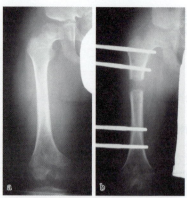

図1 軟骨無形成症の大腿骨,逆V字型の遠位成長帯
a：延長前.b：術後仮骨延長中.

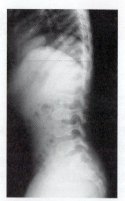

図2 先天性脊椎・骨端異形成症における西洋梨状の扁平椎

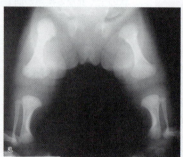
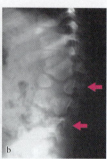

図3 Kniest 骨異形成症におけるダンベル状の長管骨(a),冠状裂を合併した扁平椎(b)

X線所見：下位腰椎で脊柱椎弓根間距離の狭小化.

治療：成長ホルモンの投与,脚延長術(大腿骨と脛骨でそれぞれ 10cm 程度の延長が可能).

b 先天性脊椎・骨端異形成症（II型コラーゲン異常症,図2）

軟骨基質の主要成分であるII型コラーゲン遺伝子の異常により発症する.Kniest 骨異形成症（図3）や Stickler 骨異形成症 I 型などの疾患も II 型コラーゲン異常症に含まれる.これらの疾患では早期の変形性関節症をきたすほか,II 型コラーゲンを含む硝子体や内耳にも異常が生じ,近視や網膜剥離,難聴を合併することがある.

症状：体幹短縮型の低身長,樽状胸郭,眼病変,X脚,知能正常,生命予後は良好,成人身長は 100〜145cm.

X線所見：大腿骨近位骨端核の出現遅延,内反股,西洋梨状の椎体(小児),扁平椎(成人),腰椎前弯増強,椎間腔狭小化,側弯,歯突起形成不全,環軸椎不安定症.

c 多発性骨端異形成症

全身の骨端に異形成が生じる.低身長の程度は軽い.重症型(Fairbank 型)と軽症型(Ribbing 型)がある.重症型は COMP (cartilage oligomeric matrix protein)遺伝子の異常,軽症型は IX 型コラーゲン遺伝子

の異常により発症する．小児でPerthes病に似た大腿骨頭の変化を認めることがある．

d 偽性軟骨無形成症

多発性骨端異形成症と同じCOMP遺伝子の異常が重症例で報告されている．

症状：出生時には無症状である．軟骨無形成症に類似した四肢短縮型低身長を呈する．X脚・O脚などの下肢変形，短指，全身の関節弛緩を認める．顔貌は正常である．早期の変形性関節症を合併し，次第に弛緩した関節が屈曲拘縮を呈するようになる．

X線所見：椎体前方に舌状突出が認められる．環軸椎不安定症をきたすことがある．

e 骨形成不全症（図4）

主にⅠ型コラーゲン遺伝子の異常によって骨密度が低下し，骨の脆弱性が生じる疾患である．SilenceはⅠ～Ⅳ型に分類した．Ⅰ型が多く，次いでⅣ型が多い．Ⅰ型では骨の脆弱性は比較的軽く，Ⅳ型，Ⅲ型の順で重症になる．Ⅱ型は致死的である．これにⅠ型コラーゲン遺伝子に異常のないⅤ～Ⅶ型が加えられている．

小児期で繰り返す骨折をみる場合には，骨形成不全症と児童虐待を念頭におく．

症状：易骨折性，低身長，長管骨の弯曲変形，側弯，関節弛緩性，青色強膜，歯牙形成異常，難聴．骨折後の骨癒合は良好．

X線所見：長管骨の骨幹部狭小化・変形，頭蓋陥入症，扁平椎．

治療：骨折予防のためにビスホスホネート製剤のパミドロン酸を定期的に静注する．外科的には，骨変形の矯正と骨折予防のために分節骨切り＋伸長性ロッド（telescoping nail）による髄内固定が行われる．

f Morquio症候群（ムコ多糖症Ⅳ型，図5）

骨病変を主徴とする先天代謝異常症で，ムコ多糖（ケラタン硫酸）を分解する酵素の

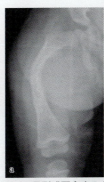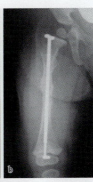

図4 骨形成不全症の大腿骨
a：術前．弯曲変形が著明．
b：矯正骨切りと髄内釘固定術後．

異常によりA型とB型に分けられる．N-acetylgalactosamine-6-sulfate sulfatase (GALNS) の欠損であるA型が多い．

症状・診断：出生時には無症状．幼児期になって，体幹短縮型の低身長，鳩胸，脊椎後・側弯，X脚，関節弛緩性，歩行障害，大きな頭囲，角膜混濁，難聴，呼吸障害，睡眠時無呼吸，心臓弁膜症，知能は正常，成人身長は90～150cm．尿中ケラタン硫酸の排泄増加をみとめたら，GALNSの酵素活性を測定し診断する．

X線所見：歯突起形成不全，凸レンズ状の扁平椎，オール状肋骨，腸骨翼の開大，外反股，弾丸様の指節骨．

治療：酵素補充療法の開発が進められている．

g 大理石骨病（図6）

破骨細胞の機能不全により骨リモデリングに異常が生じ，骨硬化像を呈する疾患である．幼児型と成人型，中間型に分けられ，発症の早い幼児型が重症である．破骨細胞のプロトンポンプの機能障害が主な原因である．

症状：幼児型では髄腔（骨髄）が消失し，汎血球減少による貧血・出血傾向・易感染性，髄外造血による肝脾腫に易骨折性を認める．脳神経が通る骨孔が狭小化し，視神

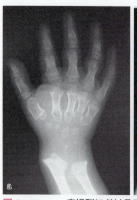
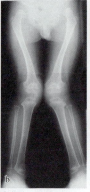
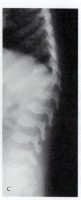
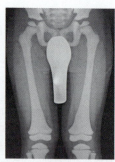

図6 大理石骨病の大腿骨

図5 Morquio 症候群における変化
a：手（弾丸様の指節骨）．b：下肢（X 脚）．c：椎体（凸レンズ状の扁平椎）．

経や聴神経，顔面神経の麻痺症状が出現することがある．成人型では症状がなく偶然見つかることも多い．

X線所見：全身の骨硬化像，サンドイッチ様の椎体．

その他：大理石骨病にしばしば間違われる疾患に濃化異骨症（図7）がある．骨硬化像を呈し，病的骨折を認めるが，汎血球減少は生じない．指先の骨融解が特徴的である．破骨細胞のリソソーム内酵素であるカテプシン K の異常による．

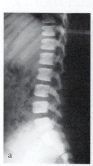
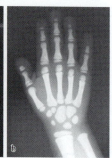

図7 濃化異骨症の椎体(a)と手(b)
X線像．指尖部の骨融解が特徴的

DON'Ts

☐ 診断後の患児・家族のサポートは大切である．ADL を高め，合併症予防に注意する．

琉球大学医学部整形外科　**神谷武志／金谷文則**

15 代謝性骨疾患
1) 骨粗鬆症

A　運動器疾患

DOs

- 骨粗鬆症に伴う骨折はADLとQOLを低下させ、健康寿命を阻害するため、診断と治療を怠るな．
- 治療の基本は栄養・運動療法．必要に応じて、薬物療法の介入が必要．
- ステロイド性骨粗鬆症の管理と治療法を熟知せよ．
- ビスホスホネート投与時は顎骨壊死と大腿骨転子下・骨幹部の非定型骨折に注意せよ．

1 骨粗鬆症とは

2000年にアメリカ連邦保険局（National Institute of Health；NIH）は骨粗鬆症を「骨折リスクを増すような骨強度上の問題（compromised bone strength）をすでに持っている人に起こる骨格の疾患」と定義している．ここで骨強度とは骨密度（BMD）と骨質を合わせたものである．昨今の高齢化社会に伴い、本疾患の患者数は増加の一途をたどり、しかも本疾患に伴う骨折は日常生活動作（ADL），および生活の質（QOL）を低下させ、健康寿命を阻害するため、その疾患概念・治療・予防等を熟知するべきである．本症に対しては、危険因子のスクリーニングと早期発見、高リスク者に対する介入・治療が必要である．骨折危険因子は①低骨量、②既存骨折、③ステロイド使用、④70歳以上の年齢、⑤骨吸収亢進（吸収マーカー高値）、⑥痩せた体型、⑦母親の骨粗鬆症の既往歴、⑧喫煙、⑨過度の飲酒、⑩歩行のふらつきや歩行速度低下である．2015年度版の原発性骨粗鬆症の診断基準を図1に示す．

コツ
骨折を疑った際のX線撮影で明らかでなかった場合は、時をあけて、再度撮影すると明らかになる例がある．

2 治療

治療の基本は栄養と運動療法で、薬物療法を必要に応じて行う．薬物療法に関しては後述する．栄養に関して、日本人の多くはカルシウムの摂取不足がみられる．特に高齢者や施設入所者ではその割合は高率である．骨粗鬆症が生活習慣病の1つに位置づけられることから、患者の食に対する意識の改善を行うことは骨粗鬆症の改善はもとより、心身の健康の維持・増進に繋がる．「骨粗鬆症の予防と治療のガイドライン2015年版」では、食事指導として、薬物治療の効果を高めるための基礎的な栄養素であるカルシウムの摂取は重要で、1日700〜800mgの摂取が推奨される．同時に食事からのビタミンD（推奨量400〜800 IU：10〜20 μg）およびビタミンK（推奨量250〜300 μg）の摂取も重要である．ビタミンDは紫外線にあたることで皮膚でも合成される．

原発性骨粗鬆症の他に骨量低下を引き起こす疾患として、続発性骨粗鬆症（ステロイド投与，Cushing症候群，胃切除後，関節リウマチ，甲状腺機能亢進症，骨形成不全症など）や、骨軟化症，原発性あるいは続発性副甲状腺機能異常症，癌の骨転移，多発性骨髄腫，骨Paget病など多くの疾患がある．

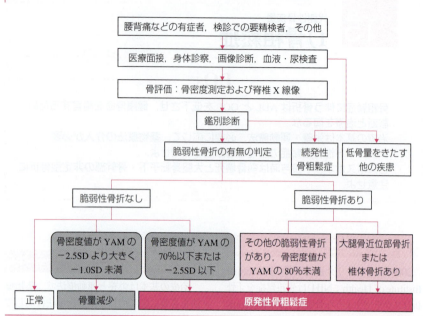

図1 原発性骨粗鬆症の診断手順
(骨粗鬆症の予防と治療ガイドライン作成委員会(編:骨粗鬆症の予防と治療ガイドライン2015年版.ライフサイエンス出版, 2015:18より)

図2にステロイド性骨粗鬆症の管理と治療のガイドライン(2014年版)を示す.

 コツ

骨粗鬆症の鑑別診断で血中Ca, P, ALPの測定は重要!

以下,骨量低下を引き起こす疾患について記載する.

a Cushing症候群

慢性のコルチゾール過剰による病態であり,下垂体からの副腎皮質刺激ホルモン(adrenocorticotropic hormone; ACTH)自立性過剰分泌によるCushing病とコルチゾール自立性過剰分泌による副腎腫瘍(ほとんどは腺腫,まれに癌)などがある.

b 関節リウマチ(RA)

RAにおける骨粗鬆症は大きく分類すると,①傍関節性と,②全身性に分けられる.傍関節性とは,炎症があり腫れて痛い関節の近くの骨に起きる局所的な骨粗鬆症である.初期のRAに特徴的な所見の1つである.もう1つは全身性骨粗鬆症である.RAにおける骨粗鬆症の原因は様々である.女性の場合での閉経,加齢,炎症,関節可動域の制限による不動,治療によるステロイドなど様々な要因が重なっている場合がある.

c 甲状腺機能亢進症

甲状腺でのホルモン合成・分泌が亢進しているため血中甲状腺刺激ホルモン(thyroid stimulating hormone; TSH)濃度が上昇した状態をいう.亢進症のほとんどはBasedow病である.このTSH受容体を刺激する抗体により,甲状腺全体から甲状腺ホルモンが過剰に合成・分泌される.

d 骨形成不全症

易骨折性・進行性の骨変形などの骨脆弱性を示す病状に加え,様々な結合組織の病状を示す先天性の疾患である.原因は一般

第4章 主要な疾患・外傷

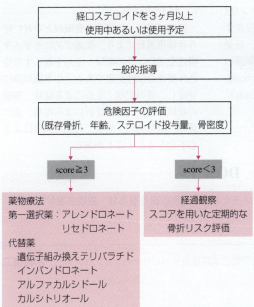

図2 日本骨代謝学会ステロイド性骨粗鬆症に関する管理と治療のガイドライン(2014年版)
(Suzuki Y, et al .:Guidelines on the management and treatment of glucocorticoid-induced osteoporosis of the Japanese Society for Bone and Mineral Research: 2014 update. J Bone Miner Metab 2014;32:337-350 より)

的に結合組織の主要成分であるⅠ型コラーゲンが先天的に量的および質的な異常状態による．重症例については，整形外科的な十分なサポートの上に慎重なリハビリテーションが必要とされる．薬物療法ではカルシトニンに加え，最近ではビスホスホネートの有効性が示されている．

e くる病・骨軟化症

骨軟化症はカルシウムやリンの代謝異常やビタミンD欠乏，作用不全を基礎に生じ，骨基質は正常に形成されるが，石灰化障害のため，骨塩の沈着しない類骨組織が過剰に形成される骨の病態である．骨端閉鎖後の骨に生じる石灰化障害を骨軟化症といい，骨端閉鎖前の発育中の骨に生じる石灰化障害をくる病という．骨の脆弱化に伴い，肋骨，上腕骨，肋骨などの骨折を発症する．本症は種々の原因によって起こる活性型ビタミンDの低下，ビタミンD受容体の異常，カルシウムおよびリンの不足，さらに骨基質の質的異常などのさまざまな原因が明らかになっている．本症はビタミンDやリンの補充療法で改善しうる疾患である．

f 副甲状腺機能異常症

副甲状腺ホルモン（parathyroid hormone；PTH）の分泌異常で発症し，先天性と後天性がある．先天性のPTH分泌低下による機能低下症の原因として，いくつか判明したものがある（GATA3遺伝子，PTH遺伝子，Ca感知受容体遺伝子など）があるが，多くは原因不明である．一方，後天性では，自己免疫疾患の手術後（咽頭・喉頭の悪性腫瘍，甲状腺癌，副甲状腺機能亢進症などの手術後）や放射線照射後などの原因がある．

g 多発性骨髄腫

腫瘍性形質細胞（plasma cell）の増加によ

り，モノクローナルな異常グロブリン（M蛋白）を産生する．形質細胞が骨に浸潤することで高カルシウム血症を起こし，続発性に骨粗鬆症が発症する．多発性骨髄腫の代表的な徴候には，高カルシウム血症(calcium)，腎障害(renal failure)，貧血(anemia)，骨の損傷(bone lesions)がある．

h 骨 Paget 病

原因不明で，反復する骨吸収とそれに伴う骨修復過程により，組織学的にモザイク構造を示し，骨の肥厚，変形を起こす常染色体優性遺伝性疾患である．中年期以降に発症し，骨の肥厚，変形による症状，神経の絞扼症候群，病的骨折による疼痛，他に難聴，眼球突出，病巣での動静脈瘻により心不全をきたすことがある．

DON'Ts

- 二次性骨粗鬆症をきたす疾患は多くあり，鑑別診断を怠るな．悪性疾患が隠れていることあり！

新潟大学医歯学総合病院総合リハビリテーションセンター　木村慎二

A 運動器疾患

16 神経・筋疾患

DOs

- 筋力低下,運動麻痺などの訴えをみた場合には,初発症状,発症様式,進行様式などの詳細な病歴の聴取が特に重要である.
- まず原因部位が神経系にあるのか,筋肉にあるのかもしくは神経筋接合部にあるのかを判別し,その障害をもたらす鑑別診断をさらにせばめていく.

神経・筋疾患とは神経系もしくは筋の障害により筋力低下,筋萎縮,疼痛,運動麻痺などをきたす疾患の総称でありその原因疾患,病態は多岐にわたる.麻痺や脱力などの患者の訴えを聞いた場合に,まず重要なことはその原因が神経系にあるのか,筋肉にあるのか,もしくは神経筋接合部にあるのかを判別することである(表1).その過程において神経系に障害を及ぼす鑑別疾患,筋肉系に障害を及ぼす鑑別疾患などを各々念頭におきながら最終診断に結びつけていくこととなる.整形外科医の果たす役割は早期診断確定,および社会復帰のための理学療法が主であるが,足部変形などに対してはADL改善のための手術的治療も行われる.

神経系の障害

1 脳血管障害

脳組織の一部に障害をきたし,運動麻痺,知覚障害などをきたす.現在のところ一般整形外科医としての果たす役割は理学療法による急性期廃用萎縮予防や回復期の理学療法による日常,社会生活への復帰支援が主である.

2 脳性麻痺

未熟児出産や低酸素血症を原因とする脳の非進行性病変であり,頻度は出生1,000に対し0.6～1.0とされている.症候群であり症状は多彩である.麻痺性足部変形に対しては歩行能力の獲得のためにアキレス腱延長術や関節固定術などの手術的治療も考慮される.

3 運動ニューロン疾患

a 筋萎縮性側索硬化症

病因不明に大脳,脳幹,錐体路,脊髄前角細胞が侵される進行性疾患であり,最終的には呼吸不全,肺炎などで死亡する.日常生活維持のための理学療法,装具療法などを行う.上位下位運動ニューロンが障害される.

b 脊髄性筋萎縮症

常染色体劣性遺伝で,下位運動ニューロンのみが障害される.発症時期と重症度により以下の3型に分類される.

1) Ⅰ型

いわゆるfloppy infantとなり座位を獲得できず,呼吸筋麻痺,球麻痺などが強く現れ2歳前後で呼吸管理が必要となり10歳以下でほぼ死亡する.

2) Ⅱ型

Ⅰ型とⅢ型の中間で2歳以降から思春期以降も生存し多くは座位が獲得できる.

3) Ⅲ型

2歳以降に発症し,麻痺の進行は比較的寛徐であり一時的に歩行可能となることもある.

表1　神経・筋疾患の障害部位

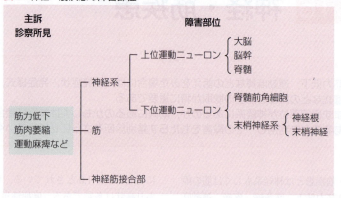

 コツ

上位運動ニューロン障害では四肢近位部よりも遠位部がより強く障害されることが多く，筋トーヌス，腱反射の亢進，病的反射などを伴う．下位運動ニューロン障害では障害部位に限局した麻痺が起こり，著明な筋萎縮や筋線維束れん縮を伴い，腱反射低下または消失が著明で，病的反射は伴わない．

4　脱髄疾患

a　多発性硬化症

好発年齢は25〜50歳．中枢神経髄鞘を標的とする自己免疫疾患と考えられ，中枢神経白質の非化膿性脱髄性炎症を繰り返す．脊髄損傷患者に準じたリハビリプログラムが用いられる．

5　変性疾患

a　Parkinson病

中年以降に発症する黒質線状体線維の変性疾患．筋固縮，無動，振戦，姿勢保持障害を四主徴とする．ドパミンの不足が原因とされドパミン前駆体（L-ドパ）の投与などが一定の効果をもつ．関節可動域の維持や姿勢保持，歩行訓練などを行う．

b　脊髄小脳変性症

弧発性，遺伝性に小脳，脳幹，脊髄などの神経細胞の変性，脱落が認められる疾患群の総称である．多くは10数年の経過で死亡する．比較的症状が軽度なFriedreich ataxiaでは足部変形などに対する外科治療も考慮される場合もある．

6　末梢神経障害

単神経障害，多発性単神経障害，多発性神経障害に分けられる．

単神経障害は外傷や腫瘍などによる単一の末梢神経障害であり，神経根の障害や末梢神経の障害が含まれる．多発単神経障害は膠原病などによる血管障害などを原因とする単神経障害が複数認められるものである．多発神経障害は代謝性疾患，中毒，感染などにより末梢神経が広範に左右対称性に障害されるものである．整形外科医がしばしば外科的処置により治療に関与するのは手根管症候群，肘部管症候群などの絞扼性神経障害である（『第4章 A. 8. 5）上肢の末梢神経障害』p.380参照）．

筋，神経筋接合部の障害

1 筋ジストロフィー

a 進行性筋ジストロフィー
一定の遺伝形式をもち進行性の筋萎縮をきたす予後不良の疾患群である．Duchenne型筋ジストロフィーの原因蛋白としてのジストロフィンの同定以後，病態関連遺伝子，蛋白が次々と同定されており，診断，病因の解明から治療方法の開発へと大きく期待されている．筋電図所見，筋生検が診断に有用である．整形外科医の果たす役割は良好なADLを維持するための理学療法，装具療法が主である．

b 筋緊張性ジストロフィー
常染色体優性遺伝でありミオトニア現象が特徴的である．耐糖能異常，白内障，心伝導障害など，諸臓器の異常を伴う多臓器疾患であり，呼吸器感染，心疾患で死亡することが多い．全身麻酔後に悪性高熱症や呼吸抑制の遷延を合併することがあり，外科治療の際には注意を要する．

2 先天性ミオパシー
floppy infantとして出生し近位筋優位に筋力低下をきたす緩徐進行性，慢性非進行性の筋疾患群である．nemaline myopathy, central core disease, myotubular myopathyなどがある．

3 その他のミオパシー
アルコール中毒，慢性甲状腺中毒症など，内科的疾患に合併する．

 コツ

筋ジストロフィーなどの筋疾患では一般的に筋力低下は左右対称性で近位筋に著明であり，知覚障害を伴わない．これは上位運動ニューロン障害と対照的である．

a 重症筋無力症
神経筋接合部でのアセチルコリン受容体に対する自己抗体による自己免疫疾患である．筋の異常な疲労性を認めるが，休息により回復する．眼筋，顔面筋などが特に侵されやすく，筋萎縮は軽度で知覚障害はない．テンシロンテストが診断に有用．

b 筋無力症候群（Lambert-Eaton syndrome：LEMS）
肺小細胞癌に合併することが多く約80％の症例で抗VGCC（voltage-gated Ca Channel）抗体が認められる．この抗体により神経筋接合部でCaチャンネルが作動せずアセチルコリンを放出できないため，重症筋無力症と似た症状を呈する．

c 周期性四肢麻痺
筋細胞が収縮刺激に反応せず，発作性に四肢の弛緩性麻痺をきたす疾患である．発作中の血清カリウム値により分類される．

DON'Ts

- ☐ 末梢神経系の障害と診断する場合には同時に，上位の障害である脳・脊髄系の異常がないことを確認しなければならない．
- ☐ 急性進行性の麻痺や発熱，悪寒などの全身症状を伴う麻痺では緊急の対応が必要である．

鹿児島大学医学部整形外科　**横内雅博**

17 スポーツ障害
1)肩のスポーツ障害

> **DOs**
> - 同じスポーツ競技でも肩の障害は人によってさまざまな病態を呈する．まずは病態をしっかりと診断することが重要である．
> - 投球障害肩ではそのほとんどに内旋可動域の減少と外旋可動域の増加が認められる．
> - スポーツ競技の一連の動きの中で肩関節に障害が生じる．治療にあたる際は肩関節だけを見るのではなく，その運動連鎖全体を考えて肩関節以外の部位にもアプローチすることが重要である．

本項では野球やバレーボール，テニスなどに代表される投てき動作によって生じる障害をまとめて投球障害肩とよぶこととし，その病態，診断，治療方針について述べる．

投球障害肩

1 成因と病態

投球動作はワインドアップ期，アーリーコッキング期，レイトコッキング期，加速期，減速期，フォロースルー期に分けられ（図1），腕はほんの0.2秒の間に静止した状態からトップスピードに至り，さらにまた減速して停止する，という過酷な運動を強いられる．投球動作の各相において生じやすい障害はある程度決まっているので，まずはどの相で疼痛が生じるかを聞き出すことが重要である（表1）．

一般に投球側では内旋可動域の減少と外旋可動域の増加がみられる．これは投球動作を繰り返すことにより上腕骨の後捻が大きくなると同時に後方関節包や筋群のtight-

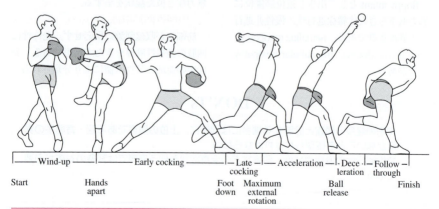

図1 投球相
投球動作は6相に分けられる
(Meister K: Injuries to the shoulder in the throwing athlete. Part one: Biomechanics/pathophysiology/classification of injury. Am J Sports Med 2000 ;28:265-275 より改変)

nessが強くなることによって起こると考えられている．それによると上腕骨頭は後方へシフトし，前方関節包には緩みが生じる（図2a）．

コッキング期では外転外旋動作を繰り返し行うことで前方へのストレスが頻繁にかかり前方の不安定症が生じることがある．腱板疎部の拡大や前方関節唇の損傷，前下関節上腕靱帯の伸張が起こり，亜脱臼感を自覚するものもある．前述したように後方のtightnessと前方関節包の弛緩により肩を最大外転外旋した際（late cocking phase）に棘上筋腱と棘下筋腱付着部が後上方関節唇にインピンジする（関節内インピンジメント）．この関節内インピンジメントと外転外旋時に上腕二頭筋長頭腱がねじれることにより，腱板関節面断裂や後上方関節唇損傷が生じると考えられている（図2b, c）．またこの肢位では肩甲上神経が肩甲切痕での絞扼を受けやすく神経障害が起こると棘上筋，棘下筋の萎縮や筋力低下を認めることがある．

加速期では外転位のまま上腕骨頭が肩峰下を急激に内旋することにより肩峰下インピンジメントや腱板断裂が生じる可能性がある．

減速期では上腕二頭筋長頭腱への牽引力が生じることによる上方関節唇損傷や後方関節包への牽引力によりBennett病変が生じることが多いと考えられる（図3）．また内転内旋位では肩甲上神経は棘窩切痕部で拘扼を受け，特に棘下筋に筋萎縮や筋力低下を生じやすい．

表1 投球相と起こりやすい障害

投球動作	起こりやすい障害
コッキング期	前方不安定症 関節内インピンジメント 上方関節唇損傷 腱板断裂 肩甲上神経障害
加速期	肩峰下インピンジメント 腱板断裂 肩甲上神経障害
減速期	上方関節唇損傷 Bennett病変 肩甲上神経障害

2 症状

投球時痛を訴える．前述したように病態

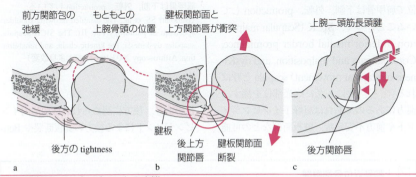

図2 関節内インピンジメントの病態
a：後方関節包と筋群のtightnessにより上腕骨頭は後上方へシフトする．前方関節包は弛緩する．
b：過度の外転外旋位をとると，上腕骨には矢印方向の力が働き，棘上筋腱後方から棘下筋腱前方にかけての腱板が後上方関節唇と衝突し，腱板関節面断裂が生じると考えられる．
c：外転外旋時には上腕二頭筋長頭腱にはねじれて後上方関節唇が関節窩からはがれてめくれる（矢頭）力が働く（peel back mechanism）．

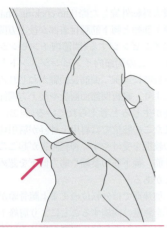

図3 Bennett 病変
肩甲関節窩後下方に骨棘を認める(矢印).

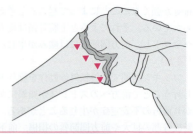

図4 上腕骨近位骨端離開
骨端線の開大を認める(矢頭).

により投球動作のどの相で疼痛を自覚するか，どの部位に疼痛が起こるかが異なる.

 Pitfall

疼痛部位と投球動作のどの相で疼痛を自覚するかで病態を絞り込む.

3 診断

まず視診にて肩甲骨の位置異常の有無を観察する．一般に投球障害肩では上肢下垂位で肩甲骨は下制，外転，protraction していることが多く，SICK (Scapular malposition, Inferior medial border prominence, Coracoid pain and malposition, and dysKinesis of scapular movement) scapula と呼ばれる(図5)．次に入念に疼痛部位を探す．前方にあるのであれば肩峰下インピンジメントや前方不安定症，腱板断裂などの可能

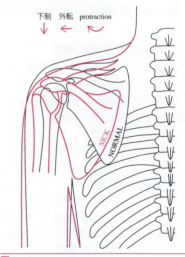

図5 SICK scapula
肩甲骨は下制，外転，protraction している.
(Burkhart SS, et al.: The disabled throwing shoulder: spectrum of pathology Part III: The SICK scapula, scapular dyskinesis, the kinetic chain, and rehabilitation. Arthroscopy 2003;19:641-661 より改変)

性があり，後方に認められれば関節内インピンジメントによる後方の腱板断裂や Ben-

☑ **上腕骨近位骨端離開**

リトルリーガーズショルダーとも言い，骨端線閉鎖前の 10〜15 歳の成長期に好発する．上腕骨近位の成長軟骨板の炎症または疲労骨折(骨端線離開)である．投球動作の様々な相で疼痛を訴える．同部に圧痛を認めることが多い．X 線上，骨端線の開大がみられる(図4)．必ず健側と比較する．X 線で仮骨形成がみられるまで投球禁止とする．通常 2〜3 ヶ月を要する．

nett病変などが鑑別に上がる．続いて棘上筋テスト，棘下筋テストにて腱板損傷や肩甲上神経障害の有無，インピンジメントサインにて肩峰下インピンジメントの有無，またanterior apprehension testやrelocation testにて前方不安定性や上方関節唇損傷の有無を検討する．とくにレイトコッキング肢位である外転外旋を強制した際に肩関節後方の疼痛を訴える場合，関節内インピンジメントを疑う．

また画像所見ではX線にて肩甲関節窩後下方に骨性隆起を認め，Bennett病変を診断できる．またMRIにて腱板断裂(主に関節面断裂が多い)，上方関節唇損傷を診断できることがあるが，画像上全く異常がないことがあり，診断は身体所見が重要である．

4 治療

a 治療のポイント

投球障害肩は診断をつけるのも難しいが，治療するのも非常に難しい．たとえ診断がついたとしてもその病態に至る原因を取り除かなければ，投球をはじめるとまた症状が再発してしまう．そのため治療は肩の病変を治すのではなく，その病態に至るプロセスを考え，投球という運動連鎖全体に対してアプローチすることが重要である．まずは全身を評価して，異常を認める部位に対してリハビリを行う．画像上，明らかな損傷があるにもかかわらず，リハビリにより症状が消失してしまうことはよく経験することである．

b 保存治療

overuseによる障害であるのでまずは投球を禁止する．そして姿勢や体幹のバランス，さらに全身の関節の柔軟性や肩以外に疼痛を自覚する部位がないかどうか，また筋力低下や筋力のアンバランスがないかどうかを評価する．問題があればそれに対してアプローチする．肩では肩甲骨の位置異常や肩関節後方のtightnessが起こっていることが多く，ストレッチングや筋力訓練，協調運動訓練を行い，それらを改善する．明らかに投球動作の破綻が原因の場合は投球フォームの改善を行う．

c 手術治療

保存治療に抵抗性を示すもの，肩関節および全身の運動機能の向上，投球フォームの改善が得られてもなお，症状が持続する場合は手術療法を選択する．

前方不安定症に対してはBankart修復術や，腱板疎部縫縮を行う．上方関節唇損傷に対しては損傷関節唇のデブリドマンや修復を行い，腱板断裂に対してはデブリドマンを行うことが多い．また関節内インピンジメントがあり，後方のtightnessを認める症例では後方の関節包解離術を行う場合がある．有痛性のBennett病変に対しては骨棘切除を行う．

 Pitfall
投球障害肩にはさまざまな病態が存在する．その病態を同定するのは難しく，詳細な病歴聴取と身体所見が重要である．

DON'Ts

- 投球障害肩では肩に対して治療をするだけでは症状は改善しない．投球という運動連鎖全体に対してアプローチする必要がある．
- 画像上，明らかな損傷が存在してもそれが，即，手術適応とはならない．保存治療で症状が改善するものがほとんどである．

札幌医科大学整形外科　**廣瀬聰明**

17 スポーツ障害
2) 野球肘（離断性骨軟骨炎）

> **DOs**
> - 投球による上腕骨小頭に対する繰り返す過剰な負荷が原因である．
> - 早期に発見して投球を禁止すれば，自然修復され得る．
> - 進行期では，骨軟骨片の固定，骨軟骨柱移植などの手術を考慮する．

1 原因

投球により，反復する圧迫力が肘関節外側に加わることで発生する．関節面の一部が離断し，小さな骨軟骨片となり，遊離体に至る進行性疾患である．初発年齢は10〜12歳であり，成長期の野球少年，特に投手の上腕骨小頭に好発する．野球少年の約2％にみられる離断性骨軟骨炎である．

2 症状

軽微な投球時痛で初発する．上腕骨小頭に圧痛を認める．早期には全力投球が可能である．進行し疼痛が強くなると，投球が困難になる．軽度の可動域制限がみられる．遊離体が関節内に挟まると，ロッキングが生じる．

3 診断

野球歴，ポジション，練習の頻度と内容を把握する．

単純X線像（図1）では，上腕骨小頭の遠位外側に透亮像，分離像，あるいは骨欠損を認める．また，関節内に遊離体がみられる．肘関節45°屈曲位正面像（図2）が病巣の把握に有用である．単純X線上，病期を透亮期，分離期，遊離期に分類する．

MRIでは上腕骨小頭に異常信号が認められる．T2強調像で骨軟骨片と母床との間に高信号域が介在する所見は，骨軟骨片が不安定であることを意味する（図3）．遊離体，関節水腫がみられることがある．CTおよび，その三次元再構成画像も，病変の局在診断に有用である（図4）．

> **⚠ Pitfall**
> 病巣は上腕骨小頭の前方にあることが多い．通常の単純X線正面では病変を見逃すことがある．

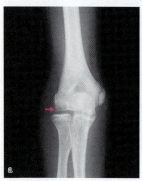
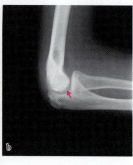

図1 肘関節単純X線
正面像（a）と側面像（b）

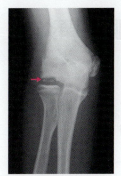 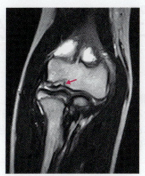 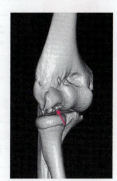

図2 肘関節単純X線
45°屈曲位正面像
矢印は病巣を示す．

図3 T2強調MRI（冠状断）
骨軟骨片と母床との間に高信号（矢印）が認められる．

図4 3D-CT像
病巣（矢印）が上腕骨小頭の前外側に存在するのが明確である．

4 治療

a 保存療法

投球禁止を病巣が完全に修復されるまで行う．自然修復には1年〜1年6ヶ月を要する．治療中には，反対側上肢での投球を勧める．バッティングなどの投球以外の野球活動は許可する．

b 手術療法

小さな骨軟骨片は切除し，軟骨下骨をドリリングして軟骨の再生を促す．これらの操作は肘関節鏡視下に行うことができる．大きな骨軟骨片は腸骨や肘頭から採取した骨釘や内固定材料で固定する．近年，分離後期や遊離期に対しては，自家骨軟骨柱移植が行われる．ドナーには膝関節非荷重や肋軟骨移行部が用いられる．

DON'Ts

- 保存療法では患者に投球禁止を守らせることが重要である．野球少年は指示をなかなか守らないことが多い．

北海道済生会小樽病院整形外科　**和田卓郎**

✓ 少年野球における投球基準

1. 練習日数と時間については，小学生では週3日以内，1日2時間を超えないこと，中学生・高校生では週1日以上の休養日をとること．個々の選手の成長，体力と技術に応じた練習量と内容が望ましい．
2. 全力投球数は，小学生では1日50球以内，試合を含めて週200球を超えないこと．中学生では1日70球以内，週350球を超えないこと．高校生では1日100球以内，週500球を超えないこと．1日2試合の登板は禁止すべきである．
3. シーズンオフを設け，野球以外のスポーツを楽しむ機会を与えることが望ましい．

（日本臨床スポーツ医学会，青少年の野球障害に対する提言より一部抜粋）

17 スポーツ障害
3) テニス肘（上腕骨外側上顆炎）

> **DOs**
> - Overuse が原因で肘外側に疼痛を訴える疾患である．
> - 上腕骨外側上顆における前腕伸筋群の骨付着部の障害である．
> - 生活指導，装具療法などの保存治療で 90% の例が治癒する．
> - 症状改善には数ヶ月を要することがある．

1 原因

上腕骨外側上顆炎が正式な病名である．上腕骨外側上顆から起始する手関節・手指の伸筋群のうち，特に短橈側手根伸筋の骨付着部における腱微小断裂と変性・瘢痕化が原因とされる．伸筋腱起始部に繰り返し牽引力が働くような動作，つまり overuse が原因になる．テニス肘ともよばれるが，テニスが必ずしも発症原因にはならない．ゴルフなど他のスポーツ，労働や日常動作でも発症する．

2 症状

肘外側部に疼痛を訴える．運動時痛，特にタオルを絞る動作，椅子を片手でもち上げる動作で疼痛が発生する．安静時痛を訴えることもある．

3 診断

外側上顆に圧痛がある．肘伸展・回内位で手関節を伸展させ抵抗を加える wrist extension test（図1），手指を伸展させ中指に抵抗を加える middle finger extension test（図2）で疼痛が誘発される．単純 X 線像では異常がみられない．慢性例では T2 強調 MRI で伸筋腱起始部に高信号域がみられることが多い．

> 💡 **コツ**
> 画像診断では変形性関節症，関節リウマチ（RA）などの疾患を除外する．

4 治療

a 保存療法
保存療法により 90% の例が治癒する．

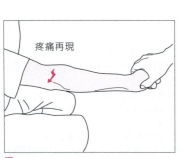

図1 wrist extension test

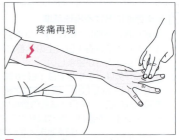

図2 middle finger extension test

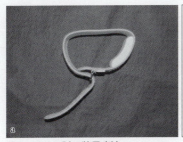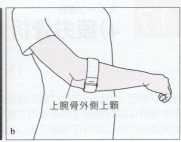

図3 テニス肘の装具療法
a：テニス肘バンド．b：装着法
パッドが上腕骨外側上顆の2横指遠位で伸筋腱を圧迫するように装着させる．

1) 上肢の安静，生活指導

原因となったスポーツや労働を控え，上肢の安静をとらせる．疼痛を誘発する肢位をとらないよう生活指導する．物を保持する際には，肘伸展・回内位は避け，回外・屈曲で行うよう指導する．また，伸筋のストレッチングを指導する．

2) 装具療法，物理療法

テニス肘バンド（図3）を装着させる．上腕骨外側上顆の約2横指遠位部を圧迫することで，伸筋腱起始部にかかる牽引力を減じ，疼痛を緩和する．温熱療法などの物理療法を行う．

3) 薬物療法

消炎鎮痛薬の湿布，軟膏などの外用薬，あるいは経口薬を処方する．症状が強い場合には，上腕骨外側上顆の圧痛部位にステロイドと局所麻酔薬の混合液を局所注射する．しかし，ステロイドは組織の治癒を妨げるため，頻回の注射は好ましくない．3回程度までにとどめる．

b 手術療法

上述の治療を6ヶ月以上継続しても症状の改善がみられない場合には，難治例と判断する．症状が強く，日常生活，労働，スポーツに支障をきたす場合には手術を考慮する．

1) 直視下手術

数多くの術式が報告されてきた．伸筋腱起始部を切離，病変を切除し，腱を修復するNirschl法がよく行われる．

2) 肘関節鏡視下手術

近年，行われるようになってきた新しい術式である．鏡視下に関節内から伸筋腱起始部の変性病変を切除する．病変を確認できること，低侵襲であることが利点である．

> **Pitfall**
> 十分に保存治療を行っても症状が改善しない例に手術を考慮する．保存治療をせずに手術を行うべきではない．

DON'Ts

- 保存治療としてのステロイド注射は3回程度までとする．
- 頻回の注射は組織を傷害する．

北海道済生会小樽病院整形外科　**和田卓郎**

17 スポーツ傷害
4) 疲労骨折

A 運動器疾患

> **DOs**
> - ☐ 詳細な病歴・トレーニング歴の聴取は診断と治療方針決定に有用である．
> - ☐ 疲労骨折には好発部位があるので覚えておくと診断の助けになる．
> - ☐ 疲労骨折の中には保存治療でよいものと手術を要するものがある．

1 原因

疲労骨折は1回の大きな外力によって生じる通常の骨折とは異なり，骨の同一部位に繰り返される負荷によって発生する．疲労骨折の発生には，①荷重の大きさ，②荷重の回数，③骨の強度，が重要な要素となる．高強度のトレーニングを高頻度に行うことで発生するだけでなく，同じ強度の運動でも，土の上からアスファルトの上での練習に変更したなどの環境変化による負荷増大，長期安静(例：長期入院)の後に通常のトレーニングに復帰した(個体の骨強度低下)などの状況でも生じ得る．

2 好発年齢・部位

発育期の10歳代に好発する．好発部位を図1に示す．脛骨発生が最も多く，中足骨，腓骨がこれに続く．ただし，スポーツ種目に特徴的な骨折部位があるので注意を要する．

3 症状

明らかな外傷の既往がなく，運動により自発痛，圧痛を自覚する．これは安静により軽快する．運動を継続することで症状は悪化し，安静にても軽快しなくなる．局所に腫脹・発赤を生じることもある．

4 診断

a 問診

病歴・トレーニング歴を聞くことが重要である．原因の項でも述べたが，トレーニング強度だけでなく，強度の変化や路面，靴などの環境についても聴取する．

b 身体所見

局所の圧痛が重要である．特に脛骨では圧痛が限局しているか，または広く認められるかで後述するシンスプリント(shin splints)との鑑別に有用である．

c 画像所見

単純X線像では初期には変化がみられない．そのため症状が続く場合には1～2週ごとに撮影することが重要である．早期診断にはMRIや骨シンチが有用である．X線像で異常がみられない時期でも，MRIで線状の異常信号，骨シンチで集積像を認める(図2)．

d 鑑別診断

腱鞘炎，シンスプリント，筋損傷，腱付着部炎，腫瘍，感染との鑑別が必要となる．成長期では骨端線が存在しX線像によ

✓ **疲労骨折：がんばり屋のまじめな選手に注意**
Jones骨折の既往のある高校サッカー選手で同部位に疼痛を訴えたためトレーニング量の軽減を指示したが，キャプテンとしての責任感から試合に出ていたため完全骨折を生じた．

る診断の妨げとなることがあるので両側を撮影することが有用である．また骨腫瘍と類似したX線所見を呈することがあるので注意が必要である．

5 治療

まずは局所の安静が重要である．症状に応じて患部の固定や免荷を行う．聴取した病歴から考えられる原因となる因子を除去する指導も必要である．スポーツ活動再開のめやすとして，局所の圧痛消失，X線像での骨折治癒，患部の筋力回復が重要である．

骨折部位によって難治性なもの，手術を要するものがある．

a Jones 骨折

第5中足骨骨幹部近位の横骨折で偽関節や再骨折をきたすことが多い．スポーツ選手では手術を勧める報告も多い．

b 大腿骨頚部疲労骨折

伸張型と圧迫型に分類される(図1)．伸張型はX線像で頚部上方の皮質骨に亀裂が生じ転位をきたすことが多く内固定を勧める報告が多い．圧迫型では頚部下方にX線像で骨硬化や亀裂を認めるが，転位は起こしにくいといわれている．

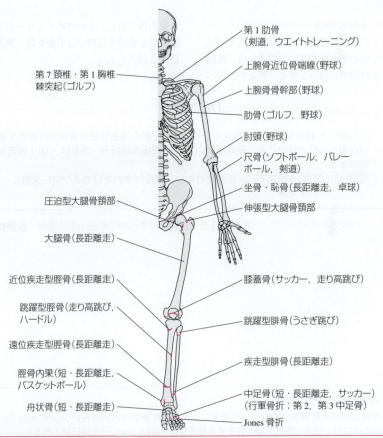

図1 疲労骨折好発部位と発生しやすいスポーツ

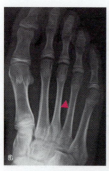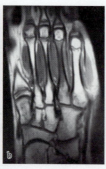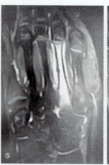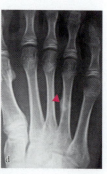

図2 第4中足骨疲労骨折
a：初診時単純X線像．第4中足骨骨幹部内側骨皮質にわずかな不整像(矢印)を認めるがはっきりとはしない．疲労骨折を疑いMRIを撮影したところ，第4中足骨骨幹部全体がT1WIで低信号(b)，T2WIで一部低信号領域を伴った高信号(c)という所見を認めた．d：3週後の単純X線像．仮骨形成と疲労骨折部の骨硬化像を認めた(矢頭)．

c 脛骨疲労骨折

図1に示す好発部位がある．発生原因によって疾走型と跳躍型に分類される．跳躍型は骨幹部中央前方に生じ，疾走型に比べて難治性である．そのためアスリートや早期復帰を希望する例では手術を第一選択に勧める報告もある．

DON'Ts

- 初診時にX線像に異常を認めなくても，疼痛が続く場合は疲労骨折の可能性を鑑別疾患から外さないこと．時期を置いてX線再撮影を行う．または，MRI検査を考慮する．
- 腫瘍(特に悪性)を見逃すことは許されない．頻度はまれではあるが常に念頭に．

札幌医科大学保健医療学部理学療法学第二講座　**渡邉耕太**

☑ 疲労骨折と脆弱性骨折
低骨量が原因で軽微な外力によって発生した非外傷性骨折は脆弱性骨折(insufficiency fracture)とよばれ，通常の強度の骨に発生する疲労骨折(fatigue fracture)とは区別される．

A 運動器疾患

17 スポーツ傷害
5) シンスプリント, 前脛骨区画症候群

> **DOs**
> - スポーツ選手で下腿部痛を生じることは多い. シンスプリント, 前脛骨区画症候群(慢性コンパートメント症候群), 疲労骨折などとの鑑別が重要である.
> - シンスプリントはスポーツ初心者や練習量の急増などに関連して生じることが多い. 鑑別診断にはこれらの病歴や, 身体所見における圧痛点の部位や範囲の違いが役立つ.

下腿に疼痛をきたすスポーツ傷害として, 前述の疲労骨折の他にはシンスプリントや前脛骨区画症候群があげられる.

1 原因

a シンスプリント
運動時に脛骨内側から後内側に沿った痛みを生じる. 原因としては下腿後内側の筋群(ヒラメ筋, 長趾屈筋, 後脛骨筋)の脛骨骨膜に対する繰り返す牽引が考えられている.

b 前脛骨区画症候群 (anterior tibial compartment syndrome)
コンパートメント(筋区画,「第4章 B.10.1) 区画症候群」p.570 参照)の内圧が上昇することで循環不全をきたし区画内の筋や神経が阻血性障害に至る病態が区画(コンパートメント)症候群(compartment syndrome)である. 骨折や打撲後に急激に発症する急性型と, 運動による筋の腫脹により生じる慢性型とに分けられる.

> **⚠ Pitfall**
> "シンスプリント"は症状を表す単語であり, その病態は骨膜炎, 筋膜炎, 微細骨折, 骨髄内浮腫などと多様である.

2 症状

a シンスプリント
運動により脛骨内側に生じる痛みである. 疼痛は急激ではなく徐々に増強する.

b 前脛骨区画症候群
慢性型では運動時に下腿前方に痛みやしびれが出現するものの安静で消失するのが特徴である.

3 診断

a シンスプリント
圧痛の部位が特徴的で, 脛骨の後内側縁上で中央 1/3 から遠位 1/3 のある程度の範囲にわたる. 画像検査として, 単純 X 線像では異常所見を認めないことが多い. MRI では骨膜周囲や骨髄, 筋・筋膜に信号変化を認めることがある. 特に T2 脂肪抑制像を用いると骨膜や骨髄内の高信号領域として変化をとらえやすい. また骨シンチでは脛骨長軸に沿った線状の集積像がみられる.

b 前脛骨区画症候群
運動後には下腿前方部に圧痛と足部背屈筋群の筋力低下に加え, 深腓骨神経領域(第1〜2趾間背側)の知覚低下を伴うことがある. しかし, 安静時には身体所見は正常である. 診断には筋内圧測定が有効である. 運動により区画内圧は 70〜100mmHg に上昇するが, 正常であれば運動中止後 5 分以内に正常の内圧に戻る. 慢性前脛骨区画症候群では運動中止後も 30〜50mmHg 以上であったと報告されている. 内圧測定法としては血圧計などを組み合わせる方法

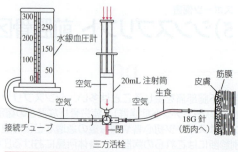

図1 筋区画内圧測定法

(図1)の他，市販の測定器もある．

4 治療

a シンスプリント

微細損傷や炎症をきたした組織の治癒を促進させるために，急性期では運動量の軽減とアイシングを行う．下腿後面筋のストレッチや筋力強化運動も必要になる．また足の過回内が原因のひとつとなるため，足底挿板の使用やknee-inなどのアライメント矯正も行われる．

b 前脛骨区画症候群

慢性型に対する保存治療は試みられてよい方法ではあるが，その有効性は低いとする報告が多い．手術治療としては区画内圧を低下させる目的で筋膜切開術が施行される．近年はより低侵襲な手術を目指して小切開で行う方法，内視鏡を用いる方法などが報告されている．

> **Pitfall**
>
> シンスプリントでは下腿後面筋の柔軟性や筋力の低下を認めるが，さらには体幹や股関節周囲などの他部位の筋力低下により，運動中の身体保持能力やバランスの低下をきたしていることも多い．再発をさけるためにはこれらの改善も必要となる．"木を見て森を見ず"とならないように気をつける．

DON'Ts

☐ シンスプリントと診断しても MRI で骨髄内に信号変化を認めた場合には微小骨折や疲労骨折の前駆状態の可能性があるため，注意して経過を観察すべきである．

札幌医科大学保健医療学部理学療法学第二講座　**渡邉耕太**

☑ **シンスプリントという用語1**
シンスプリントは下腿後内側の疼痛を生じる posteromedial shin splint を指すのが一般的であり，ここでは前方外側の疼痛を示す anterior shin splint とは区別して記載した．

☑ **シンスプリントという用語2**
"shin splints"は日本整形外科学会用語集で過労性脛部痛と同義語となっている．shinはむこうずね，splintsは馬の足の骨に沿ってできる骨瘤という意味がある．決して短距離選手(sprinter)に多い疼痛ではない．

B 救急医療

1 救急医療に関する法律

DOs
- ☐ 危急の患者には，提供できる範囲で最善の医療を．
- ☐ 異状死の届け出は義務．麻薬中毒・食中毒・感染症の届け出も義務．
- ☐ 捜査機関への協力は慎重に．

　医師一人あたりの訴訟率の比較では，整形外科は産婦人科・外科に次ぎ，当事者となる可能性が高い診療科である．また，救急医療も，診療の同意や各種届出，死亡診断に関する諸事など法的トラブルに巻き込まれやすい状況にある．本項では救急の場面で承知しておくべき，「応召義務の問題」，「医師の届け出義務」，「守秘義務と警察への通報の問題」，「異状死体」，そして「脳死と臓器移植」について簡単に述べる．

　本人の意思とは関係なく搬送されてくる救急患者に対する医療行為は，法的には「事務管理」，「緊急事務管理」に該当すると解釈され，医療契約と同様に「善管注意義務」を負うと考える．すなわち，現代の医学水準から一般的に要求される医療を提供することが要求される．この要求される医療水準の判断基準は一定ではなく「専門性」「地域性」「診療機関」で個別に決せられる．また，医療契約はその行為のなかに説明義務も含まれることを忘れてはならない．

1 応召義務の問題

　医師法19条1項には，「診療に従事する医師は，診察治療の求めがあった場合には，正当な事由がなければ，これを拒んではならない」と記されている．正当な事由とは，「医師が不在または病気等により事実上診療が不可能な場合に限られる」とされており，緊急性がなく，他の診療機関を利用できる状況や休日夜間当番体制が確立している場合は，「専門外」や「時間外」も正当な理由にあたる．一方，「直ちに応急の措置を要する危急の状態」にある場合は診療する義務があるともされており，夜間・休日や自宅であっても正当事由にはあたらないとの解釈もある．診療を拒否したことが医師法7条2項の「医師としての品位を存するような行為」にあたると看做されれば行政処分の対象となり得るし，診療を拒否したことで患者に損害を与えた場合には，損害賠償請求を起こされる可能性もある．

　「応召義務」そのものに罰則規定はないが，医師個人の倫理感に強く訴えかけることとなり，医療者に対する無言の圧力となっている．社会が個人に対して，暗に無制限の責務を負うことを要求することが適当だとは思えない．救急医療の分野でも専門化・細分化は進んでおり，応召義務の恩恵を最も受けるはずの「危急の状態にある患者」には，より高い水準での医療が必要と推察され，国民がこれを等しく享受できるように整えるのは，国や自治体の責務であるはずである（医療法1条3項）．しばしば報道される「たらいまわし」に関しても，裁判所の見解では「救急医療体制の不備・機能不全」が原因の1つと指摘している．医療に応じる義務が医師個人に課せられている現状が是正され，ひいては医療を提供する側も提供される側も，双方に利益とな

るような議論が広がることを期待している

2 医師届出義務について

　医師にはいくつかの法的義務が存在し，そのなかには各種届け出の義務がある．医師の届出義務には，罰則規定のある「異状死」「麻薬中毒」「食中毒」「感染症」があり，医師のみならず，一般市民に対して罰則規定のない通告義務を規定する「児童虐待」「高齢者虐待」「障害者虐待」および努力義務の「配偶者暴力」もある．後者では，医師はそれらを発見しやすい立場にあるので，早期発見に努めるとされている．これらは，異常死の届け出を除き，「犯罪の発見」ではなく「公衆の健康が著しく害されることを防止」することや「被害者の保護」を目的とする．そのため，通報先は異常死を除き警察ではなく関係諸機関である．誤解されやすいが，麻薬中毒とは麻薬・大麻・あへんの「慢性中毒」が対象であり急性中毒に関してはこの限りではない．また，覚せい剤中毒には通報義務はない．

　配偶者暴力防止法では少し異なり，「配偶者からの暴力を受けている者」を発見した一般市民に対し，配偶者暴力支援センターまたは警察官への通報の努力義務を求めており，医師等に対して「通報することができる」としている．この場合被害者の意思を尊重するよう努めると付記されている．また，医師はその者に対し，配偶者暴力支援センター等の情報を提供するよう努めるとしている

3 守秘義務と警察への通報の問題

　救急医療の現場においては，犯罪に関係していると思われる傷病者の治療に時折遭遇し，医師の守秘義務と警察への通報の問題に悩まされることも多い．

　守秘義務に関する法律は刑法134条1項にあり，「医師，薬剤師，医薬品販売業者，助産師，弁護士，弁護人，公証人又はこれらの職にあった者が，正当な理由がないのに，その業務上取り扱ったことについて知り得た人の秘密を漏らしたときは，6月以下の懲役又は10万円以下の罰金に処する」と記されている．秘密の範囲は「本人が他人への開示を望まないこと」とされ，個人によって異なり，本人の同意があればそれは秘密ではなくなる．救急診療上問題になると思われるものには，「患者家族」および，「職場の上司・マスコミ・警察などの家族以外の情報を欲するもの」の扱いであろう．本人の意思が確認できる限りにおいては問題となることはないが，意思表示が困難な場面も多い．このような場合は家族に対して診療情報を正確に説明することは必要で義務でもある．家族に説明したところで守秘義務に反したと解釈されることはないと考えられる．

　捜査機関に対して自発的に情報や試料を提供することはどう判断すべきだろうか．刑事訴訟法239条1項に「何人でも，犯罪があると思料するときは，告発することができる」と記されている．しかし社会に種々の価値観が存在する現状では，たとえ社会正義の実現のためであっても，患者本人の同意なくその情報を提供することは一考すべきである．もしも刑法上責任を問われないとしても，守秘義務違反で民事訴訟を起こされる可能性もある．現状に鑑みると，医療従事者が業務上知り得た患者の情報や試料を警察に提供できるのは，患者の承諾を得た場合か，法的に手続きを踏んで要求された場合に限られると考えたほうがよい．

　完全な他人である，友人・上司・報道記者・事故事件の当事者等々に対する診療情報の開示要求には，本人の同意がない限り応じる必要はない．

4 異状死体について

医師法21条に「医師は，死体又は妊娠4月以上の死産児を検案して異状があると認めたときは，24時間以内に所轄警察署に届け出なければならない」と記されている．

2004年4月13日の最高裁判決は「外表上の異常」の認識が届け出義務の発生要件とし，2012年には厚生労働省が，2014年には厚生労働委員会でこの解釈が追随されている．2015年には，厚生労働省の「死亡診断書(死体検案書)記入マニュアル」から，「『異常』とは「病理学的異常」ではなく，「法医学的異常」を指します．「法医学的異常」については，日本法医学会が定めている『異常死ガイドライン』等も参考にしてください．』また，外因による死亡又はその疑いのある場合には，施設長は，所轄警察署に届け出を行う．」の2つの文言が削除された(法医学会の「異常死ガイドライン」では，「病気になり診療をうけつつ，診断されているその病気で死亡すること」が「ふつうの死」で，これ以外は異状死と規定されている)．これらから，異状死とは「死体の外表上を検案し，異常を認めた場合」と解釈してよいものと考えられる．しかし救急医療では中毒による死亡など，外表上異常な変化が認められない死亡にもしばしば遭遇する．異常死届け出の目的は「犯罪発見や被害拡大の防止」であり，死因が明らかでない外因によると思われる急性の死亡では異常死の可能性も考慮すべきであろう．

5 脳死と臓器移植

1997年10月16日に臓器移植法，2010年7月17日に改正臓器移植法が施行され，長らく閉ざされていたわが国での脳死臓器移植が可能となった．「脳死」「臓器移植」ともに異なる価値観が存在するデリケートな問題であり，法律に基づき医学的に正しく行動して，患者家族等に正確な情報を開示し，その意思を尊重するように行動することが望まれる．本項では改正臓器移植法で変更された要点を紹介する．

改正臓器移植法での要点は，「臓器摘出の要件」「臓器摘出に関わる脳死判定の要件」「親族に対する優先提供」「小児の取り扱い」に関する変更である．

臓器提出の要件には「本人の臓器提供の意思が不明の場合であって，遺族がこれを書面により承諾するとき」が追加された．臓器提出にかかわる脳死判定の要件では，「本人について，A 臓器提供の意思が不明であり，かつ，B 脳死判定の拒否の意思表示をしている場合以外の場合，であって，

☑ 覚せい剤中毒患者の取り扱い

「覚せい剤中毒」明らかな不法行為であり，守秘義務の制約下にある医師としては対応に苦慮することもあるであろう．2005年7月19日の，覚せい剤中毒患者を警察へ通報した法的是非が問われた裁判で最高裁は，「医師が，必要な治療または検査の過程で採取した患者の尿から違法な薬物の成分を検出した場合に，これを捜査機関に通報することは正当行為として許容されるものであって，医師の守秘義務違反に違反しないというべきである」との判断を下した．この最高裁判例は心強いが，これを根拠に通報すべきと判断することはできない．また，覚せい剤取締法は覚せい剤の濫用による保健衛生上の危害を防止することが目的であり犯罪の発見を目指すものでもない．刑事訴訟法239条では，第1項に「一般市民に対する告発の権利」が，第2項には「公務員に対する告発義務」が記されているものの，医師の職責の第一は患者の救命・治療である．患者が覚せい剤中毒を治療する意思を示している場合もあり，慎重な対応が必要である．

家族が脳死判定を行うことを書面により承諾するとき」が追加された．つまり本人の意思表示がなくても遺族が承諾する場合の提供が可能となった．小児の取り扱いでは「家族の書面による承諾」により，「15歳未満の方(脳死判定の基準から修正齢12週以上)」からの臓器提供が可能となった．また，旧移植法で見合されていた「親族に対する優先提供」が可能となっている．

> **DON'Ts**
>
> ☐ あなたの医療行為は法的根拠に基づいて行われている．独りよがりの思い込みでの医療は避けなければならない．
> ☐ 警察に求められるままに，患者の試料を提出してはならない．

札幌徳洲会病院整形外科外傷センター　**斉藤丈太**

B 救急医療

2 外傷蘇生・救命処置

DOs

- 外傷治療の目的は助けられる外傷患者を救い，そして後遺障害を極力減らすことである．
- ATLS® と JATEC™ においては定型的なアプローチ法である ABCDEs アプローチを遵守している．
- 初期評価は気道の確保にはじまり，最も致死率の高い損傷を除外することに重点をおく．

外傷治療のアプローチを標準化する試みは1970年代後半に米国のネブラスカ州ではじまった．それがもとになり ATLS®（Advanced Trauma Life Support）ガイドラインが作成された．日本では諸般の事情で導入することができなかったため，日本独自のガイドラインを作成する必要性に迫られた．それが JATEC™（Japan Advanced Trauma Evaluation and Care）である．

ATLS® および JATEC™ の両者において根底に流れる概念は，助けられる外傷患者を救い，後遺障害を極力減らすことである．そのためには系統だったアプローチが必要であり，まず生命を脅かす損傷から治療をはじめなければならない．

1 外傷アルゴリズムの確立

外傷の患者は様々である．しかし，定型的なアプローチの方法は変えてはならない．必ず初期評価（primary survey）から二次評価（secondary survey），そして三次評価（tertiary survey）へと進んでいく．外傷チームの一員はこの流れを熟知し，そして日頃から訓練されていなければならない．図1に定型的アプローチにつき図式化しておく．

外傷における蘇生とは，生命を脅かす生理学的な異常を回復させ，維持することである．以下，外傷患者の初期評価と蘇生のポイントについて述べる．

2 初期評価（primary survey）

a 確認事項

1) 気道（airway）

口腔から肺に至る気道の開通は最重要課題である．顔面や頚部の鈍的・鋭的損傷では気道が解剖学的変形を起こしたり血腫な

生理学的評価
A：airway maintenance with C-spine protection（気道確保と頚椎保護）
B：breathing with life-threatening chest injury management（呼吸と致命的な胸部外傷の処置）
C：circulation with hemorrhage control（循環と止血）
D：dysfunction of CNS（中枢神経障害の評価）
E：exposure and Environmental control（脱衣と体温管理）

全身の損傷検索＝解剖学的評価

図1　外傷治療のアルゴリズム

表1 出血性ショックの重症度

Class	ショック指数	出血量	脈拍	血圧	意識レベル	処置
I	1＞	～15%	100＞	不変	軽度不安	
II	1＜	15～30%	100＜	収縮期不変 拡張期↑	不安	輸液
III	1.2＜	30～40%	120＜	収縮期↓ 拡張期↓	不安,不穏	輸血
IV	1.5＜	40%～	140＜ あるいは除脈	収縮期↓ 拡張期↓	不穏,無気力	急速輸血 外科的止血

ショック指数：脈拍数／収縮期血圧⇒1＜

どにより圧迫されたり，また血液により閉塞するかもしれない．声かけに応じて開口あるいは発語ができることを第一に確認し，閉塞が発覚すれば挿管，場合によっては輪状甲状膜切開を施行する必要がある．

2) 呼吸 (breathing)

正常な換気のためには気道の開通と胸腔内陰圧が必要である．それは胸郭の動きと両肺の聴診所見より判断する．緊張性気胸は胸腔内陽圧のために換気ができず，静脈還流も制限される．片側の呼吸音消失，気管変位，酸素分圧低下が指標となり，緊急胸腔内チューブ挿入が必要となる．

3) 循環 (circulation)

血液還流の状態は脈拍と血圧によりモニターされる．外傷におけるショックは多くが出血性ショックである．大血管や肝・腎などの実質臓器損傷，さらに単独ではショックとなりにくい損傷でも重複すると出血性ショックをきたしうる．出血によらないショックとしては，緊張性気胸や心タンポナーデが重要である．ショック指数や脈拍，血圧の変動は出血量の推測に役立つ(表1)．

4) 意識レベル (dysfunction of CNS)

神経機能低下は意識レベルと末梢の運動知覚能によって評価される．意識レベルの評価はGCS (Glasgow coma scale, 表2)で行うが，開眼，発語，動きの3つが指標となる．GCS 8点以下，2点以上の悪化，瞳孔不同，片麻痺，Chusing現象などのヘルニア徴候は切迫するDとして呼吸・循環の安定を確保した上でsecondary surveyのはじめに頭部CTを行う．

5) 脱衣と体温 (exposure and environmental control)

損傷部を見逃さないために着衣を全て除去して観察する．また，外傷患者は受傷時の環境や輸液の影響などで体温が低下する．低体温は代謝性アシドーシスや凝固異常とともに外傷蘇生における危険因子である．低体温を回復あるいは予防するために様々な保温処置を施行する(ブランケット，加温輸液・輸血，加温ランプなど)

b 初期評価 (primary survey) 時の画像評価

1) 単純X線写真

外傷蘇生が必要な病態を検出するため，胸部・骨盤正面X線写真をポータブルで撮影する．読影は，primary surveyでは限られた時間で必要最小限の情報の獲得をし，蘇生が完了した後，secondary surveyでより詳細に行う．primary surveyで注意すべき致死的胸部外傷の主なものは，気道閉塞，緊張性気胸，開放性気胸，心タンポナーデ，肺挫傷，フレイルチェスト，大量血胸である．このうち気道閉塞，緊張性気胸，開放性気胸は身体所見から，心タンポナーデはFAST (focused assessment with sonog-

表2 Glasgow coma scale

eye opening（開眼）	spontaneous（自発的）	4
	to speech（言葉により）	3
	to pain（痛み刺激により）	2
	nil（開眼しない）	1
verbal response（言葉による応答）	oriented（見当識あり）	5
	confused conversation（錯乱状態）	4
	inappropriate words（不適当な言葉）	3
	incomprehensive sounds（理解できない声）	2
	nil（発声なし）	1
best motor response（自発運動）	obeys（命令に従う）	6
	localizes（痛み刺激部位に手足をもってくる）	5
	flexes withdraws（逃避する）	4
	flexes abnormal flexion（異常屈曲）	3
	extends（四肢伸展）	2
	nil（動きなし）	1

raphy for trauma）などから診断される．したがって primary survey における胸部単純X線写真の一番の役割は，フレイルチェストをきたし得る多発肋骨骨折とそれに伴う肺挫傷，および大量血胸を診断することである．また，primary survey の過程で陽圧換気や全身麻酔下の緊急手術を要した場合，気胸を見逃さないことも重要であるため，皮下気腫や deep sulcus sign（肋骨横隔膜角が側腹部に向かって深く鋭くなる，気胸の所見．）があった場合には，気胸があるものとして検索を行う．

骨盤骨折は致死的な後腹膜出血の原因となり得るため，骨盤正面X線写真を用いて骨盤骨折の検索を行う．骨盤骨折のタイプに応じて，シーツラピングや SAM sling® などの簡易的な固定や創外固定による骨盤輪の安定化，または TAE（経動脈的塞栓術）等の止血術が選択される．

2）FAST

FAST は心嚢，腹腔および胸腔の体液貯留を評価する迅速簡易超音波検査法である．循環に異常のない患者でも，ショックに至る可能性のある損傷を除外するため全例ルーチンに行うべきである．ただし，FAST 陰性が出血を否定するものではなく，腹腔内出血の感度は 70〜90% であると報告されている．初回の FAST が陰性であっても，必要に応じて繰り返し行う．

3 外傷蘇生のポイント（呼吸管理とショックからの離脱）

ABCDE アプローチで primary survey を行い，異常があれば同時に蘇生を行う．

a 呼吸管理

全ての外傷患者にリザーバーマスクで 10〜15L/分の高濃度酸素を投与する．気道の評価を行い，必要があれば気道の確保を行う．用手的気道確保は，外傷患者の場合，頸椎保護の観点から下顎挙上法が第一選択である．確実な気道確保には気管挿管と外科的気道確保があり，確実な気道確保の適応は，①無呼吸，②他の方法で十分な換気ができない，③出血や嘔吐で下部気道を確保できない，④気道の重篤な損傷（顔面損傷，後咽頭の血腫）がある場合，⑤重症ショック，⑥重症意識障害などの場合である．第一選択は経口気管挿管であるが，それが困難な場合には外科的気道確保を行う必要がある．

1）気管挿管

喉頭鏡を用いる場合，頸部を過伸展する危険があるため，助手が尾側から両手で頭部を押さえ，正中中間位固定する．挿管を意識下に行うか，鎮静薬や筋弛緩薬を用いて行うかは患者の状態などから判断するが，意識下挿管は手技に習熟している必要があり，鎮静下挿管はマスク換気できない場合や挿管困難が予想される場合には危険を伴

う．気管挿管はいつでも外科的気道確保ができる準備をして行う．

2）外科的気道確保

輪状甲状靱帯穿刺と輪状甲状靱帯切開がある．輪状甲状靱帯穿刺後にジェット換気を行えば短時間十分な酸素化を得ることができるが，すみやかに他の確実な気道確保を行う．輪状甲状靱帯切開は輪状甲状靱帯を切開し，5～7mmのチューブを挿入して換気を行うが，12歳以下の患者では声門下狭窄を起こすことがあるため禁忌である．

 Pitfall

気管穿刺による気道確保は確実な気道確保までのつなぎである．外傷患者は嘔吐，誤嚥の可能性があり，常に吸引，気道の確保に留意しなければならない．

b 致死的胸部損傷に対する蘇生

primary surveyの段階でいち早く除外し，適切な処置をとるべき6つの胸部外傷が存在する．それは①心タンポナーデ，②気道閉塞，③フレイルチェスト，④緊張性気胸，⑤開放性気胸，⑥大量血胸である．心嚢液貯留の診断はFASTで行い，認められれば直ちに心嚢内血液の除去を行う．心嚢穿刺で15～20mLの血液が吸引できれば一時的に状態は改善するが，原因となる心損傷に対する手術治療が必要となる．フレイルチェストにおける呼吸不全の本態は，併存する肺挫傷と呼吸運動の低下による換気障害である．酸素投与等で対応困難な場合は，気管挿管と陽圧換気が必要である．

緊張性気胸はX線ではなく臨床所見で診断する．ショック，呼吸音減弱，打診上鼓音，皮下気腫，気管変位，頸静脈怒張などである．緊張性気胸を疑えば，ただちに第2肋間鎖骨中線に14～16Gの血管留置針を2～3本刺入する．緊張性気胸であった場合には勢いよく空気の漏出が認められる．その場合には引き続き第4～5間中腋窩線より胸腔ドレーンを留置する．開放性気胸の場合は開放創と別の部位から胸腔ドレーンを留置し，開放創を閉鎖する．大量血胸ではまず胸腔ドレナージを行う．ドレナージによる排液量が即時に1,000mLを超えるような場合などでは，開胸止血を考慮する．

c ショックからの離脱

外傷におけるショックの最大の原因は出血性ショックである．出血性ショックでは血圧低下もショック指標であるが，収縮期血圧は血液量の30%を超えなければ低下しないため，頻脈，皮膚所見，CRT（capillary refill time）などからできるだけ早期に判断し，原因検索と同時に急速輸液を行う．外出血があれば直接圧迫止血を行い，体表から見えない出血はprimary surveyの過程で同定する．1～2Lの急速輸液でも循環動態が回復しない場合には，輸血が必要となる．急ぐ場合はABO適合輸血か，O型Rh（-）血液の投与を行う．新鮮凍結血漿（FFP）や血小板は大量輸血をする状況で凝固能を維持するために必要となる．初期輸液だけで循環動態が安定せず，大量輸血が必要となる場合の多くは何らかの止血術を必要とする．昇圧薬は出血性ショックの場合は使用しないのが原則である．

DON'Ts

- ☐ 外傷患者に対して定型的アプローチをとらずに目立つ外傷に目を奪われると，結果的に救命率を下げることになる．
- ☐ バイタルサインが安定するまでは二次評価に移行してはいけない．

札幌徳洲会病院整形外科外傷センター　**佐藤和生**

B 救急医療

3 多発外傷における重要臓器損傷とその症状

DOs
- 多発外傷患者をみる場合，努めて冷静に一定の手順を踏み，決して1つの事象に囚われ過ぎないことを心がける．
- JATEC™ や ATLS™ にある primary survey, secondary survey がその手順にあたる．
- 胸郭損傷を認めた場合，緊張性気胸やフレイルチェストから呼吸不全に陥ったり，心・大血管損傷，心タンポナーデ，大量血胸から循環不全に陥り，致死的になる可能性が常にあることを意識しなければならない．

1 多発外傷とは

多発外傷とは2部位以上に重度の損傷を認める場合をいう．当然ながら，単発外傷よりも重篤になりやすく，また，診断，治療の戦略を練ることもより複雑である．系統だった診察をもとに，各々の病態を総合的に把握し，治療方針を決定して実行することになる．外科系総合診療医としての実力が問われる分野である．本項では胸郭損傷の種類とその症状に関して述べる．

2 胸郭損傷

胸郭損傷の診察上，JATEC™ や ATLS™ の primary survey（A：気道評価，B：呼吸評価，C：循環評価，D：神経学的評価，E：全身裸にしての診察と保温や FAST）および胸部X線）で明らかになる可能性のある致命的損傷は以下である．

気道閉塞，フレイルチェスト，開放性気胸，緊張性気胸，大量血胸，心タンポナーデ

それらの代表的所見を**表1**に示す．
また，secondary survey では以下である．
気胸，気管・気管支損傷，大血管損傷，心筋損傷，肺挫傷，食道損傷，横隔膜損傷等

secondary survey において，単純および造影 CT スキャンのもつ診断能力は絶大なものがあり，バイタルサインが安定していなくても，必要性が高い場合には，撮影の機会を絶えず意識しておく必要がある．

3 確認すべき胸郭損傷の身体所見

a 第一にバイタルサイン

- 皮下気腫：皮下に貯留する空気は体表の創や，肺胞，気管・気管支から迷入したものである．気胸，縦隔気腫，体表の創の見逃しがないかチェックする．

> ⚠️ **Pitfall**
> 気胸はありふれた胸郭外傷の症候であるが，小さなものは primary survey では発見されないことが多い．聴診は特に感度が悪いとされる．

- シートベルト跡：その痕跡は強い直達外力作用の証である．
- 頚静脈怒張：右心系内圧の上昇を示しており，心タンポナーデや心不全の存在を疑う．
- 気管変位：緊張性気胸を疑う所見の1つである．
- 上部肋骨骨折：第1，2肋骨は大胸筋や鎖骨で保護されており，骨折時に強い外力が作用した可能性が高く，大血管，頚髄等の損傷を心配する．
- 下部肋骨骨折：第11，12肋骨は肋軟骨

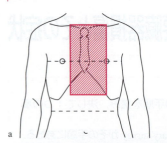
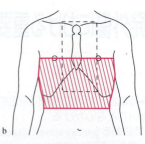

a. 鋭的外傷の心臓外傷危険域．Sauer's danger zone（心臓外傷危険域）とよばれる斜線部 ▨ に傷が存在した場合，心臓外傷の存在を疑う．上縁は鎖骨上窩，下縁は心窩部，右縁は右鎖骨近位 1/3，左縁は左鎖骨中線の範囲である．

b. 鋭的外傷の胸腹部臓器合併損傷危険域．斜線部分 ▨ には胸部臓器と腹部臓器が重なって存在する可能性がある．この部位に損傷が存在した場合，胸部臓器と腹部臓器，および横隔膜の合併損傷を疑う．

に付着せず，自由度が高いことから折れにくいとされる．骨折時には胸腹移行部に強い外力が作用したことが予想されるため，肝臓脾臓等の合併損傷がないかチェックする．

- **胸鎖関節部の腫脹**：胸鎖関節で鎖骨が後方脱臼していた場合，鎖骨下動脈等の重要血管，気管食道等の損傷の可能性がある．
- **胸骨部の変形，圧痛**：すぐ背側に前縦隔，大血管，心臓があること，それらの損傷がある可能性を考慮する．

 Pitfall

高齢者は胸郭が脆弱であるために，低エネルギー外傷であっても，重篤な損傷を負っているかもしれない．若年者は胸郭が柔軟であるため，そこに損傷がなくとも，奥の重要臓器が重大な損傷を負っていることがある．

- **胸郭の一部の呼吸性奇異運動**：骨連続性を失った胸壁部分（フレイルセグメント）

表1 primary survey で同定するべき致命的胸部外傷の代表的所見

気道狭窄，閉塞	口腔内異物や損傷，頸部気管露出や変位，呼吸困難自覚，異常呼吸音（stridor, hoarseness），血痰や喀血
フレイルチェスト	胸郭の奇異運動を伴う低酸素血症，高二酸化炭素血症，呼吸困難自覚
開放性気胸	胸壁に気管径の 2/3 以上の開放創を伴う低酸素血症，高二酸化炭素血症，呼吸困難自覚
緊張性気胸	低血圧，頻脈，呼吸困難感，頸静脈怒張，患側胸郭膨隆，頸部気管変位，胸部打診で鼓音
大量血胸	頻脈，低血圧，胸部打診で濁音，X線で肺野のびまん性透過性低下，FAST で echo-free-space の存在
心タンポナーデ	FAST で心嚢液増量を認める低血圧，頸静脈怒張，胸部 X 線で心陰影の拡大

の奇異運動がフレイルチェストの特色であり，呼吸不全に陥る可能性を考慮しなくてはならない．

DON'Ts

☐ 胸部外傷はのんびりと診るものではない．いつ急変するかもしれない，という危機感をもちつつも，努めて冷静に対応する．ハンターのようであってほしい．

札幌徳洲会病院救急総合診療科　**田邉　康**

B 救急医療

4 多発外傷の評価と検査・治療の優先度判定

DOs

- □ 外傷初期診療の標準的なガイドラインであるJATEC™を習得しよう.
- □ 頸椎損傷,骨盤骨折の初期治療における戦略を理解しよう.
- □ 患者の全身状態や,手術が全身状態に与える影響を考え,確定的手術の時期を決めよう.

1 外傷初期診療の流れ

わが国では外傷初期診療ガイドライン(Japan Advanced Trauma Evaluation and Care；JATEC™)が,標準化された外傷診療の指針として提供されているのでぜひ習得されたい(図1).

a primary survey

まず「生理学的な」評価と蘇生処置を行う(「第4章 B. 2. 外傷蘇生・救命処置」p. 489

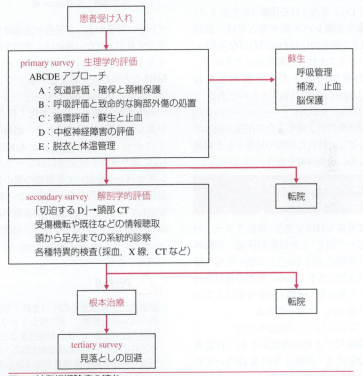

図1 外傷初期診療の流れ

表1 救急処置室でprimary surveyとして行うべき検査

検査項目	診断できる外傷の例
胸部X線(正面)	気胸, 血胸, 肺挫傷, 縦隔・皮下気腫, 血管損傷, 骨折(肋骨, 鎖骨, 肩甲骨, 胸椎)
骨盤X線(正面)	骨盤・寛骨臼骨折, 股関節脱臼, 大腿骨近位部骨折
FAST	心タンポナーデ, 血胸, 腹腔内出血

参照).評価の一環として同時進行で表1に示す検査を行うが,たった1枚のX線からも多くの情報が得られるものである.またFAST(図2)は,外傷における心囊・胸腔・腹腔の出血検索に特化した迅速超音波検査法であり,簡便であるので整形外科医であっても習得しておきたい.

b secondary survey

ここでは頭から足の先まで「解剖学的な」評価と処置を行う.詳細は成書にゆずるが,脳ヘルニアの検索は重要視されており,「切迫するD」と定義される昏睡(GCS ≦ 8点)や急激な意識レベル低下などでは,頭部CT検査を優先的に行わなければならない.なおショックを伴う骨盤骨折などを除き,整形外科医の関与する外傷の多くはsecondary surveyで対処するものである.

c tertiary survey

初期診療の終了後や主たる損傷の根本治療後などに,隠れた損傷の見落としを回避するために随時診療を行う.

2 多発外傷における整形外科外傷

脊椎外傷では固定処置(頚椎カラー,バックボード固定)と神経学的評価,四肢外傷では外固定(副子固定)と末梢の循環・神経学的評価が基本である.整形外科外傷の中でも骨盤骨折,両側大腿骨骨折は大量出血が予想され,注意を要する.

a 頚椎固定はいつ除去するか

意識清明で正確な所見がとれ,自覚所見・他覚所見・頚椎3方向X線のいずれ

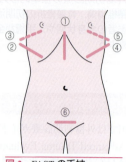

図2 FASTの手技
①心窩部 ②Morrison窩
③右胸腔 ④脾腎間
⑤左胸腔 ⑥Douglas窩

も異常がなければ除去してよい.しかしずれかに異常があった場合や意識障害で正確な所見がとれない場合は,専門医にコンサルトし,経時的に再評価するかCTやMRIなどの精査を必要とする.

b 骨盤骨折の初期診療

局所所見に加え,前後方向1枚のX線が多くの情報を与えてくれる.出血に対しては十分な補液を行うとともに,open book型や垂直不安定型にはシーツラッピングやバンドを用いて骨盤腔の狭小化と安定化を図る.循環動態が安定しない場合や,安定していてもCTで造影剤の血管外漏出が認める場合などは,経カテーテル動脈塞栓術(transcatheter arterial embolization;TAE)の適応である.

 Pitfall

頭蓋内圧上昇は全身血圧の上昇・徐脈を招く(Cushing現象).出血性ショックとは真逆の反応であり,両者が存在するとマスクされて一見正常な循環動態となる.頭部外傷を伴う多発外傷患者では注意しよう.

表 2 early total care (ETC) と damage control orthopedic surgery (DCO)

	ETC	DCO
対象	全身状態安定で右記以外	血行動態不安定 受傷時に重度ショック 胸部外傷合併 (AIS ≧ 3) 全体として重症外傷 (ISS ≧ 40)
確定的手術の時期	受傷後 24 時間以内	全身状態安定後 (5 〜 10 日？)
骨折の固定方法	髄内釘, プレート	創外固定
利点	呼吸器合併症 (肺炎, ARDS) を防ぐ 早期リハビリテーション 治療・入院期間の短縮	全身状態の安定化 局所 (骨折周囲軟部組織) の改善
欠点	全身状態の悪化 施設・医師の capacity を要す	治療・リハビリテーションの遅延 創外固定の感染

3 確定的手術のタイミング：ETC か DCO か

早期に全ての確定的手術を行う early total care (ETC) と，創外固定を行い全身状態の安定化を待ち (damage control orthopedic surgery；DCO)，後に確定的手術を行う方法に分けられる (表 2)．全身状態が許す限り ETC を行うべきではあるが，無理をして状態を悪化させては本末転倒である．

ETC と DCO のどちらを選択するか，その基準はいまだ明確なものはない．施設や医師の技量も考慮し方針を決定する．

 Pitfall

低体温・アシドーシス・凝固異常は，致死的三徴 (deadly triad) とよばれ，予後不良のサインである．たとえ確定的な手術中でも deadly triad に陥りそうであれば，DCO に切り替えるなどの英断が必要である．

DON'Ts

- 胸腔ドレナージや FAST などの手技から逃げない．苦手意識を克服し身につけるようにしよう．
- 致死的三徴 (deadly triad) を認めたら無理をしない．必要最小限の固定 (DCO) を行おう．

参考文献

1) 日本外傷学会・日本救急医学会 (監)：改訂第 4 版 外傷初期診療ガイドライン JATEC，第 4 版．へるす出版，2012

札幌徳洲会病院整形外科外傷センター　**倉田佳明**

5 軟部組織損傷の診断と治療

DOs

腕神経叢損傷
- ☐ 損傷範囲，高位，程度を正確に診断し治療方法を選択することが重要である．
- ☐ 節前損傷では保存療法の適応はなく，手術が必要になる．
- ☐ 節後損傷では約3ヶ月保存療法を行い，回復不良例には損傷の程度に応じて，神経剥離術，神経縫合術，神経移植術を行う．

腱損傷
- ☐ 腱損傷の治療は，腱の種類と損傷の種類，部位および程度により，治療法を選択する．
- ☐ no man's land における屈筋腱損傷の手術は，手の外科の手術を習得した医師が行うべきである．
- ☐ 強固な腱縫合を行い，適切なリハビリテーションを行うことで再断裂，癒着，および拘縮を予防する．
- ☐ 再接着術は受傷後6時間以内に血行を再開させる必要がある．
- ☐ 1指につき動脈1本に対し静脈2本以上の吻合を行う．

腕神経叢損傷の診断と治療

1 原因

腕神経叢は第5，6，7，8頚神経根と第1胸神経根で構成される(図1)．腕神経叢損傷は主に交通事故(多くはオートバイ事故)と分娩時の過大な牽引力が腕神経叢にかかることにより発生する．鎖骨や上腕骨などの骨折や，鎖骨下動脈損傷を合併しやすい．その他にも腫瘍や放射線治療などで腕神経叢麻痺を生じることがある．

a 神経損傷の種類(図2)

神経が後根神経節より中枢で損傷される節前損傷(引き抜き損傷)と遠位で損傷される節後損傷がある．節後損傷は程度により神経断裂，軸索断裂，一過性神経伝導障害に分類される．

b 損傷範囲による分類(図3)

頚部が伸展され肩甲部が下方に牽引されると上位型麻痺(C5，C6．時にC7損傷)が生じ，上肢が挙上位で牽引されると下位

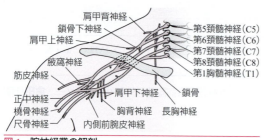

図1 腕神経叢の解剖

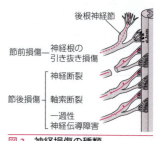

図2 神経損傷の種類

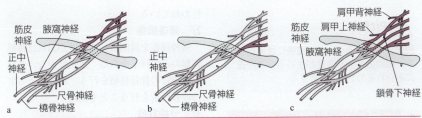

図3 損傷範囲による分類
a：上位型．b：下位型．c：全型．

型麻痺（C8，T1．時に C7 損傷）となり，さらに強大な外力により全型麻痺（C5〜T1 全域の損傷）が起こる．

2 症状

上位型では，肩の外転・挙上・外旋，肘屈曲および前腕回外が障害される．上腕外側，前腕，手の橈側の知覚障害と同部の自律神経障害が生じる．下位型では，手指の運動障害と前腕，手の尺側の知覚障害が生じる．全型は，上肢すべての運動，知覚が障害され機能全廃となる．

節前損傷（引き抜き損傷）では，前鋸筋・菱形筋の麻痺や Horner 徴候（縮瞳，眼瞼下垂，眼球陥没）がみられる．

3 診断

a 画像診断
1) 単純 X 線撮影
頚椎損傷，鎖骨骨折，肩関節周囲の骨折および脱臼の有無をチェックする．

2) 脊髄造影および CT ミエログラフィー
偽性髄膜瘤の存在は，対応する神経根の節前損傷（引き抜き損傷）を強く示唆する所見である．

3) MRI および MR ミエログラフィー（図4）
脊髄造影と同様に偽性髄膜瘤の描出や神経根枝の損傷を評価できる．

b 電気生理学検査
針筋電図検査により，神経損傷があれば

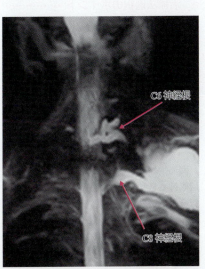

図4 引き抜き損傷の MR ミエログラフィー
偽性髄膜瘤を認める

線維自発電位（fibrillation potential）や陽性鋭波（positive sharp wave）などの脱神経電位（denervation potential）を認める．また，知覚神経活動電位（SNAP），脊髄誘発電位などが補助診断として用いられる．

c その他
自律神経障害を調べる発汗テストや節前・節後損傷の鑑別にヒスタミン発赤試験を行う．

> ⚠️ **Pitfall**
> 脱神経電位は通常，受傷直後にはみられず，軸索の Waller 変性が生じる数週間後にみられるので注意を要する．

4 治療

a 治療法選択のポイント

節前損傷では保存療法の適応なく，肋間神経移行術や遊離筋肉移植が必要になる．一方，節後損傷では自然回復を期待し約 3 ヶ月間の経過観察を行い，回復不良例には損傷の程度に応じて神経剥離術，神経縫合術，神経移植術を行う．また，陳旧例に対しては，筋移行術，筋移植術，関節固定術などを行う．

b 保存療法

関節拘縮，筋萎縮を防止する目的で可動域訓練や日常生活動作を含めた作業療法を行う．術後は，低周波を用いた神経刺激やバイオフィードバックを利用した筋力訓練を開始する．また，ビタミン B_{12} 製剤を投与し神経修復を促す．

c 手術療法

1) 節前損傷

神経修復の適応なく，副神経移行術や肋間神経移行術を行う．全型には肘屈曲再建のために肋間神経を筋皮神経に移行し，肩外転再建目的で副神経を肩甲上神経に移行する．手指機能の再建には遊離筋移植術を行うこともある．最近では，上位型に対して尺骨神経の一部を筋皮神経に移行する方法 (Oberlin 法) や，橈骨神経の一部を腋窩神経に移行する方法 (橈骨神経部分移行) が行われている．

2) 節後損傷

腕神経叢を展開し，連続性があれば神経剥離のみで様子をみる．連続性がなければ腓腹神経の神経移植を行う．場合によって神経移行術を行うこともある．

3) 分娩麻痺

保存療法が中心で麻痺が残存した場合，学童期に機能再建術を行うことが一般的である．しかし，麻痺の回復の可能性がないと判断した症例に生後早期に手術を勧める意見もある．

腱損傷の診断と治療

1 原因

a 開放性腱損傷

包丁などによる鋭利な断裂，電動ノコギリなどによる挫滅損傷，ローラーなどに手を巻き込まれて生じる引き抜き損傷などがあり，後者になるほど周囲軟部組織の損傷を伴っている．

b 皮下断裂

屈筋腱では橈骨遠位端骨折後の長母指屈筋腱断裂や有鉤骨鉤骨折後の小指屈筋腱断裂などがある．伸筋腱では終止腱断裂のつち指，外傷や関節リウマチ (RA) による中央索断裂，手の RA による指伸筋腱断裂，橈骨遠位端骨折後の長母指伸筋腱断裂などがある．

2 症状

①指屈筋腱断裂では指伸展位，指伸筋腱断裂では指屈曲位をとる．伸筋腱終止部の断裂では槌指変形となり，中央索の断裂

✅ **術中電気診断が不可欠**
腕神経叢を展開し，連続しているようにみえても，瘢痕組織でつながっているだけのことがある．頚椎硬膜外電極を用いた術中電気診断は，損傷部位の確認や損傷程度の診断に非常に有用であり，その結果により神経剥離，神経移植，神経移行術などを選択する．

ではボタン穴変形となる．
②深指屈筋腱の断裂では DIP 関節の自動運動が不能になり，浅指屈筋腱の断裂では PIP 関節単独の自動運動が不能になる．

> ⚠️ **Pitfall**
> 浅指屈筋腱のみの断裂では，DIP，PIP 関節の自動運動は可能であるため，特に小児では見逃されることが多いので注意を要する．

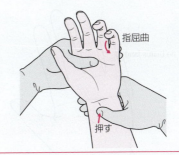

図5 squeeze test
前腕遠位部を母指で圧迫すると，屈筋腱が滑走し指が軽度屈曲する．腱断裂があると，指が動かない．

3 診断

皮下断裂と神経麻痺との鑑別には，前腕筋腹部を圧迫して腱の滑走を調べる squeeze test が有用である（図5）．超音波検査で腱の滑走を確認し，MRI，3D-CT で断裂部位を同定できれば確定診断となる．

4 治療

a 治療法選択のポイント
①開放性損傷では，できるだけ早期に端々縫合を行う（縫合法は「第3章 C. 2. 縫合・止血の基礎と実際」p.195 を参照）．損傷後放置すると腱の断端が退縮し，端々縫合が困難となる．
②皮下断裂では断裂部が広範囲に及ぶことが多く，腱移植や腱移行術が一般的に行われる．

b 保存療法
つち指（伸筋腱終止部の断裂）と中央索断

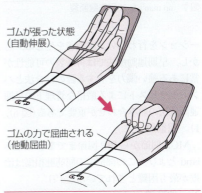

図6 屈筋腱縫合後のリハビリテーション
ゴムを用いて，術後早期より指の自動伸展，他動屈曲を行う．

裂の新鮮例に対しては伸展位シーネ固定を行う．

c 手術療法
腱縫合を行い，術後早期からリハビリテ

✅ **皮下断裂の原因は？**
明らかな外傷がない皮下断裂は，関節リウマチや腱鞘滑膜炎，骨折などの原因を検索する必要がある．原因疾患の治療も同時に行わないと再断裂を生じる可能性がある．

✅ **一目でわかる？**
母指 IP 関節のみの自動運動障害を呈する前骨間神経麻痺は，長母指屈筋腱皮下断裂と誤診されやすく注意を要する．squeeze test を行うと，麻痺では母指 IP 関節の動きがみられる．

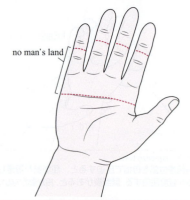

図7 no man's land 屈筋腱断裂

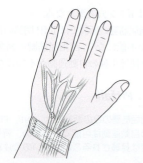

図8 関節リウマチによる伸筋腱断裂に対する腱移行術

ーションを行わないと腱癒着を生じる．しかし，早期運動療法では再断裂の可能性が常にある強い張力を有する腱の縫合法とハンドセラピストによる厳格な管理下の早期運動療法の組み合わせが重要である（図6）．

1）屈筋腱

MCP関節からPIP関節までをno man's landとよび，この部位での屈筋腱損傷は治療が最も困難とされている（図7）．

2）伸筋腱

RAによる伸筋腱損傷には，腱移行術後にテーピングを用いた減張位早期運動療法により良好な成績が得られている（図8）．

 コツ

腱縫合はターニケットを使用し出血のない状態で愛護的に行うこと．

切断指の治療

1 概念

手指が切断されると，組織は阻血状態となり，壊死が生じる前に血行を再開させる必要があるため，緊急手術を要する．再接着術はチームで行い，術後のリハビリテーションも重要である．

2 診断

完全切断の場合，診断は容易であるが，不全切断の場合は損傷した血管，神経を指の知覚や血行状態から推察する必要がある．また，切断面の状態によって，手術法，予後が異なってくるため，受傷機転（何で，どこで切断したか）は重要である．

3 治療

a 治療法選択のポイント

切断指の治療法には，再接着術，断端形成術，皮弁形成術がある．再接着術を行うかどうかは，受傷からの時間，指の種類，切断レベル，切断形態，年齢によって決定する．受傷後，一般的に6時間以上経過している場合は，成功率が低下する．しかし，切断指の保存方法，季節などによってその時間は変動し，受傷から10時間以上経過していても再接着可能な場合もある．多数指切断，母指切断はできる限り再接着術を行うべきである．母指は少しでも長く残すことを考え，指尖部の切断でも断端形成術よりは皮弁形成術を選択すべきである．

切断部位が中節骨レベルより末梢の場合は，再接着術は技術的に難しくなるが整容的，機能的予後はよい．基節骨部での切断の場合は，屈筋腱癒着を生じやすく，仮に

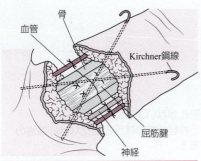

図9 再接着術

b　手術療法

1) 再接着術（図9）

麻酔は全身麻酔か伝達麻酔下に行う．ターニケットは無駄な出血をなくすため，間欠的に使用する．再接着は骨，腱，動脈，静脈，神経の順に行う．骨接合は後の血管縫合を容易にするために少し短縮して行う．1指につき動脈1本，静脈2本以上の吻合が基本であるが血行の状態により適宜追加する．動脈は内膜損傷があると術後に血栓形成を生じやすくなるため，損傷部を十分に切除し，必要に応じて静脈移植を行う．縫合糸は血管には10-0，神経には8-0ナイロン糸を使用する．

2) 断端形成術

露出した骨を，皮膚に緊張がかからない程度までリュエルで切除し，やすりで丸くした後に皮膚を縫縮する．

3) 皮弁形成術

切断端を少しでも長く残すために，手掌部皮弁，腹部皮弁，隣接指からの交差皮弁などが行われる．

再接着術が成功しても，機能的予後がよくない．末節骨レベルでの切断は断端形成術の適応となることが多い．鋭利な刃物によるギロチン切断や電動ノコギリによる挫滅切断では再接着術は可能であるが，引き抜き切断や手袋状剥皮損傷を伴った切断では難しくなる．小児の場合は可能な限り再接着術を選択すべきであるが，高齢者の場合は断端形成術を選択してもよい．さらに患者の希望，社会的背景，精神状態なども考慮し治療法を決定する必要がある．

DON'Ts

☐ 腕神経叢損傷において節前損傷や回復のみられない節後損傷を漫然と経過観察し，手術の時機を逸してはならない．適切な時期に適切な治療を行わなければ，患者の社会復帰を遅らせることになる．

☐ 再接着術後は非常に血管が閉塞しやすい状態にあるため，血管を収縮させるカフェインの入った飲み物やタバコは絶対に避けなければならない．

京都府立医科大学整形外科　**藤原浩芳**

☑ "no man's land"の歴史

20世紀前半，複雑な機構で構築されているZone Ⅱの屈筋腱損傷の治療成績は不良であった．そのため，第二次世界大戦で手外科専門医チームを率いたS. Bunnelは，Zone Ⅱ領域をno man's land（「だれも踏み込めない場所」あるいは「神の領域」）として1944年に提唱し，挑戦的かつ予後不良の分野として治療に注意をうながしてきた．現在では，手外科専門医やトレーニングを受けた整形外科医であれば治療が可能となるsomeone's landに変貌している．

B 救急医療

6 脊椎脊髄の外傷
1) 脊椎損傷

> **DOs**
> - 脊椎損傷は胸腰椎移行部に好発する．
> - 脊椎の不安定性には考慮し，神経症状悪化がないように注意する．
> - 治療の原則は，①脊柱支持性の獲得，②神経組織の除圧と新たな神経障害の予防，③脱臼，変形の整復・固定，である．

1 定義と原因

脊椎外傷には，脊椎の骨折と脱臼がある．原因は，外力が直接脊椎に加わる直達外力による損傷と，外力が間接的に脊椎に加わる介達外力によって起こる損傷である．介達外力には，過屈曲，過伸展，過回旋，過側屈の他，軸方向の圧迫，伸展力があり，これらが複合されて外力として働く．

2 分類と受傷機序

a 頸椎損傷

受傷時の頸椎の姿位と，その姿位を強いる外力の方向によって分類される．

①過屈曲圧縮損傷

頭頂部に外力が加わり受傷し，圧迫骨折あるいは脱臼骨折をきたす．典型的には椎体は後方に転位し，いわゆる tear-drop 型 (図1)の脱臼骨折を示す．

②軸圧損傷

頭頂部に垂直に軸圧が加わり受傷し，椎体の破裂骨折をきたす．このタイプの環椎の骨折が Jefferson 骨折(図2)である．

③過屈曲伸張損傷

後頭部を下から突き上げられ受傷し，頸椎の後方成分(棘突起，棘間靱帯など)が損傷され，頸椎は前方脱臼骨折をきたす．

④過伸展伸張損傷

頸部が過伸展して頸椎に伸張力が加わり受傷し，頸椎の前方成分(前縦靱帯，椎間

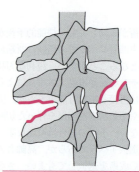

図1 tear-drop 型脱臼骨折

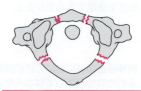

図2 Jefferson 骨折

板など)が損傷する．受傷時には損傷椎体は後方に転位し脊髄を圧迫するが，その後元に戻ることが多く，X線検査所見は乏しい．唯一椎間腔高の開大や椎体前方の剥離骨折の所見があることがある．上位頸椎での典型例がハングマン骨折(軸椎関節突起間骨折)である．

⑤剪断損傷

頸部に剪断力が加わり受傷し，歯突起骨折をきたす．Anderson 分類(図3)が有用である．

第4章 主要な疾患・外傷

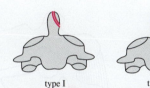
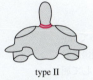
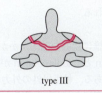

図3 Anderson分類
type I：歯突起先端の骨折で頻度は少ない．type II：歯突起基部の骨折でもっとも頻度は多い．type III：骨折線が椎体に及ぶもの．
type I, type IIIは装具やハローベストで保存的治療で対応できるが，type IIは不安定で保存的治療では偽関節になりやすい．

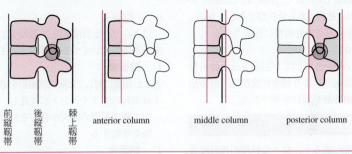

図4 Denis分類
Denisは脊椎をanterior column, middle column, posterior columnの三つのcolumnに分けて胸腰椎損傷を分類し，椎体と椎間板の後半からなるmiddle columnの損傷の有無が脊椎の安定性に大きくかかわることを示した．

表1 three column theoryに基づいた骨折分類

骨折型		損傷されるcolumn		
		anterior	middle	posterior
●圧迫骨折		○		
●破裂骨折				
type A	上下終板損傷	○	○	
type B	上方終板損傷	○	○	
type C	下方終板損傷	○	○	
type D	椎体破裂＋椎弓垂直骨折	○	○	○
type E	椎体破裂の楔状化＋側弯変形	○	○	○
●シートベルト損傷			○	○
●脱臼骨折		○	○	○

b 胸腰椎損傷

Denis分類がよく用いられ，脊椎を前・中・後の3つに分類するthree column theory（図4）で脊椎外傷が分類される（表1）．
①圧迫骨折
　過屈曲損傷で脊椎のanterior columnの

みが損傷される．

②破裂骨折

基本は脊椎に垂直な軸圧がかかって anterior column と middle column が損傷される骨折型である．軸圧以外の外力として屈曲，回旋，側屈などが加わることにより A〜E の 5 型に分類される．

③シートベルト損傷

過屈曲で anterior column が支点になって，middle column と posterior column が伸展されて損傷される骨折型である．Chance 骨折（図 5）もこの骨折型に分類される．

④脱臼骨折

three column すべてが損傷される骨折型で，受傷起点により屈曲回旋損傷，剪断損傷，屈曲伸展損傷に分類される．

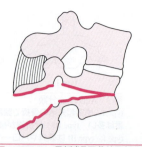

図 5　Chance 骨折（過屈曲伸展損傷）

3 症状

損傷部の痛みと，様々な程度の神経障害を合併する．神経障害は部位により異なる．

上位頸椎損傷のうち，環椎骨折は，脊柱管が広がる方向に転位するので神経症状を呈することは少ない．歯突起骨折は死亡率が高いが，生存例では神経症状を伴うことは少なく，頸部痛が一般的な症状である．ハングマン骨折においても神経損傷合併率は非常に少ない．中下位頸椎以下の損傷では，障害部位が脊髄，馬尾，神経根あるいはそれらの混合かにより，様々な程度の神経症状を合併する．さらに脊椎損傷だけでなく，頭部外傷，胸部損傷，腹部臓器損傷などの合併損傷がある場合もあるので注意を要する．

4 診断

a 問診

問診を詳細にとることにより，受傷時の患者の姿勢や外力の加わった方向を知ることができ，受傷起点ばかりでなくその他の合併損傷も推測することができる．

b X 線検査

ほとんどの症例は単純 X 線検査で診断可能であるが，いくつかの注意点がある

1）　前後像

①上位頸椎に対しては開口位撮影を追加する．
②棘突起のアライメントに注意し，単一椎間の棘突起間の開大や側方変位は脊椎損傷を示唆する．

2）　側面像

①側面像では，後弯変形，椎体の前方・後方転位，棘突起間の開大，椎間関節の転位についてチェックする．
②頸椎側面撮影では両肩を下方に牽引して下位頸椎が読影できるようにする．
③頸椎側面撮影では，後咽頭腔や後喉頭腔などの軟部組織の腫脹についてもチェックする．
④頸胸椎移行部側面撮影では，swimmer's position（フィルム側の上肢を上方に牽引し，反対側の上肢を下方に牽引する）での撮影を加える．
⑤好発部位である胸腰椎移行部は，胸椎，腰椎と別に撮影するほうが見逃しは少ない．

c CT，MRI

損傷椎体の骨片が脊柱管内に入っているかどうかの評価には，CT や MRI が必要である．また頸椎脱臼骨折の場合に，脱臼椎間の椎間板組織が脊柱管内に脱出していることがある．これが整復操作により，神経症状を悪化させる可能性があるので MRI からの情報が重要になってくる．

5 治療

治療の原則は，①脊柱支持性の獲得，②神経組織の除圧と新たな神経障害の予防，③脱臼，変形の整復・固定，である．手術のタイミングとして，一般には麻痺がない場合は緊急手術の適応とならない．麻痺がある場合は，不全麻痺でも完全麻痺であっても緊急手術の適応である．たとえ完全麻痺であっても麻痺の上行を阻止する意味で緊急手術の適応があり，特に頚椎部では1髄節の障害の違いで上肢機能は大きく変わってくる．

a 保存的治療

頚椎損傷では，頭蓋直達牽引により整復可能な症例は，整復後ハローベストで3ヶ月間外固定を行う．頭蓋直達牽引による整復は，意識下でX線側面検査を行いつつ3kgの重錘からはじめ15kgまで試みる．

胸椎，腰椎損傷における圧迫骨折は，反張位の安静保持後，体幹ギプスや胸腰椎装具による外固定による保存的治療で対応する．

b 手術的治療

頚椎脱臼骨折に対しては直達牽引で整復されれば待機手術とするが，整復不能例では早期の手術適応となる．また環軸関節脱臼でADI（atlantodental interval）が5mm以上ある場合や，歯突起骨折で偽関節をきたした場合は手術的治療を考慮する．

麻痺のない胸椎，腰椎損傷でも，そのほとんどは非観血的治療では整復は困難であり，Denisのmechanical instabilityやneurological instabilityを考慮し，また早期離床の点からも手術適応となることが多い．

DON'Ts

- □ 頚椎損傷は上位あるいは下位損傷が見逃されやすい．
- □ 脊椎損傷では脊髄損傷をともなうものもあるが，不用意な自動的・他動的な動きで新たに脊髄損傷を起こす可能性があるので，搬送時や体位変換には注意する．

山口大学医学部整形外科　**田口敏彦**

B 救急医療

6 脊椎脊髄の外傷
2) 脊髄損傷

> **DOs**
> - 現在の治療では，損傷脊髄再生の治療はなく，二次的な脊髄損傷をなくし，脊髄の非可逆性変化を最小限にとどめることが主体である．
> - 完全麻痺か不全麻痺かの診断が予後を予測する上で非常に重要である．
> - 脊髄麻痺における全身の合併症を管理し，予想できる合併症の予防と安定した脊椎再建，早期リハビリテーションの開始に向けて治療を行う．

1 定義と原因

外傷後の四肢の自動運動が障害されれば，脳または脊髄の損傷が疑われる．さらに意識障害がなく，四肢の知覚障害があれば，脊髄損傷と診断できる．

下肢の麻痺であれば胸髄損傷や腰髄損傷であり，上肢の麻痺が合併していれば頚髄損傷である．また頚椎症，後縦靱帯骨化症，黄色靱帯骨化症などの脊柱管狭窄状態にあれば，非常に軽微な外傷で脊髄損傷は発症し，その際には骨傷がないことが多く非骨傷性脊髄損傷とよばれる．

2 症状・診断

不全麻痺では改善の可能性は高く，完全麻痺か不全麻痺かを診断することが初期治療において大切である．受傷後は損傷高位以下のすべての脊髄反射が消失する脊髄ショック(spinal shock)が起こる．脊髄損傷レベルと運動機能障害を(表1)に示す．

四肢の運動機能が障害されており，さらに知覚障害を合併していれば脊髄損傷と診断できる．麻痺の評価法としてはFrankelの分類が広く用いられている(表2)．脊髄ショック離脱後に完全運動・知覚麻痺があれば完全麻痺と診断できる．脊髄ショックの離脱徴候として球海綿体反射や肛門反射が出現する．急性期で不全麻痺か完全麻痺かの診断が困難なときは，すべて不全麻痺として対応するのが実際的である．会陰部の知覚や肛門括約筋随意収縮がある場合は不全麻痺で回復の可能性が高い．

3 治療

初期治療として，ステロイド(メチルプレドニゾロン)の大量療法が有効とされている．受傷後8時間以内にメチルプレドニゾロン30mg/kgを15分間で投与し，その45分後より5.4mg/kg/hrで23時間持続点滴を行う．しかしこの治療法はEBMとしては十分なコンセンサスが得られておらず，高齢者などの感染リスクの高い患者には注意を要する．治療としては，呼吸，循環，尿路，消化器の管理が大切である．

a 呼吸

C3より頭側の高位頚髄損傷では，横隔膜神経麻痺が合併して自発呼吸不能となる．下位頚髄損傷では，横隔膜神経麻痺は免れるが，腹筋や肋間筋が麻痺し換気量の低下による奇異性呼吸を呈する．上位胸髄損傷では腹筋が麻痺するので呼気が障害され痰の排出が困難になり無気肺を呈する．肺野の聴診，胸写，動脈血ガス分析を行いつつ，酸素投与，気管挿管，人工呼吸器装着，気管切開で呼吸管理を行う．

b 循環

第5胸髄高位より頭側の脊髄損傷では，

表1　脊髄損傷高位と運動機能障害

損傷レベル	主な動作筋	運動機能障害
C1〜C3	胸鎖乳突筋	頭部の前屈・回転
C4	横隔膜，僧帽筋	呼吸，肩甲骨挙上
C5	三角筋，上腕二頭筋	肩関節屈曲・外転・伸展，肘関節屈曲・回外
C6	大胸筋，橈側手根伸筋	肩関節内転，手関節背屈
C7	上腕三頭筋，橈側手根屈筋	肘関節伸展，手関節掌屈
C8〜Th1	指の屈筋群，手内筋	指の屈曲
Th6	上部肋間筋，上部背筋	呼吸予備力増大，上部体幹の安定性
Th12	腹筋，胸椎部背筋	骨盤帯の挙上
L4	大腿四頭筋	膝関節伸展

副交感神経は遮断を免れるが交感神経は遮断されるために，相対的に副交感神経が優位な状態になる．このため徐脈と血管緊張低下による低血圧が起こる．多くの場合は初期輸液療法（成人ではリンゲル液1〜2L/kg）で血圧は安定する．出血性ショックとの鑑別が必要である．

c　尿路

膀胱と尿道は仙髄に反射中枢があり，脊髄損傷により，排尿反射を起こす仙髄と生理的排尿および排尿の随意コントロールを支配する脳との神経伝導路が遮断され排尿障害を起こす．横断性麻痺では急性期には膀胱の弛緩性麻痺による尿閉は必発であり，バルーンを留置する．尿路感染予防として輸液あるいは経口摂取により2,000mL/dayの尿量を確保する．

d　消化器

交感神経や仙髄副交感神経は脳から遮断され，消化器の運動と分泌が障害される．

表2　Frankelの分類

評価	機能
complete（A）	運動知覚完全麻痺
sensory only（B）	運動完全麻痺，知覚はある程度温存
motor useless（C）	運動機能はわずかにあるが実用性はない
motor useful（D）	実用的運動機能があり，補助歩行ないし独歩可能
recovery（E）	運動知覚麻痺や膀胱直腸障害などの神経障害を認めない反射の異常はあってもよい

麻痺性イレウスや胃・十二指腸潰瘍をきたしやすいので，他科へのコンサルトも考慮する．

e　脊椎損傷治療

脊椎の脱臼や不安定性がある場合は，手術の適応になる（前項「1) 脊椎損傷」参照）．

DON'Ts

- [ ] 二次的な脊髄損傷を避けなければならない．特に搬送時やX線検査の際の体位変換には注意する．

山口大学医学部整形外科　**田口敏彦**

B 救急医療

7 切断

DOs

- 切断指(肢)を保存する際は，①乾燥させない，②水に浸さない，③氷に直接接触させないことに注意しよう．
- 再接着術可能な時間を覚えよう．0～4℃であれば切断指は12～24時間，切断肢は6～8時間保存が可能である．阻血時間は短いほどよい．

マイクロサージャリーの技術が進歩した現在，直径0.3mm以下の血管吻合が可能となった．切断された四肢および手指の再接着術の成功率も向上し，その適応は拡大している．そのため，切断指(肢)を良好な保存状態に保ち，専門医もしくは再接着術が可能な施設へ患者を搬送することは重要である．

本項目では研修医として適切な初期治療を施行でき，切断指(肢)の分類，再接着術の適応と再接着中毒症発生の危険性を理解し，専門医への的確な情報を提供できることを目的とする．

1 切断の初期治療

a 止血

完全切断では血管断端が組織内に収縮し，出血は軽いことが多い．むしろ不全切断の場合に止血困難なことがある．通常，上腕動脈や膝窩動脈以遠の切断は，断端からの出血はガーゼで圧迫すること(直接止血)で止血可能である．出血が止まらない場合は空気止血帯や血圧測定バンドの使用(間接止血)が一時的に有効である．盲目的に出血点を鉗子で挟む，または結紮するのは困難なばかりではなく，血管に併走している神経を損傷する可能性があり，原則行ってはならない．

⚠ Pitfall

間接止血を行う場合，上肢では収縮期血圧の1.5～2倍，下肢で2～3倍の圧を要する．圧が低いと動脈は閉塞せず，静脈のみが閉塞してかえって出血量が増える．

b 切断指(肢)の処置方法

切断指(肢)の保存状態は再接着術の結果を左右する因子のひとつであり，初期治療は重要である．切断指(肢)断端部は生理食塩水で汚れを洗い流す程度とする．その際消毒液，特にアルコールによる消毒は，血管や組織を破壊するために行ってはならない．その後，乾燥を防ぐために，固く絞った生食ガーゼで切断端をくるみ，ビニール袋に入れて密閉し，氷の入った容器(ビニール袋など)に入れて保存する(図1)．4℃で保存した場合，切断指は12～24時間，切断肢は6～8時間保存できる．この違いは切断肢には筋組織が多く含まれ，筋組織は6～8時間で壊死するためである．

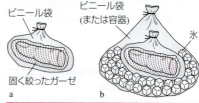

図1 切断指(肢)の保存方法
a：生理食塩水で浸し，固く絞ったガーゼでくるむ．
b：直接氷に浸けないように注意する．

2 切断指(肢)の分類

a 切断レベルでの分類

指(趾)，手(足)部，前腕(下腿)，上腕(大腿)切断があり，手(足)関節より近位の切断肢を major amputation，それより遠位の切断肢を minor amputation とよぶ．major amputation の再接着可能時間は6～8時間以内であり，切断部位が近位になるにつれて神経再生に必要な距離が長くなり，阻血に弱い筋肉が増えることから機能回復も劣る．

b 切断創の分類

①鋭利切断：ナイフなどによる切断で断端部が比較的清潔で鋭利である．
②挫滅切断：挫滅を伴う切断で，断端部のデブリドマンを要する．
③引き抜き切断：軟部組織，神経，血管が広範囲に損傷された引き抜き切断では，血管の内膜損傷とそれに伴う血栓形成を起こしやすい．再接着には静脈移植を要する場合がある．

再接着の成功率と機能回復は上記①，②，③の順によい．

c 指切断の分類(玉井や石川の分類)

単指切断の場合は，玉井 zone II, III は，切断が遠位であれば機能予後はよい．一方，基節部での切断は一般的に術後機能が不良である．指尖部損傷には石川分類が用いられることが多く，玉井 zone II を4つに分けており，subzone I：アルミホイル法や VY 皮弁, subzone II-IV：再接着，graft-on flap などが選択される(「第3章 C.10 マイクロサージャリーの基礎と基本的手技」図7, p.238 参照).

3 再接着術の適応

再接着可能な切断指(肢)は全て相対的適応があると考えられる．上肢における絶対的適応は，①major amputation(特に手関節近位，前腕遠位部)，②手掌切断，③母指切断，④多数指切断，⑤小児例，女性例の切断である．下肢では下腿切断でも義肢装具により良好な機能が獲得できる．

4 再接着中毒症(replantation toxemia)

切断から6～8時間以上経過した切断肢を再接着すると，変性した筋組織から漏出したカリウムや代謝産物が体循環に入り，高カリウム血症による心停止や代謝性アシドーシス，ミオグロビン尿による急性腎不全をきたす．この症候群を再接着中毒症という．通常6～8時間以上温阻血に置かれた major amputation では再接着術の適応はない．

 コツ

専門医にコンサルトする際には切断部位，切断創の他に，①年齢，性別，②血管病変を有するような既往の有無(高血圧，糖尿病，喫煙など)，③受傷からの時間(特に温阻血時間)の情報を提供することが大切である．

DON'Ts

- 切断指(肢)の消毒には消毒液(特にアルコール)は使用しない．
- 上腕動脈，膝窩動脈以遠の切断，血管損傷では圧迫止血可能，盲目的な結紮や鉗子での止血は神経損傷の危険性がある．
- 筋肉量の多い major amputation では，6～8時間以上経過して血行再開すると再接着中毒症 replantation toxemia を起こすので，原則として再接着術の適応はない．

琉球大学医学部整形外科　**金城政樹／金谷文則**

8 骨折・脱臼
1) 骨折総論

> **DOs**
> - 開放骨折は単に「皮膚を貫いた骨折」でなく，周囲の軟部組織損傷を伴った感染，遷延骨癒合，偽関節等の合併症が多い骨折であることを認識せよ．
> - 開放創と骨折のみに目を奪われず，血行状態（動脈損傷，区画症候群），神経損傷の有無を念頭におく．
> - 著しい汚染，土壌，海水，汚水に曝露した創，Gustilo3 開放骨折では，できるだけ早く，創の徹底した洗浄，挫滅組織の除去（デブリドマン），骨固定を施行しよう．

骨折の治療にあたっては，まずどのような外傷とも同じく生命機能の蘇生と致死的な病変の治療に集中する．また骨折は骨折部と外界が交通しているか否かにより「閉鎖骨折」と「開放骨折」に分類されるが，後者においては局所の出血コントロール，感染，破傷風予防，開放創に対する処置を行わなくてはならない．また閉鎖骨折であっても，局所の骨折のみに目を奪われず患肢の血行状態（動脈損傷，区画症候群），神経損傷の有無を必ず確認することが重要である．

また各骨折の分類法に AO 分類があげられる．この分類は骨折診断をコード化したものであり，単なる骨折の記録にとどまらず，生体力学的および生物学的見地から骨折を理解する方法であり，近年広く用いられている．本稿では骨折治療で特に問題となる開放骨折について記述する．

1 開放骨折とは

開放骨折は単に「皮膚を貫いた骨折」でなく，高エネルギー損傷による周囲の軟部組織損傷を必ず伴っている骨折と認識しなくてはならない．すなわち周囲の軟部組織が損傷を受けることで組織は虚血となるために，感染，遷延骨癒合，偽関節という合併症をきたしやすいという特徴がある．開放骨折治療の最終目標は損傷四肢の正常機能への早期回復である．

2 Gustilo 分類（表1，図1）

創の大きさ，深度，汚染，骨軟部組織損傷の程度を考慮した現在最も広く使用されている分類である．この分類は比較的単純であり，完全に正確ではないため，判定者間で不一致が生じるという欠点があるものの，予後の指標として有用である．厳密には後に述べる汚染挫滅組織の除去（デブリドマン）後に分類が確定する（図2a）．

3 救急治療室での検査，処置（表2）

a 初期評価と蘇生治療

救急治療室ではまず生命機能の蘇生（JATEC™ に則った ABCDE アプローチ）と致死的な病変の治療に集中する．血行動態不安定の一因となる開放骨折からの出血はたくさん重ねたガーゼ上から用手的に圧迫する．開放骨折の場合，閉鎖骨折と比較して約 1.5〜2 倍の出血があると考えなくてはならない．閉鎖骨折でも大腿骨骨折で 1,000mL，下腿骨骨折では 500mL の出血があると概算する．患肢の血行状態，神経損傷の有無もこの時点で評価する．

第4章 主要な疾患・外傷

表1 Gustilo分類

type 1	開放創が1cm未満で汚染のないもの
type 2	開放創が1cm以上であるが，汚染や軟部組織損傷が高度でないもの
type 3A	広範な軟部組織損傷，骨粉砕を伴うが，軟部組織で骨折部を被覆可能であるものあるいは高エネルギー損傷によるもの
type 3B	広範な軟部組織損傷，骨粉砕を伴い，軟部組織で骨折部が被覆不可能で通常軟部組織再建を必要とするもの
type 3C	修復を要する動脈損傷を伴うもので，軟部組織損傷が通常広範である

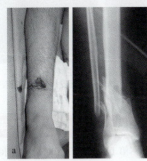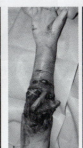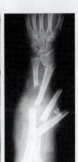

図1　開放骨折
a：type 2．b：type 3B．

表2　開放骨折の治療のまとめ

1. 救急外来治療室での検査，処置
   ① 生命機能の蘇生（ABCDEアプローチ）
   ② 致死的病変の治療（特に出血のコントロール）
   ③ 開放骨折の病態の把握
      a. Gustilo分類（開放創の大きさ，深さ，汚染の程度，骨折軟部組織損傷の程度）
      b. 患肢の血行状態（動脈損傷，区画症候群）
      c. 神経損傷の有無
   ④ 抗菌薬投与
   ⑤ 破傷風予防
   ⑥ 四肢のアライメント矯正と副子固定
   ⑦ 外来での開放創の処置

2. 手術的治療の流れ
   ① 第1回手術（緊急手術：golden hour以内）
      a. 創の洗浄とデブリドマン
      b. 損傷組織の同定
      c. 骨固定（type 3Aまでは確定的固定）
      d. 次回手術計画（特にtype 3B）
   ② 第2回手術（48〜72時間以内が望ましい）
      a. 確定的骨固定
      b. 軟部組織再建（通常皮弁術が必要）

3. リハビリテーション

 Pitfall

開放創が小さくても軟部組織損傷が強く，時に動脈損傷（type 3C）をきたしていることがある．血行状態には常に評価しなくてはならない（図3）．

b　抗菌薬投与と破傷風予防

深部組織が露出しているような重篤な開放骨折では，時間とともに細菌数が爆発的に増殖する．よって開放骨折における抗菌薬投与は閉鎖骨折の手術時予防投与とは異なり，治療的投与として重要な位置を占め

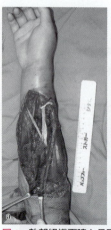 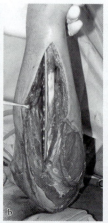 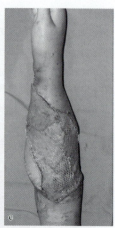

図2 軟部組織再建と骨再建を同時に行った症例（図1b症例）
a：デブリドマン．b：橈骨尺骨プレート固定．c：遊離広背筋皮弁＋分層植皮．

る．通常，第一または第二世代セフェム系を投与する．汚染が高度な場合，軟部組織損傷の程度が強い場合にはアミノグリコシド系を併用する．期間はtype 1, 2においては48〜72時間，type 3では120時間投与する．また砂や泥による汚染がある場合には破傷風菌による感染を考慮し，抗破傷風菌ヒト免疫グロブリンを投与する．5年以内に免疫を受けていない場合には破傷風トキソイドを筋注する．

c 四肢変形のアライメント矯正と副子固定

明らかな四肢の変形があった場合は愛護的に牽引しながらアライメントを整え，副子固定してからX線撮影すべきである．なおX線検査における皮下ガス像の存在は，軟部組織の広範な剥脱・損傷を意味する．

d 外来での開放創の処置

開放創の処置は原則的には手術室で行うべきであるが，汚染が高度な場合や手術開始まで時間がある場合には，先に救急治療室で行う．汚染した大異物片を取り除き，数Ｌの生食で洗浄を行い，滅菌ガーゼで被覆しておく．外観の写真撮影を行って記録しておくことが重要である（図1, 3）．

4 第1回手術（緊急手術, 表2）

第1回手術の目的は，①創の洗浄とデブリドマン，②損傷組織の同定，③骨固定，④次回手術の計画である．①と②は同時に行うものであり，通常 type 3Aまでは③骨固定を髄内釘やプレートなどの確定的骨接合が行え，④を考慮する必要はない．実際には type 3Aでは③の骨固定は創外固定とし，後日確定的骨接合を行うことが多い．type 3Bの場合は72時間以内の第2回目手術時に軟部組織修復と確定的骨接合を行うのが理想的である（図2）．そのために第1回手術での②，④が重要となる．type 3Cでは早急に血管修復が施行されなければならない．次の手術まで通常開放創はNPWT（negative pressure wound therapy）で治療する．

5 第2回手術（表2）

皮膚の被覆，軟部組織再建手術は72時間以内に行うべきである．たとえNPWTで管理していても7日以上の使用は感染のリスクを増大させることが報告されている．type 2, 3Aでは後日の創閉鎖が可能である

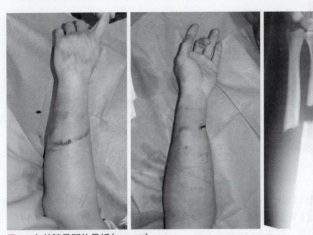

図3 左前腕骨開放骨折(type 3C)
開放創は小さいが橈骨,尺骨動脈断裂があり患肢は阻血である.

が,緊張を避けるよう行わなくてはならない.type 3Bの場合,通常皮弁術が必要となる.局所皮弁,区域皮弁は手技が比較的容易であるが合併症も多いとされ,難易度は高いものの遊離皮弁を用いるのが最もよい(図2c).

6 リハビリテーション

早期の骨折安定化,軟部組織再建がなされたならば,正常機能への早期回復への道が開ける.すなわち早期のリハビリテーションの開始が可能になるからである.

DON'Ts

- □ デブリドマンは開放骨折治療の要である.後の機能障害に恐れを抱くあまり疑わしい組織を残存させ,思い切った切除をためらうようなことはあってはならない.
- □ 開放骨折における感染は,軟部組織修復あるいは再建が不適切であることに起因する.開放骨折の重大な合併症である感染(骨髄炎)を恐れるあまり,一期的骨折内固定術や一期的創閉鎖(軟部組織再建)をはばかるべきではない.

札幌徳洲会病院整形外科外傷センター **辻 英樹**

8 骨折・脱臼
2）肩・上腕の骨折・脱臼

> **DOs**
> - 骨折のみに目を奪われず，随伴する神経血管損傷にも留意せよ．
> - 肩関節脱臼は時間をおかず必ず整復し，骨折においてもできる限り整復を行い，骨折部の可動性を抑える固定を施行する．
> - 観血的手術の適応の判断，決断ができるようになろう．

肩・上腕の外傷は幅広い年齢層で発生し，また受傷機転も転倒などによる軽微なものから，交通事故，転落という高エネルギー外傷によっても発生する．よって，診察にあたっては初期診療の段階から局所所見のみに捉われない包括的な診療態度が望まれる．

1 初期診療

まずどのような外傷であっても，生命機能の蘇生（JATEC™ に則った ABCDE アプローチ）と致死的な病変の治療に集中する．開放骨折においては局所の出血コントロール，感染，破傷風予防，開放創に対する処置を行わなくてはならない（「第4章 B. 8. 1）骨折総論」p.512 参照）．また局所の脱臼，骨折のみに目を奪われず随伴する神経，血管損傷にも注意を払う必要がある（表1）．

2 骨折・脱臼の整復固定

脱臼は時間をおくことなく，必ず整復しなくてはならない．放置することで腋窩神経，橈骨神経などの神経麻痺が増悪することがある．肩関節脱臼は全関節脱臼中で一番頻度の高いものであり，95％が前方脱臼，5％が後方脱臼である．前方脱臼の整復法を列挙する．

a　zero-position 牽引法
肩甲骨面上で上腕骨長軸が一直線上になる約155°挙上位を zero-position という（図1）．この肢位では各腱板の収縮力が関節窩に対する上腕骨頭の求心力として効果的に作用する．この力を利用した整復法である．この肢位で骨頭を前方から関節窩に向けて押し出すことで整復されることが多い．

b　Kocher 法
まず肩関節を脱臼肢位である外転→外旋肢位にもってきてから，内転→内旋位を取ることで整復位を得る方法である．麻酔なしでも整復可能であるが，時に静脈麻酔，全身麻酔を必要とすることがある．

c　Stimson 法
腹臥位とし肩・上腕をベッドの端から出し，3～5kgの重錘をぶら下げ15～20分牽引をかけることで筋弛緩を得ながら整復する方法である（図2）．多くは麻酔を要せ

表1　肩・上腕の骨折・脱臼に随伴する合併損傷

①鎖骨骨折	腕神経叢損傷，肋骨骨折とそれに伴う血気胸など
②肩甲骨骨折	肋骨骨折とそれに伴う血気胸など
③肩関節脱臼	腋窩神経麻痺，橈骨神経麻痺など
④上腕骨近位端骨折	腋窩動脈損傷など
⑤上腕骨骨幹部骨折	橈骨神経麻痺など

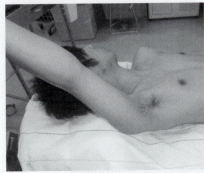

図1　zero-position 牽引法

ず整復されるという利点があるが，不成功に終わる場合もある．

d　Hippocrates 法

踵を患者の側胸部に当て，これをてことして，上肢を牽引，内転することで整復位を得る方法である．やや traumatic な手技である．

また骨折に対してもできる限りの整復を行い，鎖骨骨折にはクラビクルバンド，上腕骨骨折にはU字シャーレ（図3），hanging cast などの骨折部の不安定性を押さえる外固定を施行する．

> ⚠️ **Pitfall**
> 橈骨神経麻痺では手関節と手指の伸展が障害される．しかし PIP 関節，DIP 関節は手内筋の筋力で伸展は可能である．MCP 関節の伸展を注意深く診察する必要がある．

3　手術適応の判断，決断

骨折をいかに治癒させるか，すなわち外固定による保存治療を行うのか，それとも観血的に行うのか，観血的ならばどのような固定を与えるのかは，開放骨折や神経血管損傷を合併した絶対的適応を除くと多くは相対的適応となる．相対的適応も，①保存療法では骨癒合が得られない可能性が高

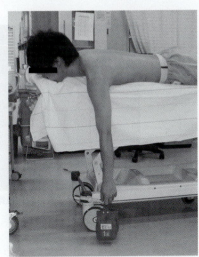

図2　Stimson 法

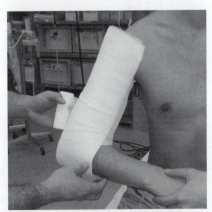

図3　上腕骨骨幹部骨折に対するU字シャーレ

くなるもの，②保存療法では隣接関節の可動域訓練が遅れることによる障害が出るもの，③患者の ADL，など様々である．近年は骨接合材料の進歩，早期社会復帰という点で観血的治療が行われるケースが多くなってきている．このように治療の適応については時代とともに変化するものである．以下に相対的に観血的治療が望ましい適応を列挙する．

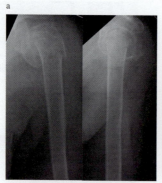
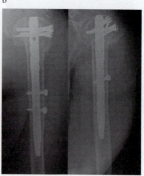

図4 転位のある上腕骨外科頸骨折(Neer 2part)に対する髄内釘固定
a：受傷時．b：術後．

a 鎖骨骨折
明らかな転位を有し，1.5cm以上の短縮が認められるもの．

b 肩鎖関節脱臼
肩鎖関節靱帯，烏口鎖骨靱帯の両方の破綻のあるもの(Rockwood分類III以上)．

c 肩甲骨骨折
関節窩にかかる骨折，鎖骨骨折と合併した肩甲骨頸部の骨折(floating shoulder)．

d 上腕骨近位端骨折
Neerの分類で分類するが，転位骨折(1cm以上，または45°以上の角状変形を有する)であるもの(図4)．

e 上腕骨骨幹部骨折
転位を有する不安定なもの．

保存療法を受けるか，観血的治療を受けるかは，患者にとっては非常に大きな問題である．初療にあたる医師は観血的手術の適応について深く理解し，その判断，決断を患者に説明できることが望ましい．

DON'Ts

- ☐ 骨折・脱臼をX線などの画像のみで診断しないこと．多部位の外傷があるかもしれないし，神経血管損傷も潜んでいるかもしれない．
- ☐ 脱臼は必ず整復すること．骨折も可能な限り整復，外固定し，そのままにしてはならない．

札幌徳洲会病院整形外科外傷センター　辻　英樹

B 救急医療

8 骨折・脱臼
3) 肘・前腕の骨折・脱臼

DOs
- 受傷機序を理解することで，損傷部位の把握と治療方針がみえてくる．
- 小児の肘周辺骨折では，X線画像に精通し正確な診断を導けるようにしよう．
- 診断にはまず正確な2方向X線で確認しよう．

肘～前腕の外傷においては，受傷時や整復時に生ずる上腕動脈や，この部位を通過する正中・尺骨・橈骨神経の損傷，区画（コンパートメント）症候群の発生には特に注意が必要である．血管障害を認めた場合は，直ちに損傷部を展開し，その原因を解除する必要がある．区画症候群が発症した場合にも早期に筋膜切開（減張切開）を行い，続発する筋肉の不可逆的損傷を回避しなくてはならない．神経損傷の大半は単なる一過性神経伝導障害であり速やかに回復するが，骨折や脱臼の整復直後に発症した場合や3ヶ月経過して改善しない場合は外科的探索が必要である．また，肘・前腕の脱臼骨折においては，手関節にも損傷が及ぶ場合があり，常にその可能性を考慮し，必要に応じて手関節のX線撮影を追加し確認する．

診断は，まずは正確な正側のX線で行う．初療前に骨折型を把握することは非常に大切である．小児の場合，X線に写る骨端核や骨端線が変化するため骨片の有無・転位の程度の判定が難しい．そのため，骨端核の出現時期や閉鎖時期を知ることが重要である（図1）．健側のX線も撮像し，見逃しのないようにする．転位の少ない骨折では，関節内血腫等で顆上部前後の脂肪が持ち上げられることによる透亮像（fat pad sign，図2）が参考になる．成人の関節内骨折などでは，X線写真のみで骨折の全貌や正確な骨折面の状態を把握するには限界がある．より詳細な情報を与えてくれるCT

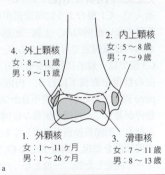
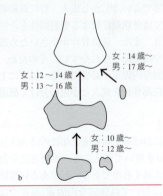

図1　上腕骨遠位端の骨化
a：骨端核の部位と発現年齢．骨端核は，1. 外顆核，2. 内上顆核，3. 滑車核，4. 外上顆核の順に発現する．
b：骨端核閉鎖年齢．外上顆，外顆，滑車は10～12歳でひとつの骨となり，12～16歳で骨幹部と連結する．内上顆は14～17歳で骨幹部と単独に連結する．

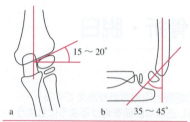

図2 Baumann角とtilting角
a：Baumann角．内外反変形の指標．
b：tilting角．屈曲伸展変形の指標．

は必須であろう．

1 上腕骨遠位部骨折

骨折部の転位がほとんどなく安定している場合を除いては，原則手術療法を必要とする．保存的治療（徒手整復と腋窩からMP関節までのギプス外固定）を行うのであれば，骨癒合までの間，より慎重な経過観察が必要である．再転位が生じた場合，可能な限り早期に手術療法へ転換すべきである．この判断が遅れ手術のタイミングを逃すと，変形や拘縮を残し，後日より困難な再建手術が必要となる．

内固定法として，小児は骨癒合が早く数週間の外固定による肘関節拘縮が問題になることはほとんどないので必要最小限の鋼線固定等でよい．しかし成人，特に高齢者においては骨粗鬆症による骨脆弱性を合併しており，また，遠位骨片が小さいため遷延癒合や偽関節を生じやすい．そのため，より強固な内固定が必要である．以下に上腕骨遠位部骨折を成人と小児に分けて概説する．

a 成人

成人における上腕骨遠位部骨折はAO分類（図3）を用いて考えると，手術方法を含めて考え易く有用である．転位ある同部位の骨折においては強固な内固定（現在ではロッキングプレート）を行い，可及的早期に可動域訓練を開始し肘関節の拘縮を予防することが重要である．早期の自他動運動が施行出来ないような骨固定法を選択すべきではない．

1）上腕骨顆上・通顆骨折（A type）

通顆骨折は主として高齢者にみられ，肘頭窩や鉤突窩に及ぶため関節内骨折ともいえるが，手術操作では顆上骨折と同様に治療戦略を考えてよいであろう．わずかな回旋や内反転位によって骨折部の接触面積が小さくなるため保存的治療で良好な成績を得るのは難しく，高率に偽関節や無腐性壊死を合併する．このため，正確な整復とロッキングプレートを用いた解剖学的整復が重要である．骨質が良好または内側皮質の粉砕がなければ，内側はCCSスクリューによる固定で十分であるが，骨質が不良または内側皮質骨が粉砕かつ遠位骨片がより小さい症例では両側プレート固定が必要となることが多い（図4）．

2）関節内骨折

外顆・内顆骨折，前額面（小頭・滑車）骨折（B type）：頻度は少ないが，術前CTで症例を詳細に検討しアプローチ（内外側・前後方）を使い分けて行う．骨片の多くが関節軟骨で覆われているため，固定材料としてヘッドレススクリューや吸収ピンなどの骨内埋没用スクリューを使用することが多い．

完全関節内骨折（C type）：アプローチは後方進入で，C1型のように関節面が単純かつ粉砕のない症例のみ，上腕三頭筋の内外側からの整復固定で可能であるが，C2型やC3型では一般的に肘頭を骨切りして関節面の整復を直視下に行う．内固定は両側plate固定であるが，骨質不良かつ関節面の粉砕が著しく，再建が困難な症例には半拘束型人工関節置換術を考慮しても良い．まず関節面を整復，鋼線またはCCSスクリューで固定した後，一塊となった関節面を含む顆部を骨幹端部と整復し，ロッキングプレートで外側から固定する．

b 小児

小児肘周辺骨折は小児における骨折の好

第4章　主要な疾患・外傷

発部位であり，上腕骨顆上骨折はそのうち60％以上を占め，最も頻度が高い骨折である．上腕骨外顆骨折がそれに続き10〜20％の頻度である．頻度の高い上腕骨顆上骨折と上腕骨外顆骨折，頻度は低いが鑑別疾患として常に念頭に置くべき傷病として，上腕骨遠位骨端離開に対し述べる．

1）上腕骨顆上骨折

発症は肘伸展位での過伸展強制による伸展型がほとんどで，肘屈曲位で後方から直接打撲によることが多い屈曲型は全体の2％程度である．

典型例は内反・内旋・伸展変形を呈し，骨折を放置すると外観上の問題（内反肘）や外旋・屈曲制限，遅発性尺骨神経麻痺の原因となることがある．内外反，内外旋変形に対する自家矯正はあまり期待出来ない．このため，整復の良否が形態的・機能的予

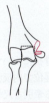

13-A1
Extraarticular fracture;
apophyseal avulsion

13-B1
Partial articular fracture;
sagittal lateral condyle

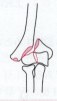

13-C1
Complete articular fracture;
articular simple, metaphyseal simple

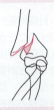

13-A2
Extraarticular fracture;
metaphyseal simple

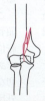

13-B2
Partial articular fracture;
sagittal medial condyle

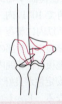

13-C2
Complete articular fracture;
articular simple, metaphyseal multifragmentary

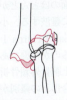

13-A3
Extraarticular fracture;
apophyseal avulsion

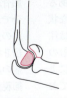

13-B3
Extraarticular fracture;
apophyseal avulsion

13-C3
Extraarticular fracture;
apophyseal avulsion

図3 AO分類（上腕骨遠位部骨折）
(Jesse Jupiter: AO Manual of Fracture Management: Elbow & Forearm. Thieme, 2009 :18 より改変．)

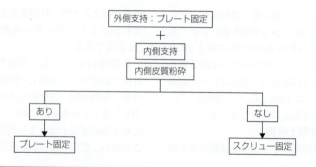

図4 上腕骨顆上・通顆骨折 治療方針

後に最も影響するといえる．本邦で最も汎用されるSmith-阿部分類は治療方針の決定に有用である．Ⅰ型・Ⅱ型は保存療法が中心で，Ⅲ型・Ⅳ型ではその多くで経皮的鋼線刺入固定を併用することが多い．

整復の指標は正面像のBaumann角と側面像のtilting角(図2)を計測し，健側X線と比較し判断する．健側と比較しBaumann角で10°以内，屈曲伸展変形tilting角で15°以内に整復する．可能であれば鎮静下に整復や骨折部の不安定性評価を試み，前述の整復目標範囲内かつX線透視下に骨折部の安定性が良好であれば，保存療法が可能となる．しかし，整復不良の残存や骨折部の不安定性が強く整復位保持が困難な場合は，手術治療を選択するべきである．また，神経麻痺や血管損傷を疑う場合は，観血的整復と原因の解除を行う．区画症候群の切迫兆候として，5P兆候が有名であるが，動脈触知がないが皮膚色調が良好な状態，いわゆる"pulseless pink hand"には注意が必要である．主動脈(主に上腕動脈)の閉塞または損傷があるが，側副血行路により循環が保たれている状態と考えられており，経過観察のみで良いとする報告もあるが，長期的な患肢の懸念があることを考慮すると骨折部を展開し血行再建を図るべきである．

2) 上腕骨外顆骨折

肘周辺骨折では顆上骨折についで頻度の高い骨折である．肘伸展位で内反強制が加わることで伸筋群による牽引と尺骨近位端の衝突で骨折が生じるpull off型と，軽度肘屈曲位で外反が強制され，橈骨頭が上腕骨遠位端に衝突し生じるpush off型がある．

これら受傷機転により肘関節脱臼，橈骨頭骨折，肘頭骨折を合併することがある．転位が2mm以内であれば保存療法の適応であるが，手術治療となることが多い．適切な診断と治療がなされないと，偽関節や外反変形，上腕骨外顆骨端核の壊死などの合併症が少なくないので注意が必要である．

3) 上腕骨遠位骨端離開

頻度は稀であり，3歳以下の乳幼児に多いと言われる．この時期のX線画像では外顆骨端核以外の関節面のほとんどが軟骨成分であるため，診断に難渋する．小児肘関節の遠位骨端線で，Salter-HarrisⅠ型またはⅡ型の損傷が起こるのが病態である．本症の診断においては上腕骨外顆骨折，肘関節脱臼，その両者の合併との鑑別が重要である(図5)．Salter-HarrisⅡ型が頻度として多く，Ⅱ型ではThurston-Holland sign(図6)が確認出来る．上腕骨骨軸に対する尺骨骨軸の内側転位の有無，橈骨長軸と上腕骨外顆骨端核との位置関係に注意しX線

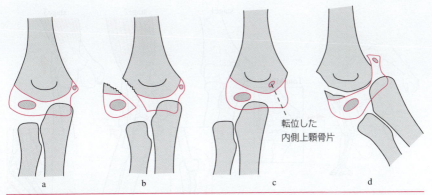

図5 疾患の鑑別
a: 正常．
b: 外顆骨折．外顆骨片外側に転位し，橈骨長軸が外顆骨端核を通らない．
c: 脱臼．外顆の位置は骨幹端部に対し正常．橈骨長軸の延長が外顆中心を通らない．
d: 遠位骨端離開．前腕が上腕に対し尺側に偏位．外顆の中心は橈骨長軸の延長上を通る．
(井上 博：小児四肢骨折治療の実際 改訂第2版．金原出版，2002:87 図104より改変)

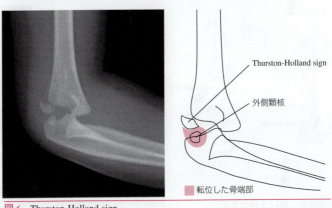

図6 Thurston-Holland sign

を読影することが鑑別のポイントである．

本症の整復操作は上腕骨顆上骨折と同様であるが，その保持が非常に困難であり，再転位予防のため，鋼線刺入による固定が必須である．整復困難な場合は観血的整復も考慮される．

2 肘関節脱臼および脱臼骨折

肘関節脱臼には前方・後方・内側・外側・分散脱臼があるが，多く（約90％）が後方脱臼である．ここでは主として後方脱臼および脱臼骨折について触れる．

肘関節脱臼には2種類の機序があるとされる．肘伸展型（図7）と肘屈曲型（図8）である．伸展型は肘過伸展位でMCLがまず損傷し，上腕二頭筋腱が外反・回旋の支点となり，外反・軸圧外力と上腕二頭筋・三頭筋の収縮により後方へ脱臼する．屈曲型は肘屈曲位で回内・軸圧・内反により，伸展型とは逆に支持機構の破綻が外側から内

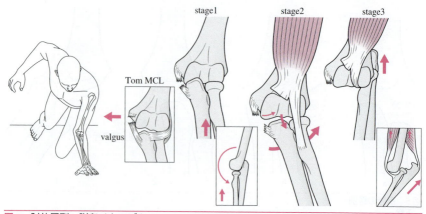

図7　肘伸展型　脱臼メカニズム
(O' Driscoll SW, et al.Elbow subluxation and dislocation. A spectrum of instability. Clin Orthop Relat Res 1992;280:186-97 より改変)

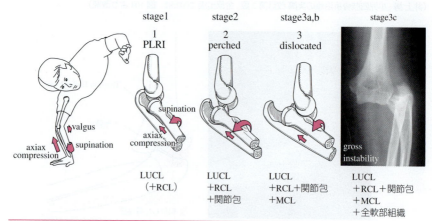

図8　肘屈曲型　脱臼メカニズム
(Warren RF,et al. An online video investigation into the mechanism of elbow dislocation. J Hand Surg Am 2013;38:488-94 より改変)

側へと進展するのが特徴である．この際に橈骨頭や尺骨鉤状突起，肘頭などの骨折を合併することも多く，治療に難渋する症例が散見される．

脱臼（骨折）（図9）の治療は，まず整復を愛護的に行うことから始まる．後方脱臼の場合，上腕部を固定した上で，前腕を長軸方向に牽引しつつ，鉤状突起が滑車を乗り越えるように肘頭先端を前方に押し込む．

整復位が得られないときは軟部組織介在の可能性があるため，観血的に整復する．

整復後は必ず透視下にストレス検査を行い内外反および後方不安定性の有無を確認する．不安定性がない場合や程度の軽い場合は肘関節90°屈曲位で外固定を行い，急性期の炎症・疼痛の改善を待てばよい．しかし，不安定性が強く易脱臼性が残存する場合（一般的には肘関節屈曲位から伸展

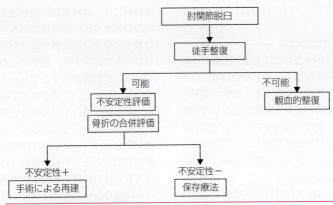

図9 脱臼（骨折）の治療方針

-30°までの間で再脱臼傾向のあるような場合）には，損傷した上記の受傷機序を患者からの問診とストレス検査から損傷組織（骨・軟部）を把握し，さらに骨折を合併する症例においてはCT画像による骨折型の詳細な検討が，その後の内外側支持機構（側副靱帯および前腕筋群起始部）や骨性因子を外科的修復し関節安定性を再建する．

脱臼骨折の場合，脱臼整復後に肘関節の不安定性が少なく，骨片も転位せず安定している場合には，2～3週間の外固定を行う．不安定性が残存する症例では内外側支持機構とともに骨性因子の修復が重要である．近年，肘関節構成体のうち関節の中央に位置する尺骨鉤状突起を key stone と考え，尺骨鉤状突起骨折を伴う後方脱臼は不安定性が強く，整復位の保持すら困難であることもある．骨性要素と靱帯を含めた軟部要素を同時に修復しなければならない．脱臼骨折に対しては幾つかのアプローチが報告されており，術前検査で把握した損傷形態より有用なアプローチを選択する必要がある．

術後可動域訓練は，保存的治療では3週以内に，手術治療では可能であれば術翌日から徐々に開始する．初期は損傷を受けている軟部組織，特に内外側支持機構の修復を促進するため，装具を併用して確実な求心運動が得られる角度までに伸展を制限する．

3 前腕骨骨折

前腕は，尺骨と橈骨により構成される．いずれの部位にもさまざまな程度の骨折が生じうる．ここでは頻度の多いa肘頭骨折，b橈骨頭頸部骨折，c橈骨・尺骨骨幹部骨折について述べる．各項目では原則として単独骨折の治療方針を述べ，特殊症例に対しては各々追記する．

a 肘頭骨折

直達外力による粉砕骨折もあるが，多くは付着する上腕三頭筋腱の牽引力により発生する裂離骨折である．骨折線が滑車切痕に入る関節内骨折で，その多くは手術適応となる．関節内骨折であるため関節面の正確な整復と強固な内固定を行い，早期より可動域訓練を行う．Kirschner鋼線と締結用鋼線を用いた引き寄せ締結法が一般的で優れた方法であるが，高齢者では骨脆弱性のため，肘頭より刺入した鋼線が近位へ抜けてくることがある．バックアウト防止機構が付いたインプラントによる固定が有用である．また，粉砕骨折ではロッキングプレート固定が関節面の整復保持や尺骨長維

持に優れているため用いられることが多い．

b 橈骨頭頸部骨折

橈骨頭は小さな骨ではあるが上腕骨小頭との間に腕頭関節を，尺骨橈骨切痕との間に近位橈尺関節を形成する．高度の変形を残すと両関節が変形性関節症となり機能障害を残す．また，脱臼骨折において骨折を認めた際は尺骨鉤状突起とともに肘関節の安定性に大きく寄与する部位である．4 type に分類される（図 10）．

治療は，type 4 以外は徒手整復により良好な整復位（転位 2mm 以内）を獲得し，この時点で肘伸展に 10°以上，前腕回旋に 30°以上の制限がなければ保存的に加療する．良好な整復位が得られない場合や，経過観察中転位の進行を認め可動域制限が出現した場合には観血的整復固定を行う．骨頭骨折には，骨片間に圧迫が加えられる骨埋没型スクリューが有用である．頸部骨折は数本の骨埋没型スクリューや手指骨折用プレートで固定する．近年はこの部位にもロッキング機構を有するプレートが登場している．しかし，粉砕が高度で強固な内固定が不可能な場合や尺骨橈骨切痕と相対する関節面に骨欠損を生じるような場合は骨頭切除を行う．type 4 には観血的整復固定術が必須である．が骨頭切除は外反および後方安定性の再建上問題があり極力避けなければならない．粉砕骨折でやむを得ない場合，他の部位の修復で肘関節の安定性に問題が残るようであれば人工橈骨頭置換術も検討すべきである．特殊症例として橈骨頭骨折に遠位橈尺関節脱臼を伴うものをEssex-Lopresti 骨折という．前腕長軸方向への軸圧と前腕の強い回内強制によって生

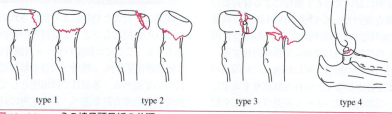

図 10　Morrey らの橈骨頭骨折の分類
type 1：転位のない単純骨折．type 2：転位のある単純骨折．type 3：橈骨頭粉砕骨折，転位の大きな頭部骨折．type 4：肘関節後方脱臼を伴うもの．

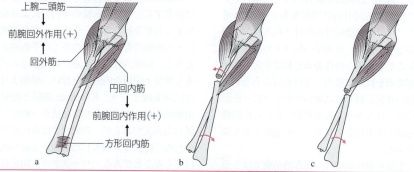

図 11　上腕二頭筋，回外筋，円回内筋，方形回内筋の骨折回旋変形への関与
a：前腕の回内外に関与する上腕二頭筋，回外筋，円回内筋，方形回内筋の走行．
b：橈骨近位 1/3 の骨折；近位骨片は回外位をとり，遠位骨片は回内位をとる．
c：橈骨遠位 1/2 の骨折；近位骨片は中間位をとり，遠位骨片は回内位をとる．

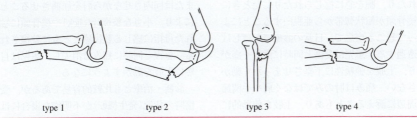

図12 Bado の Monteggia 骨折の分類
type 1：橈骨頭の前方脱臼と，前方凸の尺骨骨幹部骨折(60%)
type 2：橈骨頭の後方または後外方脱臼と，後方凸の尺骨骨幹部骨折(15%)
type 3：橈骨頭の外方または前外方脱臼と，尺骨近位骨幹部骨折(20%)
type 4：橈骨頭の前方脱臼と，橈・尺骨近位 1/3 での骨折(5%)

じ，広範囲の前腕骨間膜断裂を伴っており，治療に難渋し予後不良である．

c　橈骨・尺骨骨幹部骨折

前腕は近位および遠位橈尺関節において回旋運動が行われるという特殊性がある．また両骨には角状変形や回旋変形を助長する多くの筋が付着している．骨折部位により異なった転位形態を示す（図11）．小児では自家矯正力があるため，ある程度の変形は許容されるが，最終的に大きな変形が残れば当然機能障害を残す．特に橈骨骨幹部の自家矯正力は小さく，変形許容範囲は 9 歳未満で角状変形 15°，9 歳以上なら角状変形 10°以内と考えなくてはならない．

橈骨・尺骨の単独骨折と両骨骨折がある．診断は X 線画像によるが，屈曲伸展変形に比べ，回旋変形の診断はかなり難しい．最大回外位の正面像での橈骨粗面と茎状突起の位置関係を指標にする．特殊症例として尺骨骨折に近位橈尺関節の橈骨頭脱臼を伴うものを Monteggia 骨折（図12）という．これを見逃し陳旧化すると肘関節に可動域制限や疼痛などの愁訴を残し，その治療に難渋する．尺骨骨折が疑われた場合はその骨折型にかかわらず，肘関節の正確な正面・側面像を撮像し，これを見逃さないようにしなければならない．橈骨骨折に遠位橈尺関節の尺骨頭脱臼を伴うものを Galeazzi 骨折という．これを見逃し陳旧化すると手関節に可動域制限や疼痛などの愁訴を残し，その治療に難渋する．橈骨骨折がある場合には必ず，手関節の撮像も行う．尺骨茎状突起の骨折にも注意する．

前腕骨幹部骨折の治療は，転位・不安定性がある場合は，徒手的に正確な整復位がとれたとしてもその維持は困難で，ある程度しっかりとした内固定が必要である．Kirschner 鋼線などによる髄内固定では，橈骨の生理的弯曲が失われ，尺骨骨折部の離開が生じ，骨癒合不全や回旋可動域制限の原因となる．成人の両骨骨折ではプレート固定による絶対的固定が推奨される．Monteggia 骨折，Galeazzi 骨折では，骨折部の正確な整復により脱臼も整復されることが多いが，整復位が取れない場合は観血的に整復障害因子を除去する．整復位が保持できない場合は 3 週間程度 Kirschner 鋼線で当該橈尺関節を回外位で仮固定し整復位を保持する．

後療法としては，関節近傍部の骨折と違いある程度長期間の外固定が許容される．保存療法や鋼線固定の場合には，仮骨が確認されるまでギプス固定する．プレートなどで強固な内固定ができた場合は可及的早期に開始する．

4　肘内障 (pulled elbow)

肘内障は，乳幼児期に手を急に引っ張ら

れたり，腕を急に捻じられたりしたときに橈骨頭が輪状靱帯から亜脱臼することによって起こる疾患で，日常の診療でしばしば遭遇する．患児は受傷と同時に激しく痛がり，上肢を弛緩性に下垂させまったく動かさない．痛みは肘のみではなく肩や手関節周辺に訴えることもあり，上肢を他動的に動かそうとするとひどく痛がる．橈骨頭に圧痛を認めることがあるが，肘関節に腫脹，熱感，変形，発赤などはみられない．

治療は，一側の母指で橈骨頭部を触れながら，他側の手で前腕を握り，前腕を回外または回内させながら肘を屈曲させることにより，小さな整復音（click）や橈骨頭に触れた母指に感じる整復感とともに整復される．整復と同時に痛みは消失し，患児は自然に上肢を動かすようになる．

診断・治療とも比較的容易であるが，受傷時の状況（発生機転）が不明瞭な場合には鎖骨骨折や上腕骨顆上骨折などとの鑑別が重要である．診断に迷う場合には，必ずX線画像をとり，骨傷のないことを確認してから整復を行う．

DON'Ts

- 成人では拘縮を誘発するため，長期間の外固定はしてはいけない．
- 小児肘周辺骨折では，大きな後遺症を残すため，診断の遅れや変形癒合はあってはならない．

札幌徳洲会病院整形外科外傷センター　**松井裕帝**

8 骨折・脱臼

4) 橈骨遠位

DOs

- 橈骨遠位端骨折は全骨折の 1/6 を占め，遠位骨片が背側へ転位する Colles 骨折が最も多い．
- 手関節掌・尺屈で整復を行うが，固定肢位は軽度掌屈〜中間位とし，ギプス固定では MCP 関節を含めず手指の十分な可動域訓練ができることが重要である．
- 関節内骨折では機能障害を残しやすい．若年者で 1mm 以上，高齢者で 2mm 以上の転位は手術を考慮する必要がある．

転倒や転落の際，手関節背屈位で手をついて受傷することが多く，特に小児と骨粗鬆症を有する高齢者に多発する．

1 症状

手関節の腫脹・疼痛・変形を認める．遠位骨片が背側に転位する Colles 骨折の典型例ではフォーク状変形を呈する．

2 診断

単純 X 線正面像・側面像の 2 方向撮影が基本で必要不可欠な検査である．関節内骨折の関節面の転位の評価には CT が有用である．

単純 X 線正面像では橈骨端尺側傾斜(radial inclination)，尺骨の橈骨に対する相対的長さを表す尺骨変異(ulnar variance)，側面像では橈骨関節面の掌側への傾斜を示す掌側傾斜(palmar tilt)を計測し転位の程度を評価する(図1)．

3 分類

頻度の高い骨折には人名が冠されている．Colles 骨折(遠位骨片が背側に転位する関節外骨折)，Smith 骨折(遠位骨片が掌側に転位する関節外骨折)，Barton 骨折(関節内骨折で手根骨と遠位骨片が背側に転位する背側 Barton 骨折と掌側に転位する掌側 Barton 骨折)，また橈骨茎状突起骨折は運転手骨折(chauffeur 骨折)とよばれる(図2)．AO

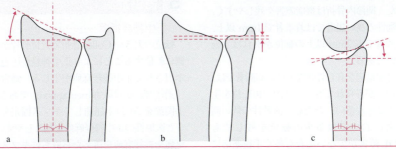

図1　単純 X 線像での各種計測値と正常値
a：橈骨端尺側傾斜(radial inclination)：23°(13〜30°)．b：尺骨変異(ulnar variance)：zero variance ± 1mm．c：掌側傾斜(palmar tilt)：12°(1〜21°)．

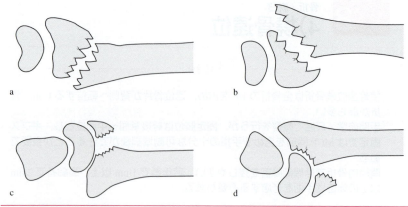

図2　橈骨遠位骨折の分類
a：Colles 骨折．b：Smith 骨折．c：背側 Barton 骨折．d：掌側 Barton 骨折．

分類では橈骨尺骨遠位部は 23-A（関節外），B（部分関節内．Barton 骨折，chauffeur 骨折など），C（完全関節内）があり，それぞれ 1 ～ 3 に系統的に分類されている．

4　治療

目標は橈骨の短縮を防ぎ，掌側傾斜を保持することである．麻酔（腋窩ブロック，静脈麻酔など）下に転位した骨片を整復し解剖学的整復位が得られればギプス固定による保存療法を行う．神経・血管損傷合併例，開放骨折は緊急手術の適応で，徒手整復不能例，整復保持が困難な例，保存療法中に再転位を生じた例，早期社会復帰やスポーツ復帰を望む例などが手術適応である．また，関節内骨折は機能障害を残しやすく，活動性の高い患者では若年者で 1mm 以上，高齢者でも 2mm 以上の転位があれば手術適応である．

骨粗鬆症を有し骨強度の低い高齢者では，整復位が得られてもギプス内で再転位を生じることが多い．ただし，活動性の低い高齢者においては多少の転位を残しても ADL 障害が少ない場合も多く手術適応については十分な検討が必要である．

a　保存療法（ギプス固定）

上腕もしくは前腕から手までギプス固定を 3 ～ 4 週間，シーネ固定を 10 ～ 12 週間継続して行う．通常の Colles 骨折の場合，整復肢位は手関節掌屈尺屈位（cotton loader position）であるが，この肢位は手関節にとっては不良肢位であり長期のギプス固定は関節拘縮，正中神経障害，血行障害をきたす可能性がある．

b　手術療法

経皮ピニング，創外固定，プレート固定などがある．最近ではより強固な固定が得られる掌側ロッキングプレートによる固定が一般的である（図3）．

5　合併症

a　正中神経損傷

転位の大きい Colles 骨折で近位骨片が掌側に転位することにより正中神経が圧迫・牽引されて正中神経麻痺が生じる．通常は一過性神経伝導障害（neurapraxia）である．手関節を 20° 以上屈曲してギプス固定を行うと医原性の正中神経麻痺を起こしやすい．疼痛や神経麻痺を訴えたら直ちにギプス切割・除去を行う．

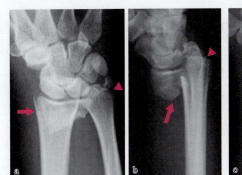
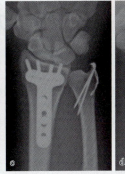
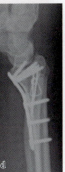

図3 術前単純X線像(a, b), 術後単純X線像(c, d)
術前単純X線像で掌側Barton骨折(矢印)と尺骨茎状突起基部骨折(矢頭)を認める. 橈骨は掌側ロッキングプレート, 尺骨茎状突起は引き寄せ締結(tension band wiring)を行った.

b 複合性局所疼痛症候群(complex regional pain syndrome:CRPS)

手関節掌屈位(>20°)固定例や創外固定器による過大な牽引によって発症することがあるとされるが詳細は不明である. 星状神経節ブロック, 薬物療法, リハビリテーションを中心とした治療を行う.

c 尺骨茎状突起骨折

橈骨遠位骨折の約50%に合併する. 先端部の骨折は遠位橈尺関節不安定性の原因とならないが, 基部骨折は三角線維軟骨複合体が付着しているため不安定性を生じやすい. 基部骨折は橈骨遠位骨折を整復した後に不安定性があれば引き寄せ締結(tension band wiring)で骨接合を行う.

d 腱断裂

長母指伸筋腱皮下断裂は転位の少ない関節外骨折で0.3%にみられる. 通常, 骨折後6〜8週で腱断裂が発生することが多い. 手術例では背側に突出したスクリューや背側プレートで腱が断裂する. また整復不良, プレートの遠位設置により屈筋腱断裂をきたすことがある.

e 尺骨突き上げ症候群

橈骨の短縮変形を残して骨癒合した場合に, 相対的に尺骨がプラス変異することによって生じ, 手関節尺側部痛の原因となる. 通常は次第に軽快するが疼痛の持続する例では橈骨矯正骨切りや尺骨短縮骨切り術を行う.

DON'Ts

- 神経血管損傷を見逃してはならない.
- ギプス固定肢位は手関節屈曲を10°以下とする.
- プレートやスクリューでの腱断裂に注意する.
- 手指の拘縮, CRPS等の続発症を作らないよう努める.

琉球大学医学部整形外科 **金城政樹/金谷文則**

8 骨折・脱臼
5)手根骨の骨折・脱臼

> **DOs**
> - □ いわゆる手関節捻挫は少ない．橈骨より遠位に腫脹と圧痛があれば手根骨の骨折・脱臼を念頭におく．
> - □ X線2方向のみで診断は困難．特殊肢位によるX線撮影やCTが有用．

手根部は8個の手根骨(図1)が密集しているため単純X線像では重なり合う部分もあり骨折および脱臼の診断は困難なことも多い．そのため急性期に骨折が見逃されやすく，その後の治療に難渋することがある．脱臼は靱帯損傷を合併し，手根不安定症さらには関節症の発生のトリガーとなり得る．

画像診断には解剖を熟知し，解剖学的形態に応じた特有のX線撮影を行う必要があり，場合によってはCT，MRIを追加する．

治療は病態の解剖学的特徴に応じた固定法が必要である．

本項目では救急室で遭遇する手根骨の骨折・脱臼について研修医として適切な初期画像検査を施行でき，骨折・脱臼の診断や分類，治療法の選択を理解し，専門医へ的確な情報を提供できることを目的とする．

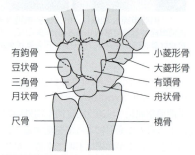

図1 手根骨

1 舟状骨骨折

舟状骨骨折は手根骨骨折の中で最も多く(約70%)若い成人男性に多発する．手関節背屈位で手を着いて転倒した場合や，サッカー等のゴールキーパーで手が弾かれたときに多く生じる．

a 診断と治療

舟状骨骨折は初診時に手関節の捻挫・打撲と診断されることが多い．その原因として，①橈骨遠位骨折に比べて疼痛・腫脹が軽度，②転位のない骨折は受傷直後のX線像では骨折線の読影が困難である，などがあげられる．見落としを防ぐためには，①

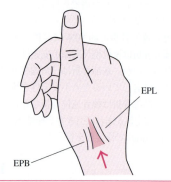

図2 嗅ぎタバコ窩(snuff box)
母指を橈側外転させたときに生じる，長母指伸筋腱(EPL)と短母指伸筋腱(EPB)間の陥没部

手関節伸展位での受傷と②嗅ぎタバコ窩の圧痛(図2)に注意し，③X線撮影(舟状骨撮影，図3)，④1週間後の再X線撮影，⑤X線像で骨折(-)な場合にMRIやCTの追加が重要である．

舟状骨骨折の治療は骨折の部位や転位の

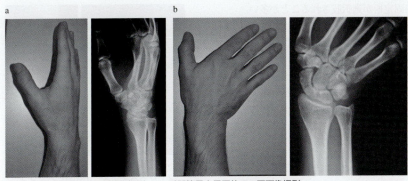

図3　a：45°回内位での斜位像撮影．b：手関節最大尺屈位での正面像撮影．

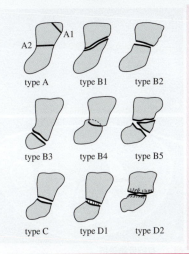

type A（新鮮安定型骨折）
　A1：結節部の骨折
　A2：転位のない腰部骨折

type B（新鮮不安定型骨折）
　B1：遠位 1/3 斜骨折
　B2：腰部の転位または動きのある骨折
　B3：近位端骨折
　B4：脱臼骨折
　B5：粉砕骨折

type C（遷延治癒）

type D（偽関節）
　D1：線維性偽関節
　D2：骨硬化性偽関節

図4　手舟状骨骨折の分類（Herbert）

程度，受傷後の経過期間によって異なるため診断がより重要となる．骨折の分類はHerbert 分類が広く用いられている（図4）．

通常，転位のない安定型で受傷1ヶ月以内は保存的治療（ギプス固定）の適応である．固定方法は前腕から母指基節までを固定する母指ギプス（short arm thumb spica）を装着する（図5）．固定期間は骨折部位で異なり遠位 1/3 骨折で6週以上，中 1/3 骨折で8週以上，近位 1/3 で12週以上が必要である．そのため固定期間の短縮を図るために

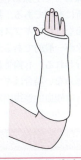

図5　舟状骨骨折の母指ギプス包帯（thumb spica cast）
示～小指 MCP 関節が十分に屈曲できること

内固定術が選択肢されることが多い．

不安定型や受傷1ヶ月以上経過した陳旧例，偽関節および遷延治癒例は手術療法の適応となる．ヘッドレススクリュー(Herbert®スクリュー，DTJ®スクリュー，アキュトラック®スクリューなどの螺子の両端のピッチ幅が異なることにより締めることで骨折部に圧迫力がかかる)を用いた内固定術が広く行われている(図6)．

Pitfall

解剖学的特徴から以下のピットフォールに注意が必要
①初診時X線像で診断が困難
②骨癒合が得られにくい
③栄養血管が遠位より骨内に侵入し近位へ向かうため近位骨片の血流障害を生じ，無腐性壊死や偽関節を生じやすい

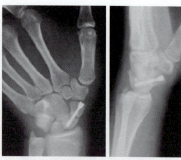

図6 舟状骨骨折に対する内固定術
ヘッドレススクリュー(Herbert®スクリュー)を使用

2 有鉤骨骨折

有鉤骨骨折の大部分はスポーツの際に発生する鉤部の骨折である．ゴルフクラブやバットなど，グリップエンドによる鉤部への直接打撃が原因となることが多い．まれに第4, 5中手骨基部の脱臼(骨折)を伴った例を認めることもある．

a 診断と治療

手掌基部の有鉤骨部の圧痛を認める場合には手根管撮影やCT撮影(図7)が有鉤骨鉤骨折の診断に有用である．鉤骨折の治療は転位を認めなければギプス固定，転位を認めれば切除が一般的であるが，観血的整復固定術も行われる．有鉤骨体部骨折の治療は転位を認めない場合はギプス固定，転位がある場合は観血的整復固定術を考慮する．

3 大菱形骨と小菱形骨骨折

手をついた場合に生じる隆起部の骨折や手根骨脱臼や軸圧がかかって生じる体部の骨折がある．転位を認めなければ母指ギプ

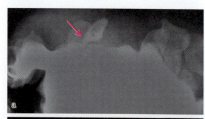

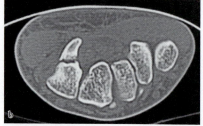

図7 有鉤骨鉤骨折
a：手根管撮影．b：CT像．
CT像では骨折がより明らかとなる．

ス4週間，転位があれば経皮鋼線固定や観血的整復固定術を行う．

4 三角骨骨折

背側の剥離骨折を認めることが多く手関節側面像や斜位像で診断する．ギプス固定を4～6週間行うが月状骨周囲脱臼を合併しているときは経皮鋼線固定を行う．

5 月状骨骨折

月状骨骨折は通常の手関節撮影では診断

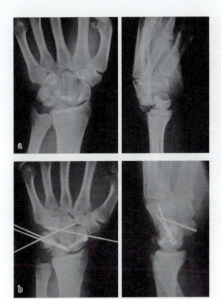

図8 経舟状骨月状骨周囲脱臼
a：術前．b：術後．
舟状骨骨折と三角骨裂離骨折を伴う．

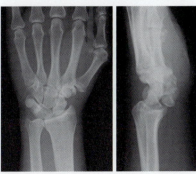

図9 月状骨脱臼
側面像で月状骨の掌側脱臼が明らかである

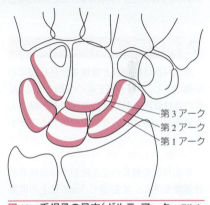

図10 手根骨の見方(ギルラ アーク，Gilula arc)
3本のarcに乱れが認められる場合は手根骨配列の異常が示唆される

困難なことが多い．疑った場合はCTや断層撮影が有用である．転位のない骨折の場合はギプス固定を行うが転位を認める場合は観血的整復固定術を考慮する．

6 月状骨脱臼，月状骨周囲脱臼

手を突いて手関節が強制背屈された際に月状骨周囲の靭帯損傷や骨折が生じ，月状骨あるいは周囲の手根骨が脱臼した状態である．両者は同一機序で発生すると考えられており，強制背屈され，月状骨が月状窩にとどまり周囲が背側脱臼すれば月状骨周囲脱臼(図8a)であり，背屈位から中間位にもどる際に月状骨が掌側に押し出されると月状骨脱臼となる(図9)．舟状骨や三角骨，橈骨茎状突起などの周辺骨折が合併することもある．

a 診断と治療

単純X線側面像にて橈骨，月状骨，有頭骨が一直線上に配列しないこと，正面像でギルラ アーク(Gilula arc)の第1，2アーク(図10)が不連続となることより診断可能である．

治療は手を牽引しながら掌側から月状骨を，背側から周囲手根骨を圧迫して整復する．整復後は整復位保持のため舟状月状骨間と月状三角骨間を経皮鋼線固定を追加する(図8b)．

整復困難例や骨折合併例は観血的整復固定術を行う．

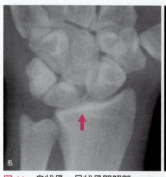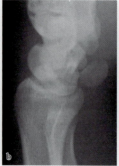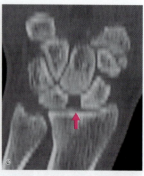

図 11　舟状骨・月状骨間解離
単純 X 線正面像(a)で舟状月状骨解離(矢印，Terry-Thomas 徴候)，舟状骨には cortical ring sign，側面像(b)では月状骨背屈転位・舟状骨掌屈転位(DISI)を認める．CT(c)で舟状骨と月状骨間の解離は明らかである

7　舟状骨・月状骨間解離

舟状月状骨間靱帯と背側舟状月状靱帯の損傷で生じ，手根不安定症の原因となる．橈骨の舟状骨窩と月状骨窩の間に骨折線が入る運転手(chauffeur)骨折に合併することが多い．

a　診断と治療

舟状月状骨靱帯の完全断裂では舟状月状骨解離を生じ，X 線像で 3mm 以上の間隙(Terry-Thomas 徴候)が認められる(図 11a)．舟状骨は掌屈し月状骨と三角骨は背屈した状態，いわゆる近位手根列背側回転型手根不安定症(dorsal intercalated segment instability；DISI，図 11b)を呈する．その結果，正面像で舟状骨の長径が減少し，舟状骨結節が輪のように見える cortical ring sign が出現する(図 11a)．舟状骨・月状骨間解離は CT で明確になる(図 11c)．病態が進行すると舟状骨周辺の 2 次性の変形性関節症である SLAC(scapholunate advanced collapse)wrist へ移行する．治療は DISI を認めない症例は靱帯修復と鋼線固定を行う．DISI を認めれば観血的整復，靱帯修復，鋼線固定が適応となる．

DON'Ts

- 中手指節(MCP)関節は手根骨脱臼・骨折後の腫脹により容易に伸展拘縮となりやすい．ギプス固定を行う際には掌側の手掌皮線を十分に露出して MCP 関節の屈曲を妨げないことが肝要である．

琉球大学医学部整形外科　**金城政樹／金谷文則**

8 骨折・脱臼
6) 中手骨・指骨の骨折・脱臼

> **DOs**
> - 手指の骨折や脱臼の治療においては関節拘縮などの機能障害をきたさないことが最も重要である．

1 中手骨骨折

部位によって骨頭骨折，頚部骨折，骨幹部骨折，基部骨折に分類される．単純X線像にて診断は容易であるが，骨頭骨折や基部骨折で関節内に骨折線が及ぶ例ではCTによる評価が有用である．多くはギプスまたは副子固定と早期運動療法による保存療法で良好な結果が得られるが，回旋転位を有し隣接指と交差する例，関節内骨折で転位のある例，開放骨折などは手術適応となる．

a 骨頭骨折
側副靱帯起始部より遠位の骨折で側副靱帯起始部裂離骨折，骨頭の骨軟骨骨折がある．中手指節(MCP)関節の機能障害を避けるため解剖学的な整復と内固定後，行い早期関節可動域訓練を開始する．

b 頚部骨折
部位別には最も頻度が高く，握り拳で硬いものを叩いた際に受傷することが多い．第4，5中手骨頚部骨折はボクサー骨折と

もいわれるが，ボクサーの骨折は第2，3中手骨骨幹部骨折をきたすことが多く，第4，5中手骨頚部骨折はファイター骨折とよばれる．

頚部骨折では通常骨頭が掌側に屈曲転位するため握り拳を作らせた際にナックル(中手骨頭)が低くなる．10°以上の屈曲変形は徒手整復の適応で，MCP関節・近位指節(PIP)関節を90°屈曲させ基節骨頭を背側へ押し上げるようにして整復する(図1a，Jahss法)．整復できればMCP関節屈曲30〜60°，PIP・遠位指節間(DIP)関節伸展0°で背側副子固定またはギプス固定とし，整復位を保持できない場合は手術を行う．一般に先端を曲げたKirchner鋼線を中手骨基部から1〜2本挿入するFoucher法(図1b，c)が行われる．

c 骨幹部骨折
局所の強打などの直達外力が加わると横骨折を，回旋による介達外力が加わるとらせん骨折を生じ通常は手内筋の作用で背側

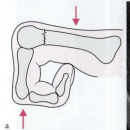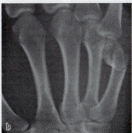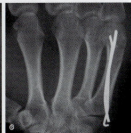

図1 Jahss法(a)，27歳男性，右第5中手骨頚部骨折(b，c)
b：術前単純X線像．約50°の掌屈変形を認める． c：術後単純X線像．徒手整復後，Foucher法による固定を行った．

凸変形を呈する．10〜20°の屈曲転位は許容範囲であるが，わずかでも回旋変形があると指屈曲時に骨折指が隣接指と交差するため，指尖を軸方向から爪面の回旋を観察するか，可能であれば麻酔下に指を屈曲させ指交差を確認する（図2）．指交差があれば整復の絶対適応である．麻酔下に牽引しながら背側から圧迫を加えて整復し，整復位を保持できればMCP関節屈曲，PIP・DIP関節伸展位で背側副子固定またはギプス固定を行う．短縮変形や回旋変形の整復保持が困難な例，開放骨折などは手術適応である．手術は骨折の形態によって，Kirchner鋼線による髄内釘，螺子固定，プレート固定などを行う．

d 基部骨折

1）第1CM関節脱臼骨折：Bennett骨折

バイクのハンドルを握ったまま転倒した際など母指を外転した状態で母指の長軸方向に外力が加わった場合に生じる関節内骨折である．第1中手骨基部掌側に小骨片を残したまま関節面の大部分を含んだ遠位骨片が第1中手骨基部橈側に停止する長母指外転筋の作用で近位方向へ転位し脱臼する．ギプスでの整復位保持は困難で通常徒手整復，経皮鋼線刺入を行う．

2）Roland骨折（図3）

第1中手骨基部の関節面に達するY型またはT型の骨折線を伴うCM関節内骨折である．関節内骨折であり可能な限り解剖学的に整復し内固定を行う．

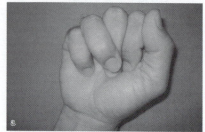
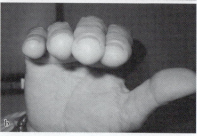

図2 54歳男性，右環指基節骨骨折後変形治癒例
a：環指が中指に乗り上げている（指交差）．b：指尖を軸方向に観察すると環指爪の傾きが他指と異なるのがわかる．

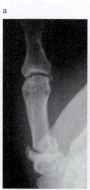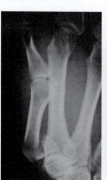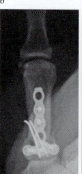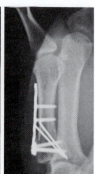

図3 24歳男性，右Roland骨折．ラグビー中相手と接触し受傷
a：術前単純X線像．第1中手骨基部関節面にY型の骨折線を認める．
b：術後単純X線像．プレートと鋼線による観血的骨接合術を行った．

3) 第2～5中手骨基部骨折

高所からの転落，機械に手を巻き込まれた際，ハンドルを握ったまま転倒した際などに発生する．第2, 3CM関節は強固な靱帯で固定されほとんど可動性がないため，関節内骨折でも多少の転位は許容されるが，第4, 5CM関節は可動性があり転位を残すと二次性変形性関節症を惹起するため正確な整復が必要である．第5中手骨基部には尺側手根伸筋腱が停止しているため整復位が得られてもその保持は困難で母指Bennett骨折と同様，手術適応となることが多い．

2 基節骨骨折，中節骨骨折

a 基部骨折
関節内骨折，側副靱帯付着部裂離骨折があり転位例は手術的に固定する．

b 骨幹部骨折
骨間筋，浅指屈筋，総指伸筋のバランスにより基節骨では掌側凸変形を，中節骨近位部骨折は背側凸変形を，中節骨遠位部骨折は掌側凸変形を呈する．麻酔下に牽引しながら掌背側から圧迫を加え整復が得られればMCP関節屈曲位，PIP・DIP関節伸展位で副子固定またはギプス固定を行う．中手骨骨折と同様回旋変形を残さないことが重要である．

c PIP関節脱臼骨折
転倒し手をついた際の過伸展損傷や指尖部にボールが当たり，軸方向への強い衝撃を受けた場合の軸圧損傷などで生じ，背側脱臼が多い．掌側の裂離骨片が小さく脱臼整復後に安定していれば手術の必要はなく，伸展ブロック下に早期可動域訓練を行う．骨片が大きく整復後に脱臼・亜脱臼を認める場合や関節面陥没骨片を伴う場合は手術の適応である．

3 末節骨骨折

a 粗面，骨幹部骨折
ドアや機械に挟まれて受傷する圧挫損傷が多く爪母や爪床の損傷を伴うことが多い．爪下血腫を伴う場合は爪に穴をあけドレナージを行う．爪甲の脱臼を伴う例では爪甲の整復（Schiller法）により骨片は整復固定される．通常は副子固定のみで骨癒合が得られるが，転位の大きい骨幹部骨折では偽関節になる例もある．

b 槌指
DIP関節伸展時に強い屈曲力が加わると終止腱が断裂しDIP関節が伸展不能になる．小骨片を伴う場合もある．指尖部から長軸方向に力が加わると，DIP関節の脱臼

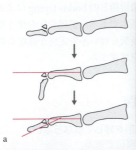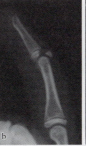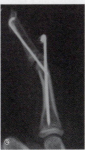

図4　a：石黒法．DIP関節最大屈曲位で骨片の背側から伸展ブロックピンを挿入し，DIP関節を伸展させ骨折部を整復し，DIP関節をもう1本のKirchner鋼線で一次的に固定する．
b：13歳男児，右環指槌指．末節骨基部背側に骨片があり転位している．
c：術後単純X線像．石黒法による整復固定術を行った．

骨折を生じ手術適応(石黒法など)になる(図4).

4 脱臼，ロッキング

a MCP関節脱臼
過伸展損傷による背側脱臼がほとんどである．徒手整復はMCP関節を過伸展させ基節骨基部を中手骨頭に押しつけるようにしながらMCP関節を屈曲して整復する．完全脱臼で掌側板が中手骨頭と基節骨基部間に介在(整復障害因子)する整復不能例では観血的整復を行う．

b 母指・示指MCP関節ロッキング
過伸展損傷により発生し母指・示指に多い．MCP関節が伸展位を取り屈曲できない状態である．母指では掌側板が断裂し，種子骨が関節裂隙に嵌頓し，MCP関節が伸展位を取り屈曲できない病態である．示指では側副靱帯が骨棘を乗り越え屈曲不能になることが多い．単純X線像では母指種子骨のMCP関節への嵌頓や示指中手骨頭の骨性隆起を認めることがある．

コツ

徒手整復のコツは母指では牽引せずにMCP関節を押しつけながらMCP関節を屈曲する．示指では基節骨近位部を掌側に押しながら尺屈すると同時に回内させるようにしながらMCP関節を伸展する．整復不能例では観血的整復を行う．

c PIP関節脱臼
過伸展損傷や軸圧損傷で生じる背側脱臼がほとんどである．徒手整復後，安定性が得られれば隣接指とbuddy tapingを，早期可動域訓練を行う．側副靱帯損傷を伴う例で不安定性があれば靱帯損傷のある側の隣接指とbuddy taping，副子固定を行い2～3週後より可動域訓練を開始する．不安定性が強く側副靱帯の完全断裂例では手術が必要となる．

5 指関節靱帯損傷

a 母指MCP関節尺側側副靱帯損傷
母指の外転ストレスで生じgamekeeper's thumbやskier's thumbともよばれ，側副靱帯は基節骨基部から裂離することが多い．ストレス撮影で橈屈35°以上，健側差10°以上では完全断裂の可能性が高い．基節骨基部から裂離した靱帯が母指内転筋腱膜に乗り上げると(Stener lesion)保存療法では治癒しないため手術療法が適応になる．

b 示指～小指のMCP関節側副靱帯損傷
原則として隣接指テープ固定(buddy taping)による保存療法を行う．裂離骨片を伴う場合や，示指および小指橈側側副靱帯損傷で不安定性が強い場合は手術療法を考慮する．

c PIP関節側副靱帯損傷
ストレス撮影で20°以上側屈する場合は完全断裂を疑う．新鮮例では完全断裂でも隣接指とのbuddy tapingによる保存療法が基本である．裂離骨片を伴う場合や掌側板断裂を伴い不安定性が高度な例は手術療法を考慮する．

DON'Ts

- [ ] 中手骨骨折や基節骨骨折においては回旋変形を残してはならない．
- [ ] 固定位はMCP関節屈曲，PIP・DIP関節伸展位である．

琉球大学医学部整形外科　**金城政樹／金谷文則**

8 骨折・脱臼
7) 骨盤の骨折・脱臼

DOs
- まずは血管確保を．
- 安定型か不安定型かを見極める．
- 不安定型では輸血！止血！固定！
- 会陰，直腸損傷，隠れた開放骨折を見逃さない．
- 高齢者は，安定型でもショックとなることがある．

1 診断

　骨盤の不安定性をみるために圧迫テストなどの徒手検査を行うことがあるが，再出血など2次損傷をきたす可能性があるので，むやみに行わない．バイタルサインが不安定な症例も多く，すぐにCTが撮影できないことも考えられるので，大まかに単純X線で判断できるようにしておく．その場合，受傷機転も参考にする．

a　X線診断
　まず，その写真が正しく正面像であるかを，棘突起と恥骨結合が縦に並んでいるか否かで判断する．既にショックパンツや骨盤固定帯(サムスリング)を装着した後の撮影では判断できない．その場合は，バイタルサインが安定してから考える．骨盤輪に骨折がかからない症例は基本的に安定型，一見して，左右の腸骨の大きさが違う場合は，open book型で部分不安定型の可能性がある．前方の恥骨結合開大や，恥骨骨折の開大をみて，大まかに2.5cm以上あれば完全不安定であり，致命的になり得る外傷であると心構えをする．逆に恥骨結合や恥骨骨折部が噛み込み，あるいは重なっている場合は外側圧迫型で部分不安定型と判断する．左右の腸骨の高さが違う場合は垂直不安定型なので完全不安定型の可能性がある．骨盤輪の後方構成要素である仙腸関節脱臼や，仙骨骨折の合併もあわせて判断する．当然，致命的になり得る外傷であると心構えをする．両側の仙腸関節脱臼では，腸骨の左右差がない場合もあり，第5腰椎横突起がその不安定性を判断する決め手になることもある．もちろんCTを撮影できれば，総合評価が可能である．

b　開放骨折に注意
　さらに不安定性が明らかになれば，開放骨折か否かの診断が数日後の生死の分かれ目にもつながるので，会陰，直腸などの視診・触診を怠らないようにする．また膀胱や尿道損傷の有無は初期のX線やCTではわかりにくく診断を誤ることがあり，尿道カテーテルが入っていれば，直接，造影剤を注入して判断することもある．X線の追加撮影については，骨盤輪損傷の場合，正面に加え，inlet(入口写)，outlet(出口写)を撮影する．

2 分類

　受傷機転と骨折型が大切である(図1)．受傷機転として，直達外力，側方からの圧迫，前方からの圧迫，後方からの圧迫，垂直剪断力があり，骨折型と合わせて判断すると，見逃し損傷の予防，治療方針の決定に役立つ．

3 治療

a　初期治療(止血・輸血)
　AO/OTA分類におけるtype Aのような，

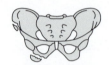
A1 後弓正常，寛骨骨折，裂離

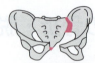
B1 後弓不完全破綻，片側，外旋 "open-book"

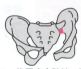
C1 後弓完全破綻，片側

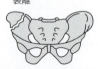
A2 後弓正常，寛骨骨折，直達外力

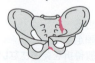
B2 後弓不完全破綻，片側，内旋 "lateral compression"

C2 後弓完全破綻，片側完全，対側不完全

A3 後弓正常，下位仙骨横骨折

B3 後弓不完全破綻，両側

C3 後弓完全破綻，両側

図1 骨盤輪骨折のAO/OTA分類

骨盤輪の安定しているものでも，高齢であればショックを呈することがあり，血液検査と持続モニターをみながら経過観察が必要になることがある．type BやtypeCで，不安定型であれば輸血と止血，骨盤の固定を考える．まず濃厚赤血球4〜10単位・FFP3〜20単位ほど，準備を開始する．各病院の輸血指針から，未交差でO型の血液が使えるかも調べておく．準備できない施設であれば，できるだけの血液と蛋白製剤を準備し，すぐに転送先を考える．止血にはタンポナーデ効果も大切なので，骨盤の安定・容積の減少のために，シーツラッピング，骨盤固定帯（サムスリング），ショックパンツなど，準備できる簡易固定具を使用する．シーツラッピングや骨盤固定帯では，下肢の外旋により，骨盤開大をきたすので，下肢も内旋位で固定することが大切である．熟練していれば，ダメージコントロールとして創外固定をその場で装着することも考える．その場合，常時ディスポーザブルの創外固定を救急外来に準備しておくと便利である．施設によっては，TAEが先になる場合もあるが，止血には骨盤の安定性も大切であるので，同時に行えるようにしておく．創外固定を装着すると，ICUでの体位交換など患者管理がしやすく，そのまま，最終固定になることがある．TAEと同時に簡易固定具を創外固定にかえると，イメージで刺入方向が確認できて比較的安全に装着できるため最終固定にも使える．

創外固定は腸骨稜にたてる場合と下前腸骨棘にたてる場合があるが，後に手術を考慮するならば，腸骨稜にたてるよりは，下前腸骨棘のほうが，皮切が重ならなくてよいであろうし，創外固定が最終固定であれば，腸骨稜にたてるほうが感染を起こしにくく股関節屈曲の際にじゃまになりにくい．最近は腸骨稜に沿ってたてる方法が報告され，救急医にも紹介されている．

 コツ

創外固定のフレームはフォローアップCTの際に，CTのトンネルにつかえない高さに組んでおくことも大切で，レンチは必ず近くに置いておく．

骨盤骨折の際の出血源は，動脈性の出血が10〜20%で，主体は静脈性の出血であるとの報告もあるので，ガーゼパッキングの有用性が報告されているが，開創時に，かなりの勢いで出血をするので，こうした手技に熟練した術者や助手が必要である．TAEのみで出血をコントロールできない症例にも遭遇することがあると思われるので，キャダバーを使用するセミナーなどで訓練をしておくことは大切である．

b 最終治療

最終治療は貧血や凝固系の回復を待ち待機する．待機の期間は深部静脈血栓の発生率も高いので，十分に配慮する．創外固定でそのまま治療することもあるが，創外固定のピン刺入部の管理なども考慮し内固定を選択することがある．

1) **type A**：type Aのうち腸骨の変形が強く，患者が整復固定を希望するものや，下前腸骨棘や坐骨結節の裂離骨折は筋付着部でもあるので，スクリュー固定を考える（cannulated cancellous screwが便利）．

2) **type B**：骨盤の後方要素は部分的に安定をしているため，前方要素の恥骨骨折や恥骨結合を固定することで対応するが，仙腸関節が部分不安定と思っていても，術後に鼠径部痛や腰痛を訴える症例がある．のちに仙腸関節に局所麻酔を注射し痛みがとれるかを確認することがある．こうした症例は不全のtype Cであった可能性があり，後方要素の固定が必要と思われる．その場合は，後述のtype Cで述べるような固定を追加する．

3) **type C**：体幹からの力の伝達は仙腸関節を通じ股関節から足底へ向かうので，歩行するには，仙腸関節周囲の安定が必要である．仙腸関節脱臼例では前方から仙腸関節を整復，仙腸関節固定用プレートなどを骨移植併用で使用し関節固定をする．仙骨骨折合併例では，後方からM型プレートなどを用いて仙骨の固定をする．この部位は5日以内に整復をしないと整復困難となるが，全身状態を考えるとやむを得ない症例にも遭遇する．その場合は術中の剥離操作による再出血に対応できる準備をする．type Cの場合の恥骨結合離開や恥骨骨折については，整復時に開けて固定していたほうが残遺疼痛となりにくく，後方の整復位の改善にもなるので，プレートで固定しておくが，このプレートは折損する確率が高く，手術前に患者に説明が必要である．外側圧迫型は，一般に治療が不要とされるが，実際は股関節が内旋位をとり歩行困難であったり，歩容が悪くなったりするので，症例に応じて創外固定などで矯正することもあるし，観血的に整復しなければならない場合もある．創外固定を最終固定にするか，プレートで固定するかは，その後の管理による（一般にわが国では創外固定は入院管理となることが多い）．整復時は，バイタルサインを確認しながら，急激な血圧低下など不測の事態に備える必要がある．

DON'Ts

- □ 受傷機転から骨折型分類を正確に診断すること．緊急時に間違った判断で創外固定をたて，緊急対応症例に対する時間をロスしないように！

会津中央病院外傷再建センター　**伊藤雅之**

8) 股関節の骨折・脱臼

骨折・脱臼

DOs
- 医原性大腿骨頭壊死の可能性を必ず説明！
- 医原性骨折や骨頭壊死予防のため脱臼整復は愛護的に．
- 坐骨神経損傷の有無を確認．
- 後壁の骨折では，再脱臼に注意．
- 寛骨臼骨折では荷重面の不整を確認．

1 診断

一般に下肢が短縮した状態で運ばれてくる．もちろん意識があれば，かなり痛がって暴れている．むやみに牽引をかけても整復できるわけでもなく，痛がらせるだけなので無用に痛がらせることのないように．本症は脚立から落ちた程度でも発生することもあるが，高エネルギー外傷に伴う場合があり，受傷機序によっては，暴れているのは，脳挫傷などの可能性も考慮するなど脚長差に気をとられず，全身状態を観察する．高エネルギー外傷の場合，はじめに胸部X線と骨盤正面X線のみ撮影する．骨盤輪の破綻を見逃さないように注意し，脱臼を認めたときは，前方脱臼なのか後方脱臼なのか鑑別する．一般に，外見上，後方脱臼の場合，下肢短縮，軽度屈曲，内転内旋位，上方前方脱臼の場合は鼠径部皮下に骨頭がふれ，下肢は伸展外旋位，下方前方脱臼の場合は屈曲外転外旋となるが，骨折を伴う場合も考えられるので，後に追加X線やCTが必要となる．寛骨臼骨折を認めた場合は骨盤骨折の初期対応に準ずるが，転位が大きくない症例は輸血も不要である場合が多い．寛骨臼骨折は両斜位X線を追加する．

⚠ Pitfall
骨盤輪損傷の合併を見逃すな!!

2 分類

股関節脱臼はその方向により，後方脱臼，前方脱臼，閉鎖孔脱臼があり，後方脱臼が全体の約90%をしめる．骨頭骨折の分類として，Pipkin分類(図1)がある．寛骨臼骨折には，AO分類，Letournel-Judet分類

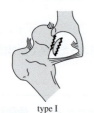

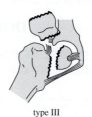
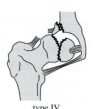

図1 Pipkin 分類
type I：骨頭窩よりも尾側に骨頭骨折を合併して脱臼　type II：骨頭窩よりも頭側に骨頭骨折を合併して脱臼　type III：type I または type II に大腿骨頚部骨折を合併する　type IV：type I または type II に臼蓋縁骨折を合併する

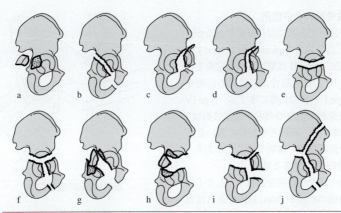

図2 Letournel-Judet 分類
a. 後壁骨折 b. 後柱骨折 c. 前壁骨折 d. 前柱骨折 e. 横骨折 f. T字状骨折
g. 後柱＋後壁骨折 h. 横骨折＋後壁骨折 i. 前方＋後方半横骨折 j. 両柱骨折

(図2)があり，これら分類は，治療方針の決定に使用される．

3 治療

a 初期治療

全身状態が安定していたら，大腿骨頭壊死の危険性を回避するべく，速やかに整復を試みる．大腿動脈，大腿神経麻痺や坐骨神経麻痺など合併症の有無を調べてから行う．整復は，腰椎麻酔や静脈麻酔でも行えるが，静脈麻酔ではやや深めにして筋弛緩を得たほうが整復を愛護的に行えるのでよいと思われるが，呼吸停止に注意し，バッグバルブマスクを準備しておく．後方脱臼は下肢を牽引しつつ，股関節・膝関節を徐々に90°にもってゆき，内旋を加えると整復されることが多い．助手に腸骨の両上前腸骨棘にカウンターを当ててもらう必要がある．患者を背にして，術者の肩に下腿を乗せて立ち上がるように整復をしてもよいが，整復時に術者が腰を痛めないように注意する(図3)．骨頭が骨盤と関節唇などの間に挟まっていて整復困難と予想される場合は，無理をすると医原性骨折を起こすので，一回の整復操作であきらめて観血的に整復に行く．前方脱臼の場合，仰臥位で下肢内転内旋の方向に牽引し骨頭を寛骨臼の後方に落としてから，同様の操作をする．整復後，屈曲・伸展を繰り返して，脱臼整復位が保持されていることを確認し，X線を再度撮影する．脱臼を繰り返すようであれば，関節内骨片や寛骨臼後壁の骨折を伴うと予想し，再脱臼を繰り返さない症例でも，関節内の小骨片などを確認するためにCTを撮影しておく．整復後，関節内骨折を伴わない症例は牽引不要．寛骨臼骨折を伴う場合は介達牽引をして関節の安静をはかる．脱臼位の保持が難しい症例は直達牽引をする．

b 最終治療

1) 徒手整復不能な脱臼症例

緊急手術の適応となる．関節唇，関節包，短外旋筋群などが整復障害因子になっていることが多い．後壁骨折を伴う場合，整復後に不安定であれば後壁骨折の観血手術適応となる．脱臼整復後の不安定性がはっきりしない場合，CTにて関節面の50％以上の転位をみた場合は絶対適応といえる．はっきりしない場合は，麻酔下に不安定性のテストを行い判断する．いずれも後方アプローチで対応する．

2) 骨頭骨折の合併症例

整復が良好であれば保存療法であるが，整復が不良な場合 Pipkin 分類で type I は骨片の摘出，type II は整復後内固定術を行う．type III では大腿骨頚部骨折の治療を行い，type I 〜 II の治療に準ずる．type IV は寛骨臼骨折の治療ののち，骨頭骨折は I 〜 III に準ずる．高齢者や粉砕の強い症例は人工骨頭置換術を選択することがある．

3) 寛骨臼骨折がある場合

関節面の完全な整復を目指す．しかし，荷重関節面の転位が 2mm 以内であれば保存療法でも結果は良好となる．

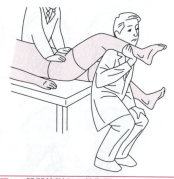

図3 股関節脱臼の整復図

 コツ

寛骨臼は，手術時に関節面を直接見ることができないため，目指すところは転位が 2mm 以内の整復固定となる（もちろん転位を 0mm にすることを目指すのだが…）．転位を 2mm 以内におさえるためには，見える骨折を限りなく hair line で整復固定する．そのために大切なのは X 線に加えて 3D-CT や MPR を詳細に検討し手術計画を立てることである．

整復については仙腸関節に近い骨片からはじめる．手の届く範囲にある血腫や肉芽は除去する．関節周囲については，大転子にいれたシャンツスクリューによる牽引，関節面を含む骨片のボールスパイクプッシャーによる圧迫など多方向から力を加え，時間をかけて何回も整復をし，みえていない骨折間の肉芽や血腫をつぶしていく．また特別な整復器械を用いると整復が楽であるが，これも何回か繰り返して，大切な骨片を骨折させないように心掛ける．最後にリコンストラクションプレートをベンディングしてスクリュー固定する．ベンディングはアンダーベンディングを目指して，プレートでも骨折部を圧迫する．ドリルは軟部組織を巻き込まないようにオシレートできるものを使った方がよいが硬い骨に当たるとドリル先が折れることがあり注意が必要である．手術室内に骨盤の模型を置いておき，いま自分のドリルが間違った方向に向かっていないか，固定のよい方向なのかを確認する．

DON'Ts

☐ 少ない経験でアプローチをすると，時間がかかり，出血をし，整復もできず医原性骨折を起こし，感染の危険が増す．無理せず上級医に相談すること．

会津中央病院外傷再建センター　**伊藤雅之**

☑ **準備に準備を重ねても…**

寛骨臼骨折の術中に 4,000mL 出血したことがある．術前から予想されていたので大動脈内に閉鎖バルーンを挿入し，時間を区切って大動脈を遮断しながら行っていたが，結局手術時間に比例して出血量が増えたためだ．慣れないうちは無理をするものではない骨折である．

8 骨折・脱臼
9）大腿骨近位部・骨幹部骨折

DOs
- 転子部骨折か頚部骨折かを見分ける．
- 転子部，転子下，骨幹部骨折は輸血を考慮する．
- 高エネルギー外傷であれば膝周辺の関節内骨折・靱帯損傷も見逃さないように．
- 全身管理にかかわるのでなるべく早く手術できるように算段しよう．
- 脳挫傷や肺挫傷の合併症例は注意．

1 診断

高齢者が転倒し，股関節痛で歩行不能になると大腿骨頚部・転子部骨折が疑われる．しかし外来に歩行してくる症例や，膝が痛いと訴える症例があるので圧痛や股関節の可動時痛，特に内旋外旋を加えるなど身体所見も大切である．X 線は両股関節前後像，側面像，必ず最低 2 方向を撮影して診断する．恥骨骨折が隠れている場合があるので見逃さないようにする．X 線ではっきりしない不顕性骨折もあり，身体所見とあわせて MRI を施行して診断がつく場合がある．

若年者では高エネルギー外傷に伴って発生するので，骨折を診断して目を奪われていると他の臓器損傷を見逃してしまう．外傷の診断手順に従って全身状態を評価観察する．また，膝周辺の関節内骨折・靱帯損傷も見逃さないようにする必要があるし，動脈の損傷が隠れていることもあり，疑わしい場合は動脈造影を行う．

大腿骨骨幹部骨折は両股関節，膝関節に加え，髄内釘固定の指標のため対側のメジャー入り 2 方向を撮影しておくと術前計画が立てやすく，頚部骨折や膝関節内骨折の見落としが少なくなる．

2 分類

大腿骨近位部骨折のうち，おおまかに a, b の関節内が頚部骨折，c, d の関節外が転子部骨折，e が転子下骨折と診断される（図 1）．大腿骨近位部骨折・骨幹部骨折の分類には AO/OTA 分類が用いられるが，治療に役立つ分類として，古典的ではあるが，大腿骨近位部のうち頚部骨折の Garden 分類（図 2），転子部骨折の Evans 分類を改変した Jensen 分類（図 3）があり，治療方針決定

コツ
今では CT アンギオの精度もかなりよくなっているので，追加撮影をするだけで診断がつき，簡便である．

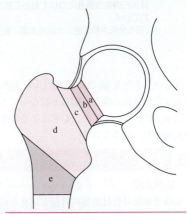
図 1　大腿骨近位骨折

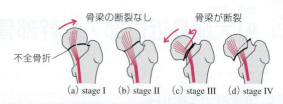

図2 Garden 分類

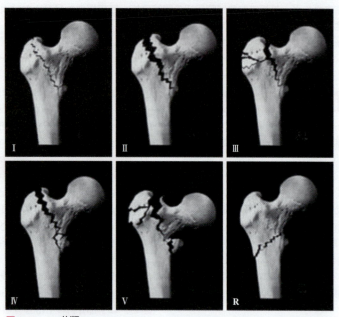

図3 Jensen 分類
安定した骨折整復を得る可能性についての最も信頼できる情報を含み，二次的な骨折転位の危険性について最も正確な予知を与えることより，ほかの方法より優れている．
(日本整形外科学会：大腿骨頚部／転子部骨折診療ガイドライン改訂第2版．より)

に役立つ．またX線で診断が難しい，隠れた不安定型骨折の存在が明らかになってきており，CTとくに3次元CTによる診断が大切になってきている．．

3 治療

a 初期治療

大腿骨頚部骨折は関節内骨折といえるので，出血から貧血をきたすことは少ないが，転子部，転子下，骨幹部での大腿骨骨折は貧血をきたすことを念頭におき，特に高齢者ははじめに輸血同意書をとっておく．粉砕の程度にもよるが，大腿骨骨折は閉鎖性でも500～2,000mL程度出血を起こしていると考える．高齢者の一人暮らしの症例では，発見が遅れて脱水状態になっている，あるいは，既に肺炎を起こしている症例があるので，早急に脱水の補正や肺炎の治療

が必要となる．

合併症発生率，生存率を考えると，なるべく早期の手術が望ましい．しかし全身状態から手術を待機する場合は骨折の整復保持のために直達牽引をすることはやむを得ない．ただし，高齢者においては，夜間せん妄をきたす症例もあり，直達牽引を自己抜去するなど危険を伴う場合もある．そうした場合，高齢者は，手術待機期間が数日間であれば牽引をしなくともよい場合も多い（筆者らは72時間以内の手術を目指し牽引をしない）．若年者では術中整復困難になるため，やはり牽引は必要と思われる．鋼線牽引の重錘は体重の1/8〜1/6をめやすにして，牽引後のポータブルX線を撮影して重りを増減する．

肺炎や肺挫傷の合併症例では，より重要な体位交換が優先されることもある．その場合は，骨折部が不安定になるので脂肪塞栓に注意する．炎症反応などを参考に早めの最終固定あるいは創外固定も考慮される．開放骨折の場合の治療は，開放骨折の項目に準ずるが，汚染のない大腿骨開放骨折は，デブリドマンと洗浄を十分に行ったのち，最終固定をしたほうがよい．ただし，脳挫傷や肺挫傷のある症例では，手術終了後に脳死になっていたり，ARDSになったりという報告があるため，症例に応じた注意が必要で，外傷医，麻酔科医，救急科医と相談して行う．手術が不可能であれば，創外固定をするが一般のフレームでは骨折を整復固定しきれないので，可能であればバーを追加して待機し，術後感染のリスクを考えて，なるべく1週間以内に最終治療に向かう．

b 最終治療

1) 大腿骨頚部骨折

Garden分類のstage I, IIのような非転位型は骨接合を勧める．骨接合にはキャニュレイテッドキャンセラススクリューを3本，あるいはフック付きのピン2本，あるいはスライディングヒップスクリューを使用する．Garden stage III, IVの転位型は，年齢・活動性・全身状態に応じ，骨接合か人工骨頭置換術を選択する．骨接合後の偽関節，大腿骨頭壊死などの合併を考えると，高齢者には人工骨頭を選択し，早期に歩行訓練をすることが一般的である．

整復は長軸方向に牽引し外転内旋する．若年者の場合，牽引のみで整復されないときは，頚部後方の栄養血管を傷つけないように前方から関節包を開いて直視下に整復固定する場合もある．頚部粉砕の程度により荷重時期を遅らせる．人工骨頭置換術時のセメント固定については骨質や大腿骨の形状からやむを得ない場合もあるが，血圧低下や術中突然死の合併症は大腿骨頚部骨折に多いという報告があることも念頭におき，患者と家族に説明しておく．

2) 大腿骨転子部骨折

骨接合術を選択し，スライディングヒップスクリュー，フェモラルネイルで固定することが推奨されている．両者間に大きな成績の差が見られないとされている．牽引手術台で斜め上方（股より足を高く固定）に牽引をして膝蓋骨正面（やや内旋位）にすると整復されるが，骨折部が粉砕している症例や転位の大きい症例では，逆に外旋位にすると整復がよくなる場合もある．

✅ **高齢化社会が進むと…**
最近は高齢者も90〜100歳，合併症が多い症例ばかりで，麻酔科医がいなければ72時間以内の手術はなかなか手が出せるものではないように思う．さらに骨粗鬆症が強く，今までの固定材料では対応しきれない症例も増えているので，ますます難しい．

Pitfall

イメージも確認せずに，やたらと牽引をしてしまうと残存する骨膜などが裂けて不安定型の骨折になり，整復が大変となるので注意が必要である．

コツ

整復の後，必ずイメージで軸写も確認するが，大腿骨の傾きや回旋によっては，イメージの正面像や軸写像がX線と一致しないことに注意しイメージを微調節する．

外旋位で手術がしにくい場合や，非観血的な操作で整復されない場合は，ある程度牽引をした状態で手術を開始し，外旋位での整復位を確認したのち，手術がしやすいように整復鉗子やK-wireなどで仮固定をして内旋位に戻すこともある．ここで転位をきたすようであれば，何回トライしても術中に転位するので，皮切を延長して骨折部に直接触れながら整復する．関節包や靱帯が整復障害になっている場合があり，障害因子は切離する．この切離は，ブラインド操作となることもあるが，不要な出血を避けるためにも骨に沿って操作するようにする．近位骨片が小転子を含む場合，近位骨片の回旋が戻らないことがある．障害因子の腸腰筋腱を小転子から切離する必要があるが，回旋動脈も近いので，特に注意する．ネイルで固定する場合は外旋位でも手術可能であるがイメージの方向に注意する．

いずれにしても，整復が得られないまま固定をすると，早期荷重で転位が進むので患者は痛がり，歩行訓練が進まないのみならず，内固定が骨頭をカットアウトし，再手術を要する．また，内固定のラグスクリューが骨頭内の良好な位置に入らなかった場合も同様の合併症が発生する．ラグスクリューを十分深く刺入し，Tip-apex distance (TAD) が20 mm以下になるとカットアウト率が下がるといわれている．イメージの方向を微調整して確認することはそうした意味でも大切である．内固定が骨頭をカットアウトした場合は，人工骨頭あるいは人工関節となるが，ステムは長いものからカルカー置換型まで，セメントや骨折固定用のワイヤーなどを準備する必要がある．

不安定型転子部骨折では人工骨頭置換術と骨接合術との間に明らかな手術成績の差はないが，転子部骨折に対する人工骨頭置換術は技術的難易度が高く，輸血の必要性も高まる．

3) 大腿骨骨幹部骨折

骨接合術を選択する．侵襲を考えると，髄内釘が第一選択で，術後も安心して経過観察できる．仰臥位でも側臥位でも手術は可能であるが牽引手術台にのせて側臥位をとるのは少々大変である．仰臥位であれば，対側と小転子の大きさをあわせて，遠位骨片の回旋変形を矯正しやすいが，仰臥位での遠位横止めの際，イメージ操作のために患側を外転するなど工夫が必要となる．一長一短であるので，自分なりの方法をみつけて欲しい．髄内釘は刺入位置が大切で，刺入が前方すぎると骨折部は伸展してしまい，骨折部前方の皮質骨のみでの接触となるので骨癒合が遅れる．また後方すぎると，骨頭への栄養動脈を損傷して刺入することがある．Bold spotという筋腱付着部を避けて挿入できるポイントを探す．これは，見慣れると簡単に探すことができて有用である．

骨折部は髄内釘挿入とともに整復される．その前にガイドワイヤーの刺入とリーミングが大切である．遠位の骨片は重力に従って落ちるので助手が遠位を持ち上げ，内転筋付着部の遠位で折れるか近位で折れるかによって内外反を加える．

コツ

術中は放射線被曝を防ぐために，目や甲状腺もプロテクターをして，イメージの照射される方向に注意を払う．イメージに頼りすぎる操作をしないように気を付ける．

リーミング時も整復を続けて，余計な部分がリーミングされることを予防する．なるべく太い髄内釘を使えば整復効果も高いが，若年者では途中で打ち込めなくなることがあるので通常の症例よりオーバーリーミングをしたほうがよい．髄内釘を挿入した後に横止めをするが，回旋変形に注意しながら牽引をゆるめて踵を叩くなど，骨折部は出来るだけ接触させてから横止めを追加する．開放創の位置や周囲の汚染の程度によっては膝から逆行性の髄内釘を挿入することもある．その場合近位の横止めをする際は余計な動脈損傷を起こさないようにしっかり術野を展開する．転子下骨折の場合，荷重に耐えうるように長めのプレートを使用すること，骨折部を完全に整復すること，骨の接触を得ることだが，それには骨折部の展開と慎重な整復固定が必要となる．骨幹部に使用する長い髄内釘で固定したほうが安心して経過をみていられる．

DON'Ts

- 不顕性骨折が隠れているので，すぐに骨折はありませんなどと簡単に診断しない．

会津中央病院外傷再建センター　**伊藤雅之**

10）膝関節周辺の骨折・脱臼

DOs
- 脱臼は超早期に整復を．骨折もなるべく早めに手術しよう．
- 関節内骨折は関節面の再建が最も重要．情熱をもって再建しよう．
- 大きな骨折に目を奪われることなく，合併損傷をしっかりチェックしよう．
- 膝関節内骨折を疑ったら，迷うことなく膝関節穿刺を行おう．
- 骨折だけでなく靱帯損傷でも関節内血腫が起こり得ることを覚えておこう．
- 靱帯損傷の再建は早期に行うべきものと，経過をみてから行うべきものをしっかり区別しよう．

1 大腿骨遠位部骨折

大腿骨遠位部骨折は比較的まれな骨折で，交通事故や転落などの高エネルギー外傷での若年成人と，転倒などの軽微な外傷での高齢者と二峰性の発生分布がある．

a 分類・解剖

膝関節面から近位およそ8〜9cmくらいまでの骨折を指し，AO/OTA分類では33-と表され（図1），大腿骨最遠位の横径を一辺とした正方形内に骨折の中心が存在するとされている．type Aは関節外骨折，type Bは部分的関節内骨折，type Cは完全関節内骨折とされ，さらにsub typeに分けられる．

腓腹筋の作用で，遠位骨片は後方に転位していることが多く，軸方向への単純な牽引では整復されないことが多い．

b 画像検査

X線の他に3方向のCT，3D-CTが望ましい．関節内骨折を疑った場合，CTは必須である．健側のX線は手術の際非常に有用である．

c 合併損傷

血管・神経損傷はまれであるが，後方に近接しているため常に血管・神経損傷を念頭におく必要がある．半月板損傷や膝蓋骨骨折の合併は比較的多い．

d 治療

高齢者の関節外骨折で，転位がない骨折にはギプス固定による保存的も考えられるが，一般的には早期手術，早期リハビリが原則となる．

高エネルギー外傷では開放骨折も多く，外科的手術の絶対的適応となる．

e 手術治療

骨折部の短縮，軸・回旋アライメント不良が最も多い合併症である．手術時にイメージやX線での細心の注意が必要である．

仰臥位で膝屈曲位（30〜60°程度）になるよう枕などで調節する．牽引は徒手的に行うか，関節面に平行になるよう遠位骨片にワイヤーを刺入し，馬蹄などを用いて行う．小皮切から骨折部を確認し直接整復するのも有用である．

インプラントはtype A，type Cには外側からのプレート固定か逆行性髄内釘を用いることが多い．type Aでは小侵襲での手術も可能である．type B，Cでは関節面の解剖学的整復が特に重要である．遠位骨片は骨皮質が薄く，髄腔が広いため，アライメント不良が起こったり，固定に難渋することがある．

また，近年人工股関節や人工膝関節置換

第4章 主要な疾患・外傷

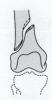
A1
関節外骨折,
単純

A2
関節外骨折,
骨幹端楔状

A3
関節外骨折,
骨幹端複雑

B1
部分関節内
骨折, 外顆,
矢状面

B2
部分関節内
骨折, 内顆,
矢状面

B3
部分関節内
骨折,
前額面

C1
完全関節内
骨折, 関節
面単純, 骨
幹端単純

C2
完全関節内
骨折, 関節
面単純, 骨
幹端多骨片

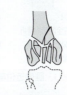
C3
完全関節内
骨折, 関節
面多骨片

図1 大腿骨遠位部骨折 AO/OTA 分類

術後の骨折もみられ, インプラントの選択に慎重を要することもある.

f 合併症
転位, 骨癒合不全, 膝関節拘縮などがみられる.

2 膝関節脱臼

非常にまれな外傷であるが, ほとんどの症例に前・後十字靱帯や内側側副靱帯損傷, 半月板損傷などを合併する.
血管・神経損傷も合併することがある.

a 治療
早急に整復する必要がある. 整復後は膝軽度屈曲位で外固定を行う. 閉鎖性に整復できない場合は観血的に行う. 一期的に靱帯再建を行うかどうかはいまだ一定の見解が得られていない.

3 膝蓋骨脱臼

女性に多い. ほとんどは外側脱臼である. 骨軟骨骨折を合併することもある.

a 治療
整復し膝伸展位でギプスもしくは装具で外固定を行う. 整復に静脈麻酔を使うこともある.

b 手術治療
再脱臼を起こす場合や, 関節内に骨片が残っている場合などが適応になる. 外側支帯解離＋内側縫縮術, 膝蓋靱帯や脛骨結節の移行術などが行われることが多い.

4 膝蓋骨骨折

膝蓋骨骨折は日常的にみられる骨折で, 全ての年齢層に起こる.

a 分類・解剖
AO/OTA 分類では 43-と表され(図2), type A は関節外骨折, type B は部分的関節内骨折, type C は完全関節内骨折とされ, さらに sub type に分けられる.
膝蓋骨は膝伸展に関与し, 上方に大腿四頭筋が付着し, 下方から膝蓋腱が起こり, 脛骨結節に付着している. 骨の前方は関節外で, 後方は関節内である.

b 画像検査
X線の他に3方向の CT が望ましい. 分裂膝蓋骨と骨折の鑑別が困難なことがある.

c 合併損傷
高エネルギー外傷の場合, 同側の大腿骨骨折や股関節脱臼などを合併していることがある. 単独骨折の場合神経・血管損傷はまれである.

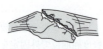

A1 関節外骨折，裂離骨折

A2 関節外骨折，単独骨折

B1 部分関節内骨折，縦骨折：外側

B2 部分関節内骨折，縦骨折：内側

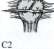
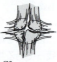

C1 完全関節内骨折，横骨折

C2 完全関節内骨折，遊離横骨折を伴う骨折

C3 完全関節内骨折，粉砕骨折

図2　膝蓋骨骨折 AO/OTA 分類

A1 関節外骨折，裂離

A2 関節外骨折，骨幹端単純

A3 関節外骨折，骨幹端多骨片

B1 部分関節内骨折，純粋分割

B2 部分関節内骨折，純粋陥没

B3 部分関節内骨折，分割・陥没

C1 完全関節内骨折，関節面単純，骨幹端単純

C2 完全関節内骨折，関節面単純，骨幹端多骨片

C3 完全関節内骨折，関節面多骨片

図3　脛骨近位部骨折の AO/OTA 分類

d　治療

転位がほとんどない骨折はギプスなどでの保存的治療の適応となる．関節内外ともに転位や伸展機構の破綻に対しては骨接合術の適応となる．

e　手術治療

ワイヤー＋ソフトワイヤー締結によるテンションバンドワイヤリング法が最も一般的である．粉砕骨折症例も多く，中空スクリューなども多用される．

高度な粉砕骨折では部分的に骨片を摘出することもあるが，残存骨片に大腿四頭筋や膝蓋腱を縫着する必要がある．

後方の関節面をしっかりと整復する必要がある．

f　合併症

皮下が薄いため，創治癒障害が起こることがある．ワイヤーの先端による皮膚刺激も多い．最近では骨外にワイヤーを出さないインプラントもある．

5　脛骨近位部骨折

脛骨近位部骨折のうち，膝関節面に骨折線が及んでいるものを特に高原骨折とよぶ．脛骨高原骨折は外側に最も多く，内側と両側が同じくらいの頻度である．

a　分類・解剖

AO/OTA 分類では 44-（図3）と表され，type A は関節外骨折，type B は単顆骨折，type C は両顆骨折とされ，さらに sub type に分けられる．

脛骨高原骨折では特に Schatzker 分類（type I～VI）も用いられる．内外側それぞれに半月板があり，関節面は10°後方に傾斜している．顆間隆起に関節面はなく，十字靱帯の付着部となっている．

脛骨粗面が前方にあり，膝蓋腱が付着している．内側に内側膝屈筋群が付着する鵞足があり，外側に腸脛靱帯の付着部である Gerdy 結節がある．これらは手術時に目印となる．

内側関節面は凹状であり，外側関節面は内側に比べ小さく，高く，凸状である．また，内側顆部は外側に比べ強固なため外側関節面に骨折が多くなる．

b 画像検査

X線，3方向CTが有用である．可能であれば靱帯損傷や半月板損傷の評価のためMRIも行うことが望ましい．

c 合併損傷

最も多いのは半月板損傷で，十字靱帯，側副靱帯損傷の合併が多い．最も見逃してならないのはコンパートメント(区画)症候群で，特に両顆骨折に多い．また，高エネルギー外傷では神経・血管損傷も考えられる．

d 治療

関節面の転位がほとんどない症例では保存的療法が可能であるが，多くの場合は手術的療法を要する．

来院時に腫脹が強い場合など早期に手術ができない場合は膝関節を架橋し大腿から下腿まで一時的に創外固定を行うこともある．

e 手術治療

手術は仰臥位で，外側アプローチの場合患側をやや上げた半側臥位が望ましい．骨折型によっては小侵襲での手術も可能である．

内側は軟部が少なく，術後の創トラブルを考え，外側からプレートを用いて内固定を行うことが多いが，髄内釘もオプションの1つである．最近では近位に複数の横止めスクリューを入れることができる髄内釘もあるが，近位は髄腔が広く，膝蓋腱により近位骨片が近位に牽引されることがあり，使用には注意を要する．

関節鏡を用い，靱帯損傷や半月板損傷，関節面を確認しながら手術することもある．

関節内骨折では関節面を整復することが最も重要である．骨折部もしくは遠位に骨孔をあけ，関節面を整復する．

関節面に陥没がない単純な純粋分割骨折はスクリューのみの固定でもよい．

最近では PCL 付着部骨折や内顆の骨接合術に仰臥位 Burks アプローチを用いることがある．アプローチや適応症例は成書を参照されたい．

f 合併症

膝関節の拘縮が最も多くみられる．関節面の整復が十分でないと膝の不安定性や変形性関節症の原因となる．

軟部組織のダメージが多いことが多く，感染や創トラブルの原因となるため，軟部組織の扱いには十分な注意が必要である．

6 膝周辺の靱帯損傷

近年スポーツの多様化や交通事故の増加により靱帯損傷は増加している．特に前十字靱帯，内側側副靱帯の損傷は膝の不安定性の大きな原因となり，スポーツ復帰や社会復帰への妨げとなり得る．

内側側副靱帯，前十字靱帯を見逃すことはまずないと思われるが，後十字靱帯損傷の sagging サインを徒手検査や画像で見逃さないよう注意が必要である．

a 症状

受傷原因があるものが多く，患者が膝折れなどの違和感や異音で気づくことが多い．

b 身体所見

腫脹や変形，圧痛点などをみた後，徒手検査を行う．内外反ストレスや前方，後方引き出しテスト，Lachman テストなどの一方向への不安定性をみるテストと N-テストなど回旋不安定性をみるテストがある．受傷時は腫脹が強く，疼痛も強いため十分な所見をとれないこともある．

腫脹・膝蓋跳動を認める場合は膝関節の穿刺を行う．血液が引けることが多いが，脂肪滴は関節内骨折でも靱帯損傷でもみら

c 画像検査

X線では顆間隆起の剥離骨折や脛骨前外側の剥離骨折であるSegond骨折などを見逃さないようにする．骨折の精査にはCTが有用である．内外反や前後ストレステストも有用である．

靱帯損傷の診断にはMRIが重要であるが，急性期には血腫などの影響で確実に診断できないこともある．

d 治療

内側側副靱帯損傷のⅠ度，Ⅱ度は保存的療法を選択されることが多く，Ⅲ度で半月板損傷や靱帯損傷を疑われる場合は手術療法を選択されることが多い．

前十字靱帯損傷では複合靱帯損傷では手術を選択することもあるが，保存的加療を行い，将来的なスポーツ／社会復帰を考慮して手術を選択することが多い．

e 手術治療

近年では関節鏡視下に手術を行うことがほとんどである．手術法，使用腱やインプラントは様々であり，成書を参照されたい．

DON'Ts

- ☐ 手術時のアライメント不良はご法度！髄腔が広い骨幹端部の骨接合は正側ともアライメントが良好かどうか常にチェックしながら手術をしよう．
- ☐ 常に念頭にコンパートメント症候群を考えて所見をとり，治療しよう．

春日井市民病院整形外科　**鈴木浩之**

8 骨折・脱臼
11) 下腿骨の骨折

DOs
- [ ] 髄内釘，プレート固定，創外固定それぞれの特徴をよく理解しよう．
- [ ] 軟部組織の評価をしっかり行い，良好でない場合は無理をしないようにしよう．

1 脛骨・腓骨骨幹部骨折

脛骨，腓骨の骨幹部骨折は高エネルギー外傷，低エネルギー外傷でも発生し，長管骨骨折で最も頻度が高い．

この部分は軟部組織に乏しく，軟部組織の評価と再建が最も重要である．

a 分類・解剖
AO/OTA分類では42-と表される（図1）．

b 画像検査
膝関節と足関節が入ったX線でほとんどの情報が得られる．螺旋骨折などで関節面まで骨折線が及んでいると思われるときは3方向のCTが有用である．健側のX線はインプラントの長さや，髄腔径の確認など術前計画に役立つ．

c 合併損傷
足背動脈，後脛骨動脈の触知を含め，神経・血管損傷は必ずチェックする必要がある．

脛骨骨折では他の長管骨骨折に比べ区画（コンパートメント）症候群の発生が多い．高度の腫脹，激烈な疼痛などをみたらコンパートメント症候群を疑い，直ちに筋内圧測定を行うべきである．たとえ開放骨折であっても，開放部以外のコンパートメント圧が上がっている場合もあり，注意を要する．

d 治療
安定型で転位がない骨折はギプスなどの保存療法も考えられるが，隣接関節の拘縮なども考え，早期手術，早期リハビリが原則である．来院時，軟部組織損傷が高度で腫脹が強い場合は，一時的に創外固定を行い，軟部組織の修復を待って二期的に手術を行う．待機期間中シーネなどの外固定ではなく，創外固定＋ヤグラの使用などで腓腹部を浮かすと腫脹の軽減が早い．

e 手術治療
髄内釘，プレート固定，創外固定が考えられる．それぞれの特徴に熟知し選択する必要があるが，骨折型や部位，特に軟部組織の状態を十分に把握し選択する必要がある．

f 髄内釘
牽引手術台もしくは通常の手術台で行う．最近では軟部被覆可能な開放骨折にも適応が広がっている．リーミング時に1〜2mmオーバーリーミングを行い，近位・遠位とも横止めスクリューを挿入する．術後短縮や転位が起こらないと思われる骨折型であれば，狭部の骨折部の反対側の横止めはダイナミックスクリュー1本でも可能である．

近年，横止めスクリューが多方向に複数挿入できるネイルも出ており，以前より近位部・遠位部の骨折への髄内釘の適応は広がっている．

腓骨骨折が遠位で関節内の場合は腓骨を同時にプレート固定したほうがよい．

特に近位部骨折では髄腔が広く，左右への整復不良や近位骨片の前上方への転位が起こり得る．ブロッカースクリューやブロッカーワイヤーなどを使用し，正確なアライメントと整復位を得ることが重要である．一部関節面に骨折線が入っていても，最初にスクリューなどで固定し髄内釘を挿入することも可能である．

刺入孔を髄腔の中央に作成することが最

も重要であり，膝蓋腱中央を切開することも多い．また，リーミングしている間に刺入孔が徐々に遠位に削れていくことが多く，注意が必要である．最近では膝蓋下ではなく，膝蓋上アプローチも使われる．膝軽度屈曲位での手術が可能なため，下肢のアライメント確認や整復位保持が容易である．近位端や遠位端骨折に対して非常に有用であるが，膝関節内を通るため開放骨折をはじめとし適応は慎重に選ぶべきである．

g　プレート固定

脛骨近位や遠位 1/3 の骨折に，プレート内固定はよい適応であるが，プレート後に状態のよい軟部組織で覆えるかどうかが，プレート固定を選択するときに重要となる．

最近では解剖学的にあらかじめカーブをつけてあるプレートも多く，適応は広い．長いプレートを小皮切，低侵襲で挿入することもできるが，骨折部を経皮的に整復する必要がある．従来のプレートではスクリューを締めていくとプレートに骨が引き寄せられるため，整復位の破綻が起こることもあり，正確なベンディングが必要となる．

各種プレートやスクリューのそれぞれの特徴をよく把握し手術に臨む必要がある．

h　創外固定

重度開放骨折などで初期治療に一時的に使用することが多いが，最終固定としても用いる．最近ではリング型創外固定器がかなり進化しており，リング設置後，ストラットの数字をウェブ上で計算でき，理想の整復位を得ることができ，大きな骨欠損が生じても，仮骨延長や骨移動などの手技を用いることができる．最も大きな問題はか

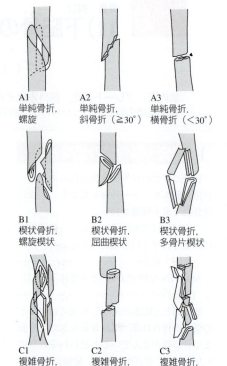

図1　脛骨・腓骨の骨幹部骨折 AO/OTA 分類

さばることやピン刺入部の感染である．最近はピン刺入部を消毒せず，シャワーなどで洗浄することも推奨されている．

i　合併症

下腿は軟部組織が少ないため，他の部位に比べ感染や皮膚トラブルの頻度が高い．手術時に軟部組織を愛護的に扱うことが最も重要である．

DON'Ts

- ☐ 軟部組織を愛護的に扱おう．
- ☐ 軟部組織を考えない無理な手術はしない．

春日井市民病院整形外科　**鈴木浩之**

12)足関節の骨折・脱臼

DOs
- [ ] 脛骨ピロン骨折は治療に難渋することが多い．初療時から最終固定の方法と時期を考えよう．
- [ ] 軟部組織の損傷程度を考慮して治療方針を考えよう．
- [ ] 足関節の骨折はまず腓骨の正確な整復，固定を考えよう．

1 脛骨遠位部骨折

脛骨遠位部骨折のうち関節内骨折はピロン骨折ともよばれ，高エネルギー外傷，低エネルギー外傷でも発生する．高エネルギー外傷では関節面が粉砕していることも多く，治療に難渋することがある．

下腿全体で軟部組織に乏しいが，特に脛骨遠位部は軟部組織が少なく，軟部組織の扱いには注意を要する．遠位骨片が小さいことが多く，プレート固定や創外固定などでも治療に難渋することがある．

血管・神経損傷はあまり多くない．

軟部組織が非常に薄く，皮膚トラブルを起こしている，もしくは起こすことが多い．

a 分類・解剖
AO/OTA 分類では 43- と表される（図1）．
足関節は脛骨，腓骨，距骨からなり，整復に最も重要なのは腓骨遠位部である．

b 画像検査
通常の X 線の他に 3 方向の CT，3D-CT が診断，手術に役立つ．

c 治療
安定型で転位がない骨折はギプスなどの保存療法も考えられる．

来院時軟部損傷がひどく腫脹が強い場合は，脛骨から距骨もしくは踵骨へ一時的に創外固定を行い，軟部組織の修復を待って二期的に手術を行うべきである．待機期間中は腓腹部をしっかりと浮かす工夫が必要である．

創外固定は局所安静だけでなく，リガメントタキシスで関節面を整復できる可能性もある．初期治療時に関節面のみ整復し，内固定することもある．腫脹は急激に起こることも多く，水疱形成も多い．破れた水疱は速やかに除去し，プレート固定などは軟部組織が落ち着いてから最終的な手術を行うべきである．

関節内骨折は転位がないよう確実に整復しなければならない．

d 手術治療
骨折の固定性を考え，髄内釘はあまり選択されない．プレート固定，創外固定が多い選択であるが，軟部組織の状態，遠位骨片の大きさなどを考慮し選択する必要がある．

粉砕骨折では骨欠損が起こることもあり，骨移植も考慮する．

腓骨遠位のプレート固定を予定する場合，最初に腓骨を内固定してから脛骨を行うことが多い．

感染や皮膚トラブルは軟部組織の問題で起こることが多い．CRPS（RSD）を起こすこともあり，術後管理にも注意を要する．

e プレート固定
前外側もしくは内側プレートを用いることが多い．プレートは CT で骨折線を確認し選択する．関節内骨折であれば陥入骨片をどこから整復するのかを考慮する必要がある．最近では長いプレートを小侵襲で挿

A1 関節外骨折, 単純　　A2 関節外骨折, 楔状　　A3 関節外骨折, 複雑

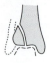 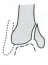

B1 部分関節内骨折, 純粋分割　　B2 部分関節内骨折, 分割・陥没　　B3 部分関節内骨折, 多骨片陥没

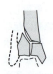

C1 完全関節内骨折, 関節面単純, 骨幹端単純　　C2 完全関節内骨折, 関節面単純, 骨幹端多骨片　　C3 完全関節内骨折, 関節面多骨片

図1 脛骨遠位部骨折の AO/OTA 分類

入することもできるが，整復は経皮的に行うため，整復不良を起こさないよう十分注意が必要である．ロッキングプレートと従来のプレート，ロッキングスクリュー，コンベンショナルスクリューそれぞれの特徴をよく把握し手術に臨む必要がある．

f 創外固定

遠位骨片は小さいことが多く，遠位にはハイブリッド型やリング型を用いることが多い．遠位骨片が小さく，固定性が不安な場合は踵骨や前足部にもスクリューを入れ，連結する．これは足関節の尖足予防にもなる．

創外固定を行う場合も関節面は整復する必要がある．

g 関節固定

急性期に行うことはほとんどないが，粉砕骨折で関節面の不適合などが起こり，疼痛が続く場合は考慮する．

2 足関節の骨折

足関節は脛骨，腓骨，距骨からなり，整復に最も重要なのは腓骨遠位部である．腓骨遠位部は関節複合体の中で最も重要であり，1mm の転位が関節の不適合を生じる．関節内骨折であり，正確な整復が必要である．軟部組織は特に薄く，取り扱いには十分注意が必要である．腫脹や皮下出血，骨折部以外の圧痛部を必ずチェックする．靱帯損傷の有無から受傷メカニズムが想像でき，手術療法の助けとなる．

a 分類・解剖

AO/OTA 分類では 44- と表され，靱帯結合部に対する外踝の損傷高位により type A，B，C に分けられる（図2）．

Type A は靱帯結合よりも遠位での損傷で，はじめに外側から損傷し，距骨の傾きによって内踝に骨折を生じる．type B は靱帯結合レベルでの損傷であり，はじめに腓骨の斜骨折から後方の靱帯損傷や後踝の骨折を起こし，次いで三角靱帯損傷もしくは内踝骨折を生じる．type C は靱帯結合よりも近位での損傷で，はじめに三角靱帯損傷もしくは内踝骨折を起こし，脛腓間骨間膜の断裂レベルにより腓骨骨折を起こす．

受傷時の足の位置と損傷外力の方向性から分類している Lauge-Hansen 分類を用いることも多い．

脛骨と腓骨は近位から遠位まで前後の脛腓靱帯で結合しており，さらに足関節の内外側にある側副靱帯で安定化している．

これらの靱帯のメカニズムと受傷機転，受傷時の足の位置や方向，エネルギーの大きさ，年齢や体重，骨質などにより様々な外傷が起こり得る．

b 画像検査

X 線は必須であるが，脛骨遠位外側部の前脛腓靱帯付着部の剥離骨折である Tillaux-Chaput 骨折や同靱帯の腓骨側の剥

第4章 主要な疾患・外傷

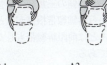
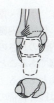

A1
靱帯結合部より下方での損傷，単独

A2
靱帯結合部より下方での損傷，内果骨折合併

A3
靱帯結合部より下方での損傷，後内側骨折合併

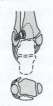

B1
靱帯結合レベルでの腓骨骨折，単独

B2
靱帯結合レベルでの腓骨骨折，内側部損傷合併

B3
靱帯結合レベルでの腓骨骨折，内側部損傷とVolkmann合併

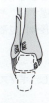
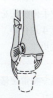
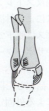

C1
靱帯結合部より上方での損傷，腓骨骨幹骨折，単純

C2
靱帯結合部より上方での損傷，腓骨骨幹骨折，多骨片

C3
靱帯結合部より上方での損傷，腓骨近位部損傷，（Maisonneuve骨折）

図2　足関節骨折のAO/OTA分類

離骨折であるLeForte-agstaffe骨折，後踝の骨折の有無や大きさ・転位をみるため3方向のCTが必要になることが多い．また，足関節の骨折のみに目を奪われていると，腓骨近位部の骨折を見逃すことがあり，足関節の骨折をみた場合は膝関節〜足関節までX線をチェックしたほうがよい．

c 合併損傷

内外側とも軟部組織が少なく，軟部組織の状態が悪いことが多い．水疱ができることも多い．

d 治療

骨折部の転位がほとんどなく，靱帯損傷も軽度な場合は外固定での保存的加療を選択することもある．しかし，他方向のX線や3方向のCTで骨折の程度がよくわかるようになり，転位した関節内骨折は正確に整復するのが望ましいであろう．

e 手術治療

腫脹が高度なことも多く，足部に皺ができるくらい腫脹の消退を待ってから手術するほうがよいであろう．三踝骨折の場合，まず外踝を正確に整復・固定し以後，後踝→内踝と行う．

手術体位について，成書には仰臥位をすすめているものが多いが，腓骨の骨接合は患肢を上にした側臥位が手術しやすい．後踝はそのまま側臥位でも手術可能である．術中に体位変換が必要となるが，内踝を行うときは仰臥位が手術しやすい．

腓骨の螺旋骨折の場合はラグスクリューで固定後，中和(保護)プレートで固定する．バットレス効果を考え，後外方からプレート固定することもある．腓骨遠位の横骨折や遠位骨片が小さい場合は引き寄せ締結法を用いる．

後踝の手術適応は関節面の1/3もしくは1/4以上という成書もある．骨片の大きさによりスクリューのネジ部の距離を考え，前後どちらかから固定する．骨片が小さかったり，粉砕などで固定できないこともある．内踝はスクリューもしくは引き寄せ締結法で固定することが多い．

受傷機転，受傷時の足の位置や方向などにより骨折型が決まることが多いが，骨折型に従い手術の予定やインプラント選択を行う必要がある．

足関節内の腓骨骨折（外踝）は手術適応になることが多いが，関節内よりも近位での骨折では適応が難しい．しかし，足関節の関節不適合が起こっている場合は積極的に手術を行うほうがよいであろう．腓骨1/2より近位での骨折では手術適応になることは少ない．

前距腓靱帯やTillaux-Chaput骨折，Le-Forte-Wagstaffe骨折は直視下に確認できる．損傷や骨折では靱帯縫合や骨接合が必要であるが，足関節内のすべての骨折を固定後，足関節を外旋するか，腓骨を外側に引くストレスをかけ，不安定性が認められる場合は脛腓間をポジショニングスクリューで固定する必要がある．ポジショニングスクリューは6～8週で抜釘するが，抜釘までは足関節の可動は許可しない．

感染や皮膚トラブルは軟部組織の問題で起こることが多い．CRPS（RSD）を起こすこともあり，術後管理にも注意を要する．

3 足関節の脱臼

明らかな脱臼はX線の前にすぐに整復されるべきである．ほとんどは骨折を伴う脱臼であり，骨接合術が必要になることが多い．骨折が伴わない脱臼では高度な靱帯損傷や関節包の断裂などが考えられる．不安定な関節を作らないよう，注意が必要である．

4 足関節の靱帯損傷

足関節の捻挫をみる機会は非常に多い．将来的に不安定な足関節を作らないため，初療時に正確な診断と治療方針を考える必要がある．

a 分類・解剖

外側と内側の靱帯損傷があるが，外踝と内踝の長さの関係や，内側の三角靱帯が強靱であることなどから外側靱帯損傷がほとんどである．ほとんどは前距腓靱帯もしくは踵腓靱帯の損傷である．

b 画像検査

単純X線で骨折がないことを確認し，徒手的に前方引き出しと内反ストレス撮影が有用である．しかし急性期には疼痛や腫脹が強く，ストレス撮影が困難なことも多い．

c 症状

前距腓靱帯損傷であれば腓骨遠位や外踝前外側部に，踵腓靱帯損傷であれば外踝最遠位から遠位に，腫脹，皮下出血，疼痛，圧痛などを認める．

d 治療

腫脹が軽度で，荷重可能な軽症例では弾性包帯やサポーターなどでの外固定やや冷却などの処置を行う．腫脹や皮下出血が高度であったり，前方引き出し3mm以上，内反ストレス15°以上をめやすとしてギプスによる外固定や手術療法を考慮する．ギプスは膝下で3～4週行い，以後弾性包帯やサポーターへ変更する．

e 手術治療

断裂した関節包や靱帯を修復し，ギプスによる外固定を行う．

内反ストレス15°以上でもギプスによる外固定で比較的安定した足関節を得られることが多いが，陳旧性靱帯損傷の手術は侵襲が大きく，変形性関節症も起こり得る．初療時に正確な診断，治療を行う必要がある．

DON'Ts

- [ ] 軟部組織を考えない無理な手術はしない！

春日井市民病院整形外科　**鈴木浩之**

13）足部の骨折・脱臼

DOs
- 画像診断，診断を正確に行い，治療を考えよう．
- 足部全体を触診し，しっかりと身体所見をとろう．

1 距骨骨折

距骨骨折は足部の骨折で踵骨骨折に次いで頻度が高いが，比較的まれである．自動車事故や転落で起こることが多く，足関節が過背屈して起こる．

変形治癒や阻血性骨壊死などの合併症を起こすことがあり，初診時の画像診断による分類，治療方針が重要になる．

a 解剖

距骨の60％は関節軟骨で覆われており，筋肉付着部が全くない．血流は線維性構造物に頼っており，三角靱帯内側の血流が最も重要である．体部には十分な血流がある．

b 分類

解剖学的には外側突起骨折，後方突起骨折，距骨頭骨折，距骨体部骨折，距骨頸部骨折に分けられる．最も重篤な骨折は頸部骨折であり，Hawkins分類（図1）が使われることが多い．

type Iは転位のない骨折，type IIは転位のある骨折で距骨下の亜脱臼または脱臼の合併を伴う．type IIIは転位のある骨折で，距骨下脱臼と足関節両方の脱臼を伴う．type IVはtype IIIに距舟関節の亜脱臼または脱臼を伴うものである．

c 画像診断

足関節，足部などのX線が必要であり，特にCTが有用である．骨折がはっきりしないときは，骨シンチやMRIが有用である．

d 治療

転位のないHawkins type Iは保存的加療

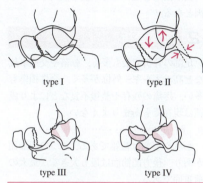

図1　Hawkins 分類

が可能である．8～12週間のギプスなどによる外固定と，少なくとも6週間の免荷が必要である．

e 手術治療

転位性の骨折には骨接合術が適応となる．転位が大きく，非観血的に整復できない場合は緊急手術の適応となる．

よく使われる皮切は前内側と前外側である．前外側アプローチが最もよく使われる．前内側アプローチでは必要であれば内踝を骨切りし侵入する．内踝を反転するときに三角靱帯深部にある三角靱帯動脈や軟部組織を損傷しないよう注意が必要である．

整復後，中空スクリューなどで骨片間に圧着をかける．高度の粉砕や骨欠損がある場合は骨移植を行う．

f 合併症

骨壊死が最も危惧される合併症である．発生率は，Hawkins type Iでは0～13％，

type II で 20 〜 50％，type III では 20 〜 100％ の報告もある．

Hawkins サインは血行が再開した非荷重の距骨でみられる軟骨下の骨軟化を示す．血流再開を示唆するが，骨壊死が除外されたわけではない．

骨壊死の診断にはＸ線の他に骨シンチやMRI が有用である．

変形治癒を起こすと，変形性関節症の原因となる．

2 踵骨骨折

足部の骨折で最も多く，転落や交通事故など高エネルギー外傷が多く，合併損傷も多い．疼痛の残存や整復不良などにより成績は現在でもあまりよくない．

a 解剖

形状や解剖は複雑である．4つの関節面があり，後方関節面は最も大きく，最大の荷重面である．

強靱な靱帯が載距突起から距骨に付着しているので，載距突起は転位しにくく，手術時の目印となる．

b 画像検査

Ｘ線と 3 方向の CT は必須である．Ｘ線側面像での Böhler（ベーラー）角（前方突起の頂部と後方関節面の頂部を結んだ線と後方関節面の頂部と踵骨隆起上縁を結んだ線の角度：正常は 25 〜 40°，図 2）の低下は後方関節面の圧潰を意味する．健側と比較するとよい．

c 分類

関節外骨折には前方・内側突起骨折，アキレス腱付着部の剥離骨折，載距突起骨折，距骨下関節を含まない体部骨折などがある．

関節内骨折に対し Essex-Lopresti 分類（図 3）は有用である．後方の骨片と後方の関節面が一体化している舌状骨折と，後方の骨片と後方の関節面が一体化しておらず，関節面が陥没している関節陥没骨折に分けられる．

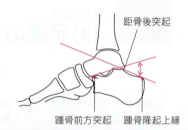

図 2　Böhler 角

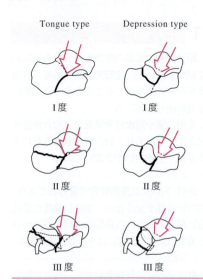

図 3　Essex-Lopresti 分類

CT の関節面骨片の数と部位，前額断像での後方関節面の骨折部位による Sanders 分類（図 4）も有用である．前額断像での外側・中央・内側骨折線をそれぞれを ABC とし，載距突起部を含め 4 つに分け，骨片数で type I 〜 IV に分類されている．

d 合併損傷

高エネルギー外傷が多いので，両側の踵骨骨折や腰椎の圧迫骨折，下腿の合併損傷がみられることがある．

e 治療

治療の目標は距骨下関節の整復，Böhler 角の回復，外側膨隆の整復である．転位のない骨折は保存的加療も選択される．

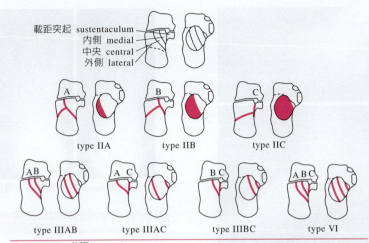

図4 Sanders分類

軟部損傷が高度の場合も多く，手術時期は軟部の状態を見て決定する．

f 手術治療

アキレス腱付着部の剥離骨折で転位を認めるものには観血的に整復し，中空スクリューなどで内固定する．骨片が小さく，薄い場合も多いのでプルアウトなどを追加することもある．

関節内骨折で，舌状の場合は後方からスタインマンピンなどで経皮的に整復し，ワイヤーや中空スクリューなどで内固定する．

関節陥没骨折には外側L字皮切で侵入し，外側壁を一時切開し開創，関節面を整復後骨移植を行い，プレート固定する．整復は載距突起を目印に行う．

外側皮切を用いる場合，創壊死が考えられるので，皮弁は大切に扱うべきである．皮切は骨まで一気に行い，皮膚と皮下が剥がれないよう一塊にして反転する．

g 合併症

外側皮切では特に創壊死に注意する．

3 足部の脱臼

a Chopart関節脱臼（図5）

踵立方関節と距舟関節からなるChopart

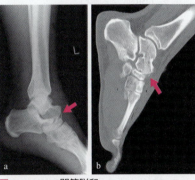

図5 Chopart関節脱臼

関節脱臼は比較的少ない．

b Lisfranc関節脱臼（図6）

前後面で第2中足骨基部は内側と外側の楔状骨に挟まれており，診断と整復の目印になる．

c 診断と治療

いずれの脱臼も側面のX線が重要であり，健側と比較することが望ましい．

非観血的に整復し安定していれば外固定でよいが，非観血的に整復できない場合は観血的に整復し，不安定であればワイヤーやスクリューでの内固定が必要になる．

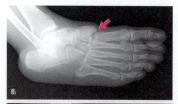

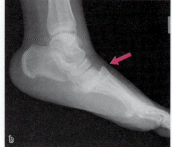

図6 Lisfranc関節脱臼

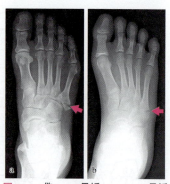

図7　a. 偽Jones骨折　b. Jones骨折

4 中足骨骨折

転位のない骨折であれば保存的加療でよいが，長さ・回旋・足部のアーチを考え，ワイヤーやプレートでの手術的療法も考慮する．特に転位のある第1，第5中足骨では他の中足骨の安定も考え，手術的療法を選択することもある．

第5中足骨基部裂離骨折の偽Jones骨折（図7）で転位がある場合は，手術的療法を考える．

5 舟状骨骨折

Chopart関節の一部である舟状骨骨折が単独で起こることはまれであり，他の合併損傷を考えなくてはいけない．

小骨片は摘出することもあるが，転位のある大骨片は内固定の適応である．

6 種子骨骨折

ストレス骨折や外傷で起こる．内側により荷重がかかるため，内側種子骨の骨折が多い．分裂種子骨，陳旧例との鑑別が大切であるが，往々にして困難である．

保存的加療が選択されることが多いが，疼痛が残る場合は切除も考える．切除時は短母趾屈筋の修復が必要となる．

DON'Ts

- ☐ 距骨骨折や脱臼など緊急性の疾患を理解しよう．
- ☐ 足部は特に軟部が少なく，創トラブルが多い．手術時期をよく考え，無理な手術はやめよう．

春日井市民病院整形外科　**鈴木浩之**

B　救急医療

9　スポーツ外傷総論

DOs

- 結合組織損傷の修復においては，炎症期，増殖期，成熟期の3つの過程を経る．
- 組織修復の過程で生じ得る，拘縮や癒着を予防することが重要である．
- スポーツ種目に特有の外傷があるので覚えておく（一般診療ではほとんど遭遇しないような外傷がある）．

スポーツ傷害のうち，1回の外力により生じた組織損傷をスポーツ外傷とよび，繰り返す外力により徐々に生じた組織損傷をスポーツ障害とよび区別される．本項ではスポーツ外傷を診断・治療する上での基礎的事項を記述する．

1　結合組織損傷の修復過程

身体の組織は，①上皮組織，②神経組織，③筋組織，④結合組織の4つに分類される．骨は特殊なタイプの結合組織と考えられる．スポーツ外傷では結合組織の損傷がほとんどで，その修復過程は一般に炎症期，増殖期，成熟期の3期に分けられる．靱帯，関節包，筋，腱，骨などの組織損傷の修復ではほぼ共通の過程を経る．

a　炎症期（受傷後0〜3日）

ダメージを受けた組織が修復するための第1段階である．以下のような血管と細胞の反応により炎症の5徴（腫脹，発赤，発熱，疼痛，機能低下）が生じる．

1）血管

損傷を受け出血した血管は数分以内に収縮する．その後の反応は，①血管拡張・血流増加，②血管浸透性亢進，③血流低下を起こす血液粘性増加，である．

2）細胞

損傷部には白血球が増加し以下の反応が起こる．①血管内皮に接着，②血管外へ遊出（滲出液発生），③食作用（病原微生物，異物，挫滅組織処理）．

急性炎症期がコントロールされると次の段階である増殖期，成熟期において拘縮や癒着の発生を低下させ，良好な組織修復に向かいやすくなる．そのためこの段階での"RICE処置"（R：rest／安静，I：icing／冷却，C：compression／圧迫，E：elevation／挙上）は非常に重要である．

b　増殖期（3日〜4(6)週）

この段階では以下の現象が生じる．①線維芽細胞増殖，②コラーゲン合成・線維形成，③肉芽組織形成，④創傷収縮，⑤線維瘢痕形成．この段階では結合組織におけるコラーゲン線維の配列はまだ不規則である．

c　成熟期（2週〜数ヶ月(数年)）

瘢痕組織の最終的な構造，強度，機能が形成される時期である．コラーゲン間に架橋が形成され，コラーゲン線維が一方向に配列され強度を増していく．この再配列は荷重方向や張力に対する反応として生じる．例えば靱帯修復の実験では力学的強度は修復過程時の運動に影響されるので，ギプスなどによる長期の固定が長期に及ぶとかえって治癒を遅らせることがわかっている．良好な組織修復のためには一定の制限下での運動負荷が推奨されている（筋と腱の構造を図1に示す）．

2　発生頻度

スポーツ外傷は10〜20歳代に多く発生

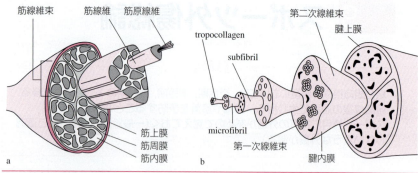

図1　筋(a)と腱(b)の構造
両組織とも微細な線維が束となりそれらが集合した構造となっている．靱帯も腱の構造と類似しており，張力のかかる方向に平行に配列したコラーゲン線維の束である．損傷した組織が受傷前と同じような構造に修復されるためには，炎症期の過度な出血や反応をおさえ（RICE 処置），増殖期から成熟期のコントロールされた運動・荷重負荷が必要である．これにより拘縮や癒着を予防し，正常な機能を回復する．

する．外傷のタイプとしては関節の捻挫，脱臼，靱帯損傷（表1）が多く，骨折がこれに続く．部位別には足関節捻挫が高頻度で，膝の前十字靱帯，内側副靱帯損傷も多くみられる．また，スポーツ外傷には種目特殊性もみられる．スポーツ外傷と障害との発生比率からみると，外傷の比率が高いスポーツ種目はラグビーやアメリカンフットボールのようなコンタクトスポーツである．スキーやスノーボードも外傷の比率が高い．また，サッカー，バスケットボールでは膝，足関節など下肢の外傷の比率が高い．これらのスポーツでは外傷から身体を守る用具やルールの他，スポーツパフォーマンスを行う上での正しいフォームの習得が重要である．

同じような受傷機転でも年代によって損傷部位が異なってくる．発育期には骨・軟骨損傷が多く，青年期では腱や靱帯の損傷が多い．特に発育期における関節近傍の外傷では，骨端線損傷による変形や成長・機能障害の発生に注意する．

3　種目に特異的で見逃しやすい外傷

スポーツ種目に特有な動作に伴う外傷の

表1　靱帯損傷の重症度

I度	：靱帯の不全損傷．関節の不安定性は認められない．
II度	：靱帯の部分断裂．
III度	：靱帯の完全断裂．明らかな関節不安定性が生じる．

うち，下記のものは診断に難渋し見逃されることがある．これらの疾患は覚えておくと診断に有用である．

a　有鉤骨骨折

野球，ゴルフ，テニスなどでバット，クラブ，ラケットを握る際に，掌側に突出した有鉤骨は用具の把持を安定させるのに有効である．しかし，打球などで強い衝撃が加わった際に骨折を生じる．単純 X 線像ではこの骨折は判別しにくく，診断には CT が有効である（図2）．また，圧痛点（豆状骨の遠位 1 ～ 2cm でやや橈側）から本骨折を疑うことが重要である．この骨折は繰り返す外力による疲労骨折の形で発生することもあるので注意を要する．

b　距骨外側突起骨折

スノーボードで転倒する際に靴がボードに固定された状態で足の背屈・外反が強制され発生することが多いことから，snow-

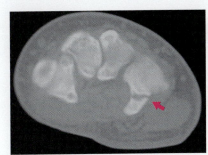

図2 有鈎骨骨折CT像

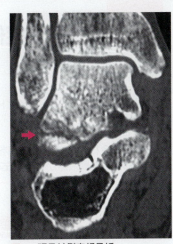

図3 距骨外側突起骨折

boader's fractureともよばれている．この骨折も単純X線像では他の骨と重なるために診断が難しい．CTが診断に有効である（図3）．

スポーツによる外傷では通常の生活では用いない道具や特徴的な動きにより損傷が発生する場合があるので，受傷機転の詳細な聴取や圧痛点の確認が正確な診断のために必要である．

DON'Ts

☐ スポーツ外傷における初期治療の基本は"RICE"である．「湿布を貼っておけば治る」などとは言わないように．

札幌医科大学保健医療学部理学療法学第二講座　**渡邉耕太**

10 外傷の合併症
1) 区画症候群

DOs

- 四肢の筋区画（コンパートメント）内の圧が異常に上昇した結果生じる症候群である．
- 下腿や前腕に生じやすい．
- 損傷に見合わない痛み（他動痛を含む）が最も疑う所見である．
- 早期診断，早期治療が予後を左右する．

1 基本的な考え方

区画症候群（コンパートメント症候群）は四肢の筋区画（コンパートメント）内の圧が異常に上昇した結果生じる症候群であり，四肢のどの部位でも生じ得る．内圧上昇に伴いコンパートメント内の静脈灌流が障害され，組織のアシドーシスが生じ浮腫・腫脹が増悪するという負の連鎖に陥る．腫脹の増悪によりいずれ動脈灌流も障害され，神経，筋肉の阻血障害を呈する．阻血が4時間程度であれば変化は可逆的であるが，8時間以上となると不可逆的な変化が起こり，重大な後遺症を残すこととなる．

急性と慢性が存在し，急性は外傷，慢性はスポーツに伴って発生することが多く，急性区画症候群（acute compartment syndrome；ACS）が問題になることが多い．

原因は骨折，血管損傷，挫滅症候群，再灌流障害，熱傷，打撲など様々であるが，骨折によるものが一番多い．特に脛骨骨幹端部，次いで橈骨遠位部に生じやすく，脛骨骨折に伴うACSの合併率は文献的に2.7〜11％と報告されており決してまれではない．また骨折部の転位の有無とACSの発生率に差がないとの報告もあり，油断せず常に発症の可能性を考え所見を見逃さないことが重要である．開放骨折であればコンパートメントも減圧されているように感じるが，実際には開放創があっても減圧されてACSになりにくいわけではない．コンパートメント内圧が完全に除圧されるためには90％の筋膜が切開されなければならないとする動物実験がその答えであろう．Gustilo Type III より Type II のほうがACSのリスクが高いとされている．

発見できなければ治療のチャンスを逸して後遺症を生じ，そのタイムリミットは短い．ACS発症の可能性を常に考えて患者の診察をしているかが最も重要なポイントである．

2 診断

診断は5P（pain：疼痛，paresthesia：知覚異常，paralysis：運動麻痺，pallor：蒼白，pulselessness：脈拍触知不能）が有名だが，5つ揃った時にはもうすでに手遅れである．早期に症状が出やすい疼痛と知覚異常を見逃さないことが重要で，特に他動痛が最も早期診断に有用である．他動痛（stretch pain）とは，手関節・手指や足関節・足趾を他動的に動かすことで非常に強い疼痛を生じることである．もし受傷直後より運動麻痺や脈拍触知不能を認めた場合にはACSよりも神経血管損傷を疑う．

意識障害のある患者では重要なサインである疼痛と知覚異常が不明なため，見落とされやすい．腫脹がないかどうか注意深く

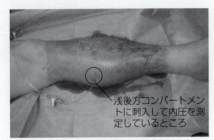

図1 Aラインでの圧測定

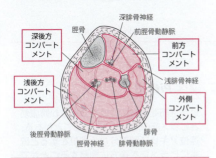

図2 下腿コンパートメント

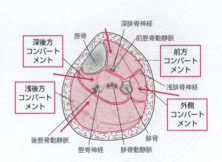

図3 内圧測定

診察し，CK≧4,000ではACSを疑い早めにコンパートメント内圧を測定する．薬物中毒や意識障害で長時間同一体位になっていた患者などは，来院時に腫脹が目立たなくとも輸液後に急激に腫れてくることがあり注意を要する．

損傷に見合わない程の痛みや他動痛を診た場合，補助診断としてコンパートメント内圧測定を行う．専用の測定器もあるが，筆者らは簡易法として18G針と動脈圧モニターで測定している（図1）．下腿のコンパートメントを図に示す（図2）．針の尖端まで生理食塩水で満たし，各コンパートメント内に針を刺入し測定する．ゼロ点合わせは刺入前でも後でもよい．刺入位置は骨折部から5cm以内がよい．同一コンパートメントを数ヶ所で測定することで誤差を少なくする．

下腿コンパートメント内圧測定を例として説明する．脛骨と腓骨をメルクマールとして各コンパートメント内へ針を刺入する（図3）．前方は脛骨稜のすぐ外側の前脛骨筋，外側は腓骨直上の腓骨筋，浅後方は腓腹筋・ヒラメ筋，深後方は脛骨内縁やや後方に刺入する．その際神経血管を損傷しないように注意する．針先が各コンパートメント内にあるかどうかエコーで確認することも有用である．

ΔP＝拡張期血圧－コンパートメント内圧とし，ΔP≦30mmHgが診断基準とされている．18G針ではside port catheterなど専用の針に比べて測定値が約20mmHg高値を示すとの報告もある．

3 治療

- ギプスなど外固定を行っている場合は除去や固定を緩める．ギプスに割入れを行う場合には下巻包帯まで切る必要がある．
- 患肢を挙上しすぎている場合は心臓と同じ高さにする．
- 直達牽引を緩めてみる．

まずはこれらを施行してみてもよいが，手遅れにならないよう注意深く継続的に診察し，減張切開のタイミングを逃さないようにする．

減張切開の方法については，ACS発症頻度が高い下腿ACSに対する減張切開について詳しく説明する．

骨折を合併している場合には感染リスク低減のために手術室が望ましい．減張切開

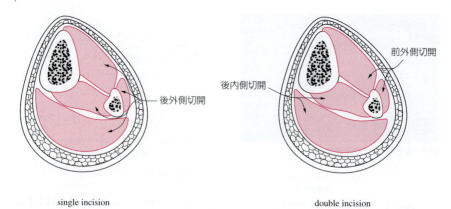

| single incision | double incision |

図4 single incision と double incision

の方法には外側 single incision と内外側 double incision がある（図4）．外側 single incision は最終的な骨接合の皮切に干渉しにくい点で有利であると考えられるが，一番重要な深後方コンパートメントの除圧に習熟が必要であることや，到達するまでに腓骨後方の静脈叢から出血リスクもあるため難易度が高い．手技が比較的簡便で確実な除圧が可能な内外側 double incision の方法を説明する．外側は腓骨直上より約1cm 前方，内側は脛骨後縁から約2cm 後方に皮切を行う．外側は前方コンパートメントと外側コンパートメントの中隔を同定し，それぞれ筋膜を切開する．中隔外側に沿って浅腓骨神経が走っているため，注意が必要である．内側は大伏在静脈，伏在神経に注意しながら浅後方筋膜を切開する．切開した後，ヒラメ筋を後方へ剥離すると，その前方に深後方筋膜が露出するのでそれを切開する．減張切開後に再度内圧を測定し，除圧できていることを確認する．

 コツ

・二つの皮切を十分に離す．
・脛骨内側近位および遠位は骨接合の皮切にかかるので必要以上に切開しない．

 Pitfall

ヒラメ筋を後方によけたつもりが腓腹筋とヒラメ筋の間を分けていることがある．遠位アキレス腱部分から剥離をすると確実にヒラメ筋を後方に剥離することができる．

除圧後は通常一期的閉創は困難なことが多く，二期的閉創を必要とすることが多い．血管テープを靴紐のように用いて少しずつ閉創していく shoe lace 法や陰圧閉鎖療法で待機して腫脹軽減後に二期的閉創する方法がある．shoe lace 法のほうが安価で閉創までの期間が短いとする報告がある．両方をコンバインする方法も報告されている．後日，壊死がはっきりする場合もあり，追加デブリドマンが必要かどうか判断を要する．最終的に閉創できずに植皮が必要になることもあるが整容面が問題となる．二期的な閉創の際には筋膜は縫合しない．

4 合併症

感染が最も多い合併症である．減張切開後の創部からは滲出液も多く，処置の際は痛みを生じる．また，病棟での連日処置は耐性菌に対する曝露リスクがある．筆者は減張切開後の創部に対して陰圧閉鎖療法

(negative pressure wound therapy：NPWT)とshoe lace法を組み合わせて，それらに対して対処している(図5).

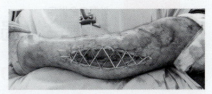

図5　shoe lace法
この上にNPWTを行う．

 Pitfall
区画症候群の結果生じる障害よりも，減張切開の結果生じる感染や出血などの合併症が問題となると判断した場合，たとえば発症から長時間経過している場合や，クラッシュシンドロームを呈している場合，減張切開を行わないという判断もあり得る．

DON'Ts

- 看護師からのコールに「痛がりな患者だなぁ」「骨折してるから当たり前」といって，診察もせずに鎮痛薬増量で対応してはならない．

新潟大学医歯学総合病院高次救命災害治療センター　渡邊　要／普久原朝海

☑ 慢性区画症候群(chronic exertional compartment syndrome)
外傷ではなく運動を契機として発症する区画症候群である．コンパーメント内容量が運動によって増加する際に，筋膜が十分に伸張できずに内圧が上昇し，筋虚血をきたすと考えられている．鑑別としては疲労骨折，シンスプリント，深部静脈血栓症，絞扼性神経障害などがある．運動負荷で痛みが生じ，運動を終了すると数分〜1時間以内に症状が軽快することが最も特徴である．コンパーメントに一致し限局する圧痛や運動負荷前後の内圧測定が診断に有用である．保存療法としてテーピングやストレッチ・運動療法・鎮痛薬内服等が行われるが，有効性が低く筋膜切開が有用であるとの報告もある．スポーツ選手に多い疾患であるため，侵襲の少ない内視鏡筋膜切開の報告も散見される．

10 外傷の合併症
2) 複合性局所疼痛症候群

> **DOs**
> - 診断基準があることを頭に入れておく(無理して暗記する必要はない).
> - 長引かせないためにも,早期診断,早期治療を心がける.
> - 患者も医師も自分一人で問題を抱えない.

複合性局所疼痛症候群(complex regional pain syndrome；CRPS)はカウザルギー,RSD(reflex sympathetic dystrophy)ともよばれていたが,1994年,国際疼痛学会が定義した病名である.症状は,触っただけでも痛い(アロディニア),灼熱痛,腫脹,皮膚変色,末梢循環障害,発汗の異常,皮膚温の変動,骨萎縮,さらに運動障害(筋力低下・振戦)など様々である.Lankfordの四徴として疼痛・腫脹・関節拘縮・皮膚変色があるが,全ての症状があてはまらない症例もあり,現在は後述の診断基準により診断する.

2005年に撤廃された国際疼痛学会の慢性疼痛の分類では,「TypeⅠ:明らかな組織損傷を伴わない外傷(引っ張られた,くじいた,炎症)などの後に発症するもの／TypeⅡ:大きな神経損傷や内臓・中枢神経系の損傷の後に発症するもの」とされているとおり,発症の引き金となるものは様々に考えられる.疼痛発生のメカニズムとして諸説が報告されているが確定的なものはない.有力なのは交感神経依存性疼痛が関与するという説で,これは寒冷に曝露されると病変部の疼痛が増強し範囲も広がるという報告に対して,交感神経系をターゲットにした治療や自律訓練法などが症状の改善に一定の成果を上げてきたことによる.

CRPS患者の約半数は家族の死亡や仕事上の問題などの精神的ストレスを抱えているという報告もある.患者の社会的背景の情報も収集し,心理的・経済的サポートなど,多角的に検討していくことが大切で,他科の医師のみならず,理学療法士,作業療法士,ケースワーカーなど多くの関与が必要となる.初期症状が見過ごされて診断が遅れると,治療も不適切かつ不満足なものとなり,結局は治療が長引くか終了しない.アロディニアなどは,単に大げさな患者などと見過ごして漫然と理学療法を続けると,患者自身に,痛みに耐えさせて理学療法をさせられ,結果的にCRPSになったのではないか,あるいは適切な診断が下されず社会的保障が得られなかった,などと訴えられる可能性も考えられる.

1 診断

国際疼痛学会の診断基準を**表1**にあげる.客観的評価には,両側外観の写真,X線や骨密度測定などで両側の骨萎縮の程度を確認,MRIで同じレベルの筋肉の浮腫,筋肉の萎縮の左右差をみる,筋電図や伝導速度計測などがあげられる.また明らかな精神的異常をみた場合は精神科へコンサルトする.

2 治療

早期発見・早期治療が重要で,いろいろな治療を組み合わせて用いる.

a 薬物療法

一般的には鎮痛にNSAIDsから開始し,強力なものに追加,変更していく.水分の

表1　国際疼痛学会の診断基準（2005）

1. 先行する事象に不釣り合いな持続的疼痛
2. 以下の4項目のうち3項目に少なくとも1つのsymptomがあること
   - （ア）sensory：知覚過敏の訴え，アロディニアの訴え
   - （イ）vasomotor：皮膚温左右差の訴え，皮膚色変化の訴え，皮膚色の左右差の訴え
   - （ウ）sudomotor/edema：浮腫の訴え，発汗変化の訴え，発汗の左右差の訴え
   - （エ）motor/trophic：可動域制限の訴え，運動障害（筋力減少，振戦，ジストニア〈不随意持続性の筋収縮〉）の訴え，萎縮性変化（毛，爪，皮膚）の訴え
3. 評価時に以下の項目の2つ以上の項目に少なくとも1つのsignがあること．
   - （ア）sensory：知覚過敏（ピンプリック）の証明，（軽い接触，圧覚，関節運動による）アロディニアの証明
   - （イ）vasomotor：皮膚温左右差の証明，皮膚色変化の証明，皮膚色の左右差の証明
   - （ウ）sudomotor/edema：浮腫の証明，発汗変化の証明，発汗の左右差の証明
   - （エ）motor/trophic：可動域制限の証明，運動障害（筋力減少，振戦，ジストニア〈不随意持続性の筋収縮〉）の証明，萎縮性変化（毛，爪，皮膚）の証明
4. 上記の症状とsignをよりよく説明する他の診断が下せないこと．

体内貯留や腎機能障害，胃腸障害に注意する．理学療法の前，あるいは痛みが強くなった際にNSAIDsの坐薬を併用する．しかし，あまり強力なNSAIDsを使用したため，胃出血をきたして緊急手術になった例もある．他にアセトアミノフェンも選択される．その作用として，中枢神経系で抗プロスタグランジン作用を示し，解熱作用から脊髄の痛覚過敏を抑制するとの報告もある．海外ではアセトアミノフェンと麻薬性鎮痛薬を併用し鎮痛増強効果を期待するようだが，わが国では適応のある麻薬は現在のところない．

Pitfall

いたずらに麻薬性鎮痛薬やオピオイドを用いると，連用するために中毒患者をつくってしまう．

NSAIDsやアセトアミノフェンで効果のない場合，はじめからノイロトロピン®を投与することもある．効果のある患者は2〜3週間でよい反応があるように思うが，効果がなければ漫然と長期投与してはいけない．筋硬直のある症例にチザニジンなどの筋弛緩薬を併用することもある．適応外の使用になるが（本来はてんかん，躁病，うつ病，統合失調症，三叉神経痛の適応），難治症例にカルバマゼピンのような抗てんかん薬を併用することもある．投与量は徐々に効果が認められるまで800mgまで増量可能だが，房室ブロックなどから心不全をきたすこともあるので注意が必要である．その他に，エチゾラム，パロキセチンのような向精神薬や抗うつ薬を併用することもある．鎮痙薬や抗うつ薬は眠気をもよおすので，車の運転は控えるように注意する．さらに不眠を訴える症例は睡眠薬を追加投与する．ステロイドを20〜30mg投与し，徐々に減らしていく治療もあるようだが，筆者は経験がない．エルシトニンなどは骨萎縮治療とともに中枢神経系性鎮痛作用をもつので症例によっては効果がある．リドカインの静脈内投与も有効なことがあるが，持続心電図モニターが必要で，中毒症状にすぐに対応できるよう準備を要する．その他，証を診断できるのであれば漢方などを用いていく．

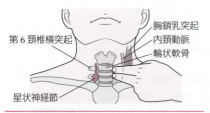

図1 星状神経節ブロック
胸鎖乳突筋と総頸動脈を指で外方によけて針を刺入し，第6頸椎横突起に針の先端をあてて局所麻酔薬を注入する．効果があると，Horner 症候群をみとめる．

b 各種の神経ブロック

体性神経と交感神経の相互作用を断つことが治療の目的とすれば，その理にかなうのは交感神経ブロックとなる．第6頸椎レベルでの星状神経節ブロック（図1）が一般的で，外来でも適応が可能である．腰部交感神経ブロックは合併症を考えると一般的ではない．局所麻酔薬を使用したブロックで症状改善するのであれば，繰り返し投与することも有効である．ブロックにより一時的な改善がみられるだけでも，効果ありと判定できれば交感神経節の外科的切除も考慮される．体性神経の鎮痛という意味での，トリガーポイント注射や，腕神経叢ブロック，硬膜外ブロックも行われる．最近では脊髄刺激療法も選択される．

c 理学療法

理学療法士や作業療法士により関節可動域改善，筋力増強のため運動療法を行うが，鎮痛薬やブロックなどと併用して痛みを軽減する必要がある．痛みが楽になると患者の活動性やモチベーションも上がるという効果も期待できる．改善した可動域を保持するために装具を装着する場合がある．ホットパックやパラフィン浴など，温熱療法を併用して行うことも有用である．その他，痛みを和らげるための軽いマッサージや低周波刺激，超音波治療など他の物理療法も用いられる．患者には自分でできる方法として局所の交代浴（じっくり温水，さっと冷水を繰り返し，最後は温水で終了）を指導する．

d 外科的治療

交感神経節の切除の他に，拘縮改善のための受動術，あるいは損傷神経の修復，偽神経腫の切除，損傷神経を皮弁で覆うなどの術式がある．

e 精神社会的問題

たとえば，発症機序が交通事故であった場合は謝罪が足りない，誠意を感じないなどの加害者に対する思いによって，あるいは，労働災害であった場合にはそれまでの職場に対する不満，収入が途絶えること，失業への不安感などで，症状が改善しない場合もある．不安に思う点やストレスの原因を徐々に聞き出して，心療内科的カウンセリングや精神科的な診断，あるいはケースワーカーなどによる医学的ではない介入，交通事故後遺症認定や労災認定なども必要になる例がある．

DON'Ts

☐ 大げさな痛みを訴えたとき，大げさな患者とあきれずに，左右の差を観察してみる．

会津中央病院外傷再建センター　**伊藤雅之**

☑ **思いがけないアプローチで医学は進歩する**
人工神経による CRPS の治療経験を見せてもらったことがある．神経損傷部位の回復により劇的に症状が改善している例を認め，今後の展開に期待している．

3）遷延治癒・偽関節

DOs
- 原因は感染性と非感染性に分けられる．
- 非感染性は骨折部に生物学的活性があるかないかに分けられる．
- 外傷による要因，患者側の要因，治療による要因がある．
- 喫煙，NSAIDs は偽関節のリスクである．

良好な骨癒合に必要な条件とは，十分な血行・骨折部の安定性・骨片間の適度な圧迫である．これらが欠如した場合，もしくは感染が生じた場合に骨癒合が阻害され，遷延治癒や偽関節を生じる．

1 遷延治癒と偽関節

a 遷延治癒
骨折部が骨癒合するまでに予想される期間（部位によって異なるが 3～6 ヶ月程度）を超えても骨癒合が完成していない状態のことをいう．骨癒合が完成していないものの，緩徐に進行している状態であり，その原因を取り除けば骨癒合が進行することが多い．

b 偽関節
骨折部の骨癒合の進行が見られなくなり，骨折線がいつまでも残存し，骨折端部は骨硬化像や骨萎縮像を示している状態．骨癒合のためには外科的手術を要することが多い．

2 原因

原因は感染性と非感染性に分けられる．
非感染性偽関節の主な原因は不安定性と血行障害であるが，実際には多因子性であることが多い．

a) 受傷による要因
外傷で加わったエネルギーに比例して，それに伴う骨・軟部組織の障害が大きくなり，血行不良になりやすくなる．

b) 患者側の要因
糖尿病や喫煙，NSAIDs やステロイド使用，栄養不良や免疫抑制，RA，免荷に非協力的な患者など．NSAIDs は Cox-2 阻害により長管骨偽関節発生リスクとなる．

c) 治療による要因
手術操作による過度の軟部組織剥離，強固すぎるもしくは不安定すぎる固定，gap が残存した整復不良など（図 1）．

3 Weber & Cech の分類（図 2）

非感染性偽関節は血行の保たれている vascular と阻血性の avascular に分けられる．代表例として vascular では hypertrophic nonunion，avascular では atrophic nonunion について解説する．

a) hypertrophic nonunion
血行は存在し，骨が癒合しようというポ

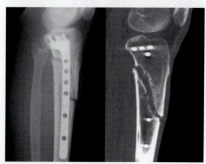

図 1　gap 残存による偽関節

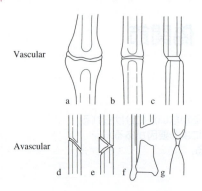

Vascular：a=hypertrophic（elehant foot），b=normatrofhic（horse foot），c=hypotrophic，Avascular：d=torsion wedge，e=multifragmented，f=bone gap，g=atrophic．

図2 Weber & Cech の分類
（Weber BG, Cech O. Pseudarthrosis. Bern: Hans Huber; 1976 より改変）

テンシャル（生物学的活性）はあるが，不安定性が残存しているため癒合が得られない状態．微細な動きは骨膜の局所剥離によりその刺激で旺盛な仮骨ができて骨癒合を促進するが，過度の不安定性により骨片間に線維軟骨の石灰化が遅れ，新生血管が入り込むことができず，骨性架橋ができず骨癒合が遅れる．仮骨はできてもいつまでも骨折部は埋まらず，仮骨にも骨折線が入ったままで，肥厚性偽関節となる（図3）．

b） **atrophic nonunion**

血行不良等により生物学的活性が低下もしくは失われてしまった状態となり，骨癒合が得られない状態．骨折部は阻血により萎縮・吸収され骨欠損を生じ，阻血性偽関節となる．大腿骨頭への栄養血管が損傷されやすい大腿骨頚部の骨折や，骨を栄養する軟部組織の薄い脛骨遠位などで生じやすい．また，受傷時や手術操作によって与えた軟部組織のダメージや骨膜剥離・インプラントによる血行障害も原因となり得る．

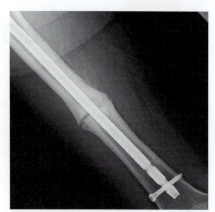

図3 不安定性による肥厚性偽関節

 Pitfall

上肢では骨折部に荷重がかからないことで廃用性に骨萎縮が生じ偽関節を生じることがある．この場合骨活性は保たれていることが多い．

 コツ

骨接合の際は血行障害をできるだけ少なくするよう軟部組織・骨膜に対して愛護的な操作を心がける必要がある．

4　感染性偽関節

骨折部に感染が生じると，不活化した骨片は腐骨となり慢性骨髄炎を生じる．細菌により骨融解を生じることもある．感染のコントロールが出来れば骨癒合が緩徐に進む場合もあるが，骨癒合が得られないことも多い．感染部周囲に仮骨ができ皮膜を形成することがある．

 Pitfall

感染による仮骨のX線像は全体的にややもやもやとしており，局所所見と合わせて通常の仮骨との判別が重要である．

5 偽関節の診断

一般に遷延治癒と偽関節は受傷後の期間と単純X線像によって判定されるが，両者を明確に区別することは難しい．単純X線上インプラントの緩みや折損がみられるときは不安定性が生じていることを示しており，骨折端の骨硬化像や骨萎縮などがみられてくると，もはや修復能が残存していないと予想される．99mTcMDPによる骨シンチグラフィーにてある程度骨折端の修復を予想できる．集積があればまだ修復が行われていると判断できる．感染がある場合にも集積が認められるので注意が必要である．

腐骨の局在を判断するのにはCTが優れており，軟部組織の感染範囲を判断するにはMRIが有用である．

感染性の場合，慢性的な滲出液の流出や疼痛・発赤は典型的な臨床所見である．白血球数やCRP・赤沈値などの炎症所見は陰性のことも多く注意を要する．非感染性の場合にも骨折部の発赤や腫脹・荷重時痛が見られることがあるが，感染性に比べると軽度なことが多い．

6 治療

原因に応じた治療を選択することが重要である．すなわち，固定性不足であれば固定性向上，血流不良であれば血流改善，整復不良であれば矯正，感染であれば沈静化である．

超音波パルス療法は非侵襲的でよい方法である．通常6ヶ月以内から開始し，開始後3〜4ヶ月程度でX線上改善が認められれば骨癒合する可能性が高くなる．遷延癒合が予想される症例では術直後より使用可能となった．

骨折部に経皮的にplatelet rich plasmaを注入する方法も近年報告されている．

a) hypertrophic nonunion

固定性不足が原因であるため，免荷を行ったり，外固定を行ったりして経過を観察する．

保存療法で改善が認められない場合，観血的治療が必要となる．

内固定の追加，圧迫プレート固定による骨片間を安定化，リーミング髄内釘を行いさらに太いサイズの髄内釘に入れ替えたりすることで安定化を図る．またリーミングを行うことによる骨移植効果や血行促進効果も期待できる．

b) atrophic nonunion

血流不良・生物活性低下が原因であるため周囲の血流増加や骨移植による骨誘導など，生物学的活性を上げる必要がある．

- 骨移植は骨形成・骨誘導・骨伝導に優れた自家骨移植が行われることが多い．採取量に限りがあり，採取に伴う合併症も少なくはない．人工骨は生体親和性・骨伝導能をもち侵襲なく安全に骨移植が可能であるが周囲に活性のある骨が必要であるため，単独で用いられることは少ない．
- 骨膜を付けたまま骨膜下の皮質骨をノミにてはがすデコルチケーションが行われる．これにより修復反応は増強され，良好な血行を有する面が出来るため，骨移植の母床としても有利である．

 Pitfall
感染が疑われる部位や感染のリスクが高い（開放骨折など）骨折部に人工骨を使用することは避けたほうがよい．

c) infection

感染鎮静化のために，腐骨の切除・周囲感染組織のデブリドマンと十分な洗浄を行い，創外固定を用いた固定を行うことが多い．場合によっては持続洗浄や抗菌薬含有セメントビーズを一時的に留置する．洗

浄・デブリドマンを数回繰り返すことも多い．イリザロフ法のように骨切除後に一期的に同部を短縮し，感染のない部位で同時に骨延長を行う方法もある．

採血検査の結果や発熱・局所の所見を参考に感染の鎮静化を判断するが，明確な基準はなく実際は判断に苦悩することが多い．感染が鎮静化したのちに骨移植や再固定を行う．血管柄付き骨移植は感染に強く骨欠損が大きい場合に非常に有用であるが，手技が難しく侵襲も大きいという欠点もある．

Pitfall

感染後の骨移植は良好な血行がある母床に行わないと結果的に再度腐骨化する．

DON'Ts

- ☐ 手術時に骨折部周囲の骨膜・軟部組織を乱暴に扱ってはならない．
- ☐ 遷延治癒の見逃しが偽関節の原因である．X線所見を見逃さず，早期診断により後療法を適切に変更する．
- ☐ NSAIDs を不必要に長期間内服させてはいけない．
- ☐ 感染性偽関節の所見を見落としてはならない．

新潟大学医歯学総合病院高次救命災害治療センター　**普久原朝海**

10 外傷の合併症
4)肺血栓塞栓症／深部静脈血栓症

DOs

- ☐ 外傷，特に骨盤・股関節・下肢外傷は深部静脈血栓症の強い危険因子となる．手術も中〜高リスクである．脂肪塞栓症候群も同部の骨折患者に起こりやすい．
- ☐ 外傷では予防が困難なことも多く，常に発症の可能性を念頭におく．
- ☐ 突然の呼吸苦や胸痛，SpO_2の低下や血圧低下を認めたら，肺血栓塞栓症や脂肪塞栓症候群を疑い，適切な検査，処置を行う．
- ☐ 深部静脈血栓症予防には早期手術・早期離床・早期荷重歩行が重要である．

1 整形外科手術と肺血栓塞栓症／深部静脈血栓症

深部静脈血栓症(DVT)は整形外科手術の合併症としても広く認識されており，2008年に日本整形外科学会から「静脈血栓塞栓症予防ガイドライン」が出されている．整形外科に関与する危険因子として骨盤・下肢・脊椎外傷や下肢麻痺，整形外科手術があげられている．肺血栓塞栓症(PE[PTE])の発生率が一番高いのは股関節・四肢の7.48例／1万件であり，整形外科手術が他科手術に比べてハイリスクであることを示している．PEを発症するとその死亡率は20〜30％と非常に高く，PEの塞栓源の9割が下肢および骨盤内DVTといわれており，その予防が重要である．DVTリスクレベル(表1)と付加的危険因子(表2)およびリスクレベルによるDVT/PE発生率と推奨される予防法(表3)を示す．

2 予防法

予防法には①理学的予防法と②薬物的予防法がある．(表4)

a 弾性ストッキング
中リスクの患者では静脈血栓塞栓症の有意な予防効果を認めるが，高リスク以上の患者では単独使用での効果は弱いとされている．弾性ストッキングが足の形に合わない場合や下肢の手術や病変のためにストッキングが使用できない場合には，弾性包帯の使用を考慮する．十分な歩行が可能となるまで終日着用が望ましい．

b 間欠的空気圧迫法
高リスクにも有効であり，特に出血のリスクが高い場合に有用である．離床後も十分な歩行が可能となるまでは臥床時の装着を続ける．すでにDVTが存在している場合，PEを誘発する危険があり，深部静脈血栓症の有無を事前に確認すべきである．外傷などで確認困難である場合にはインフォームド・コンセントを取得してから施行し，PE発症の兆候を見逃さないように注意する．

c 低用量未分画ヘパリン
8時間もしくは12時間ごとに未分画ヘパリン5,000単位を皮下注射する方法である．高リスクでは単独で有効であり，最高リスクでは理学的予防法と併用して使用する．

d 用量調節未分画ヘパリン
APTTを正常値上限に調節してより効果を確実にする．採血が必要で煩雑ではあるが最高リスクでは単独でも効果がある．

e 低分子量ヘパリン(エノキサパリン)やXa阻害薬(フォンダパリヌクス・エドキサバン)

作用に個人差が少なく1日1回の内服や1〜2回の皮下投与で済み，モニタリングが必要ないため簡便に使用可能．腎機能低下例や高齢者・低体重患者では減量を考慮する．

f ワルファリン

PT-INRを1.5〜2.5となるように調節する．最高リスクにも単独で効果があり，安価で経口薬という利点がある．効果発現まで3〜5日を要しモニタリングを必要とする．

抗凝固療法は頭蓋内出血や脊髄出血を有する患者には禁忌であり，単独外傷でも出血リスクと患者危険因子とを検討して慎重に施行する必要がある．

Pitfall

ヘパリン使用中はヘパリン起因性血小板減少症（HIT）に注意する．
弾性ストッキングは閉塞性動脈硬化症患者で血行障害を起こすことがある．

コツ

足関節自動運動の予防効果は高く，1時間ごとに5〜10分行うとよい．

3 外傷患者におけるDVT/PEの特徴

a 外傷患者(特に骨盤・下肢外傷および多発外傷)

整形外科予定手術患者に比べてDVT/PE発症の危険性が高い．

欧米では，血栓予防を行わない場合，股関節骨折手術後にDVTが約50%，致死性PEが2.5〜7.5%発生しているといわれ，これはTHAやTKAよりも高い．特に多発外傷患者や骨盤骨折例では危険が高く，PEは受傷初日を生存した患者の死因の第3位と報告されている．ガイドラインでは骨盤・股関節周囲・大腿骨骨幹部骨折や多発外傷のリスクレベルは高レベル(表1)で，骨盤骨折や多発外傷は付加的危険因子(表2)が加われば最高リスクとなり，症候性PEの発生率はかなり高いことを認識する必要がある．

b 入院時から発症リスク

受傷直後から臥床や安静となり発症の可能性があり，受傷前にDVTがあるかどうかは分からず術前に検査も難しいことが多い．股関節骨折患者の約7〜20%に術前DVTが存在しており，受傷当日に発症しているものが多かったと報告されている．外傷患者の周術期PTE発症が手術中〜術直後に多いのも，受傷から手術までの期間でのDVT発症によるものと考えられる．

c 予防法が制限される

外傷患者ではギプスなどの外固定や疼痛から物理的予防法ができないことも多く，外傷の出血から抗凝固療法を中心とする薬物的予防法も困難なことが多い．そのため，下肢骨折のDVT予防は，その危険性の高さに反してエビデンスは少なく，一定した見解がないのが現状である．2009年改訂の「肺血栓塞栓症および深部静脈血栓症の診断，治療，予防に関するガイドライン」によると，整形外科外傷患者において以下の点が記載されている．

- 下腿骨折は理学的予防法施行が困難であり，早期手術ができなかった場合に抗凝固療法を施行してもよい．
- 脊椎・脊髄損傷における抗凝固療法は出血リスクのため適応の是非は不明である．
- 重度外傷と骨盤骨折では安全で効果的な予防法を指摘できない．

患側に弾性ストッキングを装着するのは疼痛を伴うが，筆者は足〜下腿骨骨折など物理的に装着不可能な場合を除き，骨盤・

股関節・大腿骨骨折患者では直達牽引を行っていたとしても足関節自動運動・弾性ストッキング装着を受傷直後から可能な限り患肢も含めて両側行っている。ギプスやシーネ固定患者では足趾運動を指導している。

d 手術までの安静待機期間

予定手術と異なり外傷患者は受傷から手術までの安静待機期間が生じることが多い。大腿骨近位部骨折では受傷後48時間以降の手術でDVT発生率が優位に高くなると報告されており、早期手術・早期離床が予防に効果的である。骨折によって手術可能なタイミングは異なるが、可及的早期に行う。外固定が不要となるような強固な内固定も重要である。術前に近位型DVTが判明している場合には下大静脈フィルターを検討する。

表1 各領域の静脈血栓塞栓症のリスクの階層化

リスクレベル	一般外科・泌尿器科・婦人科手術	整形外科手術	産科領域
低リスク	60歳未満の非大手術 40歳未満の大手術	上肢の手術	正常分娩
中リスク	60歳以上、あるいは危険因子のある非大手術 40歳以上、あるいは危険因子がある大手術	腸骨からの採骨や下肢からの神経や皮膚の採取を伴う上肢手術 脊椎手術 脊椎・脊髄損傷 下肢手術 大腿骨遠位部以下の単独外傷	帝王切開術(高リスク以外)
高リスク	40歳以上の癌の大手術	人工股関節置換術・人工膝関節置換術・股関節 骨折手術(大腿骨骨幹部を含む) 骨盤骨切り術(キアリ骨盤骨切り術や寛骨臼回転骨切り術など) 下肢手術にVTEの付加的な危険因子が合併する場合 下肢悪性腫瘍手術 重度外傷(多発外傷)・骨盤骨折	高齢肥満妊婦の帝王切開術 静脈血栓塞栓症の既往あるいは血栓性素因の経腟分娩
最高リスク	静脈血栓塞栓症の既往あるいは血栓性素因のある大手術	「高リスク」の手術を受ける患者に静脈血栓塞栓症の既往あるいは血栓性素因の存在がある場合	静脈血栓塞栓症の既往あるいは血栓性素因の帝王切開術

総合的なリスクレベルは、予防の対象となる処置や疾患のリスクに、付加的な危険因子を加味して決定される。例えば、強い付加的な危険因子を持つ場合にはリスクレベルを1段階上げるべきであり、弱い付加的な危険因子の場合でも複数個重なればリスクレベルを上げることを考慮する。
リスクを高める付加的な危険因子：血栓性素因、静脈血栓塞栓症の既往、悪性疾患、癌化学療法、重症感染症、中心静脈カテーテル留置、長期臥床、下肢麻痺、下肢ギプス固定、ホルモン療法、肥満、静脈瘤など。(血栓性素因：主にアンチトロンビン欠乏症、プロテインC欠乏症、プロテインS欠乏症、抗リン脂質抗体症候群を示す)
大手術の厳密な定義はないが、すべての腹部手術あるいはその他の45分以上要する手術を大手術の基本とし、麻酔法、出血量、輸血量、手術時間などを参考として総合的に評価する。
(循環器病ガイドシリーズ．肺血栓塞栓症および深部静脈血栓症の診断、治療、予防に関するガイドライン(2009年改訂版)http://www.j-circ.or.jp/guideline/pdf/JCS2009_andoh_h.pdf[2016年3月閲覧] より)

表2 静脈血栓塞栓症の付加的な危険因子の強度

危険因子の強度	危険因子
弱い	肥満 エストロゲン治療 下肢静脈瘤
中等度	高齢 長期臥床 うっ血性心不全 呼吸不全 悪性疾患 中心静脈カテーテル留置 癌化学療法 重症感染症
強い	静脈血栓塞栓症の既往 血栓性素因 下肢麻痺 ギプスによる下肢固定

血栓性素因:アンチトロンビン欠乏症,プロテインC欠乏症,プロテインS欠乏症,抗リン脂質抗体症候群など
(循環器病ガイドシリーズ.肺血栓塞栓症および深部静脈血栓症の診断,治療,予防に関するガイドライン(2009年改訂版)http://www.j-circ.or.jp/guideline/pdf/JCS2009_andoh_h.pdf[2016年3月閲覧]より)

Pitfall

外傷で下腿にギプス固定を行った場合,外傷による凝固能亢進+固定による運動能低下で強い危険因子となる.

表4 理学的予防法と薬物的予防法

理学的予防法
・早期離床 ・足関節自動運動 ・弾性ストッキング ・間欠的空気圧迫法
薬物的予防法=抗凝固療法
・未分画ヘパリン(低用量 or 用量調節) ・低分子ヘパリンおよびXa阻害薬 ・ワルファリン

表3 リスクの階層化と静脈血栓塞栓症の発生率,および推奨される予防法

リスクレベル	下腿 DVT(%)	中枢型 DVT(%)	症候性 PE(%)	致死性 PE(%)	推奨される予防法
低リスク	2	0.4	0.2	0.002	早期離床および積極的な運動
中リスク	10〜20	2〜4	1〜2	0.1〜0.4	弾性ストッキング あるいは間欠的空気圧迫法
高リスク	20〜40	4〜8	2〜4	0.4〜1.0	間欠的空気圧迫法 あるいは抗凝固療法*
最高リスク	40〜80	10〜20	4〜10	0.2〜5	(抗凝固療法*と間欠的空気圧迫法の併用) あるいは (抗凝固療法*と弾性ストッキングの併用)

*整形外科手術および腹部手術施行患者では,エノキサパリン,フォンダパリヌクス,あるいは低用量未分画ヘパリンを使用.その他の患者では,低用量未分画ヘパリンを使用.最高リスクにおいては,必要ならば,用量調節未分画ヘパリン(単独),用量調節ワルファリン(単独)を選択する.
エノキサパリン使用法:2,000単位を1日2回皮下注,術後24時間経過後投与開始(参考:我が国では15日間以上投与した場合の有効性・安全性は検討されていない).
フォンダパリヌクス使用法:2.5mg(腎機能低下例は1.5mg)を1日1回皮下注,術後24時間経過後投与開始(参考:我が国では,整形外科手術では15日間以上,腹部手術では9日間以上投与した場合の有効性・安全性は検討されていない).
DVT:deep vein thrombosis, PE:pulmonary embolism
(循環器病ガイドシリーズ.肺血栓塞栓症および深部静脈血栓症の診断,治療,予防に関するガイドライン(2009年改訂版)http://www.j-circ.or.jp/guideline/pdf/JCS2009_andoh_h.pdf[2016年3月閲覧]より)

4 診断

表5にみられるような DVT の症状は静脈完全閉塞時にみられるものである．一方 DVT の 80% 以上が血栓の周囲を血液が流れる浮遊性血栓と言われており，血管が閉塞していないため臨床症状はほとんどない．中枢型浮遊性血栓は PE 発症のリスクが高いと報告されている．診断には，超音波でのスクリーニングが非侵襲的で第一選択となるが，肥満患者や骨盤内は評価が難しく，検者によって検出率が異なり，患肢では検査肢位が取れず評価困難なことも多い．造影 CT は低侵襲かつ DVT 検出に有用で PE の有無も同時に診断可能ある．血液検査にて D-dimer が 10〜20μg/ml 以上の時に DVT が疑われるが，様々な原因で上がるため高値だからといって診断はできない．正常値であれば高い感度と陰性的中率で急性期 DVT を否定できるため，除外診断法として有用である．（慢性期 DVT は否定できないことに注意）．

PE の臨床症状を表6に示す．特異的な症状はなく，診断が遅れる原因となっている．主症状は呼吸困難と胸痛であり，頻呼吸・頻脈が高頻度に認められ，経皮的酸素飽和度の低下がみられることが多い．体位変換時や安静後の最初の立位・歩行・離床直後などの発症タイミングは特徴的である．重篤なものでは突然心停止を起こす．スクリーニングとして胸部 X 線（気胸などの除外）・心電図や経胸壁心エコー（右心負荷所見の有無）・動脈血ガス分析を行う．動脈血ガス所見で低炭酸ガスを伴った低酸素血症が PE の呼吸不全の特徴である．造影 CT は PE の確定診断に使用される頻度が高くなっている．同時に下肢の残存血栓の有無も検査でき，再発リスクの評価も可能である．

表5 DVT の臨床症状

- 浮腫
- 発赤
- 疼痛
- Homans 徴候
- 皮下静脈怒張

表6 PE の臨床症状

- 呼吸困難
- 胸痛
- 頻呼吸
- 頻脈
- SpO_2 低下
- ショック

 コツ

術後離床時には PE の所見を見落とさないよう注意深く観察する．

5 治療

a 末梢型 DVT・無症候性 PE

APTT 1.5〜2.5 倍となるように未分画ヘパリン持続静注を開始し，ワルファリンを 5 日ほど併用し PT-INR 1.5〜2.5 にコントロールできたらヘパリンを中止する．ワルファリンは 3〜6 カ月間内服を継続する．フォンダパリヌクスやエドキサバンも治療として認可されている．抗凝固療法中は出血に注意する．

b 中枢型浮遊性血栓 DVT・症候性 PE

中枢型浮遊性血栓 DVT では抗凝固療法に加え，致死性 PE 予防のため下大静脈フィルターの適応を検討する．

症候性 PE の場合ヘパリンの禁忌がなければ未分画ヘパリン 5,000 単位をボーラス静注し，1,400 単位/h を持続静注する．確定診断前でも強く疑われる場合には治療を開始する．低酸素血症やショックに対して酸素投与・挿管人工呼吸管理・昇圧剤などの対症療法を行う．重症の場合には血栓溶解療法やカテーテルインターベンションが行われる．

c ショックを伴う致死性 PE

経皮的心肺補助装置（PCPS）や外科的血栓除去，カテーテルインターベンションが

行われる.

d 脂肪塞栓症候群(FES)

長管骨骨折の1〜2%(死亡率7〜20%)に発症し,約半数は受傷後24〜48時間に生じるといわれている.発症機序については不明な点が多いが,近年はSIRSやARDSの関連疾患としてとらえられるようになった.頻呼吸などの呼吸器症状や麻痺を伴わない意識障害が出現し気づかれることが多い.臨床所見と頭部外傷・胸部外傷の除外診断を行ってFESの診断となる.特異的な治療法はなく,対症療法を行う.受傷後早期の固定が予防に重要であり,直達牽引中は特に注意が必要である.

DON'Ts

- ☐ 外傷患者では予防法ができないことも多いが,可能な予防法を怠ってはならない.
- ☐ どんなに予防を行っても数%の発生率があることを認識し,症状を見逃さない.
- ☐ 直達牽引期間は行ったとしてもできるだけ短期間とし,早期に内固定もしくは創外固定を検討する.

新潟大学医歯学総合病院高次救命災害治療センター　**普久原朝海**

10 外傷の合併症
5) 異所性骨化

B 救急医療

DOs
- 股関節や肘関節周囲の脱臼・骨折後に多い.
- 寛骨臼骨折での異所性骨化発症率は90%との報告もあるが,多くは無症候性.
- NSAIDsと照射の予防効果が知られているが,NSAIDsの長期投与は消化管出血や偽関節リスクを伴う.

1 発症機序

異所性骨化(heterotopic ossification; HO)とはその名の通り軟部組織内に「異所性」に層板骨が生じることを言う.最近の報告では,「炎症がトリガーとなり骨形成タンパク質(BMP)カスケードの過剰活性化を介して間葉系幹細胞(MSCs)が骨形成分化する」などの解明が進んでいる.

発症原因として外傷のほか,体表の20%以上の重傷熱傷や脳・脊髄損傷,THAに代表される整形外科手術が知られている.発生頻度は熱傷では0.2〜4%と低く,脊髄損傷で20%,THAでは3〜90%と報告されている.好発部位は,熱傷では肘＞肩＞股関節,脳・脊髄損傷では股＞肘・膝＞肩関節とされている.

外傷のなかでは寛骨臼骨折での発生率が高く,その頻度は18〜90%と高頻度である.次いで肘脱臼や大腿骨近位部骨折が多い.寛骨臼骨折は高頻度に発生するものの無症候性が多いとされており,自験例でも症状を生じたものは62例中1例(1.6%)であった(図1).

2 発症リスク

発症リスクとして表1のように報告されている.寛骨臼骨折の手術アプローチ別HO発生率について,Mattaら(1996年),Giannoudisら(2005年)は,表2のように後方アプローチに多いと報告している.2014年のHarborview medical centerの報告では,Kocher-Langenbeck approach単独312例でリスクを検討した結果,有意差があったのは人工呼吸器期間が3日以上(オッズ比7.1)であったと報告している.

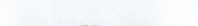

表1 リスクファクター

頭部外傷	性別(女＜男)
股関節後方脱臼	股関節後方アプローチ
人種(白人＜黒人)	人工呼吸72時間以上

表2 寛骨臼手術アプローチ別HO発生頻度

アプローチ	Matta	Giannoudis
Extended Iliofemoral	20%	24%
Kocher-Langenbeck	8%	12%
Ilioinguinal	2%	1.5%

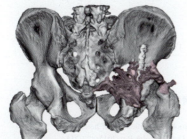

図1 78歳男性.K-L approach術後1年 坐骨神経刺激症状,Brooker分類Class III.

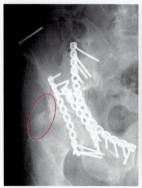
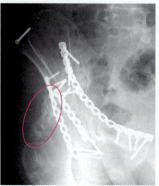

骨盤正面　　　　　　　閉鎖孔斜位

図2 47歳男性．前後合併 approach.
術後半年，無症状，Brooker 分類 Class III.

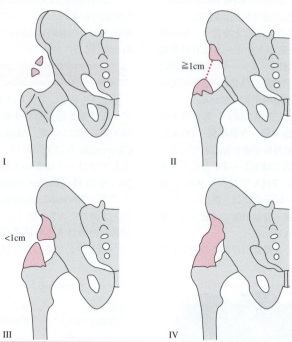

図3 Brooker 分類
骨盤正面 X 線像．
Class I：軟部組織内に孤立．
Class II：骨盤や大腿骨近位から発生した骨棘と反対側の間隔が 1cm 以上．
Class III：1cm 未満．Class IV：関節強直．
（Hug KT, et al.: Classifications in brief: Brooker classification of heterotopic ossification after total hip arthroplasty. Clin Orthop Relat Res.2015;473:2154-2157 より改変）

表3 予防法

	方法	期間/タイミング	合併症	致死的合併症発生リスク
NSAIDs	インドメタシン （75mg × 2 or 25mg × 3） セレコキシブ （200mg × 2）	術後1〜6週	偽関節 消化管出血	消化管出血 1/180〜1/900
放射線療法	7-8Gy 単回局所照射	術前24時間〜 術後72時間	偽関節 拘縮 創治癒遅延	がん発生リスク 1/1,000〜1/1,0000

3 診断および分類

診断はX線画像上，もやもやとした巨大な仮骨を骨折部血腫周囲や筋肉内に認めた場合には注意を要し，骨化が進行しはっきりしてきたら診断となる．股関節後方の異所性骨化は骨盤正面像よりも閉鎖孔斜位像（図2）でわかりやすい．骨髄炎や骨腫瘍などとの鑑別が必要である．血液検査上，急性期は赤沈やALP・CPKの上昇を認めることもあるが，慢性期には明らかな異常所見は認めないことが多い．急性期には骨シンチグラフィーにて集積を認める．

Brookerらは1973年に骨盤正面X線画像による股関節周囲の異所性骨化について分類を発表した（図3）．

股関節周囲では症状をきたすことは少ないが，関節可動域制限や坐骨神経刺激症状を生じることがある．

4 予防

予防法として寛骨臼骨折やTHA術後にNSAIDsと放射線療法のどちらも有効であるという報告がある（表3）．

a NSAIDs

インドメタシン75 mg × 2もしくは25mg × 3での投与が一般的である．インドメタシン以外にもTHA術後にセレコキシブ200mg × 2が有効であったとする報告がある．一方プラセボと比較して寛骨臼骨折やTHA術後で予防効果がなく推奨しないとする報告も存在し，投与する薬剤や投与量・投与期間などもcontroversyな部分が多い．2014年Sagiらは，インドメタシンの予防投与期間1週間が最もHOを抑制し，6週ではHOの予防効果がないばかりか偽関節が62％に増えたと報告している．偽関節の他にも消化管出血のリスクが知られており，高齢者のインドメタシンによる致死的な消化管出血や穿孔リスクは1/180〜1/900と高い．NSAIDsは術後鎮痛として一般的に用いられ手軽に予防効果が期待できるが，偽関節や消化管出血リスクを考慮し短期間の使用にとどめるよう注意する必要がある．

b 放射線療法

予防照射後のHO発症率はNSAIDsよりも低い報告が多く，確実性が高い．7〜8Gyの単回照射が推奨されている．照射のタイミングは術前24時間〜術後72時間で差がないとされている．照射機器の進歩により照射範囲を限局でき，より安全に照射が行えるようになっている．照射の合併症として軟部組織の拘縮や創治癒遅延・偽関節などがあげられるが，偽関節発生リスクはNSAIDsより少ないとされる．また局所照射であるため，NSAIDsのように全身に影響を及ぼさず，合併する他部位の骨折の骨癒合に影響を与えない．予防照射による悪性腫瘍の発生リスクは増加しないと報告

されており，致死的ながん発生リスクは 1/1,000 〜 1/10,000 と低い．NSAIDs と比較して，より安全で確実である印象をうける．しかし日本では保険適応ではないため一般的に行われておらず，HO が生じても無症状なことも多いため海外でも費用対効果の点を指摘されている．

NSAIDs と照射のどちらがよいのか結論は出ていないが，ルーチンに予防を行うのではなく，よりハイリスク症例に限って予防を検討する必要がある．また，熱傷のように拘縮を生じやすい病態では，拘縮を生じる照射ではなく NSAIDs を選択するなど，症例に応じた対応が必要である．

筋肉の損傷が発症に関与すると考えられており，手術操作の際にできるだけ愛護的に扱うよう心がけることも重要である．

5 治療

有症状の HO では治療として切除術を行う．歴史的に ALP が正常値・シンチで取り込みが正常化し，HO が画像的に成熟するまで待機とされ，切除術のタイミングは外傷によるものは 6 〜 9 ヶ月・脊髄損傷は 12 ヶ月・外傷性脳損傷は 18 ヶ月とされている．最近の報告では骨癒合および十分なリハビリテーション後早期に切除することが推奨されてきつつあるが，もう少しデータが蓄積される必要がある．切除術は成功率の高い方法であるが，手技そのものが HO を再発させる要因にもなり得るため，切除術後に再発予防の単回照射か NSAIDs 内服を行う．

運動しすぎでも運動不足でも生じるといわれており，リハビリを中止することの明確なエビデンスはない．日常生活に制限を引き起こす関節拘縮に対しリハはやったほうがよいだろうとされている．

新潟大学医歯学総合病院高次救命災害治療センター **普久原朝海**

第5章

整形外科医が知っておくべき知識と制度

A 整形外科医に必要な医学的知識

1 最小侵襲手術

DOs

- 正確な解剖学的知識を身につけよう．
- 最小侵襲手術を行うためには従来の手術方法を多く経験することが大切．
- 専門的トレーニングで高い技術を身につけよう．
- 術中・術後の患者への負担を軽減するのが目的であることを常に念頭におこう．

最小侵襲手術（minimally invasive surgery；MIS）とは手術野の展開方法を工夫すること，内視鏡や特殊な器械を使用して組織へのダメージを最小限に抑えることで，術中・術後の患者への負担を減らす手術方法である．先進の医療技術であり，脊椎・上肢・下肢や外傷・変性疾患など整形外科領域でも多くの疾患で応用されている．

一方，手術野が小さくなることや特殊な器械を使用することより，正確な解剖知識と高い技術が要求される．また，組織へのダメージを最小限に抑えても長時間の手術や術中・術後の出血量増加など患者への負担が増す場合は最小侵襲手術と言えない．そのため，安全に最小侵襲手術を行うには，従来の手術方法で多くの症例を経験した上で，十分な専門的トレーニングが必要となる．

 コツ

MISでは手術時間や出血量なども最小限にとどめることが必要である．

1 脊椎最小侵襲手術

従来の脊椎後方手術では棘突起に付着した筋肉を剥離して椎弓へのアプローチを行う．一方，筋肉や軟部組織を剥離することで術後に疼痛や脊椎の運動制限，アライメント異常を呈する症例を認める．そのため，傍脊柱筋や軟部組織を温存することでこれらの術後症状を予防する術式が行われている．

a 脊椎後方アプローチにおける筋肉温存手術

手術用顕微鏡視下に行う．棘突起を，両側の傍脊柱筋が付着したまま左右2つに縦割する．棘突起を基部から切断して椎弓を展開し，後方の除圧を行う．縦割された棘突起を再縫合する．

b 内視鏡下椎間板切除術（microendoscopic discectomy；MED）

腰椎椎間板ヘルニア手術や腰部脊柱管狭窄症の除圧手術を内視鏡視下で行う．直径16mm径の金属チューブを背部皮膚上より椎弓直上に刺入し（『第4章A.5.4）胸椎・腰椎疾患』p.346参照），金属管内での手術操作をTVモニターの内視鏡画像を観察しながら行う（図1）．日本整形外科学会認定脊椎脊髄病医の資格を有する専門医の中で，実技試験を含めた一定の資格基準を満たす医師は，脊椎内視鏡下手術・技術認定医が取得できる．

 コツ

術前にX線やCT像で棘突起の大きさ，椎弓間隙の開大の程度，椎間関節の肥厚の程度，前弯の程度など形態の特徴を十分に把握して，金属チューブの設置位置を考える．

第5章 整形外科医が知っておくべき知識と制度

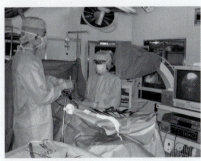

図1 内視鏡視下手術

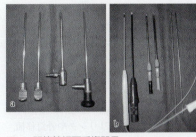

図2 関節鏡視下手術器具
a：斜視鏡．b：高周波蒸散装置，電気シェーバー．

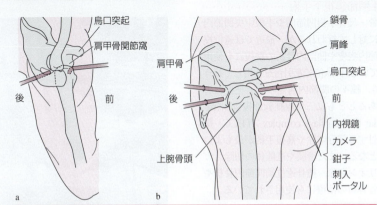

図3 肩関節鏡視下手術
a：上方より．b：側面より．

2 関節鏡視下手術

　関節鏡視下手術は直視下手術と比較して，手術創が小さいこと，健常組織の温存が可能であること，術後疼痛が軽度であること，早期社会復帰が可能であることが特徴としてあげられる．また，技術を習得できれば直視下よりも広い視野で詳細な病態を観察することが可能である．一方，他の最小侵襲手術と同様に正しい解剖学的知識と十分なトレーニングが必要である．

　良好な視野を確保するために灌流液を流して一定の関節内圧を保つ．関節鏡視はおもに斜視鏡（30°，70°）で行い，病巣部の処置には鋭匙鉗子，電気シェーバー，電気メス，高周波蒸散装置など種々の器械を使用する（図2）．

 Pitfall

不適切な手術体位や長時間の手術では，神経障害や灌流水漏出による軟部組織腫脹が問題となる．また，ポータル作製時には血管・神経の解剖学的位置を十分に理解して行う．

a　肩関節鏡視下手術

　半坐位または側臥位で上肢を牽引して行う．種々のポータルを作成して肩甲上腕関節と肩峰下滑液包の鏡視下（図3）で腱板損傷，肩関節不安定症，関節唇損傷，肩峰下インピンジメント症候群に対して手術を行う．

b 肘関節鏡視下手術

肘関節周辺には重要な神経・血管が走行している．そのためポータル作製時や関節内操作では特に注意を要する．手術体位は術者により異なる（腹臥位，側臥位，仰臥位）（図4）．関節リウマチや変形性関節症に対する滑膜切除や骨棘・遊離体の切除，離断性骨軟骨炎へのドリリングや骨釘移植，上腕骨外側上顆炎の病巣搔爬手術が肘関節鏡視下手術で行われている．

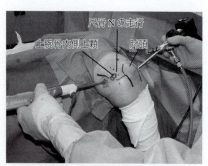

図4　手術体位：左側臥位

c 手関節鏡視下手術

橈骨・尺骨手根関節内や手根中央関節内病変に対して行われるが，最近では遠位橈尺関節内病変や関節内骨折の整復にも使用されている．仰臥位で牽引台を使用して行う（図5）．種々の関節内病変の病態把握に有用であるとともに三角線維軟骨複合体（triangular fibrocartilage complex；TFCC）損傷に対する部分切除や修復手術が最もよい適応となる．また滑膜や遊離体の切除，ガングリオン切除，橈骨遠位端関節内骨折や舟状骨骨折の治療にも使用されている．

d 膝関節鏡視下手術

膝関節手術において関節鏡を用いての手術手技は必要不可欠である．最も基本的な関節鏡ポータルとして前内・外側膝蓋下ポータルがあり，膝関節内全体を観察することができる．半月損傷に対しての縫合術や切除術，前・後十字靱帯損傷に対する靱帯再建手術，関節リウマチなどの滑膜炎に対する滑膜切除術は膝関節鏡視下手術の最もよい適応疾患である．さらに，関節内骨折や変形性関節症，離断性骨軟骨炎，腫瘍性病変など対象疾患は多岐にわたる．

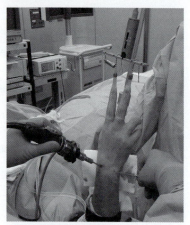

図5　手関節鏡視下手術

3 人工股関節・膝関節の最小侵襲手術

最小侵襲人工股関節置換術（MIS-THA），最小侵襲人工膝関節置換術（MIS-TKA）の定義は一定した見解が得られていないが，低侵襲を目的とした小切開と，筋肉の可及的温存による術後の除痛と早期機能回復を目的としている．人工関節に置換することは同じであり，従来法と比較して骨に対する侵襲には差がない．そのため手術器具や展開方法を工夫することで筋肉や周囲軟部組織への侵襲を最小限にする必要がある．また，小さな術野で従来と同じインプラントを挿入するため，術者の熟練度が最も重要となる．

> **⚠ Pitfall**
> MISにおいて不適切な手術手技は，インプラントのアライメント不良や不十分なセメント固定，手術時間の延長に伴う術後疼痛や出血量増加，感染リスクの増加を起こす．

4 骨折の最小侵襲手術

骨折手術の目的は骨折部の安定性と良好なアライメントを得ることで，早期骨癒合と正常な機能回復を期待することである．そのため，骨折部周囲の軟部組織への侵襲を最小限にすることが必要である．最小侵襲骨折手術において使用するインプラントは，従来法と同様にプレート，髄内釘，創外固定であるが，手術方法において骨折部の軟部組織を障害しないように様々な工夫を行っている．特に最近では最小侵襲プレート固定術(minimally invasive plate osteosynthesis；MIPO)が新しい手技として広がっている．

a MIPO
骨折部を展開して骨片間をプレートで強固に圧迫固定する従来法と異なり，骨折部周囲軟部組織を保護することで骨癒合促進を期待する．従来法を biomechanical fixation，MIPO を biological fixation という．手術的展開は行わず，X線透視下で骨折部の非観血的整復を行う．骨折部から離れた近位と遠位の小皮切から骨膜上を滑らすようにしてプレートを挿入して固定する．

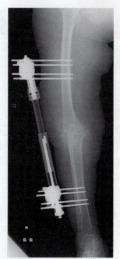

図6 膝関節固定術(創外固定使用)

b 髄内釘
長管骨の近位または遠位の小皮切から骨髄内にネイルを挿入して，骨折部の固定を行う．MIPO より軟部組織への侵襲は少ないが関節周囲の骨折には使用が困難である．

c 創外固定
ハーフピンまたはワイヤーを骨折部の遠位と近位に刺入し，創外固定器にそれぞれのピンを固定する(図6)．骨折部の固定は強固であり，骨や軟部組織への侵襲が最も少ない．開放骨折にも使用可能である．ピン刺入部のゆるみと感染の問題や，体外に装着された創外固定器が日常生活で支障となる可能性がある．

札幌医科大学整形外科 **射場浩介**

2 組織延長

DOs

- 手術方法（ピン刺入部位，骨切部位，延長方向）や延長スケジュールの術前計画が重要．骨延長速度は1日0.5～1mmで仮骨形成量をみて調節する．
- 骨切りは骨膜を温存してできるだけ低侵襲で行う．
- 長期間の創外固定装着が必要であるため，ストレスを配慮して患者とのコミュニケーションを大切にする．

　四肢において欠損した組織や不足した組織を再建することは容易ではない．再建方法には大きく分けて組織移植と組織延長がある．組織延長は残存する組織を延長あるいは拡大することで欠損した組織を補う方法である．移植を必要としないことが大きな利点であるが，組織の延長・拡大範囲に制限があることや創外固定器などの器械を長期間装着する必要があることが短所である．

1 骨組織延長

　骨折の修復過程を利用する延長法である．延長部位の骨切りを行い，骨片間に起こる骨新生反応を維持しながら延長を行う仮骨延長と，延長後の骨欠損部に骨移植を2期的に行う2つの術式がある．前者では良好な骨延長を行うためには，仮骨形成に必要な骨膜を温存すること，軟部組織修復と骨新生反応を待つため骨切後1～2週間安静にしてから延長を開始すること，1日0.5～1mmの延長を数回に分けて行うことが大切である．骨延長創外固定器が必要であり，患者年齢，延長部位，骨の大きさ，短縮や変形の程度などにより，機種を使い分ける．主なものに Ilizarov 法（図1）や De Bastiani 法（Orthofix®，図2）などがあるが，いずれも基本的原理は同じである．骨切部位，延長量，延長方向，ピン・ワイヤー刺入部位などの術前計画が最も大切である．最近では，インターネットの専用サイトで提供されるソフトウェアで延長プログラムを作成する新しい骨延長創外固定器（Taylor Spatial Frame®，図3）の使用が可能である．

　適応疾患は外傷や感染後の骨成長障害，骨折後の変形治癒，先天性疾患，変形性関節症など広い範囲で使用されている（図4）．

コツ

ピン・ワイヤーの刺入時は神経・血管や腱の位置を把握してから行う．ピン・ワイヤーのゆるみ，刺入部の感染にいつも注意する．

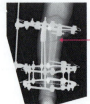

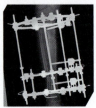

骨切り部

図1　Ilizarov 法による矯正骨切り・仮骨延長
（北海道立子ども総合医療・療育センター整形外科　提供）

コツ

延長中のX線写真で仮骨形成がない場合は延長速度を遅くする。仮骨形成が旺盛な場合は仮骨癒合を防止するため，延長速度を早めるか1回の延長量を増やす。

2 軟部組織延長

a 皮膚延長

皮膚欠損の修復では，欠損部位の機能的特徴をもつ皮膚で修復することが理想的である．縫合方法の工夫や組織拡張期を用いた皮膚伸長により，欠損部を同様の組織で修復することは機能的修復もできる利点がある．

- Z形成法やV-Y法などの皮切と縫合方法の工夫（図5）．
- ティッシュエキスパンダー（シリコン製の風船状バッグを皮下に置き，生理食塩水を注入することで皮膚を伸張する）や創外固定器を用いて，術前に欠損予定部位の皮膚や皮下軟部組織に余裕をつくる方法や術中・術後に生じた皮膚欠損部位に対して創外固定器などを用いて伸張した周囲の皮膚で覆う．

b 拘縮組織の延長

関節拘縮の手術では，関節包，腱，靱

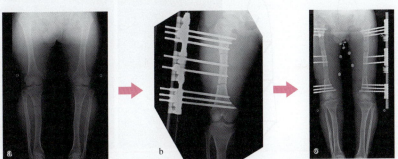

図2 大腿骨仮骨延長（Orthofix® 創外固定器）
a：骨延長前．b：大腿骨骨切り．創外固定装着．c：骨延長後．
（北海道立子ども総合医療・療育センター整形外科 提供）

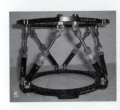 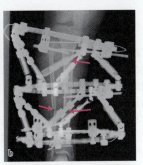 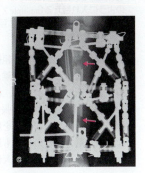

図3 Taylor Spatial Frame® による矯正骨切り・仮骨延長
a：Taylor Spatial Frame®．b：矯正骨切り．仮骨延長を目的に，Taylor Spatial Frame® の装着と脛骨近位部と脛骨・腓骨遠位部（矢印）に骨切りを行う．c：脛骨近位部と脛骨・腓骨遠位部で内反変形の矯正と仮骨延長を行う（矢印）．
（北海道立子ども総合医療・療育センター整形外科 提供）

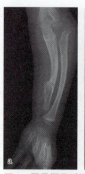 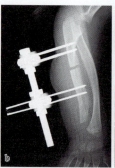 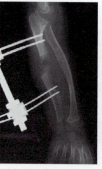 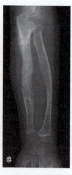

図4 尺骨仮骨延長
a:骨延長前. b:尺骨の延長中. c:骨延長後.
骨軟骨腫による前腕変形に対して,創外固定を用いた仮骨延長法で前腕骨矯正と橈骨頭整復を行った.

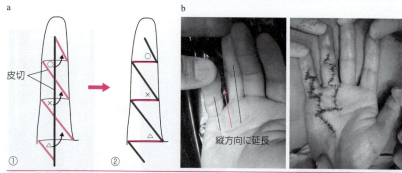

図5 皮膚延長
a:Z形成術による縦方向への延長. 線状瘢痕による拘縮に対して縦瘢痕を横方向に変えることで,皮膚延長が可能となる. 線状瘢痕に沿った縦皮切を行い(黒線),それに対して40〜60°の斜めの皮切(赤線)を①のように加える. Z(赤−黒−赤線の組み合わせ)ができるため,それぞれZの皮膚を②のように入れ替える(multiple Z形成).
b:Dupuytren拘縮に対するZ延長.

帯・皮膚を含んだ周囲軟部組織の広範な解離と周囲の血管・神経の剥離が必要な難易度の高い手術である.一方,創外固定器を用いて拘縮組織を緩徐に伸張する方法は,治療に時間を要するが組織を展開する必要がなく,神経・血管の伸張も期待できる有効な方法である.特に,先天性疾患や神経疾患に伴う関節拘縮,外傷や骨延長後の合併症による拘縮にはよい適応となる.

 Pitfall

延長に伴う関節拘縮,神経麻痺,循環障害の発生に注意する.

札幌医科大学整形外科　**射場浩介**

A 整形外科医に必要な医学的知識

3 骨癒合促進

DOs

- 骨癒合能を維持できる骨組織環境(骨欠損部の安定性,骨欠損部周囲の良好な軟部組織と血流)を保持する.
- 骨癒合促進には良好な骨形成過程と骨吸収過程が必要である.
- 種々の骨癒合促進方法を状況に応じて使い分ける.

骨癒合促進には骨組織周囲の環境と骨癒合に関与する細胞が重要な因子となる.骨癒合を促進する方法として,①骨欠損部の安定性,②良好な周囲軟部組織,③骨形成機序の活性化があげられる.また,骨細胞,骨芽細胞,破骨細胞,軟骨細胞の状態は骨癒合に関与する細胞因子として重要である.

1 骨癒合部位の安定化

ギプスによる外固定や手術によるスクリュー,プレート,髄内釘を用いた内固定を行う.

2 良好な周囲軟部組織

- 骨膜や筋肉の温存.
- 感染,異物などの骨癒合障害因子の除去.
- 血行不良部位の改善(病巣掻爬による新鮮化,皮弁による血行改善).

3 骨形成・再生機序の活性化

a 電気,電磁場刺激療法

電気刺激やパルス電磁場刺激による骨形成現象を利用して骨癒合を促進.

b 低出力超音波パルス療法

低出力パルス超音波(low-intensity pulsed ultrasound;LIPUS)療法は,非侵襲的で治療時間も短く,骨癒合効果もすぐれていることから遷延治癒骨折や偽関節の治療に広く使用されている.超音波が細胞や組織に対してメカニカルストレスとして作用し,骨

形成を促進する(図1).最近では開放骨折や粉砕骨折の手術後に使用が可能となった.治療器には周波数が一定に設定されているSAFHS®(Sonic Accelerated Fracture Healing System)以外に,周波数と出力の選択が可能なオステオトロン®IIIなどがある.超音波エネルギーは浅部組織から深部組織に進むに従い減弱する.また,骨折は受傷部位により周囲軟部組織の厚さが異なる.そ

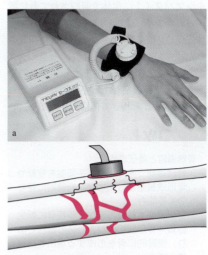

図1 低出力超音波骨折治療器
a:装着図(帝人ファーマ株式会社 提供).
b:1日1回20分間の治療.骨癒合確認まで使用する.超音波は軟部組織を通過し,骨折部の細胞を直接刺激する.

のため，後者は治療対象部位別に周波数と出力を選択することが可能である．

c 自家移植骨

腸骨などから採取した自家骨を移植する．移植骨には骨形成を促進する骨基質タンパクや成長因子，細胞が含まれる．採骨部に新たな手術侵襲が加わることが短所である．骨誘導能と骨伝導能をもつ．

〔自家骨に含まれる成分〕
・リン酸カルシウム
・骨基質蛋白（I 型コラーゲン，オステオカルシン，オステオポンチンなど）
・骨形成活性を有した細胞（骨細胞，骨芽細胞，未分化間葉系細胞，破骨細胞）
・サイトカイン（bone morphogenetic protein；BMP，transforming growth factor beta；TGF-β，fibroblast growth factor；FGF，insulin like growth factor；IGF など）

d 人工骨

骨置換材料として骨伝導能をもつヒドロキシアパタイト，生体で吸収されて骨に置換される β-リン酸三カルシウム（図2），生体安定性のあるセラミックをもとに開発された種々のバイオアクティブ・セラミックがある．非侵襲的に安定した供給が可能である．骨伝導能を有するが骨誘導能に乏しい．自家骨とあわせて使用可能である．

コツ

骨誘導能と骨伝導能
・骨誘導能：未分化間葉系細胞を軟骨や骨形成細胞に分化させ，能動的に骨をつくる能力．
・骨伝導能：移植母床から移植骨に新生血管や骨形成細胞が入り込む過程であり，受動的に骨を形成する場所を提供する能力．

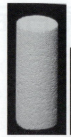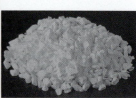

図2 β-リン酸三カルシウム

e 血管柄付き骨移植

血管を付けた状態で移植された骨は豊富な血流量を保っており，移植骨と母床骨との癒合は新鮮骨折と同じ過程をたどる．血管吻合などマイクロサージャーリーの技術を要する．

f 最先端技術

1） 幹細胞を用いた治療

自家骨骨髄から採取した間葉系幹細胞を培養して，増殖と骨形成細胞へ分化誘導した後に体内に戻す．

2） 遺伝子を用いた治療

BMP などの骨形成促進作用を有するサイトカインをコードした遺伝子を骨欠損部に直接導入，あるいは遺伝子導入した細胞を移植する．

3） サイトカインを用いた治療

BMP，TGF-β，FGF などのサイトカインを含んだ担体を骨欠損部へ移植する．生体内で担体から徐放するサイトカインの骨形成促進作用を期待する．

札幌医科大学整形外科　**射場浩介**

A 整形外科医に必要な医学的知識

4 スポーツ医学

DOs

- スポーツ医学は広範な領域を含む学際分野である．スポーツ活動に起因する問題としては運動器疾患が多いため整形外科の役割は重要である．
- スポーツ医学の対象は子どもからトップアスリート，中高年者，疾患を有する人まで多岐にわたる．それぞれの対象にあわせた知識や対処法の考察が必要である．

1 スポーツ医学の対象

スポーツを行う目的から以下の4つに分けられる．①子ども；学校体育，小中学校運動部，スポーツ少年団におけるスポーツ活動を行っている．成長期特有の傷害があるため，治療のみでなくその予防や後遺症を残さないための医学的なサポートも必要である．②競技スポーツ選手；高校，大学，社会人の運動部，世界と戦うトップアスリート，プロ選手などである．身体能力の限界に挑む活動を行うため傷害発生の危険も大きい．また傷害を生じた場合にはより早期に高いレベルへの復帰を望む．傷害予防，競技力向上に対する医学的サポートも求められる．③スポーツ愛好者；スポーツを楽しみ健康の維持・増進の手段とする．中高年者が多いので安全にスポーツを行うための医学的サポートが必要である．④疾病，障害を有する者；運動を疾病や障害の改善に役立てることが可能である．糖尿病患者に対する運動療法などがその一例である．

 コツ

スポーツ選手の治療においては，選手本人のみならず，理学療法士や現場の指導者，トレーナーとの連携が重要である．

スポーツ医療を行う際には，上記の対象における違いを念頭に置いて治療計画を立てる必要がある．

2 資格制度

スポーツドクターの資格認定制度は以下の3つがある．

a 日本整形外科学会認定スポーツ医…

1) **制度発足年度**：1986年．
2) **目的**：整形外科が運動器官の諸疾患を主要な診療対象としているところから，あらゆる年齢層におけるスポーツ傷害の予防や診療に尽力すべき責務をもつと考え，スポーツ医学・スポーツ傷害に対する指導力

☑ スポーツ基本法・スポーツ庁

2011年にスポーツ基本法が公布・施行された．スポーツを世界共通の文化としてとらえ，スポーツを通じて幸福で豊かな生活を営むことは全ての人々の権利であり，国がスポーツの機会を確保し健康の保持増進の責務を有することが明文化された．この理念を推進実現するために2015年スポーツ庁が設置された．スポーツ医学はこのような国の方策のもと，ますますその重要性が認識されている分野である．

と診療能力の向上を図ることである．
3) **特徴**：スポーツ医学全般を含むが特に運動器のスポーツ傷害をカバーする．

b **日本体育協会公認スポーツドクター**

1) **制度発足年度**：1982年．
2) **目的**：スポーツをする人々の健康管理や，スポーツ傷害に対する予防，治療等の臨床活動を行うとともに，スポーツ医学の研究，教育，普及活動にあたることとされる．その役割としては，①スポーツをする人の健康管理と技術力向上のための援助，②スポーツ外傷・障害の予防・診断・治療・リハビリなど，③競技会などの医事運営，チームドクターとしての参加，④スポーツ医学の研究，教育，普及活動，などである．
3) **特徴**：目的③にあるとおり競技スポーツをカバーしているのが特徴である．

c **日本医師会認定健康スポーツ医**

1) **制度発足年度**：1991年．
2) **目的**：運動を行う人に対して医学的診療のみならず，メディカルチェックや運動処方を行い，各種運動指導者等に指導助言を行いうる医師を養成することである．
3) **特徴**：健康スポーツを主な対象としている．

3 アスレチックリハビリテーション

アスレチックリハビリテーションはスポーツ活動への復帰を目的に行われるリハビリテーションである．従来から行われてきた日常生活への復帰を目的とするメディカルリハビリテーションと対比する意味で使われる．アスレチックリハビリテーションでは病院内だけでなく，スポーツ現場やフィットネスクラブを用いるなどしてより早期に元のレベルのスポーツ活動に復帰するためのメニューが組まれる．このメニューにはスポーツトレーニングの要素が多く含まれ，病院の医師・理学療法士とスポーツ現場の指導者・トレーナーとの間での連携が必要とされる．

 Pitfall

スポーツ選手は基本的には練習や試合を休みたくないので，根拠や今後のプランを示さずに休息の指示のみ行うことは御法度である．

札幌医科大学保健医療学部理学療法学第二講座　**渡邉耕太**

☑ **アスレチックトレーナー**

スポーツ現場でのトレーナーの仕事として外傷の応急処置，傷害の予防，コンディション維持，トレーニング指導などがあり，その役割は重要である．トレーナーの出身母体は理学療法士，柔道整復師，鍼灸マッサージ師など多岐にわたり，その能力も様々であった．1994年に日本体育協会公認アスレチックトレーナー制度が発足し，トレーナーとして活動するために必要な知識や技能の基準作り，レベル向上がなされている．

☑ **健康寿命**

21世紀の少子・高齢社会において，活力ある日本を実現するためには，病気そのものを減らし，健康で自立して暮らすことができる期間（健康寿命）を延ばしていくことが重要といわれている．そのため従来の疾病の早期発見，早期治療（二次予防）に重点を置いた施策だけでなく，生活習慣の改善（一次予防）の必要性が強調されている．スポーツ医学はこの「健康寿命」の延長にも貢献できる領域である．

A 整形外科医に必要な医学的知識

5 運動器リハビリテーション

DOs

- 運動器リハビリテーションは，運動器疾患の治療のほか，運動器機能低下の予防や治療などを主な目的とする．
- 運動器リハビリテーションの手段として，理学療法，作業療法，義肢・装具療法などが行われている．
- 運動器リハビリテーションは，超高齢社会の重要課題である健康寿命の延伸に大きく貢献する．

1 運動器リハビリテーションの役割

運動器は骨，関節，筋肉，神経などで構成されており，身体を自由に動かすために重要な器官である．運動器の機能が障害されると，ものをつかむ，歩くといった動作が不自由となり，日常生活活動が困難となる．運動器の疾患は小児から高齢者まで多岐に渡っているが，運動器リハビリテーションは，それぞれの疾患の保存療法の中心である．また，手術療法の前後に行うリハビリテーションは，治療成績を左右する大切な治療法である．脊椎椎体骨折や大腿骨近位部骨折などの高齢者に多い主な骨折は，高齢になるほど発生率が高くなることが明らかにされている（図1）．超高齢社会のわが国では，これらの骨折の治療としてのリハビリテーションはもちろん，骨折の原因となる転倒を防止することも大切である．さらに，軟骨の変性，骨量や筋肉の減少など加齢による運動器の変化がもたらす機能の低下を予防し，生活の活動性の維持や向上を図る上でも，運動器リハビリテーションは重要な役割を担っている．

2 運動器リハビリテーションの内容

運動器リハビリテーションの主な内容として，理学療法（運動療法，物理療法），作

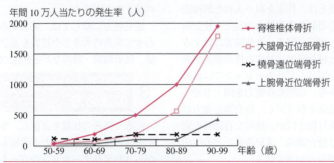

図1 高齢者に多い骨折の各年代別の発生率
（Sakuma M, et al．；Incidence and outcome of osteoporotic fractures in 2004 in Sado City, Niigata Prefecture, Japan. J Bone Miner Metab 2008；26：373-378 より）

業療法，義肢・装具療法などがある．

a 理学療法

1) 運動療法

運動療法とは，身体を動かすことで機能回復を目指す訓練法であり，筋力増強訓練，関節可動域訓練，持久性訓練，日常生活動作訓練のほか，心肺機能を改善させる訓練などがある．運動療法は，生活習慣病や廃用症候群の予防や治療にも有効とされており，運動器疾患の治療だけではなく，健康維持・増進にも役立てられている．

2) 物理療法

温熱，寒冷，電気，光線，水，牽引力などの物理的なエネルギーを用いて治療を行う．温熱療法には，表在部位を温めるホットパック，赤外線などと，深達部位を温める超短波，極超短波などがあり，鎮痛効果や組織の伸張性を高める効果が期待される．電気刺激療法には，治療的電気刺激法（TES）と機能的電気刺激法（FES）がある．TESには，末梢神経の回復や筋肉増強を目的とした低周波刺激，鎮痛効果を目的とした経皮的電気刺激療法（TENS）などがある．FESは，中枢神経の障害による運動麻痺に対し，末梢神経や筋肉にタイミングを制御して電気刺激を加え，関節を機能的に動かす治療法で，下垂足に対する電気刺激装置が実用化されている．

b 作業療法

作業療法とは，作業を取り入れた訓練法であり，応用的な動作能力の向上や社会的適応能力の回復を図る．身体障害に対する作業療法と精神障害に対する作業療法があるが，運動器リハビリテーションでは前者が中心である．応用動作能力を向上させて日常生活活動を取り戻し，社会適応能力の維持向上を目指すほか，簡易な自助具や装具の作製と適合訓練，家屋改修などの生活環境の調整などが含まれる．

c 義肢・装具療法

1) 義肢

切断肢に装着する義肢には義手と義足があるが，上肢と下肢の機能が大きく異なるように，義手と義足の役割には大きな違いがある．

義手には，外観の再現を目的とした装飾用義手，特定の作業を行うために作られた作業用義手，肩甲骨や肩関節の動作を変換してものをつかむ・はなす（把持）などの動作を可能とする能動義手，筋肉の収縮に使用される微弱な神経電流を感知し，つかむ・はなすという把持動作をモーターで再現する筋電義手などがある．

義足には，装飾用義足と，歩行能力の再獲得のために身体を支持する機能的義足に大別できる．関節にあたる継手には様々な種類があり，患者の状態やニーズによってどのような機能を持たせるか考慮した上で処方する．

2) 装具

運動器疾患の治療や機能障害の軽減を目的に四肢および体幹に装着する．運動器リハビリテーションで装具に求められる主な機能として，骨折部の外固定，筋力低下や靭帯損傷などにより不安定となった関節の支持，脱臼整復後や手術後の関節運動の制御，体幹や関節に加わる負担の軽減，下肢骨折部の免荷，下肢の配列の調整や脚長差の補正などがある．

装具処方に際しては，装着する目的に合わせて装具の大きさや材質を選び，装着方法，装着期間・時間などを患者に指導する．

3 運動器リハビリテーションの進め方

疾患や障害の状態を評価し，本人の希望や家族の状況，家屋などの環境も考慮しながらリハビリテーションのゴールを設定する．どのような訓練を行うかプログラムを作成し，訓練の内容を理学療法士や作業療

法士に指示し，必要に応じて義肢や装具を処方する．プログラム通りに進んでいるか確認し，はかどらない時には状態を再評価して，病状に合せて訓練の内容を変更する．

運動器リハビリテーションは，理学療法士，作業療法士，看護師，義肢装具士をはじめ多くの専門職でチームを組んで進めていく．チームのメンバーは常に最新の情報を共有し，医師はリーダーとして情報を分析し，チームの動きを指揮する立場にある．そのためには，幅広い知識と技術，判断力，チームを束ねる指導力を医師は兼ね備える必要がある．

Pitfall
リハビリテーションのゴールは同じ疾患・外傷であっても個人によって異なるため，訓練内容はすべてオーダーメイドである．

4 運動器リハビリテーションと健康寿命の延伸

　介護を要するようになった原因の約1/4が運動器疾患によるとされ(図2)，そのうち半数は転倒・骨折によるものである．運動器機能低下を予防することは健康寿命の延伸に重要な役割を果たす．日本整形外科学会は，運動器の障害によって移動機能の低下をきたした状態をロコモティブシンドロームと定義した(次項「6．ロコモティブシンドローム」参照)．整形外科医は，ロコモティブシンドロームや廃用症候群について十分に理解しておくとともに運動器リハビリテーションが果たす役割と，その重要性を知っておかねばならない．

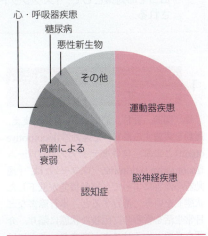

図2　要介護となった原因
(平成25年国民生活基礎調査より)

DON'Ts

- ☐ 手術後の安静臥床は急速な筋力の低下を招く．術後のリハビリテーションのオーダーを術前に準備しておくことを忘れてはいけない．
- ☐ リハビリテーションを療法士に任せっきりにしてはいけない．進行状態を常に把握し，責任をもって管理しなくてはならない．

京都府立医科大学リハビリテーション医学　**三上靖夫**

☑ チーム内の意思統一
　入院中のリハビリテーションにおいて，訓練室では療法士の指導で頑張って歩く練習をしている患者が，病棟では転倒を危惧して歩く機会を与えられていない場合がある．医師は患者の状態を評価し，療法士，看護師とコミュニケーションを取りながら，安静度を適切に指示しなければならない．

A 整形外科医に必要な医学的知識

6 ロコモティブシンドローム

DOs

- ロコモティブシンドローム（ロコモ）とは，「運動器の障害によって，移動機能が低下した状態」である．
- ロコモは，要介護状態の原因となる．
- ロコモの評価法として，「立ち上がりテスト」「2 ステップテスト」「ロコモ 25」などがある．
- ロコモの対策として，「スクワット」や「開眼返却立ち」などのロコトレが推奨される．

1 ロコモティブシンドロームとは

骨，関節，脊柱，筋肉など「身体を支え，運動を実施する器官」を運動器（locomotive organ）とよぶ．ロコモティブシンドローム（locomotive syndrome，ロコモ）とは，「運動器の障害によって，移動機能が低下した状態」をいう．進行すると，歩行障害など日常生活を営むのに困難な状態に陥り，介護を必要とするリスクが高まり，さらには要介護状態となる．

運動機能低下の原因としては，①関節軟骨や椎間板の変性，②筋萎縮，筋力の低下，③骨量の低下があげられる．これらの要因は相互に関係し，歩行障害や運動器疾患の発生をもたらす（図1）．上記の運動器の3つの構成要素における頻度の高い疾患として，変形性脊椎症（腰部脊柱管狭窄症），変形性関節症（股関節，膝関節など），骨粗鬆症，サルコペニアなどがある．

2 ロコモの疫学

平成 25 年度の国民生活基礎調査によると，介護が必要となった原因疾患の，4位が骨折・転倒（11.8%），5位が関節疾患（10.9%）で，これらを合わせると1位の脳血管疾患（脳卒中）の 18.5% を上回る．運動器障害が要介護の主要な原因となっていることがわかる．

東京大学が行った一般住民コホート研究（Research on Osteoarthritis Against Disability［ROAD］study）によれば，X線検査で診断されるわが国における有病者数は，変形性膝関節症が 2,530 万人（男 860 万人，女 1,670 万人），変形性腰椎症が 3,790 万人

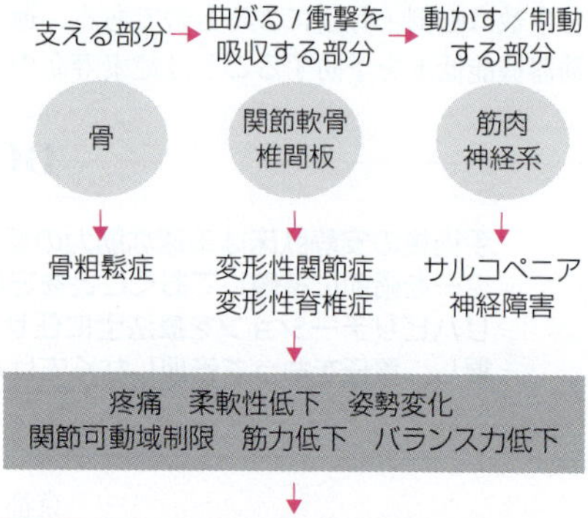

図1 ロコモティブシンドロームの概念
（中村耕三：ロコモの概念図．日医師会誌 2015；144：2-3 より）

(男1,890万人，女1,900万人)と推計されている．また，骨塩定量測定法(DEXA)による骨粗鬆症の該当者数は，腰椎の測定で640万人，大腿骨頚部の測定で1,070万人とされている．上記の変形性膝関節症，変形性腰椎症，骨粗鬆症のうち1つ以上に該当する数は，4,700万人(男2,100万人，女2,600万人)とされ，ロコモティブシンドロームの該当者数はこれを上回るものと推測される．

3 ロコモの症候と診断

a 徴候・症状

ロコモティブシンドロームは，局所の疾患が発症している状態から，検査のみで発見できる状態までを含む．歩行機能障害のほか，各運動器を構成する，骨，関節，筋肉，神経などの機能低下による種々の徴候・症状が単独あるいは複合してみられる．

ロコモティブシンドロームの主な徴候・症状としては，①関節や背部の痛み，②関節や脊柱の変形，③関節や脊柱の可動域制限，④下肢・体幹の筋力低下，⑤バランス能力の低下などが挙げられる．

b 判定・診断

身体所見と検査所見を参考に，①局所の運動器の機能低下の程度，②歩行機能低下の有無と程度を判定，診断する．

身体機能評価法として，「立ち上がりテスト」，「2ステップテスト」がある．「立ち上がりテスト」では，片脚または両脚で，決まった高さの坐位から立ち上がれるかうかで脚力を測る．「2ステップテスト」では，2歩分の最大歩幅(cm)を測定し，身長で除した値を「2ステップ値」とする．また，主観的評価法としては，疼痛，歩行，起居動作などに関する25の質問項目からなる「ロコモ25」がある(図2)．必要に応じてX線検査，MRI検査，骨量検査などを実施する．

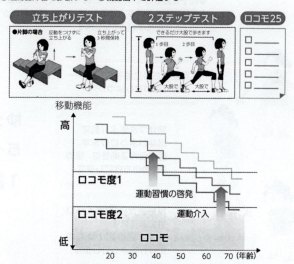

図2 ロコモティブシンドロームの評価法
(中村耕三：ロコモの概念図．日医師会誌 2015；144：2-3 より)

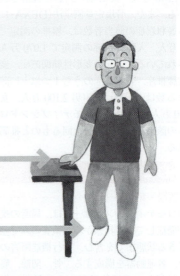

図3 ロコモーショントレーニング（ロコトレ）その1：開眼片脚立ち
（日本整形外科学会　ロコモパンフレット 2010年度版より）

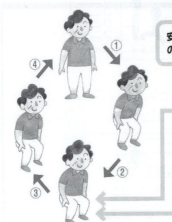

図4 ロコモーショントレーニング（ロコトレ）その2：スクワット（ハーフ）
（日本整形外科学会　ロコモパンフレット 2010年度版より）

4 ロコモの予防

ロコモティブシンドロームの予防対策の2本柱は，①運動器局所の治療と，②歩行機能の維持である．日本整形外科学会では，②の対策のためのロコモーショントレーニング（ロコトレ）を考案した．ロコトレの主体は，「開眼片脚立ち」と「スクワット」である（図3, 4）．この他，ストレッチング，ウォーキング，太極拳，ラジオ体操なども推奨される．

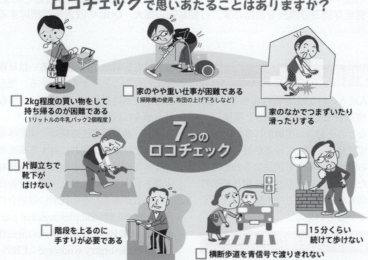

図5 7つのロコチェック
（日本整形外科学会　ロコモパンフレット2010年度版より）

DON'Ts

- 「立ち上がりテスト」「2ステップテスト」では転倒に気をつける．無理をすると膝の痛みを起こすことがある．
- ロコトレにおいても転倒や関節痛の誘発に注意する．

札幌医科大学整形外科　山下敏彦

☑ **ロコモーションチェック**
日本整形外科学会では，ロコモティブシンドロームの早期発見のためのロコモーションチェック（ロコチェック）を提唱している．7項目からなる自己チェックであり，このうち1つでも該当すればロコモティブシンドロームの可能性がある（図5）．

A 整形外科医に必要な医学的知識

7 慢性痛の考え方

DOs

- 運動器の慢性痛は，慢性侵害受容性疼痛と神経障害性疼痛に分類される．
- 痛みの遷延化に心理・社会的要因や脳内鎮痛機構の障害が関与する．
- 運動療法は，身体機能改善のみならず疼痛の軽減にも有効である．
- 心理・社会的因子が関与する症例に対しては，認知行動療法が有効である．
- 完全な痛みの消失を目指さず，行動範囲の拡大，QOLの改善を目標にする．

1 慢性痛の疫学

日本人成人の約23％が慢性痛を有しており，疼痛部位としては，腰部を筆頭に，肩，膝などの運動器が圧倒的に多い．すなわち，現代社会においては運動器の疾患に由来する慢性痛を有する国民はきわめて多い．したがって，運動器診療を担う整形外科は，痛みの診療科としても国民の期待を背負っているといえる．

2 運動器慢性痛の病態

運動器の慢性痛は痛みのメカニズムから，慢性侵害受容性疼痛(chronic nociceptive pain)と，神経障害性疼痛(neuropathic pain)に大きく分類される．実際の臨床症例では，この両者が関与している混合性疼痛(mixed pain)の症例も少なくない．また，慢性痛症例では心理・社会的要因が疼痛遷延化に関与したり，逆に遷延する疼痛が心理状態に影響を及ぼす場合がある．また，脳内の疼痛抑制システムの破綻など，脳機能異常が疼痛遷延に関与していることも明らかになっている．これらの非器質的要因による疼痛は機能性疼痛(functional pain)とよばれる(図1)．

慢性侵害受容性疼痛は，関節や脊椎組織の炎症や変形，不安定性などの要因により，関節・脊椎とその周囲組織における侵害受容器に有害刺激が持続的あるいは反復的に加えられることにより発生する．変形性関節症，変形性脊椎症，関節リウマチなどに伴う痛みに代表される．

一方，神経障害性疼痛は，国際疼痛学会によると「体性感覚系に対する病変や疾患によって直接的に引き起こされる疼痛」と定義される．一般に慢性・難治性の疼痛となる場合が多く，その代表には複合性局所疼痛症候群(complex regional pain syndrome；CRPS)や脊椎手術後の遺残性疼痛(failed back surgery syndrome；FBSS)などがあげられるが，神経根性疼痛のように比較的予後良好な疼痛も含まれることに留意すべきである．

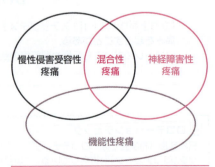

図1．痛みのメカニズムに基づく運動器慢性痛の分類

3 運動器慢性痛の診断

疼痛はきわめて主観的な感覚であり，客観的な評価法，診断法はまだ確立されるに至っていない．慢性痛の病態把握のためには，種々の検査により，発痛源となっている部位や，発痛メカニズムの分析・把握が必要になる．一般的な疾患の診断法と同様に，まずは問診・視診，理学的検査，神経学的検査をしっかり行うことが基本となる．必要に応じてX線写真，CT，MRIなどの画像検査や血液・尿検査などの補助診断法を追加する．

痛みの有無や程度を客観的に評価するのはきわめて困難だが，一般に簡便なものとして visual analogue scale（VAS），face scale などが用いられる．しかし，筋骨格系の痛みの程度の評価にあたっては，実際に患者の身体を触診したり，関節や脊柱を動かした際の患者の反応をみることが第一だといえる．身体所見や画像所見に比べ，患者の反応が過剰な場合は，心因性疼痛の要素が関与している可能性もある．また，CRPS など難治性の神経障害性疼痛の症例でも同様の特徴を示すことがある．

4 運動器慢性痛の治療

a 慢性侵害受容性疼痛の治療
1）薬物療法

非ステロイド性抗炎症薬（NSAIDs）が中心となる．長期間の処方が必要な場合には，消化管障害のリスクが低い COX2 選択的阻害薬（セレコキシブなど）の使用を考慮する．アセトアミノフェンも腰痛ガイドライン等で推奨されている．

これらの薬剤が無効な強い疼痛を訴える場合は，オピオイドの使用が考慮される．オピオイドの使用にあたっては，副作用や中毒など有害事象の発生に注意が必要である．薬物療法の詳細については「第6章 F. 7. おもな薬剤」p.730 を参照されたい．

2）理学療法

理学療法は重要な治療手段といえる．温熱・電気療法などの物理療法と，ストレッチングや筋力訓練などの運動療法からなる．近年，とくに運動療法の疼痛治療における重要性が強調されている．慢性痛患者では，廃用性の筋萎縮や脊柱・下肢アライメントの異常を伴う場合が少なくない．運動療法による脊柱・関節可動域の回復や姿勢の改善は疼痛の軽減に有効である．それに加えて，運動療法を継続することや周囲からの励ましによるモチベーションアップが，脳内のドパミン・システムに影響し鎮痛効果をもたらすことが指摘されている．また近年，運動療法は，筋収縮に伴うミオカインの分泌や PGC1-α の発現を促し，全身的な抗炎症作用を発揮することも示唆されている．

3）手術療法

炎症等による発痛組織の除去を目的としたものとして，人工関節置換術，病巣掻爬術などがある．また，脊柱・関節の不安定性による侵害刺激の除去を目的とするものに，脊椎固定術，椎体形成術，靱帯再建術，関節固定術などがある．

b 神経障害性疼痛の治療

神経障害性疼痛に対しては，原則的に NSAIDs は無効である．プレガバリンは神経障害性疼痛に対する保険適用がある．この他，下行性疼痛抑制系賦活薬やオピオイド等が試みられる．薬物療法の詳細については「第6章 F. 7. おもな薬剤」p.730 を参照されたい．難治性の神経障害性疼痛に対しては，交感神経ブロックや脊髄電気刺激療法（spinal cord stimulation；SCS）も試みられる．

保存療法無効例には，椎弓切除術，椎間板切除術，神経剥離術，神経移所術などの神経除圧手術の適応が考慮される．また脊柱・関節の不安定性や変形などが神経を傷害している場合には，矯正・固定術などが

行われる．一方，CRPS，FBSSなどきわめて難治性の症例に対する観血的治療の適応には慎重を期すべきである．

c 集学的アプローチ

慢性痛症例では，器質的要因の他に，心理・社会的要因が関与している場合が多く，その治療には，複数の診療科や職種が参加した集学的アプローチが必要である．慢性痛の集学的治療においては，疼痛コントロール，身体機能回復訓練，心理療法が3本柱となる．

慢性痛に対する心理療法として，近年，認知行動療法(cognitive behavioral treatment)の有効性がクローズアップされている．認知行動療法では，疼痛患者における病態の認知の歪みを知り，修正することにより，行動変容をもたらし回復に導くことを目標とする．慢性痛患者における典型的な認知の歪みは，「痛みのために何もできない」であり，これを「痛いけれどやるべきことはやれるし，生活も楽しめる」という状態に変容させる．

今後，ペインセンターの設立などにより，慢性痛に対する集学的な診断・治療体制が確立されることが期待される．

DON'Ts

- ☐ 痛みの病態・メカニズムの詳細な分析なしに，初回からオピオイドなどの強力な鎮痛薬を処方してはいけない．
- ☐ 運動療法の併用や心理社会的要因を考慮せずに漫然と薬物療法を続けるべきではない．

札幌医科大学整形外科　**山下敏彦**

A 整形外科医に必要な医学的知識

8 移植医療

> **DOs**
> - 移植材料としての自家組織，同種組織，人工材料について理解し，症例に応じて使い分ける必要がある．
> - 移植医療を行う場合，法律やガイドラインを十分に理解し，それに準じて行う．

　疾患や外傷などにより機能不全に陥った臓器もしくは組織に対する治療法として移植が行われる．移植とは，donor から recipient に組織や臓器を移し植えることである．移植の種類には，donor に自己の組織を用いる自家移植と，自己以外の組織を用いる他家移植がある．他家移植には，動物の組織を用いる異種移植と他人の組織を用いる同種移植がある．

1 整形外科における移植医療

a 骨移植

　整形外科における移植医療の例をあげると，古くから骨移植が行われており，治療法に大きな影響を与えた．骨欠損や骨癒合不全があると，骨移植が行われるが，移植材料としては自家骨組織，同種骨組織，人工骨がある（表1）．それぞれ骨形成能，骨誘導能，骨伝導能などに違いがあるが，現在行われている骨移植法では3つの作用を有する自家骨を用いるものが gold standard といわれる（表2）．しかしながら健常である採取部位に侵襲が加えられることによる疼痛，変形や感染，骨折などの問題や採取量の限界があり，同種骨や人工骨が用いられる場合がある．同種骨の場合，免疫的な問題や感染の問題，供給不足の問題があり，人工骨では高価であることやそれ自体には

表1 骨移植の種類と特徴

骨移植の種類	長所	短所
自家骨	骨形成能が高い 拒絶反応がない	健常部に侵襲が加わる 採取量に限界がある
同種骨	大量に使える 術前に加工できる	免疫的な問題や感染の問題がある 供給が不安定である
人工骨	供給が安定している	高価である 骨誘導能を有さない

表2 骨移植の作用

作用	自家骨	同種骨	人工骨
骨形成能（それ自体から骨が形成されること）	＋	－	－
骨誘導能（骨を形成する細胞を集めて骨を添加させること）	＋＋	＋	－
骨伝導能（骨を形成するための足場を提供すること）	＋	＋	＋

骨誘導能がないことなどが問題となり，それぞれ一長一短がある．人工骨の開発に著しい発展がみられる近年，わが国ではその使用頻度が増加しつつある．また，人工関節再置換術例の増加や悪性骨・軟部腫瘍に対する患肢温存手術が適応されるようになった近年，大量の移植骨を必要とする場合が多くなり，同種骨移植の需要が高まっている．同種骨には切断骨や手術中に摘出された大腿骨頭，あるいは死体から摘出された骨が使われる（表3）．同種骨組織を採取・処理・保存・提供する機関として，骨バンクがあり，施設内骨バンク，地域骨バンクが設立されている．

家培養軟骨移植（図1）が行われるようになった．膝関節における $4\,cm^2$ 以上の外傷性軟骨欠損症または離断性骨軟骨炎に適応は限られるが，2013年4月1日付で保険適用が了承された．

2 移植に関する法律，ガイドラインなど

死体からの移植に関する法律として，1997年7月に「臓器の移植に関する法律」が制定された．この法律において「臓器」とは，人の心臓，肺，肝臓，腎臓，その他厚生省令で定める内臓および眼球をいう．

コツ
移植医療を行うにあたり，十分なインフォームド・コンセントを行う必要がある．

b 関節軟骨の移植

骨以外では関節軟骨の移植がある．関節軟骨は修復能力が低く，一度損傷されると本来の硝子軟骨で修復されないと考えられている．1つの方法として自己の軟骨を軟骨下骨ごと移植する方法がある．関節周辺の荷重にあまり関与しない部位から骨・軟骨片を複数個円柱状に採取し，軟骨欠損部に移植するモザイクプラスティーが行われる．また，近年組織工学の発展により，自

表3 同種骨組織採取と処理

1)	インフォームド・コンセント
2)	感染症，悪性腫瘍，重篤な代謝・内分泌疾患，血液疾患，膠原病などの自己免疫疾患の既往を有するドナー，感染症スクリーニング検査陽性ドナーの除外
3)	無菌操作による骨組織採取
4)	採取した骨組織から軟部組織，軟骨部分を除去
5)	防水性かつ気密性の滅菌容器にて−70℃以下で冷凍保存
6)	80℃，10分間または60℃，10時間の加温滅菌処理および滅菌生理食塩水での洗浄

（冷凍ボーンバンクマニュアルより）

☑ **自家培養軟骨移植**

軟骨組織には血管がなく，損傷を受けてもそれを治すための細胞や栄養が供給されないため，ケガなどで一度損傷を受けると自然には治らない．このことは1743年にHunterという医師が述べているほど昔から知られていた．軟骨損傷はこれまで根治療法が確立されていなかったが，このほど患者から軟骨細胞を取り出し，体外で培養して患者に戻すという新しい治療法が開発された．軟骨組織は自然治癒が困難であるが，軟骨細胞には増殖する能力がある．患者から軟骨組織の一部を取り出し，軟骨細胞が増殖できるような環境を整えて作られたのが自家培養軟骨である．採取された軟骨をゲル状のアテロコラーゲンと混合して立体的な形に成型した後，三次元的に培養を行う．これは軟骨細胞が本来持っている性質を維持したまま培養できる優れた方法である．軟骨欠損部に移植された培養軟骨はコラーゲンやプロテオグリカン等の軟骨基質を産生し，軟骨組織が修復されると推測されている．

第5章 整形外科医が知っておくべき知識と制度

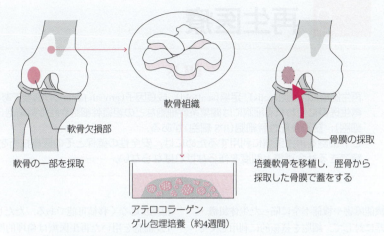

図1 自家培養軟骨移植の流れ

これに対し，日本国内で提供できる「組織」としては，心臓弁，血管，皮膚，骨，膵臓組織（膵島）がある．これら組織の移植のための特段の法令はないが，「臓器の移植に関する法律」の運用に関する指針（ガイドライン）第11-6；組織移植の取扱いでは，「通常本人又は遺族の承諾を得た上で医療上の行為として行われ，医療的見地，社会的見地等から相当と認められる場合には許容されるものであること」とされている．

また，日本組織移植学会（Japanese Society of Tissue Transplantation；JSTT）による，「ヒト組織を利用する医療行為の倫理問題に対するガイドライン」および，「ヒト組織を利用する医療行為の安全性確保・保存・使用に関するガイドライン」に沿って組織移植は行われている．日本整形外科学会では，「整形外科移植に関するガイドライン」を作成している．

横浜市立大学医学部整形外科　**熊谷　研**

☑ iPS 細胞

再生医療分野で現在注目されているのは，京都大学の山中伸弥教授が世界ではじめて作製に成功した induced pluripotent stem cell（iPS）細胞である．人間の皮膚などの体細胞に極少数の因子を導入し培養することによって，様々な組織や臓器の細胞に分化する能力と，ほぼ無限に増殖する能力をもつ多能性幹細胞を人工的に作り出すことができる．体細胞が多能性幹細胞に変わるリプログラミングの技術は幹細胞研究におけるブレイクスルーとなった．臨床応用を考えた場合，胚性幹細胞（ES 細胞）とは異なり，自己の細胞を用いることで拒絶反応が少なく，倫理上の問題もクリアできる．iPS 細胞から目的に応じて分化させた細胞・組織を用いた再生医療への期待が高まっている．整形外科領域では自然修復能に乏しい神経や軟骨などの組織再生に対して積極的に研究が行われている．また，特定の疾患に罹患した患者の体細胞から樹立した疾患特異的 iPS 細胞を用いた研究も進めらている．その疾患の病態を in vitro で再現することで病態の分子機構を解明し，創薬の開発などに応用される．

9 再生医療

> **DOs**
> - 再生医療には細胞(cells)，足場(scaffold)，成長因子(growth factors)が必要である．
> - 再生医療に使われる細胞には間葉系幹細胞などの組織幹細胞や胚性幹細胞(ES細胞)，誘導多能性幹細胞(iPS細胞)がある．
> - ヒト細胞を再生医療に利用するためには，安全性の確保とその医療技術を受容できる社会環境と制度を作らなければならない．

機能障害や機能不全に陥った生体組織・臓器に対して，細胞を積極的に利用してその機能の再生を図るのが再生医療である．組織損傷が激しく，体の生理的あるいは病理的細胞補給系では対応できない場合が再生医療の対象となる．

再生医療には組織を作る細胞(cells)，細胞が成長，増殖するための足場(scaffold)，細胞の成長を促す成長因子(growth factors)が必須である．これらは畑に育つ農作物に例えると，細胞が種，足場が土，成長因子が肥料に相当し，再生医療の三大要素である(図1)．

1 再生医療に必要な幹細胞

再生医療の鍵となるのが幹細胞である．胚性幹細胞(embryonic stem cells；ES細胞)は受精卵より作られ，発生初期段階である胚盤胞期の胚の一部に属する内部細胞塊から取り出されたものである．ES細胞は身体のどのような細胞にも分化できる性質をもちながら増殖させることが可能であり，多能性幹細胞ともよばれている．しかしながらこれを主要組織適合抗原(major histocompatibility complex；MHC)が異なる患者へ移植した場合，拒絶されてしまう．この問題を克服したのがクローンES細胞である．卵の核を患者由来の体細胞の核と置換したクローン胚を用いれば，理論上は拒絶反応なく移植可能である．ただしヒトES細胞を用いた再生医療は倫理的問題や様々な問題を抱えており，現時点ではまだ実現されていない．一方，体性幹細胞は身体を構成する組織中に存在し，組織再生のために機能している未分化な細胞である．間葉系幹細胞(mesenchymal stem cell)は骨芽細胞，骨格筋細胞，心筋細胞，神経細胞，肝細胞などに分化することが実験的に示されており，再生医療への応用が期待されている(図2)．間葉系幹細胞はES細胞と比較すると多分化能の面では劣ると考えられているが，骨髄などから比較的簡単に採取することができ，自己由来の幹細胞を用いることができる利点がある．近年，体細胞へ数種類の遺伝子を導入することにより，ES細胞のように分化万能性と自己複製能をもたせた人工多能性幹細胞として誘導多能性幹細胞(induced pluripotent stem cells；iPS細胞)が樹立され，再生医療での

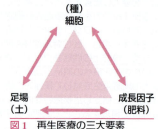

図1 再生医療の三大要素

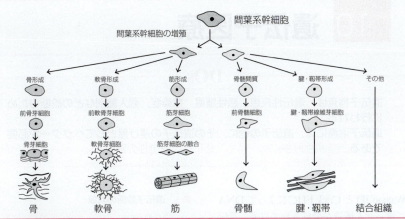

図2 間葉系幹細胞

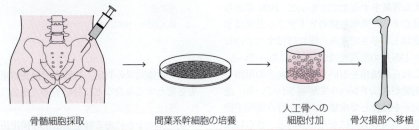

図3 再生医療の例（骨再生）

実現に向けて注目を集めている.

2 再生医療の現状

現在行われている再生医療の例としては，間葉系幹細胞を使った骨再生があげられる．自己修復不可能な骨欠損がある場合，あらかじめ患者の腸骨より骨髄液を採取し，培養により間葉系幹細胞を増殖させる．これを足場としての人工骨へ付加し，骨欠損部へ移植する．骨芽細胞へ分化することで骨形成を促進させることができる（図3）.

わが国では，ヒト幹細胞臨床研究にかかわる全ての者が遵守すべき事項を定めることを目的とし，厚生労働省から，「ヒト幹細胞を用いる臨床研究に関する指針」が告示され，施行されている．その基本原則は，①有効性および安全性の確保，②倫理性の確保，③被験者等のインフォームド・コンセントの確保，④品質等の確認，⑤公衆衛生上の安全の配慮，⑥情報の公開，⑦個人情報の保護である．

 コツ

再生医療を行うにあたり，その必要性と安全性を十分に検討し，患者へのインフォームド・コンセントが十分に行われなくてはいけない．

横浜市立大学医学部整形外科　熊谷　研

A 整形外科医に必要な医学的知識

10 遺伝子医療

DOs

- 遺伝子検査は，遺伝性疾患，悪性腫瘍，感染症，個人識別などの診断のために行われる．
- 遺伝子治療には，遺伝子の他に，その遺伝子の運び屋としてベクターが必要である．

Watson JD と Crick FHC によって DNA の二重らせん構造が発見されて以来，遺伝子研究は飛躍的に発展し，医学・医療に多大な貢献をするまでに至った．1990 年からはじまった世界規模のヒトゲノム計画は予定以上の早さで進み，既にほぼすべてのヒト DNA の塩基配列が明らかになっている．これらの情報を用いて多くの疾患の原因や病態が遺伝子レベルで解明されている．遺伝子を操作して疾患の治療を行う遺伝子治療も現実のものになりつつある．さらには個人の遺伝子情報をもとに個人個人にあったテーラーメイド医療が可能になると期待されている．

1 遺伝子診断

a 遺伝子診断の目的

現在，様々な遺伝子検査が行われているが，遺伝子検査はその目的により大きく2つに分けられる．1つは，親から子に遺伝する遺伝性疾患の診断目的のものである．先天性骨系統疾患などがこれにあたる．もう1つは，体細胞において後天的に獲得される遺伝子変異の診断目的に行われるもので，Ewing 肉腫などの悪性腫瘍や結核菌などの感染症があげられる．この他，医学で用いられるものに，個人識別やアレルギーなどの体質調査の遺伝子検査が含まれる（表1）．遺伝子検査は，従来の検査方法では診断がつかない場合，疾患の悪性度を決める

表1 遺伝子診断の対象
1. 遺伝病（疾患）
2. 悪性腫瘍
3. 感染症
4. 個人識別・体質調査

診断や治療効果の判定，短時間で検査結果を必要とする場合などに特に有効である．

b 遺伝子診断の方法

染色体のなかにある特定遺伝子の検出法として蛍光 in situ ハイブリダイゼーション法（FISH）がある．蛍光物質や酵素などで標識したオリゴヌクレオチドプローブを用い，目的の遺伝子とハイブリダイゼーションさせ蛍光顕微鏡で検出する手法である．遺伝子本体は非常に小さく，微量しか存在しないある特定遺伝子の塩基配列や発現量を調べる場合，ポリメラーゼ連鎖反応（PCR）法を用いれば，少量の検体でも検出が可能である．原理では，たった1本の DNA でもそれを増幅することができ，増幅した多量の DNA は電気泳動を行った後，紫外線を当てるなどの操作を行うことによって確認可能となる．

2 遺伝子治療

1990 年に世界初の遺伝子治療が ADA 欠損症の患者に対して行われ，以後遺伝子治療は癌治療を中心に多くの症例に対し行わ

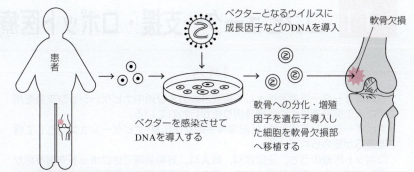

図1 遺伝子治療の例（軟骨再生）

れてきた．遺伝子治療の対象は，発病のメカニズムに関与する遺伝子が明らかにされているものか，ある種の蛋白を補充することにより，治療できることが期待される疾患である．遺伝子の欠損・変異によって生じる先天性疾患では遺伝子を補うことにより機能を回復させる．癌に対しては，癌化の抑制，免疫力強化，癌細胞へのアポトーシスの誘導などである．また，臓器の欠損・損傷に対しては，修復・再生を促進する目的で成長因子等の遺伝子を導入する（図1）．いずれの場合も，遺伝子を細胞に導入するためにはベクター（遺伝子の運び手）が必要となる．ベクターにはウイルスやプラスミドDNA，アンチセンスDNAやデコイDNAが用いられる．遺伝子の導入効率や発現持続時間などはベクターの性状に作用される．病原性や細胞毒性が問題となるため，安全性を確保することも重要である（表2）．

表2 遺伝子治療の問題点

1. 技術的問題
2. 倫理的問題
3. 安全性
4. 有用性
5. 科学的体制（行政，研究者，企業）
6. 特許と医療費

 Pitfall

遺伝子診断を行う場合，その必要性と倫理的問題を十分に検討すべきである．治療法のない重篤な疾患の遺伝子診断は大きな倫理的問題を抱えている．
遺伝子治療は，生命の根幹を操作するため，倫理的・社会的問題を十分に考慮しなければいけない．

横浜市立大学医学部整形外科　**熊谷　研**

A 整形外科医に必要な医学的知識

11 コンピューター支援・ロボット医療

DOs

- □ コンピューター支援手術として術前計画および術中ナビゲーション支援を用いた人工関節置換術や各種骨切り術が行われている．
- □ ナビゲーション支援手術は「画像等手術支援加算（ナビゲーション）」として保険適応が認められている．
- □ ロボット医療のうち，泌尿器科，婦人科，外科領域ではロボット支援手術が行われている．整形外科分野では膝または股関節の人工関節置換術で用いられているが，わが国ではいまだ研究段階である．
- □ ロボットスーツは脊髄損傷後やその他の神経疾患などにおける歩行能力や下肢筋力改善に有用であり，医療用機器として認可されている．

1 コンピューター支援手術

コンピューター支援手術とは CT 画像情報などをもとに，インプラント設置位置など術前計画から術中のナビゲーション支援までを含めた一連の技術を指す．ナビゲーションシステムの種類としては CT による 3 次元画像データを使用する CT based ナビゲーション，術中の X 線透視を用いる fluoroscopic ナビゲーション，画像情報を用いない image free ナビゲーションなどがある．詳細な術前計画が可能である点，インプラントの設置精度が高い点において CT based ナビゲーションが有利であるが，簡便性の面では fluoroscopic ナビゲーションや image free ナビゲーションが有利である．

図 1 に Stryker 社製の CT based ナビゲーションシステムを用いた 3 次元術前計画

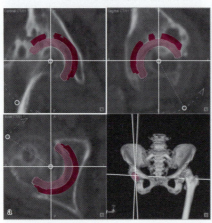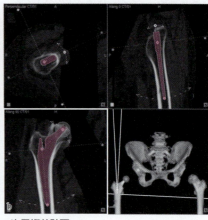

図1 CT based ナビゲーションシステムを用いた 3 次元術前計画
a：カップ側の術前計画外転角，前方開角，設置高位などを計画する．
b：ステム側の術前計画ステム刺入位置，内外反角などを計画する．脚延長量もシミュレーションする．

を示す．

術前計画を正確に実際の手術で再現するための技術がナビゲーションシステムであり，たとえば人工股関節全置換術（THA）の場合ではカップの設置高位や外転角および前方開角を術前計画通りに正確に設置することが可能となる（図2）．

最近では寛骨臼回転骨切り術などの術前計画と術中支援にも応用されている（図3）．これらのコンピューター支援技術は教育ツールとしての有用性も高く，今後ますますその重要性は高まるものと予想される．

 Pitfall

ナビゲーション支援はあくまで支援ツールであることを認識し，コンピューター上の情報のみを過信してはいけない．あくまで，実際の術野の状況や術者の感覚や判断を考慮する必要がある．

2 ロボット支援手術

現在，泌尿器科，産婦人科，心臓血管外科や胸腹部外科領域においてマスタースレーブ（master-slave）型手術支援ロボットの臨床応用が行われている．

マスタースレーブ型手術支援ロボットとは，術者がロボットの司令部分（master 部）を操作することで，非司令部分（slave 部）を操縦して処置を行うロボットシステムである．

現在，世界で主に臨床に使用されている機種はアメリカの Computer motion 社の ZEUS® と Intuitive Surgical 社の da Vinci® である．master 部と slave 部は通信回線を通して配置することで遠隔手術も可能とな

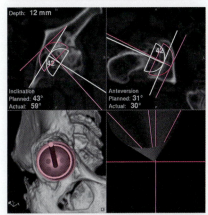

図2 ナビゲーションによるリーミングの確認
予定されたカップ位置，外転角，前方開角にむけてリーミングを開始．

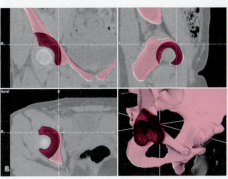
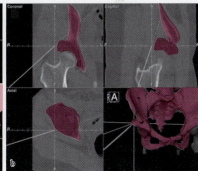

図3 骨切り術におけるナビゲーション支援
a：寛骨臼回転骨切り術の3次元術前計画と術中支援．のみの先端部が十字部で示され，安全で正確な骨切りが実現される．
b：回転骨片の移動量の確認．計画した位置まで回転骨片が移動していることを確認．

る．海外ではすでに，2001年にアメリカのニューヨークとフランスのストラスバーグ間で腹腔鏡視下胆嚢摘出手術がヒトで行われ，報告されている．わが国では2012年4月より da Vinci surgical system を用いた前立腺がんの全摘出術に対して保険適応が認められている．

整形外科分野では，手術支援ロボットは人工股関節や人工膝関節置換術で用いられている．1990年代はじめて米国で考案された手術支援ロボットはロボドックシステム®で，世界ではじめて1992年に人工股関節全置換術に実際に臨床で使用された．このシステムには手術前のCT検査データから，三次元での術前計画が可能な独自のソフトを備えたコンピューター・ワークステーションのオーソドック ORTHODOC と，実際に手術に使用するロボドック手術アシスタント（ROBODOC surgical assistant）から構築されている．最近では MAKO plasty®システムが米国で臨床使用されており，CT based ナビゲーションと連動した手術支援ロボットにより正確なインプラント設置が可能となる．

しかしながら，わが国では2015年12月の時点で，いずれの整形外科手術支援ロボットも薬事法の販売承認が得られておらず，保険診療でのロボットの使用は認められていないため，ロボット支援手術は普及していない．限られた施設で研究として位置付けられ，使用されているのが現状である．

3 医療用パワーアシストスーツ（ロボットスーツ）

最近，医療用パワーアシストスーツとして，脊髄損傷後などの歩行能力や下肢筋力低下を補助する製品が研究開発され，2015年に医療機器としての承認を得ている（HAL®）．ロボット工学の発展により，生体電位反応を読み取り，意思に連動した運動を可能とした．超高齢化社会を迎えつつある日本において，このようなロボットスーツは医療，福祉，介護などの観点から需要は高まるものと予想され，さらなる研究，開発が望まれる．

横浜市立大学医学部整形外科　**小林直実**

A 整形外科医に必要な医学的知識

12 運動器のバイオメカニクスとは何か

DOs

- バイオメカニクスとは生体構造と機能を力学的に解析する研究分野である.
- バイオニクスの研究対象は,生体内のあらゆる構造物,機能で,生物個体から細胞単位まで幅広い.
- 身体運動のバイオメカニクスは,運動学(kinematics)と運動力学(kinetics)の2つの方法で解析される.

1 バイオメカニクスとは

biomechanicsの語源はbio：生命,生物といった意味をもつ接頭語と,mechanics：力学の意味をもった語根から成り立っている.すなわち,生体の構造と機能を力学的に解析し,その結果を応用する研究分野をバイオメカニクス(biomechanics)とよんでいる.生体力学とも訳されるが,バイオメカニクスとしてそのまま用いられることが多い.

2 バイオメカニクスの分類

バイオメカニクスの範囲は幅広く,生体内のあらゆる構造物,機能がバイオメカニクスの研究範疇にあてはまるといってもよい.研究対象となる範囲は生物個体から細胞単位まで幅広い.たとえば,循環器系での血液や呼吸器系での空気の流れを流体力学からみた解析や細胞質の粘度や細胞膜の張力などを解析するといった細胞の力学的性質の解析,医用生体材料の研究と開発など,様々な分野が対象となる.

3 運動器のバイオメカニクス

a 整形外科分野との関連

整形外科分野は,骨,筋,神経から構成される運動器およびその機能を扱う特性上,この学問分野と関連が非常に緊密である.

装具,義肢は日常診療で処方する機会が多々あるが,バイオメカニクス的な要素を必要とする分野である.日常正確動作を獲得するためにどれだけの可動域を得られなければならないか,関節の動きや歩行のメカニズムなどはまさにバイオメカニクス的解析が必要である.

また,関節生理を理解するためにはトライボロジーといわれる摩擦や摩耗,潤滑の扱う工学領域の手法を用いて解析されている.人工関節の開発においてもバイオメカニクス解析は中心的役割をはたす.

軟骨や骨組織など運動器の構成体の力学的特性を研究することもバイオメカニクスの分野である.骨折治療についてはバイオメカニカルな面から研究され各種内固定法が確立している.

b 身体運動のバイオメカニクス

身体運動のバイオメカニクスは,運動学(kinematics)と運動力学(kinetics)の2つの方法で解析される.運動学は,身体の動いている変化(変位,速度,加速度)を解析し,運動力学は,運動要因となる力について研究される.運動学の代表的な手法として体表に光学マーカーを関節などに設置して運動時に2台以上のハイスピードカメラで撮影を行い,これらの部の動きをコンピューターに三次元情報として入力して,各部の速度,角速度などが産出される方法で

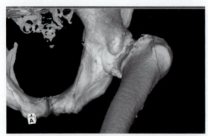

図1 大腿骨寛骨臼インピンジメント症例における 3 次元動態シミュレーション(ZedHip®)による関節可動域の確認とインピンジメント発生部位の同定
股関節屈曲 90 度最大内旋位の可動域と衝突点が認識できる.

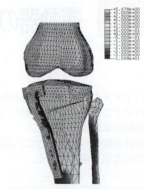

図3 開大式高位脛骨骨切り術の有限要素解析
プレート表面には引っ張り応力や圧縮応力の集中を認め,強固な内固定材料が必要であることがわかる.

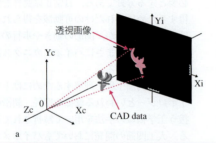

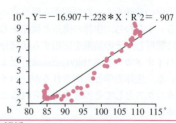

図2 model base matching 法による人工膝関節の動作解析
a:PC 上で透視画像の人工関節部分だけを抽出したシルエット画像と人工関節製造時のCAD(computer associated design)データの投影平面上のシルエット画像を重ね合わせて,最も近い画像を生成する位置・姿勢を推定する.
b:縦軸が大腿骨コンポーネントの脛骨コンポーネントに対する回旋角度(°)(外旋が正),横軸が膝屈曲角度(°).屈曲するにつれて大腿骨コンポーネントが脛骨コンポーネントに対して外旋していくことがわかる.

ある.運動力学の 1 つとして床反力計もよく用いられる.動作時に得られた反床力と運動学的な手法から得られたデータとあわせて関節のトルクなど運動力学的な解析が可能となる.スポーツの分野では,身体運動のバイオメカニクス研究が盛んである.バイオメカニクス解析によって,どのように身体運動が行われればハイレベルのパフォーマンスを得られることができるかは,競技レベルの選手にとって,効果的なトレーニング方法や負傷予防に有用である.

また,CT 画像情報をもとに関節の動態シミュレーションを行い,関節可動域やインピンジメント(衝突)の発生部位を特定することができる(図1).このような動態解析は病態の解明のみならず,術前計画や術後評価にも有用である.

c コンピューター技術の進歩とバイオメカニクス

人工関節の開発や評価もバイオメカニクス的手法がとられる.最近の人工関節の運動学的解析の手法として model base matching 法があげられる(図2).最近のコンピューター技術の進歩とともに用いられてきた手法で,動作の透視撮影をコンピューター上で人工関節製造時のCAD(computer aided design)データと「影絵あわせ」を行い，位置，姿勢を推定する方法である．

また，有限要素解析も整形外科分野では重要な研究手法の1つである．有限要素解析とは，ある三次元形状を比較的単純な要素(4面体や6面体など)に分け，要素間の相互作用を計算して，モデル全体の応力分布や変形をコンピューターによる数値演算で求める手法である．膨大な演算が必要なためコンピューターの高い処理能力が求められる．有限要素解析はコンピューター技術の進歩とともに確立されてきたバイオメカニクス手法の1つといえる(図3)．

横浜市立大学医学部整形外科　**小林直実**

☑ 医学と工学の架け橋

有限要素法は建築学や種々の工業製品における設計などに不可欠な基礎工学の手法である．また金属やポリエチレンの材料力学や材料特性なども土木工学や機械工学に必須の知識である．医学分野において，このような工学的手法や知識を最も必要とするのが整形外科分野である．例えば螺子ひとつにしてもその構造や仕組みにおいて工学分野で確立された概念をもとに医療用螺子の開発が行われる．一方で実際の生体に螺子や人工関節などのインプラントが挿入された際に，実際にどのような影響が生じるかを検証するのは医学の仕事である．コンピューター上で計算された，もしくはシミュレーションされた事象が実際の生体，臨床における状況を再現しているのか否か．医学的観点から工学的事象を解析し，生体により理想的な状況を目指す．このような医学と工学の架け橋となるバイオメカニクスの分野は，今後ますますその重要性が増すものと思われる．

B 整形外科医に必要な社会的知識と制度

1 法律全般

> **DOs**
> ☐ 医療は種々の法律や施行規則で規制されており，それらを理解し遵守しなければならない．

医師法

医師法は医師全般の職務・資格などに関して規定した法律である（表1）．医師法は1948年7月30日（法律201号）に成立し，同年10月27日に施行され，最終改正は2014年6月13日（法律69号，未施行）である．主要な条項を以下に述べる．

1 医師の任務（1条）

医師は，医療及び保健指導を掌ることによって公衆衛生の向上及び増進に寄与し，よって国民の健康な生活を確保するものとすると定め，医師の任務を端的に表現している．

2 試験・免許（2条～16条）

a 試験と資格

医師になろうとする者は，受験資格（11条）を得て，医師国家試験（9条～16条）に合格し，厚生労働大臣の免許を受けねばならない（2条）．医療行為は人体や保健衛生に対して危険を及ぼし得るので，医師の免許制により医師でない者の医業を禁止している．未成年，成年被後見人，被保佐人は医師になれない（3条，絶対的欠格事由）．また，心身の障害，麻薬，大麻，あへん中毒，罰金刑以上の刑に処せられたもの，医事に関する犯罪，不正を行ったものいずれかに該当する者には，免許を与えないことがある（4条，相対的欠格事由）．

表1 医師法の条文構成

第1章 総則（第1条）
第2章 免許（第2条～第8条）
第3章 試験（第9条～第16条）
第3章の2 臨床研修（第16条の2～第16条の4）
第4章 業務（第17条～第24条の2）
　医師でない者の医業禁止（第17条）
　医師でない者の医師等の名称使用禁止（第18条）
　診療（応召）義務・診断書等交付義務（第19条）
　無診察治療等の禁止義務（第20条）
　異状死体の届出義務（第21条）
　処方箋の交付義務（第22条）
　保健指導を行う義務（第23条）
　診療録の記載・保存義務（第24条）
第5章 医師試験委員（第25条～第30条）
第5章の2 雑則（第30条の2）
第6章 罰則（第31条～第33条の2）

b 免許証

免許は，医師国家試験に合格した者の申請により厚生労働省に備えられた医籍に登録され（5条），厚生労働大臣が免許を与えたときに免許証の交付がされる（6条）．医師の免許取り消しあるいは医業の停止については，7条によって次のように定めてある．
まず絶対的欠格事由（3条）に該当する場合は免許が取り消される．相対的欠格事由（4条）に該当する場合，または医師として

の品位を損するような行為のあった者は，厚生労働大臣から戒告，3年以内の医業の停止，免許の取り消しの処分を受ける．これらの処分を受けた医師または再免許を受けようとする者は，再教育研修を受けるよう命じられることがある（7条の2）．

3 臨床研修（16条の2〜16条の6）

診療に従事しようとする医師は，2年以上，医学を履修する課程を置く大学に附属する病院又は厚生労働大臣の指定する病院において，臨床研修を受けなければならない（16条の2）．2000年に新たに追加された条文であり，新医師臨床研修制度が義務化された．

4 医業と名称

医師でなければ，医業をしてはならない（17条）．また，医師でなければ，医師又はこれに紛らわしい名称を用いてはならない（18条）．ここで「医業」とは，当該行為を行うにあたり，医師の医学的判断及び技術をもってするのでなければ人体に危害を及ぼし，又は危害を及ぼすおそれのある行為（医行為）を，反復継続する意思をもって行うことである（厚生労働省）．医業は医師に限定され，医師等の名称を用いて無資格者が行うことを禁止されている．医師という名前には，人の生命を直接左右する診療行為を行う社会的責務と大きな責任が伴うことが自覚させられる．

5 医師の義務

a 住所などの届け出義務（6条3項）

医師は2年ごとに氏名，住所，その他厚生労働省令で定める事項を，住所地の都道府県知事を経由して厚生労働大臣に届け出なければならない．

b 診療（応召）義務（19条）

診療に従事する医師は，診察治療の求があった場合には，正当な事由がなければ，これを拒んではならない．診療の拒否理由として，①医療報酬の不払いがある，②診療時間外である，③近辺に診療に従事する医師または歯科医師がいない，④天候の不良（ただし往診の不可能な場合を除く），⑤医師の標榜する診療科以外に属する疾病は正当な事由とならない．医師が不在であるか，医師自身が病気などで事実上診療不可能な場合でない限り，診療を拒否することはできない．しかし，診察と治療は区別されており，診察した結果，自ら治療するか否かを決定することは問題ない．

c 診断書等交付義務（19条の2）

診察若しくは検案をし，又は出産に立ち会った医師は，診断書若しくは検案書又は出生証明書若しくは死産証書の交付の求があった場合には，正当な事由がなければ，これを拒んではならない．ただし，既に医師が死亡しているとき，疾病などにより交付することが不可能なとき，書類を悪用されるおそれがあるときは正当な事由として拒否できる．

d 無診療治療の禁止義務（20条）

医師は，自ら診察しないで治療をし，若しくは診断書若しくは処方せんを交付してはならない．つまり，医師は患者に対して対面診療することが原則である．

e 異状死体の届出義務（21条）

医師は，死体又は妊娠4月以上の死産児を検案して異状があると認めたときは，24時間以内に所轄警察署に届け出なければならないと規定されている．この異状死体の届出義務に関しては，福島県立大野病院事件（2004年）で国民の注目が集まり，様々な議論がなされた．そして，2014年6月18日に医療法の改正に盛り込まれて医療事故調査制度が成立し，2015年10月1日に施行された．

f 処方せんの交付義務（22条）

医師は，患者に対し治療上薬剤を調剤し

て投与する必要があると認めた場合には，患者又は現にその看護にあたっている者に対して処方せんを交付しなければならない．ただし，患者などが交付を必要としない旨申し出た場合，および下記8項目に該当する場合は処方せんを交付しなくてもよい．
①診療または疾病の予後の暗示的効果を妨げるおそれのあるとき
②診療または疾病の予後について患者に不安を与え，その治療を困難にするおそれがあるとき
③症状の短時間ごとの変化に即応して薬剤を投与する場合
④診断または治療法を決定していないとき
⑤応急措置で薬剤を投与するとき
⑥安静を必要とする患者で，本人以外薬剤の交付を受けるものがいないとき
⑦覚醒剤の投与
⑧薬剤師のいない船舶内で薬剤を投与するとき

g 診療録の記載および保存義務(24条)

医師は，診療をしたときは，遅滞なく診療に関する事項を診療録に記載しなければならない．また，診療録は5年間の保存義務(24条の2)がある．5年の診療録保存期間は診療完了時点からと解されており，診療開始からではないので，注意が必要である．近年のオーダリングシステムや電子カルテの普及に伴い，電子媒体による診療録の保存も，真正性，見読性，保存性の三原則を確保することで認められている．

h 医師法以外の医師の重要な義務

①守秘義務(刑法134条)
医師は，業務上知り得た他人の秘密を，その職にあるときはもちろん，その職を離れた後においても，故なく漏らしてはいけない．
②説明義務(医療法1条の4第2項)(次項参照)
③各種届出義務(表2)
　1)各種伝染性疾患の届出・報告
　2)食品衛生法に基づく中毒者の届出
　3)優生保護法に基づく優生手術または人工妊娠中絶の届出
　4)麻薬および向精神薬取締法に基づく届出
　5)覚醒剤取締法に基づく届出
　6)医療法に基づく診療所の開設，医療機関の休止・廃止および再開に関する届出

コツ

医師の法的義務は，医師法・医療法・刑法・民法などに規定されている．

6 罰則(31条〜33条の3)

①医師以外の者の医業禁止(17条)に違反した者は，3年以下の懲役若しくは200万円以下の罰金に処し，又はこれを併科する(31条)．
②医業の停止(7条第2項)期間中に医業を行ったものは，1年以下の懲役若しくは50万円以下の罰金に処し，又はこれを併科する(32条)．
③試験に対する不正行為，1年以下の懲役又は50万円以下の罰金に処する(33条)．
④次の各号のいずれかに該当する者は，50万円以下の罰金に処する(33条の2)．
　1)住所などの届け出(6条3項)，医師以外の名称使用制限(18条)，無診療治療の禁止(20条)，異状死体の届出(21条)，処方箋の交付(22条)，診療録の記載および保存(24条)の規定に違反した者
　2)医業の停止(7条第2項)期間中に再教育研修を受けなかつた者
　3)医業の停止または医師免許の取消し(7条第2項)期間中に陳述をせず，報告をせず，若しくは虚偽の陳述若しくは報告をし，物件を提出せず，又は検査を拒み，妨げ，若しくは忌避した者

表2　医師の各種届出義務（期限別）

直ちに報告するもの
- 一〜四類感染症を診察した場合は，一類の患者・無症状病原体保有者・疑似症患者，二類の患者・無症状病原体保有者・一定の疑似症患者，三類の患者・無症状病原体保有者，四類のうち一定の患者・一定の無症状病原体保有者について最寄りの保健所長を経て知事に報告する（感染症法第12条1項1号，2号，8条1項）
- 新感染症の疑いがある場合は最寄りの保健所長を経て知事に報告する（感染症法第12条1項1号）
- 指定感染症について政令で定められた場合は最寄りの保健所長を経て知事に報告する（感染症法第7条1項，2項）
- 食中毒を診察した場合は最寄りの保健所長に報告する（食品衛生法第58条）

すみやかに報告するもの
- 麻薬中毒を診察した場合，知事に報告する（麻薬取締法第58条の2）

24時間以内に報告するもの
- 異状死体を検案した場合は所轄警察署に報告する（医師法第21条）
- 異状死産児（妊娠4月以上）を検案した場合は所轄警察署に報告する（医師法第21条）

7日以内に報告するもの
- 診療所を開設した場合は知事，一定の地域においては市長または特別区の長に報告する（医療法第8条，7条1項）．ただし，臨床研修等修了医師であれば許可ではなく報告でよい

10日以内に報告するもの
- 五類感染症のうち全数把握対象疾患を診察した場合，最寄りの保健所長を経て知事に報告する（感染症法）

翌月の10日までに報告するもの
- 不妊手術をした場合，または人工妊娠中絶をした場合は知事に報告する（母体保護法第25条）．

⑤前条3）の違反行為をしたときは，行為者を罰するほか，その法人又は人に対しても同条の罰金刑を科する（33条の3）．

医療法

医療法は，医療を提供する体制の確保と国民の健康の保持を目的とし，病院・診療所・助産所の開設・管理・整備の方法などを定めている医療機関に関する法律である（表3）．1948年7月30日（法律第205号）に公布され，施行は同年10月27日，最終改正は2015年9月28日（法律74号，未施行）である．

1　理念（1条の2第1項）

医療は，生命の尊重と個人の尊厳の保持を旨とし，医師，歯科医師，薬剤師，看護師その他の医療の担い手と医療を受ける者との信頼関係に基づき，および医療を受ける者の心身の状況に応じて行われるとともに，その内容は，単に治療のみならず，疾病の予防のための措置およびリハビリテーションを含む良質かつ適切なものでなければならない．

表3 医療法の条文構成

第1章 総則（第1条～第6条）
第2章 医療に関する選択の支援等
 第1節 医療に関する情報の提供等（第6条の2～第6条の4）
 第2節 医業，歯科医業又は助産師の業務等の広告（第6条の5～第6条の8）
 第3節 医療の安全の確保（第6条の9～第6条の12）
第4章 病院，診療所及び助産所
 第1節 開設等（第7条～第9条）
 第2節 管理（第10条～第23条）
 第3節 監督（第23条の2～第30条）
 第4節 雑則（第30条の2）
第5章 医療提供体制の確保
 第1節 基本方針（第30条の3）
 第2節 医療計画（第30条の4～第30条の11）
 第3節 医療従事者の確保等に関する施策等（第30条の12・第30条の13）
 第4節 公的医療機関（第31条～第38条）
第6章 医療法人
 第1節 通則（第39条～第43条）
 第2節 設立（第44条～第46条）
 第3節 管理（第46条の2～第54条）
 第4節 社会医療法人債（第54条の2～第54条の8）
 第5節 解散及び合併（第55条～第62条）
 第6節 監督（第63条～第71条）
第7章 雑則（第71条の2～第71条の6）
第8章 罰則（第71条の7～第77条）
附則

2 医療提供施設（1条の2第2項）

病院，診療所，介護老人保健施設，調剤を実施する薬局その他の医療を提供する施設が医療提供施設と定義されている．医療は医療提供施設の機能に応じ効率的に提供されなければならない．また，7条2項は病床の種別を，精神病床，感染症病床，結核病床，療養病床および一般病床に分けて定義している．

3 説明義務（インフォームド・コンセント）（1条の4第2項）

医師，歯科医師，薬剤師，看護師その他の医療の担い手は，医療を提供するに当たり，適切な説明を行い，医療を受ける者の理解を得るよう努めなければならない．詳細は次項で述べる．

4 医業等の広告（6条の5～6条の8）

医業等又は病院，診療所に関して広告できる事項は，従来，医療法および関連政省令・通知等により一定の範囲に限定されてきた．しかし2007年4月1日から施行された改正医療法により，一定の性質をもった項目群ごとにまとめて規定する「包括規定方式」が導入され，広告可能な内容が相当程度拡大された．

5 営利禁止規定（7条第5項）

病院，診療所または助産所の開設が営利目的である場合は，開設の許可を与えないことができる．つまり，医療法人には営利性が認められていない．

6 医療法人の配当禁止規定（54条）

医療法人は，剰余金の配当をしてはならない．したがって，通常の営利法人とは区分され，収益を生じた場合は施設の整備，

法人職員の待遇改善等に充てる他は積立金として留保しなければならない．なお，配当ではないが，事実上利益の分配とみられる行為も禁止されている．

7 医療の安全の確保・事故の報告（6条の10）

病院，診療所または助産所の管理者は，医療事故が発生した場合には，厚生労働省令で定めるところにより，遅滞なく，当該医療事故の日時，場所および状況その他厚生労働省令で定める事項を医療事故調査・支援センターに報告しなければならない．

保険医療機関および保険医療養担当規則（療養担当規則）

保険医療機関や保険医が保険診療を行う上で守るべき基本的規則が療養担当規則である．保険医が療養担当規則に基づいて保険診療を行い，保険医療機関が診療報酬に基づき保険請求を行うことにより保険医療が成立する．1957年4月30日（厚生省令第15号）に策定され，最終改正は2015年3月31日（厚生労働省令第57号）である．被保険者が病気やけがをしたとき，健康保険で治療を受けることができることを療養の給付というが，その内容は次のとおりである（1条）．

・診察
・薬剤又は治療材料の支給
・処置，手術その他の治療
・居宅における療養上の管理及びその療養に伴う世話その他の看護
・病院又は診療所への入院及びその療養に伴う世話その他の看護

薬事法

薬事法は，医薬品，医薬部外品，化粧品および医療機器の品質，有効性および安全性の確保のために必要な規制を行うとともに，医療上特にその必要性が高い医薬品および医療機器の研究開発の促進のために必要な措置を講ずることにより，保健衛生の向上を図ることを目的とした法律である．1960年に制定され，2006年に最終改正された．内容は，総則，地方薬事審議会，薬局，医薬品等の製造販売業および製造業，登録認証機関，医薬品の販売業および医療機器の販売業等，医薬品等の基準および検定，医薬品等の取扱い，医薬品等の広告，監督，雑則，罰則からなっている．

この制度趣旨に基づき，行政の承認や確認，許可，監督等のもとでなければ，医薬品や医薬部外品，化粧品，医療機器の製造や輸入，調剤で営業してはならないよう定めている．しかし，新薬などの承認について時間がかかるため，とりわけ，がん治療などにおいて治療の妨げになるなど，今後の法制審議の対象とされている．

 Pitfall
医師の届出義務は内容によって報告期限が異なる．

熊本大学医学部附属病院医療情報経営企画部　**廣瀬　隼**

2 インフォームド・コンセント

DOs

- 患者には自己決定権があり，医療行為の実施において，医師による十分な説明に基づく患者の同意を得なければならない．
- 説明は根拠を明確にして系統的に行う．
- 正確な記録を残す．

1 医師の職業倫理

医の倫理の原点とされている「ヒポクラテスの誓い」は二千年以上以前に書かれたものだが，その多くは現在でも医療倫理の根幹を成している．世界医師会はヒポクラテスの誓いを現代的な言葉で表し，1948年にジュネーブ宣言として発表した．さらにヒポクラテスの誓いでは触れられていなかった臨床研究に関して，1964年にヘルシンキ宣言で勧告を行った．また社会情勢の変化に伴い，患者には，自己の生命，身体の維持および保全に関する自己決定権が認められるようになり，あらゆる医療行為は事前と事後に十分な説明がなされ，そのつど患者側の同意をとりながら行われるのが原則となった．これらの「個人の尊重」と「個人の自己決定権」を基盤として，インフォームド・コンセント（informed consent；IC）の概念が1981年にリスボンで宣言され，今日に至っている．

日本では，日本医師会が1951年に「医師の倫理」を策定し，2000年に「医の倫理綱領」として改定した．そして，患者の自立性の尊重，善行，公正の3原則を基本にして，2004年に「医師の職業倫理指針」を策定した（2008年改訂）．そのなかで医師の基本的責務として，①医学知識・技術の習得と生涯教育，②研究心，研究への関与，③品性の陶冶と品位の保持の3つをあげている．次に，医師の患者に対する責務を18提示しているが，そのうちはじめの4つが患者本人と家族への説明と同意に関わる内容である．つまり医師にとって，患者から同意を得ることの重要性の高さがうかがえる．

2 法律上の原則（医療法1条の4第2項）

1997年の医療法改正によって，医療従事者は適切な説明を行って，医療を受ける者の理解を得るよう努力する義務がはじめて明記された．今日，患者の自己決定権を中心に据えて，患者が自己決定権を行使するために必要な情報を提供するものとして，ICは倫理上の原則にとどまらず，法律上の原則（ICの法理）としても確立しており，検査や治療だけでなく臨床研究においても，その内容の説明義務として実施されている．それを得ないで医療行為を行えば，行った医療行為に診断や手技上の過誤がない場合でも，医療従事者には損害賠償責任が問われる．

3 定義

ICは，直訳すれば「情報（information）を与えられた上で行う同意（consent）」であり，informedが受け身になっていることに大きな意味がある．日本医師会は「説明と同意」と訳しているが，実際は「患者等が事前に

十分な説明を受け，理解・納得した上で行う自発的同意」である．医療従事者から「ICする」という言葉を耳にすることも多いが，同意するのは患者であり，ICは患者側に立つ言葉である．医療従事者は患者に対して十分かつわかりやすく説明をし，その上で同意を得る，つまり「ICを得る」ことが必要である．

 Pitfall

「ICする」のは患者側，医療者側は「ICを得る」．

4 ICの必要な行為

実際にICを得なければならないのは，あらゆる医療行為ではなく，ある程度危険を伴う行為や当初の予定を超える行為である．手術等の侵襲的医療行為の前には，原則として文書を作成し，口頭による説明を行って，本人と家族の同意を確認する．説明側も患者側も複数の同席者がいるように手配し，診療録に記録を残すとともに，患者側にも同一の文書をわたす．患者の自署による同意確認ができない場合は，その理由を記載する．同席者についても診療録に記載しておく．

5 ICの成立

ICが成立するためには，以下の4つの要件が必要である．つまり，これらの要件を満たしていなければ，同意文書の中で患者が医療行為の実施に同意する旨の署名を行っていても，ICは成立していないことになる．

a 患者に同意能力があること

未成年者，精神障害者，知的障害者，高齢者の患者の場合などに対しても同意能力を認めることは承認されている．未成年者の場合，わが国では15歳を基準として判断すると考えられている．15歳が遺言を作

表1 インフォームド・コンセントにおける説明事項

- 患者の病名と病状・病態
- 予定している医療の目的，内容，必要性
- その医療の有効性（予想される効果）とそれに伴う危険性およびその発生率
- 代替可能な医療の有効性とそれに伴う危険性およびその発生率
- 何も医療を施さなかった場合に考えられる結果

成することのできる年齢であることがその理由のひとつである．米国小児科学会のガイドラインでも15歳以上はICを得るべきとされている．

b 患者に十分な説明がなされること

説明事項については，裁判所は5つの項目をあげている（表1）．それらの説明において，①診療ガイドライン，②自施設の診療実態に適合したevidence based medicine (EBM)，あるいは③施設の臨床成績を提示すること，によって患者側の理解を促進する．説明の際は書式を作成しておき，系統的に行う．それにより患者側の理解を助けるとともに，説明不十分となる可能性を小さくすることができる．説明の最後に，「他に何か聞いておきたいことはありませんか？」，「何か気になっていることはありませんか？」などのオープンクエスチョンを投げかける．それにより，医療者側が想定していない患者側の懸念や特殊事情が明らかになることがある．また，「一方的で聞きたいことが聞けなかった」という訴えを防ぐことができる．また，他の医療機関，専門家にセカンドオピニオンを受ける権利があること，またそのための便宜を図ることを伝えて記録に残す．それらは同意が患者の自由意志で行われたことの傍証となる．

c 患者が説明を理解すること

説明は素人でも理解できる範囲で行うよう心がける．どの患者に対しても同じよう

表2 患者からインフォームド・コンセントを得ることが免除される要件

- 治療行為が緊急に実施される必要がある場合
- 説明すること自体が患者に有害な結果をもたらす場合
- 患者が説明を受けることを拒否した場合
- 説明すべき情報が一般常識またはその患者にとって既知である場合

に説明するのではなく，それぞれの患者が理解できるように，適宜，模式図等を用いるなど，合理的な努力をしなければならない．また，複雑な医療や危険性の高い医療の場合には，患者の理解が深まるよう，説明を複数回行うことも重要である．

d　患者が同意すること

患者の同意は，患者が医療従事者に対してその医療を実施する権限を与えたことを意味する．このため，同意した医療を実施したことによって有害事象が発生しても，医療行為自体に過失がない限り，生じた結果については患者自身が引き受けることになる．

患者に同意能力がない場合は患者からICを得ることは免除される．この場合，医療従事者は家族など説明を受けるのに適した代諾者に説明して，代諾者から同意を得なければならない．また，表2のような場合には，医療従事者は患者からICを得ることが免除される．ただし，いずれの場合も患者側の事情であり，医療機関側の都合は対象とならない．可能な限り患者本人に，無理ならば代諾者に説明を行う．ICの実施は患者・医療従事者側双方の利益にもつながる．

6　ICの重要性

医療はいわゆる保身医療が望ましいわけでなく，相当のリスクを覚悟した上で，挑戦的な診療が必要とされる場合もある．説明・理解のない治療で侵襲を与えた場合，近年のわが国では民事訴訟で医療従事者側に対する損害賠償が認められる傾向にある．それゆえ，ICがより重要性を増すことになる．リスクが含まれる利得を，恣意でなくEBMに基づいて説明できることが大切である．特にEBMに乏しい特異性の強い医療の場合には，より深く十分なICが必要である．

 Pitfall

- 理解しやすい平易な言葉で説明し，専門用語はできるだけ使用しない．
- 患者や家族の理解や納得を確認せずに説明を中止してはいけない．

熊本大学医学部附属病院医療情報経営企画部　**廣瀬　隼**

☑ **インフォームド・コンセント(IC)に必要な時間は？**

ICを得るためには相当の手間と時間がかかる．しかし，どの程度の時間が必要かは，患者・家族，疾患，治療法，勤務施設などの違いにより一概にはいえない．最も大切なことは，患者側と医療従事者間のよりよいコミュニケーションを成立させることであり，いかに患者側との信頼関係を築いていけるかである．医療訴訟は，そのほとんどが医療側に対する患者側の不信感に起因しており，提供できる医療だけでなく，医師としての人間性も重要である．

B 整形外科医に必要な社会的知識と制度

3 医療事故

DOs
- 人間は過ちをおかすもの.
- 医療事故を常に意識し, 発生の予測と防止に努める.
- 医療事故が発生した場合は, リスクマネジャーが中心となり, チームで素早く対応し, 適切に対処する.

1 定義

患者の診療やケアにおいて, 本来のあるべき姿から外れた行為や事態の発生をインシデントという(図1). 傷害の発生した事例や傷害をもたらす可能性があったと考えられる状況も含まれ, 過失の有無は問わない. このなかで幸い患者に何も起こらなかった場合や, 事前に訂正されて事故に至らなかった場合はヒヤリ・ハット事例という. 一方, 疾病そのものではなく医療に関連して患者に傷害が生じた場合は医療事故となる. 合併症, 偶発症, 不可抗力によるものも含まれる. さらにこのなかで, 過失によって生じた医療事故を医療過誤といい,「患者に傷害があること」「医療行為に過失があること」「患者の傷害と過失との間に因果関係があること」の3要件が揃った事態を意味する.

2 医療事故の予防

医療は重大な危険を内包している専門的な行為でもあり, 医療事故は医療のあらゆる場面において発生してくる可能性がある.「人間はエラーを起こす」ことを前提とし, 事故に発展しないシステムを整備し, いったん事故が発生したら, 素早く対応し, 適切に対処することが重要である. ある種の労災事故では,「事故で1人が死亡すれば同様な事故で負傷生存している人が約29

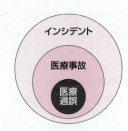

図1 医療事故とインシデントの関係

人おり, さらに, あわやその事故にあいそうになった人, つまり, ニアミス例が約300人ある」というハインリッヒの法則が有名である. それぞれの発生率は1:29:300であるので, 簡単に1:30:300の法則と覚えておけばよいが, 医療事故死亡例が1例報告されたということは, 300例のニアミスが発生していることになる. 予防対策の最も重要なことは, 医療のすべてのプロセスにおいて事故発生の可能性があることに注目し, 事前に対策マニュアルを作成しておくことである. そしてニアミス例が発生したときに, 予防対策を見直していくことが必要である.

3 報告制度

a 報告の制度化

医療事故防止のためのリスクマネジメントにおいて, その目的は,「犯人探し」ではなく, 事故原因を究明し, 事故防止のシステムを構築して, 事故を減少させること

である．1999年にある大学病院で手術患者の誤認事故が発生した．それを機に，2001年より厚生労働省は医療安全対策に着手し，その一環として2004年に医療事故情報収集等事業を展開した．これは大学病院や研修病院において「事故やインシデントのレポート提出」を義務づけ，その分析結果を医療事故防止に活用しようという制度である．

b　インシデントレポート

インシデントレポートはヒヤリ・ハットの軽微なものから医療事故までの全ての報告である（表1）．まずは，これらの報告がどれだけ提出されているかを評価する必要がある．その目安として，①ベッド数の2倍程度の報告が集められているか，②医師の提出が1割以上あるか，③薬剤・注射に関する報告の比率が半数以下かどうかをチェックする．以上の条件を満たしていれば，その施設ではほとんどのインシデントが隠されないで報告されていると判断される．

次に，これらの報告を患者影響度（表2）

表1　報告すべきインシデントの内容

1. 患者に傷害が発生した事態
2. 患者に傷害が発生する可能性があった事態

上記1，2に含まれるもの
- 医療用具（医療材料，機器）の不具合
- 転倒，転落
- 自殺，自殺企画
- 無断離院
- 予期しない合併症
- 発見，対処（処置）の遅れ
- 自己管理薬に服薬ミス
- 患者の針刺し

表2　インシデントの影響度分類

レベル	傷害の継続性	傷害の程度	影響度
レベル0	−		エラーや医薬品・医療用具の不具合が見られたが，患者には実施されなかった
レベル1	なし		患者への実害はなかった（何らかの影響を与えた可能性は否定できない）
レベル2	一過性	軽度	処置や治療は行わなかった（患者観察の強化，バイタルサインの軽度変化，安全確認のための検査などの必要性は生じた）
レベル3a	一過性	中等度	簡単な処置や治療を要した（消毒，湿布，皮膚の縫合，鎮痛薬の投与など）
レベル3b	一過性	高度	濃厚な処置や治療・検査を要した（バイタルサインの高度変化，人工呼吸器の装着，手術，入院日数の延長，外来患者の入院，骨折など）
レベル4a	永続的	軽度〜中等度	永続的な障害や後遺症が残ったが，有意な機能障害や美容上の問題は伴わない
レベル4b	永続的	中等度〜高度	永続的な障害や後遺症が残り，有意な機能障害や美容上の問題を伴う
レベル5	死亡		死亡（原疾患の自然経過によるものをのぞく）

で分類して分析しなければならない．一般にレベル3a以下と3b以上では対応や報告体制が異なる．リスクマネジャーが中心となり，インシデントケースをしっかりと分析して，現場に有効なフィードバックができれば，情報が共有化されたことになる．さらに，得られた教訓をマニュアルに活かして，事故防止に役立つようにしなければならない．安全管理マニュアルは，毎年順次に改訂しながら，努力目標ではなく必須事項を提示して，遵守するよう努める．

4 医療裁判

　医療事故が発生した場合に，患者あるいは家族や遺族が医療関係者にクレームをつけ，損害賠償を求めると医事紛争になる．そして，患者側が裁判を提起すると医療裁判となる．裁判には刑事裁判と民事裁判がある．刑事裁判では，刑法に違反するとして検察官が起訴し，刑事訴訟法に従って，裁判所が刑事責任の有無と量を判定する．刑事手続きについては，通常起訴の根拠とされ，業務上過失致死・致傷（刑法221条）の要件となる．一方，民事裁判では，民法上の要件に該当するとして被害者（患者あるいは家族・遺族）が提訴し，民事訴訟法により，裁判所が賠償責任の有無と額を判定する．医療過誤は過失によって生じた医療事故であるので，医療従事者は業務上の注意義務を怠ったことに対して結果的に責任を問われることになる．ここで問題となるのは因果関係の有無であるが，グレーゾーンの場合は刑事事件では無罪となり，民事事件では損害を賠償する可能性がある．医療行為は医師・看護師・薬剤師などの医療従事者との共同行為となっていることが多いが，免許を有している専門家，特に医師にはそれなりの責任が追及される．

5 医療事故調査制度

　21世紀の初めに大きな医療過誤事件がしばしば報道され，医療界への不信と厳しい批判が加えられた．これに対して医療界では信頼回復に努めてきた．一方で，裁判所の過失認定や因果関係の認定は，医学的常識から乖離したものも多くみられ，当該事件の臨床現場に支障が出る場合も少なくなかった．そこで日本医師会は医療事故調査に関する検討委員会の報告書として，2012年6月に「医療事故調査制度のあり方に関する基本的提言」をまとめた．そのなかで，医療事故の真の原因究明は刑事司法の介入では不可能であり，患者，医療者双方にとって悲惨な結果を招き，医療崩壊の道であると結論づけた．さらに，医療事故に係る調査の仕組み等を医療法に位置づけ，2014年6月18日に医療法の改正にあわせて医療事故調査制度（医療法第6条の10）が成立し，2015年10月1日に施行された．本制度は，医療行為により予期せぬ死という不幸な結果が生じたとき，医療事故の犯人探しをするのではなく，医療事故の再発防止を目的としている．

　医療事故が発生した場合，本制度ではその医療機関において院内調査を行い，その調査報告を民間の第三者機関（医療事故調査・支援センター）が収集・分析する．ここで医療事故とは，「当該病院等に勤務する医療従事者が提供した医療に起因し，または起因すると疑われる死亡または死産であって，当該管理者が当該死亡または死産を予期しなかったものとして厚生労働省が定めるもの」とされている（表3）．医療事故に該当するかどうかの判断と最初の報告は，医療機関の管理者が行うことと定められており，遺族が医療事故として医療事故調査・支援センターに報告する仕組みとはなっていない．「予期せぬ死亡事故」の定義は，①事前に死亡リスクを説明している，②当該医療が提供される前に死亡リスクが診療録その他の文書等に記録されている，③管理者が，当該医療を提供した医療従事

表3 医療事故調査制度の対象となる医療事故

	医療に起因し, または起因すると疑われる死亡または死産	左記に該当しない死亡または死産
管理者が予期しなかったもの	制度の対象事案	
管理者が予期したもの		

過誤の有無は問わない

者から事情や意見を聴取し,死亡または死産を予期していたと認定する(医療法施行規則1条の10の2)のいずれにも該当しない場合となる.したがって,事前に患者や家族に死亡リスクを説明していても,文書に残っていない場合は予期せぬ死亡事故となってしまう可能性が高い.

 コツ

医事紛争から医療従事者を守るために,診療録には正確な記録を残す.

6 医療の質と安全の確保

医療の安全性を高めるために,医療の標準化が求められており,クリティカルパスはそれを達成するための1つのツールである.クリティカルパスは必要な治療・検査・ケアなどの標準的な診療過程を時間を追って示した計画表のことである.医療の標準化やシステム化が図られ,チーム医療における質の向上につながる.さらに入院時に患者に手渡されることにより,インフォームド・コンセントを確実にし,患者の不安解消にも役立つ.また,標準化の評価として病院機能評価や国際標準化機構(ISO)がある.病院機能評価は,日本医療機能評価機構が第三者の立場で病院の機能を評価することである.評価項目には療養環境と患者サービス,患者の権利と安全性の確保の体制,医療の質と安全のためのケアプロセス,病院運営管理の合理性などがある.ISOは国際的な非政府機関であり,製品やサービスの国際標準規格を定めている.環境マネジメント(ISO 14001),品質マネジメント(ISO 9000等)は医療評価にも関係している.クリティカルパスの使用や病院機能の標準化に従って,医療の質の向上と安全を確保することが,医療事故の発生防止につながる.

 Pitfall

・医療事故が発生した場合には,指導医や上司に相談し,マニュアルに従って対応する.個人で勝手な行動をとらない.
・記録は正確に残し,決して改ざんしない.

熊本大学医学部附属病院医療情報経営企画部　廣瀬　隼

4 医療保険制度, 公費負担制度

DOs

- わが国は国民皆保険による医療保障がなされている.
- 保険医として保険診療を行う限りはわが国の医療保険制度を習熟しておく必要がある.
- わが国の医療制度は大きな変革期を迎えているので, 制度の変更には常に関心を払わなければならない.

1 医療保険制度

a 医療保険とは

相互扶助の精神のもとに, 病気やけがに備えて収入に応じた保険料を出し合い, 医療を受けたときに, 保険から医療機関に医療費を支払うしくみである. わが国では, すべての国民を対象に, 国民皆保険(国民全員が公的医療保険制度に加入する体制)による医療保障がなされている. この国民皆保険制度により, 国民の誰もが病気やけがをしたときに, 医療費の一部を負担するだけで, いつでもどこでも公平かつ平等に医療を受けることができる.

b 公的医療保険制度

就労形態の違いによって, 自営業者・給与所得者 OB などが加入する国民健康保険(地域保険)と給与所得者が加入する被用者保険(職域保険)に大別される.

国民健康保険は, わが国の国民健康保険法に基づき, 被保険者の疾病, 負傷, 出産または死亡に関して, 医療の給付または医療費等の支給をする社会保険で主に地方公共団体が運営する. 一般的に国保(こくほ)と呼称される. 被用者保険は, 企業の給与所得者が加入する組合管掌健康保険(組合健保)と全国健康保険協会管掌(旧:政府管掌)健康保険(協会けんぽ), 公務員が加入する共済組合や船員保険などに分かれ, 社保(しゃほ)とよばれる.

c 診療報酬の原則

わが国において保険診療の診療内容は, 法的な制限下にあり, 診療費も診療報酬という公定価格となっていて, 診療の金額を医療機関が独自に設定することはできない. それぞれの医療行為には点数が定められており, 実際に受けた医療行為ごとの点数を合計し(これを出来高払い方式とよんでいる), 1 点を 10 円として計算したものが診療報酬となる. 診療報酬点数は, これまでおおむね 2 年ごとに改定され, 厚生労働大臣の諮問機関である中央社会保険医療協議会(中医協)で改定作業が行われる. 被保険者が受診した場合には, 通常, 医療機関の窓口で診療報酬の 3 割(一部負担金)を支払う. 残りの 7 割は, 医療機関が保険者に請求することになる.

 Pitfall

傷病名なくして診療報酬は請求できない. 検査の場合は, 「○○○の疑い」と被疑傷病名を記入する必要がある.
医師や医療機関が診療の金額を独自に設定することはできない.

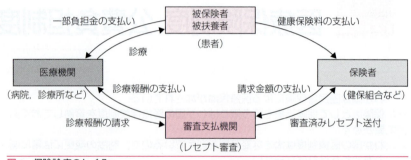

図1　保険診療のしくみ

初期研修が終わって，保険診療を開始する前に，必ず一度は診療報酬点数表（医科点数表）に目を通しておこう！

d　保険診療のしくみ

まず，医療機関は，どのような医療行為を行ったかを記した診療報酬明細書（レセプト．医療機関では単にレセとよぶことが多い．ドイツ語の Rezept に由来する）を被保険者ごとに月単位で作成する．医療機関はレセプトを作成後，国民健康保険の被保険者の場合は都道府県ごとに設立されている国民健康保険団体連合会に，社会保険の被保険者の場合は社会保険診療報酬支払基金に提出する．レセプトは，それぞれの機関での審査を経由して，最終的に保険者に送られる．レセプト審査で査定が行われ，不備等があるときには医療機関に診療報酬明細が差し戻されることとなる．

次に，保険者独自にレセプトを点検し，誤りがなければ審査支払機関に請求金額を支払う．そして，審査支払機関は保険者から支払われた診療報酬を医療機関に支払うという流れになる．被保険者が加入している保険者に毎月支払う健康保険料は，保険者が医療機関に支払う診療報酬（7割分）の財源となっている（図1）．

e　保険診療の新しい流れ（包括払い制度）

包括払い制度とは，近年導入された診療報酬の新しい支払い方法のひとつである．従来，日本の診療報酬は出来高払い方式をとってきたが，医療財政の縮小を掲げる政府の方針を受けて開始された．この制度は，実際に行った医療行為にかかわらず，患者が何の病気であったかによって診療報酬が決まる制度である．これまでの出来高払い制度が，治療にどれだけの費用がかかったかで報酬が決まっていたのと対照的な制度であり，様々なメリットが期待されている．

具体的には，出来高払いが過剰診療を導くのに対して，包括払い制度は過少診療を行えば行うほど医療機関の収入が増えるしくみであるため，無駄な医療の削減，医療の質の向上，医療費抑制効果が期待されている．しかしながら，その一方で考えられる問題点としては，施行する医療行為が少なければ少ないほど医療者側の利益になるので，必要な検査ができずに誤診のリスクが高まったり，患者にとって必要な医療が利益優先のために後回しにされる可能性がある．包括払い方式は，DPC（diagnosis procedure combination，診断群分類）に基づいて評価される．2015年4月時点におけるDPCの分類項目は2,873分類であるが，包括評価対象となる診断群分類は2,309分類であり，これに該当しない患者は従来ど

おりの出来高払いとなる．包括評価の範囲は，主にホスピタル・フィー的要素（入院基本料・検査・画像診断・投薬・注射・1,000点未満の処置などの施設報酬）であり，ドクター・フィー的要素（手術料・麻酔料・1,000点以上の処置などの医療技術料）は対象外となる．したがって，DPCにおける総報酬額＝〔診断群分類による包括評価＋出来高評価＋入院時食事療養費〕となる．

2 公費負担制度

公費負担医療とは，社会福祉や公衆衛生の観点から国または地方公共団体が特定の対象者に対して，公費によって医療に関する給付を行う制度である．医療保険制度と並びわが国の医療保障制度を担っている．公費負担医療は，全額公費負担のものもある一方，医療保険制度が優先でその自己負担分のみに対して公費負担が適用されるものもある．

3 保険外診療（自由診療）

保険外診療（自由診療）とは，保険が適用されない診療のことで，診療費用は患者がすべて（10割）自己負担となる．

4 混合診療

疾病に対する一連の医療行為において，保険給付の対象となる医療行為（保険診療）とそれ以外の医療行為（保険外診療＝自由診療）を併用（混合）することをいう．わが国では原則として混合診療を禁止しており，それを行った場合は，保険診療部分を含むすべての医療行為に関する費用が自費診療扱い（全額患者負担）となる．混合診療の禁止は「保険診療で誰もが必要かつ適切な医療を受けられる」という国民皆保険の理念に基づくもので，それを解禁した場合の問題として，患者の支払い能力の格差が医療内容の格差をもたらす点などが懸念されている．しかしながら国民の生活水準の向上，患者ニーズの多様化，医療技術の進歩に対応して，必要な医療を確保するための保険給付と，患者の選択によることが適当とされる医療との調整を図ることが必要とされるようになってきたため，2006年度からは「評価療養」と「選定療養」について併用を認める「保険外併用療養費制度」が導入されている．評価療養は，先進医療，医薬品の治験，保険適用前の医薬品・医療機器の使用などが対象となる．選定療養は，被保険者の選択に委ねてもよいもののうち厚生労働大臣が定めるもので，差額ベッド，予約診療，時間外診療，180日を超える入院など10項目が指定されている．

さらに2008年4月から評価療養のなかに新たに「高度医療評価制度」が加えられた．これは薬事法未承認の薬物・機械器具等について，安全かつ有効に実施できる体制を整えた医療機関に限って，先進医療のひとつとして個別の医療機関ごとに申請を受け専門医療専門家会議が審査した上で，保険診療との併用を認めることとしたものである．評価療養および選定療養の場合は，保険診療部分について保険外併用療養費が支給され，保険外診療部分が患者の差額負担となる．

5 介護保険制度

高齢化社会に対応するために新しく導入されたわが国の社会保険制度である．2000年4月1日から施行されている．要介護状態または要支援状態にある人が介護サービスを利用する際，その費用（給付費）を被保険者から徴収する保険料だけでなく，国・都道府県・市町村が負担する特徴をもつ．

和歌山県立医科大学整形外科　山田　宏

5 医薬品副作用被害救済制度

> **DOs**
> - 医薬品，生物由来製品による健康被害を患者が被った場合に，救済を行う2つの公的制度がある．
> - 発生時期によって給付の対象とならない場合がある．
> - 給付の種類によっては請求期限が設けられていることに注意が必要である．

1 医薬品副作用被害救済制度

- 病院・診療所で投薬された医薬品，薬局などで購入した医薬品を適正に使用したにもかかわらず発生した副作用による入院が必要な程度の疾病や障害などの健康被害について救済給付が行われる．
- 昭和55年5月1日以降に発生した副作用による健康被害が救済の対象となる．
- 以下のような場合は，医薬品副作用被害救済制度の救済給付の対象にはならない．
① 法定予防接種を受けたことによるもの．この場合は，予防接種健康被害救済制度の対象となる．なお，任意に予防接種を受けた場合は対象となる．
② 医薬品の製造販売業者などに明らかに損害賠償責任がある場合．
③ 救命のためにやむを得ず通常の使用量を超えて医薬品を使用し，健康被害の発生があらかじめ認識されていたなどの場合．
④ 医薬品の副作用において，軽度な健康被害や請求期限が経過した場合．
⑤ 医薬品を適正に使用していなかった場合．
⑥ 抗腫瘍薬，免疫抑制薬など対象除外医薬品による健康被害の場合．

2 生物由来製品感染等被害救済制度

- 生物由来製品を適正に使用したにもかかわらず，その製品を介して感染などにかかり，入院が必要な程度の疾病や障害などの健康被害について救済給付を行う制度である．
- 感染後の発症を予防するための治療や二次感染者なども救済の対象となる．
- 生物由来製品とはヒトその他の生物（植物を除く）に由来するものを原料または材料として製造される医薬品や医療機器などを示す．
- 平成16年4月1日以降に発生した副作用による健康被害が救済の対象となる．
- 制度のしくみについては，「医薬品副作用被害救済制度」と同様である．

3 救済給付の請求方法（図1）

- 給付の請求は，副作用や感染などによって健康被害を受けた本人またはその遺族が，直接，独立行政法人医薬品医療機器総合機構に対して行う．
- 必要な書類：請求者は，以下の書類の作成を医師等に依頼し，請求者が記入した請求書とともに，機構に提出しなければならない．
① 医師の診断書，② 投薬証明書，③ 受診証明書，④ 販売証明書．

4 給付の種類と請求期限

a 疾病（入院を必要とする程度）について医療を受けた場合

1) **医療費**：副作用による疾病の治療に要し

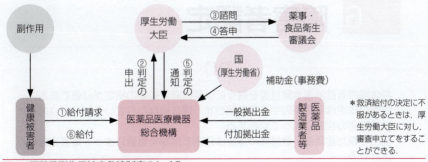

図1 医薬品副作用被害救済制度のしくみ
（医薬品医療機器総合機構webサイトよりを参考に作成）

 コツ

請求書，診断書などの用紙は健康被害を受けた本人や家族などからの申し出に応じて，同機構から無料で送付される．もしくは，同機構のホームページからダウンロードも可能である（http://search.pmda.go.jp/fukusayo_dl/）．

た費用（ただし，健康保険などによる給付の額を差し引いた自己負担分）について実費補償．
2) **医療手当**：副作用による疾病の治療に伴う医療費以外の費用の負担に着目して給付．
3) **請求期限**
a) 医療費：医療費の支給の対象となる費用の支払いが行われたときから5年以内．
b) 医療手当：請求にかかる医療が行われた日の属する月の翌月の初日から5年以内．

b 一定程度の障害（日常生活が著しく制限される程度以上のもの）の場合
1) **障害年金**：副作用により一定程度の障害の状態にある18歳以上の人の生活補償などを目的として給付．
2) **障害児養育年金**：副作用により一定程度の障害の状態にある18歳未満の人を養育する人に対して給付．
3) **請求期限なし**

c 死亡した場合
1) **遺族年金**：生計維持者が副作用により死亡した場合に，その遺族の生活の立て直しなどを目的として給付．
2) **遺族一時金**：生計維持者以外の人が副作用により死亡した場合に，その遺族に対する見舞等を目的として給付．
3) **葬祭料**：副作用により死亡した人の葬祭を行うことに伴う出費に着目して給付．
4) **請求期限**：死亡のときから5年以内．ただし，医療費，医療手当，障害年金または障害児養育年金の支給の決定があった場合には，その死亡のときから2年以内．

 Pitfall

医薬品等により健康被害を受けられた方への情報提供を怠ってはいけない．
診断書作成には積極的に協力しよう！

和歌山県立医科大学整形外科　**山田　宏**

B 整形外科医に必要な社会的知識と制度

6 障害者認定

DOs

- 身体障害者診断書や意見書を書くには都道府県知事の指定が必要である.
- 障害の認定はその原因や年齢を問わず，現在損なわれている「永続的な」身体機能障害の程度によって判断する.
- 提出された診断書・意見書の等級は決定ではなく審査によって障害等級が認定される.

1 障害者認定

- 障害者とは身体障害，知的障害，または精神障害があるため長期にわたり日常生活または社会生活に相当な制限を受ける者を意味する.
- わが国では身体障害者福祉法に基づき，障害者の自立に必要な支援や，生活の安定を図ろうとする身体障害者福祉対策が施行されている.
- 福祉の措置は，一定程度以上の障害を有する者に対して行われるが，個々の措置を行うにあたり，その都度障害程度の認定を行うことは煩雑であり，かつ，迅速性を欠くことになる．したがって，あらかじめ障害程度を認定し，身体障害者障害程度等級表に該当する身体障害がある旨の証票として身体障害者手帳の交付がなされている.
- 身体障害者手帳の等級は数字で表され，数字が小さいほど重度である.
- 障害の種類は，視覚障害，聴覚または平衡機能障害，音声・言語機能またはそしゃく機能障害，肢体不自由，内部障害である心臓機能障害，呼吸器機能障害，じん臓機能障害，ぼうこうまたは直腸機能障害，小腸機能障害，免疫機能障害，肝臓機能障害，以上計11種類である.
- 最高度は1級．障害を複数もつ場合は，各部位に対して個別に等級がつき，その合計で手帳等級が決定される．1, 2級は，重度(特別障害者)，3級以下は，中度・軽度(一般障害者)に区別される.
- 肢体不自由には等級上「7級」が存在するが，7級単独の障害では身体障害者手帳は交付されない．7級の障害が重複して6級以上となる場合は手帳が交付される.

Pitfall

身体障害者手帳は障害者にとって大変重要なものであるが，診断書・意見書作成においては障害認定の公平・適正化を常に心がけなければならない.

コツ

手帳の交付を受ける者の障害の程度が永続的でない場合は，必ず再認定を行う.

2 交付申請(図1)

a 本人の手続き

本人が15歳未満の児童についてはその保護者が申請する.

①市区町村の障害福祉窓口で身体障害者診断書・意見書用紙を受け取る.
②障害者判定の資格をもつ医師(身体障害者福祉法15条指定医)を受診し，当該診

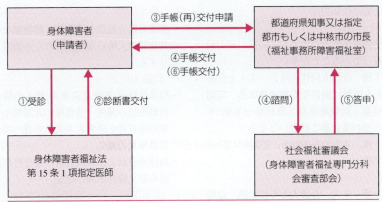

図1 障害者認定までの過程

断書を作成してもらう．
③身体障害者診断書・意見書，申請書（必要事項を記入捺印），本人写真（指定されるサイズ）を福祉窓口へ提出する．

身体障害者診断書作成の手引きに記載されている疑義解釈を参照し，作成する．

b 行政の手続き
①福祉窓口は，受け取った書類を都道府県（身体障害者更生相談所）へ転送する．
②都道府県（身体障害者更生相談所）は書類の内容を審査し，等級判定を行う．
③等級の判定結果に基づき，身体障害者手帳が交付される．

c 再交付申請
障害の程度が軽（重）くなるなど変化のあった場合は上記と同じ手続きで再交付申請をすることとなる．

申請から交付までには一般的に1～3ヶ月程度の時間を要する．

3 受けられる福祉サービスの具体的内容

地域，障害の程度によって異なるため，詳細は住民票のある市区町村に確認が必要である．

a 福祉機器
車椅子，義肢，装具，盲人安全杖，その他多数の交付．

b 医療費助成（健康保険の自己負担分）
身体障害者手帳2級以上が対象となる（3級については市町村により異なる）．

c 所得税・住民税 障害者控除の適用
・特別障害者（1級および2級）の場合：所得税40万円，住民税の30万円の所得控除
・一般障害者（特別障害者以外）の場合：所得税27万円，住民税26万円の所得控除

d 相続税
障害者控除の適用（過去に相続税の障害者控除の適用を受けた部分については適用なし）．
・特別障害者（1級および2級）の場合：85歳に達するまでの年数に20万円を乗じた金額の税額控除
・一般障害者（特別障害者以外）の場合：85歳に達するまでの年数に10万円を乗じ

た金額の税額控除
e　JR
　民間鉄道事業者の多くも，同様の割引制度を行っていることが多い．
- 第1種：介護人同伴の場合，本人と介護人とも距離に関係なく普通乗車券，定期乗車券，回数乗車券，急行券が半額（本人単独の場合第2種扱いとなる）
- 第2種：本人のみ100km（営業キロ等）以上半額

f　民営のバス
- 第1種：本人，介護人ともに半額，定期乗車券は3割引
- 第2種：本人のみ半額，本人が12歳未満の場合は介護者1名半額，定期乗車券は3割引き

g　タクシー
　居住自治体が地元タクシーの割引券を交付することが多い．会社によっては障害者手帳の提示で料金を割引くところもある．

h　公共施設
　都道府県立施設や博物館・動物園などの公共施設の入場料が免除されたり割引されたりする．

i　自動車関連
- 特殊仕様車（福祉改造車両）購入の場合は自動車税の減免，消費税の非課税
- 車の所有者が障害者本人の名義の場合，自動車税の減免
- 高速道路および有料道路の通行料の割引
- 駐車禁止除外車両の指定

j　携帯電話，指定車標章の交付
　基本料金や通話料金等の割引．

k　郵便事業株式会社
　青い鳥郵便葉書の無償配布．障害者手帳1級および2級の場合，無地，インクジェット紙またはくぼみ入り通常郵便葉書いずれか20枚を4月～5月に申請により配布する．

和歌山県立医科大学整形外科　**山田　宏**

B 整形外科医に必要な社会的知識と制度

7 感染症届出基準

DOs

- 一類から五類感染症患者（疑似症患者，無症状病原体保有者を含む），新感染症の疑い患者は直ちに，五類感染症で全数把握の感染症は7日以内に，医師が保健所長を経由して都道府県知事へ届け出る．
- 五類感染症の定点把握の感染症は，指定届出機関の管理者が届け出る．
- 時代とともに感染症の性格や発生状況は絶えず変化するので，感染症法の内容変更には絶えず注意を払うこと．

1 医師の届出義務

感染症対策において，感染症の発生動向を把握することは最も重要な対策のひとつであり，感染症法において感染症発生動向調査がその大きな柱として位置づけられている．このため，感染症の診断をした医師には法のもとに届出が義務づけられている（感染症法第12条第1項および第14条第2項）．

感染症は，感染力や罹患した場合の重篤性などに基づき，危険性が高い順に一類から五類に分類されている．既知の感染症であっても，危険性が高く特別な対応が必要であると判断される場合は，政令により「指定感染症」に指定し対応することになっている．また，既に知られている感染症と異なり，危険度が高いと考えられる新たな感染症が確認された場合は「新感染症」として分類し対応することとなっている．以下に具体的な疾患名と対応方法を記載する（表1）．

 コツ

下痢や発熱を主症状とする症例では，特に最近1ヶ月間の海外渡航歴の有無を聴取する必要がある．

 Pitfall

肺病変がなく排菌をしていない骨関節結核患者をみても，届出の必要がある．

表1 感染症法における届出義務一覧（次頁へつづく）

a 全数把握（第12条）
医師から保健所長を経由して都道府県知事に届出を行う．一〜四類感染症については，氏名，年齢，性別などを届出，五類感染症については，氏名などの個人を識別できる情報は除外する．届出を受けた都道府県知事は，その内容を厚生労働大臣に報告する．
①一類感染症 ［直ちに，疑似症患者，患者，無症状病原体保有者のいずれであっても届出を行う］ 　エボラ出血熱，クリミア・コンゴ出血熱，痘そう，南米出血熱，ペスト，マールブルグ病，ラッサ熱
②二類感染症 ［直ちに，患者，無症状病原体保有者について届出を行う］ 　結核，重症急性呼吸器症候群，鳥インフルエンザ（H5N1）

表1 感染症法における届出義務一覧(つづき)

[直ちに，疑似症患者，患者，無症状病原体保有者のいずれであっても届出を行う]
　ポリオ，ジフテリア

③三類感染症
[直ちに，患者，無症状病原体保有者について届出を行う]
　コレラ，細菌性赤痢，腸管出血性大腸菌感染症，腸チフス，パラチフス

④四類感染症
[直ちに，患者，無症状病原体保有者について届出を行う]
　E型肝炎，ウエストナイル熱，A型肝炎，エキノコックス症，黄熱，オウム病，回帰熱，Q熱，狂犬病，コクシジオイデス症，サル痘，腎症候性出血熱，炭疽，つつが虫病，デング熱，ニパウイルス感染症，日本紅斑熱，日本脳炎，ハンタウイルス肺症候群，Bウイルス病，ブルセラ症，発しんチフス，マラリア，野兎病，ライム病，リッサウイルス感染症，レジオネラ症，レプトスピラ症，ムスク出血熱，キャサヌル森林病，西部ウマ脳炎，ダニ媒介脳炎，東部ウマ脳炎，鼻疽，ベネズエラウマ脳炎，ヘンドラウイルス感染症，リフトバレー熱，類鼻疽，ロッキー山紅斑熱，インフルエンザ

⑤五類感染症
[7日以内に，患者，無症状病原体保有者について届出を行う]
　後天性免疫不全症候群，梅毒
[7日以内に，患者について届出を行う]
　アメーバ赤痢，ウイルス性肝炎(E型肝炎およびA型肝炎を除く)，急性脳炎，クリプトスポリジウム症，クロイツフェルト・ヤコブ病，劇症型溶血性レンサ球菌感染症，ジアルジア症，髄膜炎菌性髄膜炎，先天性風しん症候群，破傷風，バンコマイシン耐性黄色ブドウ球菌感染症，バンコマイシン耐性腸球菌感染症，風しん，麻しん

b　定点把握(第14条)

都道府県知事が，開設者の同意を得て，定点把握対象の五類感染症の発生の状況の届出を担当する病院または診療所(指定届出機関：定点)を指定する．この指定届出機関は，小児科定点，インフルエンザ定点，眼科定点，性感染症定点および機関定点の5種類の定点からなり，指定届出機関の管理者は，都道府県知事に氏名などの個人を識別できる情報は除外し，年齢性別を届け出る．報告は週報単位で行うものと月報単位で行うものとがある．

①小児科定点
[次の月曜に届出を行う]
　RSウイルス感染症，咽頭結膜熱，インフルエンザ，A群溶血性レンサ球菌咽頭炎，感染性胃腸炎，水痘，手足口病，伝染性紅斑，突発性発しん，百日咳，ヘルパンギーナ，流行性耳下腺炎

②インフルエンザ定点
[次の月曜に届出を行う]
　インフルエンザ(鳥インフルエンザを除く)

③眼科定点
[次の月曜に届出を行う]
　急性出血性結膜炎，流行性角結膜炎

④性感染症定点
[翌月初日に届出を行う]
　性器クラミジア感染症，性器ヘルペスウイルス感染症，尖圭コンジローマ，淋菌感染症

⑤基幹定点
[次の月曜に届出を行う]
　クラミジア肺炎(オウム病を除く)，細菌性髄膜炎(髄膜炎菌性髄膜炎を除く)，無菌性髄膜炎，マイコプラズマ肺炎
[翌月初日に届出を行う]
　メチシリン耐性黄色ブドウ球菌感染症，ペニシリン耐性肺炎球菌感染症，薬剤耐性緑膿菌感染症

C 文書の書き方

1 カルテ

> **DOs**
> - ☐ カルテは単なる医師のメモではない．公文書でありチーム医療における重要な医療情報であることを理解しよう．
> - ☐ 必ず診察のたびに記載しよう．読める字で，事実を正確かつ客観的に書こう．
> - ☐ POMR方式で，主治医の診療における医療のプロセスがすぐ理解できるように秩序立てて書こう．
> - ☐ 記載したら必ず署名または捺印をしよう．

1 カルテの重要性

「カルテ」は習慣的に使用されている用語だが，ドイツ語で単に「一枚の紙」という意味であり，医師法では「診療録」という用語が用いられている．医師には医師法第24条による診療録記載の義務がある．患者にどのような症状があり，どのような医療行為をしたのか，また，どのように説明したのかなどの情報を記載することは，単に医療記録を残すという意味だけでなく，情報開示や医療訴訟などに対して医師自身の正当性を証明する証拠ともなり得る．

「診療録」は医師だけでなく，看護師，リハビリ，事務などのチーム医療のなかの重要な医療情報である．また，最近の電子カルテの普及に伴い，他の診療科やコメディカルスタッフからも容易にアクセスしやすくなり，病院間でのカルテの供覧なども行われつつある．こういった状況のなかで，誰が読んでもすぐ理解できるように秩序立てて書かれた「診療録」が必要とされている．

2 カルテの記載方法の基本

カルテには，問診や診察，検査などから得られた全ての情報をもとに，分析を行い最終的な診断を下し，治療計画を立案し，実施する，といった医療のプロセスを記載する．これによって，主治医の診療における一連の思考過程および医療行為のチーム医療における共有化が可能となり，また，医療プロセスの科学的思考という基本姿勢が自然と身についてくることにもなる．

このような条件を満たすように考案された記載方法として，問題志向システム problem oriented system（POS）に基づき考案された問題志向型診療録（problem-oriented medical record；POMR）がある．POMRはSOAP（後述）を記載することによって，個々の問題の解決を目指すために考案された診療録である．

3 POMRの構成

a 基礎データ

初診時に記載し，診療の基礎となる情報である．表1に主なものを示す．

①患者の社会的データも必ず記す．

②主訴としては疼痛が最も多い．疼痛の部位だけでなく，誘発されるような動作，軽快するような肢位，姿勢などは鑑別診断の上で貴重な情報となる．また，安静にしても持続する痛みや夜間痛などは悪性腫瘍などを示唆する所見の1つとして重要である．

③現病歴では，以前の受診歴があれば，医療機関，診断，治療内容，効果などを詳細に記載する．患者は整形外科に関係ない事

表1 POMRの基礎データ

①患者の社会的データ
②主訴
③現病歴
④既往歴:過去の病気・外傷・手術・アレルギー・輸血・分娩歴
⑤家族歴:患者家族の健康状態・病気・死因など
⑥患者の生活像:生活習慣・社会的および家庭的環境など
⑦診察所見
⑧検査所見

項については話してくれないことも多く,また記憶が曖昧であったり,誤解している場合もあり,注意を要する.

④既往歴では循環器疾患や糖尿病などは手術時の合併症のリスクとなるため,既往や治療歴を記載しておく.またアレルギーも重要で,薬剤,食物,金属などのアレルギーがある場合は詳細に症状などを記載する.医療用品に含まれるラテックスアレルギーも最近問題になっており,甲殻アレルギー患者はヨードアレルギーを起こす可能性がある.

⑤家族歴は特に骨系統疾患に重要で,家系内に同様な疾患や変形などがみられるか記載する.

⑥職業の具体的な内容,労働量やスポーツ活動などは損傷部位の診断だけでなく,手術の内容や適応に関与することがある.

b 問題リスト

患者が抱えている問題で何らかの医学的介入を要する事項である.問題リストには,診断名,症状,所見,検査データなどを記載する.

c 初期計画

問題点を整理し,個々の問題に対する診断・治療・患者教育の計画を立てる.

1) 診断計画

診断の確定,鑑別診断に対して必要な検査の計画を立てる.

(例)#右手しびれ感(←主訴)
1. 頚椎X線-○月○日
2. 頚椎MRI-○月○日
3. 神経伝導速度-○月○日

2) 治療計画

問題ごとに必要な治療(処置,投薬,手術など)の計画を具体的に記載する.

(例)#化膿性膝関節炎(←診断)
1. ドレナージ
2. 抗菌薬投与
3. ギプス・シーネ固定

3) 教育計画

患者の病状や予後,これまでの検査結果,手術等に関する患者および家族に対する説明,日常生活上の注意などの生活指導,などについて記載する.

d 診療経過(プログレスノート)

解決すべき個々の問題別に自覚所見(subjective data;S),他覚所見(objective data;O),評価(assessment;A),計画(plan;P)を記載する(SOAP方式).

1) 自覚所見(subjective data)

どのような症状が,いつから,どんな誘因で,どの部位に出現したか,を詳細に記載する.また,その症状がどのように変化したか,もし他医へ受診していれば,検査,診断,治療内容,治療効果についての記載も必要である.

2) 他覚所見(objective data)

客観的データを記載する.身体所見を記載する際,脊椎や関節ごとのチャートがあればチェック項目の見落としを防ぐことができ便利である.全ての検査所見(血液検査所見,画像所見,電気生理学的検査など)を記載する.診断書等の各種医療文書もここに含まれる.

3) 評価(assessment)

これまでに得られた情報に対する解釈,判断について記載する.つまり,どのような症状や検査所見に対し,どのように診断

し，今後どのような検査・治療を行うのか，また予後の見通しはどう考えられるか，などについて論理的に記載する．薬物治療や処置を変更・中止した場合にはその理由も記載しておく．また，判断は必ず1つである必要はなく，複数の可能性があれば記載してもよい．検討会などで複数の医師間で評価が分かれた場合も，それらの意見と結論についても述べるべきである．

4) 計画（plan）

診断・治療のための計画を詳細かつ具体的に記載する．また，計画を行う期日や追加，変更の可能性などについても明記する．

（例）# 1. 関節リウマチ

> S：両膝関節痛が持続している．
> O：両膝関節　腫脹+，熱感+，膝蓋跳動+，圧痛　内側および外側関節裂隙+，膝蓋上囊+．
> 　　CRP 3.2，MMP-3 266
> A：RA の活動性高い．
> 　　MTX の効果不十分．
> 　　生物学的製剤の適応→インフリキシマブ投与の説明を行い，承諾を得た．
> P：投与前スクリーニング検査
> 　　血液検査（○月○日），ツベルクリン反応（○月○日），胸部CT（○月○日）．
> 　　問題なければ○月○日よりインフリキシマブ投与予定．

e　退院時要約

退院時に記載するそれまでの要約で，確定診断名，術式，入院経過，退院時処方・指示などが含まれる．これは，外来・リハ

表2　SOAP方式の注意点

- 問題点が複数あり，SO をそれぞれ問題別に書くことが困難な場合は，SO をまとめて記載した後に問題別 AP を記載することもできる．
- 確定診断名はなるべく ICD-10 に準拠したものを使用する．

ビリ通院，転院など治療の引継ぎに最も重要な部分であり，速やかに書くべきである．SOAP方式の注意点を表2にまとめる．

 コツ

簡単な疾患で assessment と plan とをまとめたほうが書きやすい場合は，A/P として一括して記載してもよい．

4　診療録記載の原則

- 診療録は公的な文書であり，単なる医師だけのメモではない．
- 臨床上必要ないような感想や意見などは記載しない．
- 診療のたびに必ず記載する．特に入院患者はできるだけ毎日記載する．
- 他人にもわかりやすいように丁寧な字で，正確な文章で書く．
- 基本的に日本語を使用する．
- 診療録に記載した後に必ず署名または捺印をする．
- 記載内容を訂正する場合は，元の記載がわかるように2本線で消した後，訂正する．ただし，訂正した日時や署名または捺印を必ず記しておく．
- インフォームド・コンセントの内容ややりとりは，電話も含めて必ず記載する．

☑ **レポートをチェックしよう！**
画像や検査結果などのレポートは必ずチェックしよう．なかには，自分の専門分野以外のコメントが出ている場合がある．電子カルテにチェック機能をつけておくこともよい．

Pitfall

他の医療従事者の批判・非難や患者に対する感情的表現，反省文なども書いてはならない．

コツ

インフォームド・コンセントの内容やそれに対するやりとりは，情報開示や医療訴訟などに対して非常に重要．電話でのやりとりも含めて必ず記載すること．

5 電子カルテ

1999年旧厚生省は，真正性，見読性，保存性の3条件を満たした場合，電子的に記録し保存したカルテ（診療録）の使用を認めた．診療記録や画像などの医療データが電子化されることにより，保存，検索，分析などが可能となる．まだ試験段階ではあるが，他の医療機関とネットワークでつながれば，電子カルテの閲覧が可能となり，全ての医療情報の共有化により病診連携がスムーズになる．また，多施設でのデータの集計や解析などが容易に行われるなど，そのメリットは計りしれない．一方，セキュリティの問題や電子データの規格や医学用語の標準化，高コストなどまだ問題点も山積している．特に，セキュリティの面においては，昨今，個人情報の漏洩が問題となっており，電子データの取り扱い（ロック機構の活用）には注意が必要である．

診療録記載に関しては，基本的な部分は同じであるが，様々な面でメリットは大きい．SOAP方式での記載，身体所見用の部位別チャートやシェーマ，クリニカルパスなど定型的なものは，テンプレートが活用できると同時にチェック項目の見落としを防ぐこともできる．検査データの時系列やグラフ化も容易で，カルテに貼り付けることで，薬剤の治療効果の評価などわかりやすい内容となり，患者に対する説明にも非常に便利である．

一方，医師の間で入力の速さ，コンピュータスキルにかなり差があり，電子カルテに慣れていない，不得意な医師は，入力に時間がかかり，診察がおろそかとなり，患者と相対する時間が少なくなる可能性がある．そのため，電子カルテにできるだけ早く慣れ，そのメリットを活かすべきである．

コツ

汎用性のない外国語や不必要な略語は使用しない．
訂正箇所を塗りつぶしたり，修正液を使用してはならない．

山口大学医学部整形外科　目　昭仁

☑ **電子カルテではコピー／ペーストを活用しよう！**

電子カルテでは，過去の記載内容や検査所見などをコピー／ペーストすることにより，各種診療情報提供書，指示書，退院サマリーが容易に作成でき，時間を節約することができる．電子カルテの大きなメリットの1つだが，最終チェックは必ず行うこと．多用は禁物．

C 文書の書き方

2 診断書

> **DOs**
> - □ 診断書は診察した医師のみが作成する公文書であり，社会的意義は大きく，法的責任を負うことになるので，慎重に作成しよう．
> - □ 各種診断書に関する基礎的な知識や形式について十分理解して記載しよう．記載の不備による患者の不利益は大きいことを理解しよう．
> - □ 読める字で事実を正確に書き，必ず署名または捺印をしていこう．

1 診断書発行の義務

　診断書は，患者の健康上の状態を医学的に証明する公文書である．これは医師のみが作成する権利が与えられているが，同時に義務でもある．

　医師法第19条2項には，「診察若しくは検案をし，又は出産に立ち会つた医師は，診断書若しくは検案書又は出生証明書若しくは死産証書の交付の求があつた場合には，正当の事由がなければ，これを拒んではならない」と記されている．ここでいう正当な事由としては，表1の場合がある．

　つまり，患者から診断書交付の請求があった場合には，これを作成する義務があり，これは診察にあたった医師のみが発行できる．診断書の社会的意義は大きく，医事紛争や保険金の支払い請求等の重要な決定因子となるため，慎重に作成する必要がある．

⚠ **Pitfall**
患者から診断書交付の請求があった場合には，正当の理由なく拒否してはならない．

2 診断書記載の原則

・医師法第20条の法規定では，「医師は，自ら診察しないで治療をし，若しくは診断書若しくは処方せんを交付してはなら

表1　診断書発行を拒む正当な事由とは

①患者に病名を知らせることが好ましくない場合（悪性腫瘍など）
②診断書が恐喝や詐欺など悪用される可能性がある場合
③雇用者や家族など第三者が本人ないし承諾権者の承諾なく請求してきた場合
④医学的判断が不可能な場合　　　　　など

ない」とある．また過去の状態についても同様で，自分で確認していないのに推測で書いてはならない．このような無診察や虚偽の診断書作成には虚偽診断書等作成罪や偽造私文書行使罪が成立する．

・他人にもわかりやすいように丁寧な字で，正確な文章で書く．
・病名や病状に関しては基本的に日本語を使用し，外国語や略語は使用しない．
・必ず署名（および捺印）をする．
・診断書を作成したら，カルテにその旨を記載し，コピーを保存しておく．

 Pitfall
「○日前から腰痛で休んでいるので，その日からの診断書がほしい」という要求が多いが，過去の状態については書いてはならない．やむを得ない場合は，現時点でこういう内容で自己申告している，という形で付記する．

3 主な各種診断書記載の注意事項

a 疾病診断書

- 勤務先や学校などに提出するもので，診断名，治療を要する期間，労働や運動の制限などについての記載が要求される．
- 警察に提出する交通事故の診断書は，加害者の行政処分の参考になるため，特に治療見込み期間については慎重に決定する．

 コツ

治療を要する期間は，「今後○日間の安静加療を要する」のように断定的ではなく，「要する見込み」とか，「必要と思われる」と表現したほうがよい．

b （国民年金・厚生年金）障害年金診断書（肢体の障害用）

- 障害年金とは，傷病によって一定程度の障害の状態になった者に対して支給される年金である．主な対象疾患としては，上肢または下肢の離断または切断障害，上肢または下肢の外傷性運動障害，脳卒中，脳軟化症，重症筋無力症，関節リウマチ，Buerger病，脊椎損傷，進行性筋ジストロフィーなどがある．
- 障害認定日は，障害の原因となる傷病について最初に医師の診察を受けた日（初診日）から1年6ヶ月経過した日，またはその日までに傷病が治った（障害，症状が固定した）日である．人工骨頭または人工関節，四肢の外傷による切・離断した場合はその手術を施行した日となる．障害認定日は障害認定の結果，障害等級に当たる場合は，その日が障害年金の受給権取得日となるので重要である．
- 診断書は障害認定日から3ヶ月以内に診療を受けた医師による作成が原則である．しかし，その医師が転勤や退職などで，診断書作成を依頼できない場合には，他の医師が診療録を参照の上，「上記のとおり，診療記録に記載されてあることを証明します」と付記し作成することも可能である．障害の状態，日常生活能力の判定，日常生活能力の障害程度，生活・労働能力などを総合的に判定して，障害等級が決定されるため，詳細に記載する．また，障害年金の受給者は年に1回障害の程度を確認するための診断書も必要となる．

c 介護保険主治医意見書

この意見書により要介護認定が得られてはじめて，介護保険によるサービスを受けることができるため，できるだけ早く作成する．身体障害，生活機能低下の程度と生活上の危険性や医学的管理や介護サービスの必要性についても意見を記載する．

d 労働者災害補償保険──障害の状態に関する診断書

業務上または通勤による負傷や疾病が治癒した（症状固定）後，身体に一定の障害が残った場合には，障害（補償）給付が支給される．治癒（症状固定）とは，傷病の症状が安定し，医学上一般に認められた医療を行ってもその医療効果が期待できなくなったときをいい，受傷日から1年6ヶ月経過した時点を症状固定の目処とされている．障害等級に応じた額が支給されるため，障害の状態については詳細に記載する．

e 自動車損害賠償責任保険診断書

この診断書の障害程度により等級が決定され，自動車事故被害者に賠償金が支払われるため，創の大きさ，関節可動域，徒手筋力検査など，できるだけ正確に記載する．頚椎捻挫などは，神経学的所見がなくとも，自覚症状や身体所見を詳細に書いておく．症状固定時期の決定はしばしばトラブルの元となる．症状固定とは，「医学上一般に承認された治療方法をこれ以上継続しても症状の改善が期待できない状態」で，かつ

「残存症状が自然的経過によって到達する最終状態,つまりこれ以上悪化することはない状態」をいう.一般的には,リハビリによる機能障害の回復や投薬による症状の改善が一定期間変わらず,効果が期待できない場合である.

f 生命保険会社診断書(入院証明書)

煩雑ではあるが,社会通念上記載義務のある診断書に含まれる.保険会社による保険金不払いの原因の1つが診断書記載の不備に起因するものであり,患者にとっては重要な診断書である.特に,症状発生の時期は,保険加入時にすでに疾病が存在していたかという判断の根拠とされ,保険金不払いともなり得るため,慎重に記載する.ただ,各生命保険会社間で書式や様式が異なり,さらに同一患者が異なった保険会社の数枚の診断書の作成を依頼することもまれでなく,書式の統一,簡略化,作成支援ソフトの開発などが望まれる.

g 健康保険傷病手当金請求書,休業補償給付金請求書

被保険者が病気やケガのために仕事を休み,給料(報酬)の支払いを受けられなかったとき,その生活保障として疾病手当て金が支給される.健康保険組合から支給される傷病手当金と,労災保険からの休業(補償)給付の2種類がある.この場合,労務不能と診断した期間が重要であり,1ヶ月ごとに記載する.

h 医療要否意見書(生保)

生活保護により,生活保護者が医療扶助を希望する際,無償で作成する義務がある.医療扶助の決定に際し重要な判断材料となるため,具体的な傷病の経過や現在の症状,今後の見通し等を明記する必要があり,検査データや治療方針等,医学的見地からの所見も必要である.診療見込み期間は,長期を要する場合,最長6ヶ月とする.

i 特定疾患診断書

難病患者の医療費の助成制度で,治療費の自己負担分の一部が公費負担として助成される.整形外科領域では,悪性関節リウマチ,後縦靱帯骨化症,広範脊柱管狭窄症,特発性大腿骨頭壊死症,黄色靱帯骨化症などがある.申請のために,臨床調査個人票(特定疾患診断書)を作成する必要があるが,症状の程度が基準に至っていない場合は公費負担は受けられない.また,認定を受けている患者は,毎年継続申請が必要である.

 Pitfall

患者は診断書の内容について指示することがあるが,無診察や虚偽の診断書を作成してはならない.虚偽診断書等作成罪や偽造私文書行使罪が成立する可能性がある.

山口大学医学部整形外科 目 昭仁

☑ 診断書作成は大変!

診断書の作成は医師にとって大きな負担となっていることは事実である.その対策として,平成20年度診療報酬改定で,医師の指示があれば事務職員が医師の補助者として記載を代行してもよいことが明記された.ただし記載内容の最終チェックは医師が行わねばならない.また,電子カルテの導入により診断書の電子化(機械印字化)ソフトの開発も進んでおり,徐々に活用されてきている.

C 文書の書き方

3 死亡診断書

DOs

- 死亡診断書は，死亡に関する医学的・法律的証明であるとともに人口動態の基本的資料となることを理解しよう．
- 診療継続中の患者がその傷病と関連する原因により死亡した場合，死亡診断書を発行しなければならないことを覚えておこう．
- 保険金等交付や遺産相続などにも影響することがあり，書類の不備から作成医師の責任を問われることもあるので，記載には慎重な配慮をしていこう．

1 死亡診断書（死体検案書）の意義

死亡診断書は，人の死亡に関する厳粛な医学的・法律的証明であり，死亡者本人の死亡に至るまでの過程を可能な限り詳細に論理的に表すものである．したがって，死亡診断書の作成にあたっては，死亡に関する医学的，客観的な事実を正確に記入する．医師には，その作成交付の義務が他の診断書と同様に法律によって規定されている．また，死亡診断書は，わが国の死因統計作成の資料となり，国民の保健・医療・福祉に関する行政の重要な基礎資料として役立つとともに，医学研究をはじめとした各分野においても貴重な資料となっている．この他に保険金等交付や遺産相続などにも影響することもあり，書類の不備から作成医師の責任を問われることもあるので，その作成にあたっては慎重な配慮が必要である．

2 死亡診断書と死体検案書の使い分け

診療継続中の患者が診療にかかる傷病と関連する原因により死亡した場合，交付の求めに応じて，死亡診断書を発行しなければならない．ただし，次の2つの場合には，死体検案を行った上で，死亡診断書ではなく死体検案書を交付する．

①診療継続中の患者以外の者が死亡した場合
②診療継続中の患者が診療にかかる傷病と関連しない原因により死亡した場合

また，外因による死亡またはその疑いのある場合には，異状死体として24時間以内に所轄警察署に届け出が必要となる（医師法第21条）．

医師には，自ら診察しないで診断書の交付，自ら検案しないで検案書の交付を行ってはならない等の無診察治療等の禁止が法律で規定されているが，診療継続中の患者が受診後24時間以内に診療中の疾患で死亡した場合については，異状がない限り，改めて死後診察しなくても，死亡診断書を交付することを認めている．

 コツ

診療継続中の患者が診療にかかる傷病と関連しない原因によって死亡した場合，死体検案書を交付する．

3 作成上の注意事項

厚生労働省作成の「死亡診断書（死体検案書）記入マニュアル（平成27年度版）」に沿って記入する．以下はその抜粋である（①～⑪は図1の番号に対応する）．

第5章 整形外科医が知っておくべき知識と制度

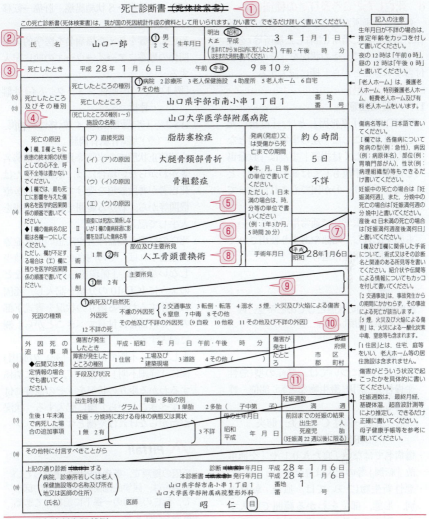

図1　死亡診断書記載例

a　標題（①）
「死亡診断書（死体検案書）」のうち，不要なほうを二重の横線で消す．

b　氏名・性・生年月日（②）
本名不明の場合：「（不詳）」と記載する．生年月日が不詳の場合でも，年齢が推定できる場合は，推定年齢をカッコを付して記入する．

c　死亡したとき（③）
死亡確認時刻ではなく，死亡時刻である．夜の12時は「午前0時」，昼の12時は「午後0時」とする．不明の場合，死体検案によってできるだけ死亡時刻を推定し，その時刻を記入し，余白に「（推定）」と記入する．全く不明であれば「（不詳）」と記入する．

d 死亡したところ及びその種別(④)

死亡した場所が明らかでない場合は，死体が発見された場所(漂着した場所等)を記入するとともに，その状況を「その他特に付言すべきことがら」欄に記入する．

e 死亡の原因

1) 一般的注意

- WHOでは「原死因」とは，「直接に死亡を引き起こした一連の事象の起因となった疾病もしくは損傷」または「致命傷を負わせた事故もしくは暴力の状況」と定義しており，わが国でもこれに従っている．
- 傷病名は，医学界で通常用いられているものを記入し，略語やあまり使用されていない医学用語は避ける．

 コツ

疾患の終末期の状態としての心不全，呼吸不全等は使用しない．

2) I欄(⑤)

- 各傷病名等については，発症の型(急性や慢性)，病因(微生物など)，部位，性状等も書く．
  〔例〕 肝炎→慢性C型肝炎，肺炎
  　　　→MRSA肺炎
- 傷病名ではない「寝たきり」や「交通事故」「転倒」等の記入は避けるようにする．
- 悪性新生物については，原発，転移の別，形態，部位をわかる範囲で記入する．悪性新生物の転移で死亡した場合は，転移した悪性新生物を転移性と記入し，原発性の悪性新生物が最下欄になるように記入する．

  〔例〕 大腸癌→S状結腸癌，肝癌→転移性肝癌
- 死亡に影響を与えた傷病名を医学的因果関係の順番にア→イ→ウ→エの順に記入する．
  〔例1〕 (ア)出血性ショック，(イ)骨盤骨折
  〔例2〕 (ア)肺梗塞，(イ)転移性肺腫瘍，(ウ)大腿骨軟骨肉腫
- 心肺停止状態での来院等具体的な傷病名等がわからない場合には，家族，または死亡者が普段診療を受けていた他の医療機関等から，わかる範囲で必要な情報を入手して記入する．
- 死亡の原因が臓器障害や疾患の後遺症等に該当すれば，その内容を，また，該当しない場合は，「循環器系の疾患」などのようにICD-10の分類を記入し，死因に関係するわかる限りの状況を書式下部の「その他特に付言すべきことがら」欄に記入する．
- もし，全く不明であれば，「死亡の原因」欄に「詳細不明」と書いて，死因に関係するわかる限りの状況を「その他特に付言すべきことがら」欄に記入する．状況がわからなければ空欄とする．

 Pitfall

死因の種類で，疾病と外因が重複している場合は，医学的因果関係をさかのぼって，死亡の原因の一番下に記載してある疾病で判断する．
(例) (ア)腹膜炎，(イ)腹部刺傷 → 外因死

☑ **脳死した者の死亡時刻**

「臓器の移植に関する法律」の規定に基づき脳死判定をおこなった場合，脳死した者の死亡時刻は，第2回目の検査終了時となる．したがって，死亡した年，月，日および時，分は，脳死判定にかかる検査の第2回目の検査終了時刻を記入する．

> **コツ**
> 死亡の原因についてはっきりとわからない場合がしばしばあるが，その際，死因に関してできるだけわかる限りの状況を「その他特に付言すべきことがら」欄に記入する．

3) Ⅱ欄（⑥）
- 直接には死因に関係していないが，Ⅰ欄の傷病等の経過に影響を及ぼした傷病名等があれば記入する．

4) 発病（発症）又は受傷から死亡までの期間（⑦）
- Ⅰ欄およびⅡ欄に記入された傷病名等について，それぞれ発病（発症）または受傷から死亡までの期間を記入する．
- 年，月，日等の単位で，1日未満の場合は，時間，分の単位で記入する．一時的に治癒したものであっても，死亡の原因に関係があれば治癒前の発病（発症）または受傷から死亡までの期間を記入する．

5) 手術・手術年月日（⑧）
- Ⅰ欄およびⅡ欄の傷病名等に関係のある手術についてのみ記入する．
- 手術を実施した場合は，術式または診断名と関連のある所見（病変の部位，性状，広がり等）をわかる範囲で記入する．
- 該当する手術が複数行われた場合は，それぞれ記入する．
- 手術中（後）に明らかになった診断名や部位等についても，Ⅰ欄，Ⅱ欄の記載内容に反映させる．

6) 解剖（⑨）
- 解剖を実施した場合は，傷病名等に関連のある解剖の主要所見（病変の部位，性状，広がり等）を記入する．

f 死因の種類（⑩）
- 自殺の場合は，「6 窒息」や「7 中毒」などではなく原因が何であれ「9 自殺」を選択する．死因の種類が「外因死」の場合は，「外因死の追加事項」欄にその状況を必ず記入する．
- 「病死および自然死」か「外因死」か判断できない場合は，「不詳の死」とする．

g 外因死の追加事項（⑪）
- 「外因死」または「不詳の死」の場合，および「病死及び自然死」の場合でも外因が重大な影響を及ぼしている場合には，外因の状況等を可能な限り具体的に記入する．
- 伝聞や推定の情報の場合でも記入する．
- 発生時期が明確でない場合は，推定時刻を記入する．

h その他
- 死亡者の遺族からの求めにより，遺族に対して交付する．
- 楷書で丁寧な字でできるだけ詳しく書く．
- 番号付きの選択肢を選ぶ場合は数字を○で囲む．
- 空欄には斜線をひく．
- 記入した内容の訂正は，医師の氏名欄に押印がある場合は訂正箇所に訂正印を押し，署名のみの場合は訂正の箇所に署名する．印刷文字の削除には不要．
- 記載に不備があると保健所等から照会されることがあるので，その場合は回答する．
- 遺族からの死亡診断書（死体検案書）の追加発行の要請や内容の質問は拒否できない．
- 遺族以外からの要請に対しては遺族の同意書が必要．

山口大学医学部整形外科　目 昭仁

4 手術記録

DOs

- 診療録のなかで最も重要な部分である．手術の手順や観察所見などを経時的に詳しく正確に記載していこう．
- 手術記録は手術後できるだけ速やかに，記憶が鮮明なうちに記載しよう．
- イラストはできるだけ多く使用し，他者に対してもわかりやすい内容にすることを心がけよう．

　手術記録は整形外科診療録の中でも最も重要な部分であり，外科系診療科にとってはまさに歴史そのものともいえる．手術記録は後療法の指示や病診連携の際の貴重な情報源となり，同様の手術を行う際にも文献などよりも生きた情報として利用価値が高い．また，再手術の場合は，前回の手術内容は適応や術式を決定するときの重要な判断材料となる場合がある．若い医師にとっては手術記録を書くことによって，行われた手術を頭の中で再現し，解剖や術式の理解を深めることができる．また一方では，手術記録は公文書であり，手術に関する医療訴訟の証拠材料としても重要であり，手術記録の基本的な記載法は徹底して身につける必要がある．

1 手術記録記載の基本的事項

- 手術の手順や観察所見などを経時的に詳しく正確に記載する．
- 主観的，感情的な表現は避け，客観的な言葉を用いて冷静に手術中の事実のみを記述的に書く．
- 手術記録は手術後できるだけ早く記載する．当然ながら早ければ，手術時の手術操作を振り返り，反省点や工夫した点等を鮮明に覚えているからである．
  ただし，各々の感想(反省点を含めて)については記載する必要はない．
- 手術記録の形式はそれぞれの施設で決められた様式に沿って記載するが，一般的には次にあげる項目が含まれる．氏名，年齢および性別，傷病名，術式，術者(指導，執刀，助手)，手術時間，麻酔法，麻酔医，出血量，輸血量，病理組織などである．
- イラストはできるだけ多く使用する(図1)．イラストを多く使用することで，どのような手術が行われたのかを他のスタッフや患者・家族にわかりやすく伝えることができる．
- 術中，神経・血管損傷や骨折などの偶発症が起こった場合は，生じたことをありのままに記す．
- 必ず手術に立ち会った医師が作成し，最後に署名または押印する．指導医(執刀医)は内容をチェックした後，署名または押印する．

 コツ

手術記録は公文書であり，手術に関する医療訴訟の証拠材料としても重要である．基本的な記載法は徹底して身につける．必ず手術に立ち会った医師が作成し，指導医(執刀医)は内容をチェックする．

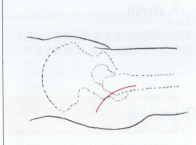

皮切と骨の輪郭を重ね合わせて描くと，解剖学的ランドマークとの位置関係がよくわかる．

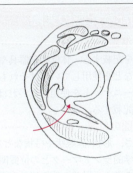

アプローチは横断面などで図示するとわかりやすい．

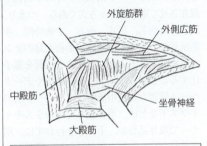

展開図では，現れる組織（筋肉，血管，神経など）の解剖学的名称を付記する．動脈は赤，静脈は青，神経は黄色など，色鉛筆を用いてカラーで描く．

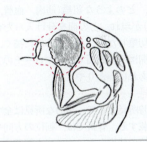

腫瘍の切除などは，断面図を用いて切除範囲を点線で示す．

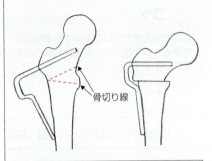

骨切り術や骨接合術などでは，骨だけの模式図で描いたほうがわかりやすい．

イラストは，そのままのリアルイラストだけでなく，わかりやすいシェーマや断面図などを用いれば一層理解が深まる．

図1　カルテ記載例

2 手術記録記載の実際

a 体位・準備
手術体位を記載する．体位固定器具や下肢牽引装置などを使用していればそれも記載する．ターニケットを使用していれば，使用時間も記載する．

b 皮膚切開の位置・長さ
皮切の長さ，形状（直線状や弓状など），皮切と解剖学的ランドマークとの位置関係や距離などを書く．以前の手術創や瘢痕などがあれば記載する．

c アプローチ
骨や関節など目的とする部位へ到達するまでに，どのような組織（筋肉，血管，神経など）が現れ，どの間を分け入ったか，また，切離したか，などを詳細に描く．途中の展開図や横断面でのアプローチの方法などがあればわかりやすい．

d 所見
手術時所見として，病的な所見は全て詳細に記載する．骨折では，転位の方向や神経・血管の状態などについても記載する．

e 手術操作
腫瘍の切除などは，シェーマで切除範囲を点線で示す．骨切り術や骨接合術などでは，骨だけの模式図で描いたほうがわかりやすい．インプラントを使用した場合は，抜釘や再置換術など再手術時のために，メーカー，機種，サイズなどを詳細に記載しておく．

f 閉創
各層を縫合した糸の種類・太さを記載する．ドレーンを使用していればその種類や位置を記載する．

⚠ Pitfall
術中，手術の方針や術式が変更となった場合は，その理由について詳細に記載しておく．

3 手術記録の電子カルテによる記載法

手術記録の電子化には次の2つの方法が考えられる．1つは紙に手書きした記録をスキャナー等で取り込むことにより全てをイメージ情報として電子化する方式である．もう1つはイメージ情報とテキスト情報を混在させて電子化する方式である．つまり，氏名，傷病名，術式，術者，手術時間，手術所見などの基本情報は，手術記録のテンプレートから入力し，テキスト情報を電子化することにより，データの連携やデータベース管理など利用価値は大きい．手術のイラストなどは，手書きしたものをスキャナーで取り込むか，手書きを行わずに，用意されたシェーマを利用したり，液晶ペンタブレットで画面上にスケッチを描くことも可能である．しかし，後者の方法では，定型的な手術や簡単な手術以外では詳細な部分の描写が困難である．

コツ
客観的な言葉を用いて手術中の事実のみを書く．術中起こった偶発症もありのままに記す．

山口大学医学部整形外科　目　昭仁

☑ **デジタルカメラを活用しよう**
術中写真にデジタルカメラが多用されるようになった．術中のポイントとなるところで撮影し，手術記録用の材料にしたり，電子カルテを使用していれば，デジタルカメラの画像を貼り付けたり，動画を取り込んで管理することも可能である．

C 文書の書き方

5 紹介状

> **DOs**
> - 紹介状は正確かつ簡潔であること．紹介目的を明確に．
> - 迅速な返事を心がけ，内容は明瞭であり，丁寧な表現を．
> - 必ずしも治療効果だけではなく，とりあえず治療方針を送ることで，紹介元は安心する．

1 紹介状と返事の意味

近年，診療形態は多様化し医療の専門化や分業化が進んでいる．高次医療を必要とするために専門医療機関への情報提供や，事故や外傷など救急病院での処置後，かかりつけ医への情報提供，また術後リハビリを継続するために，急性期リハビリ病棟を有する医療機関への紹介など，紹介状は欠かすことができない．

2 どのような場合に紹介状が必要か

1) **他科への紹介**
合併症の評価や治療依頼のために行う．特に手術を必要とする場合には，主治医合併症の状態を把握する必要がある．術後に合併症が悪化することがあるため，事前コンサルトは必要である．

2) **専門医への紹介**
骨軟部腫瘍など診断や治療に専門的な知識を有する場合は，臆せず早めに紹介するほうがよい．

3) **かかりつけ医への紹介（逆紹介）**
救急医療機関などで処置をした後のフォローを依頼する場合や治療状態が安定し紹介元へ返送する場合に，処置や治療内容を記載する．

4) **セカンドオピニオン依頼**

5) **転居・帰省**

6) **学校・養育施設への情報提供**

これら以外にも様々なケースが挙げられるが，いずれの場合でも，患者やその家族にその目的と内容を説明し，理解を得ることが大切である．

3 紹介状の書き方

各医療施設には，診療情報提供書として厚生労働省で定めた様式に準じた書類がある．各医療機関でのシステムが若干異なっており，個人でひな形を作成して既存の文章を引用することも多い．いずれにしても，①紹介先，②患者氏名・性別・生年月日・年齢，③署名，④診断名，⑤紹介目的，⑥既往歴・家族歴，⑦症状経過・検査結果，⑧処方，⑨備考などの項目が必ず入っていなければならない（図1）．図中の数字は以下の見出しに相当する．

a 記入時の注意点

① **紹介先**
紹介先にはできるだけ医師を指定し，名称を入れるべきである．そうでない場合は外来担当医や主治医と表記する．

② **患者氏名・性別・生年月日・年齢**
誤字・脱字に注意し，正確に記載する．

③ **署名**
紹介先からの問合せができるように記載医師の氏名，所属，住所，電話番号，FAX番号，メールアドレスなどを記載する．

④ **診断名**

紹介目的となった病名をはじめに記載する．疑い病名や主訴でもよい．

⑤ **紹介目的**

入院，継続治療，精査，転居，セカンドオピニオンなど紹介先でわかるように簡潔で明確に記載する．

⑥ **既往歴・家族歴**

特記すべきもののみ記載する．

⑦ **症状経過・検査結果**

経過が長い場合は，経時的かつ簡潔に記載する．退院サマリーや手術記録などを添付するとより親切である．X線やCT，MRI，病理所見の簡潔な記載に加えてレポートの添付やコピーしたフィルムを同時に手渡す．近年ではフィルムレスの医療機関が増えており，CD-ROMに保存して手渡すことがあるが，施設によっては読み込むことができないこともあるため文書内にも所見を記載することが望ましい．

⑧ **処方**

薬品名だけでなく量・服用方法・回数なども記載する．ジェネリックの場合，同一成分でも薬効や適応症が異なることがあり，商品名も必ず記載する．

⑨ **備考**

上記に該当しない，例えば患者が特に心配していることや患者の特別な背景を記載する．原則として患者に不利益な記載は避けること．

* **患者に不利益な情報の記載**

原則として紹介状は患者に開封されてもよい内容にすべきであるが，病院内での傷害歴，覚醒剤使用歴など治療上必要な情報は記載せざるを得ない．そのような患者は紹介状を勝手に開封する傾向があるので，紹介状は担当医に直接郵送する．

* **モンスターペイシャント**

モンスターペイシャントは良好なdoctor-patient relationshipが築けないときに生じる．紹介先医師に患者についてよくない先入観をもたせることは，紹介先での良好なdoctor-patient relationshipの形成を阻害するため難しい問題である．一方，適切な情報を提供しないと紹介先に負担となる．知己の医師であれば直接電話で伝え，文書を残さないほうがよい．面識のない医師であれば紹介状に連絡先を明記する．

紹介先の相手に敬意と配慮をもち，患者の正確な情報と客観的な事実を簡潔にまとめるように努める．診療情報は患者のプライバシーそのものであり，患者が不利益にならないよう，その保護には十分注意する．

診療時間内で書くことは時間を要するが，書き終えたものを本人に見せることで信頼関係を保つことができる．原則として紹介状は医師同士の情報のやりとりと考える．関節リウマチ患者のように長期治療の患者であれば紹介状を患者に見せて書き漏らしがないことを確認することができるが，事故・労災関係では事実関係に終始したほうがよいだろう．

☑ **前医の誹謗中傷は禁止**

加療依頼，精査依頼などを受けた際，「もう少し早ければよかったのに」など前医を批判するような発言は，患者が医師に不信感を抱き，患者―医師間だけでなく地域医療の連携を悪化させる．加療内容も含めた，すべての経緯，背景をよく知らないのであるから，謙虚な気持ちで対応する．

第 5 章　整形外科医が知っておくべき知識と制度

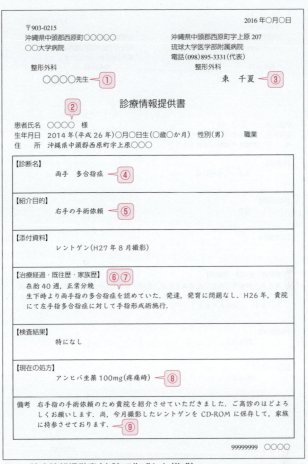

図1　診療情報提供書（自院で作成した様式）

基本的に略語は使用しない．特に他科では意味が異なる場合や通用しないことがある．略語を使用する場合は正式名称も共に記載する．

患者に不利益な情報は記載しない．

4 返書の書き方（図2）

1）受診時に一報を

　紹介状を受け取った外来担当医や主治医は，まずは患者が無事に受診したことと紹介してくれたお礼を含めた一報を早急に報告することが望ましい．治療の善し悪しなどの経過も重要だが，今後の治療方針だけでも早急に返事する．その後中間経過報告，退院時の転帰など，そのつど報告することが肝要である．

```
                                                    2016年○月○日
   〒903-0215
   沖縄県中頭郡西原町○○○○○          沖縄県中頭郡西原町字上原207
     ○○大学病院                      琉球大学医学部附属病院
                                     電話(098)895-3331(代表)
      整形外科                           整形外科
        ○○○○先生                          東  千夏

                       診療情報提供書

   患者氏名  ○○○○  様
   生年月日  2014年(平成26年)○月○日生(○歳○か月)  性別(男)  職業
   住  所   沖縄県中頭郡西原町字上原○○○
   ┌─────────────────────────────────┐
   │【診断名】                                            │
   │        両手  多合指症                                │
   ├─────────────────────────────────┤
   │【紹介目的】                                          │
   │        返書                                          │
   ├─────────────────────────────────┤
   │【添付資料】                                          │
   │                                                      │
   ├─────────────────────────────────┤
   │【治療経過・既往歴・家族歴】                          │
   │  貴院より御紹介いただいた患者さんが，受診されましたので報告いたします．平成│
   │ ○年○月○日に，手指形成術を予定しました．術後経過はまたおって報告したいと│
   │ 思います．ご紹介ありがとうございました．             │
   ├─────────────────────────────────┤
   │【検査結果】                                          │
   │        特になし                                      │
   ├─────────────────────────────────┤
   │【現在の処方】                                        │
   │        特になし                                      │
   ├─────────────────────────────────┤
   │ 備考                                                 │
   │                                                      │
   │                                      99999999  ○○○│
   └─────────────────────────────────┘
```

図2 返事(紹介患者診療結果報告書)

2) 返信は郵送またはFAXで

紹介元への返送は，患者を介した場合，報告内容は開封されても支障のない記載が望まれる．内容によっては不安や誤解を生じることもあるので，直接郵送が望ましい．

3) 丁寧な表現，明瞭な内容

直筆でも相手に読めるように心がける．英語や略語は，専門分野が異なると，異なる意味の用語になることがあるので，原則として略語は控えるべきである．

4) 患者への説明内容も記載する

紹介元へ返送(逆紹介)やセカンドオピニオンの場合は，患者にどう説明をしたかも記載することで，話の食い違いを少なくし，治療継続がスムーズに行われる．

琉球大学医学部整形外科 **東 千夏/金谷文則**

C　文書の書き方

6　処方箋

> **DOs**
> - 処方箋には，医薬品特定のための商標名，剤形，規格単位，用法，用量を記載．
> - 処方箋形式は，後発医薬品（ジェネリック医薬品）を推進する形式となっているので，後発医薬品への変更を認めない場合は署名が必要．

1　処方箋の様式と記載事項

　処方箋には院内処方と院外処方があり，院外処方箋を交付する場合には，様式2号またはこれに準ずる処方箋を用いて記載しなければならない（図1）．

　薬剤費抑制の一環として，近年，後発医薬品（ジェネリック医薬品）の使用促進策がとられている．現在の様式では処方医が後発医薬品への変更を認めない場合に限り，所定の欄に署名する様式になっている．つまり「変更不可」と記載がない場合は，「記載医の承諾なしに後発医薬品への変更が可能」となる．なお，複数の処方薬の一部だけ変更を認めない場合には，医薬品名の横に「変更不可」と記載し，「後発医薬品への変更不可」の欄は空欄にしておく．

2　処方箋記載の書き方と注意事項

　図1内の項目について以下に記す．

①保険医氏名，記名押印またはサイン．
②処方箋の有効期間は交付日を含め4日間．4日を超えた日から調剤が必要な場合には，交付年月日を記載する．
③〔薬品名〕　商標名で記載し，一般名は記載しない．約束処方による医薬品名の省略は認められない．
④〔規格単位〕　同じ薬品で2種類以上の分量（例えば10mgと30mg）がある場合は，薬品名のあとに10mgなど，規格単位を併記する．
⑤内服薬：〔分量〕　1日分の投与量を記載する．社会保険枠を守る．
⑥内服薬：〔用法〕　服用回数，服用時期のこと．「1日3回毎食後」，「分3食後」などとする．
⑦内服薬：〔投与期間〕　従来は14日までの処方が原則であったが，保険による制限がなくなり，多くの薬品は長期投与できるようになった．新薬は14日間．睡眠薬などは大量投与を避けるためにも14

✓ 「3×」と「×3」の違い

　現場では簡略化した書き方で記載されていることが多い．「3×」は分3の意味で，3回に分けて投与するという意味．3T/3×は1日3錠を3回に分けて内服．20mg/2×は1日20mgを2回に分けるので，1回の投与量は10mgである．「×3」は1回投与量を3回投与するという意味．1g・×3では，1回量が1gで，1日3回投与，つまり1日量では3gとなる．混同するようであれば，3錠/分3とか1g・1日3回と記載したほうがよい．
　なお錠剤は「T：tablet」，カプセルは「C：capsule」，細粒や湿布は袋に入っているので「P：pack」と記すことが多い．

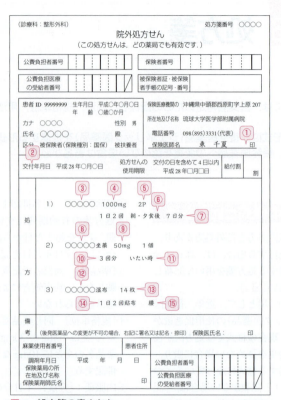

図1 処方箋の書きかた

日分まで.
⑧頓服薬と内服薬では記載方法が異なるので注意.
⑨頓服薬：〔分量〕 1回分で記入.
⑩頓服薬：〔用量〕 総回数(10回分など).
⑪頓服薬：〔用法〕 投与時期(疼痛時, 発熱時など).
⑫湿布や軟膏などの外用薬では記載方法が異なる
⑬外用薬：〔分量〕 総量で記載. 湿布の場合：3袋, 3P, 軟膏の場合：3本, 25gなど.
⑭外用薬：〔用法〕 湿布の場合1日1(または2)回貼布, 軟膏の場合1日2(または3)回塗布など.
⑮外用薬は投与部位を記載する(肩, 腰, 膝, 足など).「痛いところ」,「医師の指示通り」などはなるべく避ける.

コツ

多くの医薬品名が使用されているなかで, 名前は似ているが, 薬効が全く異なるものも存在する. わからない場合や曖昧な場合は, 速やかに調べるか, 臆することなく薬剤部に問い合せるべきである.

7 入院診療計画書, 説明書・同意書

DOs

- ☐ 入院診療計画書や説明書・同意書は, 患者およびその家族との間に良好な関係を築くためのツールとして有用である.
- ☐ 説明書・同意書は入院時だけでなく, 新たな情報確認や治療法選択を行うごとに作成することが必要である.

1 入院診療計画書(図1)

患者が入院すると, まず入院診療計画書を作成する. ①診断名, ②症状, ③治療計画, ④検査内容および日程, ⑤手術内容および日程, ⑥推定される入院期間などの項目を記載する必要がある.

おおまかな治療内容は外来でも説明していると思われるが, 実際入院すると, その理解が十分であるとはいえない. 入院後の手術日, 予定検査, 入院期間をあらかじめ文書として渡し, 意識づけをしてスムーズな入院治療を行うためのものである.

2 説明書・同意書

治療や検査を開始する際にはその説明とともに同意書が必要となる. 手術や生検(病理検査), 脊髄造影, 血管造影・カテーテル検査だけでなく, 造影剤を用いるCT, MRI検査を行う場合にも同意書が必要となる.

同意書は説明を受けたこと, それを理解し自由意志で選択したことや同意したことを確認するためのものである. そのために下記の項目について説明を受け, 同意したことを書面に残す必要がある.

1) 現在の病名と病状について.
2) この治療(検査)を必要とし, 選択した理由.
3) 他の治療(検査)について：保存療法を含めた他の方法の説明を受けた上で, 自主的に決定したことなど.
4) 治療(検査)内容の具体的方法.
5) 手術所見により手術法を変更する場合があれば, 代替治療の説明(例：阻血肢の膝上切断と膝下切断など).
6) 治療後の後療法：リハビリ内容について.
7) 起こり得る合併症・危険性とその頻度, 緊急時の処置について：その合併症に対する予防をあらかじめ行う場合は, その説明も加える(深部静脈血栓症など).

十分な時間をとり, 比較的頻回に行う必要がある. また, 定型の治療(手術)や検査であれば, 定型の文書や図を用意することで簡便化を図るとともに, 説明漏れがないように工夫することも必要である. たとえば, 「輸血および特定生物由来製品使用に関する説明と同意書」, 「深部静脈血栓症の予防に関する説明書」, 「身体抑制についての説明と同意書」等を病院のリスクマネジメント部で統一した書式で用意することも必要である.

入院診療計画書

(患者氏名)○○○○殿

20△△年○月○日

病棟(病室)	6東(○○○号室)
医師以外の担当者氏名	受け持ち看護師　○○○○
病名 (他に考え得る病名)	右変形性膝関節症 ①
症状	右膝痛による歩行困難 ②
治療計画	手術→歩行訓練，可動域訓練などのリハビリ ③
検査内容および日程	適宜血液検査，レントゲン検査を行います ④
手術内容および日程	○月○日　人工膝関節置換術 ⑤
推定される入院期間	約2～3週間 ⑥
その他 (看護，リハビリテーション等の計画)	・手術前後の看護を行います． ・リハビリ期の日常生活のお手伝いをします． その他，ご不明な点などがありましたら，ご相談下さい．

注1) 病名等，現時点で考えられるもので，今後検査などを進めていくに従って変わり得るものです．
注2) 入院期間については，現時点で予想されるものです．

(主治医)　　　東　千夏

(患者氏名)　　山田太郎

図1　入院診療計画書の書き方

琉球大学医学部整形外科　東　千夏／金谷文則

8 英文診断書，紹介状，返事

DOs

- ☐ 必要な情報を簡潔に（できれば）1枚にまとめて記載する．
- ☐ 薬剤名には商品名は避ける（商品名は国により名前が異なるので，一般名を用いる）．
- ☐ アレルギーの有無は必ず入れる．
- ☐ 画像などの資料があれば，すぐに読める形にして添付する．

1 英文診断書，紹介状（図1）

わが国民が海外を訪れる機会は，ますます増加している．また，外国人がわが国で診療を受け本国へ帰国するケース，国際結婚した日本人が海外へ移住するケースもある．これに伴い，医師が英文の診断書，紹介状などの記載を求められる機会も増えている．英文診断書において必要な情報は，以下の事項である．

① 患者の個人情報〔名前，性別，生年月日，連絡先〕
② 診断書記載日
③ 記載医の情報〔名前，所属（連絡先：FAX，メールアドレスが便利）と肩書〕
使用する用紙には，その医師の所属する医療機関の公式な便箋（一番上に所属が印刷されているもの：letter head paper）を用いることが望ましい．身分についてはMDが無難（原則として研修医やレジデントは紹介状を記載しない）である．大学勤務の場合は准教授 associate professor，講師 lecturer，助教 assistant professor としてもよい．

2 返事

英文紹介状に対する返事は，日本語文書で行っている返事と基本的には同じである．患者が受診したこと，紹介に対するお礼，診察時の所見，これまでの経過と評価，今後の方針などを順に記載する．

琉球大学医学部整形外科　東　千夏／金谷文則

Faculty of Medicine
University of the Ryukyus

207 Uehara, Nishihara,
Okinawa, 903-0215
Japan
Tel：+81(98)895-3 ○○○
Fax：+81(98)895-1 ○○○

April 2, 2016

To whom it may concern

 Mr. Taro Yamada is 22 years old, he has been followed at our clinic in Japan from 20 years old because of Rheumatoid Arthritis. Recently he has been under good control with medications, does not have any arthritis and joint pain. His CRP, ESR and rheumatoid factor on November 28, 2016 were 0.10 mg/dL, 7 mm/h, 28 IU/mL, respectively. Currently, he has no problems doing his daily activities.

 I would appreciate it very much if you could follow him at your office/hospital while he is in your country. If you have any questions or need additional information regarding this patient, please do not hesitate to contact me either by E-mail or fax listed below.

His medications are as below.

Rp.
1) eternercept (25mg) twice weekly
2) methotrexate (2mg) 3C/2× weekly

Yours sincerely,

  C. Azuma

Chinatsu Azuma, MD
University of Ryukyus, department of Orthopedic
E-mail：ikema@○○○○○○○○.ne.jp
TEL：+81-895-xxxx, FAX：+81-895-xxxx

図1 英文診断書

C 文書の書き方

9 身体障害者手帳

DOs

- [ ] 整形外科で扱う身体障害者手帳申請は，四肢および体幹の障害による"肢体不自由"である．

1 身体障害者の範囲

身体障害者福祉法による身体障害者の範囲は，"視覚障害，聴覚または平衡機能の障害，音声機能，言語機能または咀しゃく機能の障害，肢体不自由，内部機能障害（心臓機能障害，腎臓機能障害，呼吸機能障害，膀胱機能障害，直腸機能障害，小腸機能障害，ヒト免疫不全ウイルスによる免疫機能障害）"である．

身体障害者手帳の診断書の作成は，身体障害者福祉法により知事の指定する医師によって診断書および意見書（図1）が添付される（都道府県に申請して指定を受けなければ意見書を書くことはできない）．

指定医が作成した診断書をもとに，市区町村が設ける更正相談所での判定を受け，手帳が交付される．

⚠ Pitfall

障害等級の決定は行政が行うものであり，意見書に記載する「〇級相当」は飽くまで参考である．

2 肢体不自由による身体障害

身体障害者手帳の申請には，不自由である部位（上肢，下肢，体幹）の機能障害，または乳幼児期以前の非進行性の脳病変による運動機能障害（上肢機能，移動機能）を判定して，等級を決定する．どれくらいの障害が何級にあたるかは，都道府県の福祉保健部障害保健福祉課が発行する「身体障害者福祉法　指定医師必携」に記載されており，それを参考にする．表1には障害に対する等級が書かれているが，「全廃」「著しい障害」「…が困難」「…が制限される」など曖昧な表現があり，その詳細が記載されている別項を参照しなければならない．

また，2つ以上の障害が重複する場合の取り扱いについても記載されている（表2）．それぞれの障害に対する認定等級が点数化されており，その点数の合計によって等級認定を決定する．ただし，その障害がある部位から上肢または下肢を欠いた場合の障害等級に対応する指数の値を限度とする．

a 肢体不自由の身体障害

以下の項目で判断される．
① 障害部位（欠損部位，感覚異常，変形部位などの障害の種類や上肢長，下肢長，握力などを記載）
② 日常生活動作
③ 関節可動域と筋力

3 身体障害者診断書記載方法

以下の数字は図1の数字に該当する．
① 障害名，② 原因となった疾病・外傷名，③ 疾病・外傷発生年月日，④ 参考となる経過・現症，⑤ 総合所見，⑥ 再認定の項目，⑦ 意見．

4 障害者手帳所得者へのサービス

「B. 6. 障害者認定」p.644 参照．

第6号様式(1)

身体障害者診断書・意見書（肢体不自由障害用）

氏　名　○○○　○○	大正 **昭和** 平成	○年　○月　○日	男　**女**

住所　沖縄県那覇市○○○

① 障害名（部位を明記）　両上肢機能障害　①

② 原因となった疾病・外傷名　　関節リウマチ　②　　　交通, 労災, その他の事故, 戦傷戦災,（疾病,）先天性, その他（　　）

③ 疾病, 外傷発生年月日 ③　平成 21 年 頃　月　日・場所

④ 参考となる経過・現症（エックス線写真及び検査所見を含む.）
関節リウマチによる四肢の多関節痛があり, 両手指の関節破壊が著しく, 変形を認める. ④

　　　　　　　　　　　障害固定又は障害確定（推定）　　　年　月　日

⑤ 総合所見
関節リウマチのコントロール不良のため, 多関節痛があります. 両手指の変形のため, 日常生活動作に著しい障害が認められます. ⑤

⑥　[将来再認定　　要・不要]
　　[再認定の時期　H28年11月]

⑥ その他参考となる合併症状
間質性肺炎

上記のとおり診断する. 併せて以下の意見を付す.
　　平成28年　○月　○日
　　　　　　　　　病院又は診療所の名称　　琉球大学附属病院
　　　　　　　　　所　在　地
　　　　　　　　　診療担当科名　整形外科　医師氏名　東　千夏　印

身体障害者福祉法第15条第3項の意見　　[障害程度級についても参考意見を記入]
障害の程度は, 身体障害者福祉法別表に掲げる障害に
　　　　○該当する　⑦　　（　　　3　　級相当）
　　　　・該当しない

注意　1　障害名には現在起こっている障害, 例えば両眼失明, 両耳ろう, 右上下肢麻痺, 心機能障害等を記入し, 原因となった疾病には, 角膜混濁, 先天性難聴, 脳卒中, 僧帽弁狭窄症等原因となった疾患名を記入してください.
　　　2　歯科矯正治療等の適応の判断を要する症例については, 「歯科医師による診断書・意見書」（別様式）を添付してください.
　　　3　障害区分や等級決定のため, 地方社会福祉審議会から改めて次項以降の部分についてお問い合わせする場合があります.

図1　身体障害者診断書・意見書

```
第6号様式(4)
肢体不自由の状況及び意見書                                    （表）

神経学的所見その他の機能障害(形態異常)の所見        ┌──────────────┐
 1. 感覚障害（下記図示）：なし・感覚脱出・感覚鈍麻・異常感覚  │該当するものを○でかこみ│
 2. 運動障害（下記図示）：なし・弛緩性麻痺・痙性麻痺・固縮・不随意運動・しんせん・ │下記空欄に追加所見記入 │
                         運動失調・その他                 └──────────────┘
 3. 起因部位          ：脳・脊髄・末梢神経・筋肉・骨関節・その他
 4. 排尿・排便機能障害：なし・あり
 5. 形態異常          ：なし・あり
```

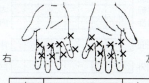

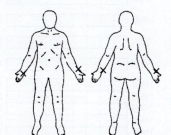

右   左

	右		左
	上　肢　長 cm		
	下　肢　長 cm		
	上腕周径 cm		
	前腕周径 cm		
	大腿周径 cm		
	下腿周径 cm		
1	握　　力 kg	1	

× 変形　■ 切離断　▨ 感覚障害　≡ 運動障害
（注）関係ない部位は記入不要

動作・活動　　自立―○　　半介助―△　　全介助又は不能―×
　　　　（　）の中のものを使うときはそれに○

寝返りする	○	シャツを着て脱ぐ	△	
あしをなげ出して座る	○	ズボンをはいて脱ぐ(自助具)	△	
椅子に腰をかける	○	ブラシで歯をみがくコップで水を飲む	△	
立つ(手すり,壁,杖,松葉杖,義肢装具)	○	顔を洗いタオルで拭く	△	
家の中の移動(壁,杖,松葉杖,義肢装具,車椅子)	○	タオルを絞る	×	
洋式便器にすわる	○	背中を洗う	×	
排泄のあと始末をする	○	2階まで階段を上がって下りる(杖,手すり,松葉杖)	△	
(箸で)食事をする(スプーン，自助具)	△	屋外を移動する(家の周辺程度)(杖,松葉杖,車椅子)	△	
コップで水を飲む	△	公共の乗り物を利用する	△	

注：身体障害者福祉法の等級は機能障害(impairment)のレベルで認定されますので（　）の
　　中に○がついている場合，原則として自立していないという解釈になります。

計測法：
上肢長：肩峰→橈骨茎状突起　　　前腕周径：最大周径
下肢長：上前腸骨棘→(脛骨)内果　大腿周径：膝蓋骨上縁上10cmの周径(小児等の場合は別記)
上腕周径：最大周径　　　　　　　下腿周径：最大周径

図1　身体障害者診断書・意見書

関節可動域(ROM)と筋力テスト(MMT)　(この表は必要な部分を記入)

筋力テスト( )	関節可動域	筋力テスト( )	関節可動域	筋力テスト( )
↓	180 150 120 90 60 30 0 30 60 90	↓	90 60 60 0 30 60 90 120 150 180	↓
( )前屈		後屈( ) 頸 左屈( )		右屈( )
( )前屈		後屈( ) 体幹 左屈( )		右屈( )

180 150 120 90 60 30 0 30 60 90　　　　　　90 60 60 0 30 60 90 120 150 180

( )屈曲		伸展( ) ( )伸展		屈曲( )
( )外転		内転( ) 肩 ( )内転		外転( )
( )外旋		内旋( ) ( )内旋		外旋( )

| ( )屈曲 | | 伸展( ) 肘 ( )伸展 | | 屈曲( ) |

| ( )回外 | | 回内( ) 前腕 ( )回内 | | 回外( ) |

| (△)掌屈 | | 背屈(△) 手 (△)背屈 | | 掌屈(△) |

(△)屈曲		伸展(△) 中 (△)伸展		屈曲(△)
(△)屈曲		伸展(△) 手 (△)伸展		屈曲(△)
(△)屈曲		伸展(△) 関 (△)伸展		屈曲(△)
(△)屈曲		伸展(△) 節 (△)伸展		屈曲(△)
(△)屈曲		伸展(△) (MP) (△)伸展		屈曲(△)

(△)屈曲		伸展(△) 近位 (△)伸展		屈曲(△)
(△)屈曲		伸展(△) 関 (△)伸展		屈曲(△)
(△)屈曲		伸展(△) 節 (△)伸展		屈曲(△)
(△)屈曲		伸展(△) (PIP) (△)伸展		屈曲(△)
(△)屈曲		伸展(△) (△)伸展		屈曲(△)

( )屈曲		伸展( ) ( )伸展		屈曲( )
( )外転		内転( ) 股 ( )内転		外転( )
( )外旋		内旋( ) ( )内旋		外旋( )

| ( )屈曲 | | 伸展( ) 膝 ( )伸展 | | 屈曲( ) |

| ( )底屈 | | 背屈( ) 足 ( )背屈 | | 底屈( ) |

備　考

注：
1. 関節可動域は，他動可動域を原則とする．
2. 関節可動域は，基本肢位を0度とする日本整形外科学会，日本リハビリテーション医学会の指定する表示法とする．
3. 関節可動域の図示は，|←——→|のように両端に太線をひき，その間を矢印で結ぶ．強直の場合は，強直肢位に波線（　）を引く．
4. 筋力については，表（　）内に×△○印を記入する．

×印は，筋力が消失または著減（筋力 0，1，2，該当）
△印は，筋力半減（筋力 3 該当）
○印は，筋力正常またはやや減（筋力 4，5 該当）
5. (PIP)の項母指は(IP)関節を指す．
6. DIPその他手の対立内外転等の表示は必要に応じ備考欄を用いる．
7. 図中ぬりつぶした部分は，参考的正常範囲外の部分で，反張膝等の異常可動はこの部分にはみ出し記入となる．

図1　身体障害者診断書・意見書（つづき）

表1 障害程度等級表

等級	上肢	下肢	体幹	乳幼児期以前に非進行性の脳病変による運動機能障害	
				上肢機能	移動機能
1級	1. 両上肢の機能を全廃したもの 2. 両上肢を手関節以上で欠くもの	1. 両下肢の機能を全廃したもの 2. 両下肢を大腿の2分の1以上で欠くもの	体幹の機能障害により坐っていることができないもの	不随意運動・失調等により上肢を使用する日常生活動作がほとんど不可能なもの	不随意運動・失調等により歩行が不可能なもの
2級	1. 両上肢の機能の著しい障害 2. 両上肢のすべての指を欠くもの 3. 一上肢を上腕の2分の1以上で欠くもの 4. 一上肢の機能を全廃したもの	1. 両下肢の機能の著しい障害 2. 両下肢を下腿の2分の1以上で欠くもの	1. 体幹の機能障害により坐位又は起立位を保つことが困難なもの 2. 体幹の機能障害により立ち上がることが困難なもの	不随意運動・失調等により上肢を使用する日常生活動作が極度に制限されるもの	不随意運動・失調等により歩行が極度に制限されるもの
3級	1. 両上肢のおや指及びひとさし指を欠くもの 2. 両上肢のおや指及びひとさし指の機能を全廃したもの 3. 一上肢の機能の著しい障害 4. 一上肢のすべての指を欠くもの 5. 一上肢のすべての指の機能を全廃したもの	1. 両下肢をショパー関節以上で欠くもの 2. 一下肢を大腿の2分の1以上で欠くもの 3. 一下肢の機能を全廃したもの	体幹の機能障害により歩行が困難なもの	不随意運動・失調等により上肢を使用する日常生活動作が極度に制限されるもの	不随意運動・失調等により歩行が家庭内での日常生活活動に制限されるもの
4級	1. 両上肢のおや指を欠くもの 2. 両上肢のおや指の機能を全廃したもの 3. 一上肢の肩関節,肘関節又は手関節のうち,いずれか一関節の機能を全廃したもの 4. 一上肢のおや指及びひとさし指を欠くもの 5. 一上肢のおや指及びひとさし指の機能を全廃したもの 6. おや指又はひとさし指を含めて一上肢の三指を欠くもの 7. おや指又はひとさし指を含めて一上肢の三指の機能を全廃したもの 8. おや指又はひとさし指を含めて一上肢の四指の機能の著しい障害	1. 両下肢のすべての指を欠くもの 2. 両下肢のすべての指の機能を全廃したもの 3. 一下肢を下腿2分の1以上で欠くもの 4. 一下肢の機能の著しい障害 5. 一下肢の股関節又は膝関節の機能を全廃したもの 6. 一下肢が健側に比して10センチメートル以上又は健側の長さの10分の1以上短いもの			
5級	1. 両上肢のおや指の機能の著しい障害 2. 一上肢の肩関節,肘関節又は手関節のうち,いずれか一関節の機能の著しい障害 3. 一上肢のおや指を欠くもの 4. 一上肢のおや指の機能を全廃したもの 5. 一上肢のおや指及びひとさし指の機能の著しい障害 6. おや指又はひとさし指を含めて一上肢の三指の機能の著しい障害	1. 一下肢の股関節又は膝関節の機能の著しい障害 2. 一下肢の足関節の機能を全廃したもの 3. 一下肢が健側に比して5センチメートル以上又は健側の長さの15分の1以上短いもの	体幹の機能の著しい障害	不随意運動・失調等による上肢の機能障害により社会での日常生活活動に支障があるもの	不随意運動・失調等により社会での日常生活活動に支障があるもの

(次ページにつづく)

表1　障害程度等級表（つづき）

等級	上肢	下肢	体幹	乳幼児期以前に非進行性の脳病変による運動機能障害	
				上肢機能	移動機能
6級	1. 一上肢のおや指の機能の著しい障害 2. ひとさし指を含めて一上肢の二指を欠くもの 3. ひとさし指を含めて一上肢の二指の機能を全廃したもの	1. 一下肢をリスフラン関節以上で欠くもの 2. 一下肢の足関節の機能の著しい障害		不随意運動・失調等により上肢の機能の劣るもの	不随意運動・失調等により移動機能の劣るもの
7級	1. 一上肢の機能の軽度の障害 2. 一上肢の肩関節，肘関節又は手関節のうち，いずれか一関節の機能の軽度の障害 3. 一上肢の手指の機能の軽度の障害 4. ひとさし指を含めて一上肢の二指の機能の著しい障害 5. 一上肢のなか指，くすり指及び小指を欠くもの 6. 一上肢のなか指，くすり指及び小指の機能を全廃したもの	1. 両下肢のすべての指の機能の著しい障害 2. 一下肢の機能の軽度の障害 3. 一下肢の股関節，膝関節又は足関節のうちいずれか一関節の機能の軽度の障害 4. 一下肢のすべての指を欠くもの 5. 一下肢のすべての指の機能を全廃したもの 6. 一下肢が健側に比して3センチメートル以上又は健側の長さの20分の1以上短いもの		上肢に不随意運動・失調等を有するもの	下肢に不随意運動・失調等を有するもの

※7級単独では，手帳交付の対象とはならない．

表2　重複障害の場合の障害等級認定方法

a
合計指数	認定等級
18以上	1級
11〜17	2級
7〜10	3級
4〜6	4級
2〜3	5級
1	6級

b
障害等級	指数
1級	18
2級	11
3級	7
4級	4
5級	2
6級	1
7級	0.5

二つ以上の障害が重複する場合の障害等級は，重複する障害の合計指数に応じて，aにより認定する．
合計指数は，bの等級別指数表により各々の障害の該当する等級の指数を合計したものとする．

【参考】　人工関節の障害等級〈例〉

・頚髄損傷による四肢完全麻痺	1級
・頚髄損傷による四肢不完全麻痺	2級
・片側人工股関節	4級
・両側人工股関節	3級
・片側人工肩関節	4級
・両側人工肩関節	3級
・胸髄損傷による下肢完全麻痺	3級
・胸髄損傷による下肢不完全麻痺	4級

琉球大学医学部整形外科　東　千夏／金谷文則

第6章

付録

A 身体計測と神経学的診断法

1 四肢長・四肢周囲径

①上肢長：肩峰から橈骨茎状突起までの距離
②下肢長：上前腸骨棘より足関節内果までの距離
③上腕周囲径：上腕二頭筋の筋腹での最大径を計測
④前腕周囲径：肘関節よりやや遠位の前腕最大径を計測
⑤大腿周囲径：通常膝蓋骨上端より10cm近位で測定
⑥下腿周囲径：やや近位よりの下腿最大径を計測

2 関節可動域表示ならびに測定法

a 上肢測定

部位名	運動方向	参考可動域角度	基本軸	移動軸	参考図
肩 shoulder（肩甲帯の動きを含む）	屈曲（前方挙上）forward flexion	180	肩峰を通る床への垂直線（立位または座位）	上腕骨	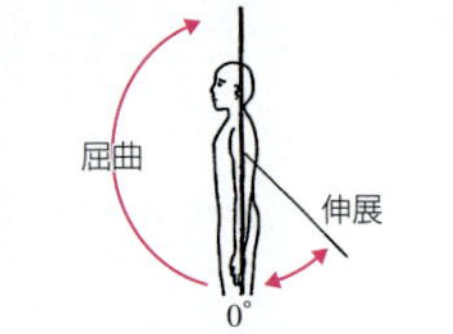
	伸展（後方挙上）backward extension	50			
	外転（側方挙上）abduction	180	肩峰を通る床への垂直線（立位または坐位）	上腕骨	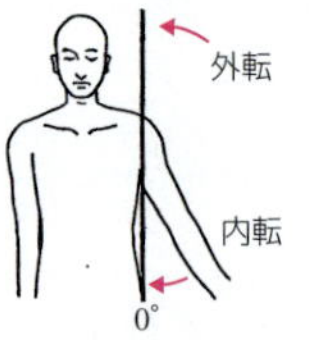
	内転 adduction	0			
	外旋 external rotation	60	肘を通る前額面への垂直線	尺骨	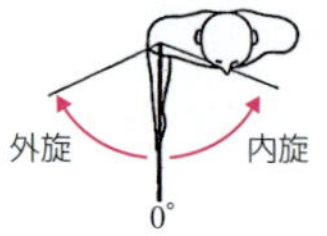
	内旋 internal rotation	80			
	水平屈曲 horizontal flexion（horizontal adduction）	135	肩峰を通る矢状面への垂直線	上腕骨	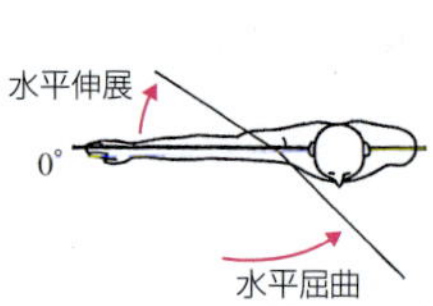
	水平伸展 horizontal extension（horizontal abduction）	30			

第6章 付録

A 身体計測と神経学的診断法

部位名	運動方向	参考可動域角度	基本軸	移動軸	参考図
肘 elbow	屈曲 flexion	145	上腕骨	橈骨	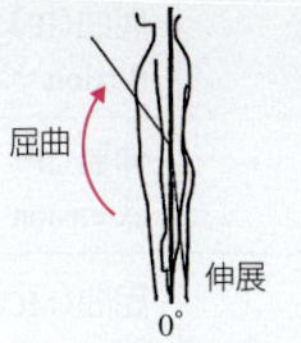
	伸展 extension	5			
前腕 forearm	回内 pronation	90	上腕骨	手指を伸展した手掌面	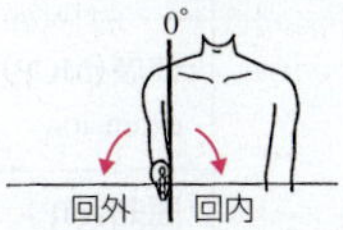
	回外 supination	90			
手 wrist	屈曲（掌屈） flexion（palmarflexion）	90	橈骨	第2中手骨	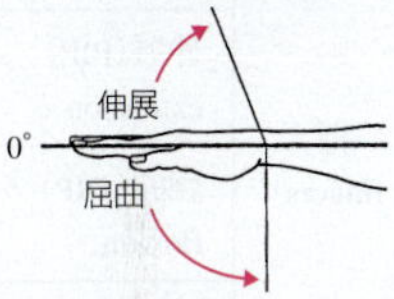
	伸展（背屈） extension（dorsiflexion）	70			
	橈屈 radial deviation	25	前腕の中央線	第3中手骨	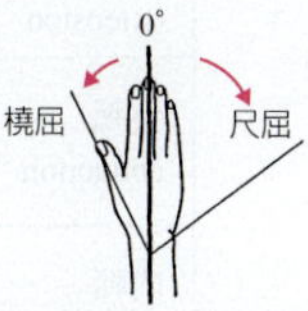
	尺屈 ulnar deviation	55			

b 手指測定

部位名	運動方向	参考可動域角度	基本軸	移動軸	参考図
母指 thumb	橈側外転 radial abduction	60	示指（橈骨の延長上）	母指	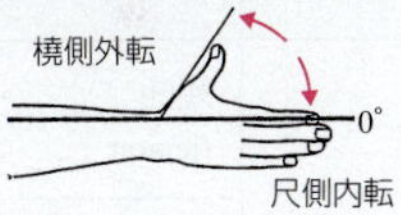
	尺側内転 ulnar adduction	0			
	掌側外転 palmar abduction	90			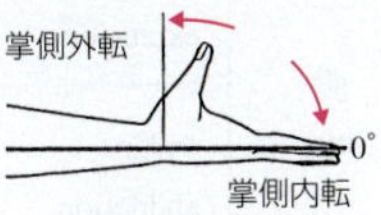
	掌側内転 palmar adduction	0			
	屈曲（MCP） flexion	60	第1中手骨	第1基節骨	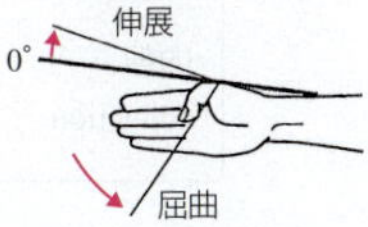
	伸展（MCP） extension	10			

部位名	運動方向	参考可動域角度	基本軸	移動軸	参考図
指 fingers	屈曲(IP) flexion	80	第1基節骨	第1末節骨	
	伸展(IP) extension	10			
	屈曲(MCP) flexion	90	第2〜5中手骨	第2〜5基節骨	
	伸展(MCP) extension	45			
	屈曲(PIP) flexion	100	第2〜5基節骨	第2〜5中節骨	
	伸展(PIP) extension	0			
	屈曲(DIP) flexion	80	第2〜5中節骨	第2〜5末節骨	
	伸展(DIP) extension	0			
	外転 abduction		第3中手骨延長線	第2, 4, 5指軸	
	内転 adduction				

c 下肢測定

部位名	運動方向	参考可動域角度	基本軸	移動軸	参考図
股 hip	屈曲 flexion	125	体幹と平行な線	大腿骨(大転子と大腿骨外顆の中心を結ぶ線)	
	伸展 extension	15			
	外転 abduction	45	両側の上前腸骨棘を結ぶ線への垂直線	大腿中央線(上前腸骨棘より膝蓋骨中心を結ぶ線)	
	内転 adduction	20			

部位名	運動方向	参考可動域角度	基本軸	移動軸	参考図
	外旋 external rotation	45	膝蓋骨より下ろした垂直線	下腿中央線（膝蓋骨中心より足関節内外果中央を結ぶ線）	
	内旋 internal rotation	45			
膝 knee	屈曲 flexion	130	大腿骨	腓骨（腓骨頭と外果を結ぶ線）	
	伸展 extension	0			
足 ankle	屈曲（底屈） flexion（plantar flexion）	45	腓骨への垂直線	第5中足骨	
	伸展（背屈） extension（dorsiflexion）	20			
足部 foot	外がえし eversion	20	下腿軸への垂直線	足底面	
	内がえし inversion	30			
	外転 abduction	10	第1，第2中足骨の間の中央線	同左	
	内転 adduction	20			

d 体幹測定

部位名	運動方向	参考可動域角度	基本軸	移動軸	参考図
頸部 cervical spines	屈曲（前屈） flexion	60	肩峰を通る床への垂直線	外耳孔と頭頂を結ぶ線	
	伸展（後屈） extension	50			

部位名	運動方向		参考可動域角度	基本軸	移動軸	参考図
	回旋 rotation	左回旋	60	両側の肩峰を結ぶ線への垂直線	鼻梁と後頭結節を結ぶ線	
		右回旋	60			
	側屈 lateral bending	左側屈	50	第7頸椎棘突起と第1仙椎の棘突起を結ぶ線	頭頂と第7頸椎棘突起を結ぶ線	
		右側屈	50			
胸腰部 thoracic and lumbar spines	屈曲(前屈) flexion		45	仙骨後面	第1胸椎棘突起と第5腰椎棘突起を結ぶ線	
	伸展(後屈) extension		30			
	回旋 rotation	左回旋	40	両側の後上腸骨棘を結ぶ線	両側の肩峰を結ぶ線	
		右回旋	40			
	側屈 lateral bending	左側屈	50	ヤコビー(Jacoby)線の中点にたてた垂直線	第1胸椎棘突起と第5腰椎棘突起を結ぶ線	
		右側屈	50			

日本整形外科学会身体障害委員会,日本リハビリテーション医学会評価基準委員会:関節可動域表示ならびに測定法(平成7年2月改訂).日整会誌69:240-250,1995

3 筋力

a 徒手筋力テスト
必ず両側に行うこと. ← は抵抗を加えるべき方向, ⇐ は力を入れさせる方向.

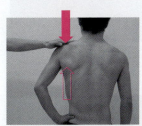

僧帽筋（上部線維群）
trapezius
C3, 4, 副神経支配. 肩を挙上させ抵抗を加える.

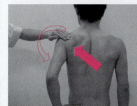

僧帽筋（下部線維群）
trapezius
C3, 4, 副神経支配. 肩を後方へ突き出させ抵抗を加える.

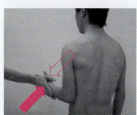

棘下筋と小円筋
infraspinatus & teres minor
C(4), 5, 6, 肩甲上神経と腋窩神経支配. 肘を屈曲させて前腕を外方へ回転させ抵抗を加える.

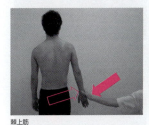

棘上筋
supraspinatus
C(4), 5, 6, 肩甲上神経支配. 上肢を側方へ挙上させ抵抗を加える. ただし体幹より30°以内.

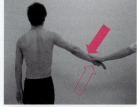

三角筋（中部線維）
deltoid
C5, 6, 腋窩神経支配. 上肢を側方へ挙上させ抵抗を加える. ただし体幹より30〜75°の間でみる.

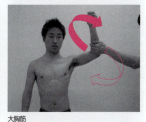

大胸筋
pectoralis major
C5, 6, 7, 8, (T1), 前胸神経支配. 上腕を側方へ水平に挙げた位置で内転を命じる.

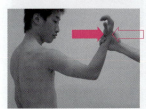

上腕二頭筋
biceps
C5, 6, 筋皮神経支配. 前腕を回外させて肘を屈曲させ抵抗を加える.

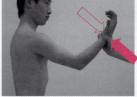

上腕三頭筋
triceps
C(6), 7, 8, 橈骨神経支配. 肘を屈曲位から伸展させ抵抗を加える.

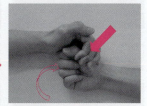

橈側手根屈筋
flex, carpi radialis
C6, 7, 正中神経支配. 手関節を橈側に屈曲させ抵抗を加える.

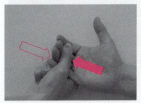

浅指屈筋
flex, digitorum superficialis
C7, 8, T1, 正中神経支配. 近位指骨を固定して, 近位指節間関節(PIPJ)で指を屈曲させ抵抗を加える.

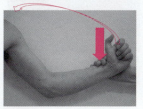

腕橈骨筋
brachioradialis
C5, 6, 橈骨神経支配. 前腕回内外中間位で肘を屈曲させ抵抗を加える.

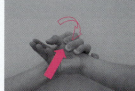

母指対立筋
opponens pollicis
C8, T1, 正中神経支配. 母指尖を小指尖に密着させるようにさせる.

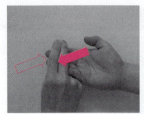

深指屈筋 I と II
flex. digitorum profundus I & II
C7, 8, T1, 正中神経支配. 示指と中指の末節に抵抗を加え屈曲させる. このとき中節骨は伸展位に保つ.

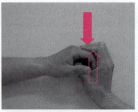

総指伸筋
extensor digitorum communis
C7, (8), 橈骨神経支配. 指(示指〜小指)を中手指節関節(MP)で伸展させ抵抗を加える.

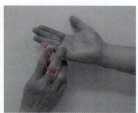

小指外転筋
abductor digiti mini
C8, T1, 尺骨神経支配. 手掌を上に向けてテーブルの上に置き, 小指を伸展位で外転を命じる.

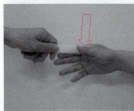

母指内転筋
adductor pollicis
C8, T1, 尺骨神経支配. 手掌と母指の間に紙片を挟ませて, 紙を引きぬく. このとき母指の爪は手掌面に直角になるようにする.

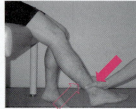

大腿四頭筋
quadriceps femoris
L2, 3, 4, 大腿神経支配. 下腿に抵抗を加えて, 膝を伸展させる.

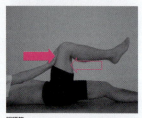

腸腰筋
iliopsoas
L1, 2, 3, 大腿神経支配. 膝屈曲位で背臥させ, 90°に曲げた股関節をさらに屈曲させ, 抵抗を加える.

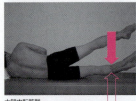

大腿内転筋群
adductors
L2, 3, 4, 閉鎖神経支配. 膝伸展位で側臥させ, 下方の肢を内転させ抵抗を加える. 上方の肢は検者が保持する.

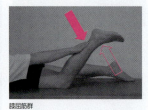

膝屈筋群
hamstrings
L4, 5, S1, 2, 坐骨神経支配. 腹臥位に寝かせ, 抵抗を加えながら, 膝を屈曲させる.

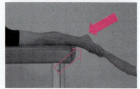

腓腹筋
gastrocnemius
L(5), S1, 2, 脛骨神経支配. 患者は腹臥位. 足部を底屈させ, 抵抗を加える.
片脚立位の抗重力テスト(Daniels〈ダニエルズ〉の評価)もある.

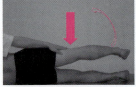

中, 小殿筋および大腿筋膜張筋
gluteus med. & min, tensor fasciae latae
L4, 5, S1, 上殿神経支配. 下肢伸展位で側臥位に寝かせる. 抵抗を加えながら上方の肢全体を外転(上にあげる)させる.

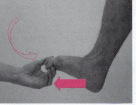

長趾屈筋
flex. digitorum longus
L5, S1, (2), 脛骨神経支配. 趾の底屈を命じ, 抵抗を加える.

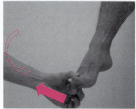

長母趾屈筋
flex. hallucis longus
L5, S1, 2, 脛骨神経支配. 母趾(指)に抵抗を加えて, 底屈させる.

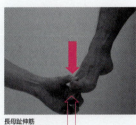
長母趾伸筋
ext. hallucis longus
L4, 5, S1, 深腓骨神経支配．母趾に抵抗を加えつつ背屈させる．

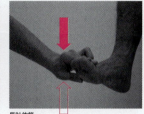
長趾伸筋
ext. digitorum longus
L4, 5, S1, 深腓骨神経支配．母趾を背屈させ，抵抗を加える．

（久保俊一（責任編集），志波直人，佐浦隆一（編集）：運動器のリハビリテーションポケットマニュアル．診断と治療社，2011；178-182 より，撮影協力：岩佐聖彦［久留米大学リハビリテーション部］）

筋力の判定基準

5（normal）	強い抵抗を加えても，重力にうちかって関節を正常可動域いっぱいに動かすことができる筋力がある．
4（good）	かなりの抵抗を加えても，重力にうちかって正常な関節可動域いっぱいに動かす筋力がある．
3（fair）	抵抗を加えなければ，重力にうちかって正常な関節可動域いっぱいに動かすことができる．しかし，抵抗が加わると関節が全く動かない．
2（poor）	重力を除けば正常な関節可動域いっぱいに関節を動かす筋力がある．
1（trace）	筋肉の収縮は認められるが，関節運動は全く生じない．
0（zero）	筋肉の収縮が全く認められない．

（松野丈夫，他（総編集）：標準整形外科学．第12版．医学書院，2014；127 より）

b 握力

握力計（Smedley 型）を用いて計測するが，著しく握力の低下した例では水銀血圧計で代用する場合がある．

4 反射

a 腱反射

深部腱反射

反射名	支配髄節	支配神経
下顎反射	脳橋より上位	
上腕二頭筋腱反射	C5〜6	筋皮神経
腕橈骨筋反射	C5〜6	橈骨神経
上腕三頭筋腱反射	C6, 7〜8	橈骨神経
胸筋反射	C5〜T1	前胸神経
膝蓋腱反射（PSR）	L3〜4	大腿神経
アキレス腱反射（ATR）	S1〜2	脛骨神経

（松野丈夫，他（総編集）：標準整形外科学．第12版．医学書院，2014；133 より）

b 表在反射

表在性皮膚反射

反射名		支配髄節
腹壁反射	上	T7～9
	下	T11～12
挙睾反射		Th12, L1
肛門反射		S2～4
測定反射		L5, S1～2

(松野丈夫, 他(総編集), 標準整形外科学. 第 12 版. 医学書院, 2014；101 より)

c 病的反射

Babinski 反射(足底部をペン先などで掻いて刺激して母趾の背屈がみられれば陽性), Chaddock 反射(外果部遠位の皮膚を刺激して母趾の背屈運動がみられれば陽性)などがある.

d 発達検査

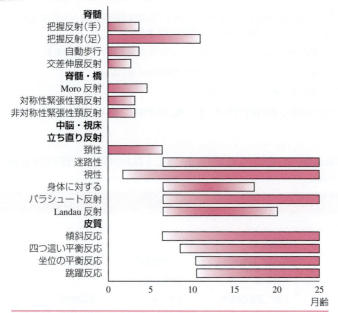

原始反射・姿勢反射の発生時期と消失時期

新生児～乳児期の原始反射. 新生児は神経の発達が脊髄, 脳幹下部レベルであり, その反射は原始反射である. その後橋レベル, 中脳レベルと発達すると立ち直り反射が出現, 9～10 ヶ月で皮質レベルになると平衡反応がみられてくる.
(越智隆弘, 他(編)：NEW MOOK　整形外科　⑮小児整形外科. 金原出版, 2004；28 より)

5 知覚検査

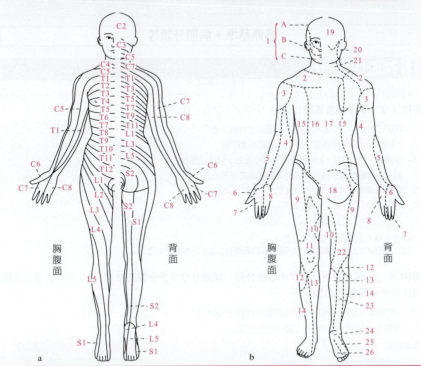

図 皮膚知覚帯
a：Keeganの皮膚知覚帯．脊髄レベル（神経根）別にみた表在知覚帯である．
b：末梢神経幹別にみた支配領域．手の神経損傷などの診断には大切である． 1. 三叉神経（A：前頭神経 B：上顎神経 C：下顎神経） 2. 鎖骨上神経 3. 腋窩皮神経 4. 前腕皮神経（橈骨神経の枝） 5. 外側前腕皮神経（筋皮神経の枝） 6. 橈骨神経浅枝 7. 正中神経 8. 尺骨神経 9. 外側大腿皮神経 10. 閉鎖神経 11. 大腿神経前皮枝 12. 総腓骨神経 13. 伏在神経 14. 浅腓骨神経 15. 胸神経外側皮枝 16. 胸神経前皮枝 17. 胸神経内側皮枝 18. 仙骨神経後枝 19. 大後頭神経 20. 大耳介神経 21. 頚部皮神経 22. 後大腿皮神経 23. 腓腹神経 24. 脛骨神経 25. 外側足底神経 26. 内側足底神経

作成協力
鹿児島大学医学部整形外科
石堂康弘

B 診断基準・病期分類等

診断基準・病期分類等

1 関節リウマチ

a 関節リウマチの診断基準

関節リウマチの診断基準(米国・リウマチ学会,1987)

① 朝のこわばり:少なくとも1時間以上持続する.
② 3関節以上の関節腫脹,あるいは関節液貯留.
③ 手関節・MP関節・PIP関節の少なくとも1関節の腫脹.
④ 対称性関節腫脹:両側が同時に関節炎であること.
⑤ 手のX線所見で典型的なRAの変化がみられること.
⑥ 皮下結節(リウマトイド結節).
⑦ リウマトイド因子陽性.

*①から④は6週間以上持続のこと.
　上記7項目のうち4項目以上が認められる場合,RAと診断される.

2010年　米国・欧州リウマチ学会合同　関節リウマチ分類基準(米国リウマチ学会/欧州リウマチ連盟,2010)

1) 1関節以上で臨床的に滑膜炎(関節の腫れ)を認める
2) 滑膜炎の原因が他の疾患で説明がつかない

罹患関節	スコア
大関節1ヶ所[*1]	0
大関節2〜10ヶ所	1
小関節1〜3ヶ所[*2]	2
小関節4〜10ヶ所	3
11ヶ所以上(1ヶ所以上の小関節)[*3]	5
血清学的検査	
リウマトイド因子陰性かつ抗CCP抗体陰性	0
いずれかが低値陽性	2
いずれかが高値陽性[*4]	3
急性期反応物質	
CRP正常かつ赤沈正常	0
CPR,赤沈のいずれかが異常	1
症状の持続	
6週未満	0
6週以上	1

合計6点以上で関節リウマチと診断できる.

*1:大関節:肩,肘,股,膝,足関節.　*2:小関節:手指,足趾,手関節など.
*3:顎・胸鎖・肩鎖関節を含めてよい.　*4:高値:正常上限の3倍を超えるもの.

b 関節リウマチの病期(stage)分類

関節リウマチの stage 分類

stage I 初期
- *1. X線像に骨破壊像はない.
- 2. X線像の所見として骨粗鬆症はあってもよい.

stage II 中期
- *1. X線像で軽度の軟骨下骨の破壊を伴う，あるいは伴わない骨粗鬆症がある．軽度の軟骨破壊はあってもよい.
- *2. 関節運動は制限されていてもよいが，関節変形はない.
- 3. 関節周囲の筋萎縮がある.
- 4. 結節および腱鞘炎のような関節外軟部組織の病変はあってもよい.

stage III 進行期
- *1. 骨粗鬆症に加え，X線像で軟骨および骨の破壊がある.
- *2. 亜脱臼，尺側偏位，あるいは過伸展のような関節変形がある．線維性または骨性強直を伴わない.
- 3. 強度の筋萎縮がある.
- 4. 結節および腱鞘炎のような関節外軟部組織の病変はあってもよい.

stage IV 末期
- *1. 線維性あるいは骨性強直がある.
- 2. それ以外は stage III の基準を満たす.

＊印のついている基準項目は，とくにその病期，あるいは進行度に患者を分類するために必ずなければならない項目である．　(Steinbrocker, et al.：The rapeutic criteria in rheumatoid arthritis. JAMA 1949；140：659-662 より)

c 関節リウマチの機能分類

関節リウマチの機能分類のための改訂基準(アメリカ・リウマチ学会，1991)

- **class I**: 日常生活動作を完全にこなせる(日常の自分の身の回りの世話，職場での機能性，趣味，スポーツなどの活動性).
- **class II**: 日常の自分の身の回りの世話および職場での機能性は果たせるが，趣味・スポーツなどの活動性は限定されている.
- **class III**: 日常の自分の身の回りの世話はできるが，職場での機能性および趣味・スポーツなどの活動性は限定される.
- **class IV**: 日常の自分の世話，職場での機能性，趣味・スポーツなどの活動性が限定される.

＊「日常の自分の身の回りの世話」は衣服の着脱，食事，入浴，身づくろい，用便などの動作を含む．「趣味・スポーツなどの活動性」はレクリエーションおよび／またはレジャーに関する活動，「職場での機能性」は職場，学校，家事に関する活動が患者の希望通り，ならびに年齢・性別に相応していることを意味する．　(Steinbrocker, et al：The rapeutic criteria in rheumatoid arthritis. JAMA 1949；140：659-662 より)

d 関節リウマチの臨床的寛解基準案

関節リウマチにおける寛解の定義

1) ACR 寛解基準

2ヶ月連続して以下の5項目以上を満足している.
- ①朝のこわばりが15分を超えない
- ②全身倦怠感がない
- ③関節痛がない(病歴から)
- ④圧痛あるいは運動痛がない
- ⑤関節あるいは腱鞘に軟部組織の腫脹がない
- ⑥赤沈：女性 30mm/時以下，男性 20mm/時以下

2) 寛解の種類
- ①臨床的寛解(clinical remission)
- ②ACR 寛解，DAS 寛解，あるいは炎症反応正常／臨床的滑膜炎なし
- ③画像的寛解(imaging remission)
- ④高感度の画像検査で滑膜炎がない
- ⑤真の寛解(true remission)
- ⑥関節破壊の進行がない低活動性状態

(Pinals RS, et al.：Preliminary criteria for clinical remission in rheumatoid arthritis. Arthritis Rheum 1981；24：1308-1315 より)

e 悪性関節リウマチの診断基準

悪性関節リウマチ診断の手引き(厚生労働省研究班,1991)

A. 臨床症状,検査所見
① 多発性神経炎:知覚障害,運動障害いずれを伴ってもよい.
② 皮膚潰瘍または梗塞または指趾壊疽:感染や外傷によるものは含まない.
③ 皮下結節:骨突起部,伸側表面もしくは関節近傍にみられる皮下結節.
④ 上強膜炎または虹彩炎:眼科的に確認され,他の原因によるものは含まない.
⑤ 浸出性胸膜炎または心嚢炎:感染症など,他の原因によるものは含まない.癒着のみの所見は陽性にとらない.
⑥ 心筋炎:臨床所見,炎症反応,筋原性酵素,心電図,心エコーなどにより診断されたものを陽性とする.
⑦ 間質性肺炎または肺線維症:理学的所見,胸部X線,肺機能検査により確認されたものとし,病変の広がりは問わない.
⑧ 臓器梗塞:血管炎による虚血,壊死に起因した腸管,心筋,肺などの臓器梗塞.
⑨ リウマトイド因子高値:2回以上の検査で,RAHAテスト2,560倍以上の高値を示すこと.
⑩ 血清低補体価または血中免疫複合体陽性:2回以上の検査で,C3,C4などの血清補体成分の低下またはCH50による補体活性化の低下をみること,または,2回以上の検査で血中免疫複合体陽性(Clq結合能を基準とする)をみること(ただし,医療保険が適用されていないので検査のできる施設に限る).

B. 組織所見
皮膚,筋,神経,その他の臓器の生検により小ないし中動脈に壊死性血管炎,肉芽腫性血管炎ないしは閉塞性内膜炎を認めること.

判定:definite以上の慢性関節リウマチの診断基準を満たし,上記に掲げる項目のなかで,
(1) Aの項目の3項目以上満たすもの,または,
(2) Aの項目の1項目以上とBの項目があるもの,をMRAと診断する.

鑑別疾患:アミロイドーシス,Felty症候群,全身性エリテマトーデス,多発性筋炎,MCTDなど.

f 早期関節リウマチの診断基準

早期関節リウマチの診断基準(日本リウマチ学会,1994)

1. 3関節以上の圧痛または他動運動痛
2. 2関節以上の腫脹
3. 朝のこわばり
4. リウマトイド結節
5. 赤沈20mm以上の高値またはCRP陽性
6. リウマトイド因子陽性

以上6項目中,3項目以上を満たすもの
この診断基準に該当する患者は詳細に経過を観察し,病態に応じて適切な治療を開始する必要がある.

(山本純己,他:日本リウマチ学会による早期慢性関節リウマチの診断基準:2.診断基準の作成.リウマチ 1994;34:1013-1018 より)

g 疾患活動性評価

DAS28

圧痛関節数，腫脹関節数，ESR あるいは CRP，患者全般評価(GH)の 4 変数で評価する。

$$DAS28 = 0.56\sqrt{圧痛関節数} + 0.28\sqrt{腫脹関節数} + 0.70 \times \ln(ESR) + 0.014 \times (GH)$$

$$DAS28(crp) = 0.56\sqrt{圧痛関節数} + 0.28\sqrt{腫脹関節数} + 0.36 \times \ln(CRP+1) + 0.014 \times (GH) + 0.96$$

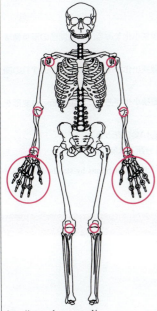

- 0 < DAS28 < 10
- DAS28 > 5.1：疾患活動性　高
- 5.1 ≧ DAS28 ≧ 3.2：疾患活動性　中
- DAS28 < 3.2：疾患活動性　低
- DAS ≦ 2.6：臨床的寛解

現在の DAS28	治療前後の DAS28 の改善変化量		
	> 1.2	0.6 〜 1.2	< 0.6
DAS28 ≦ 3.2	good	moderate	no
3.2 < DAS28 ≦ 5.1	moderate	moderate	no
5.1 < DAS28	moderate	no	no

http://www.das-score.nl/

(Prevoo ML, et al.：Modified disease activity scores that include twenty-eight-joint counts. Development and validation in a prospective longitudinal study of patients with rheumatoid arthritis. Arthritis Rheum 1995；38：44-48 より)

CDAI (clinical disease acrivity index), SDAI (simplified disease acrivity index)

観察対象関節	
肩関節	2
肘関節	2
手関節	2
手指(DIP 除く)	20
膝関節	2
合計	28

疾患活動性	CDAI	SDAI
高	22 <	26 <
中等度	≦ 22	≦ 26
低	≦ 10	≦ 11
寛解	≦ 2.8	≦ 3.3

* CDAI ＝圧痛関節数＋腫脹関節数＋患者 VAS ＋医師 VAS
* SDAI ＝圧痛関節数＋腫脹関節数＋患者 VAS ＋医師 VAS ＋ CRP
* VAS：visual analogue scale (患者または医師による全般評価，general health:0 〜 10cm 中の位置)
(Aletaha D, et al.：The Simplified Disease Activity Index (SDAI) and Clinical Disease Activity Index (CDAI) to monitor patients in standard clinical care. Best Pract Res Clin Rheumatol 2007 21:663-75 より)

h 関節リウマチのX線評価

LarsenのX線のgrade分類

grade	所見
0：正常	辺縁部骨化など，関節炎と関係のない変化はあってもよい
I：軽度変化	次のうち1つ以上がみられる 関節周辺部軟部組織腫脹 関節周囲の骨粗鬆 軽度の関節裂隙狭小化
II：明らかな初期変化	standard-X線にみられる侵食像と関節裂隙狭小化をみる．荷重関節の浸食像は除外する．
III：中等度破壊性変化	standard-X線にみられる侵食像と関節裂隙狭小化があり，浸食像はいずれの関節にもみられる
IV：高度破壊性変化	standard-X線にみられる侵食像と関節裂隙狭小化があり，荷重関節に骨変形をみるもの．
V：ムチランス型変形	本来の関節構造が消失し，荷重関節に著しい変化をみる． 脱臼や骨性強直は二次的なもので，grade分類とは無関係である．

(Larsen A, et al.：Radiographic evaluation of rheumatoid arthritis and related conditions by standard reference films. Acta Radiol Diagn, 1977；18:481-91 より)

2 痛風

痛風の診断基準（米国リウマチ学会，1977）

1. 尿酸塩結晶が関節液中に存在すること
2. 痛風結節の証明
3. 以下の項目のうち6項目以上を満たすこと
    a) 2回以上の急性関節炎の既往がある
    b) 24時間以内に炎症がピークに達する
    c) 単関節炎である
    d) 関節の発赤がある
    e) 第一MTP関節の疼痛または腫脹がある
    f) 片側の第一MTP関節の病変である
    g) 片側の足関節の病変である
    h) 痛風結節（確診または疑診）がある
    i) 血清尿酸値に上昇がある
    j) X線上の非対称性腫脹がある
    k) 発作の完全な寛解がある

1，2，3のいずれか1つを満たせば痛風と診断する．

3 変形性股関節症

日整会股関節症判定基準（X線像評価）

「第4章 A. 9. 1) 変形性股関節症」p.390参照．

4 変形性膝関節症

a 腰野分類

変形性膝関節症の grade（横浜市大〔腰野〕分類）

grade 0	正 常
grade 1	骨硬化像または骨棘
grade 2	関節裂隙の狭小化（3mm 以下）
grade 3	関節裂隙の閉鎖または亜脱臼
grade 4	荷重面の磨耗または欠損（5mm 以下）
grade 5	荷重面の磨耗または欠損（5mm 以上）

（腰野富久：変形性膝関節症に対する脛骨骨切り術の適応と限界．整形外科 MOOK 29, 金原出版，1983；164-178 より）

b Kellgren-Lawrence（K-L）分類

「第 4 章 A. 10. 1）変形性膝関節症」表 1 p.411 参照．

作成協力
鹿児島大学医学部整形外科
石堂康弘

C 治療判定基準・機能判定基準等

（1～4，6～8は日本整形外科学会制定，5のみ日本手外科学会制定，9，10は日本整形外科学会制定，11は日本整形外科学会・日本肩関節学会制定，12は日本肘関節学会制定，13は日本整形外科学会・日本股関節学会制定，14は日本整形外科学会・日本足の外科学会制定）

[医師主導型]

1 頚髄症治療成績判定基準（改訂版）

改訂17点法（合計17点）

運動機能	上肢	手指	0点［不能］	自力では不能（箸，スプーン・フォーク，ボタンかけすべて不能）
			1［高度障害］	箸，書字は不能．スプーン・フォークで辛うじて可能
			2［中等度障害］	箸で大きな物はつまめる．書字は辛うじて可能．大きなボタンかけ可能
			3［軽度障害］	箸，書字ぎこちない．Yシャツの袖のボタンかけ可能
			4［正常］	正常
		肩・肘機能	−2［高度障害］	三角筋または上腕二頭筋≦2
			−1［中等度障害］	三角筋または上腕二頭筋=3
			〔−0.5［軽度障害］	三角筋または上腕二頭筋=4〕
			−0［正常］	三角筋または上腕二頭筋=5
	下肢		0点［不能］	独立，独歩不能
			〔0.5	立位は可能〕
			1［高度障害］	平地でも支持が必要
			〔1.5	平地では支持なしで歩けるが不安定〕
			2［中等度障害］	平地では支持不要．階段の昇降に手すり必要
			〔2.5	平地では支持不要．階段の降りのみ手すり必要〕
			3［軽度障害］	ぎこちないが，速歩可能
			4［正常］	正常
知覚機能	上肢		0点［高度障害］	知覚脱失（触覚，痛覚）
			〔0.5	5/10以下の鈍麻（触覚，痛覚），耐えがたいほどの痛み，しびれ〕
			1［中等度障害］	6/10以上の鈍い麻（触覚，痛覚），しびれ，過敏
			〔1.5［軽度障害］	軽いしびれのみ（知覚正常）〕
			2［正常］	正常
	体幹		0点［高度障害］	知覚脱失（触覚，痛覚）
			〔0.5	5/10以下の鈍麻（触覚，痛覚），耐えがたいほどの痛み，しびれ〕
			1［中等度障害］	6/10以上の鈍麻（触覚，痛覚），絞扼感，しびれ，過敏
			〔1.5［軽度障害］	軽いしびれのみ（知覚正常）〕
			2［正常］	正常
	下肢		0点［高度障害］	知覚脱失（触覚，痛覚）
			〔0.5	5/10以下の鈍麻（触覚，痛覚），耐えがたいほどの痛み，しびれ〕
			1［中等度障害］	6/10以上の鈍麻（触覚，痛覚），しびれ，過敏
			〔1.5［軽度障害］	軽いしびれのみ（知覚正常）〕
			2［正常］	正常
膀胱機能			0点［高度障害］	尿閉，失禁
			1［中等度障害］	残尿感，怒責，尿切れ不良，排尿時間延長，尿もれ
			2［軽度障害］	開始遅延，頻尿
			3［正常］	正常

100点法

該当項目がばらつく時は，低い(重症の)方を採用する．

a 運動機能(左右独立評価)

肩・肘機能(三角筋，上腕二頭筋力にて測定)

- 0：MMT 2 以下　肘疾患による障害を除く
- 2：MMT 3
- 3：MMT 4
- 4：MMT 5(−)　耐久力の不足，脱力感
- 5：MMT 5

手指機能

- 0：食事動作はスプーン，フォークも使用不能
  ボタン掛けなどが全く不能
- 2：食事動作はスプーンかフォークでやっと可能
  大きいボタンを見ながらやっと掛ける
- 4：食事動作はスプーン，フォーク使用，ナイフ使用不可能，辛うじて割箸の使用可能．紐を結ぶことはできるが解けない．
- 6：食事動作はナイフもやや困難であるが使用可能
  割箸はほぼ普通に使える
  大きいボタンは掛けられるが，Yシャツのボタンは困難
- 8：食事動作はナイフ，フォークの扱いは自由，箸の使用は自由だがややぎこちない．細い紐の結び解き，Yシャツのボタン掛け外しはできるがぎこちない．
- 10：食事動作，紐結び，ボタン掛けすべて普通に可能

下肢機能(下肢機能は明らかな左右差がないかぎり，左右同点とする)

- 0：起立，歩行不能
- 2：つかまり立ち，歩行器歩行可能
- 4：松葉杖(1本杖)歩行可能，階段上昇可能，片足ジャンプ不能
- 6：平地杖なし歩行可能，階段昇降可能(下降時に必ず手すり必要)，片脚起立可能
- 8：平地では歩行可能，走ることは自信ない，階段下降はぎこちない，片足ジャンプ可能
- 10：正常，片足ジャンプ，歩行，階段昇降はスムーズ

b 知覚機能(左右独立評価)

上肢，体幹・下肢 %(%は患者の自己評価による正常域に対する残存知覚の程度)

- 0　0：(0−10%)　知覚脱失
  しびれが強くて我慢できない
- 3　3：(20−40%)　何かに触れていることはわかるが，形状，質の識別は不可能
  睡眠を妨げるしびれ
- 5　5：(50−70%)　触れていることも形状，質ともに識別可能，しかし感覚は半分ほどしかわからないときに投薬を必要とする疼痛，しびれがある
- 8　8：(80−90%)　触覚はほぼ正常であるが，軽い痛覚鈍麻あり
  軽いしびれはあるが，気にならない
- 10　10：(100%)　正常で，しびれ，疼痛などもない

c 膀胱機能

- 0：自排尿が不能，あるいは失禁
- 3：やっと自排尿できる．つねに残尿感があり，あるいはおむつが必要な失禁
- 5：頻尿・尿線に勢いがない
  ときに失禁し，下着を汚すこともある
- 8：膨満感は正常，排尿まで時間がかかる，頻尿
- 10：膨満感，排尿ともに正常

d 【点数配分】　合計(改善率)100点

・運動機能	R/L	・知覚機能	R/L
肩・肘機能	5/5	手指	10/10
手指機能	10/10	体幹・下肢	10/10
下肢障害	10/10	小計	20/20
小計	25/25	・膀胱機能	10

2 腰痛疾患治療成績判定基準

I. 自覚症状 ……………………………(9点)

A. 腰痛に関して
- a. まったく腰痛はない ……………………… 3
- b. 時に軽い腰痛がある ……………………… 2
- c. 常に腰痛があるか,あるいは時にかなりの腰痛がある ……………………… 1
- d. 常に激しい腰痛がある ……………………… 0

B. 下肢痛およびシビレに関して
- a. まったく下肢痛,シビレがない ………… 3
- b. 時に軽い下肢痛,シビレがある ………… 2
- c. 常に下肢痛,シビレがあるか,あるいは時にかなりの下肢痛,シビレがある …… 1
- d. 常に激しい下肢痛,シビレがある ……… 0

C. 歩行能力について
- a. まったく正常に歩行が可能 ……………… 3
- b. 500m以上歩行可能であるが,疼痛,シビレ,脱力を生じる ……………………… 2
- c. 500m以下の歩行で疼痛,シビレ,脱力を生じ,歩けない ……………………… 1
- d. 100m以下の歩行で疼痛,シビレ,脱力を生じ,歩けない ……………………… 0

II. 他覚所見 ……………………………(6点)

A. SLR(hamstring tightnessを含む)
- a. 正常 ……………………………………… 2
- b. 30〜70° ………………………………… 1
- c. 30°未満 ………………………………… 0

B. 知覚
- a. 正常 ……………………………………… 2
- b. 軽度の知覚障害を有する ………………… 1
- c. 明白な知覚障害を認める ………………… 0

注:①軽度の知覚障害とは,患者自身が認識しない程度のもの.
②明白な知覚障害とは,知覚のいずれかの完全脱失,あるいはこれに近いもので患者自身も明らかに認識しているものをいう.

C. 筋力
- a. 正常 ……………………………………… 2
- b. 軽度の筋力低下 ………………………… 1
- c. 明らかな筋力低下 ……………………… 0

注:①被検筋を問わない.
②軽度の筋力低下とは,筋力4程度を指す.
③明らかな筋力低下とは,筋力3以下を指す.
④他覚所見が両側に認められる時は,より障害度の強い側で判定する.

III. 日常生活活動 ……………………………(14点)

	非常に困難	やや困難	容易
寝がえり動作	0	1	2
立ち上がり動作	0	1	2
洗顔動作	0	1	2
中腰姿勢または立位の持続	0	1	2
長時間座位(1時間位)	0	1	2
重量物の挙上または保持	0	1	2
歩行	0	1	2

IV. 膀胱機能 ……………………………(−6点)

- a. 正常 ……………………………………… 0
- b. 軽度の排尿困難(頻尿,排尿遅延,残尿感) ……………………………………… −3
- c. 高度の排尿困難(失禁,尿閉) ………… −6

注:尿路疾患による排尿障害を除外する.

V. 満足度(参考)
- a. とてもよかった
- b. よかった
- c. わからない
- d. やらない方がよかった

VI. 精神状態の評価(参考)
- a. 愁訴の性質,部位,程度など一定しない.
- b. 痛みだけでなく,機能的に説明困難な筋力低下,感覚過敏,自立神経系変化を伴う.
- c. 多くの病院あるいは多数科を受診する.
- d. 手術に対する期待度が異常に高い.
- e. 手術の既往があり,その創部痛のみを異常に訴える.
- f. 異常に長く(例えば1年以上)仕事を休んでいる.
- g. 職場,家庭生活で問題が多い.
- h. 労災事故,交通事故に起因する.
- i. 精神科での治療の既往.
- j. 医療訴訟の既往がある.

〔参考〕 治療成績判定基準の利用方法について
この判定基準は腰痛疾患全般(椎間板ヘルニア,分離・すべり症,脊柱管狭窄症など)に応用可能な案として作成したものであるが,利用法として次のような方法が考えられる.

1. 点数表示として扱う方法
   各使用者の判断により
   i) 自覚症状(9点),他覚所見(6点),日常生活活動(14点)の総合点(29点)により比較する方法
      例えば総合点 8 → 29 点など
   ii) 各項目別に比較し使用する方法
      すなわち自覚症状(9点),他覚所見(6点),日常生活活動(14点)の治療前後のそれぞれを比較する方法
      例えば自覚症状 5 → 9 点,他覚所見 3 → 5 点,日常生活活動 7 → 13 点のごとく
   iii) 1つの症状を取り上げ治療前後で比較する方法
      例えば脊柱管狭窄症では歩行能力だけを取り上げて比較する方法
      例えば 0 → 3 点
   iv) 改善指数あるいは改善率として表現する方法
      a. 改善指数 = (治療後点数 − 治療前点数) / 治療後点数
      b. 改善率 = (治療後点数 − 治療前点数) / (正常 − 治療前点数) × 100(%)

2. 膀胱機能は障害のみられる場合のみ用い単独評価を行うか,あるいは総合点として用いるが,総合点として用いる場合はマイナス点として評価を行う.
3. 判定時期は各使用者が判定時期を明確にして使用する.
4. 満足度および精神状態の評価は参考として点数評価を行わない.

3 肩関節疾患治療成績判定基準

I. 疼痛(30点)

なし	30
圧痛またはスポーツ,重労働にわずかな痛み	25
日常生活時に軽い痛み	20
	15
中等程度の耐えられる痛み(鎮痛薬使用,時々夜間痛)	10
高度な痛み(活動に強い制限があり,夜間痛頻回)	5
痛みのために全く活動できない	0

II. 機能(20点)

総合機能(10点)	外転筋力の強さ(5点) ※90°外転位にて測定 同肢位のとれないときは可能な外転位にて測定 (可能外転位角度)	正常	5
		優	4
		良	3
		可	2
		不可	1
		ゼロ	0
	耐久力(5点) ※1kgの鉄アレイを水平保持できる時間 肘伸展位・回内位にて測定	10秒以上	5
		3秒以上	3
		2秒以下	1
		不可	0
日常生活動作群(10点)	結髪動作		1
	結帯動作		1
	口に手がとどく		1
	患側を下に寝る		1
	上着のサイドポケットのものを取る		1
	反対側の腋窩に手がとどく		1
	引戸の開閉ができる		1
	頭上の棚の物に手がとどく		1
	用便の始末ができる		1
	上着を着る		1

(他に不能の動作があれば各1点減点する)

注:肘関節,手に障害がある場合は,可動域,痛みについて記載

III. 可動域(自動運動)座位にて施行(30点)

挙上(15点)	150°以上	15
	120°以上	12
	90°以上	9
	60°以上	6
	30°以上	3
	0°	0
	60°以上	9
	30°以上	6

外旋（9点）	0°	3
	− 20°以上	1
	− 20°以下	0
内旋（6点）	Th12以上	6
	L5以上	4
	臀部	2
	それ以下	0

IV．X線所見評価（5点）

正常	5
中程度の変化または亜脱臼	3
高度の変化または脱臼	1

V．関節安定性（15点）

正常	15
軽度のinstabilityまたは脱臼不安感	0
重度のinstabilityまたは亜脱臼の既往，状態	5
脱臼の既往または状態	0

4 肘機能評価法

1．疼痛（30点）　　後記【参考】(1)参照

・なし	30点
・	25点
・軽度	20点
・	15点
・中等度	10点
・	5点
・高度	0点

2．機能（20点）……………［A］＋［B］

[A] 日常動作（12点）	容易	困難	不能
・洗顔動作	2点	1点	0点
・食事動作	2点	1点	0点
・シャツのボタンかけ	2点	1点	0点
・コップの水そそぎ	2点	1点	0点
・用便の始末	2点	1点	0点
・靴下の脱着	2点	1点	0点

[B] 筋力（8点）

筋力	屈曲	伸展
5	5点	3点
4	4点	3点
3	3点	2点
2	2点	1点
1	1点	0点
0	0点	0点

・日常動作の容易，困難の評価は次の基準を目安とする．
  容易：肘関節の疼痛はあっても軽度である．また十分な耐久力があり，素早く，スムーズに動作が可能である．
  困難：時間をかければ，どうにか可能である．
・肩と手に著しい機能障害がある場合（乳幼児を含める）には，後記【参考】(2)の簡便法で評価する．
・強直時の筋力の判定は，等尺性筋収縮時に筋の触診を行い判定する．

3．可動域（30点）……………［A］＋［B］

[A] 伸縮可動域（22点）

屈曲（　　°）┐
伸展*（　　°）│
屈曲＋伸展＝[A]┤
（　　）　　 │

- 136°以上……22点
- 121〜135°……18点
- 91〜120°……15点
- 61〜90°……10点
- 31〜60°……5点
- 16〜30°……3点
- 15°以下……0点

[B] 回旋可動域（8点）

回外（　　°）┐
回内（　　°）│
回外＋回内＝[B]┤
（　　）　　 │

- 151°以上……8点
- 121〜150°……6点
- 91〜120°……4点
- 31〜90°……2点
- 30°以下……0点

・自動運動で評価する．
・疼痛性可動制限と器質的可動制限は同一に評価する．
・伸展運動で過伸展が可能な場合（プラス表示）は，伸展0°に統一する．

*伸展角度がプラス表示の時は0°

4. 関節動揺性（10点）………［A］+［B］**

［A］・正常（動揺性なし）………………… 10点
　　・10°以下の動揺性…………………… 5点
　　・11°以上の動揺性…………………… 0点
［B］橈骨頭の状態
　　・亜脱臼……………………………… − 3点
　　・脱臼………………………………… − 5点
・［A］は肘関節の最大伸展位で徒手検査を行い，動揺性の最も大きい方向で測定する．
・［B］は触診，X線像のいずれかで測定する．
・［A］+［B］で動揺性を評価する．この値がマイナス表示になった場合は0点とする．

**マイナス表示の時は0点

5. 変形（10点）………………［A］+［B］**

［A］　内反変形の場合　　　外反変形の場合
　　・なし　　　　　　　　15°以下………… 10点
　　・10°以下　　　　　　20°以下………… 7点
　　・15°以下　　　　　　30°以下………… 4点
　　・16°以上　　　　　　31°以上………… 0点
［B］その他の変形（屈曲・回旋変形，骨格異常による醜形）
　　・なし　（15°以下）………0点　（　）は屈曲変形角度を示す
　　・軽度　（16〜30°）… − 2点
　　・中等度（31〜45°）… − 3点
　　・高度　（46°以上）… − 5点
・内反・外反変形は肘関節の0°伸展位（伸展不足時は，最大伸展位）で判定する．屈曲（または伸展）拘縮が強い場合には，上腕骨のX線像で判定する．上腕骨長軸をフィルム面に平行に置き正面像を撮影する．幼小児ではBaumann角を，成人では上腕骨長軸と内外上顆を結ぶ線（TEA）とのなす角を測定する．
・［B］その他の変形には，内・外反方向以外の屈曲変形，回旋変形，肘関節の骨格異常による醜形などが含まれる．
・［B］その他の変形で軽度，中等度，高度の評価は，次の基準を目安とする．
　　軽度　：注意すればわかる．
　　中等度：一見してわかるが，治療の対象にはならない．
　　高度　：非常に気になり，治療の対象となる．

ただし，屈曲変形に限っては，判定基準に示してある角度を目安に評価する．
・［A］+［B］で変形を評価する．この値がマイナス表示になった場合には0点とする．

【肘機能評価・参考】
(1) 疼痛判定基準（30点）

		疼痛（自発・運動痛）	日常生活の支障
なし	30点	なし	なし
	25点	時々	なし
軽度	20点	常時	なし
	15点	常時	動作によってあり
中等度	10点	常時	すべての動作にあり
	5点	常時	かなりあり
高度	0点	常時	肘をかろうじて使用

		スポーツ・重労働の支障	疼痛対策の有無（鎮痛薬など）
なし	30点	なし	なし
	25点	少しあり	なし
軽度	20点	あり	なし
	15点	かなりあり	時々必要
中等度	10点	かなりあり	時に必要
	5点	高度（できない）	常に必要
高度	0点	高度（できない）	常に必要

(2) 日常動作簡便法（12点）

	容易	やや困難	困難	不能
洗顔動作（顔に手掌がつけられれば可）	3点	2点	1点	0点
シャツのボタンかけ（胸に手掌がつけられれば可）	3点	2点	1点	0点
用便の始末（肛門部に手がとどけば可）	3点	2点	1点	0点
靴下の着脱（足が手にとどけば可）	3点	2点	1点	0点

(3) 上顆炎（20点） ［A］＋［B］

［A］圧痛	［B］上顆炎テスト*
− ……… 10点	− ……… 10点
± ……… 5点	± ……… 5点
＋ ……… 2点	＋ ……… 2点
＋＋ ……… 0点	＋＋ ……… 0点

*いずれかの疼痛誘発テスト

(4) スポーツ能力（20点）

- 低下なし ……………………………… 20点
- 軽度低下 ……………………………… 15点
- かなり低下（同じスポーツを継続）…… 10点
- 著しく低下（同じスポーツをレベルを下げて継続）……………………………… 5点
- 同じスポーツの継続は不能 …………… 0点

＊外傷（障害）発生時のスポーツを対象とする．
＊肘関節以外の要素が判定に含まれれば，評価不能とする．

(5) 治療後成績改善率

治療後成績

$$改善率(\%) = \frac{術後総合点 - 術前総合点}{正常肘総合点(100点) - 術前総合点} \times 100$$

5 手関節障害の機能評価基準（改訂版）

I. 手関節機能評価（Cooneyの評価法の改変）

1. 疼痛（20）

- なし ……………………………………… 20
- 軽度（頻度は少ないがときどき痛む）…… 15
- 中等度（頻回に痛む）…………………… 10
- 高度（常に痛む）………………………… 5
- 激痛（常に痛む，薬を要する，使えない）… 0

2. 可動域（30） ［健側比］

掌背屈	106°以上	76%以上 ……… 15
	71〜105°	51〜75 ……… 10
	15〜70°	11〜50 ……… 5
	14°以下	10%以下 ……… 0
回内外	136°以上	76%以上 ……… 15
	91〜135°	51〜75 ……… 10
	45〜90°	26〜50 ……… 5
	45°以下	25%以下 ……… 0

3. 握力（20）

- ［健側比］76%以上 ……………………… 20
- 51〜75% ………………………………… 15
- 26〜50% ………………………………… 10
- 25%以下 …………………………………… 0

4. 日常動作（10）

（できる2点，なんとかできる1点，できない0点とし，洗顔・食事・シャツのボタンかけ・用便の始末・書字の5項目の合計点を算出）

- 6〜10点 ………………………………… 10
- 3〜5点 …………………………………… 5
- 0〜2点 …………………………………… 0

5. 職業復帰（20）

- 現職，現作業に復帰 …………………… 20
- 制約あるが復帰 ………………………… 15
- 労務変更または転職 …………………… 10
- 著明な制約あり，部分復帰 …………… 5
- 就労不能 ………………………………… 0

6. 成績判定

- E：80〜100　　G：60〜75
- F：40〜55　　P：35以下

II. 橈骨遠位端骨折の治療成績評価基準

症状・障害の程度	減点数

自覚的評価

Excellent	疼痛，労働力低下，可動域制限いずれもなし ……………………………… 0
Good	ときどき疼痛，軽度可動域制限のみ ……………………………………… 2
Fair	ときどきの疼痛，注意すれば労働に影響なし，中等度可動域制限，手関節脱力感，生活動作の軽度制限 … 4
Poor	疼痛，労働力低下，高度可動域制限，生活動作の著しい制限 ………… 6

他覚評価

1. 遺残変形

- 橈・尺骨遠位端長差　0±2mmの範囲外 …………………………………… 1
- 橈側遠位端掌側傾斜　11±10°の範囲外 …………………………………… 1
- 橈骨遠位端尺側傾斜　23±10°の範囲外 …………………………………… 1

2. 可動域制限
  手関節　背屈　＜ 45°　……………………… 1
  　　　　掌屈　＜ 30°　……………………… 1
  　　　　尺屈　＜ 15°　……………………… 1
  　　　　橈骨　＜ 15°　……………………… 1
  前腕　　回外　＜ 50°　……………………… 1
  　　　　回内　＜ 50°　……………………… 1
3. 握力低下
  利き手　　反対側の握力より少ないとき …… 1
  　　　　　反対側の握力の 2/3 以下 ………… 2
  非利き手　反対側の握力の 2/3 以下 ………… 1
  　　　　　反対側の握力の 1/2 以下 ………… 2
4. 関節症変化
  なし ……………………………………………… 0
  軽度（関節面の不整，関節辺縁尖鋭化）…… 1
  中等度（関節裂隙の狭小化，骨棘形成）…… 2
  高度（著明な骨棘形成，関節強直）………… 3

合併症
  神経合併症 ………………………………… 1 〜 2
  手指拘縮 …………………………………… 1 〜 2
  腱断裂 ……………………………………… 1 〜 2

総合成績	総減点数
Excellent	0 〜 3
Good	4 〜 9
Fair	10 〜 15
Poor	16 〜 26

IIIA. Kienböck 病の成績判定基準（1）

satisfactory results
1) 原職復帰し手関節痛があってもわずか
2) 握力　健側の 60％ 以上
3) 手関節掌背屈可動域が改善あるいは低下しても 10°以内

unsatisfactory results
1)，2)，3) の 1 つでも満たさないものがある場合

IIIB. Kienböck 病の成績判定基準（2）

1. 手関節痛（10）
  なし ……………………………………………… 10
  負荷時痛のみ …………………………………… 7
  日常軽い痛み …………………………………… 4
  常時の痛み ……………………………………… 0

2. 握力対健側比（5）
  90％ 以上 ………………………………………… 5
  80％ ……………………………………………… 4
  70％ ……………………………………………… 3
  60％ ……………………………………………… 2
  50％ ……………………………………………… 1
  49％ 以下 ………………………………………… 0
3. 手関節掌背屈増加可動域（6）
  20°以上 …………………………………………… 6
  10 〜 19° ………………………………………… 5
  5 〜 9° …………………………………………… 3
  5°未満 …………………………………………… 0
4. X 線所見
  硬化像改善 ……………………………………… 1
  骨囊胞像改善 …………………………………… 1
  分節化改善 ……………………………………… 1
  Ståhl index　改善 ……………………………… 3
  　　　　　　　不変 …………………………… 1
  　　　　　　　悪化 …………………………… 0
  carpal height ratio　改善 ……………………… 3
  　　　　　　　　　　不変 …………………… 1
  　　　　　　　　　　悪化 …………………… 0
5. 成績判定（0 〜 30）
  E：24 〜 30　　G：18 〜 23
  F：12 〜 17　　P：0 〜 11

6 股関節機能判定基準（改訂版）

1. 疼痛

項目	右	左
股関節に関する愁訴がまったくない．	40 点	40 点
不定愁訴（違和感，疲労感）があるが，痛みはない．	35	35
歩行時痛みはない（ただし歩行開始時あるいは長距離歩行後疼痛を伴うことがある）．	30	30
自覚痛はない．歩行時疼痛はあるが，短時間の休息で消退する．	20	20
自発痛は時々ある．歩行時疼痛があるが，休息により軽快する．	10	10

| 持続的に自発痛または夜間痛がある. | 0 | 0 |

具体的表現

注：①左右別々に記入する．
　　②40点は現行法と異なり，全く正常な股関節を対象とするので注意を要する．
　　③記載に際しては欄外に「具体的表現」の項があるので，ここに患者の表現をできるだけ記入する．

2. 可動域

項目	右	左
屈曲	点	点
伸展	点	点
外転	点	点
内転	点	点

注：①左右別々に記入する．
　　②関節運動の範囲は他動による可動域とする．外転は膝蓋骨正面中間位とする．
　　③屈曲，外転ともに10°刻みで評価し，屈曲は10°に1点，外転は10°に2点を与える．拘縮がある場合にはその角度を差し引いて点数を算出する．

屈曲（評価点）	外転（評価点）
10°→1点	0°以下→0点
	1°以上→2点
90°→9点	10°以上→4点
	20°以上→6点
120°→12点	30°以上→8点

[拘縮のない場合]
(例) 屈曲100°，伸展0°　の場合 → 10点　　計 16点
　　　外転20°　　　　　　　　　　→ 6点

[拘縮のある場合]
(例) 屈曲拘縮20°，外転拘縮5°で屈曲100°，外転20°可能な場合
　　　屈曲 100° − 20° = 80°→8点　　計 12点
　　　外転 20° − 5° = 15°→4点

3. 歩行能力

長距離歩行，速歩が可能．歩容は正常	20点
長距離歩行，速歩は可能であるが，軽度の跛行を伴うことがある．	18点
杖なしで，約30分または2km歩行可能である．跛行がある．日常の屋外活動にはほとんど支障がない．	15点
杖なしで，10〜15分程度，あるいは約500m歩行可能であるが，それ以上の場合1本杖が必要である．跛行がある．	10点
屋内活動はできるが，屋外活動は困難である．屋外では2本杖を必要とする．	5点
ほとんど歩行不能	0点

具体的表現

注：①20点，18点の項に表記される「速歩」とは「小走り」と理解する．これと同様の動作はすべて速歩とする．
　　②内容に関しては欄外の具体的表現の所に記入する．

4. ADL

項目	容易	困難	不能
腰かけ	4点	2点	0点
立ち仕事（家事を含む）[1]（右上）	4	2	0
しゃがみこみ，立ち上がり[2]	4	2	0
階段の昇り，降り[3]	4	2	0
車，バスなどの乗り降り[4]	4	2	0

注1) 持続時間約30分．休息を要する場合，困難とする．5分くらいしかできない場合不能とする．
注2) 支持が必要な場合，困難とする．
注3) 手すりを要する場合，困難とする．
注4) 支持が必要な場合，困難とする．

表記法について

両側機能と片側機能に分けられる項目で得点をそれぞれ記載して見られるようにした．

$$\frac{右, 左}{両側の機能} : \frac{疼痛と可動域の合計}{歩行能力と日常生活動作の合計} とし，満点は \frac{60, 60}{40} となる.$$

例えば，人工股関節置換術の両側例（あるいはカテゴリーB）で，左のみ手術が施行された場合，評価点が $\frac{35, 48}{28}$ であったなら，カテゴリーBで左術前××点が術後76点になった．という表現になる．カテゴリーAは片側股関節罹患，カテゴリーBは両側股関節罹患，カテゴリーCは多関節罹患である．

5. 可動域と観察項目

① 下肢長(SMD)
② 大腿周囲径
③ 下腿周囲径
④ 股関節屈曲・伸展・外転・内転・外旋・内旋
⑤ Trendelenburg sign
⑥ 体重(kg)

X線像の評価

項目 判定	関節裂隙	骨構造の変化	臼蓋および骨頭の変形
4	ほぼ正常	ほとんどなし	ほぼ正常
3	ほとんど狭小化なし	骨梁配列の変化がありうる	先天性,後天性の変形あり
2	軽度もしくは中等度の狭小化	臼蓋の骨硬化	軽度の骨棘形成
1	高度の狭小化あるいは部分的な軟骨下骨質の接触	臼蓋の骨硬化臼蓋あるいは骨頭の骨囊胞	骨棘形成あり臼底の増殖性変化
0	荷重部関節裂隙の広範な消失	広範な骨硬化巨大な骨囊胞	著明な骨棘形成や臼底の二重像,臼蓋の破壊

注: ①判定に用いるX線像は,できる限り骨頭中心に管球の焦点をおき,中間位で撮影されたものが望ましい.
② 総合評価は,関節裂隙の項を重視し,他の項目を参考として決定する.
判定にあたっては,+,-を付してもよい(例:1+,1-など).
③ 臼蓋形成術,筋解離術,大腿骨骨切り術などの関節外の手術を行った場合には,術後の評価にも使用しうる.術後の評価の場合には,0,1,2では荷重部関節面の不適合あり,3では不適合なしとする.

7 膝疾患治療成績判定基準

OA 膝

		右	左
疼痛・歩行能	1km以上歩行可,通常疼痛ないが,動作時たまに疼痛あってもよい	30	30
	1km以上歩行可,疼痛あり	25	25
	500m以上,1km未満の歩行可,疼痛あり	20	20
	100m以上,500m未満の歩行可,疼痛あり	15	15
	室内歩行または100m未満の歩行可,疼痛あり	10	10
	歩行不能	5	5
	起立不能	0	0
疼痛・階段昇降能	昇降自由・疼痛なし	25	25
	昇降自由・疼痛あり,手すりを使い・疼痛なし	20	20
	手すりを使い・疼痛あり,一歩一歩・疼痛なし	15	15
	一歩一歩・疼痛あり,手すりを使い一歩一歩・疼痛なし	10	10
	手すりを使い一歩一歩・疼痛あり	5	5
	できない	0	0
強直・屈曲角度および高度拘縮	正座可能な可動域	35	35
	横座り・胡座可能な可動域	30	30
	110°以上屈曲可能	25	25
	75°以上屈曲可能	20	20
	35°以上屈曲可能	10	10
	35°未満の屈曲,または強直,高度拘縮	0	0
腫脹	水腫・腫脹なし	10	10
	時に穿刺必要	5	5
	頻回に穿刺必要	0	0

疼痛・歩行能
・歩行はすべて連続歩行(休まず一気に歩ける距離)を意味する.
・疼痛は歩行時痛とする(疼痛は鈍痛,軽度痛,中等度痛を含む).
・ある距離までしか歩けないが,その範囲では疼

- 痛ないときは，その1段上のクラスの疼痛・歩行能とする．
- ある距離で激痛が現れる時，その1段下のクラスの疼痛・歩行能とする．
- 「通常疼痛ないが，動作時たまに疼痛あってもよい」は買物後，スポーツ後，仕事後，長距離歩行後，歩きはじめなどに疼痛がある状態をいう．
- 「1km以上の歩行」はバスの2〜3停留所間隔以上歩ける，あるいは15分以上の連続歩行可能をいう．
- 「500m以上，1km未満の歩行」は買物が可能な程度の連続歩行をいう．
- 「100m以上，500m未満の歩行」は近所づきあい程度の連続歩行をいう．
- 「室内歩行または100m未満の歩行」は室内または家の周囲，庭内程度の連続歩行をいう．
- 「歩行不能」は起立はできるが歩けない，歩行できても激痛のある場合をいう．

疼痛・階段昇降能
- 疼痛は階段昇降時痛をいう．
- 疼痛は鈍痛，軽度痛，中等度痛をいう．
- 激痛がある時はその1段下のランクとする．
- 筋力低下などで「できない」状態であるが，疼痛のない時は「手すりを使い一歩一歩（1段2足昇降）で疼痛あり」とする．

屈曲角度および強直・高度拘縮
- 「110°以上屈曲可能」は110°以上屈曲可能であるが，正座，横座り，あぐらはできない状態をいう．
- 「75°以上屈曲可能」は75°以上110°未満の屈曲可能をいう．
- 「35°以上屈曲可能」は35°以上75°未満の屈曲可能をいう．
- 「高度拘縮」は肢位の如何にかかわらず arc of motion で35°以下をいう．

腫脹
- 「時に穿刺必要」は最近時に穿刺を受けている，または時にステロイドの注入を受けている，などをいう．
- 「頻回に穿刺必要」は常に水腫がある場合をいう．

		右	左
可動域	横座り・胡座可 110°以上屈曲可	9	9
	75°以上屈曲可	6	6
	35°以上屈曲可	3	3
	強直・高度拘縮	0	0
大腿四頭筋筋力	5	20	20
	4・3	10	10
	2以下	0	0
平地歩行能力（杖・装具を用いない）	不自由なし	20	20
	やや困難	10	10
	困難〜不可	0	0
階段昇降	不自由なし	8	8
	手すりを使い普通	6	6
	一歩一歩	4	4
	手すりを使い一歩一歩	2	2
	できない	0	0

半月(板)損傷

	評価点数	右	左
長距離歩行後疼痛（500m以上）	なし	20	20
	軽度	15	15
	中等度	10	10
	激痛（または長距離歩行不能）	0	0
階段昇降時疼痛および動作	I：疼痛なく不自由なし[1]	20	20
	II：疼痛はあるが，昇降に不自由なし，または疼痛はないが不自由	15	15
	III：やや疼痛があり，昇降不自由	5	5
	IV：かなり疼痛があり，昇降不自由	0	0
膝伸展強制時疼痛[2]	なし	20	20
	軽度	10	10
	中等度	5	5
	激痛	0	0
患肢着地[3]	可	5	5
	困難または不可	0	0

RA(関節リウマチ)膝

	摘要	右	左
疼痛	全くなし	40	40
	動作中，時々痛みあり	30	30
	動作時，常に痛みあり	20	20
	疼痛のため動作できない	10	10
	常に強い疼痛がある	0	0
	正座可能	12	12

McMurray test	軋轢音なし，疼痛なし	15	15
	軋轢音のみあり	10	10
	疼痛のみあり	5	5
	ともにあり	0	0
大腿周径（膝蓋骨上10cm）	健肢と同じ	15	15
	健肢より1cm以上，3cm未満細い	5	5
	健肢より3cm以上細い	0	0
関節裂隙圧痛	なし	5	5
	あり	0	0

注1）「不自由」とは，昇降時手すりを使用するか，一歩一歩か，または手すりを使って一歩一歩（1段2足昇降）する場合をいう．
注2）「伸展強制時疼痛」とは

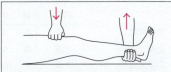

被検者は膝を最大伸展位にして仰臥位で横たわり，図の如く検者の片手で足部を支持し，もう一方の手で膝蓋上部または脛骨上端に徐々に圧迫力を加え伸展を強制する．
「膝（前面）に疼痛を訴える場合を陽性とする．
注3）「患肢着地」とは，被検者にその場跳びをさせ，何ら疼痛，問題なく患肢で着地できる場合を可，何らかの疼痛，困難を感じる場合を困難または不可とする．

靱帯損傷

			右	左
Giving way	なし		9	9
	たまに		5	5
	時々，しばしば		0	0
坂道または階段下り	不安感	なし	20	20
		時々，しばしば	8	8
		常に	0	0
	難易	不自由なし	14	14
		やや困難	7	7
		困難〜不可能	0	0
捻り[1]	不自由なし		9	9
	やや困難		3	3
	不可能		0	0

	不自由なし[2]	14	14
正座位動作	やや困難[3]	7	7
	困難〜不可能[4]	0	0
前方引出し	なし	10	10
	わずかに	5	5
	著明	0	0
Gravity test[5]	なし	10	10
	わずかに	5	5
	著明	0	0
内・外反テスト[6]	なし	14	14
	わずかに	9	9
	著明	0	0

注1）患肢を軸足にしてその足を固定し，膝より近位側でひねる．
注2）疼痛があっても正座できるものは含める．
注3）小布団をはさむ，または横座りならできるものを含む．
注4）激痛のためにできないものを含む．
注5）仰臥位とし膝屈曲90°，または踵を高く上げ膝屈曲90°をとらせると脛骨粗面が健側に比して後方に落込んでいる場合陽性．
注6）膝約30°屈曲位で行う．

8 足部疾患治療成績判定基準

1. 疼痛

A. 疼痛なし ……………………………… 20点
B. 走行時（後）に痛むことがある ………… 15点
C. 歩行時（後）に痛むことがある ………… 10点
D. 歩行時の持続的な痛み ………………… 5点
E. 歩行困難な程の痛み …………………… 0点

2. 変形

	前足部（足根中足関節を含む）	後足部（距腿関節を含む）
A. 変形なし	10点	20点
B. わずかな変形	8点	15点
C. 明らかな変形	4点	8点
D. 著しい変形	0点	0点

最も強い変形要素で評価する．判定困難な場合は低い点数にする．

(注)：変形の具体例

◎中足骨内転
A. 変形なし……10点
B. 10°未満内転 8点
C. 10〜30°未満の内転（第5中足骨基部の突出）……4点
D. 30°以上の内転…………0点

◎外反母趾
A. 変形なし……10点
B. MP関節のわずかな突出………8点
C. MP関節の著明な突出…………4点
D. 母趾が第2趾と重なる………0点

◎踵内外反変形
A. 変形なし……………………20点
B. わずかな変形（生理的踵骨外反の消失あるいはわずかな増強）…………15点
C. 明らかな変形（足底全面を接地し，明らかな踵内・外反あり）…………8点
D. 著しい変形（足底の内側あるいは外側が床につかない）……………0点

3. 可動域（他動）

	前足部（MP・IP関節）	後足部
A. 正常………………	5点	5点
B. 正常の可動域の 1/2 以上……	3点	3点
C. 正常の可動域の 1/2 未満……	0点	0点

4. 不安定性（感）

A. 不安定性なし………………10点
B. 走る時にやや不安定…………6点
C. 凸凹道で不安定………………4点
D. 歩行時サポーターが必要………2点
E. 歩行時装具が必要………………0点

5. 歩行能力（杖などの装具なしの状態で評価）

A. 走り，歩行に全く支障はない…………10点
B. 速歩は可能であるが，走行は困難……8点
C. 屋外歩行が実用的に（公共交通機関の利用，買物）可能………6点
D. 屋外歩行は可能であるが，家の周囲の散歩程度………4点
E. 屋内歩行は可能であるが，屋外歩行は不能………2点
F. 歩行不能………………0点

6. 筋力（外来筋についての最も障害の強い筋の徒手筋力テスト）

A. 筋力正常……………………5点
B. 筋力4，3……………………3点
C. 筋力2…………………………1点
D. 筋力1，0……………………0点

7. 知覚異常（知覚低下とシビレなどの異常感で評価）

A. 知覚障害なし…………………5点
B. 軽度の知覚鈍麻か軽度の異常感………3点
C. 中等度の知覚鈍麻か中等度の異常感…1点
D. 知覚脱失もしくは高度の異常感………0点

8. 日常生活動作

	容易	困難	不能
・階段昇降………	2点	1点	0点
・正座……………	2点	1点	0点
・つま先立ち……	2点	1点	0点
・通常の靴が履ける…	2点	1点	0点
・和式トイレ……	2点	1点	0点

［患者立脚型］

9 日本整形外科学会頚部脊髄症評価質問票（JOAC-MEQ）

「日本整形外科学会頚部脊髄症評価質問票（JOA Cervical Myelopathy Evaluation Questionnaire；JOAC-MEQ）」の使用の手引きは下記を参照．

http://www.joa.or.jp/member/committee/diagnosis/files/joabpeq_tebiki.doc

最近 1 週間ぐらいを思い出して，設問ごとに，あなたの状態に最も近いものの番号に○をつけてください．日や時間によって状態が変わる場合は，最も悪かったときのものをお答えください．

問 1-1：いすに腰掛けて，首だけを動かして，自分の真上の天井をみることができますか
1) できない
2) 無理をすればできる
3) 不自由なくできる

問 1-2：コップの水を一気に飲み干すことができますか
1) できない
2) 無理をすればできる
3) 不自由なくできる

問 1-3：いすに座って，後ろの席に座った人の顔を見ながら話をすることができますか
1) できない
2) 無理をすればできる
3) 不自由なくできる

問 1-4：階段を下りるときに，足元を見ることができますか
1) できない
2) 無理をすればできる
3) 不自由なくできる

問 2-1：ブラウスやワイシャツなどの前ボタンを両手を使ってかけることができますか
1) できない
2) 時間をかければできる
3) 不自由なくできる

問 2-2：きき手でスプーンやフォークを使って食事ができますか
1) できない
2) 時間をかければできる
3) 不自由なくできる

問 2-3：片手をあげることができますか(左右の手のうち悪いほうで答えてください)
1) できない
2) 途中まで(肩の高さぐらいまで)ならあげることができる
3) すこし手が曲がるが上にあげることができる
4) まっすぐ上にあげることができる

問 3-1：平らな場所を歩くことができますか
1) できない
2) 支持(手すり，杖，歩行器など)を使ってもゆっくりとしか歩くことができない
3) 支持(手すり，杖，歩行器など)があれば，歩くことができる
4) ゆっくりとならば歩くことができる
5) 不自由なく歩くことができる

問 3-2：手で支えずに片足立ちができますか
1) どちらの足もほとんどできない
2) どちらかの足は 10 秒数えるまではできない
3) 両足とも 10 秒数える間以上できる

問 3-3：あなたは，からだのぐあいが悪いことから，階段で上の階へ上ることを難しいと感じますか
1) とてもむずかしいと感じる
2) 少しむずかしいと感じる
3) まったくむずかしいとは感じない

問 3-4：あなたは，からだのぐあいが悪いことから，体を前に曲げる・ひざまずく・かがむ動作をむずかしいと感じますか．どれか 1 つでもむずかしく感じる場合は「感じる」としてください
1) とてもむずかしいと感じる
2) 少しむずかしいと感じる
3) まったくむずかしいとは感じない

問 3-5：あなたは，からだのぐあいが悪いことから，15 分以上つづけて歩くことをむずかしいと感じますか
1) とてもむずかしいと感じる
2) 少しむずかしいと感じる
3) まったくむずかしいとは感じない

問 4-1：おしっこ(尿)を漏らすことがありますか
1) いつも漏れる
2) しばしば漏れる
3) 2 時間以上おしっこ(排尿)しないと漏れる
4) くしゃみや気張ったときに漏れる
5) まったくない

問 4-2：夜中に，トイレ（おしっこ（排尿））に起きますか
　1) 一晩に 3 回以上起きる
　2) 一晩に 1，2 回起きる
　3) ほとんど起きることはない

問 4-3：おしっこ（排尿）の後も，尿の残った感じがありますか
　1) たいていのときにある
　2) あるときとないときがある
　3) ほとんどのときにない

問 4-4：便器の前で（便器に座って），すぐにおしっこ（尿）が出ますか
　1) たいていのときすぐには出ない
　2) すぐに出るときとすぐには出ないときがある
　3) ほとんどのときすぐに出る

問 5-1：あなたの現在の健康状態をお答えください
　1) よくない　　2) あまりよくない
　3) よい　　　　4) とてもよい
　5) 最高によい

問 5-2：あなたは，からだのぐあいが悪いことから，仕事や普段の活動が思ったほどできなかったことがありましたか
　1) いつもできなかった
　2) ほとんどいつもできなかった
　3) ときどきできないことがあった
　4) ほとんどいつもできた
　5) いつもできた

問 5-3：痛みのために，いつもの仕事はどのくらい妨げられましたか
　1) 非常に妨げられた
　2) かなり妨げられた
　3) 少し妨げられた
　4) あまり妨げられなかった
　5) まったく妨げられなかった

問 5-4：あなたは落ち込んでゆううつな気分を感じましたか
　1) いつも感じた
　2) ほとんどいつも感じた
　3) ときどき感じた
　4) ほとんど感じなかった
　5) まったく感じなかった

問 5-5：あなたは疲れ果てた感じでしたか
　1) いつも疲れ果てた感じだった
　2) ほとんどいつも疲れ果てた感じだった
　3) ときどき疲れ果てた感じだった
　4) ほとんど疲れを感じなかった
　5) まったく疲れを感じなかった

問 5-6：あなたは楽しい気分でしたか
　1) まったく楽しくなかった
　2) ほとんど楽しくなかった
　3) ときどき楽しい気分だった
　4) ほとんどいつも楽しい気分だった
　5) いつも楽しい気分だった

問 5-7：あなたは，自分は人並みに健康であると思いますか
　1)「人並みに健康である」とはまったく思わない
　2)「人並みに健康である」とはあまり思わない
　3) かろうじて「人並みに健康である」と思う
　4) ほぼ「人並みに健康である」と思う
　5)「人並みに健康である」と思う

問 5-8：あなたは，自分の健康が悪くなるような気がしますか
　1) 悪くなるような気が大いにする
　2) 悪くなるような気が少しする
　3) 悪くなるような気がするときもしないときもある
　4) 悪くなるような気はあまりしない
　5) 悪くなるような気はまったくしない

次の各症状について，「痛みやしびれがまったくない状態」を 0，「想像できる最もひどい状態」を 10 と考えて，**最近 1 週間**で最も症状のひどいときの痛みやしびれの程度が，0～10 の間のいくつぐらいで表せるかを線の上に記してください．

| くびや肩の痛みやこりがある場合，その程度は |
| 0 ──────────────────── 10 |

胸を締め付けられる様な感じがある場合,その程度は

0 ────────────── 10

腕や手に痛みやしびれがある場合,その程度は(両手にある場合はひどい方)

0 ────────────── 10

胸から足先にかけて痛みやしびれがある場合,その程度は

0 ────────────── 10
まったくない　　　　想像できる最も
　　　　　　　　　　ひどい状態

©2007 社団法人日本整形外科学会
(http://www.joa.or.jp/member/committee/diagnosis/pdf/joabpeq.pdf)

10 日本整形外科学会腰痛疾患評価質問票(JOABPEQ)

「日本整形外科学会腰痛疾患評価質問票(JOA Back Pain Evaluation Questionnaire;JOABPEQ)」の使用の手引きは下記を参照.

http://www.joa.or.jp/member/committee/diagnosis/files/joabpeq_tebiki.doc

最近1週間ぐらいを思い出して,設問ごとに,あなたの状態に最も近いものの番号に○をつけてください.日や時間によって状態が変わる場合は,最も悪かったときのものをお答えください.

問1-1：腰痛を和らげるために,何回も姿勢を変える
　　　1) はい　　　2) いいえ

問1-2：腰痛のため,いつもより横になって休むことが多い
　　　1) はい　　　2) いいえ

問1-3：ほとんどいつも腰が痛い
　　　1) はい　　　2) いいえ

問1-4：腰痛のため,あまりよく眠れない(痛みのために睡眠薬を飲んでいる場合は「はい」を選択してください)
　　　1) はい　　　2) いいえ

問2-1：腰痛のため,何かをするときに介助を頼むことがある
　　　1) はい　　　2) いいえ

問2-2：腰痛のため,腰を曲げたりひざまづいたりしないようにしている
　　　1) はい　　　2) いいえ

問2-3：腰痛のため,椅子からなかなか立ち上がれない
　　　1) はい　　　2) いいえ

問2-4：腰痛のため,寝返りがうちにくい
　　　1) はい　　　2) いいえ

問2-5：腰痛のため,靴下やストッキングをはくとき苦労する
　　　1) はい　　　2) いいえ

問2-6：あなたは,からだのぐあいが悪いことから,からだを前に曲げる・ひざまずく・かがむ動作を難しいと感じますか.どれか1つでもむずかしく感じる場合は「感じる」としてください
　　　1) とてもむずかしいと感じる
　　　2) 少しむずかしいと感じる
　　　3) まったくむずかしいとは感じない

問3-1：腰痛のため,短い距離しか歩かないようにしている
　　　1) はい　　　2) いいえ

問3-2：腰痛のため,1日の大半を,座って過ごす
　　　1) はい　　　2) いいえ

問3-3：腰痛のため,いつもよりゆっくり階段を上る
　　　1) はい　　　2) いいえ

問3-4：あなたは,からだのぐあいが悪いことから,階段で上の階へ上ることをむずかしいと感じますか
　　　1) とてもむずかしいと感じる
　　　2) 少しむずかしいと感じる
　　　3) まったくむずかしいとは感じない

問 3-5：あなたは，からだのぐあいが悪いことから，15 分以上つづけて歩くことをむずかしいと感じますか
　　1) とてもむずかしいと感じる
　　2) 少しむずかしいと感じる
　　3) まったくむずかしいとは感じない

問 4-1：腰痛のため，普段している家の仕事をまったくしていない
　　1) はい　　2) いいえ

問 4-2：あなたは，からだのぐあいが悪いことから，仕事や普段の活動が思ったほどできなかったことがありましたか
　　1) いつもできなかった
　　2) ほとんどいつもできなかった
　　3) ときどきできないことがあった
　　4) ほとんどいつもできた
　　5) いつもできた

問 4-3：痛みのために，いつもの仕事はどのくらい妨げられましたか
　　1) 非常に妨げられた
　　2) かなり妨げられた
　　3) 少し妨げられた
　　4) あまり妨げられなかった
　　5) まったく妨げられなかった

問 5-1：腰痛のため，いつもより人に対していらいらしたり腹が立ったりする
　　1) はい　　2) いいえ

問 5-2：あなたの現在の健康状態をお答えください
　　1) よくない
　　2) あまりよくない
　　3) よい
　　4) とてもよい
　　5) 最高によい

問 5-3：あなたは落ち込んでゆううつな気分を感じましたか
　　1) いつも感じた
　　2) ほとんどいつも感じた
　　3) ときどき感じた
　　4) ほとんど感じなかった
　　5) まったく感じなかった

問 5-4：あなたは疲れ果てた感じでしたか
　　1) いつも疲れ果てた感じだった
　　2) ほとんどいつも疲れ果てた感じだった
　　3) ときどき疲れ果てた感じだった
　　4) ほとんど疲れを感じなかった
　　5) まったく疲れを感じなかった

問 5-5：あなたは楽しい気分でしたか
　　1) まったく楽しくなかった
　　2) ほとんど楽しくなかった
　　3) ときどき楽しい気分だった
　　4) ほとんどいつも楽しい気分だった
　　5) いつも楽しい気分だった

問 5-6：あなたは，自分は人並みに健康であると思いますか
　　1)「人並みに健康である」とはまったく思わない
　　2)「人並みに健康である」とはあまり思わない
　　3) かろうじて「人並みに健康である」と思う
　　4) ほぼ「人並みに健康である」と思う
　　5)「人並みに健康である」と思う

問 5-7：あなたは，自分の健康が悪くなるような気がしますか
　　1) 悪くなるような気が大いにする
　　2) 悪くなるような気が少しする
　　3) 悪くなるような気がするときもしないときもある
　　4) 悪くなるような気はあまりしない
　　5) 悪くなるような気はまったくしない

「痛み（しびれ）がまったくない状態」を 0,「想像できる最も激しい痛み（しびれ）」を 10 と考えて，**最近 1 週間で最も症状のひどいときの痛み（しびれ）の程度**が，0 〜 10 の間のいくつぐらいで表せるかを下の線の上に記してください．

腰痛の程度
0　　　　　　　　　　　　　　　　　　10

殿部（おしり）・下肢痛の程度
0　　　　　　　　　　　　　　　　　　10

殿部(おしり)・下肢のしびれの程度

0 ────────────────── 10
痛みがまったくない　想像できる最も
気持ちのよい状態　　激しい痛み(しびれ)

©2007 社団法人日本整形外科学会
(http://www.joa.or.jp/member/committee/
diagnosis/pdf/joabpeq.pdf)

11 患者立脚肩関節評価法(Shoulder 36(V1.3))

「患者立脚肩関節評価法(Shoulder 36(V1.3))」の使用の手引きは下記を参照.
http://www.joa.or.jp/member/committee/diagnosis/pdf/shoulde36_v1_3_manual.pdf

回答日：20　年　　月　　日
名前(　　　　　)　年齢(　　歳)
以下の(　)のどちらかを○で囲んでください.
性別(**男性・女性**)あなたの効き手は(**右・左**)側.
患側(**悪い肩**)は,(**右肩・左肩・両肩**).
両肩とも正常でない場合は,今回どちらの肩について評価するかを決めてください.
今回は,(**右肩・左肩**)について回答します.(両肩とも悪い場合は,左右の肩それぞれについて,別個の質問票にお答えください.)

診断名(　　　　　　　　　　　　　　　)
現在のあなたの患側の肩の状態を評価するために,以下の 36 項目の質問にお答えください.
重症度 5 段階(0〜4)の点数で答えていただきます.値が大きいほど良好な状態であることを示します.**医師など医療関係者の面前ではアンケートに回答しないようにしてください.**
各質問項目が,

困難なく出来る場合は	4
やや困難だが出来る場合は	3
困難だが何とか自分で出来る場合は	2
かなり困難または他人の助けを借りないと出来ない場合は	1
全く出来ない場合は	0

を各項目の右の(4・3・2・1・0)のいずれか 1 つを選び○で囲んで下さい.
普段行わない項目内容については,行った場合を想像した上でご記入下さい.**項目内容がよく理解できない場合は,他のアンケート項目にお答えになった後に,医師(または担当者)にお聞きください.**(極力回答してください.しかし,どうしても答えられない項目は無理に回答しなくて結構です.)

記入例　　　　　　　　回答例
質問)靴下をはく　　　(4・③・2・1・0)

それでは,以下の 36 の質問にお答えください.

	回答
1. 自宅での日常生活活動をする	(4・3・2・1・0)
2. 目の高さで新聞を大きく広げる	(4・3・2・1・0)
3. 患側の手でズボンの後ろポケットに手をのばす	(4・3・2・1・0)
4. ジャケットの袖に患側の腕を通す	(4・3・2・1・0)
5. セーターを頭からかぶって着る	(4・3・2・1・0)
6. 衣服を脱ぐ	(4・3・2・1・0)
7. ジャケットをハンガーにかける	(4・3・2・1・0)
8. 頭の後ろで両手を組む	(4・3・2・1・0)
9. 両手で洗顔をする	(4・3・2・1・0)
10. 自分で髪をとかす	(4・3・2・1・0)
11. 患側の手で反対側のわきの下を洗う	(4・3・2・1・0)
12. 患側の手でシャワーヘッドを持って全身くまなく水を浴びる	(4・3・2・1・0)
13. タオルの両端をもって患側の手を上にして背中を洗う	(4・3・2・1・0)
14. 両手で雑巾(タオル)を絞る	(4・3・2・1・0)
15. お盆(トレー)でスープの入った皿を運ぶ	(4・3・2・1・0)

C 治療判定基準・機能判定基準等

16.	テーブル上の調味料（醤油，食塩，コショウなど）を患側の手を伸ばしてとる	(4・3・2・1・0)
17.	食事をする	(4・3・2・1・0)
18.	エプロンのひもを後ろで結ぶ	(4・3・2・1・0)
19.	皿をスポンジで洗う	(4・3・2・1・0)
20.	患側の手で頭より上の棚に皿を置く	(4・3・2・1・0)
21.	患側の手で，水がいっぱい入ったやかんを持つ	(4・3・2・1・0)
22.	拍手を10回する	(4・3・2・1・0)
23.	両手を挙げて背伸びをする	(4・3・2・1・0)
24.	患側を下にして寝る	(4・3・2・1・0)
25.	十分な睡眠がとれる	(4・3・2・1・0)
26.	過去1週間疲れなく過せた	(4・3・2・1・0)
27.	両手を横に水平に挙げ1分間保つ	(4・3・2・1・0)
28.	左右の手を前後に振って歩く	(4・3・2・1・0)
29.	日常生活で，普段患側（悪い方）を使って行うことを，健側（よい方）を使わずに出来る	(4・3・2・1・0)
30.	患側の手で目の高さの窓を拭く	(4・3・2・1・0)
31.	自宅近くでの買い物をする	(4・3・2・1・0)
32.	傘（ワンタッチでないもの）を患側の手で開く	(4・3・2・1・0)
33.	バスや電車を利用する	(4・3・2・1・0)
34.	患側の手でバスや電車のつり革につかまる	(4・3・2・1・0)
35.	リクリエーションレベルの運動で肩（上肢）を使う	(4・3・2・1・0)
36.	競技レベルの運動で肩（上肢）を使う	(4・3・2・1・0)

評価

ドメイン	点数
疼痛	
可動域	
筋力	
健康感	
日常生活動作	
スポーツ能力	

©All right reserved by the Japanese Orthopaedic Association（2010）
（http://www.joa.or.jp/member/committee/diagnosis/pdf/shoulde36_v1_3.pdf）

12　患者立脚肘関節評価法（PREE-J）

「患者立脚肘関節評価法（Patient-Rated Elbow Evaluation（PREE）The Japanese Version；PREE 日本語版（PREE-J））」の使用の手引きは下記を参照．

http://www.joa.or.jp/member/committee/diagnosis/files/pree-j_guide_j.pdf

お名前＿＿＿＿＿＿＿　年齢＿＿＿＿＿
男／女　　　利き腕 右／左＿＿＿＿＿
記入日　　　年　　　月　　　日
以下は当方で記入します
診断
手術日　　　年　　　月　　　日
手術方法（右・左）
カルテ番号＿＿＿＿＿＿＿
PREE スコアー＿＿＿＿＿＿＿
痛み（PREE-P）＿＿＿＿＿＿＿
機能（PREE-F）＿＿＿＿＿＿＿
特定の動作
（PREE-SF）＿＿＿＿＿＿＿
通常の動作
（PREE-UF）＿＿＿＿＿＿＿
ID：＿＿＿＿＿　記入日：　　年　月　日

肘の評価

下記の質問は**調査(手術)対象**となっている側の肘について，お答えください．あなたが，この1週間にどの程度，肘に不具合を感じているかを理解するためのものです．**この1週間の平均的な**肘の症状について，0～10の数字の中から選んで表してください．全ての質問に対して，回答をお願いします．もしその動作をしていなければ，痛みや困難さを予想して判断してください．その動作を一度もしたことがなければ，無記入で結構です．

a 痛み

この1週間の平均的な肘の痛みの程度について，最もよく表している数字を0～10の中から選んで，○で囲んで評価してください．ゼロ(0)は何の痛みもなかったという意味で，10は今まで経験したうちで最悪の痛みだった，または痛みのためにその動作が全くできなかったという意味です．

目盛りの見本　0 1 2 3 4 5 6 7 8 9 10
　　　　　　　全く痛くない　　　　　これまでで最悪の痛み

痛みを評価してください：	
肘が最悪の状態の時	0 1 2 3 4 5 6 7 8 9 10
休んでいる時	0 1 2 3 4 5 6 7 8 9 10
重い物を持ち上げる時	0 1 2 3 4 5 6 7 8 9 10
繰り返して肘を動かす仕事をしている時	0 1 2 3 4 5 6 7 8 9 10

どの位の頻度で痛みますか？	0 1 2 3 4 5 6 7 8 9 10 一度もない　　　　常に

b 機能

1) 特定の動作

この1週間に下記の各項目を行う時に感じた困難さの程度について，最もよく表している数字を0～10の中から選んで，○で囲んで評価してください．0は何の困難も感じなかったという意味で，10はとても困難なので全くできなかったという意味です．

目盛りの見本　0 1 2 3 4 5 6 7 8 9 10
　　　　　　　まったく　　　　　まったく
　　　　　　　困難がなかった　　できなかった

髪をとかす	0 1 2 3 4 5 6 7 8 9 10
ナイフまたはスプーンで食べる	0 1 2 3 4 5 6 7 8 9 10
重いものを引っ張る	0 1 2 3 4 5 6 7 8 9 10
腕を使って椅子から立ち上がる	0 1 2 3 4 5 6 7 8 9 10
自分の腕にさげて5 kgの物を運ぶ	0 1 2 3 4 5 6 7 8 9 10
電話器を使う	0 1 2 3 4 5 6 7 8 9 10
テニスボールのような小さなものを投げる	0 1 2 3 4 5 6 7 8 9 10
シャツの前ボタンをかける	0 1 2 3 4 5 6 7 8 9 10
反対側の脇の下を洗う	0 1 2 3 4 5 6 7 8 9 10
靴ひもを結ぶ	0 1 2 3 4 5 6 7 8 9 10
ドアの取っ手を回してドアを開ける	0 1 2 3 4 5 6 7 8 9 10

2) 通常の動作

この1週間に下記の分野で通常の動作を行う時に感じた困難さの程度について，最もよく表している数字を0～10の中から選んで，○で囲んで評価してください．「通常の動作」とはあなたの肘に問題が起こる以前に行っていた動作という意味です．0は何の困難も感じなかったという意味で，10はとても困難なので全くできなかったという意味です．

身の回りの動作（服を着る，体を洗う）	0 1 2 3 4 5 6 7 8 9 10
家事（掃除，補修）	0 1 2 3 4 5 6 7 8 9 10
仕事（職業としての仕事または普段する事になっている日常的な事）	0 1 2 3 4 5 6 7 8 9 10
レクリエーション	0 1 2 3 4 5 6 7 8 9 10

©Joy MacDermid 2009, all right reserved.
Japan Elbow Society, Japan
(http://www.joa.or.jp/member/committee/diagnosis/files/pree-j_questionnaire_j.pdf)

13 日本整形外科学会股関節疾患評価質問票（JHEQ）

「日本整形外科学会股関節疾患評価質問票（Japanese Orthopaedic Association Hip Disease Evaluation Questionnaire；JHEQ）」の使用の手引きは下記を参照．
http://www.joa.or.jp/member/committee/diagnosis/pdf/jhed_g_j.pdf

　以降のアンケートは皆様ご自身の股関節の様子，日常生活においてどのようなことに困難を感じ，お困りになっているかをおうかがいするものです．
　皆様の率直なご意見が皆様への今後の股関節の治療や支援に役立ちます．
　お手数をおかけしますが，ご回答のほどよろしくお願いします．

【ご回答の際の注意点】
①質問には最近（3ヶ月以内）の股関節の様子を評価してご回答ください．
②ご回答の際は次のページにある回答方法をよくご覧の上ご回答ください．
③なるべくすべての質問にご回答いただきたく存じます．しかしながら，どうしてもお答えしたくない質問に関しましては，ご回答いただかなくてもかまいません．
④本アンケートでは，次のページに示す2種類の回答タイプがあります．
　Ⅰ．線上に×をつけるタイプ
　Ⅱ．当てはまる部分に☑をつけるタイプ　回答のポイントを参考にご回答ください．

【線上に×をつけるタイプの良い例と悪い例】
＜回答のポイント＞
　下の良い例のように×の中心が線上にくるようにご回答ください．
良い例

全く痛みなし ───×─── 最大の痛み
全く痛みなし ─────×─ 最大の痛み

　×の中心が左右上下に線からはみ出ないようにしてください．

悪い例

全く痛みなし ×──── 最大の痛み
全く痛みなし ────×── 最大の痛み

【当てはまる部分に☑をつけるタイプの記入例】
＜回答のポイント＞
　質問に対して，「とてもそう思う」から「全くそう思わない」の5つの選択肢から最も当てはまるもの1つだけに☑をつけてください．

		とてもそう思う	そう思う	どちらともいえない	そう思わない	全くそう思わない
○良い例：1つだけに☑がついています．						
×悪い例：2つ☑がついています．						
○良い例	安静にしていても股関節が痛くて苦痛である	□	☑	□	□	□
×悪い例	安静にしていても股関節が痛くて苦痛である	☑	☑	□	□	□

　これよりアンケートが始まります．
　はじめに，股関節の状態について教えてください．

①股関節の状態に不満がありますか？
　まったく不満である状態を右端，完全に満足している状態を左端としたとき，どこにあたりますか．下の直線上に×をつけてご回答ください．

完全に満足している ──────── 全く不満である

②股関節の痛みの強さはどの程度ですか？
　想像可能な最大の痛みを右端，痛みなしを左端としたとき，どこにあたりますか．右側の股関節と左側の股関節それぞれについて，下の直線上に×をつけてご回答ください．

＜右側の股関節について＞
全く痛みなし ──────── 最大の痛み

＜左側の股関節について＞
全く痛みなし ──────── 最大の痛み

第 6 章　付録

次に，以下のそれぞれの質問について，一番当てはまるものに☑を付けてください。

列見出し（縦書き）：全くそう思わない／そう思わない／どちらともいえない／そう思う／とてもそう思う

		全くそう思わない	そう思わない	どちらともいえない	そう思う	とてもそう思う
1. 安静にしていても股関節が痛くて苦痛である	右側	☐	☐	☐	☐	☐
	左側	☐	☐	☐	☐	☐
2. 椅子に座っているときに股関節に痛みがある	右側	☐	☐	☐	☐	☐
	左側	☐	☐	☐	☐	☐
3. 動き出すときに股関節に痛みがある	右側	☐	☐	☐	☐	☐
	左側	☐	☐	☐	☐	☐
4. 痛みがあるため股関節が動かしづらいことがある	右側	☐	☐	☐	☐	☐
	左側	☐	☐	☐	☐	☐
5. 股関節の痛みのため力が入りにくいことがある	右側	☐	☐	☐	☐	☐
	左側	☐	☐	☐	☐	☐
6. 股関節の痛みのためよく眠れない日がある	右側	☐	☐	☐	☐	☐
	左側	☐	☐	☐	☐	☐
7. 階段を上り下りすることが困難である		☐	☐	☐	☐	☐
8. 床や畳から立ち上がることが困難である		☐	☐	☐	☐	☐
9. しゃがみこむことが困難である		☐	☐	☐	☐	☐
10. 和式トイレの使用が困難である		☐	☐	☐	☐	☐
11. 浴槽の出入りが困難である		☐	☐	☐	☐	☐
12. 足の爪きりが困難である		☐	☐	☐	☐	☐
13. 靴下をはくことが困難である		☐	☐	☐	☐	☐
14. 股関節の病気のために，イライラしたり，神経質になることがある		☐	☐	☐	☐	☐
15. 股関節の病気のために，気分がふさいで外出を控えるようになった		☐	☐	☐	☐	☐
16. 股関節の病気のために，生活に不安を感じることがある		☐	☐	☐	☐	☐
17. 股関節の病気のために，健康に不満がある		☐	☐	☐	☐	☐
18. 自分の健康状態に股関節は深く関与していると感じる		☐	☐	☐	☐	☐
19. 股関節の病気のためにいろいろなことに意欲的に取り組むことが困難である		☐	☐	☐	☐	☐
20. 股関節の病気のために地域の行事や近所づきあいがうまくいかないことがある		☐	☐	☐	☐	☐

たくさんの質問へのご回答，お疲れ様でした。
©2011　社団法人日本整形外科学会
（http://www.joa.or.jp/member/committee/diagnosis/pdf/jheq_q_j.pdf）

C　治療判定基準・機能判定基準等

14　足部足関節評価質問票（SAFE-Q）

「足部足関節評価質問票（Japanese Orthopaedic Association/Japanese Society for Surgery of the foot, Self-Administered Foot Evaluation Questionnaire；SAFE-Q）」の使用の手引きは下記を参照．
http://www.joa.or.jp/member/committee/diagnosis/files/safe-q_guide_j.pdf

ふりがな		性別	生年月日
患者氏名		1. 男　2. 女	1. 明治　2. 大正　3. 昭和　4. 平成　　年　月　日
記入年月日	年　　月　　日		
ID 番号：			

以降のアンケートは皆様ご自身の足の様子，日常生活においてどのようなことに困難を感じ，お困りになっているかをおうかがいするものです。

痛みや身体機能のみではなく感情的なことも含まれており，足の病気やけがによって影響される可能性のある生活の質（Quality of life）についてもおたずねしています．

皆様の率直なご意見が皆様への今後の足の治療や支援に役立ちます．

お手数をおかけしますが，ご回答のほど宜しくお願いします．

ここでいう「足」とは下の図の四角で囲んだ範囲，すなわち**膝を含まず**にすねから足のゆびさきまでを指します．

このアンケートでは左図のように四角で囲んだ範囲を「足」とします．膝は含みません．

【ご回答の注意点】

① 質問には，最近1週間，またはこの1ヵ月間のことを思い出してください．

② ご回答方法は，設問ごとに説明してありますので良くお読みになってご回答ください．個人差もございますが，記入に10分程要すると思われます．

③ 本アンケートでは，2種類の回答タイプがあります．

Ⅰ．当てはまる部分の□に✓をつけるタイプ
Ⅱ．線上に×をつけるタイプ

これよりアンケートがはじまります．

問1	**最近1週間**，足の痛みが気になりましたか？
	（あてはまる回答を1つ選び，□に✓印をつけて下さい）

全くない　たまに　ときどき　しばしば　常に
　□　　　□　　　　□　　　　□　　　　□

問2	**最近1週間**，足の痛みのために眠れないことがありましたか？
	（あてはまる回答を1つ選び，□に✓印をつけて下さい）

全くない　たまに　ときどき　しばしば　常に
　□　　　□　　　　□　　　　□　　　　□

問3	**最近1週間**，最も痛みが強かったとき，どの程度でしたか？
	「痛みが全くない状態」を0，「想像できる最も激しい痛み」を10と考えて，線の上でこのあたりと思われるところに×印をつけてください．

0　　　　　　　　　　　　　　　　　　　10
痛みが全く　　　　　　　　　　想像できる最も
ない　　　　　　　　　　　　　激しい痛み

問4	**最近1週間**，平らなところを歩くときに足の痛みはどのくらいでしたか？（あてはまる回答を1つ選び，□に✓印をつけて下さい）

全くない　少し　中ぐらい　かなり　ひどく痛い
　□　　　□　　　□　　　　□　　　　□

問5	**最近1週間**，足の痛みがありましたか？（あてはまる回答を1つ選び，□に✓印をつけて下さい）

全くない　たまに　ときどき　しばしば　常に
　□　　　□　　　　□　　　　□　　　　□

問6	**最近1週間**，朝起きたときに足の痛みはどのくらいでしたか？（あてはまる回答を1つ選び，□に✓印をつけて下さい）

全くない　少し　中ぐらい　かなり　ひどく痛い
　□　　　□　　　□　　　　□　　　　□

問7	**最近1週間**，1日の終わり頃に足の痛みはどのくらいでしたか？（あてはまる回答を1つ選び，□に✓印をつけて下さい）

全くない　少し　中ぐらい　かなり　ひどく痛い
　□　　　□　　　□　　　　□　　　　□

問8	**最近1週間**，足の痛みのためにいつも履いている靴が履けないことがありましたか？（あてはまる回答を1つ選び，□に✓印をつけて下さい）

全くない　たまに　ときどき　しばしば　常に
　□　　　□　　　　□　　　　□　　　　□

第6章 付録

問9 足の症状のために足にあった靴を見つけるのは難しいですか？
（あてはまる回答を1つ選び，□に✓印をつけて下さい）

ぜんぜんむずかしくない	少し	中ぐらい	かなり	非常にむずかしい
□	□	□	□	□

問10 最近1週間，裸足で歩いたときに足の痛みはどのくらいでしたか？
（あてはまる回答を1つ選び，□に✓印をつけて下さい）

全くない	少し	中ぐらい	かなり	ひどく痛い
□	□	□	□	□

問11 最近1週間，靴を履いて歩いたときに足の痛みはどのくらいでしたか？
（あてはまる回答を1つ選び，□に✓印をつけて下さい）

全くない	少し	中ぐらい	かなり	ひどく痛い
□	□	□	□	□

問12 最近1週間，足の症状のために階段の**昇**りは難しかったですか？
（あてはまる回答を1つ選び，□に✓印をつけて下さい）

ぜんぜんむずかしくない	少し	中ぐらい	かなり	非常にむずかしい
□	□	□	□	□

問13 最近1週間，足の症状のために階段の**降**りは難しかったですか？
（あてはまる回答を1つ選び，□に✓印をつけて下さい）

ぜんぜんむずかしくない	少し	中ぐらい	かなり	非常にむずかしい
□	□	□	□	□

問14 最近1週間，足の症状のためにしゃがみこみは難しかったですか？
（あてはまる回答を1つ選び，□に✓印をつけて下さい）

ぜんぜんむずかしくない	少し	中ぐらい	かなり	非常にむずかしい
□	□	□	□	□

問15 最近1週間，足の症状のために靴下を履く動作は難しかったですか？
（あてはまる回答を1つ選び，□に✓印をつけて下さい）

ぜんぜんむずかしくない	少し	中ぐらい	かなり	非常にむずかしい
□	□	□	□	□

問16 最近1週間，靴を履いて平らなところを休まずにどのくらい歩けましたか？
（あてはまる回答を1つ選び，□に✓印をつけて下さい）

30分以上	15分ぐらい	5分ぐらい	1分ぐらい	1分未満
□	□	□	□	□

問17 最近1週間，足の症状のために坂道を上るのは難しかったですか？
（あてはまる回答を1つ選び，□に✓印をつけて下さい）

ぜんぜんむずかしくない	少し	中ぐらい	かなり	非常にむずかしい
□	□	□	□	□

問18 最近1週間，足の症状のために坂道を**下**るのは難しかったですか？
（あてはまる回答を1つ選び，□に✓印をつけて下さい）

ぜんぜんむずかしくない	少し	中ぐらい	かなり	非常にむずかしい
□	□	□	□	□

問19 最近1週間，足の症状のために**でこぼこ**道，**じゃり**道などの**平らでないところ**を歩くのは難しかったですか？
（あてはまる回答を1つ選び，□に✓印をつけて下さい）

ぜんぜんむずかしくない	少し	中ぐらい	かなり	非常にむずかしい
□	□	□	□	□

問20 最近1週間，足の症状のためにつま先立ちをするのが難しかったですか？
（あてはまる回答を1つ選び，□に✓印をつけて下さい）

ぜんぜんむずかしくない	少し	中ぐらい	かなり	非常にむずかしい
□	□	□	□	□

問21 最近1週間，足の症状のために**家の中で**杖やてすりを使いましたか？
（あてはまる回答を1つ選び，□に✓印をつけて下さい）

まったくない	たまに	ときどき	しばしば	常に
□	□	□	□	□

C 治療判定基準・機能判定基準等

問22 **最近1週間**，足の症状のために**家の外で杖**を使いましたか？
(あてはまる回答を1つ選び，□に✓印をつけて下さい)

まったくない　たまに　ときどき　しばしば　常に
□　　　　　□　　　□　　　□　　　□

問23 **この1ヶ月**，足の症状のために催し物やデパートなどへ行くことが難しかったですか？
(あてはまる回答を1つ選び，□に✓印をつけて下さい)

ぜんぜん　　　少し　中ぐらい　かなり　非常に
むずかしくない　　　　　　　　　　　　むずかしい
□　　　□　　　□　　　□　　　□

問24 **この1ヶ月**，足の症状のために普段していること(稽古事，友人とのつきあい，ボランティアなど)が難しかったですか？
(あてはまる回答を1つ選び，□に✓印をつけて下さい)

ぜんぜん　　　少し　中ぐらい　かなり　非常に
むずかしくない　　　　　　　　　　　　むずかしい
□　　　□　　　□　　　□　　　□

問25 **この1ヶ月**，足の症状のために**通勤，通学，近所への買い物**が難しかったですか？
(あてはまる回答を1つ選び，□に✓印をつけて下さい)

ぜんぜん　　　少し　中ぐらい　かなり　非常に
むずかしくない　　　　　　　　　　　　むずかしい
□　　　□　　　□　　　□　　　□

問26 **この1ヶ月**，足の症状のために**遠出(出張，旅行など)**が難しかったですか？
(あてはまる回答を1つ選び，□に✓印をつけて下さい)

ぜんぜん　　　少し　中ぐらい　かなり　非常に
むずかしくない　　　　　　　　　　　　むずかしい
□　　　□　　　□　　　□　　　□

問27 **この1ヶ月**，足の症状のために趣味やレジャーをすることが難しかったですか？
(あてはまる回答を1つ選び，□に✓印をつけて下さい)

ぜんぜん　　　少し　中ぐらい　かなり　非常に
むずかしくない　　　　　　　　　　　　むずかしい
□　　　□　　　□　　　□　　　□

問28 **この1ヶ月**，足の症状のために仕事，学校生活や家事が難しかったですか？
(あてはまる回答を1つ選び，□に✓印をつけて下さい)

ぜんぜん　　　少し　中ぐらい　かなり　非常に
むずかしくない　　　　　　　　　　　　むずかしい
□　　　□　　　□　　　□　　　□

問29 **最近1週間**，足の症状のために不安になることがありましたか？
(あてはまる回答を1つ選び，□に✓印をつけて下さい)

全くない　たまに　ときどき　しばしば　常に
□　　　□　　　□　　　□　　　□

問30 **最近1週間**，足の症状のために憂鬱になることがありましたか？
(あてはまる回答を1つ選び，□に✓印をつけて下さい)

全くない　たまに　ときどき　しばしば　常に
□　　　□　　　□　　　□　　　□

問31 **最近1週間**，足の症状のためにイライラすることがありましたか？
(あてはまる回答を1つ選び，□に✓印をつけて下さい)

全くない　たまに　ときどき　しばしば　常に
□　　　□　　　□　　　□　　　□

問32 **最近1週間**，足の症状のために周りの人に迷惑をかけていると感じることがありましたか？
(あてはまる回答を1つ選び，□に✓印をつけて下さい)

全くない　たまに　ときどき　しばしば　常に
□　　　□　　　□　　　□　　　□

問33 **最近1週間**，足の症状のためにハンディキャップを感じることがありましたか？
(あてはまる回答を1つ選び，□に✓印をつけて下さい)

全くない　たまに　ときどき　しばしば　常に
□　　　□　　　□　　　□　　　□

問34 **この1ヶ月間**，ファッション性の高い，あるいは冠婚葬祭用の靴を履くことが難しいと感じたことがありましたか？
(あてはまる回答を1つ選び，□に✓印をつけて下さい)

全くない　たまに　ときどき　しばしば　常に
□　　　□　　　□　　　□　　　□

たくさんの質問へのご回答，お疲れ様でした．
次のページは，普段スポーツをしている人に対する質問です．スポーツをしない方は以下の35から43の質問に答える必要はありません．

【スポーツ(選択項目)】

スポーツをするかしないかを次の項目に✓をつけてください．

☐ 私はスポーツをしません．
☐ 私はスポーツをします．

もしあなたが1つ以上のスポーツをしている場合は，あなたが最も重要だと考えているスポーツ種目をあげて下さい．
そのスポーツ種目は：

問35 この1ヶ月間，足の症状のために**平らな地面を走る**ことが難しかったですか？
（あてはまる回答を1つ選び，☐に✓印をつけて下さい）

ぜんぜんむずかしくない	少し	中ぐらい	かなり	非常にむずかしい
☐	☐	☐	☐	☐

問36 この1ヶ月間，足の症状のために**でこぼこな地面を走る**ことが難しかったですか？
（あてはまる回答を1つ選び，☐に✓印をつけて下さい）

ぜんぜんむずかしくない	少し	中ぐらい	かなり	非常にむずかしい
☐	☐	☐	☐	☐

問37 この1ヶ月間，足の症状のために，早く走っていて急に方向を変えることが難しかったですか？
（あてはまる回答を1つ選び，☐に✓印をつけて下さい）

ぜんぜんむずかしくない	少し	中ぐらい	かなり	非常にむずかしい
☐	☐	☐	☐	☐

問38 この1ヶ月間，足の症状のために片足とびが難しかったですか？
（あてはまる回答を1つ選び，☐に✓印をつけて下さい）

ぜんぜんむずかしくない	少し	中ぐらい	かなり	非常にむずかしい
☐	☐	☐	☐	☐

問39 この1ヶ月間，足の症状のためにスクワットすることが難しかったですか？
（あてはまる回答を1つ選び，☐に✓印をつけて下さい）

ぜんぜんむずかしくない	少し	中ぐらい	かなり	非常にむずかしい
☐	☐	☐	☐	☐

問40 この1ヶ月間，足の症状のためにジャンプするのが難しかったですか？
（あてはまる回答を1つ選び，☐に✓印をつけて下さい）

ぜんぜんむずかしくない	少し	中ぐらい	かなり	非常にむずかしい
☐	☐	☐	☐	☐

問41 この1ヶ月間，足の症状のためにピボット動作(足を軸にして体を回転する動作)がむずかしかったですか？
（あてはまる回答を1つ選び，☐に✓印をつけて下さい）

ぜんぜんむずかしくない	少し	中ぐらい	かなり	非常にむずかしい
☐	☐	☐	☐	☐

問42 この1ヶ月間，足の症状のために**全力で走る**ことが難しかったですか？（あてはまる回答を1つ選び，☐に✓印をつけて下さい）

ぜんぜんむずかしくない	少し	中ぐらい	かなり	非常にむずかしい
☐	☐	☐	☐	☐

問43 現在のスポーツ活動レベルはどのくらいですか？10は「足の問題が生じる以前の状態」，0は「全くスポーツ関連活動ができない状態」と考えて，線の上でこのあたりと思われるところに×印をつけてください．

0 ←――――――――→ 10

スポーツ活動が全くないできない状態　　足の問題が生じる以前の状態

たくさんの質問へのご回答，お疲れ様でした．
(http://www.joa.or.jp/member/committee/diagnosis/files/safe-q_questionnaire_j.pdf)

作成協力
琉球大学医学部整形外科
當銘保則／金谷文則

D 日常生活判定基準

1 障害高齢者の日常生活自立度(寝たきり度)判定基準

生活自立	ランクJ	何らかの障害を有するが,日常生活は自立しており独力で外出する 1. 交通機関等を利用して外出する 2. 隣近所へなら外出する
準寝たきり	ランクA	屋内での生活はだいたい自立しているが,介助なしには外出しない 1. 介助により外出し,日中はほとんどベッドから離れて生活する 2. 外出の頻度が少なく,日中も寝たり起きたりの生活をしている
寝たきり	ランクB	屋内での生活は何らかの介助を要し,日中もベッド上での生活が主体であるが座位を保つ 1. 車いすに移乗し,食事,排泄はベッドから離れて行う 2. 介助により車いす移乗する
	ランクC	一日中ベッド上で過ごし,排泄,食事,着替において介助を要する 1. 自力で寝返りをうつ 2. 自力で寝返りもうてない

＊判定にあたっては,補装具や自助具等の器具を使用した状態であっても差し支えない.
(厚生省大臣官房老人保健福祉部長通知老健第102-2号 平成3年11月18日)

2 認知症高齢者の日常生活自立度(認知症度)判定基準

ランク	判定基準	見られる症状・行動の例	判断にあたっての留意事項
I	何らかの認知症を有するが,日常生活は家庭内および社会的にほぼ自立している		在宅生活が基本であり,一人暮らしも可能である.相談,指導等を実施することにより,症状の改善や進行の阻止を図る.
II	日常生活に支障をきたすような症状・行動や意思疎通の困難さが多少みられても,誰かが注意していれば自立できる		在宅生活が基本であるが,一人暮らしは困難な場合もあるので,訪問指導を実施したり,日中の在宅サービスを利用することにより,在宅生活の支援と症状の改善および進行の阻止を図る.
IIa	家庭外で上記IIの状態がみられる	たびたび道に迷うとか,買物や事務,金銭管理等それまでできたことにミスが目立つ等	
IIb	家庭内でも上記IIの状態がみられる	服薬管理ができない,電話の応対や訪問者との対応等一人で留守番ができない等	

III	日常生活に支障をきたすような症状・行動や意思疎通の困難さがみられ、介護を必要とする		日常生活に支障をきたすような行動や意思疎通の困難さがランクIIより重度となり、介護が必要となる状態である。「ときどき」とはどのくらいの頻度を指すかについては、症状・行動の種類等により異なるので一概には決められないが、一時も目を離せない状態ではない。在宅生活が基本であるが、一人暮らし困難であるので、訪問指導や夜間の利用も含めた居宅サービスを利用し、これらのサービスを組み合わせることによる在宅での対応を図る。
IIIa	日中を中心として上記IIIの状態がみられる	着替え・食事・排便・排尿が上手にできない、時間がかかる、やたらに物を口に入れる、物を拾い集める、徘徊、失禁、大声・奇声をあげる、火の不始末、不潔行為、性的異常行為等	
IIIb	夜間を中心として上記IIIの状態がみられる	ランクIIIaに同じ	
IV	日常生活に支障をきたすような症状・行動や意思疎通の困難さが頻繁にみられ、常に介護を必要とする	ランクIIIに同じ	常に目を離すことができない状態である。症状・行動はランクIIIと同じであるが、頻度の違いにより区分される。家族の介護力等の在宅基盤の強弱により在宅サービスを利用しながら在宅生活を続けるか、または特別養護老人ホーム・老人保健施設等の施設サービスを利用するかを選択する。施設サービスを選択する場合には、施設の特徴を踏まえた選択を行う。
M	著しい精神症状や周辺症状あるいは重篤な身体疾患がみられ、専門治療を必要とする	せん妄、妄想、興奮、自傷・他害等の精神症状や精神症状に起因する問題行動が継続する状態等	ランクI～IVと判定されていた高齢者が、精神病院や認知症専門棟を有する老人保健施設等での治療が必要となったり、重篤な身体疾患がみられ老人病院等での治療が必要となった状態である。専門医療機関を受診するよう勧める必要がある。

（平成18年4月3日　老発第0403003号「「痴呆性老人の日常生活自立度判定基準」の活用について」の一部改正について）

作成協力
木村慎二
新潟大学医歯学総合病院総合リハビリテーションセンター

E クリニカルパス

大腿骨頸部骨折のクリニカルパス

a 連携パス＜大腿骨頸部骨折（骨接合・人工骨頭置換術）＞使用手順

1. 大腿骨頸部骨折の患者が外来受診時，担当医が連携パス適応を評価する．
2. 担当医は，適応である患者家族へ「手術後2週間程度で回復期病院へ転院する」ことを説明し，同意を得る．
3. 担当医はクリニカルパスのNO.1の指示を記入し，外来カルテにパス使用を明示する．
4. 外来看護師は，患者用パスを使用し本人および家族に説明する（救急外来から入院の場合は，入院後病棟で行う）．
5. 病棟スタッフはスタッフ用パスの使用方法に沿って使用する．
6. 病棟看護師は，連携パスの使用開始を，医療ソーシャルワーカー，医事課，リハビリテーションへ連絡をする．

b 経過報告書兼依頼書

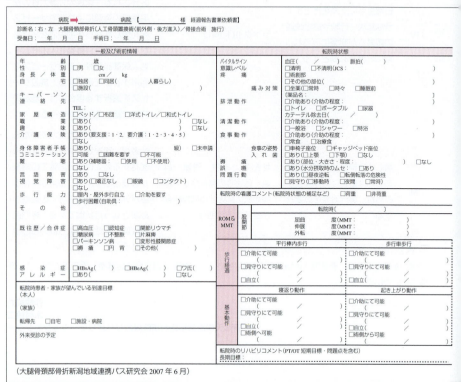

（大腿骨頸部骨折新潟地域連携パス研究会 2007年6月）

7. 医療ソーシャルワーカーは，手術当日までに家族と面談を実施する．
8. 医師は，手術後5日前後に回復期病院への紹介状を記入する．
9. 病棟看護師は，紹介状を家人に渡す．
10. 家族は，手術後7日目頃までに紹介状を回復期病院へ提出し，入院予約をする．
11. 病棟看護師は，患者の退院日が決まったら，転院の交通手段を調整するよう家人に指導する．
12. 病棟看護師は，退院日が近づいたら，転院時患者・家族が希望する到達目標を確認しておく．
13. 受け持ち看護師は，退院前日(退院日が月曜日の時は，金曜日)までに＜経過報告書兼依頼書＞を記入見本に従って記入し，リハビリテーション担当療法士に渡す．
14. リハビリテーション担当療法士は，＜経過報告書兼依頼書＞の担当項目を記入し，退院日までに病棟へ届ける．
15. 病棟看護師は＜経過報告書兼依頼書＞が全て記載されたら，2部コピーする．
16. ＜経過報告書兼依頼書＞コピーは，1部を外来カルテ，1部を入院カルテへ入れる．
17. 患者は，退院時＜経過報告書兼依頼書＞を持って，回復期病院へ転院する．
18. ＜経過報告書兼依頼書＞は，患者が回復期病院を退院したら，急性期病院の医療相談室へ転送される．急性期病院の病棟の専用ファイルへ保管する．

新潟大学医歯学総合病院総合リハビリテーションセンター　木村慎二

c　患者用パス

大腿骨頚部骨折で骨接合術を受けられる方へ　NO.1
氏名　　　　　　　　　様　主治医名

月　日	／　（　　）	／　（　　）
経　過	入院から手術前日まで	手術前日
目　標	・痛みを取ることができる　　・手術に必要な検査，処置を受けることができる ・必要な物品を準備することができる　　・患肢の安静を保持することができる ・誤嚥をおこさない　　・褥瘡が発生しない　　・転倒，転落が起こらない	・手術に関する説明を理解で ・手術・麻酔に対する不安を
安静度	・ご自分で動くことができないため，体を変える時も看護師がお手伝いします．遠慮なく，お申し出ください． ★床ずれを予防するため，2時間毎に体の向きを変える必要があります．看護師が時間ごとに伺います． 時間以外でも体の向きを変えたい時はお申し出下さい．	
検　査	・手術前の検査をします． （血液検査・出血時間・胸のレントゲン検査・心電図） 医師の指示で，肺機能・腎機能・血液ガスの検査があります．	
治　療 処　置	 ・安静と足の固定のために骨折した足を牽引することがあります．	
内　服 点　滴	・現在，内服中の全ての薬を確認します．お薬手帳，説明書など資料がある場合は，ご一緒にお持ちください． ・入院中は，主治医が内服薬を指示します．指示通りに内服してください． ・必要な場合は，薬剤師による服薬指導を受けることができます．	・手術中，手術後輸血を使う場合は，医師から輸血に関する説明があります． ・ご希望があれば，よく眠ることが出来るようにお薬を飲むことができます．
食　事	・普段通りの食事をしてかまいません． （アレルギーがありましたら，お申し出下さい．）	・夜9時以降は，食事を取ってはいけません． ・水分は，取ってもかまいません．
排　泄	・身体の安静を保つために，尿を出すための管を入れます． ・お通じの場合は，ベッド上にて便器を挿入します．	
清　潔	・朝夕，温かいタオルをお渡しします．お顔を拭いてください． ・歯磨きは，ベッド上で行います． ・状態によりシャワー浴が許可されない場合は，温かいタオルで体を拭きます．医師の許可があればシャワー浴ができます． ・必要なときは，陰部を洗浄します． ・手足の爪が長い場合は，切りましょう．	
リハビリテーション	・良い方の足の筋力，機能の訓練のために理学療法士・作業療法士が病室に伺います．	
説　明	・看護師が，入院生活・検査・処置などについて説明します． ・手術の日時が決定後，医師から手術に関する説明があります． （説明の日時をご家族へ連絡いたしますので，来院して下さい．） ・痛みの表し方「疼痛スケール」について説明を行います． ・連携病院への転院手続きなどについて，医療ソーシャルワーカーとの面談があります． ★食事時に誤嚥を起こす危険性のある方には，入院中を通し，食事の見守りが必要になります．ご家族のご協力をお願いすることがあります． ★ベッド，車椅子から転倒・転落防止に注意いたします． スコアシートを使用し危険度を評価します． ご家族も，ご留意お願いします． ★治療のため管が入りますので，自己抜去は大変危険です．場合によっては，入院中を通し防止策をとらせていただくことがあります．	・午前9〜10時に麻酔科医師の診察があります ご家族の方は，必ず来院してください． ・手術後集中治療室へ持って行く物をまとめて，全てに名前を書いて下さい． ICUに持っていく物 □タオル（浴用サイズ）　2〜3枚 □T字帯　2枚 □紙おむつ　3〜4枚 □お尻拭き □水飲み又は，ストロー付容器 □はし，スプーン □歯ブラシ □ティッシュボックス　1箱 □洗濯物を入れるビニール袋1枚

（大腿骨頚部骨折新潟地域連携パス研究会 2007年6月）

第6章 付録

(次頁へつづく)

入院後すぐに用意していただきたい物　□健康保険証　□印鑑　□洗面道具一式　□はし　□湯のみ茶碗
　　　　　　　　　　　　　　　　　　□タオル　□バスタオル　□ティッシュペーパー　□運動靴　□肌着
　　　　　　　　　　　　　　　　　　□洗濯物を入れるビニール袋　□水のみ又はストロー付容器　□スプーン

/ 　 (　)	
手術当日	
手術前	手術後
きる	・手術直後の合併症が発生しない
	・痛みを取ることができる
訴えることができる	
	★足の下に枕を入れ，足の位置を高くします．
	（枕を仰向けの時は1つ，横向きの時は2つ使用します．）
	・手術直後に股関節のレントゲンをとります．
・8時頃，点滴をする所に表面麻酔のシールを貼ります．	・酸素マスク・モニターを翌朝までつけます．
・9時頃，看護師がお手伝いして手術衣に着替えます．	・傷付近の血を外へ流す管（SBチューブ）が入ります．
（下着はT字帯のみになります．）	・下肢の血栓を予防するため，弾性ストッキングをはいてフットポンプを着用します．
・医師の指示で，薬を飲んでいただく場合があります．麻酔科の医師の診察があります．◎午前中，訪室します．病室にいて下さい．場合によっては午後になることがあります．	・手術後も，翌朝まで点滴を続けます．★症状に応じて痛み止めを使います．我慢せずにナースコールでお知らせ下さい．
・朝9時から水分も取ってはいけません．	・何もとることができません．
・入れ歯・眼鏡・コンタクト・時計・ヘアピン・ピアス・ネックレス・かつら・湿布磁器絆創膏などは全てはずして，ご自分で保管，管理をして下さい．・手術予定時刻になったら，点滴をしたままストレッチャーに乗り，3階の手術室へ行きます．　（手術室に入る時に荷物をICUに預けます．）★手術当日は，ご家族の方の来院が必要です．手術中は，必ず病院内にいらしてください．B棟2Fの家族休憩室が，ご利用できます．手術が終わりましたら連絡します．もし，家族の方が移動される時は必ず看護師にお知らせください．	・手術後は3Fの集中治療室へ入室します．

E　クリニカルパス

大腿骨頸部骨折で骨接合術を受けられる方へ　NO.2
氏名　　　　　　　　　様　主治医名　　　　　　　　

月　日	／　（　　）	／　（　　）～　／　（　　）	／　（　　）頃
経　過	手術後1～3日目	手術後4～13日目	転院(14日目頃)
目　標	・創部からの滲出液が少ない ・痛み止めを使って痛みをとることが出来る	・創部の感染を起こさない ・我慢できる程度の痛みになる	・創部が治癒する ・ほとんど痛みを感じなくなる
安静度	・ベッドを90度くらいまで起こすことができます． ・医師の許可が出るまで，体位を変える時も看護師がお手伝いします．遠慮なく，お申し出ください． ★床ずれを予防するため，2時間毎に体の向きを変える必要があります．看護師が時間ごとに伺います． 時間以外でも体の向きを変えたい時はお申し出下さい． ★足の下に枕を入れ，足の位置を高くします．	・医師が，状態を見て判断します 看護師の介助で車椅子にのることができます． ・医師の許可が出たら，一人で歩行器を使って歩くことができます．	
検　査	・血液検査があります． （1日目，3日目）	・手術後1週間目に股関節のレントゲンを撮ります．	
治　療 処　置	・傷付近の血を外へ流す管(SBチューブ)は，排液の状態によって，1～3日目に抜きます． ・下肢の血栓を予防するための，弾性ストッキング，フットポンプは，1～3日目にはずします．	・7～10日目頃抜糸します．	
内　服 点　滴	・抗生剤の点滴を朝・夕行います． ・食事が食べられなかった時は，追加で点滴が出る場合があります．		
食　事	・お腹の動きが良ければ，朝食から開始します． ・誤嚥予防のため，食事の時はベッドを起こしましょう		
排　泄	・医師からの許可があれば，車椅子でトイレに行くことができます． （看護師がお手伝いしますので申し出てください．）	・動けるようになったら尿の管を抜きます．	
清　潔	・手術後は3日間，毎日体を拭き，更衣，陰部の洗浄をします．	・抜糸がすむと入浴ができます リハビリで指導を受けた後，プール浴（段差の小さいお風呂）に入ることができます．	
リハビリテーション	・筋力，機能の訓練のために理学療法士・作業療法士が病室に伺います． ・車椅子に乗れるようになると，リハビリテーション室で筋力訓練，日常生活動作訓練，歩行訓練などを行います．	・ご家族の方は，リハビリテーションを見学することができます．	
説　明	・朝10時に3Fの集中治療室からA5病棟に戻ります．	・医師の紹介状ができましたらご連絡いたします． ・紹介状がお手元に渡り次第，連携先病院への転院の申し込み手続きをして下さい． （連携先病院のご連絡先は，紹介状と一緒にお渡しいたします．）	・転院前に，今後の留意点について説明します． ・退院時に，お家の方に紹介状を持って行っていただきます．連携先病院看護師へ渡してください．

手術後に特別な合週間前後で，連ます．転院後は退門的なリハビリテていきます．

（大腿骨頸部骨折新潟地域連携パス研究会2007年6月）

第 6 章　付録

E　クリニカルパス

/　(　) 連携病院入院	～　/　(　) 退院準備(入院2週間頃)	/　(　) 退院(1～3ヶ月)
・車椅子もしくは歩行器でトイレに行けます。(スタッフがお手伝いします。)		・一人でトイレに行けます。
・入院後必要に応じて血液検査などをします。		
・スタッフの介助のもと入浴します。		・可能な方は一人で入浴できます。
	・家屋評価をします。 ・外泊訓練をします。 ・家事動作訓練をします。	
・入院生活・リハビリテーションについて説明があります。 ・退院後の生活などについて相談ができます(看護師もしくは相談室に訪室してください。)	・リハビリテーションカンファレンスで今後の見通しについて検討します。 ・自宅退院の場合は家屋調査, 施設入所の場合は申し込みを行います。	・退院指導を行います。

併症がなければ2病院へ転院となり院に向けてより専ーションを継続し

1 非ステロイド性抗炎症薬

F おもな薬剤

DOs

- [ ] NSAIDs の分類と作用機序を理解する.
- [ ] 副作用の種類,発現の可能性をきちんと理解し,その対処ができることが重要.

表1 化学構造による分類

分類				薬剤名	商品名
NSAIDs	酸性	カルボン酸類	サリチル酸系	アスピリン	アスピリン バファリン
			メフェナム酸系	メフェナム酸	ポンタール
			プロピオン酸系	イブプロフェン	ブルフェン
				ロキソプロフェン	ロキソニン
				ケトプロフェン	オルデス
				ザルトプロフェン	ペオン
				アルミノプロフェン	ミナルフェン
		酢酸系	フェニル酢酸系	ジクロフェナク	ボルタレン
				フェンブフェン	ナパノール
			インドール酢酸系	インドメタシン	インダシン
				スリンダク	クリノリル
				アセメタシン	ランツジール
			ピラノインドール酢酸系	エトドラク	ハイペン
		エノール酸類	オキシカム系	ピロキシカム	バキソ
				テノキシカム	チルコチル
	塩基性			塩酸チアラミド	ソランタール
				エピリゾール	メブロン
解熱・鎮痛薬	ピラゾロン系	(いわゆるピリン系)		スルピリン	メチロン
	アニリン系			アセトアミノフェン	カロナール アンヒバ セデス

　非ステロイド系抗炎症薬(NSAIDs)は,抗炎症作用と鎮痛効果を有し,非常に幅広く用いられている薬剤である.整形外科を受診する患者のほとんどは「痛み」を主訴とする.したがって,整形外科領域の疾患に対して NSAIDs を使用する頻度は非常に高い.

　NSAIDs は関節リウマチ(RA),変形性

関節症，腰痛症などに頻繁に使用される．しかし，NSAIDsはこれらの疾患の疼痛や炎症を抑えることはできるが，疾患自体の病理学的進行を抑制するわけではない．また，NSAIDsは術後疼痛や炎症による疼痛には奏効するが，内臓痛にはほとんど効果を有しない．そして，実際の薬への反応はかなり個人差が大きい．ある薬剤の鎮痛効果が思わしくない場合，化学構造の異なる薬剤（表1）に変更すると効果が得られることがよくある．個々の薬剤に対して，なぜこのような大きな個人差がみられるのかはまだわかっていない．NSAIDsを用いる医師はこのようなNSAIDsの特性をしっかり認識しておかなければならない．

1 作用機序

NSAIDsはシクロオキシゲナーゼ（COX）を阻害して，炎症性メディエーターであるプロスタグランジン（PG）産生を抑制することにより，抗炎症・鎮痛作用をもつ．COXには胃・腎・血小板で生理的なPG産生に関与しているCOX-1と炎症により誘導されるCOX-2の2つの亜型があることが発見され，NSAIDsの消炎・鎮痛作用はCOX-2の阻害によりもたらされることがわかった．一方，COX-1は胃壁の防御作用に関与しており，このCOX-1の阻害は消化性潰瘍などの副作用をきたすものと考えられている．最近の研究ではCOX-1，-2の両方が抑制されたときのみ消化管障害が発現し，片方のみの阻害では消化管障害が起きにくいことが明らかになっている．ほとんどのNSAIDsのCOX阻害は非選択的であったが，近年COX-2選択的阻害を有するNSAIDsが開発され，他の薬剤より消化器系の副作用が軽減されている．

2 主な副作用

a 消化管障害

胃潰瘍，十二指腸潰瘍，急性胃粘膜病変など．NSAIDsの副作用のうちで最も頻度の高い障害で，悪心・嘔吐・上腹部痛などの症状を呈する．なかには突然の消化管出血や穿孔を生じる例があるので注意が必要である．服用初期に発生することが多く，特に最初の1週間に発生することが多い．危険因子としては65歳以上の高齢者，消化性潰瘍の既往，抗凝固薬との併用などである．

b 腎障害

高齢者や腎機能が低下している患者では腎臓での生理的なPG産生により腎血管を拡張させ腎血流量を保っているが，NSAIDsによってPG産生がブロックされると腎血流のバランスが壊れ急性腎不全や電解質異常が引き起こされる．また，NSAIDs誘発性急性間質性腎炎は，発熱・皮疹・皮膚搔痒感などを伴い，アレルギー機序によるものと考えられている．

c アスピリン喘息

アスピリン誘発性の気管支けいれんは急性で重篤なため，気管支喘息患者へのNSAIDs投与は注意が必要である．服用から数分〜1時間後に鼻汁過多，鼻閉，喘息発作で発症する．成人喘息患者の約1/5は誘発試験でアスピリン喘息を起こしたとの報告もある．この反応はアレルギーによるものではなく，ロイコトリエン代謝による代謝性のものであるといわれているが，アスピリン喘息を発症した患者のうち多くの患者でアスピリンアレルギーの既往が認められる．また，鼻ポリープの合併が多い．

鹿児島大学大学院近未来運動器医療創生学　瀬戸口啓夫
成田整形外科病院　善明美千久

F　おもな薬剤

2 ステロイド（内服・注射）

DOs

- ☐ ステロイドの種類と作用力価の違いを理解して使い分けることが重要．
- ☐ 副作用の種類を理解し，それを早期に発見し対処できることが重要．

表1　ステロイドの種類と効力比較

分類	ステロイド	半減期（時間）	力価※	等価投与量
短時間作用型	コルチゾン	8〜12	0.8	25mg
	ヒドロコルチゾン		1	20mg
中間型	プレゾニドロン	12〜36	4	5mg
	メチルプレゾニドロン		5	4mg
	トリアムシノロン			
長時間作用型	デキサメタゾン	36〜54	25〜30	0.5〜0.75mg
	ベタメタゾン			

※：ヒドロコルチゾンの抗炎症力価を1としたもの

表2　ステロイドの投与方法

内服剤	錠剤	1錠中には原則として健常成人の1日のコルチゾン分泌量と同等〜約2倍量のステロイドを含む．
	ドライシロップ シロップ	少量分割投与など量伸び調節がしやすい．小児でも内服可能．
注射剤	水溶液	静注や点滴静注などによる大量投与が可能．ネブライザーなどにも使用できる．
	懸濁液	局所に留まりやすく，長時間作用するので，関節内注入や局所での投与に用いられる．
	乳濁液	静注により炎症部位に選択的に取り込まれる．関節リウマチなどに適応される．

　ステロイドの臨床適応は極めて多岐にわたる．整形外科領域での使用は，関節リウマチ（RA）や外傷性ショックに対する全身投与のほか，局所麻酔薬を加えての関節内投与，腱鞘内や局所注射，神経ブロックなどにも用いられており日常診療でも最もよく使用される薬剤の1つである．特に膠原病，外傷性ショックでは，ステロイドは治療に不可欠の薬剤であるといってもよい．強力な抗炎症作用・免疫抑制作用を有し，症状改善には極めて有効であるが，反面，副作用も多岐にわたり用量依存性に増加す

るといわれており，ステロイドの使用法や副作用，およびそれに対する対処法などは整形外科医にとって必要な知識である．

1 種類と使用方法

ステロイドは作用時間の違いにより短時間作用型，中間型，長時間作用型に分けられる（表1）．ステロイドの半減期は薬効に関係することがあり，同じ力価でも半減期の長いもののほうが強い抗炎症作用が得られることがある．

投与方法には経口投与，静脈内投与，関節内投与，局所投与などがある．経口投与の場合，分割投与の方が効果的である．たとえば，1日1回40mg投与するよりは20mgを朝夕2回に分けて投与したほうが有効性が高い．また，少量投与の場合は生理的なステロイド分泌が朝方に多いことを考慮して朝1回の投与とするほうがよい．静脈内投与には水溶性の製剤，関節内や局所投与には水溶性もしくは水溶性懸濁液を用いるが，関節内や局所投与の場合は局所麻酔薬と混合して用いることが多い．懸濁液のほうが関節内や局所に長くとどまるため作用持続時間が長いといわれている（表2）．

2 主な副作用

a 易感染性

ステロイドを長期投与する場合，免疫抑制作用による易感染性が問題となる．プレドニゾロン（PSL）20mg/day以上の投与で感染症のリスクは2倍以上になるといわれている．感染症のリスクは，投与量と投与期間に依存しており，PSL 20mg/day以上を2ヶ月以上投与する場合は日和見感染に対する十分な注意が必要であり，必要に応じて抗菌薬の予防投与をおこなう．

b 消化性潰瘍

消化管粘膜におけるプロスタグランジン産生抑制による．NSAIDs併用時はリスクがさらに高くなるため，ステロイド投与前にNSAIDsは中止することが望ましい．また，ステロイド投与時には消化管穿孔による腹膜炎の症状がマスクされるため特に注意が必要である．

c 離脱症候群

副腎皮質の内因性ステロイドの分泌量はPSL換算で4mg/dayといわれており，5mg/dayの投与量でも副腎皮質は萎縮し，内因性のステロイド分泌は抑制される．このような状態のときに突然の内服中止や手術のストレスなどでステロイドが不足状態となると，強い倦怠感，悪心，頭痛，血圧低下などの症状がみられることがあり，ステロイド離脱症候群といわれる．20mg/day以下の投与量で急速に減量した際に起こりやすいといわれている．

d 骨粗鬆症

PSL 5mg/day以上を3ヶ月以上服用する際には，骨粗鬆症予防のため骨粗鬆症治療薬の投与が必要である．

e 大腿骨頭壊死

PSL 30mg/day以上の大量投与で生じやすいが，少量でも起こることがある．投与開始後2ヶ月前後から出現する．有効な予防法はなく早期発見・早期治療により対処する．

鹿児島大学大学院近未来運動器医療創生学　瀬戸口啓夫
成田整形外科病院　善明美千久

3 ヒアルロン酸

F おもな薬剤

DOs

- ヒアルロン酸の関節腔内投与により関節軟骨保護，関節機能維持および疼痛緩和効果が期待できる．
- ヒアルロン酸の関節腔内注射手技においては厳重な無菌的操作のもとに行うことを常に心掛けよう．

ヒアルロン酸（hyaluronic acid）は生体内では軟骨，滑膜，関節液，皮膚，臍帯，肺，肝臓，腎臓などの結合組織に存在することが知られている．特に，関節においては関節液および関節軟骨の主要成分であり，分子量が約500万にものぼる巨大分子で関節軟骨の弾性力の維持や関節の衝撃緩和，潤滑など，関節機能維持に重要な役割を果たしている．

関節軟骨の変性，それに伴う関節の痛みや運動，機能障害を有する変形性膝関節症では病態が進行するにつれて関節液中のヒアルロン酸濃度と分子量が低下していることが知られている（表1）．また，それらにより関節液の粘性および潤滑性の低下が考えられるため，ヒアルロン酸の関節腔内投与が関節軟骨保護および関節機能維持に有用であることが期待される．さらに，ヒアルロン酸はプロスタグランジンE_2産生抑制作用を有することが知られているため，変形性膝関節症の抗炎症効果および疼痛緩和に対しても期待がもたれる．

日本整形外科学会の「変形性膝関節症の管理に関するOARSI勧告．OARSIによるエビデンスに基づくエキスパートコンセンサスガイドライン」によれば，変形性膝関節症におけるヒアルロン酸関節内注射は推奨グレードが"B：行うように推奨する"とされている．

1 国内におけるヒアルロン酸製剤の適応と投与法（表2）

a 現在日本で臨床使用されているヒアルロン酸製剤

分子量が50～120万の精製ヒアルロン酸ナトリウム（アルツ®），分子量150～390万の精製ヒアルロン酸ナトリウム（スベニール®），そして，近年発売された高分子ヒアルロン酸架橋体で分子量約600万のヒアルロン酸ナトリウム架橋処理ポリマーおよびヒアルロン酸ナトリウム架橋処理ポリマービニルスルホン架橋体（サイビスク®）である．アルツ®，スベニール®はいずれも変形性膝関節症，肩関節周囲炎，関節リウマチ

表1 関節液中のヒアルロン酸分子量と濃度

	分子量	濃度（平均値）
正常膝関節液	215～496万	3.65mg/mL
OA膝関節液	159～358万	1.70mg/mL

OA：変形性関節症
（近藤 仁：正常および病的ヒト関節液の粘性に関する研究：とくに粘性変化に関与する因子と潤滑への影響について．北里医学 1980；10：485-498 より）

における膝関節痛に適応があり，膝関節腔内，肩関節腔内及び肩峰下滑液内に投与を行う．サイビスク®は変形性膝関節症の疼痛緩和にのみ適応があり，膝関節腔内に投与を行う．

b 投与法

アルツ®，スベニール®は1回1アンプル（2.5mL），もしくは1シリンジ（2.5mL）を1週間ごとに連続5回の投与を行い，その後症状により投与回数を適宜増減するが，スベニール®では，症状の維持を目的とする場合は2〜4週間隔で投与を行う．サイビスク®は1回1シリンジ（2mL）を1週間ごとに連続3回の投与を1クールとして行い，原則は1クール投与することになっている．

2 投与時の注意点

関節腔内注射による感染に対しては，十分に注意を払う必要があり，厳重な無菌的操作のもとに行う．穿刺部を十分に消毒した後，ヒアルロン酸製剤を局所に注入するが，注入時強い抵抗が認められれば，正確に関節腔内に注射針が刺入されていないことが考えられるため，再刺入を行うことも考慮する（針の再刺入を行うときは新しい針に交換する）．また，穿刺部に皮膚疾患の有無や創傷等がないか確認しておくことも必要である．

表2 国内で使用されているヒアルロン酸製剤

ヒアルロン酸製剤	分子量	投与法	適応疾患
アルツ®	50万〜120万	1週間ごとに連続5回の投与 その後症状により投与回数を適宜増減する	変形性膝関節症 肩関節周囲炎 関節リウマチにおける膝関節痛
スベニール®	150万〜390万	1週間ごとに連続5回の投与 症状の維持を目的とする場合は2〜4週間隔で投与を行う	変形性膝関節症 肩関節周囲炎 関節リウマチにおける膝関節痛
サイビスク®	約600万	1週間ごとに連続3回の投与を1クールとして行い，原則は1クール投与	変形性膝関節症の疼痛緩和

大阪市立大学医学部整形外科　**大田陽一／中村博亮**

F　おもな薬剤

4　抗菌薬

主な抗菌薬のスペクトル表

分類	略号	代表商品名	グラム陽性菌 球菌 黄色ブドウ球菌 MRSA*	MSSA	連鎖球菌	肺炎球菌	グラム陽性菌 桿菌 ジフテリア菌	クロストリジウム
ペニシリン系	ABPC	ビクシリン		◎	●	◎	○	○
	PIPC	ペントシリン		◎	◎	◎	○	○
セフェム系（注射）	CEZ	セファメジンα		◎	◎	○	○	
	CTM	パンスポリン		◎	◎	◎	○	○
	CMZ	セフメタゾン		◎	◎	○	○	○
	CZX	エポセリン		○	◎	◎	○	○
	CMX	ベストコール		○	◎	◎	○	○
	CPZ	セフォペラジン		○	◎	○	○	
	CAZ	モダシン		○	◎	○	○	
	CTRX	ロセフィン		◎	◎	◎	○	○
	CPR	ケイテン		◎	◎	◎	○	○
	CFPM	マキシピーム		◎	◎	◎	○	○
セフェム系（経口）	CEX	ケフレックス		◎	◎		○	
	CCL	ケフラール		◎	◎			
	CFDN	セフゾン		◎	◎			
	CFPN-P	フロモックス		◎	◎	◎		
その他のβラクタム系	LMOX	シオマリン		○	○	○	○	○
	FMOX	フルマリン	○	◎	◎	◎	○	○
	IPM/CS	チエナム		◎	◎	◎	◎	◎
	MEPM	メロペン		◎	◎	◎	○	○
	SBPTC	ユナシン		◎	◎	◎	○	○
	SBT/CPZ	スルペラゾン		◎	◎	○	○	
	PIPC/TAZ	ゾシン		◎	◎	◎	○	○
	FOM	ホスミシン	○	◎	◎	○	○	
グリコペプチド系	VCM	バンコマイシン	●	◎	○	○	◎	◎
	TEIC	タゴシッド	●	◎	○	○	○	○
リポペプチド系	DAP	キュビシン	●	◎	◎	◎	◎	◎
アミノグリコシド系	GM	ゲンタシン		◎	◎	◎	○	
	ISP	エクサシン		○	○	○		
	ABK	ハベカシン	●	◎	◎	◎	○	
テトラサイクリン系	MINO	ミノマイシン	○	◎	◎	◎	◎	◎
マクロライド系	AZM	ジスロマック		◎	◎	◎	◎	◎
	EM	エリスロシン		◎	◎	◎	◎	◎
	CAM	クラリス		◎	◎	◎	◎	◎
	CLDM	ダラシン		◎	◎	◎	○	○
合成抗菌薬	ST合剤	バクタ		○	○	○	◎	◎
	NFLX	バクシダール		◎	◎	◎	◎	◎
	OFLX	タリビッド	○	◎	◎	◎	◎	◎
	LVFX	クラビット	○	◎	◎	◎	◎	◎
	CPFX	シプロキサン	○	◎	◎	◎	◎	○
	LFLX	ロメバクト	○	◎	◎	◎	◎	○
	LZD	ザイボックス	●	◎	◎	◎	◎	○

●：第一選択　◎：有効　○：感受性あり
＊：MRSAの感受性は施設によって異なるので注意

第 6 章 付録

DOs

- 起因菌不明のまま抗菌薬を乱用することは慎まねばならない．
- 抗菌薬の効果はスペクトル以外に体内動態，組織内移行，排泄経路などによって影響される．
- 手術部位感染予防のための抗菌薬投与は長くても 3 日までとする．
- 実際の使用にあたっては薬剤添付文書を参照すること．

F　おもな薬剤

球菌		グラム陰性菌						
		桿菌						
淋菌	髄膜炎菌	大腸菌	インフルエンザ菌	緑膿菌	セラチア	赤痢菌	サルモネラ菌	バクテロイデス属
◎	◎	◎	◎			◎	◎	
○	○	◎	●	◎	◎	○	○	◎
○	○	◎	○			○	○	
○	○	●	●		○	◎	◎	
○	○	●	○		○	◎	◎	◎
○	○	●	●	○	◎	◎	◎	○
○	○	●	●	○	◎	◎	◎	◎
○	○	●	●	●	◎	◎	○	◎
◎	○	○	○	○	◎	◎	○	○
○	○	●	○	○	◎	◎	○	◎
○	○	◎	◎	◎	◎	◎	◎	◎
○	○	◎	◎			○	○	
○	○	◎	◎			○	○	
○	○	◎	◎		○			○
◎	◎	◎	◎		◎			◎
○	○	●	●	○	○	○	○	◎
◎	○	○	○		◎	○	○	◎
○	○	○	○		○	○	○	◎
○	○	◎	○		○	○	○	◎
○	○	●	●	●	◎	○	○	○
○	○	◎	◎	◎	◎	◎	◎	○
○	○	◎	○	◎	◎	◎	◎	○
○	○	◎		◎	◎	◎		
		◎	○	◎	◎	◎		
○	○	◎	◎	○				○
◎		○	●			○	○	○
○			◎			○		○
◎	◎		○			◎		○
○			◎					○
○	○		◎					◎
○	○	◎	◎		○	◎	◎	
○	○	◎	◎	○	○	◎	◎	○
○	○	◎	◎	○	◎	◎	◎	○
○	○	◎	◎	◎	◎	◎	◎	○
			○					○

和歌山県立医科大学整形外科　橋爪　洋／吉田宗人

F　おもな薬剤

5　骨粗鬆症薬

DOs

- 骨粗鬆症薬は多くの種類がある．その作用機序と効果のエビデンスレベルを熟知せよ．
- ビスホスホネートは骨密度増強効果があり，骨折予防効果もある．
- ビタミンDは著明な骨密度増加作用はないものの，脊椎骨折防止効果がある．

骨粗鬆症薬一覧表

作用	薬剤名	薬品名（商品名）
骨吸収抑制作用が主な薬剤	ビスホスホネート	エチドロネート（ダイドロネル®），アレンドロネート（ボナロン®，フォサマック®），リセドロネート（アクトネル®，ベネット®），ミノドロン酸水和物（リカルボン®，ボノテオ®）
	カルシトニン	エルカトニン（エルシトニン®など），サケカルシトニン（サーモトニン®，カルシトラン®など）
	選択的エストロゲン受容体モジュレーター（selective estrogen receptor modulator, SERM）	ラロキシフェン（エビスタ®）
	エストロゲン	エストリオール（エストリール・ホーリン®など）
	イプリフラボン	（オステン®など）
	デノスマブ	デノスマブ（プラリア皮下注®）
骨形成促進作用が主な薬剤	蛋白同化ホルモン	ナンドロロン（デカ-デュラボリン®など）
	副甲状腺ホルモン	テリパラチド（フォルテオ®） テリパラチド酢酸塩（テリボン®）
上記に分類できない薬剤	活性型ビタミンD_3	カルシトール（ロカルトロール®），アルファカルシトール（アルファロール®，ワンアルファ®など）
	ビタミンK_2	メナテトレノン（グラケー®）

1　骨吸収抑制作用が主な薬剤

a　ビスホスホネート

骨吸収を強力に抑制し，骨密度を高めるものである．骨密度増強効果は大きく，現在市販されている骨粗鬆症薬剤のなかで最も大きい．骨折予防効果についても脊椎骨折，大腿骨近位部骨折ともに抑制効果があ

ることが大規模研究で明らかにされている．また2014版ステロイド性骨粗鬆症ガイドラインでは第一選択薬として取りあげられている．加えて，アレンドロネートとリセドロネートはQOLを高めることも示されている．ビスホスホネートは骨密度，骨折抑制，そしてQOLの維持・向上まで含めた効果判定指標でいずれも高いエビデンスのある薬剤として，評価されている．
一方，ビスホスホネートの副作用として，以下の2つに注意が必要である．

① **ビスホスホネート関連顎骨壊死(bisphosphonate-related osteonecrosis of the jaw；BRONJ)**：ビスホスホネート製剤を投与されているがん患者や骨粗鬆症患者が，抜歯などの侵襲的歯科治療を受けた後にBRONJの発生が報告されている．発生率は低く，海外の報告では1/10,000～1/100,000人/年と推定されるが，日本口腔外科学会全国調査(248研修指定施設)では0.01～0.02％程度とされている

② **大腿骨転子下・骨幹部の非定型骨折(atypical femoral fractures；AFFs)**：ビスホスホネート製剤やデノスマブを服用している患者において，大腿骨転子下あるいは骨幹部骨折の発生が報告されている．X線像を検討した調査結果では，AFFsの発生率は32～59(/100万人・年)と報告されているが長期ビスホスホネート製剤投与中の患者ではリスクが高くなる可能性もあるので，鼠径部あるいは大腿部の鈍痛やうずく痛みを訴えるときは，本骨折を念頭に精査を進める必要がある．

b　カルシトニン
　骨密度増加については有意に増加することが報告されているものの，脊椎椎体骨折についてはC(結果が一定しない)ランクである．骨折抑制については必ずしもエビデンスのある報告は得られていないが，臨床的には除痛に優れている．

c　選択的エストロゲン受容体モジュレーター(selective estrogen receptor modulator；SERM)
　本薬剤は臓器，組織により選択的にエストロゲンあるいは抗エストロゲン作用を示す．骨密度増加，骨折防止効果をもち，特に既存骨折のある患者，既存骨折のない患者においても新規の骨折防止効果が認められた．

d　エストロゲン
　閉経後に，女性ホルモン(エストロゲン)が減少することで起こる，骨からのカルシウム流出を防ぐ．

e　イプリフラボン
　植物性のフラボノイド系化合物で，女性ホルモン様作用がある．

f　デノスマブ
　破骨細胞の分化，成熟，生存に最も重要な役割を担っている．破骨細胞分化因子(receptor activator of nuclear factor-κB ligand；RANKL)に対するヒト型モノクローナルIgG2抗体である．腰椎，大腿骨，橈骨遠位端1/3の骨密度増加効果と，椎体，非椎体，大腿骨近位部の骨折抑制効果についてはAランク(抑制する)が示されている．

2　骨形成促進作用が主な薬剤

a　蛋白同化ホルモン
　カルシウムの流出を減らし，骨の脆弱化を予防する．筋肉量を増加させ，筋力を高めることによって，間接的に骨密度を増加させる作用もある．

b　副甲状腺ホルモン薬
① テリパラチド：副甲状腺ホルモン(PTH)の活性部分に相当し，骨形成促進作用を有する．遺伝子組換えの本剤の連日皮下注製剤は，腰椎，大腿骨近位部の明らかな骨密度増加効果と，著明な椎体，そして有意な非椎体骨折抑制効果についてはAランク(抑制する)が示されている．
② テリパラチド酢酸塩：わが国で開発され

た週1回皮下注製剤であり，腰椎，大腿骨近位部の明らかな骨密度増加効果と，著明な椎体骨折抑制効果についてはAランク(抑制する)が示されている．しかし，非椎体骨折，大腿骨近位部骨折の抑制効果については評価されていない．

3 上記に分類できない薬剤

a 活性型ビタミンD_3

WHO technical reportでは骨密度増強作用，脊椎骨折防止効果，非脊椎あるいは大腿骨頚部骨折防止効果についてはCランクである．わが国では骨粗鬆症の治療薬として活性型ビタミンD製剤 $1,25(OH)_2D_3$ と $1\alpha(OH)D_3$ が長年使用され，臨床的にその有用性は認められている．加えて最近，Tilyardらはエビデンスのある報告で既存の椎体骨折患者(女性)において3年間のビタミンD投与は，椎体骨折発生の有意な抑制を示した．ビタミンDは著明な骨密度増加作用はないものの，骨折防止効果は少なくとも脊椎骨折についてはエビデンスがある結果であった．

また，ビタミンDは転倒予防効果があるとされ，その内容として重心動揺性を減少させ，筋力を改善すると考えられている．

以上のことからビタミンD，カルシウムの補充は有用であると思われる．岡野らは日本人では血液中25(OH)レベルの低値の方が特に高齢者，施設入居者に高率であることを報告している．

b ビタミンK_2

ビタミンKの補充，骨形成を助けるとともに，骨からのカルシウム流出を防ぐ作用もある．

新潟大学医歯学総合病院総合リハビリテーションセンター　**木村慎二**

6 疾患修飾性抗リウマチ薬・生物学的製剤

DOs

- ☐ 抗リウマチ薬の種類とその作用機序を理解する．
- ☐ 作用が減弱したときは薬物の変更が必要．
- ☐ 生物学的製剤の使用適応，副作用とその対策を理解する．

表1 DMARDs の種類と効果発現時期

分類	薬剤名	商品名	効果発現時期	抗リウマチ作用の強さ
金製剤	金チオリンゴ酸ナトリウム	シオゾール	3〜6ヶ月	中程度
	オーラノフィン	リドーラ	4〜6ヶ月	弱い
SH 基剤	ペニシラミン	メタルカプターゼ	3〜6ヶ月	中程度
	ブシラミン	リマチル	3〜6ヶ月	
代謝拮抗薬	メトトレキサート	リウマトレックス	1〜2ヶ月	強い
免疫抑制薬	ミゾリビン	ブレディニン	3〜6ヶ月	弱い
免疫調整薬	ロベンザリット	カルフェニール	3〜6ヶ月	弱い
	アクタリット	モーバー，オークル		
その他	サラゾスルファピリジン	アザルフィジン	1〜2ヶ月	中程度

表2 生物学的製剤

TNF 阻害薬	インフリキシマブ
TNF 阻害薬	エタネルセプト
TNF 阻害薬	アダリムマブ
TNF 阻害薬	ゴリムマブ
TNF 阻害薬	セルトリズマブ ペゴル
IL-6 阻害薬	トシリズマブ
T 細胞副刺激モジュレーター	アバタセプト

1 疾患修飾性抗リウマチ薬

疾患修飾性抗リウマチ薬（DMARDs）は関節リウマチ（RA）の免疫異常を改善し，滑膜増殖を抑制することにより関節破壊を遅延させることを目的とする薬剤である．DMARDs は遅効性であり効果発現までに数ヶ月を必要とするが，DMARDs に反応する患者群では疾患を寛解させ得る（表1）．

従来の DMARDs の中でメトトレキサート（MTX）は最も骨破壊抑制効果に優れており，早期に使用を検討されるべき薬剤である．

問題点としては，腎，肺，造血器，消化管などの障害が副作用として多く，定期的な診察，血液検査や尿検査により細かい経過観察が，特に間質性肺炎や骨髄抑制には注意が必要である．DMARDs は投与開始時に効果がみられても3年前後で治療効果の減弱があるため（エスケープ現象），炎症所見や関節症状の推移をみて，他の DMARDs への変更が必要となることがある．

緩徐に進行すると考えられていた RA の関節破壊が，実は発症から2年以内に急速に進行することがわかり，予後不良因子を有する RA 患者には早期から十分量の MTX を使用することが推奨されている．有害事象等により MTX が使用できない場合にも，他の DMARDs で早期より治療介入するべきである．

2 生物学的製剤

　生物学的製剤は細胞・組織由来のタンパク質などや生物の機能を利用して製造される医薬品の総称である．現在では様々な製剤がある．DMARDsにて治療を開始しても3〜6ヶ月後に目的とする効果が得られていない場合は，生物学的製剤の使用を検討することが推奨されている．RAの治療薬としての生物学的製剤は，関節滑膜や活性化T細胞などによって過剰に産生されるTNF-α，インターロイキン6(IL-6)などのサイトカインとそのレセプターを阻害する製剤とT細胞の活性化を阻害する製剤がある(表2)．

a TNF-α阻害薬

1)　**インフリキシマブ**：TNF-αに対するモノクローナル抗体で，マウスとヒトのキメラ抗体である．分泌型と膜型の両方のTNFに結合してTNFの活性を中和する．反復投与により抗キメラ抗体が出現して効果が減弱するため，MTXの併用が必要となる．

2)　**エタネルセプト**：TNFの可溶性レセプターとヒトIgGのFc部分からなる融合蛋白．MTXとの併用により効果増強が報告されている．

3)　**アダリムマブ**：完全ヒト型抗TNF-α抗体である．半減期が長い．MTXの併用は必須ではないが併用が推奨される．

4)　**ゴリムマブ**：完全ヒト型モノクローナル抗体でトランスジェニックマウスにヒトTNFαを免疫し創製された，IgGのアミノ酸配列を有するTNF阻害薬である．

5)　**セルトリズマブペゴル**：ヒト化抗ヒトTNFαモノクローナル抗体の抗原結合フラグメント(Fab')にポリエチレングリコールを結合させた化合物でFc領域を持たないことから，TNF産生細胞に対する細胞傷害性を示さないとともに，PEG化による作用の持続性を期待されて設計されたTNF阻害薬である．

b IL-6阻害薬

1)　**トシリズマブ**：ヒト化抗IL-6受容体抗体で，IL-6とその受容体の結合を競合的に阻害する．ヒト化により中和抗体が出現しにくいため，反復使用による効果減弱が起こりにくい．効果発現には血中濃度の維持が重要であるといわれている．TNF阻害薬が無効な症例に対する効果が期待されている．CRPなどの炎症マーカーや，発熱などの症状を著明に抑制するので感染症の悪化を見過ごさないよう注意が必要である．

c T細胞副刺激モジュレーター

1)　**アバタセプト**：CTLA-4分子の細胞外ドメインとヒト免疫グロブリン分子のIgG1のFc領域からなる可溶性融合蛋白で，抗原提示細胞表面のCD80/86に結合することで，T細胞の活性化を阻害し，抗リウマチ効果を示す薬剤である．有害事象も少なく，効果が高く比較的安全な薬剤として期待されている．

d 生物学的製剤の副作用・禁忌

　副作用で最も問題となるのは重症感染症の誘発や日和見感染症，および間質性肺炎である．特に結核の既往のある患者には再活動化が危惧される．胸部X線撮影やCTによる肺結核をはじめとする感染症の有無について，投与前の評価と慎重な経過観察が必要である．ステロイドの投与は減量を進め，可能であれば中止が望ましい．また，日本リウマチ学会のガイドラインでは生物学的製剤を使用する医師には日和見感染症を治療できることを要求している．

　禁忌としては，①活動性結核を含む感染症，②胸部X線写真で陳旧性肺結核に合致する陰影がある，③結核の既往，④NYHA分類Ⅲ度以上のうっ血性心不全，⑤悪性腫瘍や脱髄疾患，などがあげられる．

鹿児島大学大学院近未来運動器医療創生学　**瀬戸口啓夫**
成田整形外科病院　**善明美千久**

7 運動器慢性痛に用いられる薬剤

DOs

- 侵害受容性疼痛に対してはNSAIDsが主体となる．消化管障害などの副作用に注意する．
- 神経障害性疼痛にはプレガバリンが第一選択となる．ふらつきや浮腫の発生に注意する．
- オピオイドは通常の鎮痛薬で効果が得られない症例に用いられる．嘔気，便秘などの副作用や，乱用・中毒の防止に留意すべきである．

1 侵害受容性疼痛に対する薬物療法

a 非ステロイド性抗炎症薬

変形性関節症・脊椎症などに伴う慢性侵害受容性疼痛（「第5章A.7.慢性痛の考え方」p.610参照）に対しては，非ステロイド性抗炎症薬（NSAIDs）が主として用いられる．ただし，NSAIDsの服用により消化管障害や腎機能障害をきたすことがある．予防薬を使用しない場合，NSAIDsによる胃潰瘍の発生率は4～43％に上るとされる．予防薬としては，プロトンポンプ阻害薬（ランソプラゾール，エソメプラゾール）などが用いられる．また，NSAIDsを投与した患者の1～5％に腎機能障害が生じるとされる．長期間の処方が必要な場合には，これらの副作用が少ないCOX2選択的阻害薬（セレコキシブなど）の使用を考慮すべきである．

b アセトアミノフェン

腰痛診療ガイドライン2012等ではアセトアミノフェンが推奨されている．従来アセトアミノフェンは比較的少量が用いられることが多かったが，2010年に1回1,000mg，1日総量4,000mgを限度とする用量拡大が承認され，より鎮痛効果が大きくなった．

関節リウマチに対してはステロイドや抗リウマチ薬，筋緊張が強い症例には筋弛緩薬や抗不安薬が用いられる．

c オピオイド

上記の薬剤が無効な強い疼痛を訴える場合には，オピオイドの使用が考慮される．非癌性慢性疼痛に保険適応があるオピオイドには，弱オピオイドで麻薬指定されていないトラマドール，ブプレノルフィンパッチや，強オピオイドで麻薬指定されているフェンタニルパッチ，塩酸モルヒネなどがある．

運動器の慢性侵害受容性疼痛に対しては，まず弱オピオイドからの使用を考慮する．オピオイドでは，便秘や嘔気，傾眠などの副作用が比較的高率に発生する．オピオイドは，消化管の蠕動運動や消化管からの消化酵素分泌を抑制する．オピオイド（モルヒネ以外）は，肝臓のチトクロムP450で代謝されるが，肝機能低下例では，鎮痛作用や副作用発現に影響する可能性がある．

強オピオイドは，強力な鎮痛作用を発揮する一方，呼吸抑制・意識障害など重大な副作用が発生する可能性がある．また，乱用・中毒などの防止のため，処方・薬剤管理の厳格化が求められる．2012年には，日本ペインクリニック学会により，オピオイド適正使用のためのガイドラインが作成さ

表1 オピオイドの適応症例，非適応症例

オピオイドの適応症例	・侵害受容性疼痛と診断され，非ステロイド性抗炎症薬(NSAIDs)では十分な除痛が得られない，もしくは，NSAIDsの使用が困難な患者 ・神経障害性疼痛と診断され，他の薬物では十分な除痛が得られない，もしくは他の薬物の使用が困難な患者
オピオイドの非適応症例	**非器質的要因が痛みに影響している可能性が高い** ・治療目標がはっきりしていない患者 ・明らかな心因性［疼］痛を訴えている患者 ・心理的・社会的要因が痛みの訴えに影響している患者乱用・依存の危険性が高い ・医師の指導を守れない患者(薬のアドヒアランス，コンプライアンスが悪い) ・過去に物質あるいはアルコール依存のある患者 ・重篤な精神疾患患者 ・認知機能の低下している患者 **長期的なオピオイド治療に懸念がある** ・他に有効な治療手段がある患者 ・治療目標がはっきりしていない患者 ・定期的な通院が困難な患者(遠方から通院，家族の支援が望めないなど) ・家庭環境が不良な患者

(非がん性慢性〔疼〕痛に対するオピオイド鎮痛薬処方ガイドライン．真興交易医書出版部，2012：31より)

れた(表1)．

2 神経障害性疼痛に対する薬物療法

神経障害性疼痛(「第5章 A. 7. 慢性痛の考え方」p.610参照)に対しては，原則的にNSAIDsは無効である．表2に侵害受容性疼痛に対して効果が期待される薬剤を示す．

プレガバリンは神経障害性疼痛に対する保険適応がある．副作用として，ふらつき，浮腫などの発現に注意が必要である．特に高齢者では，昏倒するような形での転倒が起こることがあり，骨折などの危険性も高まるので注意が必要である．

この他，下行性疼痛抑制系賦活薬(抗うつ薬〔三環系抗うつ薬，SNRIなど〕，ノイロトロピン，カルシトニンなど)，Naチャネルブロッカー(メキシレチンなど)，オピオイド等が試みられる．図1に，ガイドラインで推奨されている神経障害性疼痛に対する薬物療法のアルゴリズムを示す．

 Pitfall

- 病態の分析を行うことなく，強力な鎮痛薬を用いるべきではない．病態がマスクされてしまう場合がある．
- 運動器の痛みに対しては，薬物療法のみに頼るべきではなく，運動療法等を併用すべきである．
- オピオイドは，心因性の疼痛症例や，アルコール中毒歴など背景に問題のある患者には投与すべきではない．

第6章 付録

表2 神経障害性疼痛に効果が期待される薬剤

1. **下行性疼痛抑制系賦活薬**
   - 抗うつ薬：三環系抗うつ薬(アミトリプチリン*)，SNRI(デュロキセチン*，ミルナシプラン)，SSRI(パロキセチン*)
   - ノイロトロピン
   - カルシトニン*

2. **末梢性感作に対する薬剤**
   - Naチャネルブロッカー：リドカイン*，メキシレチン，フレカイニド*
   - 抗けいれん薬：カルマゼピン*，フェニトイン*
   - ステロイド*

3. **中枢性感作に対する薬剤**
   - NMDA受容体拮抗薬：ケタミン*，塩酸ニカルジピン*
   - Caチャネルα2δリガンド(プレガバリン，ガバペンチン*)
   - アスコルビン酸*

4. **オピオイド**
   - リン酸コデイン，塩酸モルヒネ，ブプレノルフィン，トラマドール，フェンタニル

*保険適用外

第一選択薬 （複数の病態に対して有効性が確認されている薬物）

- 三環系抗うつ薬（TCA）
  ノルトリプチリン，アミトリプチリン，イミプラミン
- Caチャネルα2δリガンド
  プレガバリン，ガバペンチン

第二選択薬 （1つの病態に対して有効性が確認されている薬物）

- ワクシニアウイルス接種家兎炎症皮膚抽出液含有製剤（ノイロトロピン®）
- デュロキセチン
- メキシレチン

第三選択薬

- 麻薬性鎮痛薬
  フェンタニル，モルヒネ，オキシコドン，トラマドール，ブプレノフィン

図1 神経障害性疼痛に対する薬物療法
(神経障害性疼痛薬物療法ガイドライン．真興交易医書出版部，,2011；20より)

札幌医科大学整形外科　山下敏彦

8 麻酔薬

> **DOs**
> - 高齢者に若年者使用量と同等量投与すると，血圧低下や作用時間の延長など副作用が発現する場合があるので注意．
> - ハイリスク症例では薬剤は慎重に少量ずつタイトレーションしながら投与すること．
> - 麻酔関連薬を投与する際は，薬剤名・投与量・投与経路を再確認しよう．

麻酔薬

1. 静脈麻酔薬（麻酔導入・麻酔維持）

一般名	商品名	投与量 若年者	投与量 高齢者	副作用／その他
チオペンタール チアラミール	ラボナール イソゾール	3〜5mg/kg	1.5〜3mg/kg	血管外漏出にて組織壊死／喘息・ポルフィリン症には禁忌
プロポフォール	ディプリバン プロポフォール注	麻酔導入： 2〜2.5mg/kg 麻酔維持： 6〜10mg/kg/hr TCI注1)： 3〜5μg/mL	1〜2mg/kg 3〜6mg/kg/hr 2〜3.5μg/mL	低血圧・徐脈・呼吸抑制・血管痛／卵白・大豆アレルギーには禁忌 鎮痛薬との併用で完全静脈麻酔
ミダゾラム	ドルミカム	0.05mg/kg	0.02mg/kg	血圧低下／健忘作用
ケタミン	ケタラール	0.5〜2mg/kg	0.3〜1.5mg/kg	悪夢・唾液分泌増加，眼圧・脳圧・血圧上昇／解離性麻酔薬・麻薬

注1）TCI：Target controlled infusion：目標とする血中濃度となるように，自動的に投薬量を調節する方法．
(Rivera R, Antognini JF：Perioperative Drug Therapy in Elderly Patients. Anesthesiology, 2009；110：1179 より改変)

2. 筋弛緩薬

一般名	商品名	投与量 若年者	投与量 高齢者	副作用／その他
スキサメトニウム	スキサメトニウム レラキシン	1.0mg/kg プレキュラリゼーション時 1.5mg/kg	0.5〜1.0mg/kg	筋線維束攣縮，K上昇，悪性高熱症 脱分極性（副作用のため使用頻度激減） 挿管までの時間：1分
ベクロニウム	マスキュラックス	挿管時：0.06mg/kg 追加時： 0.02〜0.04mg/kg	0.04mg/kg 0.01〜0.02mg/kg	非脱分極性，胆汁中へ排泄 挿管までの時間：2〜3分 スガマデクスにより拮抗

(つづく)

(つづき)

一般名	商品名			副作用/その他
ロクロニウム	エスラックス	挿管時：0.6mg/kg 追加時： 　0.1〜0.2mg/kg 持続静注：7μg/kg/min	0.4mg/kg 0.05〜0.2mg/kg	非脱分極性，肝臓から排泄，血管痛 挿管までの時間：1〜1.5分 スガマデクスにより著明に拮抗

(Rivera R, Antognini JF：Perioperative Drug Therapy in Elderly Patients. Anesthesiology, 2009；110：1179 より改変)

3. オピオイド

一般名	商品名	静注投与量		副作用/その他
		若年者	高齢者	
フェンタニル	フェンタニル	1〜2μg/kg (術後鎮痛用持続注入： 　0.5〜0.7μg/kg/hr)	0.5〜1μg/kg	急速静注にて鉛管現象，悪心嘔吐，呼吸抑制
レミフェンタニル	アルチバ	0.2〜0.5μg/kg/min	0.1〜0.3μg/kg/min	鉛管現象，呼吸抑制，声門閉鎖，血圧低下 超短時間作用性，悪心嘔吐
モルヒネ	モルヒネ	0.03〜0.06mg/kg	0.02〜0.03mg/kg	ヒスタミン遊離作用，喘息には禁忌 呼吸抑制，悪心嘔吐
ペチジン	オピスタン	0.5〜1.0mg/kg	0.25〜0.5mg/kg	術後のシバリングを抑制，合成オピオイド 呼吸抑制は弱い

(Rivera R, Antognini JF：Perioperative Drug Therapy in Elderly Patients. Anesthesiology, 2009；110：1179 より改変)

4. 吸入麻酔薬

麻酔薬		イソフルラン	セボフルラン	デスフルラン	ガス麻酔薬 亜酸化窒素
分子量		184.49	200.26	168.04	44
MAC	100% 酸素	1.15	1.7	7.3	105
	70% 亜酸化窒素	0.5	0.66	3.0	
導入濃度(%)		1〜4	2〜5	3%から開始し，適宜調節 (3〜7)	60〜75
維持濃度		0.8〜2	1.5〜3	3〜6	50〜60
備考		刺激臭あり	緩徐導入に適する	覚醒が早い 気道刺激性が強い	使用頻度減少

(武田純三, 他(編)：麻酔実践テキスト. 南江堂, 2008：396-397 より改変)

5. 局所麻酔薬

	一般名	商品名	濃度(%)	臨床使用
アミド型	リドカイン	キシロカイン	0.5〜1	浸潤麻酔
			1〜1.5	末梢神経ブロック
			1〜2	硬膜外麻酔
			4	表面麻酔
	ブピバカイン	マーカイン	0.25	浸潤麻酔
			0.25〜0.5	末梢神経ブロック
			0.25〜0.5	硬膜外麻酔
			0.5	腰椎麻酔
	ロピバカイン	アナペイン	0.25〜0.5	浸潤麻酔
			0.5〜0.75	末梢神経ブロック
			0.375〜1.0	硬膜外麻酔
			0.1〜0.2	術後鎮痛
	メピバカイン	カルボカイン	0.5〜1	浸潤麻酔
			1〜1.5	末梢神経ブロック
			1〜2	硬膜外麻酔
	レボブピバカイン	ポプスカイン	0.5〜0.75	硬膜外麻酔
			0.125〜0.25	術後鎮痛
エステル型	プロカイン	オムニカイン	1	浸潤麻酔
		プロカイン	1〜2	末梢神経ブロック
	テトラカイン	テトカイン	0.5	腰椎麻酔

注1): 極量という考えがないとのこと(用法用量の範囲内で使用のこと)
(武田純三, 他(編): 麻酔実践テキスト. 南江堂, 2008: 396-397 より改変)

作用発現	持続時間（hr）	極量（mg/kg）	備考
速	1〜2	7	
速	1〜2		
速	1〜2		
中	4		
速	2〜4	1.5	血管内誤投与時や大量投与時における心毒性が強く，けいれんが発現する投与量と心停止が発現する投与量の差が少ない
速	2〜3		
中	2〜3		
速	2〜3		
速	2〜4	2〜3	術後硬膜外鎮痛に使用
速	2〜4		分離麻酔に優れている
中	2〜4		心毒性はほとんどない
速	1.5〜2	7	
速	2		
速	1.5〜2		
中	2.5〜4	注1）	ブピバカインと同等の効力をもつが，心血管系や中枢神経系への副作用が少ない．分離麻酔に優れている
速	0.5〜1	14	主に浸潤麻酔に使用
遅	0.5〜1		
速	2〜3	1.5	

新潟大学医歯学総合病院麻酔科　**大西　毅**

F　おもな薬剤

9　術後や救命救急に用いられるその他の薬剤

> **DOs**
>
> ☐ 投薬前の正しい診断が大前提であり，盲目的に投与してはいけない．本書では各薬剤の適応／禁忌を網羅しておらず，使用前には必ず各薬剤の添付文書を一読されたい．

1　心血管作動薬

a　血圧や心拍数を上げる薬

1) ドパミン（イノバン® など）
- 1～3μg/kg/min：利尿作用
- 3～10μg/kg/min：血圧上昇，心拍数増加作用
- 10μg/kg/min 以上：末梢血管収縮作用

一応 20μg/kg/min まで増量可能となっているが，10μg/kg/min 以上必要な場合は他の薬剤を考慮すべきである．また 10μg/kg/min 以上の高濃度は組織壊死を防ぐために中心静脈（central vein；CV）から投与しなければならない．

2) ドブタミン（ドブトレックス® など）

心拍出量を増加させ，心拍数と血圧はあまり上げない．必要時は 3μg/kg/min で開始する．ドパミンと同じく 20μg/kg/min まで増量可能だが，10μg/kg/min 以上を必要とするならば他の薬剤を考慮する．CV から投与する．

かつてはドパミンを開始して効果がなければ追加，あるいはドパミンと同時に開始することが多かったため商品名を用いて"イノ・ドブ"というセットのようなよび方をしていた．PDE（phosphodiesterase）-III 阻害薬などの新しい薬剤の出現により最近は出番が減ったようである．

3) エピネフリン（ボスミン® など）

心肺蘇生（CPR）時に 1mg（1A）静注で使用する．アナフィラキシーショックや喘息発作に対して 0.3～0.5mg 皮下注することもある．

非常に特殊な病態でしか用いないが，持続点滴で投与する場合は，0.02～0.5μg/kg/min．低容量で心収縮作用が主であり，濃度が高くなるのに伴い末梢血管収縮作用が出現する．

4) ノルエピネフリン（ノルアドレナリン®）

末梢血管収縮作用が主であり，昇圧目的に使う．1A につき 5% ブドウ糖液 250mL で希釈し，0.5～1mL/min で投与する．実際にはシリンジポンプで使いやすいように希釈されることも多く，0.05～0.3μg/kg/min ぐらいで使用する．敗血症性ショックには 0.2～1.3μg/kg/min 必要とされている．

組織壊死防止のため必ず CV から投与しなければならない．

5) アトロピン（硫酸アトロピン®）

副交感神経遮断薬である．徐脈に対して 0.5～1mg 静注で使用する．以前は CPR 時の徐脈性 PEA（無脈性電気活動）に使用されていたが，2010 American Heart Association Guidelines for CPR より推奨されなくなった．

b　血圧を下げる薬

1) ニカルジピン（ペルジピン® など）

高血圧緊急時に 1mg ずつ静注．持続点滴は 0.5～10μg/kg/min．

2) ジルチアゼム（ヘルベッサー® など）

高血圧緊急時に 5mg ずつ静注．持続点滴は 5～15μg/kg/min．心拍数も下げるた

め同じ使い方で頻脈性不整脈の治療にも非常に有効である．

c 心拍数を下げる薬
適応：頻脈性不整脈

1) **ベラパミル（ワソラン®など）**
   5mg（1A）を5分以上かけてゆっくり静注しなければならない．そのため生食で希釈して点滴が使いやすい．

2) **ジルチアゼム**
   前述のとおり．

2 アシドーシス補正に用いる薬

1) **炭酸水素ナトリウム（メイロン®など）**
   8.4％製剤であれば1mEq/mL．アシドーシスの補正時には0.2×BE×体重＝必要量（mEq）とされている（BE：base excess，塩基余剰）．

   係数に関しては0.2でなく0.3との記載もみるが，どちらにしても安全のためまずその半分程度を投与し動脈血ガスを再検する．

   例：60kg，BE－10なら0.2×10×60＝120mEq．その半量60mEq＝60mL（8.3％製剤で）が最初の投与量となる．

3 鎮痛に用いる薬剤

a 準麻薬
1) **ペンタゾシン（ソセゴン®など）**
   30〜60mg筋注・皮下注・静注．効果は投与ルートにもよるが3〜4時間持続する．

2) **ブプレノルフィン（レペタン®など）**
   術後疼痛には0.2〜0.3mg筋注．効果は6〜8時間持続する．副作用に悪心がある．

   添付書には記載されていないが，持続皮下注射も術後や癌性疼痛管理で報告されており，投与例を紹介する．ブプレノルフィン0.6mg（3mL）＋ドロペリドール2.5mg（1mL）＋生理食塩水20mL＝合計24mLにして，1mL/hrで持続皮下注する．筆者らはドロペリドールは制吐目的に加えている．翼状針を前胸部の皮下に刺すのが簡単で固定性もよい．

b NSAIDs（非ステロイド性抗炎症薬）系

1) **フルルビプロフェン（ロピオン®）**
   50mg（1A）を1分以上かけて静注とされているが，実際は50〜100mLの生理食塩水で希釈して30分くらいかけて点滴するのが安全である．

 コツ

準麻薬は依存性があるため不必要に患者に薬品名を聞かせないように配慮が必要．単なる"痛がり"をこえて疼痛管理が難しい患者には必ず遭遇する．難治性の慢性疼痛に移行する前にペインクリニック科に"ご机下"するセンスも必要である．

札幌徳洲会病院整形外科外傷センター　**井畑朝紀**

F おもな薬剤

10 幼小児に必要な薬剤とその投与量

DOs

- 成人と比較すると薬物効果は強いことに留意する．
- 薬物の吸収・分布・代謝・排泄が成人と大きく異なる．
- 的確な薬物療法のためには目的にあった剤形を使用する．
- 薬理作用の年齢差，個人差，特殊性を十分に理解して使用する．
- 注射剤を選択する場合は，他に適当な投与方法がないことを確認する．

表1 主な抗菌薬，解熱・鎮痛薬の小児薬用量基準（1日量）

抗菌薬

（Cap：カプセル，DS：ドライシロップ，S：シロップ）

一般名	略号	商品名	用法・剤型	成人薬用量	小児薬用量
●ペニシリン系					
トシル酸スルタミシリン	SBTPC	ユナシン	錠・細粒	750～1,125mg	15～30mg/kg
ピペラシリンナトリウム	PIPC	ペントシリン	静注・筋注	2～8g	50～200mg/kg
ベンジルペニシリン	PCG	ペニシリンGカリウム	筋注	60～240万単位	2.5～5万単位/kg
●ペニシリン合剤					
アモキシシリン・クラブラン酸カリウム		オーグメンチン	錠・顆粒	1,125～1,500mg	30～60mg/kg
●テトラサイクリン系					
塩酸ミノサイクリン	MINO	ミノマイシン	錠・Cap・顆粒 静注	100～200mg 100～200mg	2～4mg/kg 2～4mg/kg
●マクロライド系					
クラリスロマイシン	CAM	クラリシッド	錠・DS	400mg	10～15mg/kg
●アミノグリコシド系					
硫酸アミカシン	AMK	ビクリン	静・筋注	100～400mg	4～8mg/kg
硫酸ゲンタマイシン		ゲンタシン	静・筋注	80～120mg	0.8～2.4mg/kg
硫酸ジベカシン	DKB	パニマイシン	静・筋注	100mg	1～2mg/kg
●セフェム系					
セファクロル	CCL	ケフラール	Cap・細粒	750～1,500mg	20～40mg/kg
セファゾリンナトリウム	CEZ	セファメジン	静・筋注	1～5g	20～100mg/kg
塩酸セフォチアム	CTM	パンスポリン	静注	0.5～4g	40～160mg/kg
塩酸セフカペンピボキシル	FPN-PI	フロモックス	細粒・錠	300～450mg	9mg/kg
セフジニル	CFDN	セフゾン	細粒・Cap	300mg	9～18mg/kg
セフタジジム	CAZ	モダシン	静注	1～4g	40～150mg/kg
セフポドキシムプロキセチル	CPDX-PR	バナン	錠・DS	200～400mg	3～4.5mg/kg
セフメタゾールナトリウム	CMZ	セフメタゾン	静注	1～4g	25～150mg/kg
セフロキサジン	CXD	オラスポア	DS	750～1,500mg	30mg/kg
セフロキシムアキセチル	CMX-Ax	オラセフ	錠	750～1,500mg	小児等に対する安全性は確立していない

一般名	略号	商品名	用法・剤型	成人薬用量	小児薬用量
●オキサセフェム系					
フロモキセフナトリウム	FMOX	フルマリン	静注	1〜4g	60〜150mg/kg
●複合セフェム系製剤					
セフォペラゾンナトリウム・スルバクタムナトリウム		スルペラゾン	静注	1〜2g	40〜80mg/kg
●カルバペネム系					
イミペネム・シラスタチンナトリウム	IPM/CS	チエナム	筋注	0.2〜2g	30〜100mg/kg
メロペネム三水和物	MEPM	メロペン	点滴	0.5〜2g	小児等に対する安全性は確立していない
●その他の抗生物質					
ホスホマイシン	FOM	ホスミシン	DS・錠 静注	2〜3g 2〜4g	40〜120mg/kg 100〜200mg/kg
塩酸バンコマイシン	VCM	バンコマイシン	散 点滴	2〜3g 2g	40mg/kg 40mg/kg

(松平隆光:小児薬用量.日本医師会誌,2003;129:336-357 より一部改変,浦部晶夫,他(編):今日の治療薬2015 解説と便覧,南江堂,2015 より一部参照)

解熱・鎮痛薬

(Cap:カプセル,DS:ドライシロップ,E:エリキシル製剤,S:シロップ)

一般名	商品名	用法・剤型	成人薬用量	小児薬用量
アスピリン	アスピリン	末・錠 坐剤 1回	0.5〜1.5g 300〜750mg	10mg/kg 100〜300mg
アセトアミノフェン	ピリナジン	末・細粒・錠 坐剤 1回	300〜500mg ―	5〜10mg/kg 乳児 50mg 幼児 50〜100mg 学童 100〜200mg
	カロナール アンヒバ アルピニー	細粒・錠・S 坐剤 1回 坐剤 1回		10mg/kg 1歳未満 50mg 1歳〜2歳 50〜100mg 3〜5歳 100mg 6〜12歳 100〜200mg
イブプロフェン	ブルフェン	細粒・顆粒・錠 坐剤 1回	600mg	15〜30mg/kg 3〜6mg/kg
スルピリン	メチロン	末 1回 皮下・筋注 1回 坐剤 1回	300mg 250〜500mg ―	10mg/kg 10〜15mg/kg 乳児 50〜100mg 幼児 100〜200mg 学童 ―
メフェナム酸	ポンタール	Cap・S・錠・散・細粒	500〜1,500mg	6.5mg/kg
〈麻薬〉				
塩酸ペチジン	オピスタン	末 1回 皮下・筋注 1回	50mg 35〜50mg	乳児 ―,幼児 5mg 学童 10〜30mg 1mg/kg
塩酸モルヒネ	塩酸モルヒネ	末・錠 1回 皮下・筋注 1回 坐剤 1回	5〜10mg 5〜10mg 10〜20mg	0.1〜0.2mg/kg 0.1〜0.2mg/kg 0.1〜0.4mg/kg

(松平隆光:小児薬用量.日本医師会誌,2003;129:336-357 より一部改変,浦部晶夫,他(編):今日の治療薬2015 解説と便覧,南江堂,2015 より 一部参照)

表2 体表面積からの算出法(von Harnakの換算表)

年齢	未熟児	新生児	3ヶ月	6ヶ月	1年	3年	7年6ヶ月	12年	成人
薬用量	1/10	1/8	1/6	1/5	1/4	1/3	1/2	2/3	1

幼小児では薬物の吸収・分布・代謝・排泄，器官における薬物の感受性などの薬力学的，薬物動態学的特性が成人と異なり複雑である．そのため薬物治療に関しては成人と比較して調査・研究が十分ではない．

1 小児の薬物動態

成人と比較して薬物効果が強い理由は以下のとおりである．
- 消化管からの薬物吸収率は年齢により異なる．
- 吸収された薬物は血液中で血漿蛋白と結合する結合型と結合しない遊離型となる．幼小児ほど血漿蛋白濃度が低いため遊離型のレベルが高くなり副作用が生じやすい．
- 肝での薬物代謝活性が低い：吸収された薬物は主に肝臓で代謝される．肝臓の薬物代謝活性は年齢の増加に伴い増加する．
- 腎機能が未熟なため薬物排泄が遅い：薬物の多くは腎から排出されるが糸球体濾過率が成人の30〜40%であり血液中半減期が延長する．
- 脳‐血管関門が未熟なため薬物が脳内に入りやすい．
- 薬物に対する作用部位の感受性が高い．

Pitfall

小児は小さな大人ではない

2 小児薬用量

薬用量の算定は小児の薬物動態を十分考慮に入れて決定することが望ましいが，一般的には成人薬用量を基準にして，年齢，体重，体表面積を尺度として計算される(表2)．

3 投与方法

a 経口剤

散剤，シロップ，錠剤，カプセル剤．5歳未満は散剤やシロップを投与する．

b 注射剤

1) 静脈内注射

一定の効果が期待でき，投与量や投与速度を綿密に管理できる利点があるが，小児へのストレスは大きい．

2) 筋肉内注射

痛みを伴う，薬物により吸収速度が異なる，筋壊死や筋拘縮の危険もあり，一般的には小児に適当な投与方法ではない．

c 外用剤

1) 軟膏剤

基剤には乳剤性基剤(クリーム)と油脂性基剤があり，前者は皮膚への浸透性に優れているが刺激性があり，後者は皮膚刺激作用が少ないが，浸透性が弱い．

2) 坐剤

直腸下部より吸収されるため肝臓を通らず血中に入る．そのため，胃腸障害を受けにくく，解熱鎮痛薬として小児にはよく利用される．

札幌医科大学整形外科 **射場浩介**

G おもな整形外科関連のガイドライン一覧

1 日本整形外科学会が編集主体となっている または編集に関わっているガイドライン(50音順)

タイトル	監修・編集	発行年
アキレス腱断裂診療ガイドライン	日本整形外科学会	2007年
外反母趾診療ガイドライン2014 改訂第2版	日本整形外科学会 日本足の外科学会	2014年
頚椎後縦靱帯骨化症診療ガイドライン2011	日本整形外科学会	2011年
頚椎症性脊髄症診療ガイドライン2015 改訂第2版	日本整形外科学会 日本脊椎脊髄病学会	2015年
骨・関節術後感染予防ガイドライン2015 改訂第2版	日本整形外科学会 日本骨・関節感染症学会	2015年
上腕骨外側上顆炎診療ガイドライン	日本整形外科学会	2006年
前十字靱帯(ACL)損傷診療ガイドライン2012 改訂第2版	日本整形外科学会 日本関節鏡・膝・スポーツ整形外科学会	2012年
大腿骨頚部/転子部骨折診療ガイドライン 改訂第2版	日本整形外科学会 日本骨折治療学会	2011年
橈骨遠位端骨折診療ガイドライン2012	日本整形外科学会 日本手外科学会	2012年
軟部腫瘍診療ガイドライン2012	日本整形外科学会	2012年
変形性股関節症診療ガイドライン	日本整形外科学会	2008年
腰椎椎間板ヘルニア診療ガイドライン 改訂第2版	日本整形外科学会	2011年
腰痛診療ガイドライン2012	日本整形外科学会 日本腰痛学会	2012年
腰部脊柱管狭窄症診療ガイドライン2011	日本整形外科学会	2011年

2016年3月時点

2 日本整形外科学会以外が編集主体となっているガイドライン（50音順）

タイトル	監修・編集	発行年
インターベンショナル痛み治療ガイドライン	日本ペインクリニック学会	2014年
顎関節症患者のための初期治療診療ガイドライン	日本顎関節学会	2010年
顎関節症患者のための初期治療診療ガイドライン2	日本顎関節学会	2011年
顎関節症患者のための初期治療診療ガイドライン3	日本顎関節学会	2012年
顎関節症の関節痛に対する消炎鎮痛薬診療ガイドライン	日本歯科薬物療法学会	2011年
関節リウマチ診療ガイドライン2014	日本リウマチ学会	2014年
関節リウマチ治療におけるメトトレキサート（MTX）診療ガイドライン2011年版	日本リウマチ学会	2011年
筋萎縮性側索硬化症診療ガイドライン2013	日本神経学会	2013年
形成外科診療ガイドライン7 体幹・四肢疾患	日本形成外科学会 日本創傷外科学会 日本頭蓋顎顔面外科学会	2015年
骨転移診療ガイドライン	日本臨床腫瘍学会	2015年
骨粗鬆症の予防と治療ガイドライン2015年版	日本骨粗鬆症学会 日本骨代謝学会 骨粗鬆症財団	2015年
重症筋無力症診療ガイドライン2014	日本神経学会	2014年
神経筋疾患・脊髄損傷の呼吸リハビリテーションガイドライン	日本リハビリテーション医学会	2014年
線維筋痛症診療ガイドライン2013	日本線維筋痛症学会	2013年
定位・機能神経外科治療ガイドライン 第2版	日本定位・機能神経外科学会	2013年
デュシェンヌ型筋ジストロフィー診療ガイドライン2014	日本神経学会 日本小児神経学会 国立精神・神経医療研究センター	2014年

2016年3月時点

略語一覧

> **凡例**
> 1. 整形外科領域で頻用される略語をアルファベット順に配列し，それぞれの略語に対応する欧語とその和訳を併記した．
> 2. 適切な和語表記がないものは"—"とした．
> 3. 省略可能な字句は［　］内に配し，略語の配列は［　］内の字句を読まずに行った．
> 4. 直前の字句と置換可能な字句は（　）内に配した．
> 5. 同義の略語，欧語がある場合は見出し語に"（＝○○○）"の形で配した．○○○の略語も当該位置に示してある．
> 6. 1つの略語または欧語に対し複数の同義の欧語または和語がある場合は，それらをスラッシュ（"／"）で区切って列挙した．

A

AARF	atlantoaxial rotatory fixation	環軸関節回旋位固定
AAS	atlantoaxial subluxation	環軸関節亜脱臼
ABC	aneurysmal bone cyst	動脈瘤様骨嚢胞(腫)
ABD	abduction	外転
ACL	anterior cruciate ligament	前十字靱帯
ADA	adenosine deaminase	アデノシンデアミナーゼ
ADD	adduction	内転
ADD(＝ADI)	atlantodental distance	環椎歯突起間距離
ADI(＝ADD)	atlantodental interval	環椎歯突起間距離
ADL	activities of daily living	日常生活動作(活動)
ADM(＝ADR)	adriamycin	アドリアマイシン
ADM(＝ADQ)	abductor digiti minimi	小指外転筋
ADQ(＝ADM)	abductor digiti quinti	小指外転筋
AED	automated external defibrillator	自動体外式除細動器
AFO(＝SLB)	ankle foot orthosis	短下肢装具
AIDS	acquired immunodeficiency syndrome	後天性免疫不全症候群
AIS	adolescent idiopathic scoliosis	思春期特発性側弯症
AK amputation	above knee amputation	大腿切断［術］
AKP	anterior knee pain	膝前部痛［症候群］
ALIF	anterior lumbar interbody fusion	腰椎前方椎体間固定［術］
ALP	alkaline phosphatase	アルカリホスファターゼ
ALS	amyotrophic lateral sclerosis	筋萎縮性側索硬化症
AMC	arthrogryposis multiplex congenita	先天性多発性関節拘縮［症］
ANF	avascular necrosis of the femoral head	大腿骨頭壊死症
ANS	autonomic nervous system	自律神経系
AO (＝ASIF)	Arbeitsgemeinschaft für Osteosynthesefragen (＝Association for the Study of Internal Fixation)	—
APB	abductor pollicis brevis	短母指外転筋
APL	abductor pollicis longus	長母指外転筋
APTT	activated partial thromboplastin time	活性化部分トロンボプラスチン時間
ARCR	arthroscopic rotator cuff repair	鏡視下腱板修復術
ARDS	adult respiratory distress syndome	後天性呼吸促迫症候群
AS	ankylosing spondylitis ／ arteriosclerosis	強直性脊椎炎
AS	arteriosclerosis	動脈硬化［症］
ASF	anterior spinal fusion	脊椎前方固定［術］
ASH	ankylosing spinal hyperostosis	強直性脊椎骨増殖(肥厚)症
ASO	arteriosclerosis obliterans	閉塞性動脈硬化症

ATFL	anterior talofibular ligament	前距腓靱帯
ATR	Achilles tendon reflex	アキレス腱反射
AVF	arteriovenous fistula	動静脈瘻
AVM	arteriovenous malformation	動静脈奇形
AWD	alive with disease	—

B

BE	below elbow	前腕／前腕切断
BG	bicipital groove(＝intertubercular groove)	結節間溝
BHA	bipolar hip arthroplasty	人工骨頭置換術
BK amputation	below knee amputation	下腿切断［術］
BKP	baloon kyphoplsty	バルーン後弯形成術
BMD	bone mineral density	骨［塩］密度
BMI	body mass index	—
BMP	bone morphogenetic protein	骨形成蛋白［質］
B［P］TB	bone-［patellar］tendon-bone	—

C

CAL	coracoacromial ligament	烏口肩峰靱帯
CCL	coracoclavicular ligament	烏口鎖骨靱帯
CDDP	cisplatin	シスプラチン
CDF	continous disease free(＝ DF disease free)	—
CDH(＝LCC)	congenital dislocation of the hip	先天性股関節脱臼
CE angle	center-edge angle	CE 角
CKC	closed kinetic chain	閉鎖運動連鎖
CM［C］［joint］	carpometacarpal［joint］	手根中手関節／CM［C］関節
CMAP	compound muscle action potential	複合筋活動電位
CNS	central nervous system	中枢神経系
COX	cyclooxygenase	シクロオキシゲナーゼ
CP	cerebral palsy	脳性麻痺
CPM	continuous passive motion	持続［的］他動運動
CPPD	calcium pyrophosphate dihydrate(CPPD) deposition disease	ピロリン酸カルシウム二水化物(CPPD)結晶沈着症
CPR	cardiopulmonary resuscitaion	心肺蘇生
CR	complete response	著効
CREST	calcinosis, Raynaud's phenomenon, esophageal dysmotility, sclerodactyly, telangiectasia	CREST 症候群
CRP	C-reactive protein	C 反応性蛋白
CRPS	complex regional pain syndrome	複合性局所疼痛症候群
CSF	cerebrospinal fluid	［脳脊］髄液
CSM	cervical spondylotic myelopathy	頚椎症性脊髄症
CSR	cervical spondylotic radiculopathy	頚椎症性神経根症
CT	computed(computerized)tomography	コンピュータ断層撮影［法］
CTD	computed tomographic discography	コンピュータ断層椎間板撮影［法］
CTM	computed tomographic myelography	コンピュータ断層脊髄撮影［法］
CTS	carpal tunnel syndrome	手根管症候群
CVA(＝CVD)	cerebrovascular accident	脳血管障害
CVD(＝CVA)	cerebrovascular disease	脳血管障害

D

DASH	disabilities of the arm, shoulder and hand	—
DCO	damage control orthopaedic surgery	—
DDH	developmental dysplasia of the hip	発育性股関節形成不全
DE［X］A (＝D［E］XA)	dual energy X-ray absorptiometry	二重エネルギー X 線吸収法
DIC	disseminated intravascular coagulation	播種性血管内凝固症候群
DIP［joint］	distal interphalangeal［joint］	遠位指(趾)節間関節
DISH	diffuse idiopathic skeletal hyperostosis	びまん性特発性骨増殖症

DISI	dorsal intercalary segment instability	—
DJD	degenerative joint disease	変性関節疾患
DM	diabetes mellitus	糖尿病
DM	dermatomyositis	皮膚筋炎
DMARD[s]	disease-modifying antirheumatic drug[s]	疾患修飾性抗リウマチ薬
DNA	deoxyribonucleic acid	デオキシリボ核酸
DOA	death on arrival	到着時死亡
DOC	docetaxel	ドセタキセル
DOD	dead of disease	—
DOX	doxorubicin	ドキソルビシン
DRUJ	distal radio-ulnar joint	遠位橈尺関節
DSA	destructive spondyloarthropathy	破壊性脊椎関節症
DSA	digital subtraction angiography	デジタルサブトラクション血管造影
DVT	deep vein (venous) thrombosis	深部静脈血栓[症]
D[E]XA (=DE[X]A)	dual energy X-ray absorptiometry	二重エネルギー X 線吸収法

E

ECG	electrocardiography	心電図
ECRB	extensor carpi radialis brevis	短橈側手根伸筋
ECRL	extensor carpi radialis longus	長橈側手根伸筋
ECU	extensor carpi ulnaris	尺側手根伸筋
EDC	extensor digitorum communis	総指伸筋
EDL	extensor digitorum longus	長趾伸筋
EDM (=EDQ)	extensor digiti minimi	小指伸筋
EDQ (=EDM)	extensor digiti quinti	小指伸筋
EEG	electroencephalography	脳波
eGFR	estimated glomerular filtration rate	推定糸球体濾過量
EHL	extensor hallucis longus	長母趾伸筋
EIP	extensor indicis proprius	固有示指伸筋
ELISA	enzyme-linked immunosorbent assay	酵素標識イムノソルベント検定法
EM	electron microscopy	電子顕微鏡
EMG	electromyography	筋電図[法]
EPB	extensor pollicis brevis	短母指伸筋
EPL	extensor pollicis longus	長母指伸筋
EPSP	excitatory postsynaptic potential	興奮性シナプス後電位
ERE	external rotation in extension	—
ERF	external rotation in flexion	—
ESR	erythrocyte sedimentation rate	赤血球沈降速度
ETC	earyl total care	—

F

FAI	femoroacetabular impingement	股関節インピンジメント症候群
FAST	focused assessment with sonography for trauma	—
FCR	flexor carpi radialis	橈側手根屈筋
FCU	flexor carpi ulnaris	尺側手根屈筋
FDA	Food and Drug Administration	アメリカ食品医薬品局保健・人的サービス局
FDI	first dorsal interosseous	第一背側骨間筋
FDL	flexor digitorum longus	長趾屈筋
FDMB	flexor digiti minimi brevis	短小趾屈筋
FDP	flexor digitorum profundus	深指屈筋
FDS	flexor digitorum superficialis (sublimis)	浅指屈筋
FEM	finite element method	有限要素法
FES	functional electrical stimulation	機能的電気刺激
FFD	finger floor distance	指床間距離
FGF	fibroblast growth factor	線維芽細胞増殖因子
FHL	flexor hallucis longus	長母趾屈筋

FIM	function independence measure	機能的自立度評価表
FISH	fluorescence in situ hybridization	蛍光 in situ ハイブリダイゼーション法
FNST	femoral nerve stretch test	大腿神経伸展テスト
FPB	flexor pollicis brevis	短母指屈筋
FPL	flexor pollicis longus	長母指屈筋
FT	femorotibial	大腿脛骨関節
FTA	femorotibial angle	大腿脛骨角／膝外側角
FWB	full weight-bearing	全体重負荷

G

GCT	giant cell tumor	巨細胞腫
GCTTS	giant cell tumor of tendon sheath	腱鞘巨細胞腫
Gd-DTPA	gadolinium dimethylenetriamine-pentaacetic acid	ガドリニウムジエチレントリアミン五酢酸
GEM	gemcitabine	ゲムシタビン
GHL	glenohumeral ligament	関節上腕靱帯
GM-CSF	granulocyte-macrophage colony stimulating factor	顆粒球・マクロファージコロニー刺激因子
GVHD	graft versus host disease	移植片対宿主病

H

HA	hyaluronic acid	ヒアルロン酸
HA	hydroxyapatite	ハイドロキシアパタイト
HAM	HTLV-1 (human T lymphotrophic virus type 1) associated myelopathy	ヒトTリンパ球向性ウイルスI型関連脊髄症／ヒトTリンパ好性ウイルスI型関連脊髄症／HTLV-I関連脊髄症
HAV	hepatitis A virus	A型肝炎ウイルス
HBV	hepatitis B virus	B型肝炎ウイルス
HBO	hyperbaric oxygen therapy	高圧酸素療法
HCV	hepatitis C virus	C型肝炎ウイルス
HE	hematoxyline-eosin	ヘマトキシリン・エオジン
HIV	human immunodeficiency virus	ヒト免疫不全ウイルス
HLA	human leucocyte antigen	ヒト白血球型抗原
HNP	herniated nucleus pulposus	髄核ヘルニア
HTO	high tibial osteotomy	高位脛骨骨切り術
HTLV	human T-cell leukemia virus／human T-lymphotropic virus	ヒトTリンパ球向性ウイルス
HV	hallux valgus	外反母趾

I

ICD	implantable cardioverter defibrillator	埋め込み型除細動器
IFM (= IFO)	ifosfamide	イホスファミド
IGF	insulin-like growth factor	インスリン様成長因子
IL	interleukin	インターロイキン
IM	intermuscular／intramuscular	筋肉内
IM	intramedullary	[脊]髄内／骨髄内
ION	idiopathic osteonecrosis [of the femoral head]	特発性大腿骨頭壊死
IP [joint]	interphalangeal [joint]	指節間関節
IPSP	inhibitory postsynaptic potential	抑制性シナプス後電位
IR	internal rotation	内旋

J

JIA	juvenile idiopathic arthritis	若年性特発性関節炎
JOA	Japanese Orthopaedic Association	日本整形外科学会
JRA	juvenile rheumatoid arthritis	若年性関節リウマチ

K

KAFO	knee ankle foot orthosis	長下肢装具

L

LASER	light amplification by stimulated emission of radiation	レーザー
LBP	low back pain	腰痛［症］
LCC(=CDH)	luxatio coxae congenita	先天性股関節脱臼
LCL	lateral collateral ligament	外側側副靱帯
LCP	Legg-Calvé-Perthes disease	Perthes 病
LE	lupus erythematosus	紅斑性狼瘡／エリテマトーデス
L/E	lower extremity	下肢
LHB	long head of biceps	上腕二頭筋長頭腱
LLB	long leg brace	長下肢装具
LLC	long leg cast	長下肢キャスト／長下肢ギプス
LLD	leg length discrepancy	脚長差
LLIF	lateral lumbar interbody fusion	側方経路腰椎椎体間固定［術］
LM	lateral meniscus	外側半月［板］
LSCS	lumbar spinal canal stenosis	腰部脊柱管狭窄症

M

MC	midcarpal	手根中央靱帯
MCL	medial collateral ligament	内側側副靱帯
MCP［joint］	metacarpophalangeal［joint］	中手指節関節
MCTD	mixed connective tissue disease	混合結合織病
M［N］CV	motor［nerve］conduction velocity	運動神経伝導速度
MED	multiple epiphyseal dysplasia	多発性骨端異形成症
MED	microendoscopic discectomy	内視鏡下ヘルニア摘出術
MFH	malignant fibrous histiocytoma	悪性線維性組織球腫
MIS	minimally invasive surgery	最小侵襲手術
MISS	minimally invasive spine surgery	最小侵襲脊椎手術
MISt	minimally invasive spine stabilization	最小侵襲脊椎安定術
MM	medial meniscus	内側半月［板］
MMT	manual muscle testing	徒手筋力テスト
MOB	multiply operated（multioperated）back	多数回腰椎手術例
MOF	multiple organ failure	多臓器不全
MP［joint］	metacarpophalangeal［joint］／metatarsophalangeal［joint］	中手指節関節／中足趾節関節
MPS	mucopolysaccharidosis	ムコ多糖症
MR	minor response	やや有効
MRA	malignant rheumatoid arthritis	悪性関節リウマチ
MRI	magnetic resonance imaging	磁気共鳴撮像法
mRNA	messenger RNA	メッセンジャー RNA
MRSA	methicillin-resistant Staphylococcus aureus	メチシリン耐性黄色ブドウ球菌
MS	multiple sclerosis	多発性硬化症
MT	midtarsal	中足根［部］
MTP［joint］	metatarsophalangeal［joint］	中足趾節関節
MTX	methotrexate	メトトレキサート

N

NAP	nerve action potential	神経活動電位
NC	no change	不変
NCV	nerve conduction velocity	神経伝導速度
NED	no evidence of disease	—
NMU	neuromuscular unit	神経筋単位
NSAID［s］	nonsteroidal anti-inflammatory drug［s］	非ステロイド性抗炎症薬
NSF	nephrogenic systemic fibrosis	腎性全身性線維症
NWB	non-weight-bearing	免荷

O

OA	osteoarthritis／osteoarthrosis	骨関節症／変形性関節症
OALL	ossification of anterior longitudinal ligament	前縦靱帯骨化［症］

ODM (=ODQ)	opponens digiti minimi	小指対立筋
ODQ (=ODM)	opponens digiti quinti	小指対立筋
OI	osteogenesis imperfecta	骨形成不全症
OKC	open kinetic chain	開放的運動連鎖
OLF (=OYL)	ossification of ligamentum flavum	黄色靱帯骨化[症]
OLIF	oblique lateral lumbar interbody fusion	側方進入腰椎椎体間固定術の一種．専用機械を用いた大腰筋を経由しない側方進入腰椎椎体間固定の手技
OP	opponens pollicis	母指対立筋
OPLL	ossification of posterior longitudinal ligament	後縦靱帯骨化[症]
OR	operating room	手術室
ORIF	open reduction and internal fixation	観血的整復固定[術]
OS	osteosarcoma	骨肉腫
OT	occupational therapist	作業療法士
OT	occupational therapy	作業療法
OYL (=OLF)	ossification of yellow ligament	黄色靱帯骨化[症]

P

PB	peroneus brevis	短腓骨筋
PBPs	penicillin-binding protein	ペニシリン結合蛋白
PCA	patient controlled analgesia	患者自己調節鎮痛法
PCL	posteroir cruciate ligament	後十字靱帯
PCR	polymerase chain reaction	ポリメラーゼ連鎖反応
PD	progressive disease	進行
PE	pulmonary embolism	肺塞栓
PED	percutaneous endoscopic discectomy	経皮的内視鏡下ヘルニア摘出術
PELD	percutaneous endoscopic lumbar discetomy	経皮的腰椎椎間板ヘルニア摘出術
PET	positron emission tomography	ポジトロン断層撮影法
PF [joint]	patellofemoral [joint]	膝蓋大腿関節
PG	prostaglandin	プロスタグランジン
PIP [joint]	proximal interphalangeal [joint]	近位指節間関節
PL	palmaris longus	長掌筋
PLF	posterolateral fusion	後側方固定[術]
PLIF	posterior lumbar interbody fusion	後方経路腰椎椎体間固定[術]
PM	polymyositis	多発[性]筋炎
PMD	progressive muscular dystrophy	進行性筋ジストロフィー
PMMA	polymethylmethacrylate	ポリメチルメタクリレート
PMR	polymyalgia rheumatica	リウマチ性多発筋痛
PN	percutaneous nucleotomy	経皮的髄核摘出術
PN	periarteritis nodosa	結節性動脈周囲炎
PN	polyarteritis nodosa	結節性多発[性]動脈炎
PNF	proprioceptive neuromusclular facilitation	固有受容性神経筋促進法
PNS	peripheral nervous system	末梢神経系
po	per os	経口的に
PO	prosthetist and orthotist	義肢装具士
polio	poliomyelitis anterior acuta	ポリオ／急性脊髄前角炎
PPP	palmoplantar pustulosis／pustulosis palmoplantaris	掌蹠膿疱症
PQ	pronator quadratus	方形回内筋
PR	partial response	有効
PRUJ	proximal radio-ulnar joint	近位橈尺関節
PsA	psoriatic arthritis	乾癬性関節炎
PS	pedicle screw	椎弓根スクリュー
PPS	percutaneous pedicle screw	経皮的椎弓根スクリュー
PSIS	posterior superior iliac spine	上後腸骨棘
PSS	progressive systemic sclerosis	進行性全身性硬化症
PT	physical therapist	理学療法士
PT	physical therapy	理学療法
PT	pronator teres	円回内筋

PTB	patellar tendon bearing	膝蓋腱支持／膝蓋腱荷重
PTE	pulmonary thromboembolism	肺血栓塞栓症
PTH	parathyroid hormone	副甲状腺ホルモン
PTR	patellar tendon reflex	膝蓋腱反射
PVD	peripheral vascular disease	末梢血管障害
PV[N]S	pigmented villonodular synovitis	色素性絨毛結節性滑膜炎
PWB	partial weight-bearing	部分体重負荷

Q

QCT	quantitative computed tomography	—
QOL	quality of life	生活の質／人生の質／生命の質／クオリティーオブライフ

R

RA	rheumatoid arthritis	関節リウマチ
Rb	Riemenbügel（＝Pavlik harness）	リーメンビューゲル
RCT	rotator cuff tear	腱板断裂
RDC	rapidly destructive coxarthropathy（coxarthrosis）	急速破壊性股関節症
RF	rheumatic fever	リウマチ熱
RF	rheumatoid factor	リウマトイド因子
RFP	rifampicin	リファンピシン
RIA	radioimmunoassay	放射性免疫測定法
RICE	rest, icing, compression, elevation	—
ROD	renal osteodystrophy	腎性骨ジストロフィー
ROM	range of motion	可動域
RSD	reflex sympathetic dystrophy	反射性交感神経性ジストロフィー
RT-PCR	real-time PCR	リアルタイムPCR

S

SAC	space available for spinal cord	脊髄余裕空間
SACH	solid ankle cushion heel	SACH足／サッチ足部
SBC	solitary bone cyst	単発(孤立)性骨嚢胞(腫)
SCFE	slipped capital femoral epiphysis	大腿骨頭すべり症
SCM	sternocleidomastoideus	胸鎖乳突筋
S[N]CV	sensory [nerve] conduction velocity	感覚神経伝導速度
SED	spondyloepiphyseal dysplasia	骨端異形成症
SED congenita	spondyloepiphyseal dysplasia congenita	先天性脊椎骨端異形成症
SED tarda	spondyloepiphyseal dysplasia tarda	遅発性脊椎骨端異形成症
SEP	spinal [cord] evoked potential	脊髄誘発電位
S[S]EP	somatosensory evoked potential	体性感覚誘発電位
SF	synovial fluid	関節液／滑液
SF-36	short form 36	—
SHB	short head of biceps	上腕二頭筋短頭腱
SIRS	systemic inflammatory response syndrome	全身性炎症反応症候群
SLAC	scapholunate advanced collapse	—
SLAP	superior labrum anterior and posterior	—
SLB（＝AFO）	short leg brace	短下肢装具
SLC	short leg cast	短下肢ギプス／短下肢キャスト
SLE	systemic lupus erythematosus	全身性エリテマトーデス
SLR[T]	straight leg raising[test]	下肢伸展挙上テスト
SM	streptomycin	ストレプトマイシン
SMD	spina malleolar distance	棘踝長／腸骨前上棘・踝部間距離
SPECT	single-photon-emission computed tomography	単光子放射型コンピュータ断層撮影［法］
SSI	segmental spinal instrumentation	—
SSI	surgical site infection	手術部位感染
ST	speech therapist	言語聴覚士
ST	speech therapy	言語治療／言語療法

STSG	split-thickness skin graft		分層植皮［片］／中間層植皮［片］

T

TA	tibialis anterior	前脛骨筋
TAE	transcatheter arterial embolization	経動脈塞栓術
TAO	thromboangiitis obliterans	閉塞性血栓性血管炎
TB［C］	tuberculosis	結核
TENS（=TNS）	transcutaneous electrical nerve stimulation	経皮的神経刺激
TES	therapeutic electrical stimulation	治療的電気刺激法
TFC	triangular fibrocartilage	三角線維軟骨
TFCC	triangular fibrocartilage complex	三角線維軟骨複合体
TGF	transforming growth factor	トランスフォーミング増殖因子
THA（=THR）	total hip arthroplasty	［人工］股関節全置換［術］
THR（=THA）	total hip replacement	［人工］股関節全置換［術］
TIA	transient ischemic attack	一過性脳虚血発作
TIVA	total intravenous anesthesia	全静脈麻酔
TKA（=TKR）	total knee arthroplasty	［人工］膝関節全置換［術］
TKR（=TKA）	total knee replacement	［人工］膝関節全置換［術］
TLIF	transforaminal lumbar interbody fusion	経椎間孔の腰椎椎体間固定［術］
TLSO	thoracic lumbosacral orthosis	―
TM［joint］	tarsometatarsal［joint］	足根中足関節
TM［joint］	temporomandibular［joint］	顎関節
TMD	trochanter malleolar distance	果間距離
TNF	tumor necrosis factor	腫瘍壊死因子
TNS（=TENS）	transcutaneous neural stimulation	経皮的神経刺激
TP	tibialis posterior	後脛骨筋
TSH	thyroid stimulating hormone	甲状腺刺激ホルモン
TSLS	toxic shock-like syndrome	―

U

U/E	upper extremity	上肢
UHMWPE	ultrahigh molecular weight polyethylene	超高分子［量］ポリエチレン
UKA	unicompartmental knee arthroplasty	［人工］膝関節内（外）側置換［術］
US	ultrasound	超音波
UTI	urinary tract infection	尿路感染

V

VAS	visual analog［ue］scale	―
VP-16	etoposide	エトポシド
VS	vertical subluxation	垂直亜脱臼
VTE	venous thromboembolism	静脈血栓塞栓症

W

W/B	weight-bearing	荷重
W/C	wheelchair	車椅子

X

XLIF	extreme lateral lumbar interbody fusion	側方進入腰椎椎体間固定術の一種．専用機械を用いた経大腰筋経由の腰椎椎体間固定の手技

索引

和文索引

あ

アキレス腱装具　431
アキレス腱反射　61
悪性関節リウマチ　259
悪性関節リウマチの診断基準　692
悪性線維性組織球腫　306, 320
悪性末梢神経鞘腫　324
足のつく用語→足(そく)を参照
アスピリン喘息　731
アスレチックトレーナー　602
アスレチックリハビリテーション　602
アセトアミノフェン　166, 575, 743
圧挫症候群　191
圧迫プレート　209
アプローチ　662
アミロイド関節症　247
アミロイドーシス　254
アメリカ連邦保険局　465
アロディニア　574
アンクルサポーター　100

い

医学博士　34
医学論文　23
医薬　627
医薬等の広告　630
異型脂肪腫様腫瘍　321
医原性骨折　545
遺残性亜脱臼　408
石川分類　238
維持期　43
医師主導型判定基準　696
医師の義務　627
医師の職業倫理指針　632
医師の任務　626
医師法　626
医師法第21条　656
異状死体　487
移植　613
異所性骨化　587
一過性大腿骨頭骨萎縮症　396
一般細菌　85
遺伝子検査　618
遺伝子治療　618
医の倫理　632
医薬品副作用被害救済制度　642
イリザロフ　229
医療過誤　40, 635
医療裁判　637
医療事故　635
医療事故調査制度　637

医療情報　48
医薬情報担当者　48
医療ソーシャルワーカー　42
医療提供施設　630
医療の安全　631
医療の質と安全　638
医療の標準化　638
医療費助成　645
医療法　629, 632
医療用パワーアシストスーツ　622
医療要否意見書　655
インシデント　635
インシデントの影響度　636
インシデントレポート　636
インスリン　182
インパクトファクター　19
インピンジメント徴候　365
インフォームド・コンセント　40, 630, 632

う

運動器　606
運動器リハビリテーション　603
運動神経伝導検査　81
運動ニューロン疾患　469
運動療法　604, 611

え

英文紹介状　671
英文診断書　671
腋窩法　135
壊死性筋膜炎　287
壊死性軟部組織感染症　287
エドキサバン　172, 582
エノキサパリン　148, 172, 581
エビデンスレベル　19
円回内筋症候群　382
塩酸ブプレノルフィン　167
塩酸ペンタゾシン　167
遠心性収縮　104
円板状半月板　424

お

応召義務　485
黄色靱帯骨化症　351
黄色ブドウ球菌　736
横紋筋肉腫　323
オステオトロン®Ⅲ　599
オピオイド　611, 743, 747
オープンシャワー法　231
音響インピーダンス　69

か

外因死の追加事項　659
海外留学　36
下位型麻痺　498
回帰性リウマチ　261
会議録　19
下位脛骨骨切り術　433
外固定　517
介護保険　42, 641
介護保険主治医意見書　654
介護老人福祉施設　43
介護老人保健施設　43
回収式自己血輸血　176
外傷初期診療ガイドライン　57, 495
改正臓器移植法　487
外側圧迫型　541
外側支柱延長術　437
開存試験　201
介達牽引(法)　93
塊椎　329
開排制限　405
外反骨切り術　392
外反膝　453
外反ストレステスト　420
外反肘　383
外反母趾角　443
回復期(病院)　43
開放運動連鎖　104
解剖学的二重束再建術　422
開放骨折　512
海綿骨移植　213
海綿状血管腫　334
外用剤　754
花筵模様　306, 321
嗅ぎタバコ窩　532
架橋プレート　210
核医学(検査)　75
過形成　456
下行性疼痛抑制系賦活薬　611, 744
仮骨延長　596
下肢静脈瘤　270
下肢長　680
下肢痛　346
下垂指　386
下垂手　385
ガス壊疽　287
ガーゼパッキング　543
下大静脈フィルター　583
肩のつく用語→肩(けん)を参照
学会参加　26
学会発表　26, 37
滑膜性骨軟骨腫症　247
滑膜切除術　374

滑膜肉腫　325
滑膜ひだ障害　416
可動域訓練　106
下内側広筋アプローチ　226
化膿性腱鞘滑膜炎　288
化膿性股関節炎　400
化膿性脊椎炎　284
可溶性トロンボモジュリン　192
カルテ　649
簡易上肢機能検査　373
間欠的空気圧迫法　581
観血的整復術　407
間欠跛行　268, 352, 358
寛骨臼　222
寛骨臼回転骨切り術　408
寛骨臼形成不全　391, 405
環軸関節亜脱臼　342
患者自己調節静脈内鎮痛法　148
患者自己調節鎮痛　167
患者立脚型評価基準　708
患者立脚肩関節評価法　713
患者立脚肘関節評価法　714
関節液検査　281
関節可動域表示　680
関節鏡　215
関節鏡視下骨棘切除術　370
関節鏡視下手術　216, 593
関節形成術　377
関節拘縮　598
関節固定術　437
関節穿刺　87
関節造影　65
間接的整復　211
関節内インピンジメント　473
関節内骨折　520
関節リウマチ　155, 224, 252, 259, 692
関節リウマチの診断基準　690
感染　158, 168, 172, 223, 280
感染症法　647
乾癬性関節炎　264
感染性偽関節　578
完全麻痺　508
カンファレンス　29
間葉系幹細胞　616
乾酪変性肉芽組織　278
寒冷療法　113

き

既往症　153
偽関節　577, 589
義肢・装具療法　604
希釈式自己血輸血　176
偽性髄膜瘤　499
偽性軟骨無形成症　463
基節骨骨折　539
基礎研究　35
基礎疾患　153
偽痛風　79, 250

気道確保困難　149
気道管理アルゴリズム　150
機能障害　120
機能障害評価のための検査　108
機能性疼痛　610
機能的作業療法　109
機能判定基準　696
キーパーソン　41
ギプス(障害)　99
吸引生検　232
求心性収縮　104
急性化膿性骨髄炎　275
急性期病院　43
急性区画症候群　173, 570
急性発症　347
急速破壊型股関節症　390
吸入麻酔薬　747
胸郭出口症候群　387
胸郭不全症候群　331
教科書　16
経皮的心肺補助装置　585
胸鎖乳突筋　447
胸鎖乳突筋下端腱切り術　448
鏡視下 remplissage 法　363
鏡視下滑膜切除術　433
鏡視下手根管開放術　381
強直　106
強直性脊椎炎　262, 263
胸腰椎型装具　118
棘下筋テスト　366
棘上筋テスト　366
局所浸潤麻酔　127
局所麻酔(薬)　126, 748
局麻薬中毒　127
距骨外側突起骨折　568
距骨後突起　442
距骨骨折　563
距骨骨軟骨損傷　440
距骨癒合症　438
筋萎縮症　330, 469
筋萎縮性側索硬化症　469
筋区画　173
筋弛緩薬　746
筋ジストロフィー　471
筋性斜頚　447
筋膜切開術　484
筋無力症候群　471
筋力強化訓練　104

く

区画症候群　173, 191, 483, 557, 570
屈曲 gap　227
屈筋腱腱鞘炎　371
屈筋支帯　439
くも膜下腔　141
クリック徴候　405
クリティカルパス　638
クリニカルパス　724

くる病　467

け

経腱鞘法　137
経口血糖降下薬　182
経口剤　754
形質細胞腫　308
頚髄症治療成績判定基準　696
形成障害　329
計測のポイント　56
頚椎後縦靱帯骨化症　340
頚椎椎間板ヘルニア　337
経皮的椎弓根スクリュー　333
頚部脊椎症　339
外科的上顆軸　226
血圧や心拍数を上げる薬　750
血圧を下げる薬　750
血液凝固カスケード　190
結核性骨関節炎　278
結核性脊椎炎　284
血管芽腫　334
血管腫　314, 332
血管造影　67
血管肉腫　332
血管柄付き骨移植(術)　213, 379, 580, 600
血管縫合　199
月状骨　272
月状骨周囲脱臼　535
月状骨脱臼　535
月状骨骨折　534
血清乳酸値　186
血清反応陰性脊椎関節症の診断基準　263
血栓性静脈炎　269
欠損　457
血友病　246
血友病性関節症　246
解熱薬　753
ケーブル移植術　203
牽引療法　113
肩関節亜脱臼防止用装具　116
肩関節鏡視下手術　593
肩関節疾患治療成績判定基準　699
肩関節周囲炎　366
研究施設　21
研究デザイン　21
研究倫理　32
肩甲骨骨折　518
健康寿命　602
肩甲上腕反射　60
肩鎖関節脱臼　518
原死因　658
腱鞘巨細胞腫　312
腱鞘穿刺　87
原著論文　19
原発性骨粗鬆症　466
腱反射　687
顕微鏡下手術　349

こ

腱付着部症　265
肩峰下インピンジメント症候群　365
腱縫合　198

こ

高圧酸素療法　282, 287
抗うつ薬　744
後外側支持機構　423
交感神経遮断　142
後期研修医　8
抗凝固薬　146
抗菌薬　737, 752
抗菌薬含有骨セメント　168
抗菌薬投与　163, 513
行軍骨折　481
後脛骨筋腱機能不全症　435
抗結核薬　286
抗血小板薬　146
高原骨折　554
後骨間神経麻痺　386
好酸球性肉芽腫　332
抗酸菌　86
抗 CCP 抗体　255
合指症　457
後十字靱帯損傷　422
拘縮　106
甲状腺機能亢進症　466
高信号　356
合成プロテアーゼ阻害薬　192
更正用装具　115
鋼線緊張引　95
鋼線牽引の重錘　549
高尿酸血症　248
高比重液　141
公費負担医療　641
高分化型脂肪肉腫　321
後方髄核摘出術　348
後方すべり角　402
後方到達法　139
硬膜外腔　145
硬膜外腫瘍　334
硬膜外ブロック　354
硬膜外麻酔　165
硬膜穿刺後頭痛　144
硬膜内髄外腫瘍　334
絞扼性末梢神経障害　380
絞扼輪症候群　458
股関節機能判定基準　703
国際生活機能分類　121
国際疼痛学会の診断基準　575
極超短波ジアテルミー　112
国内留学　36
国民皆保険　639
国民健康保険　639
五十肩　366
骨移植　579
骨壊死　271, 445
骨延長　231

骨関節梅毒　278
骨幹部骨切り術　443
骨棘　244, 369
骨巨細胞腫　294, 332
骨切り術　246, 392, 403, 404, 408, 433, 436
骨形成促進作用　739
骨形成不全症　463, 466
骨系統疾患　461
骨原発性悪性リンパ腫　309
骨硬化像　332
骨シンチ　75
骨髄腫　308, 332
骨性制動術　438
骨セメント　170, 220
骨線維肉腫　306
骨粗鬆症　254, 465, 466
骨粗鬆症薬　738
骨端核　64
骨端固定術　403
骨端症　271
骨伝導能　600
骨頭下頚部骨切り術　403
骨軟化症　467
骨軟骨腫　247, 292, 332
骨軟骨損傷　445
骨肉腫　302, 332
骨 Paget 病　468
骨盤骨折　496
骨盤輪骨折の AO/OTA 分類　542
骨密度　465
骨融解像　332
骨誘導能　600
骨癒合　357
コミュニケーション　47
コメディカル・スタッフ　44
コラーゲン異常症　462
コルセット　100
混合診療　641
混合性疼痛　610
コンパートメント症候群　173, 191, 483, 557, 570
コンパートメント内圧測定　571
コンピューター支援　620
コンプロマイズド・ホスト　284

さ

最終飲食時間　149
最小発育阻止濃度　169
再生医療　616
再接着術　503
再接着中毒症　511
作業療法　108, 603
鎖骨下法　134
鎖骨骨折　518
鎖骨上法　133
サドルブロック　143
サルコイドーシス　265
三角巾　100

三角骨骨折　534
三踝骨折　561
三関節固定術　437
参考書　16
三次元転子間骨切り術　403

し

死因の種類　659
シェーマ　661
自家移植骨　600
自家骨　212
自家骨組織　613
自家骨軟骨柱移植　477
色素性絨毛結節性滑膜炎　312
色素性絨毛性滑膜炎　247
ジクロフェナクナトリウム　166
止血　197
試験・免許　626
自己決定権　40
自己血輸血　177
支持的作業療法　109
自助具　111
持針器　194
視診のポイント　54
指節皮線上 1 回注入法　137
自然消退　348
持続洗浄 (法)　278, 282
持続他動運動　228
死体検案書　656
膝のつく用語→膝 (ひざ) も参照
膝蓋下アプローチ　558
膝蓋腱反射　61
膝蓋骨脱臼 (亜脱臼)　417
膝蓋骨のトラッキング　227
膝蓋上アプローチ　558
膝蓋大腿関節症　418
膝蓋跳動　419
膝蓋軟骨軟化症　416
膝窩坐骨神経ブロック　139
膝関節鏡視下手術　594
膝関節脱臼　553
膝疾患治療成績判定基準　705
疾患修飾性抗リウマチ薬　257, 741
質疑応答　27
膝装具　117
膝内障　424
疾病診断書　654
シーツラッピング　542
指定感染症　647
自動運動訓練　107
自動介助運動訓練　107
自動車損害賠償責任保険診断書　654
歯突起骨　454
刺入時電位　80
シーネ　99
死の三徴 (致死的三徴)　187, 497
自発電位　80
脂肪異栄養症　402

脂肪芽腫　314
脂肪腫　313
死亡診断書　656
脂肪塞栓症候群　586
脂肪肉腫　321
社会的不利益　120
尺側列形成異常　458
若年性特発性骨関節炎　260
尺骨骨幹部骨折　527
尺骨神経管症候群　384
尺骨変異　529
ジャンパー膝　429
集学的アプローチ　612
周期性四肢麻痺　471
収縮時電位　80
周術期合併症　154
重症筋無力症　471
舟状骨骨折　532, 566
自由診療　641
重炭酸ナトリウム　128
手関節鏡視下手術　594
手関節形成術　375
手関節障害の機能評価基準　702
手関節装具　116
手根管症候群　380
手指屈筋反射　61
種子骨骨折　566
手術器具　193
手術記録　660
手術操作　662
手術部位感染　158, 168, 172, 280
手術前の薬剤投与　150
酒石酸ブトルファノール　167
手段の日常生活動作　120
出血性ショック　184
術後せん妄　160, 174
術後鎮痛　152
術中迅速標本　82
守秘義務　485, 486, 628
循環血液量　175
循環障害　598
準麻薬　751
上位型麻痺　498
上位腫　334
生涯研修　6
障害者認定　644
紹介状　45, 663
障害年金診断書　654
消化管障害　731
症候性側弯症　327
症候性大腿骨頭壊死　274
踵骨棘　442
踵骨骨折　564
踵骨骨端症　439
踵骨内側移動骨切り術　436
踵骨癒合症　438
上肢障害評価表　373
上肢装具　116
上肢長　680
上肢伝達麻酔　137

掌蹠膿疱症性骨関節炎　265
小児薬用量基準　752
上腓骨筋支帯　438
上腓骨筋支帯形成術　438
静脈血栓塞栓症　156, 171
静脈吻合　237
静脈麻酔薬　746
正面天蓋角　432
症例報告　23, 30
上腕骨遠位骨端離開　522
上腕骨外顆骨折　522
上腕骨外側上顆炎　478
上腕骨顆上骨折　520, 521
上腕骨近位端骨折　518
上腕骨骨幹部骨折　518
上腕骨通顆骨折　520
上腕三頭筋反射　60
上腕二頭筋長頭腱　366
上腕二頭筋反射　60
初期計画　650
初期輸液療法　185
触診のポイント　55
所見　662
女性医師　38
処方箋　667
侵害受容性疼痛　610, 743
心合併症率　154
新感染症　647
真菌　86
神経学的検査　60
神経学的診察のポイント　56
神経根型　353
神経根症　337
神経根症状　351
神経根造影　67
神経根ブロック　90
神経刺激法　130
神経周膜縫合術　202
神経障害　380, 385, 470
神経障害性疼痛　610, 743
神経鞘腫　315, 334
神経上膜縫合術　202
神経線維腫症　315, 316, 330
神経前方移動術　203
神経束間移植術　203
神経伝導速度　380
神経病性関節症　247
神経麻痺　598
心血管作動薬　750
人工関節　219, 246
人工関節感染　220
人工関節周囲感染　280
人工関節置換術後感染　280
信号強度　73
人工股関節　219
人工股関節置換術　221, 281, 396
人工骨　212, 600
人工膝関節置換術　224, 281
進行性骨化性線維異形成症　460
人工足関節置換術　434

人口動態　656
診察　52
心疾患　182
腎障害　731
シンスプリント　480, 483
新専門医制度　4
心臓交感神経　143
迅速導入　150
靭帯骨化　350
身体障害者　644
身体障害者手帳　673
身体障害者福祉法　645
靭帯バランス　227
診断計画　650
診断書　653
シンチグラフィ　75
伸展 gap　227
真皮縫合　196
深部静脈血栓症　156, 171, 223, 269, 543, 580
心理的作業療法　109
診療経過　650
診療報酬明細書　640
診療録　52, 649

す

髄核　346
垂直亜脱臼　342
水治療法　112
髄内腫瘍　334
髄内釘　209, 595
水平牽引法　407
髄膜腫　334
ステム　221
ステロイド　732
ステロイドカバー　178
ステロイド性関節症　243, 410
ステロイド性骨粗鬆症　466
ステロイドホルモン　377
砂時計腫　334
スポーツ外傷　567
スポーツ基本法　601
スポーツ障害　567
スポーツ選手　355
スポーツ庁　601
スライディングヒップスクリュー　549
スワンネック変形　374

せ

生活習慣病　249
生活の質　465
整形外科医としての最終目標　15
星状細胞腫　334
星状神経節ブロック　576
成人型線維肉腫　319
成人発症 still 病　262
正中神経障害　380

生物学的製剤　178, 742
生物由来製品感染等被害救済制度　642
生理的内反膝　452
脊索腫　309, 332
脊髄空洞症　330, 454
脊髄炎　337
脊髄症状　350, 351
脊髄小脳変性症　470
脊髄ショック　508
脊髄性筋萎縮症　469
脊髄造影　65
脊柱靱帯骨化症　340
脊椎圧迫骨折　100
脊椎カリエス　284
脊椎骨端異形成症　462
脊椎すべり症　357
脊椎全摘術　333
脊椎分離症　357
切開生検　232
石灰性腱炎　365
赤血球数　77
石鹸泡沫状陰影　294
節後損傷　498, 500
切除関節形成術　370
切除生検　233
節前損傷　498, 500
切断指(肢)　502, 510
説明義務　628
説明書　669
セボフルラン　747
セメントスペーサー　282
セメントビーズ　282
線維性骨異形成症　300
線維性骨皮質欠損　298
線維軟骨塊　356
遷延治癒　577
前屈テスト　327
前脛骨区画症候群　483
全型麻痺　499
前骨間神経麻痺　381
仙骨部硬膜外ブロック　89
潜在的なリスク因子　155
前十字靱帯　420
洗浄　162
全静脈麻酔　152
全身性炎症反応症候群　159
全身麻酔の3要素　149
全層植皮　204
前側方アプローチ　222
選択的神経根ブロック　354
選択的二関節固定術　437
仙腸関節脱臼　541
先天性下腿偽関節症　453
先天性下腿彎曲症　453
先天性拘縮性くも指症　459
先天性股関節脱臼　405
先天性側弯症　327
先天性多発性関節拘縮症　459
先天性内反足　449

先天性ミオパシー　471
前方引き出しテスト　421
専門医　38
専門医試験　11
専門研修基幹施設　4
専門研修の経験目標　14
専門研修の到達目標　13
専門研修プログラム　4, 11
専門研修プログラム整備基準　13
専門書　17
線溶活性化　189
前腕骨骨折　525

そ

創外固定　514, 595, 596
臓器移植　487
早期関節リウマチの診断基準　692
早期の手術　549
装具　111, 115
装具療法　115
創傷治癒　161
創処置　161
総説　19
足関節固定術　434
足関節の靱帯損傷　562
足関節ブロック　140
足底腱膜炎　441
側副靱帯損傷　540
足部疾患治療成績判定基準　707
足部装具　118
足部足関節評価質問票　717
側方到達法　139
側面天蓋角　432
ソケット　221
組織悪性度評価　83
組織生検　232
足根管症候群　439
足根骨癒合症　438

た

第1MTP関節固定術　444
第1Köhler病　441
第1第2中足骨間角　443
退院時要約　651
タイオーバー法　206
胎児型横紋筋肉腫　323
大腿骨　222
大腿骨寛骨臼インピンジメント　392
大腿骨頚部骨折　549
大腿骨頚部疲労骨折　481
大腿骨減捻内反骨切り術　408
大腿骨骨幹部骨折　550
大腿骨転子部骨折　549
大腿骨頭壊死(症)　394, 545
大腿骨頭すべり症　402
大腿骨頭前方回転骨切り術　404
大腿四頭筋訓練　245

大腿神経ブロック　165
大理石骨病　463
他科医師　46
多脚杖　102
多形型横紋筋肉腫　324
多形型脂肪肉腫　322
多指症　456
立ち上がりテスト　607
脱臼　223
脱髄疾患　470
脱分化型脂肪肉腫　322
他動運動訓練　106
他動痛　570
多発性硬化症　470
多発性骨髄腫　308, 467
多発性骨端異形成症　462
多発性障害　470
多発性神経線維腫　316
多発性単神経障害　470
玉井分類　238
タリウムシンチ　76
短下肢装具　118
炭酸水素ナトリウム　751
単支柱型　229
単純X線像　63
単純除圧術　384
単純性股関節炎　400
単神経障害　470
弾性ストッキング　270, 581
単相型　325
短橈側手根伸筋　478
単発性骨嚢腫　299
断面図　661

ち

地域(医療)連携室　43, 45
地域連携　42
地域連携パス　43
致死的三徴(死の三徴)　187, 497
チーム医療　44
肘関節鏡　477
肘関節鏡視下手術　479, 594
肘関節脱臼　523
肘機能評価法　700
注射剤　754
中手骨骨折　537
中節骨骨折　539
中足骨遠位骨切り術　443
中足骨近位骨切り術　444
中足骨頚部背側骨切り術　446
中足骨骨折　566
中点法　421
肘頭骨折　525
肘内障　527
中内側広筋アプローチ　226
中年以降の女性　358
肘部管症候群　383
中和プレート　209
超音波　68

超音波ガイド(下)法　130, 140, 142
超音波ジアテルミー　112
超音波パルス療法　579
長下肢装具　117
長趾屈筋腱移行術　436
聴診のポイント　56
長腓骨筋腱　438
長母指伸筋腱皮下断裂　531
腸腰筋膿瘍　285
直接的整復　210
直達牽引法　93
貯血式自己血輸血　176
治療判定基準　696
治療用装具　115
鎮痛薬　753

つ

椎間関節突起間部(狭部)の骨性　355
椎間板造影　66
椎間板ヘルニア　346
椎弓根部の高信号　356
痛風(発作)　79, 248
痛風結節　248
痛風の診断基準　694
槌指　539
槌指変形　500
爪圧迫テスト　268

て

低形成　457
抵抗消失法　147
低出力パルス超音波療法　599
低分子量ヘパリン　581
低用量未分画ヘパリン　581
手のつく用語→手(しゅ)を参照
デコルチケーション　579
デスフルラン　747
デスモイド　311
テニス肘　478
テニス肘バンド　479
デブリドマン　162, 514, 580
転移性脊椎腫瘍　332
電気刺激療法　113
電気生理学的検査　80
電子カルテ　652
伝達麻酔　129

と

同意書　669
頭蓋牽引　98
頭蓋底陥入症　454
投球障害肩　472
橈骨骨幹部骨折　527
橈骨神経障害　385
橈骨頭頚部骨折　526
橈骨反射　60

等尺性収縮　104
同種骨　212
同種骨組織　613
透析　179
橈側列形成異常　457
疼痛　610, 745
糖尿病　153, 181
等比重 0.5％ ブピバカイン　143
動脈吻合　236
動脈瘤様骨嚢腫　299, 332
特定疾患診断書　655
徳橋スコア　333
特発性側弯症　327
特発性大腿骨頭壊死　274
特発性膝関節出血　411
特発性膝骨壊死　274, 409
徒手筋力テスト　685
届出義務　486, 629
トリアージ　58
トリガーポイント注射　576
ドレッシング(材)　161
ドレナージ　162
ドレーン　163

な

内視鏡下椎間板切除術　592
内視鏡手術　349
内側側副靱帯損傷　419
内側傍膝蓋アプローチ　226
内軟骨腫　293
内反骨切り術　392
内服薬　149
ナビゲーション　621
軟骨芽細胞腫　295
軟骨肉腫　304, 332
軟骨帽　292
軟骨無形成症　461
軟性墜下跛行　405

に

二次救命処置　57
二相型　325
日常生活自立度判定基準　722
日常生活動作　465
日常生活動作訓練　109
日本医師会認定健康スポーツ医　602
日本整形外科学会　39
日本整形外科学会頚部脊髄症評価質問票　708
日本整形外科学会股関節疾患評価質問票　716
日本整形外科学会認定スポーツ医　601
日本整形外科学会腰痛疾患評価質問票　711
日本体育協会公認スポーツドクター　602

入院診療計画書　669
乳酸値　187
乳児・小児型線維肉腫　320
乳児指趾線維腫症　313
尿酸産生過剰型　250
尿酸排泄低下型　250
尿潜血　78
尿蛋白　78
認知行動療法　612

ね, の

粘液様脂肪肉腫　322
濃化異骨症　464
脳血管障害　469
脳死　487
脳死判定　658
脳性麻痺　330, 469
野沢の移動比　421

は

バイオフィルム　280
バイオメカニクス　623
肺血栓塞栓症　156, 171, 223, 580
胚性幹細胞　616
ハイドロキシアパタイト　170, 212
ハイブリッド型　229
廃用症候群　46, 605
破壊性脊椎関節症　344
把持用装具　116
破傷風予防　513
発育期　355
発育性股関節形成不全　405
白血球エラスターゼ検査　282
発症初期　357
罰則　628
発達検査　688
ばね指　371
馬尾型　353
馬尾症状　351
針生検　84, 232, 284
ハローベスト　507
ハングマン骨折　504
半月板切除術　425
半月板損傷　424
半月板縫合術　426
半腱様筋腱　422
バンコマイシン耐性腸球菌　291
反張膝　453
半椎　329
反応性関節炎　264
反復ストレス　355

ひ

ヒアルロン酸　734
ヒアルロン酸関節内注射療法　245
非外傷性肩関節不安定症　361
非感染性偽関節　577

引き寄せ締結法 208
非骨化性線維腫 298
腓骨筋腱脱臼 439
膝のつく用語→膝(しつ)も参照
膝周辺の靱帯損傷 555
肘のつく用語→肘(ちゅう)を参照
非ステロイド抗炎症薬 245, 589, 611, 730, 743, 751
ビスホスホネート 738
ビスホスホネート関連顎骨壊死 739
ひっかかり 424
羊飼いの杖変形 301
非定型抗酸菌症 279
非定型骨折 739
皮膚知覚帯 689
皮弁術 515
病期分類 432
表在静脈 270
表在反射 688
被用者保険 639
標的集団 21
病的反射 688
疲労骨折 480
ピロリン酸カルシウム 250
ピロン骨折 559

ふ

フェモラルネイル 549
フェンタニル 747
フォンダパリヌクス 148, 172, 582
副甲状腺機能異常症 467
複合性局所疼痛症候群 99, 531, 574
腹壁反射 61, 329
不顕性骨折 551
ブシャール結節 376
防ぎ得た外傷死 59
不全麻痺 508
物理療法 112, 604
ブピバカイン 748
部分関節固定術 379
浮遊性血栓 585
ブライアント牽引法 94
フルルビプロフェンアキセチル 166
プレガバリン 611, 744
プログレスノート 650
プロスタグランジン製剤 353
プローブ 68
プロポフォール 746
文献検索 20
分節障害 329
分層植皮 204
分娩麻痺 500
分裂膝蓋骨 427

へ

平滑筋肉腫 323
閉鎖運動連鎖 104
閉塞性血栓性血管炎 268
閉塞性動脈硬化症 269
ヘバーデン結節 376
ヘパリン 148, 581
ヘマトクリット 77
ヘモグロビン 77
ヘルシンキ宣言 3, 32
ヘルニア 337, 346
変形性関節症 242
変形性股関節症 389
変形性膝関節症 224, 409, 734
変形性脊椎症 339, 349
変形性肘関節症 369
返書の書き方 665
変性疾患 470

ほ

包括払い制度 640
縫合針 194
縫合法 196
放射線被曝 551
放射線療法 589
胞巣型横紋筋肉腫 323
ボクサー骨折 537
保険外診療 641
歩行器 103
母指 IP 関節 376
母指多指症 456
補装具 115
保存療法 348
ボタン穴変形 374, 501
ホットパック 112
骨付き膝蓋腱 422

ま, み

マイクロサージャリー 234
マクロファージ活性化症候群 260
マスタースレーブ型手術支援ロボット 621
末梢神経障害 380, 470
松葉杖 103
マルチフィラメント 195
慢性痛 610
ミオパシー 471
未分画ヘパリン 148

め, も

メチシリン耐性黄色ブドウ球菌 159, 282, 290
メトトレキサート 178, 257
メピバカイン 748
網状植皮 205
モノフィラメント 195

問診 52
問題指向型医療記録 52, 649

や, ゆ

野球肘 476
薬事法 631
有鉤骨骨折 534, 568
有痛弧徴候 365
有痛性分裂膝蓋骨 427
遊離植皮 204
遊離体 369
輸血拒否 41
癒合症 457
指ブロック 137

よ

腰椎すべり症 355
腰椎椎間板ヘルニア 346
腰椎分離症 355
腰椎ベルト 100
腰椎変形性脊椎症 352
腰椎変性すべり症 358
腰椎麻酔 141
腰痛 346
腰痛疾患治療成績判定基準 698
腰部脊柱管狭窄症 352
腰部隆起 327
用量調節未分画ヘパリン 581
横浜市大式膝 OA Grade 分類 244
予測上昇 Hb 値 175

ら, り

ランドマーク法 130
リウマチ性脊椎炎 342
リウマチ性多発筋痛症 262
利益相反 31
理学療法 603, 611
離断性骨軟骨炎 273, 413, 476
リドカイン 165
リハビリテーション処方 120
リーメンビューゲル 407
略語 45
留学 36
流注膿瘍 285
リング型 229
リング型創外固定器 558
臨床研究 32
臨床研修 627
臨床的上顆軸 227
倫理委員会 31

る, れ

類腱腫 311
類骨骨腫 296
冷性膿 285
レーザー療法 113

裂手 458
レビュー 19
レポート 651
レミフェンタニル 747
連携パス 724

ろ

ロクロニウム 747
ロコモ 25 607
ロコモーションチェック 609
ロコモーショントレーニング(ロコトレ) 609
ロコモティブシンドローム 605, 606
ロッキング 424, 540
肋骨隆起 327
ロピバカイン 748
ロフストランド杖 102
ロボット医療 620
ロボット支援手術 621
ロボットスーツ 622
論文の構成 24

わ

ワークライフバランス 10
ワルファリン 582
腕神経叢障害 387
腕神経叢損傷 498
腕神経叢ブロック 130, 165

欧文索引

A

A/P(assessment/plan) 651
AAS(atlantoaxial subluxation) 342
ACLS(advanced cardiovascular life support) 57
ACR/EULAR RA 分類基準 253
ACR 寛解基準 691
ACS(acute compartment syndrome) 173, 570
active assistive exercise 107
active exercise 107
acute shortening-distraction 230
ADL(activity of daily living) 109
Adson test 387
Allis 徴候 405
allograft bone 212
AMPLE 59
AM 束(anteromedial bundle) 422
anterior apprehension test 360, 362
Apley test 425
ARDS(acute respiratory distress syndrome) 549
artificial or synthetic bone 212
ATLS™(Advanced Trauma Life Support) 493
atypical lipomatous tumour 321
autograft bone 212

B

band 像 394
Bankart 修復術 363
Bankart 病変 360
Barton 骨折 529
Baumann 角 520
Beals 症候群 459
belly press test 366
Bence-Jones myeloma 309
Bennett 骨折 538
Bennett 病変 473
blocking screw 209
Blount 病 452
BMJ clinical evidence 20
bone transport 230
Bouchard 結節 242, 376
Bristow 法 363
Brodie 骨膿瘍 276
Bryant 牽引法 94
BTB(bone-(patellar) tendon-bone) 422
Buerger 病 268

C

C sign 439
Calvé 線 406
catching 424
Catterall 分類 399
CDAI(clinical disease activity index) 256, 693
CE 角 391
cheilectomy 445
Chochrane library 20
Chopart 関節脱臼 565
CiNii 20
CKC(closed kinetic chain) 104
clinical epicondylar axis 227
Cobb 角 327
Codman 三角 303
COI(conflict of interest) 31
Colles 骨折 529
concentric contraction 104
containment 401
COX2 選択的阻害薬 743
CPM(continuous passive motion) 228
CRPS(complex regional pain syndrome) 99, 574
CR 型 225
CS 型 225
CT based ナビゲーション 620
Cushing 症候群 466

D

D-ダイマー 171, 585
damage control surgery 230
DAS28 256, 693
DASH(disability of the arm, shoulder and hand) 373
DCO(damage control orthopedic surgery) 497
De Palma の重症度分類 101
de Quervain 病 372
deadly triad 187, 497
Declaration of Helsinki 3, 32
Denis Browne 装具 450
Denis 分類 505
dependent cut 法 226
DISI(dorsal intercalated segment instability) 536
DMARDs(disease modifying antirheumatic drugs) 257, 743
Doctor of Medicine 34
Doctor of Philosophy 34
Drehmann 徴候 402
dumbbell type tumor 334
DVT(deep vein thrombosis) 156, 171, 223, 269, 543, 580
dystrophic type 330

E

early onset scoliosis 331
Eaton 分類 377
eccentric contraction 104
echo-free-space 494
Eden test 387
Ehlers-Danlos 症候群 460
end point 421
Essex-Lopresti 分類 564
ETC(early total care) 497
Ewing 肉腫 307
EWS/FLI1 融合遺伝子 308

F

FABER (flexion abduction external rotation) テスト　389
FAI (femoroacetabular impingement)　392
FAST (focused assessment with sonography for trauma)　490, 494, 496
FES (fat emboli syndrome)　586
FGFR3 異常症　461
Finkelstein テスト　372
fixed-bearing　225
fluid-fluid level　300
fluoroscopic ナビゲーション　620
Fontaine 分類　269
Frankel の分類　508
Frohse のアーケード　386
Froment 徴候　383

G

Galeazzi 徴候　405
Garden 分類　547
Gardner 症候群　311
Garre 硬化性骨髄炎　276
giving way　420
Graf 法　69
grinding test　376
growing rod　331
growth sparing surgery　329
Gustilo 分類　169, 512
Guyon 管症候群　384

H

HA (hydroxyapatite)　212
handicap　120
Hattrup 分類　444
Hawkins 分類　563
Hb (hemoglobin)　77
Heberden 結節　242, 376
Herbert 分類　533
Herring 分類　399
Hilgenreiner 線　406
Hill-Sachs 病変　360
hip-spine syndrome　391
Hippocrates 法　517
HO (heterotopic ossification)　587
Homans 徴候　171, 268, 270
Horner 徴候　499
Ht (hematocrit)　77
HV 角　443

I

IADL (instrumental activity of daily living)　120
IC (informed consent)　40, 630, 632
IC の成立　633
IC の必要な行為　633
IL-1　281
IL-6　252, 281
IL-6 阻害薬　742
Ilizarov　229
image free ナビゲーション　620
impairment　120
independent cut 法　226
isometric contraction　104
ISTH (International Society on Thrombosis and Haemostasis)　190
iv-PCA (intravenous patient-controlled analgesia)　148

J

Jaccoud 関節症　265
Jacoby 線　141
Jaffe のトライアングル　82
Jahss 法　537
JHEQ (Japanese orthopaedic association hip disease evaluation questionnaire)　716
JATEC™ (Japan Advanced Trauma Evaluation and Care)　57, 493, 495
Jefferson 骨折　504
Jensen 分類　547
JOABPEQ (JOA back pain evaluation questionnaire)　711
JOAC-MEQ (JOA cervical myelopathy evaluation questionnaire)　708
Jones 骨折　481
jumper's knee　429

K

Kanavel の四徴　288
Kellgren-Lawrence 分類　244, 410
Kienböck 病　272, 378
King 変法　384
Kirschner 鋼線　208
Klippel-Feil 症候群　454
Kniest 骨異形成症　462
Kocher-Langenbeck approach　587
Kocher 法　516
Kramer 変法　404

L

lag screw　208
Lankford の四徴　574
Larsen 症候群　460
Larsen の X 線の grade 分類　694
Larsen 分類　373
lateral pivot shift (テスト)　421
LeForte-Wagstaffe 骨折　562
Lenke 分類　329
Letournel-Judet 分類　544, 545
Lichtman 分類　379
lift off test　366
Lindholm 法　431
LIPUS (low-intensity pulsed ultrasound)　599
Lisfranc 関節脱臼　565
loking　424

M

M. D.　34
M1M2 角　443
Maffucci 症候群　293
major amputation　511
Marfan 症候群　330, 459
McCune-Albright 症候群　300
McMurray test　425
MCV (motor nerve conduction velocity)　81
medial parapatellar approach　226
mHAQ (modified health assessment questionnaire)　256
microwave diathermy　112
midvastus approach　226
minimum inhibitory concentration　169
minor amputation　511
MIPO (minimally invasive plate osteosynthesis)　595
MIS (minimally invasive surgery)　592
MIST　58
mobile-bearing　225
modified double-Tsuge 法　431
Morley test　387
Morquio 症候群　463
mosaicplasty　415
motor block　148
MR (medical representative)　48
MRI　73, 356
MRSA (methicillin-resistant staphylococcus aureus)　159, 282, 290, 736
MSSA (methicillin-sensitive staphylococcus aureus)　736
MTP (massive transfusion protocol)　186
MTX (methotrexate)　178, 257
Mulder 徴候　446
myelopathy　337

N

needle (needle holder)　194
nidus　297
NII 学術情報ナビゲータ　20
Nirschl 法　479
no man's land　502
NOAC (non-vitamin K antagonist

oral anticoagulants) 147
NPWT(negative pressure wound therapy) 514, 573
NSAIDs(non-steroidal anti-inflammatory drugs) 245, 589, 611, 730, 743, 751

O

Oberst 法 137
OHT(over head traction)法 407
OKC(open kinetic chain) 104
Ollier 病 293
Ombrédanne 線 406
onion skin appearance 307
OPAC(online public access catalog) 20
open book 541
orthosis 115
Osgood-Schlatter 病 273, 427
osteochondritis dissecans 273

P

painful arc sign 365
Parkinson 病 470
passive exercise 106
Patrick テスト 389
PCA(patient-controlled analgesia) 167
PCPS(percutaneous cardiopulmonary support) 585
PE(pulmonary embolism) 156, 171, 223, 580
PECO 21
Pemberton 法 408
Perthes 病 271, 400
Perthes 様変形 407
PET(positron emission tomography) 75
PGE1(prostaglandin1) 353
Ph. D. 34
Phalen テスト 380
PICO 21
Pipkin 分類 544, 546
PJI(periprosthetic joint infection) 280
PLC(posterolateral corner) 422
PL 束(posterolateral bundle) 422
POMR(problem oriented medical record) 52, 649
Ponseti 法 450
portal 217
POS(problem oriented system) 53
positioning screw 209
Pott 麻痺 286
PPS(percutaneous pedicle screw) 333
PREE-J(patient-rated elbow evaluation the Japanese version) 714
Preiser 病 378
preventable disability 59
primary survey 489
PS 型 225
PTD(preventable trauma death) 59
PTTD(posterior tibial tendon dysfunction) 435
PubMed 20
pulled elbow 527
punched-out lesion 308

R

RA(rheumatoid arthritis) 155, 224, 252, 259, 692
radial inclination 529
radiculopathy 337
Raynaud 現象 268
reduction screw 208
relocation test 360, 362
RICE 処置 567
rim enhancement 285
Roland 骨折 538
Roos の 3 分間挙上試験 387

S

SAFE-Q(self-administered foot evaluation questionnaire) 717
SAFHS®(Sonic Accelerated Fracture Healing System) 599
Salter 法 408
scalloping 336
Schatzker 分類 554
Scheuermann 病 272
Schiller 法 539
SDAI(simplified disease activity index) 256, 693
secondary survey 489
Segond 骨折 420, 556
Sever 病 439
Shenton 線 406
shepherd's crook deformity 301
shin splints 480
shock index 184
shoe lace 法 573
Shoulder 36 713
SICK scapula 474
Sinding-Larsen-Johansson 病 428
single heel rise test 435
SIRS(systemic inflammatory response syndrome) 159
SLAC(sapholunate advanced collapse) 536
Smith 骨折 529
snowboader's fracture 568
soap bubble appearance 294
SOAP(Subject, Object, Assessment and Plan) 52
Sprengel 変形 455
spicula 303
spinal shock 508
squeeze test 501
SSI(surgical site infection) 158, 168, 172, 280
ST-G(semitendinosus and gracilis tendon) 422
starting pain 244
STEF(simple test for evaluating hand function) 373
Steinbrocker 分類 373
Steinmann I test 425
Stener lesion 540
Stickler 骨異形成症 462
Stimson 法 516
storiform pattern 306, 321
stretch pain 570
subclinical hypoperfusion 186
subvastus approach 226
surgical epicondylar axis 226
swimmer's position 506
SYT-SSX2 326

T

T2 強調画像 356
TAD(tip-apex distance) 550
target appearance 316
TAS 角 432
tear-drop 型 504
tension band wiring 208
Terry-Thomas 徴候 536
TES(total enbloc spondylectomy) 333
THA(total hip arthroplasty) 221, 281, 396
Thomas テスト 391
Thompson squeeze test 430
three column theory 505
Tillaux-Chaput 骨折 562
tilting 角 520
Tinel 徴候 380, 383, 440
TIVA(total intravenous anesthesia) 152
TKA(total knee arthroplasty) 224, 281
TLS 角 432
TNF-α 252, 742
TNF 阻害薬 742
TNF 阻害薬使用のガイドライン 258
too many toes sign 435
toxic shock-like syndrome 287
TSF(Taylor Spatial Frame) 229
T 細胞副刺激モデュレーター 742

U, V

ulnar variance 529

ultrasonic wave 112
V-Y 法 597
vascularized bone graft 213, 379, 580, 600
VEPTR（Vertical Expandable Prosthetic Titanium Rib） 331
Volkmann 拘縮 99, 173
von Recklinghausen 病 317
von Willebrand 因子 189

VRE（vancomycin resistant enterococci） 291
VS（vertical subluxation） 342
VTE（venous thromboembolism） 156, 171

W, X, Z

Waller 変性 500

well differentiated liposarcoma 321
windlass mechanism 441
Wright test 387
wrist extension test 478
Xa 阻害薬 582
zero-position 牽引法 516
Z 形成法 597

数字・ギリシャ文字

I 欄（死亡診断書） 658
II 欄（死亡診断書） 659
2 ステップテスト 607
3D-CT 71

90°-90° 牽引法 94
α-ディフェシン 281
α-リン酸三カルシウム（α-TCP） 212

β-D-グルカン 284
β-リン酸三カルシウム（β-TCP） 212

- ・ JCOPY 〈㈳出版者著作権管理機構 委託出版物〉
  本書の無断複写は著作権法上での例外を除き禁じられています．複写される場合は，そのつど事前に，㈳出版者著作権管理機構（電話 03-3513-6969，FAX03-3513-6979，e-mail：info@jcopy.or.jp）の許諾を得てください．
- ・ 本書を無断で複製（複写・スキャン・デジタルデータ化を含みます）する行為は，著作権法上での限られた例外（「私的使用のための複製」など）を除き禁じられています．大学・病院・企業などにおいて内部的に業務上使用する目的で上記行為を行うことも，私的使用には該当せず違法です．また，私的使用のためであっても，代行業者等の第三者に依頼して上記行為を行うことは違法です．

研修ノートシリーズ
整形外科研修ノート 改訂第2版　　ISBN 978-4-7878-2209-3

2016年4月27日　改訂第2版第1刷発行

2010年5月27日　初版第1刷発行
2014年1月30日　初版第2刷発行

総 監 修 者	永井良三
編 集 者	齋藤知行，大塚隆信，久保俊一
発 行 者	藤実彰一
発 行 所	株式会社　診断と治療社

〒100-0014　千代田区永田町2-14-2 山王グランドビル4階
TEL：03-3580-2750（編集）　03-3580-2770（営業）
FAX：03-3580-2776
E-mail：hen@shindan.co.jp（編集）
　　　　eigyobu@shindan.co.jp（営業）
URL：http://www.shindan.co.jp/

メディカルイラスト	大前純史，彩考，千田和幸
表紙デザイン	ジェイアイ
印刷・製本	広研印刷株式会社

[検印省略]

©Tomoyuki SAITO, 2016. Printed in Japan.
乱丁・落丁の場合はお取り替えいたします．
『研修ノート』は，株式会社診断と治療社の登録商標です．